NEFROLOGIA

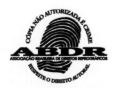

NEFROLOGIA
Jenner Cruz
José Nery Praxedes
Helga Maria Mazzarolo Cruz
Sarvier, 2ª edição, 2006

Projeto gráfico/Capa
CLR Balieiro Editores

Fotolitos/Impressão/Acabamento
Gráfica Ave-Maria

Direitos Reservados
Nenhuma parte pode ser duplicada ou
reproduzida sem expressa autorização do Editor.

sarvier
Sarvier Editora de Livros Médicos Ltda.
Rua Dr. Amâncio de Carvalho nº 459
CEP 04012-090   Telefax (11) 5571-3439
E-mail: sarvier@uol.com.br
São Paulo – Brasil

Dados Internacionais de Catalogação na Publicação (CIP)
(Câmara Brasileira do Livro, SP, Brasil)

Nefrologia / coordenadores Jenner Cruz, José Nery
  Praxedes, Helga Maria Mazzarolo Cruz. - - 2. ed.
  - - São Paulo : SARVIER, 2006.

  Vários autores.
  Bibliografia.
  ISBN 85-7378-157-2

  1. Nefrologia 2. Rins – Doenças I. Cruz, Jenner.
II. Praxedes, José Nery. III. Cruz, Helga Maria
Mazzarolo.

	CDD-616.61
05-6149	NLM-WJ 300

Índices para catálogo sistemático:

1. Doenças renais : Medicina   616.61
2. Nefrologia : Medicina   616.61
3. Rins : Doenças : Medicina   616.61

NEFROLOGIA

JENNER CRUZ
Livre-Docente e Professor Titular Aposentado da Disciplina de
Nefrologia do Curso de Medicina do Centro de Ciências Biomédicas da
Universidade de Mogi das Cruzes

JOSÉ NERY PRAXEDES
Professor Assistente Doutor da Disciplina de Nefrologia da Faculdade de Medicina
da Universidade de São Paulo

HELGA MARIA MAZZAROLO CRUZ
Livre-Docente de Clínica Médica e Professora Associada Aposentada da Disciplina
de Nefrologia da Faculdade de Medicina da
Universidade de São Paulo

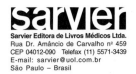

Sarvier Editora de Livros Médicos Ltda.
Rua Dr. Amâncio de Carvalho nº 459
CEP 04012-090 Telefax (11) 5571-3439
E-mail: sarvier@uol.com.br
São Paulo – Brasil

Colaboradores

AMÉRICO LOURENÇO CUVELLO NETO

Doutor em Nefrologia pela Faculdade de Medicina da Universidade de São Paulo. Médico Assistente do Grupo de Insuficiência Renal Aguda do Hospital das Clínicas da Faculdade de Medicina da Universidade de São Paulo.

ANDREIA WATANABE

Médica Assistente da Unidade de Nefrologia Pediátrica do Instituto da Criança da Faculdade de Medicina da Universidade de São Paulo.

ANTÔNIO CARLOS CASSOLA

Professor Assistente Doutor do Departamento de Fisiologia e Biofísica do Instituto de Ciências Biomédicas da Universidade de São Paulo.

ANTONIO CARLOS SEGURO

Professor Livre-Docente de Nefrologia da Faculdade de Medicina da Universidade de São Paulo.

ANTONIO MARMO LUCON

Professor Associado da Disciplina de Urologia do Departamento de Cirurgia da Faculdade de Medicina da Universidade de São Paulo.

BENEDITO JORGE PEREIRA

Doutor em Nefrologia pela Faculdade de Medicina da Universidade de São Paulo.

CARLOS VILLELA DE FARIA

Doutor em Nefrologia e Médico Assistente Aposentado do Serviço de Nefrologia do Hospital das Clínicas da Faculdade de Medicina da Universidade de São Paulo.

CAROLINA LARA NEVES

Pós-Graduanda da Disciplina de Nefrologia da Faculdade de Medicina da Universidade de São Paulo.

CLAUDIA MARIA DE BARROS HELOU

Professora Livre-Docente de Nefrologia da Faculdade de Medicina da Universidade de São Paulo.

CLÁUDIO CAMPI DE CASTRO

Livre-Docente pelo Departamento de Radiologia da Faculdade de Medicina da Universidade de São Paulo. Médico Chefe da Seção de Ressonância Magnética do Instituto do Coração do Hospital das Clínicas da Faculdade de Medicina da Universidade de São Paulo.

DÉCIO DE OLIVEIRA PENNA

Professor Assistente Doutor Aposentado da Disciplina de Nefrologia da Faculdade de Medicina da Universidade de São Paulo (falecido).

EMERSON QUINTINO DE LIMA

Professor Adjunto da Disciplina de Nefrologia do Departamento de Medicina da Faculdade de Medicina de São José do Rio Preto. Doutor em Nefrologia pela Faculdade de Medicina da Universidade de São Paulo.

EMMANUEL DE ALMEIDA BURDMANN

Professor Adjunto da Disciplina de Nefrologia do Departamento de Medicina da Faculdade de Medicina de São José do Rio Preto. Professor Livre-Docente de Nefrologia pela Faculdade de Medicina da Universidade de São Paulo.

ÉRIKA ARAI FURUSAWA

Mestre em Pediatria pela Faculdade de Medicina da Universidade de São Paulo. Médica Assistente da Unidade de Nefrologia Pediátrica do Instituto da Criança da Faculdade de Medicina da Universidade de São Paulo.

FÁBIO JOSÉ GUIDA

Doutor em Radiologia pela Faculdade de Medicina da Universidade de São Paulo. Médico Assistente do Serviço de Iconologia do Hospital Universitário da Universidade de São Paulo.

FÁBIO RICARDO DANTAS DUTRA

Médico Preceptor do Serviço de Nefrologia do Hospital das Clínicas da Faculdade de Medicina da Universidade de São Paulo.

FLÁVIO JOTA DE PAULA

Doutor em Nefrologia pela Faculdade de Medicina da Universidade de São Paulo. Médico Assistente da Unidade de Transplante Renal da Divisão da Clínica Urológica do Hospital das Clínicas da Faculdade de Medicina da Universidade de São Paulo.

FREDERICO ARNALDO DE QUEIROZ E SILVA

Professor Associado da Disciplina de Urologia do Departamento de Cirurgia da Faculdade de Medicina da Universidade de São Paulo.

HELGA MARIA MAZZAROLO CRUZ

Livre-Docente de Clínica Médica e Professora Associada Aposentada da Disciplina de Nefrologia da Faculdade de Medicina da Universidade de São Paulo.

HUGO ABENSUR

Livre-Docente em Nefrologia e Médico Assistente do Serviço de Nefrologia do Hospital das Clínicas da Faculdade de Medicina da Universidade de São Paulo.

ILKA REGINA SOUZA DE OLIVEIRA

Professora Assistente Doutora do Departamento de Radiologia da Faculdade de Medicina da Universidade de São Paulo. Diretora Técnica do Serviço de Iconologia do Hospital Universitário da Universidade de São Paulo.

JIRENE DE LOURDES NORONHA

Livre-Docente de Nefrologia e Professora Associada da Disciplina de Nefrologia da Faculdade de Medicina da Universidade de São Paulo.

IRINA ANTUNES

Doutora em Nefrologia pela Universidade de São Paulo. Médica Colaboradora do Serviço de Nefrologia do Hospital das Clínicas da Faculdade de Medicina da Universidade de São Paulo.

ISRAEL NUSSENZVEIG

Professor Livre-Docente de Nefrologia da Faculdade de Medicina da Universidade de São Paulo.

JENNER CRUZ

Livre-Docente e Professor Titular Aposentado da Disciplina de Nefrologia do Curso de Medicina do Centro de Ciências Biomédicas da Universidade de Mogi das Cruzes.

JOÃO EGIDIO ROMÃO JÚNIOR

Doutor e Livre-Docente em Nefrologia. Supervisor da Unidade de Diálise do Serviço de Nefrologia e Assistente da Unidade de Transplante Renal do Serviço de Urologia do Hospital das Clínicas da Faculdade de Medicina da Universidade de São Paulo. Nefrologista do Hospital Beneficiência Portuguesa.

JOSÉ LUÍS CHAMBÔ

Assistente Doutor da Divisão de Clínica Urológica do Hospital das Clínicas da Faculdade de Medicina da Universidade de São Paulo.

JOSÉ LUIZ SANTELLO

Doutor em Nefrologia. Médico Assistente da Liga de Hipertensão Arterial do Serviço de Nefrologia da Faculdade de Medicina da Universidade de São Paulo.

JOSÉ MAURO VIEIRA JÚNIOR

Professor Assistente Doutor da Disciplina de Nefrologia da Faculdade de Medicina da Universidade de São Paulo.

JOSÉ NERY PRAXEDES

Professor Assistente Doutor da Disciplina de Nefrologia da Faculdade de Medicina da Universidade de São Paulo.

KÁTIA RODRIGUES NEVES

Pós-Graduanda da Disciplina de Nefrologia da Faculdade de Medicina da Universidade de São Paulo.

LUÍS BALTHAZAR SALDANHA

Professor Assistente Doutor do Departamento de Patologia da Faculdade de Medicina da Universidade de São Paulo.

LUÍS YU

Livre-Docente e Professor Associado da Disciplina de Nefrologia da Faculdade de Medicina da Universidade de São Paulo.

MANUEL CARLOS MARTINS DE CASTRO

Mestre e Doutor em Nefrologia pela Faculdade de Medicina da Universidade de São Paulo (FMUSP). Professor Colaborador da Disciplina de Nefrologia da FMUSP. Médico da Unidade de Diálise do Hospital das Clínicas da FMUSP.

MARCELO MACIEL DA SILVA

Médico Nefrologista. Pós-Graduando da Disciplina de Nefrologia da Faculdade de Medicina da Universidade de São Paulo.

MARIA HELENA VAISBICH

Doutora em Medicina pela Universidade Federal do Estado de São Paulo. Médica Assistente da Unidade de Nefrologia Pediátrica do Instituto da Criança da Faculdade de Medicina da Universidade de São Paulo.

MARIA SOCORRO CUSTÓDIO PESTALOZZI

Professora Assistente Doutora Aposentada da Disciplina de Nefrologia da Faculdade de Medicina da Universidade de São Paulo.

NANCY AMARAL REBOUÇAS

Professora Associada do Departamento de Fisiologia e Biofísica do Instituto de Ciências Biomédicas da Universidade de São Paulo.

PAULA CRISTINA DIAS DA ROCHA

Médica Assistente do Serviço de Iconologia do Hospital Universitário da Universidade de São Paulo.

PAULO LUIZ AGUIRRE COSTA

Médico Assistente Doutor do Serviço de Radiologia do Hospital das Clínicas da Faculdade de Medicina da Universidade de São Paulo.

PAULO SERGIO LEME QUINTAES

Doutor em Nefrologia e Médico Colaborador do Serviço de Nefrologia do Hospital das Clínicas da Faculdade de Medicina da Universidade de São Paulo. Professor Assistente da Disciplina de Nefrologia da Faculdade de Medicina da Universidade de Santo Amaro.

REGINA CÉLIA R. MORAES ABDULKADER

Mestre e Doutora em Fisiologia pela Faculdade de Medicina da Universidade de São Paulo (FMUSP). Médica Assistente do Grupo de Insuficiência Renal Aguda do Serviço de Nefrologia do Hospital das Clínicas da FMUSP.

RENATO FALCI JÚNIOR

Pós-Graduando da Disciplina de Urologia do Departamento de Cirurgia da Faculdade de Medicina da Universidade de São Paulo.

RICARDO UTIMURA

Pós-Graduando em Nefrologia e Professor Colaborador do Serviço de Nefrologia do Hospital das Clínicas da Faculdade de Medicina da Universidade de São Paulo.

ROBERTO ZATZ

Professor Titular da Disciplina de Nefrologia da Faculdade de Medicina da Universidade de São Paulo.

RODRIGO BUENO DE OLIVEIRA

Médico Nefrologista. Assistente do Pronto-Socorro da Irmandade da Santa Casa de Misericórdia de São Paulo.

RUI TOLEDO BARROS

Professor Assistente Doutor da Disciplina de Nefrologia da Faculdade de Medicina da Universidade de São Paulo. Coordenador do Grupo de Nefrologia Clínica do Serviço de Nefrologia do Hospital das Clínicas da Universidade de São Paulo.

VANDA JORGETTI

Doutora em Nefrologia e Médica Assistente do Serviço de Nefrologia do Hospital das Clínicas da Faculdade de Medicina da Universidade de São Paulo.

VERA HERMINA KALIKA KOCH

Doutora em Medicina pela Faculdade de Medicina da Universidade de São Paulo. Chefe da Unidade de Nefrologia Pediátrica do Instituto da Criança da Faculdade de Medicina da Universidade de São Paulo.

VIKTORIA WORONIK

Professora Assistente Doutora da Disciplina de Nefrologia da Faculdade de Medicina da Universidade de São Paulo. Responsável pelo Ambulatório de Glomerulopatias do Serviço de Nefrologia do Hospital das Clínicas da Faculdade de Medicina da Universidade de São Paulo.

Prefácio

Os textos didáticos variam muito, desde opúsculos até alentados tratados enciclopédicos. Há, entretanto, textos essenciais que, necessariamente, devem possuir duas qualidades. A primeira é quanto ao tamanho, de poder ser carregado com facilidade, de ser abrigado em uma pasta, de ser colocado em uma mesa ao alcance da vista e das mãos e de ser lido em qualquer ambiente. A segunda qualidade, indispensável, refere-se ao conteúdo: há que ser atualizado, propiciando ampliação e aprimoramento de conhecimentos ao leitor.

O livro "NEFROLOGIA", na sua 1ª edição em 1995, já havia reunido essas duas qualidades e que se repetem na atual edição, 10 anos depois. Nesta nova edição são cerca de cinqüenta autores que escrevem sobre 39 temas, que atualizam assuntos clássicos e contemporâneos, além de incluir temas recém-agregados à Nefrologia. Há vários autores que pela primeira vez manifestam suas competências. Ressalte-se, porém, que algo é preservado no Livro: os Editores-Autores Jenner Cruz, José Nery Praxedes e Helga Maria Mazzarolo Cruz. São eles os guardiões da qualidade do livro "NEFROLOGIA", com o apoio da Sarvier. É imperioso salientar, como informação adicional, que o Professor Jenner Cruz, e seus vários outros colaboradores, foi Editor e Autor de uma série de 8 volumes denominada "Atualidades em Nefrologia", regularmente publicada nos anos de 1988, 92, 94, 96, 98, 2000, 02 e 04 pela Editora Sarvier. Deve-se assinalar que a 1ª edição de "NEFROLOGIA" foi precedida de 3 edições de "Atualidades" e que a atual edição, a ser publicada em 2005, é precedida de 5 edições de "Atualidades em Nefrologia".

Poderá parecer estranho ao prefaciar a atual edição de "NEFROLOGIA", fazer referência às "Atualidades". É fácil explicar. Os chamados **temas atuais** seguem inexoravelmente três destinos: são prontamente absorvidos ao conhecimento ou são descartados e esquecidos ou, como terceiro destino, ficam no aguardo de mais dados para se integrarem ou não ao saber. E aí reside a sabedoria de **Nefrologia**, a de esperar as repercussões de **Atualidades** para conferir maior senhoridade à anterior e à presente **Nefrologia**, ambas sob o mesmo comando.

Cumprimentando os Editores, os Colaboradores e a Editora, expresso a minha certeza de sucesso.

São Paulo, 20 de abril de 2005.

MARCELLO MARCONDES MACHADO
Professor Emérito de Nefrologia da
Faculdade de Medicina da Universidade de São Paulo

Apresentação

Foi com o maior prazer que recebemos a incumbência de realizar uma 2ª edição de "NEFROLOGIA". Nosso objetivo, como da primeira vez, foi fazer um livro que reunisse a experiência acumulada pelo Serviço de Nefrologia do Hospital das Clínicas da Faculdade de Medicina da Universidade de São Paulo, dedicado aos alunos de Medicina, aos colegas nefrologistas e aos médicos clínicos. Porém ele devia ser também um livro completo e prático, capaz de responder as inúmeras dúvidas que afligem diariamente um médico dedicado, quer quanto ao diagnóstico e tratamento, quer quanto a toda sua patologia.

Para escrever os 39 capítulos que compõem o livro tivemos de contar com alguns colaboradores que já nos deixaram e outros que pertencem a outras áreas da Universidade de São Paulo, intimamente ligados ao Serviço de Nefrologia.

Provavelmente, não conseguimos atingir todos esses utópicos objetivos, mas conseguimos melhorar a primeira edição, atualizá-la, introduzir novos capítulos e produzir um bom livro de Nefrologia, que deverá ser muito útil à compreensão e à divulgação desta especialidade.

Aos nossos colaboradores, os reais autores, que tornaram esta obra possível de ser editada e que transmitiram a maior parte de sua experiência, o nosso muito obrigado.

À Editora Sarvier, que há muitos anos vem se dedicando a difundir o conhecimento médico em nosso país, o nosso respeito e a nossa admiração. Parabéns!

JENNER CRUZ

Conteúdo

1. A BIOÉTICA E A NEFROLOGIA........ 1
   Regina Célia R. Moraes Abdulkader

2. NOÇÕES DE MORFOLOGIA RENAL 8
   Décio de Oliveira Penna
   Jenner Cruz

3. DISTÚRBIOS HIDROELETROLÍTICOS E DO ACIDOBÁSICO 14
   Claudia Maria de Barros Helou
   Antonio Carlos Seguro

4. FISIOLOGIA RENAL 31
   Nancy Amaral Rebouças
   Antônio Carlos Cassola

5. HORMÔNIOS RENAIS 62
   Luís Yu
   Emmanuel de Almeida Burdmann
   Jenner Cruz

6. AVALIAÇÃO CLÍNICO-LABORATORIAL DO PACIENTE NEFROPATA 76
   Carlos Villela de Faria
   Jenner Cruz

7. IMAGENOLOGIA EM NEFROUROLOGIA 89
   Ilka Regina Souza de Oliveira
   Cláudio Campi de Castro
   Fábio José Guida
   Paula Cristina Dias da Rocha

8. RADIOISÓTOPOS EM NEFROUROLOGIA 102
   Paulo Luiz Aguirre Costa

9. BIÓPSIA RENAL 110
   Fabio Ricardo Dantas Dutra
   Américo Lourenço Cuvello Neto

10. MECANISMOS DE AGRESSÃO GLOMERULAR 116
    Jenner Cruz

11. MECANISMOS DE PROGRESSÃO DAS NEFROPATIAS PROGRESSIVAS . 125
    Roberto Zatz

12. CLASSIFICAÇÃO DAS GLOMERULOPATIAS 139
    Jenner Cruz

13. GLOMERULOPATIAS 142
    Israel Nussenzveig
    Jenner Cruz
    Luís Balthazar Saldanha
    Maria Socorro Custódio Pestalozzi

14. GLOMERULOPATIAS SECUNDÁRIAS: ENVOLVIMENTO GLOMERULAR EM DOENÇAS SISTÊMICAS 188
    Rui Toledo Barros
    Viktoria Woronik
    José Mauro Vieira Júnior
    Irina Antunes

15. NEFROPATIA DIABÉTICA 210
    Ricardo Utimura
    Viktoria Woronik

16. GAMOPATIAS MONOCLONAIS 219
    Paulo Sergio Leme Quintaes

17. NEFROPATIAS CRÔNICAS HEREDITÁRIAS 223
    Jenner Cruz

18. INSUFICIÊNCIA RENAL AGUDA 239
    Emerson Quintino de Lima
    Emmanuel de Almeida Burdmann

19. INSUFICIÊNCIA RENAL CRÔNICA .. 248

João Egidio Romão Júnior

20. OSTEODISTROFIA RENAL 266

Carolina Lara Neves
Kátia Rodrigues Neves
Vanda Jorgetti

21. MÉTODOS DIALÍTICOS 273

Hugo Abensur
Manuel Carlos Martins de Castro

22. ACESSO VASCULAR 285

Antonio Marmo Lucon
José Luís Chambô

23. TRANSPLANTE RENAL 291

Flávio Jota de Paula

24. IMUNOLOGIA DO TRANSPLANTE .. 329

Irene de Lourdes Noronha

25. INFECCÇÕES DO TRATO
URINÁRIO 341

Jenner Cruz

26. NEFROPATIAS TÓXICAS E
NEFROPATIAS INTERSTICIAIS 353

José Mauro Vieira Júnior
Emmanuel de Almeida Burdmann

27. OBSTRUÇÃO DO TRATO URINÁRIO 374

Benedito Jorge Pereira

28. LITÍASE RENAL 382

Rodrigo Bueno de Oliveira

29. DOENÇAS TUBULARES RENAIS
HEREDITÁRIAS 388

Jenner Cruz

30. ACIDOSE TUBULAR RENAL 402

Helga Maria Mazzarolo Cruz

31. DOENÇAS RENAIS NA GRAVIDEZ .. 417

Jenner Cruz

32. NEFROLOGIA PEDIÁTRICA 431

Andreia Watanabe
Érika Arai Furusawa
Maria Helena Vaisbich
Vera Hermina Kalika Koch

33. TROMBOSE E ESCLEROSE DA
ARTÉRIA E DA VEIA RENAL E DE
SEUS RAMOS 454

Jenner Cruz
Luís Balthazar Saldanha

34. MALFORMAÇÕES CONGÊNITAS 464

Jenner Cruz
Luís Balthazar Saldanha

35. TUMORES RENAIS EM ADULTOS 475

Antonio Marmo Lucon
Renato Falci Júnior

36. UROLOGIA BÁSICA 481

Frederico Arnaldo de Queiroz e Silva

37. HIPERTENSÃO ARTERIAL
ESSENCIAL 509

Jenner Cruz

38. HIPERTENSÃO SECUNDÁRIA 534

José Nery Praxedes
José Luiz Santello
Marcelo Maciel da Silva

39. FORMAS DE DOENÇAS RENAIS NA
AIDS E ABUSO DE DROGAS 553

Jenner Cruz

1 A Bioética e a Nefrologia

Regina Célia R. Moraes Abdulkader

Se os novos conhecimentos nas várias áreas da medicina têm trazido imensos benefícios à saúde do ser humano, têm também colocado grandes dilemas éticos não só para os profissionais de saúde, mas também para toda a humanidade. E a nefrologia é uma especialidade médica na qual os dilemas éticos surgiram antes mesmo que, em 1971, surgisse a Bioética.

Em novembro de 1962, na revista Life, uma reportagem com o título: "Eles decidem quem vive, quem morre" (*They decide who lives, who dies*) noticiava que um comitê de leigos (*God Committee*) dava a palavra final, baseada em sua avaliação do valor social dos pacientes, acerca de quais deles seriam aceitos em um programa de diálise crônica em Seattle, USA. Isso em um tempo em que esse tipo de tratamento estava no seu início e não era disponível para todos os que dele necessitavam.

O primeiro transplante cardíaco em 1967 trouxe alguns questionamentos éticos: estaria o doador de fato morto? Ao retirar-se seu coração, estaria respeitando-se o desejo do doador quando vivo? Somente em 1968 houve a definição de morte encefálica pelo grupo da Universidade Harvard.

Em 1932, bem antes, portanto, dos fatos acima comentados, fora iniciado na cidade de Tukesgee, no Alabama, um estudo, tristemente famoso, idealizado para avaliar a história natural da sífilis. Esse estudo acompanhou indivíduos negros de baixo poder econômico dos quais 408 eram portadores de sífilis mantidos sem tratamento, e 192 sem essa doença. Os resultados foram publicados em 1954 em uma revista de Saúde Pública dos Estados Unidos e mostravam que a mortalidade dos pacientes não tratados era maior que a dos indivíduos sem sífilis. No entanto, o estudo prosseguiu, mantendo os pacientes sem tratamento mesmo sendo conhecido que a terapia com penicilina era efetiva. Esse estudo só foi interrompido em 1972, quando houve denúncia na imprensa leiga.

Fatos gritantes como os relatados acima, as pesquisas em seres humanos feitas pelos nazistas durante a Segunda Guerra Mundial e de outra parte – e já aí com caráter preventivo – o grande aumento dos recursos dispendidos pelos laboratórios farmacêuticos para a pesquisa de novos fármacos impuseram a necessidade de se estabelecer normas éticas para as pesquisas em seres humanos.

Mais recentemente, os avanços tecnológicos no tratamento de pacientes internados em unidades de terapia intensiva provocaram o questionamento de que talvez esses avanços em alguns casos estariam prolongando a morte em vez de prolongar a vida. Entre esses avanços incluem-se os métodos contínuos de diálise.

A partir dessas questões alguns aspectos serão discutidos: 1. introdução à bioética, 2. bioética e diálise 3. bioética e transplante 4. nefrologia e pesquisa em seres humanos.

INTRODUÇÃO À BIOÉTICA

A palavra Bioética foi utilizada pela primeira vez em 1971 por Van Rensselaer, oncologista da Universidade de Wisconsin, em seu livro *Bioethics: a bridge to the future*. Outro autor, Potter, na mesma época, via a Bioética como um meio de orientar o processo de aquisição de conhecimento biológico (bio) integrando-o aos valores humanos (ética) de forma racional e cautelosa. No mesmo ano, quando da fundação do Instituto Kennedy, Hellegers, um obstetra holandês estudioso de fisiologia fetal, usou o termo Bioética, que se tornou consagrado, de uma ética aplicada à medicina e às ciências biológicas.

Em 1979, Beauchamps e Childress publicaram: *Principles of Biomedical Ethics*, livro no qual enunciam os quatro princípios da Bioética: beneficência, não-maleficência, autonomia e justiça. Esses princípios estão muito interligados. Vários autores inclusive consideram que o princípio da não-maleficência seria um corolário do princípio da beneficência.

O princípio da beneficência baseia-se no conceito: "Faça aos outros o que *eles* consideram como bem". Muitas vezes o que *eu* considero como "bem" pode não ser considerado "bem" por aquele a quem estou tentando ajudar. Por exemplo, o caso de um paciente testemunha de Jeová que necessita de transfusão de sangue. Para o médico que prescreve a transfusão, ele está fazendo um bem ao paciente, talvez até lhe salvando vida. No entanto, para o paciente, o médico está lhe fazendo um "mal", pois a transfusão, sob seu ponto de vista, o tornaria impuro. Essa situação mostra o dilema que há em muitas situações para definir-se o "bem", e aponta para a importância de levar-se em conta os princípios morais da comunidade em que a medicina está sendo exercida. Beneficência, enfim, é o princípio que dita que deve-se fazer o bem. Em algumas circunstâncias, porém, o bem possível de ser feito não é mais do que o fazer-se o menor mal possível. Neste último conceito baseia-se o princípio da não-maleficência.

O princípio da autonomia baseia-se na liberdade. Tem como máxima o não fazer aos outros aquilo que eles não fariam a si mesmos, ou fazer-se aos outros o que foi com eles combinado de ser feito. No exemplo acima, da transfusão de sangue em paciente testemunha de Jeová, se o médico prescrevesse a transfusão estaria indo contra o princípio da autonomia, ao contrapor-se ao desejo do paciente e ao seu direito de escolher o que considera melhor para si. Mas, por outro lado, talvez estivesse lhe salvando a vida ao prescrever a transfusão.

Até recentemente, o médico, sendo o detentor do saber, tinha na relação médico-paciente uma atitude paternalista em relação ao paciente e decidia o tratamento conforme seus próprios valores. Não eram levados em conta os valores e o contexto social do paciente. Esse tipo de atitude tem-se modificado muito, sendo hoje em dia uma obrigação do médico esclarecer mais e mais (e é importante frisar: *esclarecer*, e não meramente *informar*) o paciente sobre seu diagnóstico, os exames a que pode ser submetido, o tratamento proposto e os possíveis prognósticos. Isso de forma a que o paciente, em conjunto com seu médico, possa concluir o que é melhor para ele, paciente.

No entanto, não se deve perder de vista que o médico ainda é o detentor do conhecimento, da intuição profissional e da experiência. É ele quem na maioria das vezes está mais apto a encontrar o equilíbrio diante de uma situação delicada na qual possam existir antagonismos entre familiares. Assim, o médico deve ter o cuidado de não sair de uma atitude hiperpaternalista para abdicar do seu papel de médico-orientador, deixando toda a decisão nas mãos do paciente.

Ademais, ao se respeitar a autonomia do paciente, deve-se sempre pesar bem as razões de seu comportamento quando, por exemplo, ele deixa de exercer essa autonomia. Ou quando o exercício da autonomia pode prejudicá-lo seriamente ou a terceiros. Quando a solicitação do paciente é antiética, ou quando seria considerada como futilidade ou fora dos limites da medicina. Um tratamento deve ser considerado fútil quando, aplicado nos 100 últimos casos semelhantes ao caso em questão, não foi benéfico em nenhum deles.

O princípio da justiça é uma extensão do princípio da beneficência: "É a constante intenção de dar a cada um o que lhe é devido". O problema é "o quê" é devido, a "quem", e "porquê". O princípio da justiça torna-se mais importante que o princípio da autonomia quando, por exemplo, nos deparamos com o problema da alocação de recursos escassos, como são as vagas em unidades de terapia intensiva ou as filas de transplante.

Esses exemplos mostram como os princípios da Bioética se inter-relacionam e ao mesmo tempo como podem ser conflituosos entre si. Existe muita discussão sobre qual princípio deva ser priorizado em caso de conflito entre eles. Alguns autores consideram que os princípios ditos públicos – não-maleficência e justiça – devam ter prioridade sobre os princípios ditos privados: autonomia e beneficência. Essa corrente principialista, tem sido bastante contestada. A moderna Bioética tem buscado ampliar a sua abrangência estudando as dimensões morais das ciências da vida em geral, e os cuidados da saúde em um contexto multidisciplinar. Ou seja, a Bioética passou a ter um caráter pluralista e multidisciplinar.

BIOÉTICA E DIÁLISE

A invenção do *shunt* arteriovenoso, possibilitando o tratamento dialítico crônico para pacientes com insuficiência renal, trouxe a público a questão da utilização do valor social do indivíduo como critério para conceder-lhe ou não o tratamento. Os aspectos bioéticos dessa valoração social de pacientes têm sido objeto de intenso estudo, em especial no caso da diálise de pacientes renais crônicos, já que, nessa situação, o direito a um tratamento de saúde significa o direito de viver durante mais algum tempo.

No entanto, no contexto atual da Nefrologia Intensiva, e no caso de um paciente com falência de múltiplos órgãos e sistemas, entre os quais a insuficiência renal, os procedimentos dialíticos podem significar o prolongamento do morrer.

Abordaremos então, primeiramente, os dilemas éticos na Nefrologia Intensiva. Deve-se, logo de início, ressaltar que, da mesma forma que não se deve usar o critério de valor social para se conceder uma vaga em uma unidade de terapia intensiva (UTI) e sim o critério da maior possibilidade de benefício (propiciar o tratamento preferencialmente a quem tem maior possibilidade de melhora), a mesma atitude deve ser tomada em relação aos métodos dialíticos.

Além da freqüente falta de vagas em UTI nos grandes hospitais públicos brasileiros podemos nos deparar também com a falta de recursos materiais ou humanos para efetuar, concomitantemente, mais de um procedimento dialítico, principalmente quando lento e contínuo, o que nos coloca na difícil escolha de quem dialisar.

No que respeita aos princípios da bioética, que foram abordados no item anterior, e especificamente quanto ao princípio da autonomia, uma primeira constatação é a de que somente cerca de 10% dos pacientes internados em UTI têm condições de tomar decisões acerca deles mesmos. No entanto, muitos deles têm doenças crônicas e estavam sob acompanhamento médico há longo tempo, ou quando foram admitidos no hospital eram capazes de exercer sua autonomia e decidir sobre seu tratamento. Esse fato mostra a importância de o médico clínico, oportunamente, e mesmo durante o acompanhamento ambulatorial, discutir primordialmente com o paciente e secundariamente com sua família as atitudes a serem tomadas diante de possíveis situações que possam advir de complicações do quadro clínico.

Nesse sentido, uma avaliação das atitudes dos nefrologistas perante a não iniciação ou a retirada de um procedimento hemodialítico lento contínuo (CRRT) em pacientes internados em UTI – feita com os participantes do *First International Course on Critical Care Nephrology* realizado na Itália em 1998 – mostrou que os nefrologistas que participaram do estudo consideraram como o fator mais importante para não iniciar o CRRT o consentimento do paciente quando este era competente, e para a suspensão do CRRT, a piora das condições clínicas do paciente apesar do CRRT. No entanto, para iniciar o CRRT, somente 60% dos nefrologistas consideraram que o consentimento do paciente ou de sua família era necessário.

Quando perguntados sobre a sua atitude caso um paciente competente solicitasse a suspensão do CRRT, a resposta mais freqüente dos nefrologistas foi que acatariam o desejo do paciente. Entretanto, se a mesma solicitação partisse da família de um paciente incompetente a resposta mais freqüente foi que encaminhariam o problema para um comitê de ética. Embora do ponto de vista ético a negação ao CRRT ou a sua suspensão tenham o mesmo significado ou valor, somente 11% dos participantes do estudo deram a mesma resposta para as duas situações.

Ademais, como no referido estudo também foram analisadas as respostas de médicos intensivistas, verificou-se que havia diferenças nas atitudes dos profissionais das duas especialidades: 50% dos nefrologistas consideraram que a suspensão do CRRT era equivalente à suspensão da ventilação mecânica, enquanto somente 31% dos intensivistas deram essa resposta. Para os intensivistas o fator mais importante para não iniciar o CRRT foi a curta expectativa de vida do paciente, enquanto para os nefrologistas foi o consentimento do paciente ou de sua família.

Outros trabalhos também têm mostrado que os diferentes profissionais que trabalham em UTI quando submetidos a esse tipo de avaliação apresentam respostas coincidentes em somente 50%. Esses aspectos mostram que na Nefrologia Intensiva os dilemas éticos são freqüentes e que as soluções para cada caso muitas vezes não são unânimes entre os profissionais envolvidos.

Note-se que mesmo o encaminhamento dos pacientes para um tratamento dialítico crônico pode trazer problemas éticos, oriundos do diferente entendimento do impacto do tratamento dialítico crônico na qualidade de vida do paciente renal crônico terminal pelo nefrologista, pelo clínico geral, ou pelo endocrinologista no caso dos diabéticos.

Já, então, aqui no campo do tratamento dialítico crônico, muitos questionamentos têm sido publicados quanto a ser a terapia oferecida a todos os pacientes renais crônicos. Nos países em desenvolvimento, em que o tratamento dialítico crônico é pago, o nefrologista, diante de um paciente renal crônico com poucas posses, confronta com um dilema: deve ou não propor o tratamento dialítico para esse paciente, sabendo que ele só será capaz de pagar as sessões de diálise por alguns meses (e às vezes somente uma ou duas vezes por semana e não as três vezes como é recomendável)? Sabendo ademais que essa situação levará a um maior empobrecimento da família, sem impedir que o paciente morra por uremia pouco mais tarde, ao se ver finalmente forçado a abandonar o tratamento dialítico crônico? Não seria o deixar de propor o tratamento dialítico crônico um respeito ao princípio da não-maleficência? No entanto, ao se deixar de informar a esse paciente que um dos tratamentos da insuficiência renal crônica é o tratamento dialítico crônico não se estaria indo contra a autonomia do paciente em decidir sobre a sua vida?

Em países desenvolvidos, ou naqueles em que todos os doentes podem ter acesso a um tratamento dialítico crônico, existe outro tipo de dilema: alguns pacientes chegam à insuficiência renal crônica terminal com tantas complicações – demência, insuficiência cardíaca, neoplasias –, que se discute se um tratamento dialítico crônico deve-lhes ser oferecido, pois a mortalidade em diálise em tais condições é muito elevada, ou seja, a diálise somente iria apressar a morte.

Para pacientes com mais de 75 anos, nos quais a reabilitação com a diálise é precária, ou para aqueles que necessitam ser restringidos ou sedados para que a diálise seja realizada, vários autores argumentam que não deveriam ser oferecidos métodos substitutivos da função renal: seja diálise, seja transplante.

No entanto, à medida que a população envelhece, mais indivíduos com mais de 75 anos e sem grandes morbidades irão necessitar de um tratamento dialítico, e a eles se deve oferecê-lo pelo menos como tentativa para verificar o quanto ele melhora a sua qualidade de vida. Somente no caso de a qualidade de vida vir a piorar com a diálise, ela deverá ser suspensa. Porém, ter sempre em mente que qualquer decisão deve ser discutida com o paciente e/ou com sua família, pois a avaliação da qualidade de vida é prerrogativa do paciente e/ou de seus familiares e realizada conforme seus próprios valores e crenças.

Quando se analisa a negação ou a suspensão do tratamento dialítico para um paciente renal crônico, o que vai levá-lo à morte em algumas semanas, deve-se considerar se a morte por uremia trará ou não sofrimento para ele, o que seria contrário ao princípio da beneficência.

Em trabalho recente que estudou 131 pacientes renais crônicos adultos para os quais se suspendeu o tratamento dialítico, verificou-se que apenas 85% deles tiveram uma morte considerada "boa" por seus familiares ou cuidadores. Para os 15% que não tiveram uma morte considerada "boa", essa consideração esteve associada à presença de dor e ao fato de a morte ter ocorrido longe da família. Poder-se-ia então concluir que, se o controle da dor é efetivo e se o paciente é mantido junto à sua família, a morte por uremia pode ser, do ponto de vista ético, considerada "boa".

Por outro lado, na Inglaterra, onde existem menos serviços de diálise que os necessários para atender a população de pacientes renais crônicos, os médicos – para não deixar que os pacientes morram por uremia – aceitam mais pacientes do que o serviço tem capacidade e diminuem o número de horas de diálise de todos os pacientes. Com essa atitude, do ponto de vista individual de cada paciente, estar-se-ia agindo contra o princípio da beneficência, pois uma dose insuficiente de diálise a longo prazo levará a um aumento da morbimortalidade. No entanto, do ponto de vista da comunidade, estar-se-ia obedecendo ao princípio da justiça ao permitir que mais pacientes pudessem ser tratados, ainda que não da maneira mais adequada.

Qual então seria a melhor atitude? A atitude tomada de fato pelos médicos de Leeds na Inglaterra foi a de tornar pública essa situação e reivindicar junto às associações e ao governo a criação de serviços de diálise suficientes para dialisar adequadamente aqueles que necessitarem.

Seria, entretanto, mais justo proporcionar-se um tratamento público tão caro a todos em uma situação em que os recursos são escassos e poderiam ser mais bem aplicados atingindo uma população bem maior, via, por exemplo, projetos de detecção precoce e tratamento de hipertensão arterial e diabetes? Ações desse tipo, se tomadas no passado, teriam seguramente possibilitado a redução da "epidemia" de insuficiência renal crônica descrita nos países desenvolvidos.

Nesse sentido, um censo realizado anualmente pela Sociedade Brasileira de Nefrologia em Centros de Diálise estimou que em 2000, no Brasil, existiam cerca de 355 pacientes em diálise por milhão de habitantes. Com o aumento da vida média do brasileiro, esse número de pacientes vai crescer mais e mais, tornando urgente que todos os nefrologistas se preocupem mais em impedir ou retardar que pacientes cheguem à insuficiência renal crônica do que em dialisá-los ou transplantá-los.

BIOÉTICA E TRANSPLANTE RENAL

O primeiro relato de um transplante de rim bem-sucedido é de 1958. Doador e receptor eram gêmeos. No Brasil, o primeiro transplante renal com doador vivo, entre dois irmãos, foi realizado em janeiro de 1965, e com doador cadáver em 1967. O transplante de órgãos de cádaver firmou-se com a definição dos critérios de morte encefálica. No Brasil, a primeira lei a regulamentar a doação de órgãos intervivos e de cadáveres foi promulgada em 1968.

A escassez de órgãos para a realização de transplantes tem dado origem a vários questionamentos éticos, entre eles o do comércio de órgãos. A doação por indivíduos sem um forte vínculo afetivo com o paciente – em troca de pagamento ou de favores – é, de modo geral, considerada eticamente inaceitável.

Os malefícios desse tipo de doação têm sido relatados na Índia, onde essa situação tem sido denunciada pelos nefrologistas, e onde uma lei foi criada em 1994 abolindo a venda de rins e exigindo que um comitê avalie cada potencial doador não relacionado para verificar as razões da doação.

Em trabalho realizado na Índia, foram entrevistados 305 adultos após a doação por pagamento. A razão apresentada por 96% dos entrevistados para a venda do rim foi o pagamento de dívidas, porém 74% deles ainda continuavam com dívidas após ter recebido o valor acordado pela doação. Mais ainda, o mesmo trabalho constatou que após a doação houve diminuição em cerca de um terço na renda da família do doador. Entre as famílias em que havia ocorrido a venda de rim, o número de indivíduos abaixo da linha de pobreza havia aumentado de 54% para 71%, embora a renda *per capita* naquela região do país houvesse aumentado em 37% e a proporção de indivíduos abaixo da linha de pobreza houvesse diminuído em 50%. Outra verificação extremamente importante é a de que 86% desses doadores relataram piora do seu estado de saúde, sendo que 79% deles não recomendariam a outros a venda de um rim. Achados semelhantes também têm sido descritos no Irã.

Existe uma preocupação em todo o mundo em se determinar os limites da doação intervivos não-relacionados, de modo a se evitar uma exploração dos mais pobres, como ocorre na Índia. No entanto, vários cientistas sérios argumentam a favor da doação por pagamento, ou até mesmo do uso de órgãos de indivíduos executados (relatos ocorridos na China). Isso se dá principalmente em face da inexistência em vários países de um serviço organizado de captação de órgãos de cadáveres, ou de uma rede pública que proveja tratamento dialítico crônico para os mais carentes. No Brasil, a venda de órgãos não é permitida, e a doação de indivíduos que não sejam cônjuges ou consangüíneos (parentes mais distantes que primos em segundo grau) deve ter autorização judicial.

Outro tipo polêmico de doação de rins tem sido proposto: se um paciente A possui um doador A' que lhe é incompatível, e um outro paciente B possui um doador B' que também é incompatível, havendo compatibilidade entre A e B' e A' e B, poderia ter uma "troca" de doadores. Porém para se assegurar que nenhum dos doadores se arrependa do seu ato antes que os dois pacientes sejam beneficiados, a retirada dos rins deveria ser concomitante.

Uma proposta ainda mais polêmica é o caso de um doador que não seja compatível com o familiar que necessita do rim, mas que se disponha a doar para o primeiro paciente da fila de transplante que seja compatível com tal doador. Em troca dessa doação, o familiar do doador seria colocado no primeiro lugar da fila de transplante e receberia o primeiro rim compatível consigo.

Seriam as formas acima – ou ao menos algumas dentre elas – eticamente aceitáveis para a doação de órgãos? São propostas que precisam de mais tempo para ser avaliadas.

Já no que respeita a doação de órgãos de cadáveres, promulgou-se recentemente no Brasil uma lei que considerava todos os indivíduos como doadores de órgãos, exceto quando expresso em contrário em seu documento de identidade. Criada na tentativa de aumentar a oferta de órgãos, essa lei foi objeto de grande polêmica, por dispensar a necessidade de consulta a familiares para realizar-se a retirada dos órgãos.

A polêmica foi tanta, a ponto de a lei ser contraproducente. O número de doações de órgãos por familiares de indivíduos em morte encefálica diminuiu consideravelmente após a sua edição. A lei acabou tendo de ser modificada, de forma a manter-se a necessidade da consulta aos familiares.

Trabalhos têm mostrado que não é a negativa das famílias em doar os órgãos a principal razão da escassez, e sim os problemas na logística de captação dos órgãos, e na preservação de sua qualidade, tendo em vista a falta de cuidados na manutenção do doador cadáver até a retirada dos órgãos.

A manutenção de um doador cadáver em UTI se por um lado propicia órgãos em melhores condições, por outro ocupa uma vaga que poderia ser utilizada por um paciente em condições críticas com chances de sobreviver. Um doador cadáver pode, em princípio, beneficiar quatro pacientes em fila de transplante: dois rins, um coração, um fígado, sem contar com as duas córneas que podem ser retiradas mesmo após algum tempo da constatação do óbito. O que seria mais ético em termos da utilização da vaga da UTI: transferir o doador cadáver e ocupá-la com um paciente crítico ou manter o doador na UTI até que seja encaminhado ao centro cirúrgico para a retirada dos órgãos deixando o paciente crítico correr o risco de morrer?

Quando se pensa na captação de órgãos, é preciso também lembrar que a doação por parte dos familiares, embora lhes possa proporcionar consolo, vai-lhes causar também problemas em relação ao funeral, como a espera pela retirada dos órgãos e pela necropsia. Assim, a atenção da equipe de captação aos familiares não deve encerrar-se após a obtenção do consentimento para a retirada dos órgãos, e sim ser mantida até que o corpo seja entregue à família após cumpridos todos os procedimentos cabíveis. Idealmente, um apoio psicossocial deveria ser mantido por algum tempo para se verificar se o trauma da perda e o da doação foram superados. Uma das razões de arrependimento pela doação, manifestada por familiares, é o sentimento de abandono por parte da equipe de captação após seu consentimento.

O esclarecimento da população sobre a importância da doação de órgãos e principalmente a melhoria da captação, seja pela rápida comunicação de possíveis doadores, seja pela melhoria das condições de manutenção dos doadores até a retirada, certamente são os aspectos mais importantes quando se objetiva diminuir a fila de pacientes à espera de um transplante.

A NEFROLOGIA E A PESQUISA EM SERES HUMANOS

Toda ação médica deve basear-se nos princípios da Bioética. O nefrologista, e o médico em geral, deve ter em mente que é, mais que tudo, um advogado de seus pacientes, e como tal deve sempre se posicionar.

Assim, tanto na investigação diagnóstica como na terapêutica e na pesquisa, deve-se sempre colocar o paciente em primeiro lugar e avaliar em cada situação qual o benefício que a tomada de uma determinada ação pode trazer para ele. E, mais que tudo, respeitar a autonomia do paciente em decidir, depois de devidamente esclarecido, o que deseja e o que não deseja que lhe seja feito nos procedimentos diagnósticos ou na terapêutica.

Na pesquisa clínica, esse tipo de postura do médico torna-se ainda mais importante, já que muitas vezes o paciente não obterá nenhum benefício direto com a pesquisa de cujo protocolo fará parte. Daí a importância do consentimento livre e esclarecido.

Após a Segunda Guerra Mundial, quando as atrocidades cometidas pelos nazistas foi denunciada, houve a elaboração do Código de Nuremberg, que explicita que nos experimentos com seres humanos: "o consentimento voluntário dos sujeitos humanos é absolutamente necessário". A Declaração de Helsinque afirma que protocolos de pesquisa em seres humanos devem ser avaliados por um comitê independente do pesquisador.

No Brasil, o Código de Ética Médica vigente, de 1988, contém 9 artigos que explicitam o que é vedado ao médico em relação à pesquisa médica. Em 1996, o Conselho Nacional de Saúde do Ministério da Saúde aprovou a resolução 196/96 que regulamenta, de maneira mais ampla, qualquer pesquisa envolvendo seres humanos, tanto na área da saúde quanto em outras áreas como a sociologia, a economia e o meio ambiente.

Essa resolução incorpora os princípios da Bioética e estabelece normas que protejam os direitos dos sujeitos da pesquisa. Trata-se de um grande avanço da Bioética brasileira, embora às vezes, pela pouca agilidade dos Comitês de Ética em Pesquisa na análise dos protocolos, pesquisas são retardadas, trazendo prejuízos principalmente aos alunos de pós-graduação que têm um prazo rígido para realizar sua pesquisa.

A observância do princípio da autonomia está bem evidente na resolução 196/96. Sua seção IV, que tem por título "Consentimento livre e esclarecido", enfatiza que o paciente deve ser *esclarecido* sobre a pesquisa e não meramente "informado". É importante essa precisão maior da expressão "consentimento livre e esclarecido", que enfatiza a compreensão pelo paciente, em substituição ao mais corrente "consentimento pós-informação" ou "consentimento pós-informado", que dá ênfase somente à comunicação de uma informação, sem a preocupação quanto ao entendimento efetivo por parte do recipiente dessa informação.

No entanto, o consentimento livre e esclarecido tem sido objeto de grande polêmica, principalmente nos ensaios em pacientes com câncer ou em situações de emergência. Para os primeiros, o completo esclarecimento de todas as possibilidades terapêuticas e de seus riscos e eficácia pode ser cruel e desnecessário. Para os segundos, a situação de emergência, por exemplo um infarto do miocárdio, já é por si uma condição de estresse na qual é descabida uma discussão acerca dos riscos dos tratamentos possíveis, para sua posterior tomada de decisão quanto a entrarem ou não em um protocolo de pesquisa.

As revistas científicas, principalmente as mais conceituadas, têm exigido, em suas normas para publicação, que os trabalhos explicitem seu atendendimento a normas éticas específicas, como o consentimento livre e esclarecido dos pacientes e/ou a aprovação do protocolo de estudo por uma comissão independente em relação aos pesquisadores.

Muito se discute se devem ou não ser publicados estudos para os quais não se obteve o consentimento dos pacientes para sua inclusão no protocolo. De modo geral, existe um consenso que não devam ser publicados. No entanto, algumas exceções têm sido apresentadas e muito discutidas. As exceções mais aceitas são: 1. quando os pacientes são incompetentes, naquele momento, para dar o seu consentimento como, por exemplo, pacientes em UTI ou em coma; 2. quando o projeto vai utilizar somente informações contidas em prontuários, sem que haja identificação do paciente; 3. quando se vai utilizar tecidos ou soros estocados, sem que haja identificação do paciente. No entanto, da mesma forma que em situações normais, o projeto deve apresentar alta relevância e ter sido aprovado por uma comissão de ética.

O nefrologista é muito dependente da indústria farmacêutica e da de equipamentos para a diálise. Pode, eventualmente, ver-se confrontado com situações em que há um conflito entre o interesse da indústria – da qual muitas vezes depende para o exercício de seu mister ou para a realização e apresentação de trabalhos científicos – e a lealdade a seus pacientes. Podem até mesmo ocorrer situações extremas em que o médico chega a ser pressionado a utilizar um medicamento mais caro, como foi o caso da propaganda contra a ciclosporina genérica.

A indústria deve lealdade a seus acionistas e, assim sendo, seu principal objetivo – que é de todo legítimo – é o lucro. Entretanto, isso pode em alguns casos levar a situações inaceitáveis. Por exemplo, muitas vezes se comercializa nos países em desenvolvimento medicamentos que em seus países de origem foram retirados ou que não foram aprovados.

Ademais, há ensaios terapêuticos realizados exclusivamente em países em desenvolvimento, principalmente na África, porque nesses países o consentimento livre e esclarecido é mais facilmente obtido de pacientes com baixo nível educacional, menos informados, e protegidos por leis de regulamentação de pesquisa clínica mais frouxas. A isso se soma o fato de que indivíduos iletrados em geral reportam menos efeitos colaterais e não exigem ressarcimento por danos ou, quando isso acontece, as indenizações são menores. Mais ainda, em países em desenvolvimento muitas vezes a única chance que um paciente tem de ser tratado é participando de um ensaio terapêutico, como acontece em alguns países da África com pacientes com AIDS.

O médico deve ter sempre isso em mente quando analisa trabalhos científicos fornecidos pela indústria ou subvencionados por ela, quando é convidado a participar de um grande ensaio terapêutico subvencionado ou quando comparece a eventos ligados a um determinado produto, seja como mero participante seja como conferencista.

Outra denúncia que tem sido feita é a de que pesquisadores se transferem temporariamente para outros países para realizar pesquisas que não poderiam ser feitas em seus próprios países por problemas éticos. Nessa situação, os benefícios de uma pesquisa feita em países em desenvolvimento acabariam por reverter somente – ou quase que somente – para os países desenvolvidos.

No Brasil, a resolução 196/96 é bastante avançada na proteção dos sujeitos de pesquisas científicas. No entanto, cabe a cada investigador, ao elaborar seu próprio projeto ou aceitar participar de um protocolo preparado por um outro pesquisador ou pela indústria farmacêutica, verificar se os riscos a que os sujeitos da pesquisa vão ser submetidos são aceitáveis, e se o consentimento livre e esclarecido está escrito em linguagem acessível ao nível do sujeito da pesquisa. É importante, ademais, assegurar que o grupo controle receberá o tratamento tradicional para a sua patologia e que haverá publicação dos resultados, sejam eles positivos ou negativos.

Responsabilidade ainda maior têm os membros das Comissões de Ética em Pesquisa ao analisar os projetos. Tem-se tornado comum nos eventos científicos a explicitação de eventuais conflitos de interesse inerentes às pesquisas cujos resultados são apresentados, e revistas consagradas têm exigido, para a publicação de trabalhos científicos, que seja declarado se existem conflitos de interesse e quais são eles.

No entanto, não se deve nunca menosprezar o auxílio que a indústria pode dar à Nefrologia. Ele é fundamental, já que permite que novas terapêuticas sejam rapidamente implementadas e que os novos conhecimentos adquiridos sejam difundidos mais amplamente na prática médica. Em resumo, melhora a vida dos pacientes nefropatas.

A Medicina Baseada em Evidências trouxe, sem dúvida, melhoria na prevenção de doenças e tratamento dos pacientes, porém também trouxe a necessidade de mais e mais ensaios clínicos de grande porte. No entanto, ao se analisar os resultados desses ensaios, é importante que se procure identificar possíveis vieses em relação a conflitos de interesse. E que se avalie, por exemplo, se os dados obtidos na população estudada, digamos, indivíduos de diferentes raças, pobres e de países em desenvolvimento, não estão sendo indevidamente generalizados para uma população branca e de melhor nível social. Cabe salientar que em 2002 uma associação americana das maiores indústrias farmacêuticas voluntariamente promulgou diretrizes para pesquisas clínicas, o que sem dúvida é um avanço para se prevenir situações como as acima.

Como indivíduo inserido na sociedade, o nefrologista também deve lealdade à saúde pública evitando gastos desnecessários. Desperdícios ocorrem, por exemplo, quando se cede facilmente a pressões para não se reutilizar capilares ou diminuir-se intensamente o reuso. O malefício do reuso de capilares é assunto controverso, e benefícios do reuso têm sido relatados.

Os médicos, dada a natureza da profissão que abraçaram, são em geral indivíduos mais voltados para aspectos práticos. Gostam de encontrar soluções rápidas para os problemas com que se defrontam, muitas vezes sem analisar todos os aspectos envolvidos, e nem mesmo considerar que os resultados de suas ações possam eventualmente não ser os mais satisfatórios para a sociedade como um todo.

Assim, muitos se sentirão talvez frustrados ao fim deste capítulo que, mais do que trazer soluções prontas e acabadas, aponta para acomplexidade dos atuais problemas éticos da Nefrologia.

No entanto, é importante que os nefrologistas e os médicos em geral voltem-se um pouco para a área das ciências humanas de forma a melhor poderem enfrentar os dilemas que o desenvolvimento tecnológico trouxe até aqui, e se prepararem para outros, bem sérios, que já se descortinam, como por exemplo os advindos da terapia gênica e do emprego de células-tronco.

BIBLIOGRAFIA

BENNETT WM: Divided loyalties: relationships between nephrologists and industry. *Am J Kidney Dis* 37:210-221, 2001.

COSTA SIF, GARRAFA V, OSELKA G (eds): *Iniciação à Bioética*, Brasília, Conselho Federal de Medicina, 1998.

DOYAL L: Informed consent in medical research: journals should not publish research to which patients have not given informed consent – with three exceptions. *BMJ* 314:1107-1111, 1997.

KHER V: End-stage renal disease in developing countries. *Kidney Int* 62:350-362, 2002.

LEVINSKY NG (ed): *Ethics and the Kidney*, New York, Oxford University Press Inc, 2001.

VIEIRA S, HOSSNE WS: *Experimentação com Seres Humanos* (2ª ed), São Paulo, Editora Moderna Ltda, 1987.

ZAMPERETTI N, RONCO C, BRENDOLAN A, et al: Bioethical issues related to continous renal replacement therapy in intensive care patients. *Intensive Care Med* 26:407-415, 2000.

2 Noções de Morfologia Renal

Décio de Oliveira Penna
Jenner Cruz

INTRODUÇÃO

Os rins humanos são órgãos duplos, em forma de feijão, colocados posteriormente à cavidade abdominal e em situação extraperitoneal. Se quisermos adotar um raciocínio teleológico, poderemos salientar a importância dos rins para o organismo invocando fatos como o de encontrarem-se eles profundamente situados e, assim, protegidos contra traumatismos mecânicos e de contarem com proteção adicional conferida pelo coxim adiposo que os envolve e finalmente de, sendo duplos, disporem de grande reserva funcional. Os rins apresentam complexidade estrutural acentuada, à qual está ligado o desempenho funcional igualmente complexo, muito importante para manter o meio interno dentro dos limites fisiológicos.

O peso de cada rim é de 125 a 170 gramas, no sexo masculino, e de 115 a 155 gramas, no feminino. Suas medidas, em centímetros, são 11-12 x 5-7,4 x 2,5-3, com variações conforme sexo, porte físico e, evidentemente, idade. Geralmente, eles têm o comprimento de três corpos vertebrais lombares e meio. O pólo superior encontra-se defronte ao 12º corpo vertebral dorsal e o inferior situa-se na altura do corpo da terceira vértebra lombar. O rim direito, habitualmente, ocupa posição pouco mais caudal que o oposto (cerca de 1,5cm) e costuma ter volume ligeiramente menor.

No aspecto medial do órgão encontram-se uma fenda ou cavidade, o seio renal (por onde passam vasos sangüíneos, linfáticos e nervos) e as vias urinárias mais altas (cálices, pelve renal e a conexão desta com os ureteres). Quando seccionado em metades dorsal e ventral, fica revelado ser o rim órgão multilobulado e no qual há duas camadas bem nítidas: uma superficial, a cortical, e outra profunda, a medular. No adulto normal, não mais está evidente, na superfície, o caráter multilobado do órgão, o que é próprio do rim fetal. Na camada medular notamos formações piramidais, ou melhor, cônicas, cujas bases se limitam com os tecidos corticais, situados logo abaixo da cápsula fibrosa que reveste o órgão. Essas, chamadas pirâmides medulares (oito a dezoito), prolongam-se em direção ao seio renal onde seus ápices, formando as papilas renais, fazem saliência na luz dos cálices menores; estes reúnem-se para formar os cálices maiores que, finalmente, deságuam na pelve renal ou bacinete, no seio renal.

Nas papilas renais encontram-se 10 a 25 pequenas aberturas que representam a extremidade distal dos ductos coletores de Bellini. Essa estrutura é denominada área cribosa.

O tecido cortical aprofunda-se, também, nos intervalos entre pirâmides contíguas, dando origem às chamadas colunas de Bertin, áreas em que as estruturas corticais se prolongam em direção ao seio renal.

O rim de animais é o resultado de longo processo evolutivo, em que desafios à capacidade de adaptação biológica, diante de condições ambientais variantes, foram sendo progressivamente resolvidos. Os tipos de rins encontrados neste processo – pronéfron, mesonéfron, metanéfron – são também estágios observados durante o desenvolvimento embrionário no ser humano. O pronéfron degenera antes de alcançar qualquer atividade funcional; o mesonéfron chega a funcionar em fases intra-uterinas, mas degenera também, com exceção dos segmentos caniculares, que irão participar das vias ejetoras do sistema reprodutor masculino. É o metanéfron, assim, que dará origem ao rim definitivo.

NÉFRON

No adulto, as unidades funcionais propriamente ditas do rim – denominadas néfrons – são cerca de um milhão em cada órgão, observando-se redução progressiva com o envelhecimento do indivíduo. Cada unidade funcional é composta por um dispositivo filtrante, globoso, o corpúsculo renal ou glomérulo de Malpighi que, no adulto, tem 150 a 240 micra de diâmetro.

A ele se segue uma sucessão de formações tubulares, complexas, encarregadas de atuar sobre o líquido filtrado no glomérulo e de transformá-lo, ao fim de seu trajeto propriamente intra-renal, na urina que vai chegar às vias excretoras (cálices, pelve renal, ureteres, bexiga e uretra).

As peças iniciais dos néfrons, os corpúsculos de Malpighi, distribuem-se na camada cortical do órgão, sendo importante salientar que há três tipos de néfrons, conforme a posição que ocupam no córtex: os superficiais, os mesocorticais e os profundos ou justamedulares, cada modalidade com suas características morfológicas e funcionais. Desde já é de se lembrar que nos mamíferos a capacidade de concentrar a urina, de tanta importância biológica, correlaciona-se com a existência de certos segmentos tubulares, as alças de Henle, que, quando mais longas e com seus pontos de inflexão profundamente situados na medula, nas vizinhanças dos ápices das papilas, são especialmente eficientes para o processo concentrador. Essa modalidade morfológica é especialmente característica dos néfrons justamedulares. Na figura 2.1 estão esquematizados os vários tipos de néfron e seus principais componentes, conforme detalhamento, certamente sumário, que se segue.

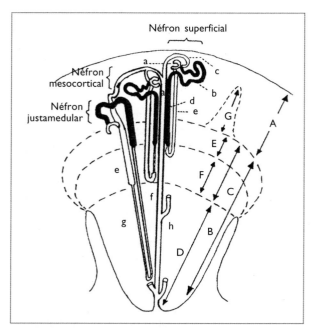

Figura 2.1 – Esquema do sistema glomerulotubular do rim.
A = cortical; B = medular; C = zona externa da medular; D = sua zona interna; E = camada superficial de C; F = camada profunda de C; G = raio medular; a = glomérulo; b = túbulo contorneado proximal; c = túbulo contorneado distal; d = ramo descendente espesso da alça de Henle; e = seu ramo ascendente espesso; f = ramo descendente fino da alça de Henle; g = seu ramo ascendente fino; h = ducto coletor.

GLOMÉRULO

Constituído por um tufo de alças capilares filtrantes, alimentadas pela arteríola aferente do glomérulo. O tufo de capilares encontra-se invaginado em uma camada ou formação capsular de células epiteliais (cápsula de Bowman) que, com seus folhetos visceral e parietal, delimita um espaço – espaço de Bowman ou espaço urinário –, o qual, por meio de um óstio situado em posição oposta à do pólo vascular do glomérulo, denominado pólo tubular ou urinário, comunica-se com o túbulo proximal, iniciando-se aí o trajeto que o filtrado glomerular vai seguir ao longo do restante do néfron. Cada alça capilar glomerular apresenta, em sua luz, revestimento de células endoteliais cujo citoplasma, adelgaçado e laminar, apresenta-se, de forma muito característica, disseminadamente fenestrado. Essas fenestrações, por certo, facilitam o processo de filtração que a esse nível se inicia.

O endotélio recobre outra estrutura particularmente importante, a membrana basal glomerular. Nesta, é possível evidenciar três camadas distintas: uma intermediária (*lâmina densa*), outra unida ao endotélio (*lâmina rara* interna) e a terceira (*lâmina rara* externa), recoberta por camadas de células epiteliais (podócitos) que apresentam prolongamentos digitiformes (processos podais, pedicelos); estas formações apóiam-se sobre a superfície de suporte constituída pela membrana basal de alça. A membrana basal glomerular é composta principalmente de colágeno tipos IV e V, laminina, sulfato de heparana, proteoglicanos e nidogenina ou entactina. Não se trata, note-se, de um relacionamento meramente de sustentação, este existente entre a membrana basal e os podócitos. O conjunto filtrante (endotélio fenestrado, membrana basal glomerular e revestimento de podócitos, com suas interdigitações e espaços interpedicelares) cumpre importantíssimo papel, como barreira entre as luzes capilares e os espaços de Bowman, de forma a selecionar adequadamente quais os componentes plasmáticos que, além de água e eletrólitos, serão ou não ofertados aos túbulos para ulterior elaboração. A figura 2.2 mostra, esquematicamente, os componentes desse dispositivo de filtração.

Basicamente, o filtrado glomerular, que no homem adulto pesando 70kg é de cerca de 180L por dia, é constituído de água, eletrólitos e outros componentes de peso molecular mais baixo, ficando retidos nas luzes dos capilares os elementos celulares do sangue, bem como outras substâncias com determinadas características de peso, volume e conformação de partículas, bem como com qualidades físico-químicas que sejam desfavoráveis ao transporte através do filtro biologicamente ativo. Esse processo de filtração denomina-se ultrafiltração, sendo que cada glomérulo filtra 60nL/min (coeficiente de filtração glomerular por néfron ou SNGFR).

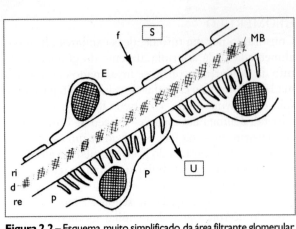

Figura 2.2 – Esquema, muito simplificado, da área filtrante glomerular. MB = membrana basal; d = lâmina densa da membrana basal; ri = lâmina rara interna; re = lâmina rara externa; E = célula endotelial, com fenestrações (f); P = podócito, com seus pedicelos (p); S = espaço na luz da alça capilar (sangue); U = espaço de Bowman (filtrado glomerular). As setas indicam o sentido da filtração.

No núcleo ou no espaço que se forma entre raízes de alças capilares contíguas situa-se outro componente ao glomérulo, o mesângio (Fig. 2.3). As células mesangiais aí existentes, juntamente com a chamada matriz mesangial, a qual mantém continuidade com a lâmina rara interna da membrana basal, desempenham funções de importância; entre elas, as de acolhimento, processamento e destinação final de substâncias várias que lá possam chegar, incluindo-se entre elas as de natureza imunológica, participantes ou não da gênese de nefropatias clinicamente significativas. Vemos na figura 2.3 as relações da área mesangial com os demais componentes das alças glomerulares, de forma esquemática.

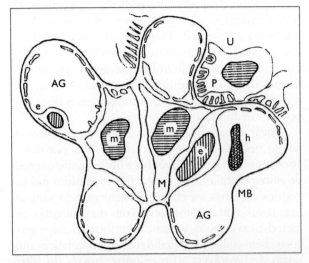

Figura 2.3 – Esquema da área mesangial.
AG = alça capilar glomerular, com célula endotelial (e); h = eritrócito, no interior da alça capilar; P = podócito, superposto à membrana basal (MB) e revestindo o espaço de Bowman (U); M = mesângio, com suas células mesangiais (m).

Resumindo, em uma biópsia, por exemplo, além de células do sangue circulante encontramos quatro tipos de células: endoteliais, mesangiais, epiteliais parietais e epiteliais viscerais.

APARELHO JUSTAGLOMERULAR

Está localizado no pólo vascular do glomérulo onde encontramos quatro tipos de células: célula muscular lisa modificada da arteríola aferente, denominada célula mioepitelial ou justaglomerular, que secreta a renina; célula muscular lisa modificada da arteríola eferente; célula da mácula densa, do ramo ascendente espesso da alça de Henle, em forma de uma coluna baixa com o núcleo localizado apicalmente, mais escura, com o aparelho de Golgi colocado ao lado e debaixo do núcleo da célula, voltado para o mesângio extraglomerular e não para a luz do túbulo e célula mesangial, conhecida como célula *lacy* ou rendilhada e mesângio extraglomerular (*polkissen*), que se continua com o mesângio glomerular. Trata-se de uma região muito rica em filetes nervosos.

Esse aparelho deve ser responsável pelo *feedback* tubuloglomerular, regulação da hemodinâmica glomerular, excreção de água e de sódio e produção de renina, principal precursor do sistema renina-angiotensina-aldosterona.

TÚBULO PROXIMAL

O túbulo proximal inicia-se abruptamente no pólo urinário do glomérulo, no qual se distingue uma porção inicial contorneada (*pars convoluta*), localizada no labirinto cortical, com subcomponentes indicados como P_1 e P_2 inicial (PCT). A estes segmentos segue-se um componente retilíneo (*pars recta*), localizado na região medular externa, que abrange a continuação de P_2 e todo P_3 (PST).

As células do túbulo proximal são altas, possuem uma borda proeminente em escova, que aumenta consideravelmente a área de reabsorção da membrana luminal. Entre as células há um espaço delimitado por uma passagem quase virtual, denominada junção estreita (Fig. 2.4). Estas células são muito ricas em bombas que reabsorvem ativamente o sódio e outros eletrólitos, como a Na^+-K^+-ATPase.

A *pars recta* do túbulo proximal corresponde à porção espessa ascendente da alça de Henle dos néfrons justamedulares.

Sem entrar em mais minúcias sobre o significado funcional de cada um desses segmentos, é de se salientar que cada um deles, como ocorre igualmente com os outros existentes a jusante, participa dos delicados mecanismos que visam ao equilíbrio entre absorção e secreção seletivas de componentes pré-urinários, por meio de dispositivos hidrodinâmicos, fisicoquímicos e endócrinos, nos quais ações de retroalimentação corretiva estão continuamente presentes.

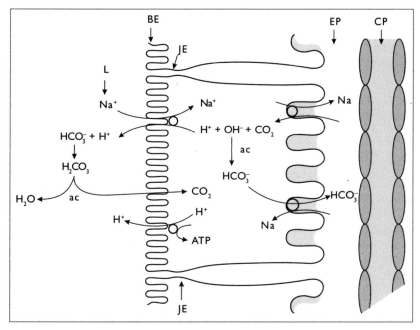

Figura 2.4 – Esquema de célula tubular proximal.
BE = borda em escova; EP = espaço peritubular; CP = capilar sangüíneo; JE = junção estreita; L = lúmen; ac = anidrase carbônica; ATP = trifosfato de adenosina.

ALÇA DE HENLE

Apresenta-se com sua característica forma de grampo de cabelos (*hairpin*). Essas formações apresentam morfologia variada, distinguindo-se modalidades de alças que variam conforme a posição mais ou menos superficial que ocupam, no córtex, os glomérulos iniciais desses néfrons. Nota-se a existência de componentes espessos e finos nas alças, com relacionamentos mútuos e extensões variadas, conforme se trate de glomérulos superficiais, com alças curtas, ou glomérulos profundos, com alças de Henle longas que se inflectem na zona das papilas e têm, assim, decurso bem maior em zonas de interstício progressivamente mais hiperosmolar. Esta complexidade morfológica (ver Fig. 2.1), acrescida pela dos componentes vasculares (*vasa recta vera* e *vasa recta spuria*) que acompanham os vários segmentos tubulares, espelha-se, como já foi enfatizado, em mecanismos funcionais igualmente complexos e variados, dentre os quais merecem menção os ligados aos efeitos multiplicadores decorrentes de dispositivos tipo contracorrente.

TÚBULO DISTAL

Conecta os segmentos mais distais das alças de Henle ao sistema coletor. Compreende uma *pars recta*, porção espessa da alça ascendente de Henle ou porção diluidora, onde se localiza as células da mácula densa do aperelho justaglomerular. É denominada porção diluidora porque aí a densidade do filtrado glomerular é muito baixa, ao redor de 100mOs, em virtude de a região ser muito rica em bombas, havendo grande reabsorção de Na e Cl.

Seguindo-se à *pars recta*, surge a *pars convoluta* que, por meio de um túbulo conector, estabelece a ligação com os segmentos mais distais do néfron.

SISTEMA DE DUCTOS COLETORES

Conforme a população de néfrons que drenam, têm trajeto cortical, medulares externo e interno, subdividido em duas regiões, terminando na região papilar, onde observamos as aberturas terminais dos chamados ductos de Bellini. Para a formação destes, os ductos coletores, em seu trajeto descendente ao longo dos raios medulares, vão apresentando uniões ou confluências (cerca de sete) antes que sejam alcançados os orifícios terminais.

O tubo coletor cortical é composto de dois tipos de células: as principais, mais numerosas, com citoplasma claro e poucas organelas, e as intercaladas, escuras. Os tubos coletores medulares externo e interno também possuem células principais e intercaladas.

Nesse local existem os ajustes finais da urina quanto a densidade, pH, transporte de uréia, sódio e potássio.

INTERSTÍCIO RENAL

O interstício renal é composto de células intersticiais e de uma matriz extracelular frouxa constituída de glucosaminoglicanos saturados e insaturados. Ele se divide em cortical e medular.

O **interstício cortical** divide-se em duas partes, uma, maior, localizada entre os túbulos e outra, menor, entre a membrana basal tubular e o capilar peritubular adjacente. O córtex possui dois tipos de células intersticiais: intersticial cortical tipo 1, que parece um fibroblasto, e intersticial cortical tipo 2, mais rara, que se assemelha a um monócito ou linfócito.

O **interstício medular** possui três tipos de células: tipo 1, rica em lípides e também semelhante a um fibroblasto, tipo 2, semelhante a um linfócito ou leucócito, e tipo 3, localizada na medular externa.

VASCULARIZAÇÃO RENAL

Para o funcionamento adequado do néfron, a irrigação sangüínea tem papel relevante e permissivo. Esta se faz, predominantemente, pelas artérias renais, ramos da aorta, pelas quais 25% do débito cardíaco chega aos rins.

As artérias renais nascem lateralmente da aorta abdominal, ao nível da margem superior da segunda vértebra lombar (L_2), perto da saída ventral da artéria mesentérica superior. Cada artéria renal envia uma ou mais artérias supra-renais inferiores, que vão irrigar as glândulas supra-renais, ramos superiores irrigam a gordura perirrenal e a cápsula renal e ramos inferiores vão para a pelve e parte superior do ureter.

As supra-renais recebem ainda sangue diretamente da aorta e das artérias frênicas inferiores.

Perto do hilo, cada artéria renal se divide em cinco ramos, quatro anteriores: artéria segmentar superior, artéria segmentar ântero-superior, artéria segmentar ântero-inferior e artéria segmentar inferior e um ramo posterior, artéria segmentar posterior. As artérias segmentares não se anastomosam entre si, ao contrário do que pode ocorrer com seus ramos menores e por isso dividem os rins em cinco segmentos: superior ou apical, ântero-superior, ântero-inferior, inferior e posterior.

As artérias segmentares, a partir do hilo renal, dividem-se dicotomicamente, indo formar as artérias interlobares que ascendem ao longo da região medular e dão origem, na altura da transição corticomedular, a arcos vasculares (artérias arciformes ou arqueadas) dos quais partem as artérias interlobulares. Estas, já no córtex e em trajeto ascendente, perpendiculares à superfície do órgão, vão originando arteríolas pré-glomerulares (arteríolas aferentes), as quais alimentam as alças capilares do glomérulo que, sob a forma de tufo, invaginam-se na lâmina epitelial da cápsula de Bowman. Esta, como anteriormente descrito, tem folhetos parietal e visceral, este último recobrindo as alças glomerulares do corpúsculo renal. Fica assim delimitado o espaço de Bowman (ou "urinário") no qual se recolhe o filtrado glomerular.

A arteríola eferente (pós-glomerular) representa a via de saída para o sangue que passou pelas alças glomerulares ou, levando em conta o fenômeno da filtração, o que restou do sangue que tenha chegado pela arteríola aferente. Nos glomérulos mais superficiais, corticais, a arteríola eferente, menos calibrosa que a aferente, divide-se logo em uma rede capilar que vai irrigar os túbulos pertencentes a esse néfron, como também os túbulos dos néfrons adjacentes, menos as alças de Henle dos glomérulos superficiais, que são irrigadas por arteríolas de glomérulos mais profundos. O sangue que alimenta essa malha capilar é ainda sangue arterializado, ficando assim caracterizada uma *rete mirabile*, similar a outras existentes no organismo. O sangue de retorno venoso chega a ramos tributários das veias interlobulares, em trajeto paralelo ao das artérias homônimas. Também, sangue originário dos plexos vasculares subjacentes à cápsula renal (veias estelares) drena-se por esta via. Veias arciformes e interlobares, com anastomoses numerosas, levam o sangue venoso em direção às veias renais e cava inferior.

A maior parte das arteríolas aferentes dos glomérulos justamedulares origina-se diretamente de artérias arqueadas, em que as eferentes são de calibre igual ou até maior que o das aferentes, ao contrário do que se observa nos glomérulos corticais. Há duas formas de arteríolas eferentes oriundas desses glomérulos, ambas descem radialmente nas pirâmides, formando os *vasa recta*. Os *vasa recta spuria*, mais numerosos, oriundos de um glomérulo, ultrapassam em número os ramos finos das alças de Henle, que eles acompanham em trajeto paralelo; têm estrutura similar à de capilares de calibre maior, tornando-se até discutível sua classificação como arteríolas. Os *vasa recta vera*, mais raros, são ramos diretos de artérias arciformes ou interlobulares, não sendo oriundos de glomérulos.

Em situação intermediária entre os glomérulos corticais e os justamedulares, existe certa população de corpúsculos corticomedulares cujas arteríolas eferentes alimentam tanto a rede capilar peritubular como também irrigam a alça de Henle dos glomérulos justaglomerulares.

Esta peculiar distribuição dos vasos, com fluxo sangüíneo ascendente e descendente, em trajetos paralelos aos de segmentos tubulares em seu decurso medular, é base importante para manter os mecanismos multiplicadores por contracorrente, tão ativos para a produção de urinas hipertônicas.

LINFÁTICOS RENAIS

O líquido intersticial deixa os rins por duas redes linfáticas: sistema capsular cortical e sistema hilar profundo. Os primeiros acompanham os vasos da cápsula renal, e os segundos, a artéria e a veia renal e seus ramos, fluindo em direção aos gânglios linfáticos aórticos e paraórticos, chegando, finalmente, ao ducto torácico por meio do tronco linfático lombar.

INERVAÇÃO RENAL

Os rins são ricamente inervados por ramos de diferentes fontes: plexo celíaco, nervos esplâncnicos torácico e lombar superior e plexos intermesentérico e hipogástrio superior. As fibras nervosas desses plexos são de origem simpática, por meio de gânglios do tronco simpático de T_{10} a L_1 e de origem parassimpática, originárias do nervo vago, via plexo celíaco e nervos esplâncnicos pélvicos.

As fibras simpáticas e parassimpáticas são aferentes e eferentes, levando e trazendo informações para ou do cérebro. O parênquima renal não possui inervação sensitiva aferente, ao contrário da cápsula renal, parte da pelve e ureteres, por isso o parênquima renal não dói.

As fibras simpáticas adrenérgicas correm junto com os vasos e linfáticos renais até as arteríolas aferente e eferente, *vasa recta* decendente, aparelho justaglomerular e plexo perivascular tubular. Aparentemente, essas fibras não penetram nos glomérulos.

BIBLIOGRAFIA

CLAPP WL, ABRAHANSON DR: Development and gross anatomy of the kidney, in *Renal Pathology with Clinical and Functional Correlations* (2nd ed), edited by Tisher CC, Brenner BM, Philadelphia, J B Lippincott Co, 1994, pp 3-59.

NETTER FH, BERGMANN LL, RHODIN JAG, et al: Anatomy, structure, and embryology, in *The CIBA Collection of Medical Illustrations: Kidneys, Ureters and Urynary Blader*, edited by Shapter RK, Yonkman FF, New York, CIBA Pharmaceutical Company, 1973, vol 6, pp 2-35.

RISDON RA, WOOLF AS: Development of the kidney, in *Heptinstall's Pathology of the Kidney* (5th ed), edited by Jennette JC, Olson JL, Schwartz MM, Silva FG, Philadelphia, Lippincott-Reven, 1998, vol 1, pp 67-84.

VENKATACHALAM MA, KRIZ W: Anatomy, in *Heptinstall's Pathology of the Kidney* (5th ed), edited by Jennette JC, Olson JL, Schwartz MM, Silva FG, Philadelphia, Lippincott-Reven, 1998, vol 1, pp 3-66

3 Distúrbios Hidroeletrolíticos e Acidobásico

Claudia Maria de Barros Helou
Antonio Carlos Seguro

DISTÚRBIOS REFERENTES AO SÓDIO

O sódio é o principal íon do fluido extracelular e sua concentração plasmática varia entre 135 e 145mEq/L. As modificações na concentração plasmática do sódio estão correlacionadas não somente ao equilíbrio desse íon, mas também ao balanço da água. Portanto, as modificações da concentração plasmática do sódio refletem também as alterações da osmolaridade plasmática (P_{osm}). Em condições normais, a P_{osm} é de 288mOsm/kg H_2O. Além do sódio, o potássio, a glicose e a uréia também influenciam a P_{osm}, mas em proporções menores que o sódio.

A P_{osm} pode ser determinada por meio da utilização de aparelho que determina o ponto de congelação de uma solução (osmômetro) ou do emprego da equação:

$$P_{osm} = 2 \times ([Na^+] + [K^+]) + \frac{glicose}{18} + \frac{uréia}{6}$$

As concentrações do sódio e do potássio são multiplicadas por 2, pois deve-se considerar os ânions que os acompanham como, por exemplo, o cloro, o bicarbonato, entre outros. A glicemia quando expressa em mg/100mL deve ser dividida por 18, por causa da própria definição de osmolaridade, ou seja, 1mol de uma substância dissolvida em 1 litro de água do plasma corresponde a 1Osm.

Assim, 1mol de glicose = 180g

180g	– 1 litro	– 1Osm
180g	– 1 litro	– 1.000mOsm
180mg	– 1 litro	– 1mOsm
18mg	– 100mL	– 1mOsm

O mesmo raciocínio deve ser feito com a uréia, cujo peso molecular é igual a 60 e portanto o valor obtido em mg/100mL deve ser dividido por 6. Vários autores americanos apresentam essa fórmula dividindo a uréia por 2,8 por considerar apenas o nitrogênio uréico (BUN) que contribui com 2 átomos na fórmula da uréia (peso molecular do nitrogênio é igual a 14). Entretanto, em nosso meio, a dosagem da uréia não corresponde ao BUN e por isso a divisão do valor obtido em mg/dL deve ser feita por 6.

Outra consideração a ser feita refere-se ao valor obtido quando se aplica a equação. Nesse caso, o valor normal calculado para a P_{osm} varia entre 288 e 308. Essa discrepância entre o valor obtido pelo cálculo e o medido deve-se ao fato de a fórmula considerar teoricamente todos os componentes dissolvidos na água. Mas, na verdade, os solutos eletrolíticos (NaCl) não estão totalmente dissociados.

Como já foi referido, o sódio é o maior componente da osmolaridade plasmática. Portanto, a diminuição ou o aumento da concentração plasmática do sódio é causa de hipo ou hiperosmolaridade do plasma e de suas conseqüências.

HIPONATREMIA

A hiponatremia é definida quando a concentração plasmática do sódio é inferior a 135mEq/L. Em algumas situações, ela não é verdadeira e por isso recebe o nome de pseudo-hiponatremia. Por exemplo, quando a concentração do sódio plasmático está diminuída devido a um aumento da fase não-aquosa do plasma. Normalmente, 7% do plasma é constituído por uma fase não-aquosa que são as proteínas e os lípides. Em certas condições clínicas, esses componentes podem elevar-se no plasma, como se observa no mieloma múltiplo, em que há produção de uma proteína anômala, ou no *diabetes mellitus* descompensado, quando se observa lipólise exagerada. Então, os espectofotômetros de chama acusam as concentrações plasmáticas baixas de sódio, pois esses aparelhos não medem a atividade do íon apenas na fase aquosa. A extração das proteínas anômalas ou do excesso de lípides do plasma em questão normaliza a leitura do sódio plasmático. Deve-se, portanto, observar que a osmolaridade plasmática medida nessa situação é normal. O conhecimento do diagnóstico de pseudo-hiponatremia é importante para se evitar tratamentos errôneos.

Outra situação de hiponatremia não-verdadeira é aquela observada na redistribuição da água do intracelular para o extracelular decorrente da presença de altas concentrações de uma substância no extracelular. Nessas situações, um gradiente osmótico entre os dois compartimentos foi gerado devido à não-difusão da sustância através da membrana celular. A causa mais comum desse tipo de hiponatremia é a hiperglicemia. A concentração plasmática do sódio diminui em cerca de 1,6mEq/L para cada aumento de 100mg/dL da glicose plasmática, quando essa se encontra acima de 100mg/dL. Observação semelhante ocorre em pacientes submetidos à infusão com manitol. O tratamento desse distúrbio é dirigido para diminuir a concentração da glicose ou do manitol.

Hiponatremia verdadeira

As hiponatremias podem ser divididas em hiponatremias por perda de sódio e hiponatremias por ganho de água. Nessa última condição, as hiponatremias recebem o nome de hiponatremia dilucional.

As hiponatremias por perda de sódio caracterizam-se por sintomas e sinais clínicos da contração do volume extracelular. Nesses casos, a concentração urinária de sódio é baixa, exceto quando a hiponatremia é devida ao uso de diuréticos, ou à nefropatia perdedora de sal ou então à alcalose metabólica grave com bicarbonatúria em que há perda obrigatória de sódio.

As principais fontes da perda de sódio são o aparelho digestório, o rim e a pele. A concentração do sódio nas secreções digestórias pode ser vistas na tabela 3.1.

Tabela 3.1 – Concentração do sódio nas secreções digestórias.

Fluido	Volume (L/dia)	Na⁺ (mEq/L)
Saliva	1	20-80
Suco gástrico	1-2	20-100
Bile	1	150-250
Suco pancreático	1-2	120
Secreção do intestino delgado	1-2	140

Como se pode observar, a perda de sódio é maior em doenças intestinais que nas gástricas. Em outras palavras, a diarréia causa maior perda de sódio que o vômito. No caso das fístulas ileais, as perdas de sódio são significativamente elevadas devido ao alto débito (podendo atingir 6 litros por dia) e da alta concentração do sódio no suco entérico. Além disso, os portadores de fístulas ileais podem ter a hiponatremia agravada se a reposição volêmica for realizada através da infusão de soluções em que a concentração do Na⁺ for inferior a 150mEq/L (soluções hipotônicas). Outro exemplo de hiponatremia grave devido às perdas do Na⁺ e da água pelo tubo digestório são os casos de diarréia em pacientes com AIDS.

As perdas insensíveis por sudorese e perspiração se forem excessivas constituem outra situação clínica em que podem ocorrer as hiponatremias. Nessas situações, encontram-se as que ocorrem com esportistas após exercício físico intenso ou em pessoas que trabalham em locais de alta temperatura ou então em pacientes com febre alta. Inicialmente, há deficiência de água podendo observar-se hipernatremia. Entretanto, devido à sede intensa, essas pessoas geralmente repõem o volume da água perdido mas não repõem a perda do sódio (a concentração de sódio no suor é de 30mEq/L) e por isso desenvolvem hiponatremia. A manifestação clínica freqüente desse distúrbio é a presença de cãibras. A ingestão concomitante de pequena quantidade de sal, nesses casos, previne esse distúrbio.

As perdas renais de sódio são também causas freqüentes de hiponatremia. Essas ocorrem freqüentemente em pacientes com poliúria que apresentam insuficiência renal aguda ou crônica. As perdas renais de sódio observadas na pielonefrite crônica ou na doença medular cística são conseqüentes às doenças que atingem a medula do rim. Nesses casos, a alteração estrutural impede a reabsorção tubular de sódio e os pacientes apresentam perda exagerada desse íon, sendo necessária a suplementação dietética de NaCl.

Outra causa renal de perda de sódio é a chamada diurese pós-desobstrução. Quando as vias urinárias são obstruídas, há aumento da pressão intratubular que altera os mecanismos de reabsorção de sódio e água, repercutindo no citoesqueleto da célula tubular. Quando as vias urinárias são desobstruídas, ocorrem, então, poliúria e natriurese importantes. Se as perdas de água e sal não forem repostas adequadamente, haverá desidratação. Os exemplos mais freqüentes desses casos são os pacientes prostáticos ou os portadores de bexigoma por obstrução da sonda vesical.

O uso de diuréticos também é causa de hiponatremia. Os diuréticos são agentes farmacológicos que impedem a reabsorção tubular de sódio e, portanto, podem causar hiponatremia por natriurese. Porém, a incapacidade renal em diluir a urina que se segue ao uso dos diuréticos de alça e dos tiazídicos é a principal causa de hiponatremia, como será discutido no item hiponatremia dilucional.

A doença de Addison também se insere no grupo das hiponatremias por perdas renais de sódio. Como é bem conhecida, a adrenal é responsável pela síntese da aldosterona, cuja ação no túbulo coletor é a de reabsorver o sódio e de secretar o potássio. Portanto, na insuficiência da adrenal observam-se episódios de desidratação e hipotensão devido às perdas urinárias de sódio acompanhadas de hiperpotassemia. Este quadro tem sido descrito com relativa freqüência em pacientes com AIDS.

Além das situações clínicas citadas, devem-se também incluir os pacientes com lesão do sistema nervoso central por infecção, traumatismo, tumores ou por hemorragia subaracnóidea. Esses indivíduos podem apresentar grande perda urinária de sódio. Há indícios de que o cérebro libere um fator natriurético nas condições clínicas acima citadas.

Um estudo das causas de hiponatremia em pacientes adultos internados no Hospital das Clínicas da FMUSP (Tabela 3.2) mostrou que a incidência de hiponatremia associada à hipovolemia foi de 8,5%. Essa porcentagem é muito baixa, provavelmente porque a história clínica e os sinais de exame clínico de desidratação são facilmente reconhecidos pelo médico e, assim, muitas vezes a dosagem do sódio plasmático não é solicitada.

O tratamento das hiponatremias por perda de sódio deve ser feito com a remoção da causa básica e a reposição do volume extracelular com soro fisiológico (150mEq/L de sódio, osmolaridade de 300mOsm) pela via endovenosa. No caso das hiponatremias por perdas renais, a suplementação dietética de sódio deve ser feita nos casos crônicos ou enquanto durar o processo de perdas nos casos agudos.

Hiponatremia dilucional

As hiponatremias de causa dilucional são aquelas causadas pelo excesso de água e não pela perda de sódio. Em outras palavras, são as que ocorrem pela incapacidade em se diluir a urina.

Um homem normal pode tomar até 15 litros de água por dia sem que desenvolva nenhum distúrbio metabólico, desde que seu mecanismo de diluição urinária esteja operando corretamente. Isso quer dizer que esse indivíduo deva eliminar urina diluída de até 50mOsm/kg de H_2O.

Como ilustra a figura 3.1, o mecanismo de diluição urinária depende fundamentalmente de três fatores:

1. da quantidade de fluido que deixa o túbulo proximal, ou seja, da oferta de fluido aos segmentos distais do néfron, a qual depende da filtração glomerular e da reabsorção proximal. Assim sendo, se a filtração glomerular diminuir e/ou a reabsorção proximal aumentar, a capacidade de diluir a urina diminuirá;
2. do perfeito funcionamento da porção espessa ascendente da alça de Henle (segmento diluidor). Este segmento é impermeável à água e, devido à reabsorção do cloreto de sódio, o fluido torna-se hipotônico (em torno de 100mOsm/kg de H_2O).
3. da impermeabilidade à água do ducto coletor. Na ausência do hormônio antidiurético, as células do ducto coletor permanecem praticamente impermeáveis à água. A reabsorção de solutos nesse segmento permite que a osmolaridade urinária atinja valor tão reduzido quanto 50mOsm/kg de H_2O.

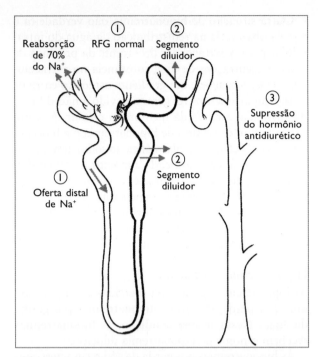

Figura 3.1 – A formação da água livre depende de três condições: 1. filtração glomerular normal e oferta distal adequada de sódio, o qual representa a quantidade de sódio não reabsorvida no túbulo proximal; 2. perfeito funcionamento dos segmentos diluidores que reabsorvem o sódio sem reabsorver a água; 3. supressão do hormônio antidiurético para não permitir a reabsorção da água no ducto coletor. RFG = refluxo gastroesofágico.

A alteração de qualquer um desses três fatores tem como conseqüência a incapacidade do rim em diluir a urina. Nessas condições, se houver também ingestão livre de água, o resultado será o desenvolvimento de **hiponatremia**.

Assim, por exemplo, apenas a redução da filtração glomerular na insuficiência renal impossibilita a diluição urinária. Se a filtração glomerular diminuir, por exemplo, para 5mL/min, serão filtrados 7.200mL em 24 horas. O túbulo proximal reabsorve aproximadamente 70% do fluido filtrado e portanto 2 litros chegam ao segmento diluidor. Considerando que a porção espessa ascendente da alça de Henle esteja funcionando normalmente e que o ducto coletor esteja impermeável à água, apenas este volume de urina livre de solutos poderia ser excretado. No caso de o paciente ingerir mais que 2 litros, haverá o desenvolvimento de hiponatremia.

Como mostra a tabela 3.2, a hiponatremia dilucional foi a causa mais freqüente dos casos de hiponatremia diagnosticados nos pacientes internados no Hospital das Clínicas da FMUSP.

Como foi referido anteriormente, o uso de diuréticos que atuam nos segmentos diluidores, como a furosemida e os tiazídicos, também é causa de hiponatremia se a ingestão de água for excessiva. Nesses casos, a incapacidade de diluição urinária associa-se também à perda de sódio e à contração do volume extracelular.

Tabela 3.2 – Incidência de hiponatremia quanto à sua gravidade e estado de hidratação de pacientes internados no HC-FMUSP (dados obtidos de Pizzotti NJE et al.: Rev Hosp Clin Fac Med S Paulo 44:307-311, 1989).

Sódio sérico (mEq/L)	Hipervolemia (%)	Normal (%)	Hipovolemia (%)	Total (%)
125-128 (leve)	12,8	10,6	–	23,4
119-124 (moderado)	14,9	21,3	6,4	42,6
118 (grave)	14,9	17,0	2,1	34,0
Total	42,6	48,9	8,5	100,0

Nas situações clínicas em que o hormônio antidiurético (HAD) é liberado, o mecanismo renal é de reabsorção de água por meio da ação desse hormônio nas células do ducto coletor. Portanto, a presença do ADH impede a diluição urinária, ou seja, a capacidade de eliminação de água livre desaparece. Essas situações são observadas na insuficiência cardíaca, na cirrose hepática ou em certos casos de síndrome nefrótica em que há diminuição da volemia arterial efetiva. A informação recebida pelos barorreceptores e pelos receptores de volume é para a liberação do HAD. Além disso, nos casos de insuficiência cardíaca e na cirrose hepática, a reabsorção proximal está aumentada. Portanto, há menor oferta de sódio aos segmentos diluidores, reduzindo ainda mais a capacidade dos rins em diluir a urina.

Pacientes entubados com insuficiência respiratória e mantidos em ventilação mecânica com pressão expiratória final positiva (PEEP) também podem apresentar hiponatremia devido à liberação do HAD. O aumento da pressão inspiratória e o da expiratória prejudica o retorno venoso com conseqüente redução do débito cardíaco e da volemia arterial efetiva. Os barrorreceptores e os receptores de volume são então informados e a mensagem resultante é traduzida em estímulo para maior liberação do HAD pela neuro-hipófise. Por essa razão, esses pacientes devem ter sua oferta de água livre reduzida.

As drogas que estimulam a produção do HAD ou potencializam a ação desse hormônio nas células do ducto coletor também são causa de hiponatremia dilucional devido à inibição da capacidade renal em diluir a urina. Entre essas drogas encontram-se a clorpropamida, os antiinflamatórios não-hormonais e a ciclofosfamida. Nesses casos, a suspensão dos medicamentos está indicada para a reversão do distúrbio.

A síndrome da secreção inapropriada do hormônio antidiurético (SIHAD) é outra condição clínica em que há secreção aumentada desse hormônio. Por conseqüência, a reabsorção de água é excessiva ocasionando a hiponatremia dilucional. Nesse grupo, encontram-se os pacientes neurológicos portadores de me-

ningite e encefalites, além dos casos de traumatismo cranioencefálico. Outro exemplo de SIHAD são os portadores de tumores secretantes de HAD, como no caso de certas neoplasias de pulmão. Nos casos em que ocorrem a secreção inapropriada do HAD, além do tratamento da causa básica (remoção de tumores quando for o caso), as medidas eficazes são: restrição hídrica, administração de NaCl com furosemida e prescrição de drogas que inibem a ação do HAD nas células do ducto coletor. A dimetilclortetraciclina é uma droga que interfere com o receptor do HAD no túbulo, mas o emprego do inibidor específico do receptor V_2 do HAD parece ser mais promissor.

Como mostra a tabela 3.2, as hiponatremias dilucionais constituíram 91,5% das hiponatremias diagnosticadas nos pacientes internados no Hospital das Clínicas da FMUSP, sendo que 42,6% se apresentavam edemaciados devido a insuficiência cardíaca, cirrose ou insuficiência renal.

As conseqüências clínicas da hiponatremia estão relacionadas ao edema celular, principalmente o que ocorre na célula cerebral. A hiposmolaridade do extracelular em relação ao intracelular induz um fluxo de água do extra para o intracelular com conseqüente edema da célula. A manifestação neurológica mais grave é a mielinólise pontina. Há controvérsias se o nível sérico do sódio se correlaciona com as alterações neurológicas. Assim, um paciente com Na^+ plasmático de 115mEq/L pode essar assintomático, enquanto um outro paciente cujo Na^+ é de 120mEq/L pode apresentar-se em coma. No estudo realizado no Hospital das Clínicas da FMUSP (Tabela 3.2), quatro dos cinco 5 pacientes hiponatrêmicos que apresentavam sintomas neurológicos tinham a hiponatremia grave (Na^+ < 112mEq/L). Há indícios de que o tempo de instalação da hiponatremia seja um fator determinante para a observação dos sintomas neurológicos. Geralmente, quando esse distúrbio se desenvolve em menos de 24 a 48 horas, a presença de estupor e coma por edema cerebral é mais freqüentemente observada. Por outro lado, a hiponatremia crônica relaciona-se a sintomas mais leves, devido à possibilidade de as células cerebrais se defenderem da hipoosmolaridade através da extrusão de solutos como Na^+, K^+ e Cl^- do seu interior.

Devem-se tratar as hiponatremias dilucionais agudas sintomáticas, ou seja, aquelas que ocorreram em menos de 48 horas, observando-se a fórmula clássica:

$$\text{Deficiência de } Na^+ = 0,6 \times \text{peso} \times (Na^+ \text{ desejado} - Na^+ \text{ do paciente})$$

Admite-se que o sódio desejado seja em níveis discretamente hiponatrêmicos, cerca de 125mEq/L. Não se sabe porque, mas ao se corrigir o sódio plasmático para a faixa de 125 a 135mEq/L o risco de mielinólise pontina aumenta.

A correção deve ser feita com solução de NaCl a 3% com velocidade de 1 a 2mEq/L/hora associada à administração de furosemida e monitorização freqüente do Na+ plasmático do paciente. De maneira prática, para um indivíduo com peso de 70kg a prescrição será a seguinte:

NaCl a 20%   – 55ml
Soro fisiológico – 445ml   ⎫
              +   ⎬ 6h
Furosemida   – 2 ampolas ⎭

Deve-se evitar a correção com velocidades mais rápidas ou a correção para a normonatremia (140mEq/L). Como já foi referido, essas correções estão associadas à desmielinização da ponte cerebral com evolução para a morte do paciente. A furosemida deve ser associada ao tratamento para evitar edema pulmonar e reduzir o risco da síndrome de dismielinização por diminuir o ritmo de queda do sódio plasmático.

Nos casos de hiponatremia crônica, deve-se administrar a solução de NaCl a 3% apenas aos pacientes sintomáticos. Inicialmente, a reposição deverá ser feita para um aumento no máximo em 10mEq/L. A seguir, a correção deverá ser feita de 15mEq/L para cada 24 horas.

Nas hiponatremias crônicas assintomáticas, o tratamento deverá ser de restrição hídrica associada à furosemida e também a um aquarético, de preferência o inibidor de V_2.

A mortalidade devido à hiponatremia é relativamente alta. No estudo do Hospital das Clínicas da FMUSP, o índice foi de 25%. Entretanto, nesses casos a maioria dos óbitos foi devido à doença de base do paciente. Ainda nessa casuística, apenas 1 caso dos 49 estudados, o óbito poderia ser atribuído ao distúrbio.

HIPERNATREMIA

As hipernatremias são diagnosticadas quando o sódio plasmático estiver acima de 145mEq/L. A este distúrbio se associa o aumento da osmolaridade plasmática. As hipernatremias podem ser decorrentes de excesso de sódio ou perda excessiva de água.

As hipernatremias por excesso de sódio só ocorrem em situações nas quais o rim não consegue excretar a sobrecarga desse íon, como ocorre no recém-nascido, no idoso e nos pacientes com insuficiência renal. A administração excessiva de solução salina em pacientes com insuficiência renal, mesmo de grau leve, infelizmente é causa bastante freqüente de hipernatremia. Nesse grupo, incluem-se principalmente as soluções hipertônicas de sódio. Um exemplo freqüente é a prescrição do bicarbonato de sódio a 10% para a correção nem sempre indicada das acidemias metabólicas. Portanto, na maioria das vezes a causa da hipernatremia por excesso de sódio é iatrogênica.

As hipernatremias decorrentes da perda excessiva de água sem sua reposição adequada são as outras condições clínicas em que é feito esse diagnóstico. Um paciente com *diabetes insipidus* pode urinar 9 litros de água por dia sem desenvolver nenhum distúrbio, desde que beba quantidade equivalente de líquido. Entretanto, se esse paciente apresentar vômitos ou por algum motivo não ingerir água, a hipernatremia ocorrerá rapidamente.

Uma outra causa comum de hipernatremia por perda excessiva de água é a febre alta em crianças e nos idosos. A sudorese e a perspiração causam grande perda de água e se esta não for reposta de maneira adequada produz hipernatremia. Devemos ressaltar que tanto as crianças quanto os idosos apresentam diminuição na capacidade máxima de concentração urinária, o que favorece a ocorrência do distúrbio.

Nas situações de diurese osmótica devido à hiperglicemia ou à sobrecarga de solutos por alimentação enteral ou parenteral, a perda urinária de água é maior que a de sódio. Nessas condições clínicas, se a ingestão ou a reposição de água também estiver comprometida, a hipernatremia se desenvolverá rapidamente.

As hipernatremias ocorrem mais freqüentemente nos diabéticos do tipo II descompensados. Esses indivíduos apresentam deficiência importante de água e de sódio e nem sempre são tratados de maneira adequada. Muitos desses pacientes recebem reposição salina acima das necessidades sem a reposição hídrica adequada. Geralmente, eles já apresentam um certo grau de insuficiência renal devido à desidratação intensa ocasionada pela diurese excessiva. Então, o excesso de infusão de soro fisiológico é uma das causas mais freqüentes de hipernatremia nesses indivíduos.

Como já foi referido no item hiponatremia, o cérebro é particularmente sensível às alterações do volume celular. Na hipernatremia, o aumento da osmolaridade do extracelular causa desidratação da célula pelo fluxo da água do intracelular para o extracelular. A redução do volume cerebral traciona os vasos meníngeos, resultando em hemorragia intracraniana. Um mecanismo de defesa da célula nervosa diante da hipernatremia é a entrada e a permanência de solutos em seu interior. Nos primeiros 15 a 30 minutos, os íons potássio, sódio e cloro são implicados nos mecanismos de defesa. Se a hipernatremia for mais duradoura, um outro mecanismo de defesa passa a operar, é a geração dos solutos idiogênicos, que são os solutos orgânicos como o mioinositol, a taurina, a glicerilfosforilcolina e a betaína, que entram na célula proveniente do extracelular através de co-transporte sódio-dependente. Assim, esses mecanismos permitem que o volume das células cerebrais retorne ao volume original.

Quando as células cerebrais que foram submetidas a um curto tempo de hipertonicidade retornam a um ambiente de normotonicidade, o volume intracelular aumenta. Mas, a saída rápida dos eletrólitos acumulados (K^+, Na^+, Cl^-) permite que as células retomem o volume original. Entretanto, se essas células permanecerem por tempo prolongado em ambiente hipertônico, a volta ao ambiente de normotonicidade causa edema celular. Nesses casos, a eliminação dos solutos orgânicos acumulados é muito lenta. Esses fatos explicam por que um portador de hipernatremia aguda apresenta sintomas neurológicos e a correção rápida do distúrbio pode resultar em piora neurológica e até a morte por edema cerebral.

Nos casos de hipernatremia por excesso de sódio, o tratamento pode ser feito com diuréticos ou, nos casos mais graves, com diálise.

Nos pacientes com hipernatremia devido à deficiência de água, pode-se utilizar soro fisiológico para a expansão do volume extracelular em um primeiro momento. Uma vez recuperados os parâmetros hemodinâmicos, a reposição deve ser criteriosa por meio da prescrição de soluções parenterais hipotônicas. Essa via destina-se à reposição lenta dos eletrólitos que foram perdidos. Entretanto, a principal via para a correção da deficiência de água é o aparelho digestório, sendo a prescrição da água por gavagem a melhor opção. Inicialmente, pode-se prescrever a infusão da água por gavagem na velocidade de 75 a 100mL/hora. A deficiência de água pode ser estimada pela equação:

Deficiência de $H_2O = 0{,}6 \times peso\ (kg) \times [(Na/140) - 1]$
em litros.

A correção de hipernatremia crônica deve ser feita em pelo menos 48 horas a uma velocidade de correção não superior a 1mEq/L/h. Aconselha-se a monitorização da concentração plasmática de sódio a cada 4 horas. A velocidade da infusão da água por gavagem e a composição das soluções parenterais são ajustadas de acordo com a análise dos resultados obtidos. As soluções parenterais devem conter sódio, pois os indivíduos também apresentam uma deficiência desse íon. Não é prudente a diluição do soro fisiológico com água destilada devido aos riscos de hemólise e da possibilidade de ocorrer redução rápida da hipertonicidade. Aconselha-se, então, a diluição do soro fisiológico em soro glicosado a 5%. A quantidade de glicose desse soro não é suficiente para a piora ou para o agravamento de eventual hiperglicemia presente. A diluição inicial poderá ser feita na base de 4:1 (glicosado:fisiológico) e à medida que o sódio plasmático vai retornando à normalidade as proporções vão-se alterando até a diluição 1:1.

A mortalidade da hipernatremia na população adulta é em torno de 40%, principalmente devido à doença de base.

A figura 3.2 ilustra e resume a importância do funcionamento perfeito do metabolismo da água e suas implicações na gênese das hipo e hipernatremias.

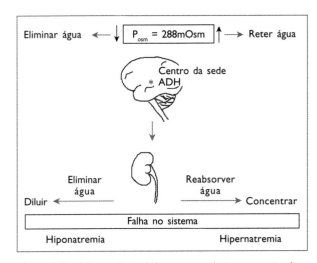

Figura 3.2 – A importância da homeostase da água e suas implicações na gênese das hiponatremias e das hipernatremias. Caso haja falha no sistema de retenção hídrica, os indivíduos desenvolvem hipernatremia. Se a falha for nos mecanismos envolvidos para eliminar a água, o distúrbio observado é de hiponatremia.

DISTÚRBIOS REFERENTES AO POTÁSSIO

Diversos processos básicos celulares necessitam da participação do potássio. Entre essas importantes funções encontram-se a manutenção do tamanho celular, o crescimento e a divisão da célula, a síntese protéica e do DNA, o controle do pH intracelular, a manutenção da excitabilidade e a contratilidade das células musculares, incluindo as cardíacas.

A quantidade total de potássio no corpo de um indivíduo normal de 70kg é de 3.500 a 4.000mEq. A distribuição desse cátion é predominantemente intracelular, sendo as células musculares as que contribuem com o maior armazenamento (2.300 a 3.000mEq). Por isso, a variação da quantidade do potássio corpóreo é proporcional à quantidade da massa muscular. Como sabemos, o K^+ desempenha importante função na contração muscular, daí a razão de as células musculares serem o principal reservatório desse íon no organismo. A seguir, as células ósseas contribuem para o armazenamento de cerca de 300mEq, os hepatócitos e as hemácias contribuem com cerca de 250mEq para cada reservatório e todo o restante celular é responsável por 300mEq.

Então, é possível dizer que a quantidade de potássio presente no plasma de indivíduos normais (3,5 a 5mEq/L) é extremamente baixa em relação à quantidade total desse cátion no organismo, pois representa apenas 2% do potássio corpóreo total.

O potássio é eliminado diariamente através da urina (90 a 95mEq/dia) e das fezes (5 a 10mEq/dia). Portanto, para manter os níveis do K$^+$ corpóreo, um indivíduo normal tem que ingerir ou receber de 75 a 100mEq/dia de potássio.

O trato gastrintestinal é responsável pela reabsorção de cerca de 90% do K$^+$ ingerido, sendo atribuído ao cólon a função de secretar os 10% que são eliminados nas fezes. Embora a capacidade do cólon em secretar o potássio seja limitada, a absorção desse cátion pelo trato gastrintestinal pode diminuir em 50 a 60% nos pacientes com insuficiência renal crônica.

Mas, em condições não agudas, o papel de regulador da homeostase do potássio é na verdade exercido pelo rim.

O túbulo de conexão e o ducto coletor desde o seu segmento cortical até a porção medular externa são os locais reguladores da excreção urinária de potássio, tanto em condições normais quanto na depleção ou na sobrecarga desse cátion.

As células principais do ducto coletor e as do túbulo de conexão transportam ativamente o K$^+$ para o intracelular através da ação da Na$^+$-K$^+$-ATPase presente na membrana basolateral dessas células (Fig. 3.3). O K$^+$ é então passivamente secretado para a luz tubular através de canais ou pelo co-transporte K$^+$-Cl$^-$ presentes na membrana luminal.

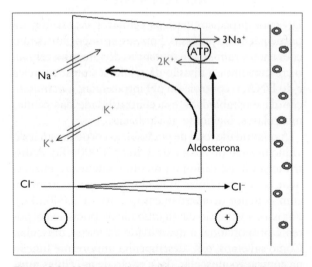

Figura 3.3 – Mecanismo da secreção do potássio nas células principais do ducto coletor. O gradiente eletroquímico gerado pela reabsorção do sódio e pela atividade da Na$^+$-K$^+$-ATPase favorece a secreção do potássio. A aldosterona desempenha importante papel modulador dessa secreção devido a sua ação na Na$^+$-K$^+$-ATPase e nos canais apicais de Na$^+$ (ENaC).

Diversos fatores influenciam a secreção do K$^+$ para a luz tubular:

Gradiente eletroquímico entre a luz tubular e a célula – a diferença de potencial entre a luz tubular e a célula favorece a saída do K$^+$ do intracelular em direção à luz.

Oferta de sódio – a reabsorção de sódio gera uma diferença de potencial entre o lúmen e a célula, favorecendo a secreção do K$^+$. A atividade da Na$^+$-K$^+$-ATPase também é estimulada devido ao aumento do Na$^+$ intracelular e assim o conteúdo do K$^+$ no interior da célula aumenta.

Fluxo do fluido luminal – apenas o aumento do fluxo luminal é suficiente para estimular a secreção de K$^+$.

Mineralocorticóides – esses hormônios modulam diretamente a atividade da Na$^+$-K$^+$-ATPase, além de induzir novas unidades catalíticas ou então por manter os canais apicais de sódio (ENaC) abertos.

Equilíbrio acidobásico – em condições de alcalose, a secreção do K$^+$ aumenta e nas acidoses depende se essa for aguda ou crônica. Nos casos de acidemia aguda, a secreção do K$^+$ diminui, e nos casos crônicos, aumenta.

A homeostase normal do potássio depende de dois tipos de balanço, sendo um externo e um outro interno.

O balanço externo representa a harmonia entre a ingestão, o transporte gastrintestinal, a reabsorção e a secreção urinária para que o conteúdo total do potássio corpóreo seja mantido diariamente. Assim, o balanço externo é igual a ingestão ($\cong$ 100mEq/dia) subtraída da excreção fecal (10mEq/dia) e da excreção urinária (90mEq/dia).

O balanço interno representa o movimento do potássio entre os espaços intra e extracelulares. Os fatores reguladores desse movimento são: os hormônios (insulina, catecolaminas e aldosterona), o equilíbrio acidobásico e a tonicidade plasmática.

HIPOCALEMIA

As hipocalemias são diagnosticadas quando a concentração do K$^+$ plasmático é inferior a 3,5mEq/L. É muito rara a ocorrência de hipocalemia por falta de ingestão de potássio, uma vez que esse íon é o cátion mais abundante nos alimentos de origem animal ou vegetal. Entretanto, os portadores de anorexia nervosa e os de bulemia, por induzirem o vômito, podem desenvolver hipocalemia.

Embora a concentração do K$^+$ no suco gástrico não seja alta ($\approx$ 15mEq/L), a perda do suco gástrico por vômito ou por sonda nasogástrica resulta freqüentemente em hipocalemia. O mecanismo responsável pelos níveis baixos do K$^+$ plasmático é principalmente decorrente da alcalose metabólica desenvolvida pela perda de ácido clorídrico e não pela perda de K$^+$ do suco gástrico. Em uma fase inicial, a concentração do K$^+$ plasmático diminui em decorrência do tamponamento que as células efetuam devido ao pH alcalino. Em condições de pH alcalino, os íons K$^+$ movem-se para o intracelular devido à saída do H$^+$ da célula para o extracelular. A contração do volume extracelular desenvolvida nesses casos é responsável pelo

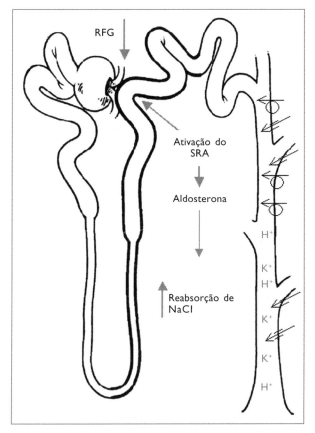

Figura 3.4 – Caliurese decorrente da alcalemia metabólica por depleção do volume extracelular. A diminuição da filtração glomerular ativa o sistema renina-angiotensina-aldosterona. A aldosterona, por sua vez, age nas células principais aumentando a reabsorção do sódio e a secreção do potássio. RFG = refluxo gastroesofágico; SRA = sistema renina-angiotensina.

aumento agudo do bicarbonato e da aldosterona plasmática. Assim, a hipocalemia é principalmente decorrente da caliurese induzida pela alcalose metabólica do que pelas perdas em si do K^+ do suco gástrico (Fig. 3.4).

Embora em indivíduos normais a concentração do potássio nas fezes seja elevada ($\approx$ 75mEq/L), as perdas entéricas diárias desse cátion são baixas porque o volume da água excretado por dia nas fezes é baixo ($\approx$ 100mL). O cólon é o local regulador da excreção fecal do potássio e vários fatores influenciam a secreção desse cátion. Mas os níveis da aldosterona plasmática e a quantidade do sódio a ser reabsorvido parecem ser os mais importantes.

A perda do potássio intestinal que ocorre na AIDS é uma das diversas doenças intestinais em que a diarréia está associada e deve ser ressaltada. Smith et al. descrevem que as causas para a ocorrência da diarréia crônica em aidéticos são múltiplas, podendo inclusive ser de origem não-infecciosa. Entre elas são descritas a ocorrência de neoplasias na parede intestinal como também a atrofia das vilosidades que resultaria em má absorção.

Como a concentração do K^+ no suor é baixa (5 a 10mEq/L), dificilmente essa é a via causadora da hipocalemia observada em indivíduos que realizaram exercício intenso a temperaturas elevadas. A hipocalemia é decorrente do aumento da secreção renal do K^+. Esses indivíduos desenvolvem contração do volume extracelular devido às perdas excessivas de NaCl através do suor, induzindo elevações dos níveis plasmáticos da aldosterona. A hipocalemia do atleta é causada por mecanismo semelhante ao observado nas perdas do suco gástrico que já foi explicado acima.

Por motivos didáticos, as perdas do K^+ pelo rim serão agrupadas de acordo com os níveis da pressão arterial sistêmica.

Pressão arterial normal

A principal causa de hipocalemia nesse grupo é o uso de diuréticos que atuam no túbulo proximal (manitol e acetazolamida), na porção espessa ascendente da alça de Henle (furosemida e bumetanida) e no início do distal (tiazídicos). Vários mecanismos estão envolvidos na caliurese produzida por esses diferentes grupos de diuréticos. Entretanto, todos induzem maior oferta de NaCl e maior fluxo do fluido tubular aos segmentos distais do néfron, aumentando, portanto, a secreção do K^+ no túbulo de conexão e no ducto coletor.

Uma outra causa de hipocalemia de origem renal está relacionada à menor reabsorção de ânions. Nesse caso, a presença de cargas negativas no lúmen tubular gera diferença de potencial que favorece a secreção do K^+. Por exemplo, a administração de drogas com cargas negativas, como é o caso das penicilinas. Este mecanismo também explica a hipocalemia desenvolvida nos casos da acidose tubular renal devido à menor reabsorção de bicarbonato.

Na acidose tubular renal, a hipocalemia pode ocorrer tanto na forma proximal quanto na distal. No caso de acidose tubular renal proximal, a hipocalemia torna-se mais evidente se administrarmos bicarbonato para compensar a acidemia do paciente.

O hiperaldosteronismo secundário à depleção do volume extracelular é citado também como causa de aumento de secreção renal de K^+ e, portanto, fator etiológico da hipocalemia (Fig. 3.4).

A anfotericina B é um antifúngico que induz a insuficiência renal hipocalêmica. Essa droga induz a formação de poros na membrana luminal dos segmentos distais do néfron. Por isso, grandes perdas do potássio ocorrem através do vazamento desse cátion para a luz tubular.

A deficiência de magnésio está relacionada como causa e efeito da hipocalemia através da perda renal de potássio. Os mecanismos envolvidos não estão, até o momento, bem esclarecidos. Entretanto, o hiperaldosteronismo sempre é observado nesses casos. Também tem sido descrita a diminuição da atividade da

Na$^+$-K$^+$-ATPase, uma vez que o Mg^{++} regula o local catalítico dessa enzima. Uma outra possibilidade pode ser decorrente de falha no funcionamento nos canais de K$^+$ da família ROMK, os quais são dependentes do Mg^{++}. A depleção dos estoques intracelulares do Mg^{++} pode ser causada devido à ação de várias toxinas e drogas como os aminoglicosídeos, a cisplatina e os diuréticos.

É importante lembrar que a reposição do Mg^{++} deve ser feita preferencialmente por sais de cloreto e não de sulfato. O cloreto é um ânion monovalente e de fácil transporte, o que não ocorre com o sulfato que induz a diferença de potencial intraluminal acarretando secreção de potássio.

A síndrome de Bartter é outro exemplo de hipocalemia. Estudos genéticos demonstraram alterações em proteínas transportadoras de K$^+$ (co-transportador Na$^+$-K$^+$-2Cl$^-$, canal da família ROMK) da porção espessa ascendente da alça de Henle resultando em intensa perda urinária de Na$^+$, K$^+$, Mg^{++} e Cl$^-$.

Pressão arterial elevada

Os portadores de hipertensão arterial sistêmica podem apresentar hipocalemia e para uma melhor compreensão elas podem ser agrupadas de acordo com os níveis plasmáticos de renina.

Pressão arterial elevada com níveis aumentados da renina plasmática – nesse grupo de indivíduos, encontram-se os casos de hipertensão arterial maligna, renovascular (estenose da artéria renal), mulheres que fazem uso de contraceptivos orais e tumores secretores de renina. Em todos esses casos, as elevações de renina plasmática acompanham-se de elevações da aldosterona. Pelos mecanismos já apresentados anteriormente, a elevação da aldosterona induz a caliurese por maior secreção renal de potássio.

Pressão arterial elevada com níveis diminuídos da renina plasmática – o hiperaldosteronismo primário, quer seja por nódulo funcionante autônomo da suprarenal (síndrome de Conn) quer por hiperplasia bilateral dessa glândula, é a causa mais freqüente de hipocalemia em indivíduos hipertensos com níveis diminuídos de renina plasmática.

Nesse grupo inclui-se também uma grande variedade de síndromes em que pacientes apresentam hipocalemia associada à hipertensão, mas com níveis baixos de renina e aldosterona. Esses pacientes apresentam outros tipos de mineralocorticóides circulantes, como nos casos genéticos da deficiência da 17α-hidroxilase e da 11β-hidroxilase.

Pressão arterial elevada com níveis normais da renina plasmática – a síndrome de Cushing e os tumores produtores do ACTH são os exemplos da hipocalemia associada à hipertensão arterial sistêmica com níveis normais da renina plasmática. Os glicocorticóides induzem a caliurese por aumentar o fluxo e a quantidade de sódio aos segmentos distais do néfron. Nesses casos, o aumento da secreção renal do K$^+$ é devido à ação indireta e, portanto, o mecanismo é diferente ao dos mineralocorticóides.

Manifestações clínicas

O potencial de repouso transmembrana das células musculares depende da relação entre o potássio do intracelular em relação ao do extracelular. Na hipopotassemia, as células ficam hiperpolarizadas de tal forma que a despolarização e a subseqüente estimulação da contração muscular podem não ocorrer, produzindo sintomas de fraqueza muscular e até paralisia. Pelos mesmos motivos, podem também ocorrer íleo paralítico e retenção urinária.

A alteração da polarização do músculo cardíaco resulta em mudanças eletrocardiográficas, como diminuição da amplitude da onda T, depressão do segmento ST, aparecimento da onda U, além do aparecimento de extra-sístoles atriais e/ou ventriculares. As arritmias cardíacas podem agravar-se, se o paciente fizer uso de digital.

Quanto aos níveis pressóricos, estudos em humanos têm sugerido a correlação entre o aumento da pressão arterial e os níveis da depleção de K$^+$. Kaplan et al. demonstraram aumento da ação hipotensora dos tiazídicos quando se corrigiu a depleção do K$^+$.

A hipocalemia também induz alterações no sistema renal, como diminuição do fluxo sangüíneo desse órgão e da filtração glomerular. Então, o rim em condições de depleção de K$^+$ torna-se mais sensível à isquemia e às drogas nefrotóxicas.

A perda da capacidade de concentração urinária com manifestações clínicas de poliúria e polidipsia também é descrita nas hipocalemias. Acredita-se que a depleção de K$^+$ diminua o co-transporte Na$^+$-K$^+$-2Cl$^-$ da porção espessa ascendente da alça de Henle. Também é descrita resistência ao hormônio antidiurético pelo ducto coletor nos estados de depleção de K$^+$. Então, a redução da tonicidade da medula associada a uma menor ação do hormônio antidiurético no ducto coletor pode explicar o aumento do volume urinário nas condições de hipocalemia.

Tem sido também correlacionada a presença de cistos na medula renal de pacientes com hiperaldosteronismo e hipocalemia. Acredita-se que em estados de depleção de K$^+$, a Na$^+$-K$^+$-ATPase do ducto coletor medular desloca-se da borda basolateral para a face luminal, a fim de aumentar a reabsorção desse cátion.

Os efeitos metabólicos mais importantes associados à hipocalemia são a menor tolerância à glicose e a alcalose metabólica.

A intolerância a carboidratos tem sido associada tanto à diminuição da produção de insulina quanto à menor sensibilidade periférica a esse hormônio.

A insulina desempenha importante papel modulador do K^+ extra-renal por meio da indução da entrada desse íon para o interior da célula, como também pela presença de um *feedback* existente entre os níveis plasmáticos e a liberação desse hormônio pelo pâncreas.

Alguns estudos têm mostrado que o efeito da insulina, favorecendo a entrada do K^+ para o interior da célula, é independente do metabolismo da glicose e de maneira indireta. A interação desse hormônio com o receptor gera um segundo mensageiro que, por sua vez, estimula o contratransporte Na^+-H^+, resultando num aumento da concentração do Na^+ intracelular. A elevação do Na^+ no citosol estimula a atividade da Na^+-K^+-ATPase, resultando, portanto, na entrada do K^+ para o interior da célula.

A alcalose metabólica está relacionada ao estímulo para a gênese da amônia, ao aumento da reabsorção proximal de bicarbonato e à saída do K^+ do intracelular para o extracelular, com conseqüente entrada dos íons H^+ para o interior da célula. Nesse caso, a hipocalemia é decorrente da alcalose metabólica, mas a hipocalemia pode ser a causa desse distúrbio acidobásico.

Tratamento

As hipopotassemias são tratadas pela reposição dietética desse cátion, exceto nos casos graves em que ocorrem arritmias cardíacas e/ou manifestações neuromusculares. Nesses casos, a reposição do K^+ é feita por via intravenosa de maneira lenta, na velocidade de 10 a 40mEq/h, sem ultrapassar a concentração de 60mEq/L. É importante lembrar que a reposição dos estoques intracelulares do K^+ sempre se realiza do intravascular para o intracelular. Assim, as reposições rápidas podem precipitar a morte do paciente se ocorrer hipercalemia aguda.

A suplementação dietética pode ser realizada pelo aumento da ingestão de frutas e de carnes ou de fórmulas farmacêuticas. Convém lembrar que as fórmulas farmacêuticas são irritantes das mucosas gástrica e intestinal. É importante salientar que os pacientes que necessitam de suplementação diária de K^+ são justamente os que precisam também de outros medicamentos, e assim a possibilidade de gastrite e/ou úlcera gástrica aumenta.

Nos pacientes que desenvolvem hipocalemia por perda renal, a administração de diuréticos retentores de potássio (espironolactona, amilorida e trianureno) tem sido uma opção, desde que esses pacientes não apresentem insuficiência renal. Nesses casos, aconselha-se a monitorização dos níveis plasmáticos de K^+ de maneira mais freqüente pelos riscos de hipercalemia.

HIPERCALEMIA

As hipercalemias são diagnosticadas quando a concentração plasmática do K^+ ultrapassa os valores acima de 5mEq/L. Esse distúrbio pode desenvolve-se por redistribuição do potássio do intra para o extracelular, ou por uma menor excreção renal de potássio.

A distribuição anormal do K^+ ocorre na acidose metabólica devido à maior entrada na célula dos íons H^+ com conseqüente saída do K^+ para o extracelular. Como já foi referido, a falta da insulina induz a hipercalemia.

Grande parte dos casos de hiperpotassemia é observada em pacientes que recebem oferta excessiva de K^+, e os mecanismos de secreção renal estão alterados.

A falta da aldosterona é uma causa importante de hipercalemia. Na doença de Addison, em que há destruição da glândula da supra-renal pela tuberculose ou por outra causa, é o exemplo mais citado. Nesses pacientes, a hipercalemia só ocorre se houver restrição salina. Não é incomum também a ocorrência de elevações do K^+ plasmático em pacientes que fazem uso crônico de corticóide com suspensão abrupta ("Addison medicamentoso").

O hipoaldosteronismo também pode ocorrer pela diminuição da produção de renina e por isso esses casos são denominados de hipoaldosteronismo hiporreninêmico. A diminuição da síntese da aldosterona é decorrente de alterações morfológicas que ocorrem no aparelho justaglomerular de pacientes diabéticos e nos portadores de nefrite intersticial. Essas alterações podem ocorrer na ausência de insuficiência renal grave. Portanto, a monitorização freqüente dos níveis plasmáticos de K^+ deve ser realizada nos pacientes diabéticos com perda moderada da função renal, como também nos portadores de nefrite intersticial.

As drogas que bloqueiam a enzima de conversão da angiotensina I em II impedem a formação da aldosterona. Portanto, não é rara a hipercalemia, principalmente, nos pacientes diabéticos que já apresentam tendência ao hipoaldosteronismo hiporreninêmico.

Na insuficiência renal aguda, a hipercalemia pode ser conseqüente à diminuição da filtração glomerular, como também à diminuição da capacidade secretora do néfron. Nesse caso, vários fatores podem essar relacionados: as lesões dos segmentos do néfron responsáveis pela secreção do potássio, a diminuição do fluxo de volume e da oferta distal de sódio.

Na insuficiência renal de causa obstrutiva, a hipercalemia é observada devido à incapacidade renal em secretar o K^+ devido às alterações na atividade da Na^+-K^+-ATPase e no contratransporte Na^+-H^+ das células do ducto coletor.

Na insuficiência renal crônica, observam-se mecanismos adaptativos para aumentar a excreção do K^+ nos néfrons remanescentes, como também no intestino. Entretanto, quando a filtração glomerular atinge valores menores que 3mL/min, os níveis do K^+ plasmático elevam-se. A hipercalemia também é observada se a oferta do potássio aumentar nos pacientes com filtração glomerular em torno de 15mL/min.

Portanto, a monitorização freqüente dos níveis do K+ sérico deve ser realizada principalmente em pacientes com perda de função renal e que recebem inibidores da enzima de conversão da angiotensina I em II, principalmente se forem diabéticos.

Outro grupo de drogas que requer atenção são os diuréticos de ação no ducto coletor. Eles são conhecidos como diuréticos retentores de K+, mas os mecanismos de ação da amilorida e do triantereno são diferentes ao da espironolactona. A amilorida e o triantereno inibem a reabsorção de sódio por fechar os canais de sódio da membrana apical. A inibição da reabsorção de sódio impede a secreção de potássio, como já foi explicado anteriormente. A espironolactona impede por competição o acoplamento da aldosterona com seus receptores intracelulares. Então, indivíduos com filtração glomerular abaixo de 25mL/min estão sujeitos a desenvolver hipercalemia se receberem esses diuréticos.

Por último, é importante lembrar que os antiinflamatórios não-hormonais também podem induzir hipercalemias em pacientes com deficiência de função renal. Os antiinflamatórios não-hormonais bloqueiam a produção das prostaglandinas, ocorrendo por isso inibição da síntese da renina e da aldosterona.

Conseqüências

Quando os níveis séricos do potássio aumentam, a relação do potássio intracelular/extracelular diminui, o potencial de repouso das células torna-se menos negativo, ou seja, mais próximo do limiar de excitação. Como resultado final, a célula torna-se despolarizada e a velocidade de condução diminui, aumentando o ritmo de repolarização.

A cardiotoxicidade é a principal causa de morte dos pacientes com hiperpotassemia. A alteração mais precoce ao eletrocardiograma é o aumento da amplitude da onda T devido à elevação do ritmo de repolarização. A condução por meio do sistema de Purkinje e do músculo ventricular apresenta-se retardada, com alargamento do espaço PR, do complexo QRS e alargamento da onda P, ocasionando a fibrilação ventricular e a seguir assistolia. Como a arritmia cardíaca é uma complicação grave, podendo ser fatal, a hiperpotassemia requer tratamento imediato.

As alterações neuromusculares que causam paressesias, fraqueza muscular e até mesmo paralisia que se inicia pelas extremidades atingindo o tronco e os músculos respiratórios podem ocorrer nas hipercalemias graves, principalmente nos casos crônicos.

Tratamento

Inicialmente, adotam-se medidas para se evitar a ocorrência das manifestações cardíacas devido ao risco de óbito. Recomenda-se a infusão por via intravenosa de cálcio, pois esse cátion age no potencial de ação da fibra muscular cardíaca prevenindo as arritmias.

Os níveis séricos do potássio podem ser reduzidos rapidamente por medidas que induzem a redistribuição desse cátion para o intracelular. Entre as medidas que agem no balanço interno, pode-se citar a administração de glicose com insulina, a correção da acidose com bicarbonato e o uso de agentes β_2-adrenérgicos estimulantes.

Mas a maneira eficaz do tratamento da hipercalemia requer a retirada do potássio em excesso do organismo. A prescrição de resinas que trocam na luz intestinal o K+ pelo Ca++ (Sorcal®) é o tratamento de escolha. A dose geralmente utilizada é a de 30g dissolvidas em 60mL de água a cada 8 horas. Entretanto, nos casos agudos a eficiência do tratamento pode ser maior se a prescrição for de 15g a cada 4 horas. A via retal pode também ser utilizada nos casos de dificuldade de administração por via oral.

Nos casos dos pacientes com insuficiência renal impossibilitados do uso do trato gastrintestinal, a diálise passa a ser o tratamento de escolha.

Nos casos em que a filtração glomerular se encontra acima de 15mL/min, os diuréticos de ação proximal ou na porção espessa ascendente da alça de Henle podem também ser empregados como redutores dos níveis do K+ plasmático.

Nos casos de hipoaldosteronismo, a melhor escolha é o uso do 9α-fluoridrocortisona (Florinefe®) por via oral na dose inicial de 0,1mg/dia.

Influências da idade

Convém lembrar que a concentração plasmática de K+ no recém-nascido é de 4,8 a 5,2mEq/L, níveis esses mais elevados que em adulto. Somente no final do segundo ano de vida é que o K+ plasmático do lactente apresenta valores semelhantes aos do adulto.

A explicação para a ocorrência de níveis mais elevados de K+ plasmático no lactente seria devido à imaturidade morfológica e funcional que o rim apresenta nessa fase da vida. Ao nascer, os diversos segmentos do néfron ainda não se diferenciaram, o que ocorrerá ao longo dos três primeiros anos. Por isso, apesar de o lactente apresentar níveis elevados de aldosterona plasmática, a capacidade das células do ducto coletor em secretar K+ é limitada.

O idoso também apresenta certas peculiaridades quanto à homeostase do potássio. É freqüente a literatura apresentar referências de que o idoso seria um grupo de risco para desenvolver hipercalemia. Alguns estudos têm apontado principalmente disfunções no eixo renina-angiotensina-aldosterona como responsáveis pelos níveis mais elevados de K+ plasmático nos idosos. Portanto, precauções têm que ser tomadas ao se prescrever drogas retentoras de potássio, como, no caso, os inibidores de enzima de conversão e diuréticos de ação no ducto coletor como a espironolactona, o triantereno e a amilorida.

DISTÚRBIOS REFERENTES AO EQUILÍBRIO ACIDOBÁSICO

Diariamente, o organismo humano gera uma grande quantidade de ácidos resultante do metabolismo, sendo 13.000 a 20.000mmol de ácido volátil (ácido carbônico) e 40 a 60mmol de ácidos não-voláteis, também denominados ácidos fixos (ácido sulfúrico, ácido fosfórico, ácido úrico e outros ácidos orgânicos). Para que o pH sangüíneo se mantenha na faixa de 7,35 a 7,45, é necessário que ocorra uma integração dos sistemas: 1. tampões; 2. respiratório; e 3. renal.

O **sistema dos tampões** é o mecanismo imediatamente deflagrado para a defesa do organismo diante uma sobrecarga de ácidos ou de álcalis. O tampão bicarbonato é considerado o principal sistema de tampão presente no extracelular. Este sistema está representado pela equação a seguir, em que "ac" significa a enzima anidrase carbônica:

$$H^+ + HCO_3^- \overset{ac}{\leftrightarrow} H_2CO_3 \leftrightarrow CO_2 + H_2O$$

Além do bicarbonato, o fosfato e as proteínas também exercem ação de tamponamento no extracelular.

Os **tampões celulares** também integram a defesa do organismo diante de uma sobrecarga de ácido ou de álcali e são constituídos pelos mecanismos de trocas iônicas entre H^+ por K^+, H^+ por Ca^{2+} ou Cl^- por HCO_3^-, além das proteínas intracelulares. A hemoglobina é o principal exemplo de proteína-tampão do intracelular.

O **sistema respiratório** exerce importante função na regulação acidobásica por ter o controle dos níveis da pCO_2 sangüínea. É por meio da ventilação acoplada ao sistema do tampão bicarbonato que muitos ácidos podem ser eliminados do organismo. Assim, o aumento da freqüência respiratória é um mecanismo de defesa ante uma sobrecarga de ácidos. Entretanto, na sobrecarga de álcalis muitos fisiologistas contestam a possibilidade de o sistema respiratório desempenhar mecanismo compensatório da hipoventilação. Esses autores alegam que isso não ocorreria, pois a hipóxia sobreporia ao aumento da pCO_2. Entretanto, os portadores da doença pulmonar obstrutiva crônica (DPOC) apresentam alterações do centro respiratório e, portanto, podem hipoventilar para corrigir um distúrbio de alcalemia metabólica.

O **sistema renal**, por meio dos mecanismos de reabsorção e de regeneração do bicarbonato, é o regulador dos distúrbios acidobásicos do organismo de maior eficiência.

O rim reabsorve 100% da carga filtrada de bicarbonato, sendo 85% no túbulo proximal e os outros 15% na porção espessa ascendente da alça de Henle. Como ilustra a figura 3.5, a reabsorção do bicarbonato é acoplada à do sódio. A borda luminal possui o trocador Na^+-H^+, que é secundariamente ativo à ação da Na^+-K^+-ATPase existente na face basolateral da célula. Ao reabsorver o Na^+, o túbulo secreta o H^+ que, por sua vez, acopla-se ao HCO_3^-, formando o ácido carbônico (H_2CO_3). Devido à ação da anidrase carbônica presente na face luminal, o ácido carbônico dissocia-se rapidamente em H_2O e CO_2. A difusão do CO_2 para o intracelular permite uma nova ação de uma outra anidrase carbônica (outra isoforma), gerando, portanto, o ácido carbônico que se dissocia em H^+ e HCO_3^-. A seguir, o bicarbonato retorna à corrente sangüínea através do trocador $Na^+-HCO_3^-$ que está presente na membrana basolateral.

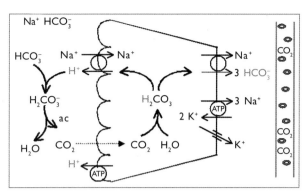

Figura 3.5 – Reabsorção do bicarbonato nas células do túbulo proximal. A borda luminal do túbulo possui o trocador Na^+-H^+ que é secundariamente ativo à ação da Na^+-K^+-ATPase presente na membrana basolateral. O bicarbonato filtrado liga-se ao hidrogênio secretado formando o ácido carbônico (H_2CO_3). A seguir, o H_2CO_3 dissocia-se em H_2O e CO_2 devido à ação de uma isoforma da anidrase carbônica. O CO_2 difunde-se rapidamente para o intracelular ou para o interior dos capilares peritubulares. No intracelular, o CO_2 hidrata-se gerando novamente o H_2CO_3. A ação de uma outra isoforma da anidrase carbônica induz a dissociação em hidrogênio e bicarbonato. O primeiro íon é secretado, e o segundo, transportado para o sangue através de um co-transportador $Na^+-3\ HCO_3^-$.

Enquanto a reabsorção do bicarbonato é em grande parte realizada no túbulo proximal, a regeneração desse ânion é feita nos segmentos distais do néfron acoplada à titulação de ácidos e à eliminação do amônio.

Nos segmentos distais do néfron, o H^+ é secretado para a luz tubular graças à presença de uma H^+-ATPase presente na face luminal das células intercaladas (Fig. 3.6). Nesse local, o fluido tubular apresenta uma grande quantidade de sais, cujos ânions são originários de ácidos fixos. Devido à reabsorção do Na^+, os ânions desses sais são rapidamente titulados pelos H^+ que estão sendo secretados pelas células intercaladas. Por isso, uma parte da acidificação renal distal é denominada de acidez titulável.

Entretanto, a grande quantidade da excreção urinária dos H^+ é feita pela eliminação do amônio. A amônia é sintetizada a partir do metabolismo de aminoácidos pelas células do túbulo proximal e secretada para a luz tubular na região cortical. Na região medular, a amônia difunde-se para o interstício e novamente retorna à luz tubular, onde tampona os H^+ gerando o amônio (NH_4^+).

O termo regeneração do bicarbonato refere-se ao fato de que a secreção dos H⁺ é precedida da hidratação de CO_2 no interior das células intercaladas em presença da anidrase carbônica (Fig. 3.6). O CO_2 é proveniente do sangue e faz parte do **sistema tampão** bicarbonato. Portanto, o ácido carbônico gerado é resultante da hidratação do CO_2 e sua dissociação resulta na liberação de H⁺ e de HCO_3^-. Assim, as células renais intercaladas regeneram em seu citoplasma o HCO_3^-.

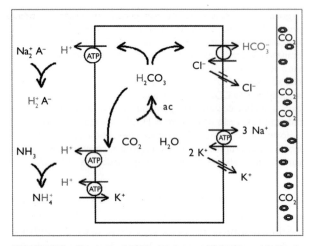

Figura 3.6 – Secreção de hidrogênio nas células intercaladas do ducto coletor permitindo a titulação de sais de ácidos fixos e da formação do íon amônio.

Diversos fatores modulam a acidificação renal distal, entre eles os mais importantes são: 1. pH e pCO_2 sangüíneos; 2. a oferta de Na⁺ (quanto maior a reabsorção de Na⁺ maior será a diferença de potencial gerada); 3. presença da aldosterona (hormônio regulador da H⁺-ATPase e da Na⁺-K⁺-ATPase); 4. concentração plasmática do K⁺ (a depleção do K⁺ estimula a síntese da amônia e da aldosterona).

Nos distúrbios acidobásicos primários, as acidemias são diagnosticadas quando o pH for inferior a 7,35 e as alcalemias quando o pH for superior a 7,45. Se a causa do distúrbio for conseqüente às alterações dos respiratório, o pCO_2 será superior a 40mmHg nas acidemias e inferior a 35mmHg nas alcalemias. Na tentativa de se manter o pH na faixa da normalidade, a concentração do HCO_3^- se modifica no plasma. Entretanto, os ajustes ocorrem dentro de limites, como mostra a tabela 3.3.

Convém lembrar que a resposta renal ante a um distúrbio respiratório necessita de tempo e por isso os distúrbios respiratórios devem ser classificados como agudos ou crônicos. Nos distúrbios respiratórios agudos, a variação da concentração do bicarbonato plasmático é de 1mEq/L para cada variação de 10mmHg da pCO_2. Mas, nos distúrbios respiratórios crônicos, a variação da concentração do bicarbonato plasmático pode ser de 4 a 5mEq/L para cada variação de 10mmHg da pCO_2. Para melhor compreensão na tabela 3.4 apresentamos um exemplo de nebulização de O_2.

Os dois pacientes apresentam insuficiência respiratória grave (pCO_2 de 110 e 105mmHg, respectivamente, para A e B). Entretanto, a acidemia do paciente A é mais intensa que a do paciente B. Como o distúrbio respiratório do paciente A é agudo, a compensação metabólica está em seu limite máximo (HCO_3^- = 28mEq/L), o que não ocorreu com o paciente B. Como a insuficiência respiratória do paciente B desenvolveu-se de maneira lenta, a capacidade de compensação metabólica foi maior (HCO_3^- = 36,4mEq/L) e por isso a acidemia foi menos intensa que a do paciente A. Na evolução dos casos, os dois pacientes foram colocados sob ventilação mecânica. Após 4 horas, o paciente B apresentava a seguinte gasometria: pH = 7,72; pO_2 = 286mmHg; pCO_2 = 25,8mmHg; e HCO_3^- = 31,6mEq/L. Observa-se que, nesse instante, o paciente não apresenta mais acidemia e sim alcalemia (pH = 7,72). Este paciente que apresentava um distúrbio respiratório

Tabela 3.4 – Exemplo de nebulização de O_2 em pacientes A e B.

Paciente A (asmático)		Paciente B (com polirradiculoneurite)	
pH	6,98	pH	7,18
pO_2	120mmHg	pO_2	135mmHg
pCO_2	110mmHg	pCO_2	105mmHg
HCO_3^-	28mEq/L	HCO_3^-	36,4mEq/L

Tabela 3.3 – Limites de compensação nos distúrbios acidobásicos.

Distúrbio	pH	pCO_2	HCO_3^-	Resposta compensatória
Acidemia respiratória	↓	↑	↑	Aguda → + 1mEq/L HCO_3^- Δ10mmHg de pCO_2 Crônica → +4 mEq/L HCO_3^-
Alcalemia respiratória	↑	↓	↓	Aguda → –2mEq/L HCO_3^- Δ10 mmHg de pCO_2 Crônica → –5mEq/L HCO_3^-
Acidemia metabólica	↓	↓	↓	pCO_2 = (1,5 × HCO_3^-) + 8 ± 2
Alcalemia metabólica	↑	↑	↑	pCO_2 = HCO_3^- + 15 ± 2

primário apresenta-se agora com um distúrbio misto: alcalemia respiratória devido ao mau ajuste do ventilador e alcalemia metabólica (distúrbio residual da compensação). Como já foi referido anteriormente, o organismo necessita de tempo para os ajustes de compensação metabólica e, portanto, o retorno do bicarbonato plasmático para os valores da normalidade não é imediato.

ACIDEMIA METABÓLICA

As acidemias metabólicas primárias são reconhecidas pelo pH abaixo de 7,35 e pela concentração do bicarbonato plasmático menor que 24mEq/L. Nesses casos, a pCO_2 reduz-se devido ao mecanismo de compensação que se deflagra por meio do aumento da freqüência respiratória (ver Tabela 3.1). Entretanto, a compensação ventilatória (hiperventilação) também é limitada. Por meio da aplicação da equação representada a seguir, é possível calcular a pCO_2 esperada para a compensação de um distúrbio de acidemia metabólica:

$$pCO_2 \text{ esperado} = (1,5 \times HCO_3^-) + 8 \pm 2$$

Se o valor calculado não corresponder ao medido, não se trata de acidemia metabólica primária, e sim de distúrbio misto implicando conduta distinta. A tabela 3.5, para melhor compreensão, mostra dois pacientes portadores de *diabetes mellitus* (pacientes C e D).

Tabela 3.5 –

Paciente C (interrupção de insulina)		Paciente D (broncopneumonia)	
pH	7,25	pH	7,24
pO_2	89mmHg	pO_2	89mmHg
pCO_2	23,2mmHg	pCO_2	31mmHg
HCO_3^-	10,5mEq/L	HCO_3^-	13mEq/L

Os dois pacientes apresentam acidemia metabólica (pH abaixo de 7,35 e HCO_3^- plasmático menor que 24mEq/L) e diminuição da pCO_2. Ao se calcular a pCO_2 esperada para o paciente C, obtém-se o valor de 23,8mmHg, que é numericamente semelhante ao medido. Então, nesse caso, a redução da pCO_2 deve ter sido apenas para a compensação do distúrbio metabólico. Assim, o diagnóstico mais provável é o de acidemia metabólica primária em conseqüência da cetoacidose diabética. Entretanto, a pCO_2 esperada para o paciente D é de 27,5mmHg e a medida é de 31mmHg. Nesse caso, embora o valor de 31mmHg da pCO_2 seja inferior aos valores ditos normais (35 a 40mmHg), o diagnóstico de hipoventilação devido à broncopneumonia é feito. Portanto, o paciente D apresenta distúrbio misto (acidemia metabólica devido à cetoacidose diabética e acidemia respiratória devido à broncopneumonia).

As acidemias metabólicas podem ser decorrentes do excesso de ácidos e da perda de bases. Nos dois casos, ocorre elevação de H^+. Entretanto, as diferenças são observadas quanto aos ânions que acompanham essa elevação catiônica. No primeiro caso, a elevação de H^+ é acompanhada dos respectivos ânions da sobrecarga ácida (*anion gap*), e no segundo, como a perda é geralmente de bicarbonato, ocorre então elevação do níveis de cloro no plasma. Assim, as acidemias metabólicas são classificadas em hiperclorêmicas e normoclorêmicas. Portanto, para uma avaliação acidobásica correta é necessária a dosagem do íon cloro no plasma.

Acidemia metabólica hiperclorêmica

As acidemias metabólicas hiperclorêmicas ocorrem quando há perda de bicarbonato pelo organismo: a) pelo trato gastrintestinal (diarréias originárias na parte alta do intestino delgado, fístulas pancreáticas e/ou biliares); b) pelo rim (acidose tubular renal).

O conceito de *anion gap* urinário ($U_{AG} = U_{Na} + U_K - U_{Cl}$) pode auxiliar no reconhecimento da perda de bicarbonato pelo aparelho digestório (nos casos em que a história de diarréia ou de outras perdas não esteja caracterizada) dos defeitos de acidificação do néfron distal e, portanto, na eliminação do amônio. Os pacientes com perda de bicarbonato pelas fezes sintetizam e eliminam o amônio. Portanto, nesses casos, o *anion gap* urinário deve ser negativo, uma vez que uma quantidade de cloro eliminada na urina está acompanhada do amônio. Para melhor compreensão, ver os exemplos dos pacientes E e F na tabela 3.6.

O paciente E procura atendimento médico devido a uma crise asmática. A radiografia de tórax era normal e o hemograma não mostrava infecção. A gasometria e os outros exames laboratoriais estão citados na tabela 3.6.

Tabela 3.6 –

Paciente E		Paciente F	
pH	7,20	Glicemia	197mg/dL
pO_2	103mmHg	Creatinina	0,6mg/dL
pCO_2	45mmHg	Na^+	145mEq/L
HCO_3^-	18mEq/L	K^+	3,5mEq/L

A análise conjunta da história clínica e dos exames do paciente E permite o diagnóstico de acidemia mista (respiratória pela crise asmática e metabólica a ser esclarecida). Portanto, o próximo exame elucidativo é a dosagem do cloro plasmático. Este se mostrou elevado (115mEq/L), concluindo-se então que a acidemia metabólica é hiperclorêmica. Então, o cálculo do *anion gap* urinário pode ser útil a fim de que se avalie rapidamente se o paciente é capaz ou não de sintetizar e eliminar o amônio. Nesse caso, o *anion gap* urinário foi de $-24mEq/L$ (U_{Na} = $29mEq/L$, U_K = $51mEq/L$ e U_{Cl} = $104mEq/L$), sugerindo-se então que o paciente E sintetiza e elimina o amônio mas é portador de uma doença do aparelho digestório a ser investigada.

O paciente F é portador de AIDS e sofre um ferimento abdominal no andar supramesocólico por arma de fogo. Embora a função renal se mantivesse estável e dentro da normalidade, o paciente evolui no pós-operatório para acidemia metabólica (pH = 7,30; pO_2 = 100mmHg; pCO_2 = 41mmHg e HCO_3^- = 20mEq/L) e elevados níveis de K^+ (7,5mEq/L). No quinto dia do pós-operatório, o paciente é reoperado devido à possibilidade de fístula digestória alta, a qual não foi confirmada. A dosagem do cloro, nesse caso, mostrou que a acidemia metabólica era hiperclorêmica (Cl^- = 112mEq/L). Ao se calcular o *anion gap* urinário, este se mostrou igual a zero (U_{Na} = 9mEq/L, U_K = 31mEq/L e U_{Cl} = 40mEq/L). Portanto, esse paciente não está conseguindo sintetizar e eliminar o amônio, e a acidemia metabólica provavelmente está relacionada à acidose tubular renal que pode ocorrer na AIDS e não necessariamente ao problema do aparelho digestório.

A acidose tubular renal é uma entidade clínica em que o rim é incapaz de reabsorver bicarbonato e/ou secretar H^+. A acidose tubular renal pode ser adquirida ou hereditária e são classificadas como: 1. acidose tubular renal proximal (tipo II); 2. acidose tubular renal distal (tipo I); 3. acidose tubular renal combinada (tipo III); e 4. acidose tubular renal hipercalêmica (tipo IV).

A acidose tubular renal proximal ocorre nos indivíduos que apresentam defeito na reabsorção do bicarbonato pelo túbulo proximal. Então, esses indivíduos apresentam acidemia metabólica hiperclorêmica acompanhada geralmente de hipocalemia. O exame de urina mostra pH normal (5,5) e presença de aminoácidos, glicose e fosfato.

A reabsorção de bicarbonato no túbulo proximal é indiretamente acoplada à reabsorção do sódio. Então, os defeitos da reabsorção do sódio neste segmento do néfron acarretam prejuízo nos outros transportes acoplados ao de sódio, como o da glicose, a dos fosfatos e a dos aminoácidos (síndrome de Fanconi). Apesar da acidemia metabólica, o nível do K^+ plasmático é normal ou reduzido. Esses pacientes apresentam depleção dos estoques intracelulares do K^+ devido à oferta aumentada de bicarbonato de sódio aos segmentos distais do néfron, favorecendo a secreção do K^+ (caliurese). Portanto, a resposta da movimentação iônica (H^+ por K^+) nesses indivíduos fica prejudicada mesmo em presença da acidemia. Apesar do defeito tubular, não se observa pH urinário alcalino na vigência da acidemia metabólica. Nesses casos, a concentração do bicarbonato já está reduzida no plasma de maneira que o néfron distal consegue reabsorver a quantidade do bicarbonato que escapou do proximal. Além dos casos hereditários, as drogas (acetazolami-

da, aminoglicosídeos), as doenças de cadeia leve, o mieloma múltiplo e o transplante renal são as causas mais freqüentes da acidose tubular renal tipo II.

A acidose tubular renal distal tipo I é devido à incapacidade do néfron distal em acidificar a urina. Como o defeito tubular não pode ser compensado por nenhum segmento adiante, o pH urinário é maior do que 5,5. Além disso, a secreção e a eliminação do amônio apresentam-se prejudicadas. Também se observa, nesses indivíduos, aumento na excreção urinária de cálcio e por isso o diagnóstico de nefrocalcinose é freqüente nesses pacientes.

A acidose tubular renal distal tipo IV é também denominada como acidose tubular renal hipercalêmica. Nesses casos, os segmentos distais do néfron apresentam incapacidade em secretar H^+ e K^+. Portanto, a secreção e a eliminação do amônio apresentam-se prejudicados. As causas mais freqüentes da acidose tubular renal distal tipo IV são as drogas (inibidor da ECA, amilorida, trimetoprima, heparina) e as deficiências de mineralocorticóide: a) insuficiência adrenal primária (doença de Addison); b) hipoaldo-hiporreninêmico (*diabetes mellitus*, nefrite intersticial, AIDS, lúpus eritematoso sistêmico).

A reposição do bicarbonato, a administração de mineralocorticóide no caso da acidose tubular renal tipo IV ou a interrupção de medicamentos é o tratamento para as acidemias metabólicas hiperclorêmicas.

Acidemia metabólica normoclorêmica

As acidemias metabólicas normoclorêmicas são decorrentes do aumento do H^+ acompanhado de seus ânions orgânicos ou inorgânicos, denominados genericamente de *anion gap*. Nesse caso, a quantidade de ânions provenientes de diferentes causas apresenta-se aumentada. Por isso, as acidemias metabólicas normoclorêmicas são também denominadas de acidemias metabólicas com *anion gap* elevado. O cálculo do *anion gap* considera que o Na^+ esteja acompanhado de 8 a 12mEq/L de outros ânions além do cloro e do bicarbonato, ver a fórmula a seguir.

Anion gap = $Na^+ - (Cl^- + HCO_3^-)$
$$\text{(valores normais = 10} \pm \text{2mEq/L)}$$

As causas mais freqüentes das acidemias metabólicas normoclorêmicas são: acidose láctica, uremia, cetoacidose diabética e intoxicações com ânions exógenos (ácido acetilsalicílico, acetaminofen, propilenoglicol, álcool).

A acidose lática é decorrente do excesso de lactato no sangue, o qual se origina do metabolismo anaeróbio da glicose. Em condições normais, a reação enzimática em cascata transforma a glicose em piruvato. Este é captado pela mitocôndria, como substrato do ciclo de Krebbs, para a geração de energia (ATP-trifosfato de adenosina). Na ocorrência de problemas com a oxigenação tecidual (falha na oferta ou na utilização), a etapa mitocondrial deixa de existir, originando um excesso de piruvato intracelular que é convertido em lactato. Então, a acidose láctica pode ser decorrente de uma baixa oferta de oxigênio (choque, hipoxemia grave, envenenamento por CO, anemia grave), ou por problemas na utilização do oxigênio (sepse, insuficiência hepática, drogas como as biguanidas, análogos de nucleosídeos, nitroprussiato, cocaína, etanol, AAS).

Além das disfunções na captação ou na utilização do oxigênio tecidual, o metabolismo de derivados alcoólicos é também causa freqüente da geração de lactato. O principal exemplo é o propilenoglicol, que é o veículo de diversos medicamentos, como, por exemplo, diazepam, lorazepam, nitroglicerina, Bactrin®, sulfadiazina. Assim, o propilenoglicol é causa importante das acidemias metabólicas por aumentar a quantidade de *anion gap*, o próprio propilenoglicol *per se* como também pelo seu metabolismo que gera lactato.

Devido ao aumento da morbidade (depressão miocárdica, aumento da produção do CO_2, hipertonicidade e sobrecarga de sódio), não se preconiza mais a administração aleatória do bicarbonato de sódio no tratamento das acidemias metabólicas por acidose láctica. Há fortes indícios de que a administração de bicarbonato de sódio acarreta maior produção de lactato devido à interferência no sistema de cascata da glicólise. De maneira empírica, essabeleceu-se o pH de 7,2 como o divisor para a administração cuidadosa de 50 a 100mEq de bicarbonato de sódio nos casos de acidemia metabólica por acidose láctica. O mais importante é realizar um conjunto de medidas para tratar a causa da acidose láctica e se necessário indicar diálise.

No caso da cetoacidose diabética, o tratamento é a administração de insulina e a reposição das perdas volêmicas. No caso do pH inferior a 7,0, a administração cuidadosa de 50mEq de bicarbonato de sódio poderá ser feita.

Na uremia, a diálise é a maneira eficaz para a remoção dos ânions orgânicos e inorgânicos. Nos casos em que estiver presente insuficiência hepática, recomenda-se a diálise com banho de bicarbonato.

Nas intoxicações com ânions exógenos, deve-se suspender de imediato as medicações, principalmente as que tiverem o propilenoglicol como veículo.

ALCALEMIA METABÓLICA

As alcalemias metabólicas primárias são reconhecidas por apresentar o pH sangüíneo acima de 7,45 e a concentração do bicarbonato plasmático maior que 24mEq/L. Nesses casos, a compensação é feita pelo do aumento da pCO_2 (hipoventilação). Entretanto, a hipoventilação compensatória pode não ocorrer em condições normais porque a hipóxia se sobrepõe e estimula a respiração do indivíduo. Mas, em portadores de distúrbio no centro respiratório, como ocorre na doença pulmonar obstrutiva crônica (DPOC), há compensação por meio do sistema respiratório. Nesses casos, parte da elevação da pCO_2 pode ser devido ao não reconhecimento da alcalemia metabólica. Nesses casos, o limite da compensação obedece a equação:

$$pCO_2 \text{ esperada} = 15 + HCO_3^- \pm 2mmHg$$

Para melhor compreensão, vide o exemplo do paciente G (Tabela 3.7) que se encontrava em pós-operatório de clipagem de aneurisma cerebral. O paciente era portador de DPOC e encontrava-se extubado com cateter de O_2 1L/min.

Tabela 3.7 – Paciente G após soro fisiológico e KCl⁻.

pH	7,50	pH	7,45
pO_2	73mmHg	pO_2	70mmHg
pCO_2	54mmHg	pCO_2	38mmHg
HCO_3^-	41mEq/L	HCO_3^-	28mEq/L

Observa-se nesse caso que o paciente apresenta níveis elevados da pCO_2 e provavelmente a causa é compensatória e não devido a um distúrbio respiratório primário. Essa hipótese baseia-se na observação do pH alcalino. Portanto, trata-se de uma alcalemia metabólica (pH = 7,50 e HCO_3^- = 41mEq/L) cuja pCO_2 esperada é de 54 a 58mmHg. Esse paciente havia recebido manitol no intra-operatório e por isso apresentou depleção de vários íons (Na^+ = 126mEq/L; K^+ = 3,4mEq/L; Cl^- = 87mEq/L). Como será descrito adiante, trata-se de um caso de alcalemia metabólica hipoclorêmica. Ao se administrar o soro fisiológico (cloreto de sódio) e KCl, observou-se correção da alcalemia metabólica e redução da pCO_2.

É freqüente o diagnóstico de hipocalemia em vigência de alcalemia metabólica. Em uma fase inicial, o K^+ plasmático diminui por um efeito "tampão", migração do K^+ para o intracelular para que os H^+ migrem para o extracelular. Na fase já essabelecida da alcalemia metabólica, há aumento da excreção urinária do K^+ devido ao hiperaldosteronismo (primário ou secundário) que será explicado a seguir.

Ao contrário das acidemias metabólicas, as alcalemias metabólicas não são necessariamente conseqüentes à sobrecarga de álcalis e sim causadas por perda excessiva de ácidos. Essas perdas podem essar acompanhadas ou não de alterações do volume extracelular (VEC). Por isso, as alcalemias metabólicas podem ser divididas em: a) alcalemias metabólicas por depleção do VEC também denominadas como alcalemias metabólicas hipoclorêmicas; b) alcalemias metabólicas com VEC normal ou até aumentado. Estas também são denominadas de alcalemias metabólicas por excesso de mineralocorticóides.

Alcalemia metabólica por depleção do VEC

As alcalemias metabólicas por depleção do VEC são as encontradas nos casos de vômitos, sonda nasogástrica aberta, diarréias originárias no cólon, diurese osmótica ou devido ao uso excessivo dos diuréticos de alça (furosemida). Nesses casos, a perda inicial de cloro, induz a depleção do VEC com conseqüente aumento do bicarbonato no plasma. A seguir, a alcalemia metabólica se manterá devido ao hiperaldosteronismo secundário que se deflagra. O aumento da aldosterona plasmática induz a maior secreção de H^+ e de K^+ pelos túbulos renais (Fig. 3.4) favorecendo a manutenção da alcalemia metabólica (paciente G).

O tratamento das alcalemias metabólicas por depleção do VEC é feita por meio da expansão do volume extracelular com solução salina. A reposição do K^+ também é necessária, uma vez que há perdas urinárias de K^+ (Fig. 3.4).

Alcalemia metabólica com VEC normal ou aumentado

As alcalemias metabólicas com VEC normal ou aumentado ocorrem nos casos de excesso de mineralocorticóide. Nesse grupo, encontram-se os pacientes com níveis elevados da pressão arterial. As causas podem ser desde tumor da adrenal (síndrome de Conn), tumor da hipófise (síndrome de Cushing), estenose da artéria renal (hipertensão renovascular), até devido ao excesso de administração de corticosteróides. O excesso de mineralocorticóide induz maior atividade das H^+-ATPases localizadas na face luminal das células intercaladas do ducto coletor causando maior secreção de H^+. O excesso de mineralocorticóide também induz aumento na caliurese, sendo necessária a reposição do K^+ nesses pacientes.

O tratamento das alcalemias metabólicas devido ao excesso de mineralocorticóide pode ser feito pelo bloqueio da síntese de aldosterona que pode ser realizado com o uso de inibidores da aldosterona (espironolactona) ou da enzima de conversão (captopril, lisinopril e outros). Em certos casos, pode-se recorrer também a pequenas doses de acetazolamida (Diamox®), que é um inibidor da anidrase carbônica que produz bicarbonatúria.

Na tabela 3.8 estão demonstradas as duas gasometrias de um portador de doença pulmonar obstrutiva crônica (DPOC) que estava sendo tratado com corticóide e que não podia ser suspenso. Esse paciente apresentava os seguintes resultados para os eletrólitos:

Na^+ = 143mEq/L, K^+ = 3,8mEq/L e Cl^- = 100mEq/L K^+.

Tabela 3.8 – Paciente H com DPOC em ventilação mecânica controlada após 2 horas de 250mg de acetazolamida.

pH	7,62	pH	7,56
pO_2	124mmHg	pO_2	125mmHg
pCO_2	40mmHg	pCO_2	41mmHg
HCO_3^-	41mEq/L	HCO_3^-	37mEq/L

Observa-se que o paciente H não apresentou mecanismo de compensação respiratória (a pCO_2 esperada seria de 54 a 48mmHg) devido à ventilação mecânica controlada. Devido à gravidade da alcalemia metabólica, optou-se pela prescrição de uma pequena dose do inibidor da anidrase carbônica. Observa-se que, após 2 horas da administração da acetazolamida, o pH sangüíneo reduziu-se de maneira significativa, melhorando a alcalemia metabólica grave em que o paciente se encontrava.

BIBLIOGRAFIA

ADROGUE HJ, MADIAS NE: Hypernatremia. *N Engl J Med* 342:1493-1499, 2000.

ADROGUE HJ, MADIAS NE: Hyponatremia. *N Engl J Med* 342:1581-1589, 2000.

DU BOSE Jr TD: Acid-base disorders, In *Brenner & Rector's. The Kidney* (6th ed), edited by Brenner BM, Philadelphia, WB Saunders Co, 2000, pp 925-997.

HALPERIN ML, KAMEL KS: Potassium. *Lancet*, 352:135-140, 1998.

SEGURO AC, KUDO LH, HELOU CMB: Função tubular, em *Princípios de Nefrologia e Distúrbios Hidroeletrolíticos* (4ª ed), editado por Riella MC, Rio de Janeiro, Guanabara Koogan SA, 2003, pp 37-48.

SEGURO AC, MAGALDI AJB, HELOU CMB, MALNIC G, ZATZ, R: Processamento de água e eletrólitos pelos túbulos renais, em *Fisiopatologia Renal*, editado por Zatz R, S. Paulo, 2000, pp 71-96.

WINGO CS, WEINER ID: Disorders of potassium balance, in *Brenner & Rector's. The Kidney* (6th ed), edited by Brenner BM, Philadelphia, 2000, pp 998-1035.

4 Fisiologia Renal

Nancy Amaral Rebouças

PAPEL DOS RINS NO ORGANISMO

Os rins são os órgãos mais diretamente envolvidos na manutenção da constância do meio interno, em outras palavras, na manutenção da homeostase. O perfeito funcionamento dos rins nos confere grande liberdade no que se refere à ingestão de diferentes tipos de alimentos, de água, de alguns medicamentos etc. A extensão dessa liberdade é mais claramente evidenciada quando estamos diante de um paciente com falência renal, o qual tem que se submeter a acentuadas restrições quanto à ingestão de água, sais e proteínas.

Entre as principais funções dos rins podemos incluir:
1. Excreção de produtos metabólicos e substâncias exógenas.
2. Regulação da osmolaridade e do volume dos fluidos corporais.
3. Regulação da excreção de potássio.
4. Regulação da excreção de cálcio e fósforo.
5. Regulação do equilíbrio acidobásico.
6. Regulação da pressão arterial.
7. Produção e secreção de hormônios.

Os diversos tópicos que se seguem abordarão os vários aspectos da função renal que, em conjunto, garantem a manutenção da homeostase do organismo e a possibilidade de uma vida livre, pelo menos no que se refere à ausência de restrições primárias, como ingestão de água e alimentos de modo geral.

FLUXO SANGÜÍNEO RENAL E FILTRAÇÃO GLOMERULAR

O primeiro passo na formação da urina é a produção de um ultrafiltrado de plasma nos glomérulos. O ultrafiltrado não tem os elementos celulares do sangue e é essencialmente livre de proteínas. As concentrações de sais e moléculas orgânicas são similares no plasma e no ultrafiltrado.

Os rins oferecem pouca resistência ao fluxo sangüíneo, de tal modo que ambos recebem usualmente 20 a 25% do débito cardíaco, cerca de 1.000 a 1.200mL de sangue por minuto, embora correspondam a apenas a 0,5% do peso corpóreo. Essa taxa de fluxo sangüíneo,

cerca de 400mL/100g de tecido por minuto, é muito maior que a observada em outros leitos vasculares tidos como muito bem perfundidos, tais como coração, fígado ou cérebro. Embora as necessidades metabólicas para a produção de urina sejam bem elevadas, esse fluxo sangüíneo excede de muito o necessário para suprir o oxigênio utilizado nessa demanda metabólica. A elevada taxa de fluxo sangüíneo, na realidade, é particularmente importante para o processo de formação da urina. Pelas membranas filtrantes glomerulares passam diariamente cerca de 180L de ultrafiltrado. Apenas 1 a 1,5L desse volume total permanecerá ao final dos segmentos tubulares, constituindo a urina final. Essa elevada taxa de filtração permite uma pronta correção nas concentrações de eletrólitos e metabólitos, garantindo um meio interno de composição razoavelmente constante durante todo o tempo.

Como em qualquer outra rede capilar, a taxa de filtração por meio do capilar glomerular é determinada pelo desequilíbrio entre os gradientes de pressão hidráulica e pressão osmótica das proteínas, pressão oncótica, através da parede do capilar – denominadas forças de Starling (Fig. 4.1). Em qualquer ponto ao longo do capilar glomerular, o fluxo transcapilar de fluido é dado por:

$$FGN = K \cdot A (Pc - Pt) - (\pi c - \pi t)$$
$$FGN = K \cdot A (\Delta P - \Delta \pi)$$
$$FGN = kf \cdot Puf$$

Onde:

FGN = filtração glomerular por néfron
K = permeabilidade hidráulica da membrana filtrante glomerular ($nL \cdot min^{-1} \cdot mmHg^{-1} \cdot cm^{-2}$)
A = área da superfície filtrante do capilar glomerular (cm^2)
kf = K.A ($nL \cdot min^{-1} \cdot mmHg^{-1}$)
Pc = pressão hidráulica no capilar glomerular (mmHg)
Pt = pressão hidráulica na cápsula de Bowman (mmHg)
πc = pressão oncótica em capilar glomerular (mmHg)
πt = pressão oncótica em cápsula de Bowman (mmHg)
ΔP = diferença de pressão hidráulica transcapilar
$\Delta \pi$ = diferença de pressão oncótica transcapilar
Puf = pressão resultante de ultrafiltração

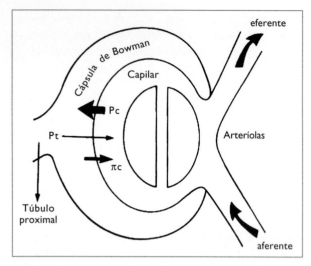

Figura 4.1 – Forças envolvidas no processo de filtração glomerular. Pc = pressão hidrostática em capilar glomerular; Pt = pressão hidrostática em cápsula de Bowman; πc = pressão oncótica em capilar glomerular.

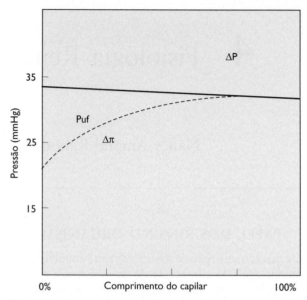

Figura 4.2 – Variação das pressões hidrostática e oncótica em capilar glomerular durante o processo de filtração. Puf = pressão resultante de ultrafiltração; ΔP = diferença de pressão hidrostática entre capilar glomerular e cápsula de Bowman ao longo do capilar glomerular; Δπ = diferença de pressão oncótica entre capilar glomerular e cápsula de Bowman ao longo do capilar.

Como o fluido capsular normalmente não tem proteínas, esse não exerce nenhuma pressão osmótica efetiva sobre a membrana glomerular, e πt é praticamente igual a zero. ΔP varia muito pouco ao longo do capilar glomerular. A resistência razoavelmente elevada de arteríola eferente impede a queda da pressão hidrostática ao longo do curto capilar glomerular. Isso marca uma diferença fundamental entre um capilar sistêmico, que desemboca em uma vênula com baixa resistência, e o capilar glomerular, que desemboca em uma segunda arteríola de elevada resistência. No capilar sistêmico há queda significativa da pressão hidrostática ao longo do capilar; no capilar glomerular, essa queda é muito discreta, apenas 2 a 3mmHg. A pressão oncótica capilar, por sua vez, eleva-se à medida que o plasma é filtrado, pois o filtrado é livre de proteínas e estas se concentram nos capilares. Devido à elevação de Δπ, a pressão resultante de ultrafiltração (Puf) cai ao longo do capilar. A elevação de πc é diretamente proporcional à fração do fluxo plasmático do néfron que é filtrada, ou seja, à fração de filtração (FF), definida pela relação: FF = FGN/FPN, onde FPN é o fluxo plasmático por néfron. Na figura 4.2 observamos um dos possíveis perfis de variação de πc ao longo do capilar. Na porção mais final do capilar, πc pode-se igualar a ΔP e a Puf se anula. Quando isso ocorre, diz-se que nesse glomérulo o equilíbrio de filtração foi atingido. É importante notar que Δπ nunca irá superar ΔP, como ocorre em capilares sistêmicos, porque ΔP é praticamente constante, e depois que o equilíbrio de filtração foi atingido não há mais aumento de πc. Assim, em capilares glomerulares ocorre apenas filtração, nunca reabsorção.

A magnitude real das forças determinantes da filtração glomerular só pôde ser conhecida a partir de experimentos realizados em uma linhagem de ratos Wistar – Munich Wistar –, que apresentam glomérulos na superfície do rim. Em condições normais de hidratação, a pressão hidrostática nos capilares glomerulares é de aproximadamente 45mmHg. A pressão hisdrostática em cápsula de Bowman aproxima-se de 10mmHg. Presume-se que a pressão oncótica do sangue em arteríola aferente seja a mesma do sangue arterial sistêmico, isto é, 19mmHg, estando normal a concentração protéica do plasma, dada principalmente por albumina. A pressão oncótica da porção eferente dos capilares glomerulares foi determinada a partir da concentração de proteínas nas arteríolas eferentes e varia de acordo com a fração de filtração.

Como se pode observar na equação 1, a taxa de filtração depende não só das pressões envolvidas, mas também das características da membrana filtrante, ou seja, da permeabilidade hidráulica dessa membrana (K) e de sua área de superfície (A). Esses dois valores dificilmente são determinados em separado, mas seu produto, o coeficiente de filtração, kf = K · A (nL · min-1 · mmHg-1), pode ser calculado a partir da medida da filtração glomerular por néfron (FGN) e da Puf média. O perfil exato de variação de πc não pode ser determinado em condições de equilíbrio de filtração, pois infinitos perfis de variação são possíveis nessa condição. Na figura 4.3, as curvas a, b e c são exemplos possíveis, mas inúmeros outros perfis poderiam ser traçados para uma mesma πc final. Assim sendo, não podemos calcular o valor da Puf e conhecer a área útil para a filtração na condição de equilíbrio de filtração. Na si-

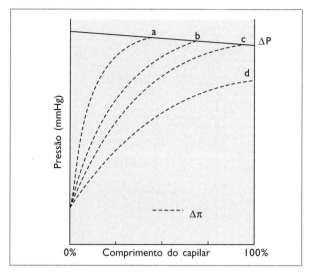

Figura 4.3 – Exemplos de perfis de variação de pressão oncótica em capilar glomerular durante o processo de filtração. Se existe equilíbrio de filtração, infinitos perfis são possíveis (exemplo: a, b ou c), pois não se pode afirmar em que ponto, ao longo do capilar, ocorreu o equilíbrio. No desequilíbrio, para cada π em arteríola eferente existe um único perfil de variação de Δπ.

tuação de desequilíbrio, no entanto, para um dado valor de πc de não-equilíbrio, uma única curva de variação de πc pode ser traçada e 100% da área dos capilares é utilizada para a filtração, o que torna possível o cálculo de um único valor de Puf. A partir do valor de Puf média, conhecendo-se a área da membrana filtrante glomerular, que é de aproximadamente 0,0019cm², pode-se calcular a permeabilidade hidráulica do capilar glomerular, que é de 10 a 100 vezes maior que a de outros capilares do organismo.

DETERMINANTES DA FILTRAÇÃO GLOMERULAR: COMO A MODIFICAÇÃO DESSES DETERMINANTES AFETA A FILTRAÇÃO GLOMERULAR

Os determinantes da filtração glomerular são: 1. fluxo plasmático glomerular (FPN); 2. pressão hidrostática transcapilar (ΔP); 3. pressão oncótica transcapilar (Δπ); e 4. coeficiente de filtração (kf). O fato de o equilíbrio de filtração ser alcançado ou não na porção eferente do glomérulo tem grande influência na magnitude dos efeitos da variação dos determinantes da filtração glomerular. Na figura 4.4A, observa-se que o FPN tem influência determinante sobre a FGN. Existe uma relação linear entre FPN e FGN enquanto existe equilíbrio de filtração (FPN ≤ 100nL/min); a partir do momento em que há desequilíbrio de filtração, ou seja, quando Δπ não mais se iguala a ΔP, a FGN não aumenta na mesma proporção que o FPN, havendo redução da fração de filtração (FF). O aumento do FPN modifica a Puf por deslocar o ponto em que o equilíbrio de filtração é atingido (Fig. 4.3).

Embora o fluxo plasmático seja um parâmetro importante na modulação da filtração glomerular, o mecanismo pelo qual o fluxo modifica a Puf é menos facilmente entendido pelos estudantes. Para melhor entender esse ponto, observe que um aumento de fluxo, estando kf, ΔP e π em arteríola aferente constantes, implica que a filtração que ocorre no primeiro ponto do capilar glomerular é a mesma observada com um fluxo mais baixo, visto que kf, ΔP e πc1 (πc1 = π no primeiro ponto do capilar glomerular = πa, π em arteríola aferente) são as mesmas. Se a filtração é a mesma e o fluxo plasmático é maior, a fração de filtração é menor e as proteínas concentram-se menos. No segundo ponto do capilar, a Puf já será maior, porque πc2 (π no segundo ponto do capilar glomerular) é menor e as proteínas concentraram-se menos. Por isso é observado o deslocamento do ponto de equilíbrio para pontos cada vez mais distais no capilar glomerular, com o aumento progressivo do FPN. Quando é atingindo o desequilíbrio de filtração, o perfil de variação de πc torna-se progressivamente mais achatado, porque, enquanto a FGN tende a um valor teórico máximo, o FPN tende a um valor teórico infinito. No limite hipotético, a pressão oncótica não variaria de maneira perceptível ao longo do capilar, e a fração de filtração tenderia a zero, embora a FGN fosse máxima.

A relação entre FGN e ΔP pode ser vista na figura 4.4B. Observe que ΔP deve ser maior que πa (19mmHg) para que comece a haver filtração. Como ΔP é o determinante direto da filtração glomerular, a elevação de ΔP é acompanhada de aumento da filtração glomerular e da fração de filtração (FF), já que o FPN foi dado como constante. Havendo elevação da FF, há aumento mais abrupto de πc. O aumento de πc reduz a Puf, o que mascara o efeito da elevação de ΔP. No entanto, se o equilíbrio de filtração não é atingido, a elevação de ΔP não modifica significativamente o perfil de variação de πc e, nessas condições, estimativas teóricas indicam que alterações de ΔP têm maior influência sobre a filtração glomerular que as alterações no fluxo plasmático renal.

A figura 4.4C mostra que as variações no coeficiente de ultrafiltração têm efeito apreciável sobre a FGN se esse coeficiente for baixo o suficiente para impedir que ocorra o equilíbrio de filtração. Caso esse coeficiente seja suficientemente elevado para permitir o equilíbrio de filtração, a FGN não mais varia com as alterações de kf. Os aumentos de kf, nessa situação, simplesmente modificam a curva de variação de πc, deslocando-a para a esquerda (Fig. 4.3).

A figura 4.4D mostra a relação entre pressão oncótica no início do capilar glomerular (πa) e FGN. Como πa é uma força de oposição à filtração, existe uma relação inversa entre FGN e πa. À medida que πa se aproxima de ΔP, a Puf tende a zero.

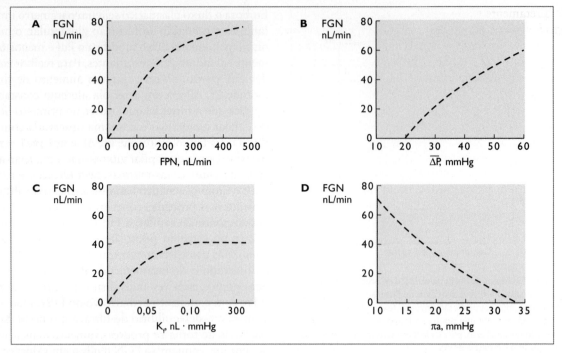

Figura 4.4 – Efeito sobre o ritmo de filtração glomerular por néfron (FGN) de variações seletivas nos determinantes da filtração. A) Variação no fluxo plasmático por néfron (FPN). B) Variação no gradiente de pressão hidrostática por meio do capilar glomerular (ΔP). C) Variação no coeficiente de ultrafiltração (K_f); D) Variação na pressão oncótica em arteríola aferente (πa).

REGULAÇÃO DO FLUXO SANGÜÍNEO RENAL E DO RITMO DE FILTRAÇÃO GLOMERULAR

Na figura 4.5 é apresentado um gráfico que ilustra as mudanças que ocorrem na pressão hidrostática do sangue à medida que esse flui da artéria renal, através de arteríolas e leitos capilares até a veia renal. As maiores quedas de pressão ocorrem nas arteríolas aferentes e eferentes. Esses são os locais que mais oferecem resistência ao fluxo, sendo, portanto, os principais locais de controle do fluxo sangüíneo. A posição especial do leito capilar glomerular entre dois locais de maior resistência permite a manutenção de uma pressão hidrostática relativamente elevada nesses capilares e também propicia um mecanismo para a regulação fina de pressão e fluxo. Controlando a pressão e o fluxo, as arteríolas controlam também o ritmo de filtração glomerular. O valor da pressão no leito capilar glomerular, Pc, depende de dois fatores fundamentais: a) nível da pressão arterial; e b) relação entre a resistência de arteríola aferente, Ra, e a resistência de arteríola eferente, Re. A elevação da pressão arterial, com Ra e Re constantes, resulta em aumento proporcional da Pc. Se a pressão arterial é mantida constante e Ra é diminuída, a Pc se eleva, pois a queda de pressão em arteríola aferente é menor. Por outro lado, se a pressão arterial é mantida constante e Ra é aumentada, a Pc cai, pois a queda de pressão em arteríola aferente é maior. O efeito de variações de Re é análogo, mas em direção

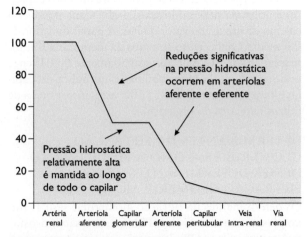

Figura 4.5 – Valores de pressão hidrostática nos diversos segmentos do sistema vascular renal. Observe as quedas acentuadas de pressão que ocorrem em arteríolas aferente e eferente. A pressão em capilar glomerular permanece praticamente constante.

oposta: aumento de Re resulta em elevação de Pc, redução de Re resulta em diminuição de Pc.

Os aumentos de Ra ou de Re, por sua vez, levam sempre à redução do fluxo plasmático glomerular, uma vez que aumentos na resistência sempre diminuem o fluxo em um sistema hidráulico. Por outro lado, a redução de Ra ou de Re resulta em aumento do fluxo plasmático glomerular. O efeito simultâneo das variações de Ra e Re sobre o fluxo plasmático e a Pc reflete-se diretamente sobre a FGN. Há, no entanto, diferenças fundamentais entre os efeitos dos dois resistores. Um aumento de Ra leva, ao mesmo tempo, a uma diminuição do FPN e da Pc. Em conseqüência disso, a Puf reduz-se muito, levando a uma queda igualmente intensa do FGN. O contrário ocorre quando a Ra diminui, mostrando que a FGN é muito sensível a variações de Ra. Já a influência de Re sobre a FGN é bem mais complexa, pois, em virtude de sua localização, Re exerce efeitos opostos sobre o fluxo e sobre a Pc. Um aumento de Re resulta em redução do FPN e aumento da Pc; uma redução de Re resulta em aumento do FPN e diminuição na Pc. Assim, o efeito de variações em Re sobre a FGN mostra-se bifásico: é observado aumento da FGN com pequenos aumentos de Re, e constância ou redução da FGN com grandes aumentos de Re.

AUTO-REGULAÇÃO DO FLUXO SANGÜÍNEO RENAL E DA FILTRAÇÃO GLOMERULAR

A variação da pressão arterial sistêmica e, portanto, da pressão de perfusão renal, entre 80 e 180mmHg, aproximadamente, não provoca modificação do fluxo sangüíneo renal (ou do fluxo plasmático renal – FPR) e do ritmo de filtração glomerular (RFG). Esse fenômeno, denominado auto-regulação, está representado na figura 4.6. O mecanismo da auto-regulação não é inteiramente conhecido. Como o fenômeno é observado em rins desnervados, deve ser mediado por eventos intrínsecos ao rim.

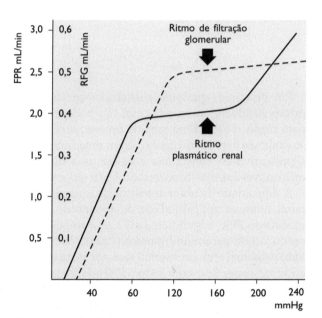

Figura 4.6 – Efeito da variação da pressão arterial sistêmica sobre o ritmo de filtração glomerular (RFG) e sobre o fluxo plasmático renal (FPR): na faixa de auto-regulação estes parâmetros permanecem praticamente constantes.

Uma hipótese para o mecanismo da auto-regulação é a teoria miogênica. Essa teoria se baseia na lei de Laplace, que estabelece a relação entre a tensão na parede do vaso (T), o seu raio R e a pressão transmural (DP), sendo T = R · ΔP. Quando a pressão arterial se eleva, há aumento da pressão transmural e, conseqüentemente, da tensão. O aumento da tensão desencadeia contração da musculatura lisa arteriolar, com redução do raio. É possível que o aumento do diâmetro do vaso induza à abertura de canais cátion-seletivos sensíveis a estiramento presentes na membrana citoplasmática das células musculares lisas do vaso, resultando em despolarização da membrana e ativação de canais para cálcio sensíveis à voltagem. A entrada de cálcio na célula dispararia o processo contrátil com redução do diâmetro do vaso. Assim, quando a pressão de perfusão aumenta, o raio do vaso diminui, a resistência aumenta e o fluxo permanece praticamente constante. A Pc também permanece constante, porque, embora haja aumento da pressão na artéria renal, há maior queda de pressão em arteríola aferente. Uma queda da pressão arterial produziria efeito contrário, com aumento do raio da arteríola. Este parece ser um mecanismo importante de variação da resistência de arteríola aferente diante de mudanças da pressão arterial sistêmica.

Uma outra teoria para explicar a auto-regulação renal é a do *feedback* tubuloglomerular. A região da mácula densa, que é uma especialização da porção final do segmento espesso ascendente da alça de Henle, está justaposta ao glomérulo e às arteríolas aferente e eferente do mesmo néfron (Fig. 4.7). Esse arranjo anatômico parece ser ideal para um sistema de retroalimentação intra-renal, por meio do qual um estímulo percebido pela mácula densa, relacionado à concentração de NaCl e com a velocidade de fluxo nessa região (talvez mais precisamente com a carga de NaCl), é transmitido às estruturas vasculares do aparelho justaglomerular, de modo a controlar o RFG. A seqüência seria a seguinte: aumento na pressão arterial → aumento no fluxo plasmático por néfron (FPN) e na pressão hidrostática capilar (Pc) → aumento da filtração glomerular por néfron (FGN) → aumento do fluxo em mácula densa → aumento da resistência arteriolar → redução do FPN e da FGN.

O mecanismo de sinalização entre aumento de fluxo em mácula densa e aumento da resistência de arteríola aferente não é conhecido. É possível que uma mudança na tonicidade do interstício justaglomerular detectada pelo mesângio extraglomerular (células de Goormaghtigh) seja importante nessa sinalização. Essa é uma região onde capilares sangüíneos e linfáticos estão praticamente ausentes, propiciando variações da tonicidade local com a taxa de transporte de solutos em mácula densa. A presença de cloreto no fluido luminal é indispensável para a sinalização referente à

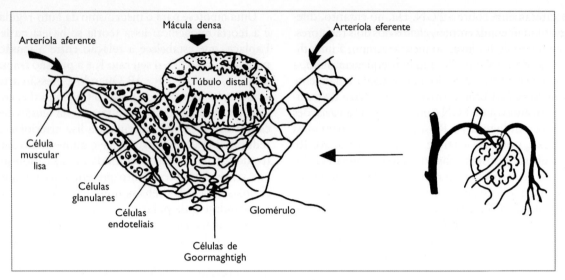

Figura 4.7 – Aparelho justaglomerular: relação anatômica entre as diferentes estruturas que o constituem.

carga de solutos que chega à macula densa, e o uso de furosemida bloqueia essa retroalimentação, sugerindo que o mecanismo de transporte envolvido seja o co-transporte Na^+-K^+-$2Cl^-$, presente em segmento espesso ascendente. Outro possível mediador metabólico dessa sinalização seria a adenosina, a qual seria proveniente da hidrólise do ATP (trifosfato de adenosina) utilizado para o transporte tubular de Na^+. Algumas observações experimentais sugerem que o sistema renina-angiotensina local, presente no aparelho justaglomerular, seja um mediador importante da vasoconstrição de arteríola aferente.

O mecanismo miogênico em vasos pré-glomerulares poderia atenuar o sinal para a mácula densa, especialmente nas variações não muito intensas da pressão arterial. O mecanismo de *feedback* através da mácula densa poderia funcionar como uma segunda linha de defesa, mas também como um ajuste final do FPR e do RFG. O mais provável é que esses mecanismos estejam agindo em conjunto, com a participação, ainda, de outras substâncias com ações locais.

MÉTODOS DE AVALIAÇÃO DA FUNÇÃO RENAL

MEDIDA DO FLUXO PLASMÁTICO RENAL

Os métodos comumente utilizados para avaliar esses parâmetros baseiam-se na aplicação do princípio da conservação: *para substâncias que não são sintetizadas nem metabolizadas pelo tecido renal, a quantidade da substância que entra no rim pela artéria renal é igual à que sai pela veia renal e pelo ureter.* Desse modo, é válida a seguinte igualdade:

$$FPR_a \cdot A_s = (FPR_v \cdot V_s) + V \cdot U_s$$

Onde:

FPR_a = fluxo plasmático em artéria renal (mL/min)
A_s = concentração da substância *s* no plasma arterial (mg/mL)
FPR_v = fluxo plasmático em veia renal (mL/min)
V_s = concentração da substância *s* no plasma da veia renal (mg/mL)
V = fluxo urinário (mL/min)
U_s = concentração de *s* na urina (mg/mL)

FPR_a e FPR_v são praticamente iguais, sendo a diferença entre eles igual ao fluxo urinário, que é desprezível diante do fluxo plasmático renal. Assim, da igualdade anterior temos que:

$$FPR = \frac{V \cdot U_s}{A_s - V_s} \text{ mL/min}$$

Em princípio, qualquer substância que não seja metabolizada ou sintetizada pelos rins pode ser usada para medir o FPR. Uma medida precisa, no entanto, só pode ser feita se os rins excretam uma quantidade significativa da substância e existe uma diferença mensurável entre as concentrações arterial e venosa.

A dificuldade de obter amostras de sangue venoso renal limita a aplicabilidade desse método para a medida do FPR. Essa dificuldade é contornada com a utilização do paramino-hipurato (PAH). Como o túbulo proximal tem um sistema secretor relativamente eficiente, capaz de extrair todo o PAH do sangue peritubular, desde que sua concentração plasmática não supere 0,1mg/mL (acima disso, o transportador já estará saturado), não é necessário coletar sangue venoso para a medida do FPR. O sangue que perfunde a medula renal, no entanto, não sofre extração do PAH, porque a rede capilar medular provém diretamente de arteríolas eferentes de glomérulos justamedulares, sem entrar em contato com os túbulos proximais desses néfrons. Assim, quando calculamos o FPR, considerando a concentração venosa de PAH igual a zero, estamos avaliando apenas o fluxo plasmático cortical, onde o sangue venoso realmente fica livre do PAH. Em condições normais, esse fluxo corresponde a 90% do FPR total, e é denominado FPR efetivo (FPRef). Os outros 10% correspondem ao sangue que perfunde a medula e outros tecidos não-tubulares. Desse modo, o FPRef é obtido pela seguinte relação:

$$FPRef = \frac{U_{(PAH)} \cdot V}{P_{(PAH)}}$$

Onde:

$U_{(PAH)}$ = concentração urinária de PAH
$P_{(PAH)}$ = concentração plasmática de PAH

MEDIDA DO RITMO DE FILTRAÇÃO GLOMERULAR

O volume de plasma filtrado pelos glomérulos na unidade de tempo também pode ser medido aplicando-se o princípio da conservação. Para isso, utilizamos uma substância que seja livremente filtrada e não reabsorvida ou secretada pelos túbulos. Evidentemente, essa substância não poderá ser sintetizada ou metabolizada pelo tecido renal. A quantidade filtrada é obtida multiplicando-se o RFG pela concentração da substância x no filtrado glomerular, que é igual à concentração plasmática dessa substância, Px, sendo ela livremente filtrada. A quantidade eliminada na urina é obtida multiplicando-se o fluxo urinário V pela concentração urinária de x, Ux. Se essa substância obedece aos critérios anteriormente definidos, a seguinte igualdade é válida:

$$RFG \cdot Px = V \cdot Ux$$
$$ou$$
$$RFG = \frac{(V \cdot Ux)}{Px}$$

A substância ideal normalmente utilizada para esse fim é a inulina, um polímero da frutose com peso molecular próximo a 5.000. Embora essa substância seja bastante utilizada em experimentos com animais, na prática clínica ela não é usada porque é uma substância exógena que precisa ser ministrada por via parenteral. Isso torna o exame pouco prático. A creatinina é a substância de escolha para a avaliação do RFG em seres humanos, embora não obedeça exatamente aos pré-requisitos enumerados pois é parcialmente secretada em túbulos proximais. Caso a concentração plasmática de creatinina se eleve, como acontece na insuficiência renal, a secreção tubular pode ser significativa, e o RFG calculado poderá ser mais alto que o RFG real.

CONCEITO DE DEPURAÇÃO RENAL (*CLEARANCE*)

Quando uma substância x qualquer é eliminada na urina, isso obviamente significa que o organismo, mais precisamente o plasma que chegou aos rins, ficou livre da quantidade, Qx, da substância que é eliminada na urina: Qx = V · Ux. Se a concentração plasmática de x, Px, é conhecida, facilmente podemos calcular o volume de plasma necessário para fornecer a quantidade de x que é eliminada pela urina na unidade de tempo. Esse volume virtual de plasma que fica livre de x na unidade de tempo corresponde à depuração renal de x, ou *clearance* de x (Cx):

$$Cx = \frac{(V \cdot Ux)}{Px} \ (mL/min)$$

Quando a substância x em questão é a inulina, ou tem todas as características descritas anteriormente para a inulina, ou seja, é livremente filtrada, não é manuseada pelos túbulos renais nem metabolizada ou sintetizada pelo tecido renal, seu *clearance* corresponde ao RFG. Se essa substância é o PAH, ou outra com as mesmas características (livremente filtrada e totalmente secretada pelos túbulos renais, além de não ser sintetizada ou metabolizada pelo tecido renal), seu *clearance* corresponde ao fluxo plasmático renal cortical.

AVALIAÇÃO DA FUNÇÃO TUBULAR

A taxa de reabsorção e secreção tubular de uma substância pode ser avaliada utilizando-se o princípio da conservação e a medida do ritmo de filtração glomerular. A maior parte das substâncias manuseadas pelos túbulos renais é livremente filtrada, de tal modo que a quantidade filtrada na unidade de tempo é igual ao RFG vezes a concentração plasmática da substância x, Px. Para substâncias reabsorvidas, a quantidade que entra nos túbulos por filtração glomerular é igual à quantidade transportada para fora dos túbulos ou quantidade reabsorvida (Tr) mais a quantidade que sai pelo ureter, ou quantidade excretada (Ux · V):

$$RFG \cdot Px = Tr + (Ux \cdot V)$$

$$Tr = (RFG \cdot Px) - (Ux \cdot V) \ mg/min \quad (Equação \ 2)$$

Para substâncias secretadas pelas células tubulares, a quantidade eliminada na urina é igual à filtrada no glomérulo, mais a quantidade secretada pelos túbulos (Ts):

$$Ux \cdot V = (RFG \cdot Px) + Ts$$

$$Ts = (Ux \cdot V) - (RFG \cdot Px) \ mg/min \quad (Equação \ 3)$$

Sendo o RFG medido pelo *clearance* da inulina (Cl_{in}).

Para uma substância filtrada e secretada, seu *clearance* é maior que o da inulina, já que não só o que é filtrado, mas também o plasma peritubular fica livre da substância quando esse plasma passa pelos rins. Para uma substância reabsorvida, por outro lado, seu *clearance* é menor que o da inulina, pois o fluido filtrado ao ser reabsorvido o é juntamente com a substância.

Denominamos *clearance* fracional de x (Cf_x) a razão de *clearances* da substância x e da inulina:

$$Cf_x = Cl_x / Cl_{in}$$

Sendo x livremente filtrada, Cf_x será menor que 1 para substâncias reabsorvidas e maior que 1 para substâncias secretadas. A razão de *clearances* é muito utilizada, tanto na pesquisa experimental como na prática clínica (nessa última, é utilizado o *clearance* da creatinina no lugar do *clearance* da inulina), para avaliar o transporte tubular de uma dada substância.

A partir do Cf_x pode-se calcular a reabsorção fracional de x (Rf_x) ou a excreção fracional de x (Ef_x):

$$Rf_x = (1 - Cf_x) \cdot 100 \text{ (\% de reabsorção em relação ao que foi filtrado)}$$
$$Ef_x = (Cf_x - 1) \cdot 100 \text{ (\% de excreção em relação ao que foi filtrado)}$$

Se o *clearance* de x for igual ao da inulina, x se comporta como a inulina, ou seja, não existe transporte resultante da substância x através do epitélio. Nesse caso, Rf_x e Ef_x serão iguais a zero.

Transporte tubular máximo

Para substâncias livremente filtradas e não manuseadas pelos túbulos renais, qualquer que sejam suas concentrações plasmáticas, a concentração da substância no filtrado glomerular será igual à do plasma, e sua depuração renal será sempre igual à taxa de filtração glomerular, independentemente de sua concentração plasmática. O exemplo típico desse tipo de substância é a inulina. Para substâncias reabsorvidas ou secretadas, no entanto, sua depuração renal varia com sua concentração plasmática. À medida que a concentração plasmática de uma substância filtrada e reabsorvida (por exemplo, a glicose) se eleva, a quantidade filtrada também se eleva. Como os processos de transporte tubular para essas substâncias usualmente têm capacidade limitada, o transporte tubular se satura e a susbstância começa a ser eliminada na urina. Quando ocorre a saturação, a depuração renal da substância deixa de ser zero mL/min, e eleva-se progressivamente com o aumento da concentração plasmática, pois uma fração cada vez maior da carga filtrada da substância é eliminada na urina. Se a concentração plasmática se eleva muito, a quantidade reabsorvida tende a ser desprezível, comparada à quantidade filtrada, e nessas condições a substância comporta-se como se fosse apenas filtrada e sua depuração renal se aproxima da depuração renal da inulina (Fig. 4.8).

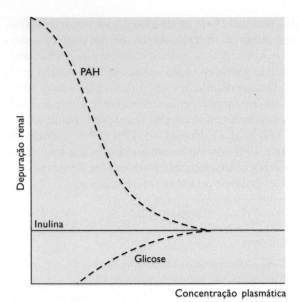

Figura 4.8 – Depuração renal das substâncias – paramino-hipurato (PAH) e glicose – em função de suas concentrações plasmáticas. A fração de plasma que deixa de ser depurada devido à reabsorção, no caso da glicose, ou que é depurada devido à secreção, no caso do paramino-hipurato, torna-se proporcionalmente cada vez menor, diante do que é depurado por filtração, quando o transporte tubular se satura.

Para uma substância filtrada e secretada (por exemplo, o PAH), a saturação do mecanismo de secreção tubular também ocorre, de tal modo que a partir de determinada concentração plasmática não é mais possível aumentar o transporte tubular da substância. Se a concentração plasmática se eleva ainda mais, a quantidade secretada torna-se desprezível, comparada à quantidade filtrada, e a depuração renal dessa substância também se aproxima da depuração da inulina (Fig. 4.8).

Na prática, a determinação do transporte tubular máximo de uma substância é feita avaliando-se o transporte tubular, conforme as equações 2 e 3, para concentrações plasmáticas crescentes, até se obter concentrações plasmáticas nas quais o transporte tubular calculado não varie mais. Esse valor de taxa de transporte tubular é o transporte máximo.

TRANSPORTE EM TÚBULOS RENAIS

Nancy Amaral Rebouças
Antônio Carlos Cassola

SEGMENTAÇÃO DO NÉFRON

Os elementos epiteliais do néfron incluem a cápsula de Bowman, em que não ocorre transporte transepitelial, o túbulo proximal, as alças finas descendente e ascendente de Henle, o segmento espesso ascendente da alça de Henle, o túbulo convoluto distal e o segmento de conexão. O segmento de conexão, por sua vez, leva ao túbulo coletor inicial, túbulo coletor cortical e ductos coletores medulares. Os segmentos que compreendem o segmento espesso ascendente até o final do ducto coletor medular são usualmente referidos em conjunto como néfron distal.

No córtex renal podemos distinguir dois tipos de néfrons: superficiais, que possuem alças de Henle curtas que se estendem até a transição entre medula externa e interna, e os justamedulares (15% do total de néfrons), com alças longas que se estendem até a ponta da papila renal. Esses últimos têm papel essencial na produção de urina concentrada.

Considerando-se a estrutura das células e diferenças funcionais, o túbulo proximal é dividido em três segmentos: S1 e S2, que constituem a porção convoluta, e S3, que corresponde à porção reta. S1 estende-se até cerca da metade da porção convoluta; S2, até a metade da porção reta; e S3 inclui o segmento distal da porção reta que se estende para dentro da medula externa.

No segmento espesso ascendente da alça de Henle distinguem-se dois segmentos: o medular e o cortical. A porção medular inicia-se na junção entre medula interna e externa e estende-se até a junção corticomedular. A porção cortical, como o nome indica, está toda no córtex. Inicia-se na junção corticomedular e termina na mácula densa.

O epitélio de alguns dos segmentos do túbulo coletor é formado por dois tipos de célula: a principal e a intercalar. Essa heterogeneidade não ocorre nos demais segmentos dos néfrons, cujos epitélios contêm um único e característico tipo de célula. No segmento de conexão, ligado ao túbulo distal, já estão presentes dois tipos de células: as do segmento de conexão e as intercalares. Os túbulos coletores, inicial e cortical, são formados por células principais (dois terços do total) e intercalares (um terço do total). O ducto coletor medular na medula externa ainda tem os dois tipos de células, mas as células intercalres vão tornando-se mais escassas. O coletor da medula interna apresenta células de um só tipo, que se tornam progressivamente mais altas à medida que se aproximam da papila.

TRANSPORTE EM TÚBULOS PROXIMAIS

Fenomenologia

Os túbulos proximais encarregam-se de corrigir os excessos da filtração glomerular, reabsorvendo cerca de 60% do volume filtrado e uma enorme variedade de espécies químicas que, filtradas no glomérulo, normalmente não aparecem na urina. A solução que flui da cápsula de Bowman para o túbulo proximal, o ultrafiltrado de plasma, é, quanto à composição, uma solução complexa. Contém, além dos solutos inorgânicos, os solutos orgânicos de baixo peso molecular,

característicos do plasma (uréia, glicose, aminoácidos, ácidos orgânicos etc.) e alguma proteína, principalmente aquelas de baixo peso molecular, para as quais a membrana glomerular não representa uma barreira perfeita. Essa solução é progressivamente modificada no seu trajeto ao longo dos túbulos proximais. Os processos de reabsorção pelo epitélio não só reduzem seu volume, como também modificam sua composição, simplificando-a. São reabsorvidos solutos orgânicos e inorgânicos, de forma que a solução que passa dos túbulos proximais para o ramo descendente da alça de Henle praticamente não contém mais solutos orgânicos, mas apenas uma modesta fração do bicarbonato filtrado, em concentração bem mais baixa. É basicamente uma solução isotônica de cloreto de sódio.

A despeito da intensa reabsorção de solutos, a solução na luz dos túbulos proximais é praticamente isosmótica ao plasma. A permeabilidade à água do epitélio é tão elevada que diminutos gradientes de pressão osmótica determinam grandes fluxos de volume (isto é, de solvente). Além dos gradientes osmóticos, a modificação progressiva da solução luminal expõe o epitélio, no lado luminal e no lado peritubular, a soluções com composições diferentes: na luz, a solução tende para uma solução isosmótica de NaCl e, no espaço intersticial peritubular, tem características de um ultrafiltrado de plasma. Como o epitélio apresenta permeabilidades diferentes aos solutos de uma e de outra solução, ocorre reabsorção de água mesmo que as soluções tenham a mesma osmolaridade. Em síntese, a reabsorção no túbulo proximal é praticamente isosmótica em virtude da elevada permeabilidade do epitélio à água.

A elevada permeabilidade à água de túbulos proximais deve-se à presença de proteínas de membrana que são canais para água, denominadas aquaporinas. Em túbulos proximais, observa-se alta densidade de aquaporinas do tipo I (AQP-1) tanto em membrana apical como em membrana basolateral (Fig. 4.9). A família de canais para água conta com pelo menos nove membros até agora identificados, AQP-1 a –9.

Se por um lado a elevada permeabilidade à água das membranas celulares confere ao epitélio tubular maior permeabilidade a esta, a elevada permeabilidade das junções intercelulares (*tight junctions*) a íons e a não eletrólitos de baixo peso molecular confere ao epitélio maior permeabilidade a esses. O epitélio de túbulos proximais é o de mais alta permeabilidade nos mamíferos. Dessa permeabilidade iônica elevada decorre a maior condutância (ou seu recíproco, a baixa resistência elétrica) que se mede na exploração eletrofisiológica do epitélio. Como conseqüência dessa característica, as diferenças de potencial entre o compartimento luminal e o peritubular são baixas, a despeito do intenso movimento dos íons através do epité-

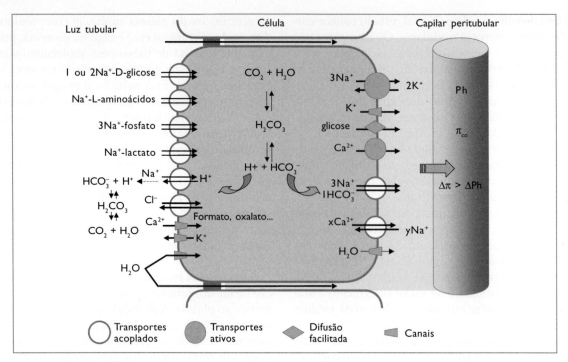

Figura 4.9 – Transportes nas membranas de células de túbulos proximais. Os significados de cada uma das formas escolhidas para representar os mecanismos de transporte estão explicitados. A passagem de substâncias por via paracelular ou para dentro do capilar peritubular está representada por setas.

lio. Nas regiões mais iniciais dos túbulos proximais, a luz é eletricamente negativa em relação ao peritubular. A diferença de potencial é de 1 a 2mV. Origina-se do transporte ativo de sódio em transportes acoplados com substância sem carga, principalmente glicose e aminoácidos neutros. Mesmo com as elevadas taxas de transporte ativo, a diferença de potencial elétrico é assim baixa porque a condutância é elevada: outros íons movem-se no campo elétrico que o transporte ativo tende a estabelecer, limitando a intensidade desse campo elétrico. Ânions (o cloreto, por exemplo) migram para fora da luz e cátions tendem a migrar para a luz. Não se deve, contudo, subestimar a importância da diferença de potencial elétrico transepitelial. Embora baixa, dada a elevada permeabilidade do epitélio, ela é de enorme importância quantitativa na reabsorção de ânions em segmentos iniciais do túbulo proximal. A elevada permeabilidade do epitélio de túbulos proximais se de um lado amplifica a ação dos transportes ativos, permitindo-lhes operar praticamente na ausência de campos elétricos e opondo baixa resistência a fluxos eletricamente acoplados de outros íons, por outro lado torna impossível ao epitélio gerar gradientes significativos dos íons para os quais é muito permeável.

Em regiões finais da porção convoluta de túbulos proximais, a diferença de potencial elétrico continua sendo baixa, mas há reversão da polaridade: o compartimento luminal é de 1 a 2mV positivo em relação ao peritubular. Embora persista nessa região o transporte ativo de sódio, a diferença de potencial é dominada pelo potencial de difusão do cloreto, cuja concentração luminal excede a plasmática. A elevação na concentração de cloreto deve-se à reabsorção, nas regiões mais iniciais, de soluções isotônicas de bicarbonato de sódio e de solutos orgânicos. A reabsorção preferencial desses solutos se dá por mecanismos nas membranas das células pelos quais o transporte deles é acoplado ao do sódio (Fig. 4.9). Essa pequena diferença de potencial é importante para a reabsorção de cátions por via paracelular nas porções finais de túbulos proximais, Na^+, K^+, Ca^{2+} e Mg^{2+}.

Embora haja controle neural e hormonal do transporte em túbulos proximais, o que efetiva e fortemente determina as taxas de transporte no túbulo proximal é a taxa de filtração glomerular. Os dois processos estão rigidamente acoplados, de forma que os túbulos proximais reabsorvem uma fração constante da carga filtrada. Esse acoplamento, reconhecido de longa data, é denominado balanço glomerulotubular. Há indícios de que os determinantes do acoplamento são físicos: ou são alterações do diâmetro tubular, com mudanças na superfície de reabsorção, promovidas por variação de volume de ultrafiltrado, ou são variações das forças de Starling no capilar peritubular. Como as forças de Starling dependem da pressão coloidosmótica das proteínas plasmáticas e da pressão hidrostática no capilar peritubular, fica evidente que dependem do fluxo plasmático renal e da taxa de filtração glomerular (Fig. 4.9).

A par dos mecanismos de reabsorção, operam nas células tubulares mecanismos de secreção de cátions e ânions orgânicos endógenos. Esses sistemas de transporte podem secretar drogas que tenham semelhanças químicas com o substrato endógeno. No quadro 4.1 têm-se algumas espécies químicas para as quais se demonstrou secreção em túbulos proximais.

Quadro 4.1 – Moléculas orgânicas secretadas por túbulos proximais.

	Compostos endógenos	**Drogas**
Ânions	Sais biliares	Acetazolamida
	AMP cíclico	Clorotiazida
	Ácidos graxos	Etacrinato
	Hipuratos	Furosemida
	Hidroxibenzoatos	Penicilina G
	Oxalato	Probenecida
	Prostaglandinas	Sacarina
	Urato	Salicilato
	Hidroxiindolacetato	
Cátions	Acetilcolina	Atropina
	Colina	Cimetidina
	Creatinina	Hexametônio
	Epinefrina	Neostigmina
	Dopamina	Morfina
	Histamina	Quinina
	Serotonina	
	Tiamina	

Mecanismos celulares de transporte

As células de túbulos proximais, como as de outros epitélios, têm diferentes mecanismos de transporte nas suas membranas luminal e basolateral. É essa distribuição desigual dos mecanismos para o transporte das espécies químicas que permite às células epiteliais o transporte vetorial daquelas. Esses mecanismos – canais, carregadores e bombas – bioquimicamente são polipeptídeos de membrana. Como a matriz da membrana – a bicamada lipídica – é um líquido bidimensional, as proteínas aí inseridas podem migrar no plano da membrana. Os complexos juncionais entre as células, contudo, limitam a migração ao domínio ou da membrana apical ou da membrana basolateral. As proteínas de membrana, uma vez sintetizadas no citoplasma e enviadas ao pólo luminal ou basolateral da célula, ficam restritas àquela região.

Há nas duas membranas celulares inúmeros sistemas de transporte para variadas espécies químicas. De importância fundamental para a operação deles e para a sobrevida das células é a bomba de Na^+/K^+. Essa ocorre apenas na membrana basolateral e realiza o transporte de Na^+ para o espaço peritubular e de K^+ para o citosol, mantendo as diferenças de concentração características entre os compartimentos intracelular e intersticial (Fig. 4.9). Os resultados experimentais indicam que a bomba é eletrogênica, já que transporta, em um ciclo, 3 Na^+ e 2 K^+. A energia para o transporte de carga no campo elétrico da membrana deriva do ATP. As mitocôndrias, estrategicamente localizadas no pólo basal da célula, provêm do ATP para o transporte ativo.

Há na membrana basolateral canais para o K^+ que, difundindo-se a favor da diferença de concentração, contribuem de forma importante para a diferença de potencial elétrico na membrana basolateral, que é de 70 a 80mV, célula negativa. Como a diferença de potencial transepitelial é muito baixa, de cerca de 1mV, na membrana apical a diferença de potencial tem aproximadamente o mesmo valor da diferença de potencial na membrana basolateral, com a célula negativa em relação ao compartimento luminal.

Na membrana luminal, portanto, entre os compartimentos luminal e celular, há, para o Na^+, forças – diferença de concentração e diferença de potencial elétrico – que tendem a movê-lo para o citosol. Nessa membrana, há densidade elevada e grande variedade de carregadores para o transporte acoplado de sódio e solutos orgânicos e de sódio e solutos inorgânicos. Nesse segmento, o Na^+ entra na célula em transporte acoplado a outros solutos; não há canais para Na^+ nesse segmento. Há processos de co-transporte em que o Na^+ e a outra espécie química são transportados na mesma direção, e processos que carregam o sódio e a outra espécie química em direções opostas, constituindo um importante exemplo desses últimos, o trocador Na^+/H^+ (Fig. 4.9). Foram descritos co-transportes Na^+-D-glicose, Na^+-L-aminoácidos e Na^+-lactato, Na^+-fosfato, Na^+-sulfato e Na^+ com outros ácidos mono e dicarboxílicos. Muitos desses co-transportes são eletrogênicos, carregando carga positiva resultante para dentro da célula. Assim, tanto a baixa concentração intracelular de Na^+ como a voltagem negativa da membrana apical movem a captação desses solutos.

Reabsorção de glicose

Os túbulos proximais reabsorvem praticamente toda a glicose filtrada, a maior parte no primeiro terço desse segmento. No início do túbulo proximal, a concentração luminal de glicose é igual à concentração plasmática de glicose. À medida que a glicose é reabsorvida, sua concentração luminal cai rapidamente. Assim, a reabsorção de glicose faz-se contra gradiente de glicose e tem que ser um transporte ativo. Nas porções iniciais do túbulo proximal, a glicose é reabsorvida por um transportador com baixa afinidade por glicose e alta capacidade de transporte, que é a isoforma-2 do co-transportador Na^+/glicose (SGLT2). Esse transportador tem uma estequiometria de 1Na^+:1 glicose. No segmento S3, a glicose é transportada por um transportador com alta afinidade e baixa capacidade, a isoforma-1 do co-transportador (SGLT1), que tem uma estequiometria de 2Na^+:1 glicose. A glicose move-se da célula para o sangue por difusão facilitada, utilizando uma proteína da família GLUT (glucose transporters). GLUT2 está presente em proximal inicial e GLUT1 em proximal final (Fig. 4.9).

Reabsorção de aminoácidos, oligopeptídeos e proteínas

Os túbulos proximais reabsorvem 98% dos aminoácidos filtrados por via transcelular. Na membrana apical, estão presentes co-transportadores que medeiam a captação, acoplada ao Na^+, de uma série de aminoácidos contra gradiente. Alguns aminoácidos são reabsorvidos de forma não acoplada ao transporte de Na^+, por difusão facilitada. Na membrana basolateral, a maioria dos aminoácidos deixa a célula por difusão facilitada. Tanto em membrana luminal como em membrana basolateral, alguns aminoácidos usam ainda mecanismos de transporte mais complexos, nos quais há acoplamento não só com o transporte de Na^+, mas com o de outras espécies iônicas, como H^+ e K^+.

Os túbulos proximais reabsorvem também 99% dos oligopeptídeos filtrados. Várias peptidases estão presentes em membrana apical de túbulos proximais e hidrolisam os oligopeptídeos em peptídeos menores, com dois a quatro aminoácidos. Entre os peptídeos hidrolisados em membrana apical de túbulos proximais está a angiotensina II. Oligopeptídeos são reabsorvidos em túbulo proximal utilizando um mecanismo de co-transporte com H^+ em membrana apical – PepT1. No citoplasma, esses oligopeptídeos são hidrolisados por peptidases citoplasmáticas.

Embora a membrana filtrante glomerular restrinja a passagem de proteínas, essa restrição não é completa. Cerca de 3 a 4g de proteínas são filtradas diariamente, enquanto sua excreção urinária normalmente não é superior a 30mg. Assim, uma quantidade significante de proteínas é reabsorvida em túbulos proximais. O processo de reabsorção é endocitose mediada por receptor. Primeiramente, a proteína liga-se a componentes da membrana apical e em seguida é internalizada por um processo de endocitose, em vesículas cobertas com clatrina. As vesículas fundem-se com endossomos e seu conteúdo é finalmente levado para os lisossomos, onde as proteínas são degradadas por enzimas proteolíticas ativas em pH ácido. Os aminoácidos gerados nessa digestão voltam para a circulação sistêmica. Raras proteínas são reabsorvidas, sem serem degradadas, por um processo denominado transcitose. Alguns peptídeos reabsorvidos por transcitose são degradados em membrana basolateral. Isso é importante para peptídeos cujos receptores estão presentes em membrana basolateral, tais como insulina, peptídeo atrial natriurético, vasopressina e paratormônio, que, uma vez reabsorvidos, não devem ativar seu receptor presente em membrana basolateral.

Reabsorção de fosfato inorgânico, cálcio e magnésio

Cerca de 80% do fosfato inorgânico filtrado é reabsorvido em túbulos proximais. Trata-se de transporte transcelular, no qual o fosfato entra na célula utilizando o co-transportador Na^+/Pi presente em membrana apical – NaPi tipo II. Um íon fosfato, HPO_4^{2-} ou $H_2PO_4^-$, é translocado com $3Na^+$, sendo o transporte sempre eletrogênico, levando a carga positiva resultante para o interior da célula. A saída passiva de fosfato pela membrana basolateral ainda não está bem elucidada. O Tm do transportador já é atingido quando a concentração plasmática de fosfato está nos níveis superiores da normalidade, além disso o transportador é modulado por paratormônio (PTH), que o inibe, e por vitamina D, que o ativa. Sendo assim, os rins participam de forma decisiva na regulação dos níveis plasmáticos de fosfato.

Os túbulos renais reabsorvem 99,5% do cálcio filtrado e 65% em túbulos proximais. Aproximadamente 20%, dos 65%, são reabsorvidos por via transcelular. O transporte transcelular, em túbulos proximais e nos demais segmentos tubulares onde ocorre a reabsorção transcelular de Ca^{2+}, compreende a entrada de Ca^{2+} na células através de canais para Ca^{2+} (ECaC – *epithelial calcium channel*) e a saída em membrana basolateral por meio do permutador Na^+/Ca^{2+} e da Ca^{2+}-ATPase de membrana citoplasmática. A maior parte, 80% dos 65%, é reabsorvida por via paracelular. A pequena diferença de potencial transepitelial, luz-positiva, em S2 e S3 é a força movente mais significativa que promove a reabsorção de Ca^{2+} em túbulos proximais. O Ca^{2+} é ainda reabsorvido por difusão e por arraste junto com o solvente (*solvent drag*).

No túbulo proximal também é reabsorvido 15% do Mg^{2+} filtrado, e a reabsorção é passiva, em conseqüência da reabsorção de água que concentra Mg^{2+} na luz do túbulo, possibilitando sua difusão por via paracelular em direção ao interstício peritubular.

Secreção de H^+ e reabsorção de HCO_3^-

Na membrana luminal há um mecanismo de troca $Na^+ \times H^+$ (NHE-Na^+-H^+ *exchanger*). A reabsorção de Na^+ por esse mecanismo é muito significativa em termos quantitativos. Aproximadamente 70% do Na^+ reabsorvido em transportes acoplados em túbulos proximais o é por esse mecanismo. A proteína envolvida nesse processo, clonada pela primeira vez em 1989, pertence a uma família de proteínas na qual oito membros já foram identificados em tecidos de mamíferos. Em membrana citoplasmática de células renais foram identificadas quatro isoformas dessas proteínas (NHE-1-4). A mais abundante em tecido renal é a isoforma-3 (NH-3), presente em membrana luminal de túbulos proximais e de segmento espesso ascendente.

Por esse mecanismo de secreção de íons se dá a reabsorção de bicarbonato. A figura 4.9 ilustra o processo. A acidificação luminal desloca o equilíbrio das reações de hidratação do CO_2 e de dissociação do ácido carbônico na direção da formação de CO_2 e consumo do bicarbonato na luz do túbulo. A concentração deste na luz é reduzida. O bicarbonato gerado na célula é transportado na membrana basolateral por um carregador que realiza a transferência simultânea de 3Na$^+$ e bicarbonato. Esse processo na membrana basolateral permite o transporte de sódio, da célula para o espaço peritubular, contra uma diferença de concentração e contra a diferença de potencial elétrico. Permite ainda o transporte de bicarbonato com a possibilidade de, pelo gradiente de Na$^+$ na barreira, modular o pH intracelular.

Transporte de cloreto

O transporte de cloreto em túbulos proximais faz-se tanto por via transcelular como paracelular. Em segmento S1, aparentemente o transporte paracelular é o processo dominante. A via transcelular é dominante nas porções finais de túbulo proximal, em que a captação de Cl$^-$ contra gradiente por meio de membrana apical ocorre por meio da troca de Cl$^-$ luminal por ânions celulares, como formato, oxalato, HCO$_3^-$ e OH$^-$. A saída de Cl$^-$ através de membrana basolateral aparentemente se faz por um canal para Cl$^-$ que é análogo ao canal mutado na doença fibrose cística, *cystic fibrosis transmembrane conductance regulator* – CFTR. Além disso, na membrana basolateral parece essar presente também o co-transportador K$^+$-Cl$^-$. A reabsorção passiva de Cl$^-$ por via paracelular é movida por diferentes gradientes eletroquímicos para o Cl$^-$, em segmentos inicial e final do túbulo proximal. No segmento S1, inicialmente não há diferença na concentração de Cl$^-$ entre a luz e o sangue. Entretanto, a voltagem lúmen-negativa – gerada pelos co-transportes eletrogênicos, especialmente Na$^+$/glicose e Na$^+$/aminoácidos neutros – estabelece um gradiente elétrico favorável à reabsorção de Cl$^-$. Arraste do cloreto pela água – *solvent drag* – também contribui para a reabsorção de Cl$^-$ nesse segmento. Em S2 e S3, a voltagem lúmen-positiva se opõe à absorção paracelular de Cl$^-$. Entretanto, a reabsorção preferencial de HCO$_3^-$ nas porções iniciais do túbulo proximal deixa o Cl$^-$ na luz, de tal modo que a concentração luminal de Cl$^-$ torna-se mais alta que sua concentração no sangue. Este gradiente químico lúmen-sangue, favorável à reabsorção de Cl$^-$, supera o gradiente elétrico, de tal modo que o movimento paracelular de Cl$^-$ continua a ocorrer no sentido da reabsorção também nas porções mais distais de túbulos proximais.

Transporte de potássio

O túbulo proximal reabsorve a maior parte do potássio filtrado por via paracelular por dois mecanismos fundamentais: arraste do soluto pelo solvente e eletrodifusão. O arraste do K$^+$ pela água ocorre ao longo de todo o túbulo proximal. À medida que o fluido segue em túbulo proximal, a voltagem luminal muda de negativa para positiva. No túbulo proximal final, a voltagem transepitelial é suficientemente positiva para fornecer uma força favorável à reabsorção de K$^+$ pelas vias paracelulares de baixa resistência.

Embora o túbulo proximal reabsorva potássio por via paracelular, o túbulo proximal tem várias vias celulares para o movimento de K$^+$ que não participam diretamente na reabsorção de K$^+$: 1. a bomba de Na$^+$/K$^+$ em membrana basolateral; 2. canais para K$^+$ em membrana apical e basolateral; 3. co-transporte K$^+$/Cl$^-$ em membrana basolateral. A condutância a K$^+$ da membrana basolateral é muito superior à da membrana luminal e está intimamente acoplada à atividade da bomba de Na$^+$/K$^+$, uma vez que é inibida por ATP. Assim, quando há aumento da atividade da bomba e os níveis citosólicos de ATP caem, há atividade do canal maior. Já em membrana luminal, aparentemente os canais para potássio, não-modulados por ATP, estão quase sempre quiescentes. Parecem ser ativados quando há variação significativa do volume celular, por aumento do transporte de Na$^+$ por exemplo. Esses canais são ativados pelo estiramento da membrana, permitindo assim que o K$^+$ saia da célula, acompanhado de água, o que resulta em recuperação do volume celular. Ainda que os canais apicais se abrissem freqüentemente, o potássio não seria reabsorvido por via transcelular, porque a força resultante sobre o potássio é na direção da saída de K$^+$ da célula através da membrana luminal, e não na direção da entrada.

Transporte de uréia

Nos túbulos proximais ocorre reabsorção significativa da uréia filtrada nos glomérulos. A reabsorção é passiva, a favor das diferenças de concentração entre os compartimentos luminal e peritubular, geradas pela reabsorção de volume. Não há evidências para mecanismos específicos de transporte de uréia nas membranas celulares de túbulos proximais. Por sua solubilidade relativamente elevada em lípides, a uréia deve permear a bicamada lipídica das membranas celulares. Além disso, a uréia é reabsorvida por arraste pelo solvente, através das vias paracelulares. Aproximadamente 50% da uréia filtrada é reabsorvida em túbulos proximais.

ALÇA DE HENLE E RAMO ASCENDENTE ESPESSO

Fenomenologia

Estes dois segmentos ilustram melhor que qualquer outro segmento do néfron a observação de que a função renal depende das características do epitélio que constitui os túbulos e da "topografia" destes: os túbulos se dispõem em alças, com ramos paralelos, nos quais os fluxos em direções opostas permitem o efeito de **contracorrente**, pelo qual se gera a hipertonicidade da medula renal. Não se deve, porém, considerar a gênese da hipertonicidade medular como função única dessa porção do néfron. O ramo ascendente espesso reabsorve aproximadamente 25% da carga filtrada de NaCl e tem participação importante no metabolismo de cátions divalentes.

As porções descendente e ascendente finas da alça de Henle realizam transportes significativos de água e de eletrólitos por processos passivos. Nenhum transporte transepitelial ativo foi demonstrado nesses segmentos. A solução que penetra no ramo descendente, vinda do túbulo proximal, é isotônica ao plasma. Modifica-se no fluxo ao longo do segmento, tendendo sempre ao equilíbrio osmótico com o interstício medular hipertônico. Obviamente, as modificações se dão no sentido da elevação da concentração osmolar da solução tubular. Considerando-se os valores de permeabilidade à água e o NaCl do ramo descendente em várias espécies para as quais há dados na literatura – roedores e coelhos –, conclui-se que umas espécies concentram a solução tubular principalmente por reabsorção de água, enquanto outras o fazem principalmente por secreção de NaCl. Como o segmento descendente fino percorre a medula interna em direção à papila, percurso no qual há concentrações progressivamente mais elevadas de uréia no espaço peritubular, a uréia é secretada nesse segmento. A secreção de uréia faz-se por um mecanismo de transporte facilitado, através da isoforma-2 dos transportadores de uréia (UT2). A porção ascendente fina, nas espécies bem estudadas, apresenta, caracteristicamente, permeabilidade virtualmente nula à água e permeabilidade significativa a NaCl e uréia. A secreção de uréia continua a ocorrer em segmento fino ascendente. Sendo assim, no início de túbulo distal, a quantidade de uréia presente na luz tubular corresponde a 110% da quantidade filtrada. NaCl é reabsorvido passivamente em segmento fino ascendente.

O transporte transepitelial ativo do NaCl, contra gradiente de concentração, ocorre no ramo ascendente espesso. Do ponto de vista do transporte transepitelial, esse é um segmento bastante interessante. Embora sua resistência elétrica seja baixa – em torno de $25 ohms \cdot cm^2$ –, o que significa permeabilidade elevada a íons, a permeabilidade à água do epitélio é nula. Como as células epiteliais transportam íons, principalmente o NaCl, da luz para o interstício medular, e como não há reabsorção de água, a ação do epitélio sobre a solução tubular resulta em diluição dela. O segmento recebe das porções finas da alça de Henle uma solução hipertônica em relação ao plasma e libera para os túbulos distais convolutos, no córtex renal, igual volume de uma solução hipotônica, com cerca de 100mOsm/L. Este é, portanto, o principal segmento diluidor da urina e, como tal, diretamente implicado *clearance* de água livre.

O transporte transepitelial gera uma diferença de potencial elétrico transepitelial relativamente elevada, de cerca de 15mV, com luz polarizada positivamente.

Diuréticos como a furosemida, o ácido etacrínico, a bumetamida e os mercuriais orgânicos inibem o transporte de NaCl nesses segmentos, e sua ação farmacológica, como diurético, decorre essencialmente dessa inibição.

Mecanismos celulares

O que se sabe sobre o transporte nas porções finas da alça de Henle não é muito mais que a mera fenomenologia já descrita. Em contraste, para o segmento espesso há grande volume de informações quanto aos processos de membranas dos quais resultam os transporte transepiteliais. As informações permitem construir um modelo razoavelmente completo para a célula tubular (Fig. 4.10).

Há provas funcionais e bioquímicas para a existência na membrana basolateral dessas células, de bombas de Na^+-K^+-ATPase. A densidade da enzima nas membranas é elevada e compatível com as taxas de transporte transepitelial. Nessas ATPases, as bombas de Na^+-K^+ são em tudo idênticas às de outros segmentos do néfron: transportam o sódio para o interstício, contra diferenças de concentração, e o potássio para o citosol, em estequiometria 3:2. São sensíveis à oubaína. Na membrana apical, opera um sistema de co-transporte, sem similar em membrana apical de qualquer outro segmento do néfron, que carreia para o citosol, em um ciclo de operação, $1Na^+$, $2Cl^-$ e $1K^+$. Vê-se que não ocorre transporte de carga elétrica, pois são transportadas duas cargas positivas e duas cargas negativas. A diferença de potencial elétrico na membrana luminal não interfere, portanto, como força motriz do transporte. As forças que promovem os fluxos são os gradientes de concentração luz-célula para o Na^+ e para o Cl^-. O K^+, cujo acoplamento assegura a neutralidade elétrica do transporte, é transferido contra gradiente de concentração, mercê dos gradientes para os outros dois íons. Na membrana apical, há ainda um canal para K^+, pelo qual este flui do citosol para a luz, gerando um potencial de membrana que se opõe ao efluxo. O co-transporte e o canal para K^+, em paralelo, permitem a recirculação do cátion na membrana apical. Na membrana basolateral, canais para o cloreto da família dos ClC (*chloride channels*) permitem o efluxo de Cl^- em direção ao interstício. O primeiro, por não transportar carga elétrica, não é afetado pela diferença de potencial elétrico na membrana basolateral. O fluxo resultante de cloreto pelo canal se dá no sentido citosol-interstício, movido pelo gradiente de potencial eletroquímico na membrana basolateral (embora a concentração citosólica seja menor que a intersticial, a diferença de potencial elétrico na membrana basolateral, de cerca

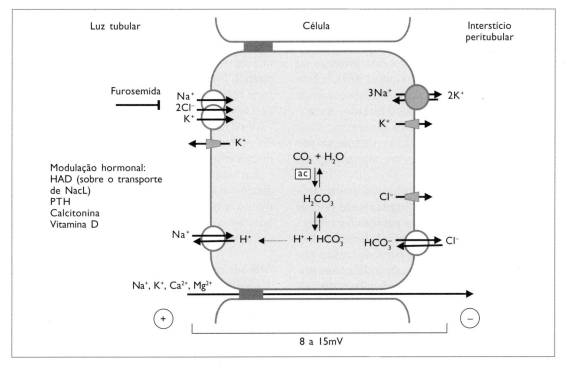

Figura 4.10 – Segmento espesso ascendente. Mecanismos de transporte nas membranas das células do ramo ascendente espesso. Os símbolos utilizados para representar os mecanismos de transporte seguem a mesma especificação vista na figura 4.9. HAD = hormônio antidiurético; PTH = paratormônio.

de −75mV, é mais negativa que o potencial de equilíbrio para o cloreto e, portanto, a força resultante para a transferência de cloreto tem o sentido citosol-interstício). O gradiente de potencial eletroquímico para o cloreto, nesta membrana, resulta do co-transporte Na^+-K^+-$2Cl^-$, que eleva a concentração intracelular do ânion acima do valor esperado para uma distribuição de equilíbrio.

O hormônio antidiurético em ramo ascendente espesso estimula a reabsorção de NaCl, via AMP cíclico. A estimulação da reabsorção de NaCl no ramo ascendente espesso pelo hormônio antidiurético é perfeitamente compatível com sua ação fisiológica, que é a concentração urinária da produção de T^cH_2O. O hormônio age aumentando a permeabilidade à água do ducto coletor T^cH_2O e estimulando a reabsorção de NaCl no ramo ascendente espesso, que é o processo primário na gênese da hipertonicidade medular.

O segmento espesso ascendente reabsorve cerca de 10% do potássio filtrado, tanto por via transcelular como paracelular. A voltagem transepitelial, luz-positiva, e a permeabilidade relativamente elevada da via paracelular, que é cátion seletiva, permitem que 50% do K^+ reabsorvido nesse segmento seja por via paracelular. A membrana apical é potássio seletiva, de modo que o potencial de membrana apical depende fundamentalmente do gradiente de concentração de K^+ lúmen-célula. A membrana basolateral, por sua vez, é permeável tanto a K^+ como a Cl^-. Assim, o potencial de membrana basolateral fica entre o potencial de equilíbrio do K^+ (−90mV) e o potencial de equilíbrio do Cl^- (−50mV), sendo portanto menos negativa que a membrana luminal. O transporte transcelular de K^+ faz-se pelo co-transportador Na^+-K^+-$2Cl^-$. Embora parte do potássio que entra na célula por esse mecanismo recircule de volta para a luz, parte sai pela membrana basolateral, sendo responsável por 50% da reabsorção de K^+ nesse segmento.

A diferença de potencial elétrico transepitelial constitui-se em força movente para a reabsorção de cátions (Na^+, K^+, Ca^{2+}, Mg^{2+}). Esses são transferidos pela via paracelular que, nesses segmentos, é caracteristicamente seletiva a cátions.

Os diuréticos de alça (furosemida e análogos, ácido etacrínico e mercuriais orgânicos) bloqueiam com elevada afinidade o co-transporte Na^+-K^+-$2Cl^-$. Ao fazê-lo inibem o transporte transepitelial de NaCl. Como o co-transporte Na^+-K^+-$2Cl^-$ ocorre apenas no ramo ascendente espesso, a ação daquelas espécies químicas restringe-se a esse segmento do néfron. A natriurese maciça que se observa com esses diuréticos comprova a importância quantitativa desse segmento na reabsorção de NaCl. Por outro lado, o bloqueio da reabsorção de NaCl no segmento espesso anula a efeito unitário do sistema contracorrente, dissipando-se a hipertonicidade medular e, portanto, o gradiente osmótico para a reabsorção de água no ducto coletor. Como conseqüência, há aumento da diurese.

Além do co-transporte Na^+-K^+-$2Cl^-$, existe também em membrana apical das células do segmento espesso ascendente uma razoável densidade de permutadores Na^+/H^+, a mesma isoforma da proteína presente na membrana apical de túbulos proximais, NHE3. Esse segmento tubular é responsável pela reabsorção de cerca de 10% de todo o bicarbonato filtrado. A reabsorção de HCO_3^-, como em túbulos proximais, dá-se via secreção de H^+. O HCO_3^- gerado na célula sai por meio de membrana basolateral pelo contratransporte Cl^-/HCO_3^-.

No segmento espesso ascendente há importante reabsorção de Ca^{2+}, 25% da carga filtrada, tanto por via transcelular (50%) como por via paracelular (50%). A diferença de potencial transepitelial, lúmen-positivo, e a cátion-seletividade da via paracelular são responsáveis pela reabsorção significativa desse íon nesse segmento tubular. A reabsorção de cálcio no segmento espesso, assim como no distal e segmento de conexão que o sucedem, é estimulada pelo paratormônio PTH. A vitamina D, agindo sobre a transcrição gênica, também aumenta a reabsorção de Ca^{2+} em néfron distal. Nos túbulos renais, a vitamina D aumenta os níveis plasmáticos de proteínas que ligam cálcio, e isso contribui para aumentar a reabsorção de Ca^{2+} por manter a concentração de Ca^{2+} livre no citosol em níveis muito baixos.

A diferença de potencial, luz positiva, é também a força responsável pela reabsorção de Mg^{2+} nesse segmento. O segmento espesso reabsorve 70% do Mg^{2+} filtrado, por via paracelular. Uma proteína específica de junções intercelulares, a claudina-16 ou paracelina-1, é necessária para a reabsorção de Mg^{2+} em segmento espesso ascendente. Essa proteína parece controlar a permeabilidade da via paracelular a Mg^{2+} nesse segmento. Aparentemente, em situações de depleção de Mg^{2+}, algum Mg^{2+} é reabsorvido por via transcelular por mecanismo ainda não conhecido.

TÚBULO DISTAL CONVOLUTO

As informações disponíveis para o segmento foram obtidas de investigações em rins de duas espécies: coelhos e ratos. Túbulos distais de coelhos foram isolados e analisados em experimentos de microperfusão *in vitro*. A maior parte dos dados foi obtida em experimentos de micropunção de túbulos distais superficiais de rins de rato *in situ*. Nessa espécie, podem-se encontrar, na superfície do rim, segmentos de conexão e ducto coletor cortical, além dos túbulos distais convolutos, que foram possivelmente considerados como túbulos distais nas investigações. Como conseqüência, os resultados dos diversos laboratórios diferem.

É bem estabelecido que as células dos túbulos distais convolutos são ricas em Na^+-K^+-ATPases e reabsorvem rapidamente o NaCl. Em ratos, o segmento superficial reabsorve cerca de 7% da carga filtrada de NaCl. A concentração de Na^+ no final do segmento pode chegar a 35mEq/L.

Em túbulos de rins de coelho há incerteza mesmo quanto à polaridade da diferença de potencial transepitelial. Em rins de rato, a diferença de potencial elétrico transepitelial é baixa no início e aumenta progressivamente em módulo, atingindo entre –20 e –50mV nos segmentos finais, que, como já comentado, podem corresponder a segmentos de conexão ou a ductos coletores corticais.

Em túbulos distais de coelho, a permeabilidade do epitélio à água é baixa e não é modificada pelo hormônio antidiurético. Em ratos, efeitos inequívocos do hormônio ocorrem nas porções finais, que talvez não sejam mais túbulos distais.

Mecanismos celulares

A permeabilidade do segmento a íons é baixa e, como conseqüência, a resistência elétrica transepitelial é elevada, se comparada aos segmentos mais proximais do néfron. A reabsorção de Na^+ em túbulo convoluto distal ocorre quase exclusivamente por via transcelular. A entrada de Na^+ na célula faz-se por meio do co-transportador Na^+-Cl^-, que é uma proteína da mesma família do co-transportador Na^+-K^+-$2Cl^-$ presente em segmento espesso ascendente (Fig. 4.11). Esse, no entanto, é independente de K^+ e não é sensível à furosemida e aos outros diuréticos de alça. É, sim, muito sensível a diuréticos tiazídicos. A reabsorção de Na^+ em membrana basolateral faz-se pela Na^+-K^+-ATPase. A saída de Cl^- da célula, no lado basolateral, é realizada por canais para Cl^-, provavelmente similares aos presentes no segmento espesso ascendente.

Não se constatou ação dos mineralocorticóides nesse segmento. Em algumas espécies, ratos e coelhos, a calcitonina estimula o transporte de NaCl.

Os túbulos distais reabsorvem 8% da carga filtrada de Ca^{2+}, e esta reabsorção ocorre quase que exclusivamente por via transcelular. O cálcio entra nas células por meio de canais e é removido da célula em membrana basolateral por contratransportadores Na^+-Ca^{2+} e por Ca^{2+}-ATPases de membrana citoplasmática. O hormônio da paratireóide estimula o transporte de cálcio nos túbulos distais convolutos.

Interessante sobre diuréticos tiazídicos é que eles reduzem a excreção urinária de cálcio por estimularem seu transporte nos túbulos distais convolutos. Aparentemente isso deve à hiperpolarização celular, uma vez que o Cl^-, com a inibição do co-transportador Na^+-Cl^- existente em membrana apical, relaxa para sua concentração de equilíbrio no meio intracelular, não havendo mais efluxo de cloreto por meio dos canais ClC em membrana basolateral. Como o Ca^{2+} entra na célula por canais para Ca^{2+} presentes em membrana apical (ECaC), a hiperpolarização induzida por tiazídicos favorece a reabsorção desse íon.

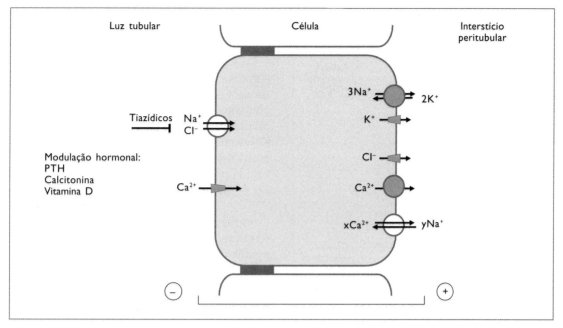

Figura 4.11 – Modelo para a célula de túbulo distal convoluto. Os símbolos utilizados para representar os mecanismos de transporte seguem a mesma especificação vista na figura 4.9.

DUCTO COLETOR

Segmento de conexão

São poucos os dados fidedignos para esses segmentos, pois são curtos e de difícil dissecção para os experimentos de microperfusão *in vitro*. Os segmentos de conexão de rins de coelhos têm diferenças de potencial muito sensíveis à taxa de microperfusão: a fluxos elevados a diferença de potencial é de –5mV, chegando a –30mV quando as taxas de perfusão são baixas. No coelho esses segmentos são insensíveis ao hormônio antidiurético.

Ducto coletor cortical

Fenomenologia

Nesses segmentos, a diferença de potencial transepitelial pode variar entre –6mV e –45mV, conforme as taxas de transporte dos vários íons, que são fortemente moduladas por hormônios associadas à homeostase do meio interno. As células principais reabsorvem Na^+ e secretam K^+ em taxas controladas pela aldosterona. As células intercalares podem, dependendo do equilíbrio acidobásico do meio interno, secretar H^+, acidificando a solução luminal ou secretar bicarbonato, alcalizando a urina.

A permeabilidade do segmento a íons é baixa. Na ausência do hormônio antidiurético, a permeabilidade do epitélio à água é baixa e a reabsorção de Na^+ pode reduzir a concentração desse cátion a 15mEq/L. Na presença do hormônio antidiurético, há reabsorção de água e a solução luminal tende à isotonicidade com o plasma.

Mecanismos celulares

Na figura 4.12 tem-se um esquema dos processos de transporte que ocorrem nas membranas de células principais e intercalares. Ambas as células têm bombas de Na^+-K^+ na membrana basolateral. Essas bombas mantêm as concentrações citosólicas de Na^+ em níveis baixos e a concentração de K^+ elevada. Na membrana luminal das células principais, há canais para Na^+, sensíveis a amilorida, e canais para K^+, que podem ser bloqueados por Ba^{2+}. Os canais para Na^+ de epitélios (ENaC – *epithelial Na^+ channel*) são bem distintos dos canais para Na^+ sensíveis à voltagem, presentes em tecidos excitáveis. São formados de três subunidades homólogas, α, β e γ, cada uma delas com dois segmentos transmembrana. O fluxo resultante de Na^+ se dá no sentido luz-célula, pois a concentração de Na^+ no compartimento celular é baixa e a célula é eletricamente negativa em relação ao compartimento luminal. O movimento do Na^+ despolariza a membrana luminal. Como a concentração intracelular de K^+ é elevada, o íon tende a se difundir para a luz, a favor de uma diferença de concentração. A diferença de potencial elétrico na membrana apical opõe-se ao movimento do K^+. Se ela é reduzida pelo influxo de Na^+, é óbvio que o efluxo de K^+ será maior. Daí a relação entre a reabsorção de Na^+ e a secreção de K^+.

Existem dois tipos de células intercalares: as tipo α, que secretam H^+, e as tipo β, que secretam bicarbonato (Fig. 4.12). As células intercalares α secretam H^+ através de uma H^+-ATPase, eletrogênica, presente em membrana luminal. Essas células são ricas em anidrase carbônica, enzima que catalisa a hidratação

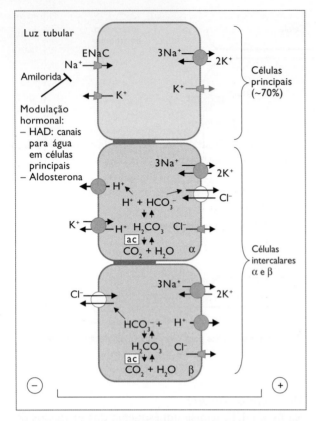

Figura 4.12 – Mecanismos de transporte nas membranas de células principais e de células intercalares do ducto coletor. Os símbolos utilizados para representar os mecanismos de transporte seguem a mesma especificação vista na figura 4.9. HAD = hormônio antidiurético.

do CO_2 intracelular, favorecendo a formação de ácido carbônico que se dissocia em H^+ e HCO_3^-. A concentração intracelular de HCO_3^- se mantém constante pela saída de HCO_3^- por meio do contratransporte HCO_3^-/Cl^- presente na membrana basolateral. O Cl^- que entra na célula recircula, por meio de um canal para cloreto presente em membrana basolateral, de volta ao interstício. A secreção eletrogênica de H^+ por essas células é evidenciada quando se inibe os canais para Na^+, presentes em células principais, com amilorida. Nessas circunstâncias, surge uma diferença de potencial transepitelial lúmen positiva, que desaparece com o uso de inibidores da anidrase carbônica.

Nas células intercalares β, o co-transporte HCO_3^-/Cl^- está inserido em membrana luminal, e a H^+-ATPase, em membrana basolateral. A proporção de células α e β, que determinará a existência de fluxo resultante de ácidos ou bases para a luz tubular, depende da espécie animal considerada e do estado acidobásico do animal. Nos desvios alcalóticos do equilíbrio acidobásico, o número de células intercalares β tende a aumentar. Não se sabe se são as mesmas células secretoras de H^+ que trocam o endereçamento dos transportadores para as membranas luminal e basolateral, ou se são células "dormentes", com inserção definida e imutável dos transportadores nas membranas, que são ativadas pela acidose.

Os segmentos túbulo coletor inicial, túbulo coletor cortical e ducto coletor medular reabsorvem K^+ em situações em que há depleção de K^+. A reabsorção de potássio é transcelular e é mediada por células intercaladas tipo α. O processo envolve captação ativa de K^+ em membrana apical, através de uma bomba H^+/K^+-ATPase similar à encontrada em mucosa gástrica, e saída passiva de K^+ em membrana basolateral através de canais para K^+.

Controle hormonal

As taxas de reabsorção de Na^+ e de secreção de K^+ são moduladas pelos mineralocorticóides. A aldosterona, por indução de sínteses protéicas específicas, aumenta a densidade dos canais para Na^+ e K^+ da membrana luminal, a densidade de bombas de Na^+-K^+ e intensifica a metabolismo energético. Os mineralocorticóides potencializam a ação do hormônio antidiurético.

O hormônio antidiurético (HAD) (arginina-vasopressina) aumenta a permeabilidade à água do epitélio. Sua ação é mediada por AMP cíclico e induz a incorporação, na membrana apical das células principais, de canais para a água seqüestrados em vesículas intracelulares. Esses canais para a água são aquaporinas do tipo 2, que são responsivas ao HAD. Em membrana basolateral das células principais estão presentes as aquaporinas do tipo 3.

Inibidores do transporte

O cloreto de bário bloqueia os canais para K^+ da membrana luminal das células principais, reduzindo sua secreção. Tal bloqueador tem sido útil na investigação, mas não tem aplicação clínica. Do ponto de vista clínico, a amilorida é uma droga interessante. Essa espécie química bloqueia com elevada especificidade os canais para Na^+. A droga tem, portanto, um efeito natriurético que não é expressivo, pois esses segmentos do néfron reabsorvem uma fração pequena da carga filtrada de NaCl. O efeito da amilorida de maior interesse clínico é o de reduzir a excreção urinária de K^+. Como se explicou anteriormente, a secreção de K^+ segue a reabsorção de Na^+. Bloqueando-se esta, reduz-se aquela.

Ducto coletor da medula interna

O epitélio que forma o ducto medular interno é constituído por um único tipo de célula que reabsorve NaCl. Na ausência de reabsorção de água, a concentração luminal de Na^+ pode ser reduzida até 11mEq/L. O segmento reabsorve cerca de 3% da carga filtrada de NaCl. Como conseqüência do transporte de Na^+, estabelece-se uma diferença de potencial elétrico transepitelial, com luz negativa, que pode atingir –34mV.

Os mecanismos de transporte na membrana celular são mal conhecidos. Sabe-se que na membrana luminal há um canal que não distingue Na^+ de K^+. Esse canal é bloqueado pela amilorida. Recentemente, verificou-se que esse canal é bloqueado na presença do fator natriurético atrial. A ação inibitória é mediada por GMP cíclico. O bloqueio do canal leva à inibição da reabsorção de NaCl e seria um dos mecanismos pelo qual o fator induz à antidiurese.

Os mineralocorticóides estimulam a reabsorção de Na^+ no ducto cloletor da medula interna. A permeabilidade à água desse segmento é modulada pelo hormônio antidiurético.

Os segmentos espesso ascendente, túbulo contorneado distal, túbulo coletor inicial e cortical e ducto coletor medular externo são praticamente impermeáveis à uréia. A reabsorção de água, controlada por HAD em túbulos e ductos coletores, resulta em aumento da concentração luminal de uréia, que atinge níveis bem elevados em coletor medular interno. O ducto coletor medular interno reabsorve uréia por via transcelular, utilizando um mecanismo pouco usual que compreende difusão facilitada tanto em membrana apical como em membrana basolateral. Na membrana luminal está presente o transportador de uréia UT1, e na membrana basolateral, o UT4. O HAD estimula o UT1, mas não o UT4. Os transportadores de uréia são proteínas altamente hidrofóbicas, quase completamente inseridas na membrana, a não ser por uma alça extracelular relativamente grande. O protótipo das proteínas dessa família é o UT2, com 42kDa. O UT1 é uma variante do mesmo gene, gerada por processamento alternativo de íntrons, constituída de praticamente uma repetição em série do módulo UT2, estando os módulos ligados por uma alça citoplasmática na qual se observam vários locais potenciais de fosforilação por proteína cinase A (PKA). Essas características estruturais explicam a sensibilidade de UT1 ao HAD, que age via AMP cíclico, com ativação de PKA.

MANUTENÇÃO DA TONICIDADE DOS FLUIDOS CORPÓREOS

Nancy Amaral Rebouças

A água constitui cerca de metade do peso corpóreo – cerca de 60% nos homens e de 50% nas mulheres. Variações na quantidade total de água do organismo resultam em alterações na osmolaridade, às quais o sistema nervoso central é particularmente sensível. A osmolaridade dos fluidos corpóreos é mantida em uma faixa constante, próxima a 290 ± 4mOsm/L, devido ao ajuste da quantidade de água total do corpo, que deve estar em balanço com a quantidade de sódio, o principal determinante da osmolaridade dos líquidos extracelulares. As principais fontes de água do organismo são: 1. água ingerida como tal; 2. água contida nos alimentos; e 3. água produzida pelo metabolismo aeróbio. A principal via de perda de água é a urina, embora haja também alguma perda pelas vias áreas, devido à umidificação do ar quando respiramos, perspiração e sudorese, e perda pelas fezes. O controle efetivo da quantidade de água do organismo, e, conseqüentemente, da osmolaridade corpórea é conseguido por meio de dois mecanismos fundamentais: 1. os rins, que controlam a excreção de água; 2. os mecanismos de sede, que controlam a ingestão oral de água. As demais vias de perda ou ganho de água não são reguladas fisiologicamente.

CONTROLE RENAL DA EXCREÇÃO DE ÁGUA

A excreção de água pelos rins é primariamente regulada pelo hormônio antidiurético (HAD), também denominado arginina-vasopressina (AVP) ou simplesmente vasopressina. Nesse texto, usaremos sempre o termo HAD. A liberação de HAD é dependente da osmolaridade plasmática. Embora a osmolaridade plasmática normal esteja em torno de 286mOsm/L, o limiar para liberação de HAD é mais baixo, 280mOsm/L (Fig. 4.13). O aumento da osmolaridade em apenas 2% desse valor é suficiente para induzir aumento detectável nos níveis plasmáticos de HAD, que se elevam abruptamente com ulteriores elevações na osmolaridade. Assim, a hiperosmolaridade leva a aumento nos níveis de HAD, e esse hormônio fecha a alça de *feedback*, instruindo o rim para que aumente a permeabilidade à água dos túbulos e ductos coletores.

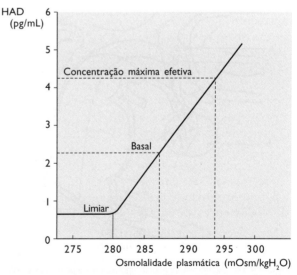

Figura 4.13 – Relação entre os níveis plasmáticos de hormônio antidiurético (HAD) e a osmolalidade plasmática: abaixo de 280mOsm/kg de água os níveis plasmáticos de HAD são desprezíveis.

Embora sejam as alterações na concentração plasmática de NaCl as responsáveis por alterações na osmolaridade, outros solutos também podem fazê-lo. Por exemplo, o manitol hipertônico tem praticamente o mesmo efeito do NaCl na liberação de HAD. No entanto, um aumento equivalente na osmolaridade extracelular induzida por uréia tem pouco efeito sobre a liberação de HAD. A razão é que a uréia, por permear as membranas celulares, tem baixa osmolaridade efetiva ou tonicidade e não induz ao murchamento celular. O mesmo é válido para KCl – a maior parte desse soluto vai para o intracelular e não induz, portanto, ao murchamento celular. O aumento de KCl provocará alteração em tecidos excitáveis, que são muito graves e de correção mais urgente que as alterações na osmolaridade.

O HAD é sintetizado no corpo celular de grandes neurônios localizados nos núcleos supra-óptico e paraventricular do hipotálamo, e é estocado, em vesículas secretoras, nas terminações nervosas desses neurônios, na neuro-hipófise. A secreção de HAD é influenciada por uma série de variáveis, sendo a pressão osmótica efetiva do plasma a mais importante delas. A influência da osmolaridade plasmática sobre a liberação de HAD é mediada por osmorreceptores do sistema nervoso central, localizados em duas áreas que não sofrem as restrições da barreira hematoencefálica: o órgão vascular da lâmina terminal e o órgão subfornical (Fig. 4.14). Os neurônios dessas regiões são capazes de "sentir" variações na osmolaridade do plasma. Aparentemente, comportam-se como osmômetros, respondendo à elevação da osmolaridade com aumento da atividade de canais catiônicos mecano-sensíveis localizados em suas membranas. Isso resulta em despolarização da membrana celular e em aumento na freqüência de potenciais de ação. Hiposmolaridade leva à redução intensa da atividade elétrica desses neurônios. Os neurônios osmossensíveis projetam-se para os grandes neurônios dos núcleos supra-óptico e paraventricular. Quando esses neurônios magnocelulares são estimulados por aqueles, eles liberam HAD na neuro-hipófise, e o hormônio cai na circulação.

O HAD é codificado pelo RNA mensageiro da preproneurofisina II. Após a clivagem do peptídeo sinal, o pró-hormônio resultante contém HAD, neurofisina II e um glicopeptídeo. A clivagem do pró-hormônio dentro dos grânulos secretores produz esses três componentes. O HAD tem nove aminoácidos, com uma ponte dissulfeto conectando duas cisteínas. Mutações na neurofisina II impedem a secreção de HAD, o que sugere que a neurofisina II seja necessária para o processamento e a secreção do HAD. A secreção de HAD ocorre por processo exocítico dependente de cálcio, muito similar ao descrito para outros processos secretórios. A secreção é desencadeada pela propagação ao longo do axônio de um impulso elétrico que causa despolarização da membrana celular, influxo de cálcio, fusão de grânulos secretores com a membrana celular e extrusão de seu conteúdo.

A sensibilidade dos osmorreceptores a variações de osmolaridade parece ser determinada geneticamente, e varia muito de indivíduo para indivíduo. Apesar de essa sensibilidade ser determinada geneticamente, ela pode ser modificada por vários fatores, tais como hipovolemia, angiotensina, glicopenia, hipercalcemia, insulinopenia e lítio, que aumentam a sensibilidade dos osmorreceptores.

As alterações de volume modificam muito a secreção de vasopressina (Fig. 4.15). Essas influências hemodinâmicas são mediadas por aferências neurogênicas que surgem nos receptores sensíveis a estiramento, no átrio, no arco aórtico e no seio carotídeo, seguem pelo vago e glossofaríngeo, fazendo sinapse no núcleo do trato solitário. A partir daí, vias pós-sinápticas projetam-se para a região dos núcleos paraventricular e supra-óptico. As influências hemodinâmicas sobre a secreção de vasopressina são muito significativas quando há redução importante da volemia ou da pressão sanguínea. Pequenas reduções na pressão sanguínea ou na volemia, da ordem de 5 a 10%, usualmente têm pequeno efeito nos níveis plasmáticos de vasopressina, enquanto reduções superiores a essas levam a aumento abrupto dos níveis plasmáticos desse hormônio (Fig. 4.16). Aumento da volemia, por outro lado, leva à redução dos níveis plasmáticos de HAD.

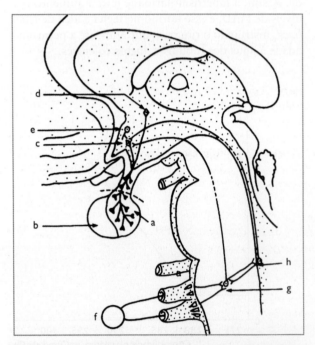

Figura 4.14 – Anatomia da neuro-hipófise e suas principais aferências regulatórias. a = neuro-hipófise; b = adeno-hipófise; c = núcleos supra-ópticos; d = núcleos paraventriculares; e = osmorreceptores; f = barorreceptores; g = núcleo do trato solitário; h = área postrema.

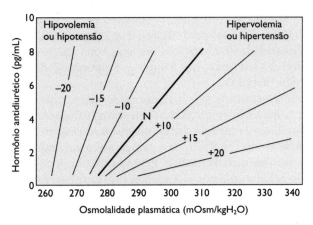

Figura 4.15 – Efeito de variáveis hemodinâmicas sobre a osmorregulação dos níveis plasmáticos de hormônio antidiurético. Cada linha representa a relação entre osmolalidade plasmática e níveis plasmáticos de hormônio antidiurético para vários níveis de contração ou expansão do volume extracelular ou aumento ou redução da pressão arterial.

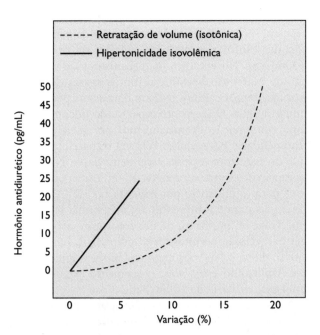

Figura 4.16 – Comparação entre as variações dos níveis plasmáticos de hormônio antidiurético diante de variações isotônicas do volume extracelular e de variações similares, em termos percentuais, da osmolalidade plasmática.

Um exemplo dessa última condição é o hiperaldosteronismo, situação em que há retenção de NaCl e, conseqüentemente, de água, com aumento da volemia. O aumento da volemia diminui a sensibilidade dos osmorreceptores a variações na osmolaridade. Em conseqüência, a retenção de água não acompanha precisamente a retenção de Na$^+$, e o paciente desenvolve hipernatremia.

Dor, náuseas e várias drogas, como morfina, nicotina, altas doses de barbituratos, estimulam a secreção de HAD. Por outro lado, álcool e drogas que blo-queiam o efeito da morfina (antagonistas de opióides) inibem a liberação de HAD, promovendo diurese. Uma condição já experimentada por muitos é o aumento da diurese que a ingestão de álcool provoca.

A meia-vida do HAD na circulação é de 18 minutos. Dois órgãos, o fígado e o rim, contribuem para a degradação do HAD, com rápido declínio de seus níveis plasmáticos.

MECANISMO DE AÇÃO DO HAD OU VASOPRESSINA

O HAD tem efeitos sinérgicos em dois órgãos-alvos. Quando em níveis plasmáticos elevados, o HAD (vasopressina) age em receptores V1 na musculatura lisa vascular, causando vasoconstrição, com conseqüente aumento da pressão arterial. A ação mais importante do HAD, no entanto, se dá nos rins, onde é o principal regulador da excreção de água, daí o nome hormônio antidiurético. O HAD aumenta a reabsorção de água por elevar a permeabilidade à água de túbulos e ductos coletores, por estimular o transporte de uréia através da células do ducto coletor medular interno e por aumentar a reabsorção ativa de NaCl em segmento espesso ascendente. Estes dois últimos efeitos resultam em aumento da hipertonicidade medular, o que propicia maior reabsorção de água em ductos coletores medulares.

O HAD liga-se a receptores V2 na membrana basolateral das células tubulares sensíveis a esse hormônio, especialmente as células principais. O ligação do hormônio a esse receptor leva à ativação de uma proteína G$_s$ heterotrimérica, estimulando a adenilato-ciclase a gerar adenosina monofosfato cíclica (AMPc). Essa última substância ativa a proteína cinase A, e esta fosforila tanto canais para água, aquaporina do tipo 2, quanto outras proteínas importantes para o tráfico de vesículas intracelulares contendo aquaporinas do tipo 2 (AQP2) e para a fusão dessas vesículas com a membrana apical. Esses canais para água são sensíveis ao HAD, não no sentido de que o hormônio modifique sua condutância à água, mas sim sua densidade em membrana apical. Quando os níveis plasmáticos de HAD são reduzidos, agregados na membrana apical, contendo canais para água, são removidos por endocitose, reciclando de volta para as vesículas citoplasmáticas.

MECANISMOS RENAIS DE CONTROLE DE EXCREÇÃO DE ÁGUA

Os rins ajustam a quantidade de água na urina de modo a compensar a ingestão anormalmente alta ou baixa de água, ou perda excessiva de água por outras vias. Os rins excretam uma quantidade variável de soluto, que depende principalmente da ingestão de NaCl. Mas, para uma dieta normal, a quantidade total de soluto excretada nas 24 horas é de aproximadamente 600 miliosmóis. Na condição de ingestão de uma quantidade usual de água, estes 600 miliosmóis são eliminados em um volume de urina de aproximadamente 1,5L, e a osmolaridade urinária é em torno de 400mOsm/L. No entanto, o princípio fundamental é que, independentemente da quantidade de água que o rim excrete, ele tem que excretar cerca de 600 miliosmóis/dia.

Dito de outro modo, o produto da osmolaridade urinária pelo volume urinário nas 24 horas deve ser de 600mOsm:

$$\text{Quantidade de soluto excretada/dia} = U_{osm} \cdot V$$

Onde:

$$U_{osm} = \text{osmolaridade urinária}$$
$$V = \text{volume urinário nas 24 horas}$$

Assim sendo, se o volume urinário nas 24 horas é de 3L, a osmolaridade urinária será de 300mOsm/L, praticamente a mesma osmolaridade do plasma. Como a osmolaridade urinária máxima é de cerca de 1.200mOsm/L, isso limita o volume urinário de 24 horas a um mínimo de 0,5L. Se o fluxo urinário cair abaixo desse valor, o indivíduo estará retendo solutos que deveriam ser eliminados, caracterizando um certo grau de insuficiência renal.

A produção de fluido urinário mais diluído que o plasma pressupõe a existência de segmentos tubulares que desacoplem o fluxo de água do fluxo de solutos, e é isso que ocorre nos segmentos diluidores do néfron. Os segmentos diluidores são segmentos tubulares capazes de transportar solutos da luz para o espaço peritubular, mas que, em decorrência de sua baixa permeabilidade à água, essa não flui juntamente com o soluto, surgindo assim um gradiente osmótico, com fluido tubular hiposmolar e interstício hiperosmolar. Conforme essas características, os segmentos diluidores são os segmentos ascendentes da alça de Henle e o túbulo contorneado distal. Quando o HAD está ausente, os túbulos coletores não apenas conservam a diluição decorrente da reabsorção de NaCl em segmentos diluidores, mas também promovem ulterior reabsorção de sal não acompanhada de reabsorção proporcional de água, funcionando também, na ausência de HAD, como segmentos diluidores. Uma urina maximamente diluída atinge aproximadamente 60mOsm/L.

Quando há restrição aquosa ou sobrecarga de solutos, especialmente de NaCl, os rins eliminarão urina mais concentrada que o plasma. Isso é possível devido à hipertonicidade medular. Na presença de HAD, o fluido hiposmolar que sai dos segmentos diluidores, nos túbulos e ductos coletores, perdem água para o interstício, até que o fluido luminal atinja a mesma osmolaridade do interstício. No túbulo coletor cortical, na presença de HAD, o fluido tubular atinge a osmolaridade do plasma, que é a osmolaridade do interstício no córtex renal. No ducto coletor medular, o fluido luminal perde água até atingir a mesma osmolaridade do interstício, que na papila atinge cerca de 1.200mOsm/L, que é também a osmolaridade urinária máxima.

Os mecanismos renais empregados para concentrar a urina envolvem todas as estruturas tubulares e os capilares da medula. Essas estruturas interagem entre si de modo a produzirem e conservarem um ambiente hiperosmótico na medula. O gradiente osmótico criado pelos segmentos ascendentes fino e espesso da alça de Henle (*efeito unitário*) é conservado e multiplicado pelo fluxo em contracorrente, tanto nas alças como nos capilares. A crescente hiperosmolaridade medular gerada por esse sistema move a reabsorção de água em ductos coletores.

MECANISMO CONTRACORRENTE PARA A GERAÇÃO DA HIPERTONICIDADE MEDULAR

Os segmentos ascendentes da alça de Henle, fino e espesso, são capazes de gerar diferença de concentração de solutos por meio do epitélio da ordem de 200mOsm. No entanto, os mecanismos de reabsorção de NaCl são bastante distintos nesses dois segmentos, embora ambos tenham baixíssima permeabilidade à água. O segmento espesso ascendente utiliza uma combinação de mecanismos por meio de vias transcelular e paracelular. Pela via transcelular, a célula do segmento espesso ascendente capta Na^+ e Cl^- por meio do co-transporte Na^+-K^+-$2Cl^-$ e exporta esses íons para o interstício por meio da Na^+-K^+-ATPase e de canais para Cl^- presentes em membrana basolateral. Trata-se, portanto, de um transporte ativo. Pela via paracelular, a voltagem transepitelial, lúmen-positivo, move o Na^+ por meio das junções intercelulares. Utilizando essas vias, o segmento espesso gera um *efeito unitário* de 200mOsm.

No segmento fino ascendente, por outro lado, o movimento de Na^+ e Cl^- do lúmen para o interstício parece se dar por um processo inteiramente passivo. O ponto de vista corrente é que o segmento fino ascendente produz um *efeito unitário* porque a concentração de NaCl é maior no lúmen tubular que no interstício medular adjacente, propiciando a reabsorção passiva de NaCl. O trabalho de concentrar o NaCl no lúmen do segmento fino ascendente é realizado previamente, no segmento fino descendente dos néfrons justamedulares. O segmento fino descendente tem três características que lhe permitem concentrar o NaCl luminal: 1. permeabilidade elevada à água; 2. baixa permeabilidade ao NaCl e, na maior parte de sua extensão, também à uréia; 3. o interstício medular apresenta elevada concentração de NaCl e uréia. As elevadas concentrações medulares de NaCl e uréia propiciam a reabsorção de água em segmento fino descendente. A reabsorção de água concentra esse fluido luminal egresso de túbulos proximais, cujo principal soluto é NaCl.

As concentrações tanto de NaCl como de uréia elevam-se ao longo do eixo corticopapilar. Na medula externa, o NaCl é reabsorvido em segmento espesso ascendente, o principal responsável pela hipertonicidade medular. Isso se deve ao transporte ativo de NaCl em segmento espesso, não acompanhado de água. A concentração de uréia vai aumentando progressivamente em direção à papila, de tal modo que na ponta da papila a uréia é responsável por cerca de 50% da osmolaridade do interstício medular de 1.200mOsm/L, ou seja, 600mOsm correspondem à uréia, e 600mOsm, ao NaCl. Posteriormente, será analisada a origem dessa elevada concentração papilar de uréia.

Tendo conhecimento desses perfis de concentração de NaCl e uréia no interstício medular, fica compreensível a difusão de NaCl da luz do segmento fino ascendente, que na papila atinge 1.200mOsm devido à concentração do NaCl remanescente no final de túbulos proximais, para o interstício medular, onde sua concentração é aproximadamente metade da concentração luminal. O segmento fino ascendente apresenta elevada permeabilidade ao NaCl e permeabilidade bem menor à uréia. Com a difusão passiva de NaCl do lúmen do segmento fino ascendente para o interstício, a concentração de NaCl nesse segmento vai diminuindo progressivamente em direção à junção corticomedular, e quando já não há gradiente de concentração favorável à difusão de NaCl o fluido já se apresenta em segmento espesso ascendente, onde a reabsorção de NaCl é ativa.

A capacidade dos segmentos ascendentes, fino e espesso, de estabelecerem gradiente de osmolaridade é limitada, apenas 200mOsm. Isso não explica o gradiente de osmolaridade ao longo do eixo corticomedular, que varia de 300mOsm/L na junção corticomedular a 1.200mOsm/L na ponta da papila. Esse gradiente longitudinal se deve ao *efeito multiplicador* do *efeito unitário* propiciado pela disposição em contracorrente. A repetição do efeito unitário, sobre um fluido tubular que já foi previamente submetido a ele, vai amplificando progressivamente esse efeito, como pode ser observado no esquema, altamente simplificado, apresentado na figura 4.17. São apresentados quatro ciclos de multiplicação do efeito unitário, o suficiente para gerar um gradiente no eixo corticomedular de 300 a 600mOsm; se o número de ciclos é aumentado, aumenta também o gradiente de concentração no eixo corticomedular. Trinta e nove ciclos, em nosso exemplo, gerariam o gradiente de 300 a 1.200mOsm, observado usualmente no rim humano. Quanto mais longas as alças de Henle, mais ciclos de multiplicação do efeito unitário podem ocorrer e maior é o gradiente estabelecido ao longo do eixo.

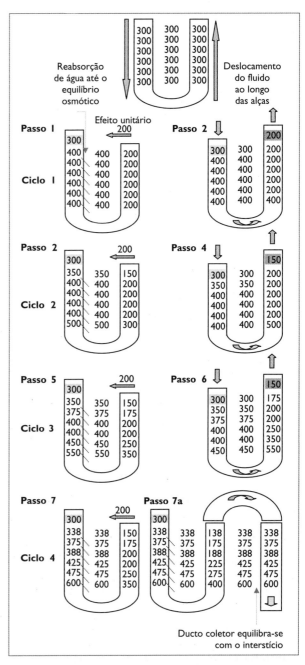

Figura 4.17 – Representação esquemática do modelo de geração de hiperosmolalidade medular por um sistema em contracorrente. Esse exemplo ilustra, em passos distintos, como o sistema em contracorrente multiplicador na alça de Henle aumenta a osmolalidade do interstício. O segmento descendente é o segmento permeável à água. Os números referem-se à osmolalidade do fluido tubular e do interstício. Cada ciclo tem dois passos. O primeiro, constituído pelo efeito unitário, que é a transferência de NaCl do lúmen do segmento ascendente para o interstício, que instantaneamente se equilibra com o lúmen de segmento descendente, que é permeável a água. O segundo passo é o deslocamento axial do fluido tubular ao longo da alça de Henle, com equilíbrio instantâneo entre interstício e fluido tubular do segmento fino descendente. Em cada nível, assumimos que o efeito unitário gera uma diferença de 200mOsm entre o segmento ascendente, impermeável à água, e o interstício. O passo 7a adiciona o ducto coletor e mostra o evento final da concentração da urina: na presença de hormônio antidiurético, o fluido em coletor pode-se equilibrar com o interstício hiperosmolar, produzindo uma urina concentrada.

MANUSEIO RENAL DE URÉIA

A uréia é essencial para o mecanismo unitário observado em segmento fino ascendente. A participação importante da uréia como o outro soluto, além do NaCl, que garante a hipertonicidade medular, é que possibilita a existência do gradiente de concentração de NaCl e conseqüente difusão passiva desse sal para o interstício no segmento fino ascendente. A uréia é livremente filtrada e cerca de 50% da carga filtrada é reabsorvida passivamente em túbulos proximais, em conseqüência da reabsorção de água. A uréia é também secretada para a luz dos túbulos nas porções dos segmentos finos descendentes e ascendentes que ficam na medula interna. Finalmente, a uréia é reabsorvida em coletor papilar por transporte facilitado modulado por HAD. A intensidade da reabsorção de uréia em coletor papilar depende muito da presença de HAD, não só porque esse hormônio modula positivamente o transportador de uréia presente na membrana apical desse segmento (UT1), mas também porque esse hormônio propicia a reabsorção de água em coletor cortical e medular, levando a aumento da concentração de uréia na luz do ducto coletor papilar. A uréia atravessa a membrana basolateral em direção ao interstício por meio de outro transportador, UT4, esse não modulado por HAD. A excreção renal de uréia varia muito com o fluxo urinário: em diurese aquosa, quando a urina está bem diluída, a excreção de uréia pode corresponder a 90% da carga filtrada; em antidiurese, a excreção de uréia pode ser tão baixa quanto 15% da carga filtrada.

A uréia origina-se do metabolismo protéico. Assim, a oferta de uréia para os rins e sua participação na hipertonicidade medular são muito dependentes do conteúdo de proteínas na dieta. Indivíduos com dieta hiperprotéica mostram maior capacidade de concentrar a urina.

VASOS RETOS E HIPERTONICIDADE MEDULAR

A disposição em contracorrente dos vasos retos na medula e o baixo fluxo sangüíneo medular são essenciais para a preservação da hipertonicidade medular. A velocidade de fluxo nesses vasos define a extensão do gradiente de osmolaridade ao longo do eixo cortico-medular no estado estacionário. O sangue, ao fluir pelos vasos retos descendentes, ganha solutos que se difundem a partir do interstício mais concentrado e perde água. Ao fluir pelos vasos retos ascendentes, perde solutos e ganha água. A velocidade de fluxo determina se haverá equilíbrio entre interstício e capilar. Quanto maior a velocidade de fluxo, mais distante do equilíbrio com o interstício estará o sangue ao sair da medula, e maior será a remoção de solutos da medula. A isso se denomina *washout* ou lavagem medular. A quantidade total de solutos e água que saem da medula pelos vasos retos ascendentes é um pouco maior que a quantidade que entra na medula pelos vasos retos descendentes. A osmolaridade no final de vasos retos ascendentes deve ser 10 a 30mOsm maior que no início de vasos retos descendentes. Isso remove o excesso de solutos de água lançados no interstício pelos túbulos renais presentes na medula.

A figura 4.18 resume os diversos passos envolvidos na geração da hipertonicidade medular e de urina concentrada ou diluída, dependendo da existência ou não de ADH na circulação sistêmica.

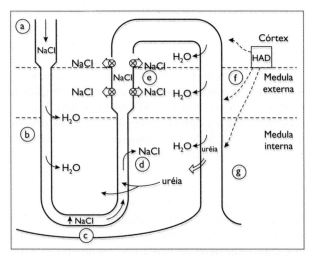

Figura 4.18 – Esquema representando os diversos passos envolvidos na geração da hipertonicidade medular, incluindo a recirculação de uréia reabsorvida em coletor papilar e secretada em segmento fino ascendente, e também parcialmente em parte reta de túbulo proximal e segmento fino descendente. Em coletor, a urina final será concentrada ou diluída, dependendo da existência ou não de hormônio antidiurético (HAD) na circulação sistêmica.

CONTROLE DA INGESTÃO DE ÁGUA – SEDE

A hipertonicidade do fluido extracelular, com conseqüente desidratação celular, incluindo perda de água de osmorreceptores, é o mecanismo mais potente para desencadear a sede, embora outros fatores também possam desencadeá-la. A sensação de sede surge a partir de uma osmolaridade plasmática em torno de 294mOsm/L, nível de osmolaridade em que a concentração urinária já é máxima. Acima desse limiar, a intensidade da sede eleva-se de acordo com o aumento da osmolaridade.

Os osmorreceptores que desencadeiam a sensação de sede não são os mesmos que causam a liberação de vasopressina, embora estejam próximos desses, nos órgãos circunventriculares, *organum vasculosum* da lâmina terminal (OVLT) e órgão subfornical (OSF). O estado de umidificação da mucosa orofaríngea e, provavelmente, o nível de distensão gástrica participam também da via aferente da sensação de sede.

Os estados hipovolêmicos são acompanhados de sensação de sede. Na verdade, hemorragias constituem um dos mais poderosos estímulos para a sede. Os receptores envolvidos nessa sinalização são os de estiramento, de baixa e alta pressão, do aparelho circulatório. O limiar de porcentagem de alteração de volume extracelular necessário para induzir sede é maior que o limiar para a sede induzida por hipertonicidade. Alterações na pressão arterial ou na pressão venosa central de aproximadamente 10% são necessárias para induzir sede significativa.

Os receptores de estiramento, localizados nos átrios, no arco aórtico e na bifurcação das carótidas, cujas aferências seguem pelo vago, normalmente respondem ao subenchimento da circulação com diminuição dos sinais inibitórios aos centros da sede. O bloqueio da condução nervosa, obviamente, apresenta o mesmo efeito que a hipovolemia. A angiotensina, que é ativada nos estados hipovolêmicos, é sabidamente uma substância dipsogênica e desempenha também um papel importante no desencadeamento da sede nos estados hipovolêmicos. O órgão subfornical e o órgão vascular da lâmina terminal são particularmente sensíveis à ação dipsogênica da angiotensina, mas existem outras regiões do cérebro não acessíveis ao hormônio circulante que parecem ser ativadas por um sistema renina-angiotensina local. A angiotensina, no entanto, não participa significativamente no comportamento diário normal de ingestão de água, quando o balanço de fluidos e os níveis de angiotensina estão dentro da normalidade.

Uma vez detectada a alteração do meio interno, pelos mecanismos aferentes já citados, centros hipotalâmicos são estimulados. Os mecanismos efetores envolvem áreas cerebrais corticais responsáveis pela integração dos mecanismos que levam à consciência da necessidade de ingerir água e a comportamentos que resultam na satisfação dessa necessidade.

OS RINS NA REGULAÇÃO DO VOLUME EXTRACELULAR E DA CAPACITÂNCIA VASCULAR

Nancy Amaral Rebouças

O volume do compartimento extracelular é mantido constante em indivíduos normais. Sobrecargas ou perdas de volume são precisamente corrigidas, desde que a perturbação inicial não seja excessiva e desde que a causa do distúrbio primário não seja persistente, situações essas em que uma intervenção médica se faz absolutamente necessária. Quando falamos em controle do volume extracelular, não nos referimos a uma rígida homeostase de um volume fixo, mas sim ao ajuste contínuo do volume sangüíneo ao tamanho do leito vascular, de tal modo que durante todo o tempo

um adequado fluxo sangüíneo esteja disponível ao ventrículo esquerdo de modo a permitir débito cardíaco adequado.

Habitualmente nos referimos a controle do volume extracelular como um todo. No entanto, os vários mecanismos envolvidos nesse processo estão diretamente ligados ao controle do volume do compartimento vascular, ou volume circulante efetivo, e nos vasos estão localizados os principais dispositivos sensores de variações de volume. O volume plasmático, no indivíduo normal, varia paralelamente com as alterações do volume extracelular. Em condições patológicas, no entanto, esse paralelismo não se mantém. Freqüentemente, observa-se aumento do volume extracelular total, com redução no volume intravascular. A pressão hidrostática nos capilares e a pressão coloidosmótica das proteínas no plasma, denominadas forças de Starling, determinam a distribuição do volume extracelular entre compartimentos vascular e intersticial.

Os mecanismos de controle de volume operam controlando primariamente a quantidade do principal constituinte de osmótico do fluido extracelular – NaCl. Isto se deve à defesa rigorosa da osmolaridade dos fluidos corpóreos mediada por mecanismos osmorreguladores que controlam o balanço externo de água. Quando a capacitância vascular ou o volume circulante se modificam em uma dada condição fisiológica ou fisiopatológica, é a excreção renal de sódio que se modifica para ajustar a relação volume/capacitância. Ganho ou perda de sódio são sempre acompanhados de ganho ou perda proporcional de água, o que garante a manutenção da osmolaridade. Assim, controlando a excreção de Na^+, é possível restaurar o volume circulante efetivo a um nível adequado à capacitância vascular. O objetivo desse ajuste é sempre preservar uma ótima perfusão tecidual.

Os sensores que monitoram as alterações no volume circulante efetivo são barorreceptores localizados em áreas da circulação de alta e baixa pressão. Embora a maioria esteja localizada dentro da árvore vascular do tórax, barorreceptores adicionais estão presentes nos rins – particularmente em arteríolas aferentes –, sistema nervoso central e fígado. Esses sensores geram quatro sinais hormonais ou neurais distintos.

A primeira via efetora hormonal é a do sistema renina-angiotensina-aldosterona, que é diretamente estimulada por queda no volume circulante efetivo.

A segunda e a terceira vias são neurais. Barorreceptores detectam redução no volume circulante efetivo e comunicando-a, via neurônios aferentes, para a medula e tronco cerebral. Dois tipos de sinais eferentes emergem da medula e finalmente agem no rim: 1. aumento da atividade da subdivisão simpática do sistema nervoso autônomo, que reduz o fluxo sangüíneo renal e a excreção renal de Na^+; 2. aumento da secreção de HAD ou vasopressina pela neuro-hipófise, o que leva à retenção renal de água. Este último mecanismo torna-se ativo apenas após grandes depressões do volume circulante efetivo.

O quarto sinal é o hormonal. A redução do volume circulante efetivo diminui a liberação do peptídeo atrial natriurético, reduzindo, assim, a excreção de Na⁺.

Todas as quatro vias efetoras paralelas modulam a excreção renal de Na⁺, corrigindo a alteração no volume circulante efetivo. Assim, um aumento do volume circulante efetivo promove o aumento na excreção de Na⁺, enquanto uma diminuição do volume circulante efetivo promove redução na excreção de Na⁺.

SISTEMA RENINA-ANGIOTENSINA-ALDOSTERONA

O sistema renina-angiotensina-aldosterona promove retenção de Na⁺ por meio das ações tanto da angiotensina II (ANG II) como da aldosterona.

O angiotensinogênio é o substrato da renina. É uma alfaglobulina sintetizada pelo fígado e liberada na circulação sistêmica. A renina é uma enzima produzida e estocada nas células granulares do aparelho justaglomerular (AJG) no rim. A redução no volume circulante efetivo é um estímulo para essas células liberarem renina; essa protease catalisa a conversão do angiotensinogênio no decapeptídeo angiotensina I (ANG I). A enzima conversora de angiotensina (ECA) rapidamente cliva a ANG I inativa produzindo o octapeptídeo fisiologicamente ativo ANG II. A ECA está presente na superfície luminal das células endoteliais em todo o corpo, sendo particularmente abundante nos pulmões, um órgão rico em células endoteliais. A ECA presente no rim, especialmente em células endoteliais de arteríolas aferentes e eferentes, pode produzir uma quantidade suficiente de ANG II para que essa exerça uma ação vascular local. A ANG II tem meia-vida curta na circulação sistêmica (~ 2min), pois é clivada por endopeptidases a ANG III, que ainda tem atividade biológica.

O principal fator determinante dos níveis de ANG II é a produção e liberação de renina pelo AJG. Reduções do volume circulante efetivo são percebidas pelo AJG de duas maneiras:

1. Efeito simpático no AJG – baixo volume circulante efetivo resulta em ativação do sistema nervoso simpático, pois essa redução de volume é percebida pelos barorreceptores localizados em grandes vasos da circulação arterial, e estes instruem centros nervosos medulares a aumentar a descarga simpática ao AJG, o que eleva a liberação de renina. Desnervação renal ou bloqueadores beta-adrenérgicos inibem a liberação de renina.

2. Redução na pressão de perfusão renal – receptores de estiramento em células granulares de arteríolas aferentes percebem a redução da distensão devido à queda de pressão que acompanha a redução do volume circulante efetivo (barorreceptores renais). A menor distensão desses receptores resulta em queda dos níveis intracelulares de cálcio e maior liberação de renina. Isso inicia a cascata de eventos que resulta em elevação da pressão arterial. Aumento da pressão de perfusão, com maior estiramento dos barorreceptores, por outro lado, reduz a liberação de renina (Fig. 4.19).

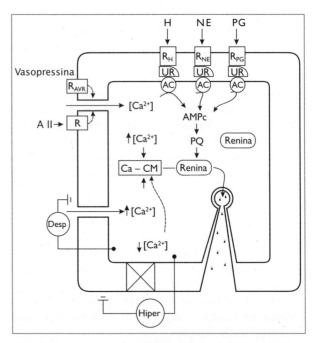

Figura 4.19 – Controle celular da liberação de renina. Aumento na concentração intracelular de cálcio [Ca²⁺] resulta em inibição da secreção de renina; aumento na concentração intracelular de AMP cíclico resulta em estímulo para a secreção de renina. R = receptores; H = histamina; NE = norepinefrina; PG = prostaglandinas; UR = unidade reguladora; AC = adenilatociclase; PQ = proteinacinase; Ca-CM = cálcio-calmodulina (ver texto para descrição dos mecanismos).

Outros fatores também modulam a liberação de renina. Prostaglandinas E₂ e I₂ e endotelina ativam a liberação de renina. Outros fatores inibem a liberação de renina: a ANG II (constituindo uma alça de *feedback* negativo), ADH, tromboxano A₂, elevados níveis plasmáticos de K⁺ e óxido nítrico.

A ANG II tem várias ações importantes:

- Estimula a liberação de aldosterona por células glomerulosas do córtex adrenal. A aldosterona, por sua vez, estimula a reabsorção de Na⁺ em túbulos e ductos coletores.
- Vasoconstrição renal e de outros vasos sistêmicos. A ANG II aumenta a reabsorção de Na⁺ alterando a hemodinâmica renal, provavelmente de duas maneiras. Primeiro, em concentrações elevadas, promove maior constrição de arteríola eferente que de aferente, o que aumenta a pressão hidrostática em

capilares glomerulares e aumenta a fração de filtração. O aumento da fração de filtração tem como conseqüência a elevação da pressão coloidosmótica em capilares peritubulares. Além disso, a maior constrição de arteríola eferente leva à redução da pressão hisdrostática em capilares peritubulares. A combinação dessas duas forças de Starling favorece a reabsorção em túbulos proximais, por ajudar a transferência de fluido do interstício para os capilares peritubulares. Segundo, a ANG II reduz o fluxo sangüíneo medular por meio de vasos retos. Isso reduz a remoção de NaCl e uréia do interstício medular (diminui o *washout*), o que resulta em aumento da concentração de uréia no interstício e da reabsorção de NaCl em segmento fino ascendente da alça de Henle.

- Aumento do *feedback* tubuloglomerular. A ANG II aumenta a sensibilidade e reduz o *set point* do mecanismo de *feedback* tubuloglomerular. Assim, o aumento na carga de Na^+ para a mácula densa induz queda mais pronunciada da taxa de filtração glomerular.
- A ANG II aumenta a reabsorção de Na^+ em túbulos proximais e segmento espesso ascendente por ativar o permutador Na^+-H^+ presente em membrana apical desses segmentos (NHE-3). Além disso, ativa canais para Na^+ presentes em membrana apical de túbulo coletor cortical inicial.
- Além disso, a ANG II induz hipertrofia de células tubulares renais e ainda estimula a sede e a liberação de HAD.

Dentre as quatro vias efetoras da regulação do volume extracelular previamente referidas, além do sistema renina-angiotensina-aldosterona, temos:

- Ativação do sistema nervoso simpático. O aumento da atividade dos nervos simpáticos renais tem três efeitos fundamentais: 1. aumento da resistência vascular renal; 2. aumento da secreção de renina; 3. aumento da reabsorção tubular de Na^+. Todas essas ações têm como resultado final o aumento da retenção renal de Na^+.
- Liberação do HAD. A principal ação do HAD é aumentar a reabsorção de água em néfron distal, mas esse hormônio também estimula a reabsorção de Na^+ em alguns segmentos tubulares. Além disso, quando as concentrações plasmáticas de HAD se elevam muito, esse hormônio tem efeito vasoconstritor marcado.
- Peptídeo atrial natriurético (PAN). Entre as quatro vias efetoras referidas, esta é a única que reduz a reabsorção de Na^+, aumentando a perda urinária de Na^+ e água, com redução do volume extracelular. Os miócitos atriais sintetizam e estocam PAN e o liberam em resposta ao estiramento atrial, quando há aumento do volume circulante efetivo. Apresenta muitos efeitos sinérgicos que promovem a excreção

renal de Na^+ de H_2O. Parece ter um efeito direto sobre a reabsorção de Na^+ em ducto coletor medular interno, mas seu efeito mais importante é hemodinâmico. PAN causa vasodilatação renal, aumentando muito o fluxo sangüíneo, tanto cortical como medular. O aumento de fluxo sangüíneo cortical resulta em aumento da filtração glomerular e da carga de Na^+ para as alças de Henle e néfron distal. O aumento do fluxo sangüíneo medular resulta em *washout* medular e menor reabsorção de NaCl em segmento fino ascendente. Esses efeitos combinados resultam em aumento da perda urinária de Na^+ e água.

Finalmente, é importante observar que o rim pode modificar a excreção de Na^+ em resposta a modificações puramente hemodinâmicas. Queda abrupta da pressão arterial leva à dramática redução na excreção renal de Na^+ e água. A queda de pressão leva à queda da filtração glomerular. Se o balanço glomerulotubular funcionasse perfeitamente, haveria uma relação linear entre filtração glomerular e excreção renal de Na^+. No entanto, a queda na excreção renal de Na^+ é muito mais acentuada. Isso se deve à persistência da reabsorção de Na^+ em néfron de distal apesar da redução na oferta de Na^+ para esses segmentos do néfron.

Aumento significativo e persistente da pressão arterial, por outro lado, acompanha-se de maior perda renal de Na^+. Por um fenômeno conhecido como diurese pressórica, os rins respondem à hipertensão aumentando a excreção de Na^+. Hipertensão leva a aumento da filtração glomerular, aumentando a carga filtrada de Na^+, o que por si só já eleva a excreção de Na^+. Além disso, pelo menos quatro mecanismos inibem a reabsorção tubular de Na^+: 1. o aumento do volume circulante efetivo que freqüentemente acompanha os estados hipertensivos leva à inibição do sistema renina-angiotensina-aldosterona; 2. pressão alta aumenta o fluxo sangüíneo medular provocando *washout* e menor reabsorção de NaCl em segmento fino ascendente; 3. aumento abrupto de pressão arterial leva à redução dramática do número de permutadores Na^+-H^+ presentes em membrana apical de túbulos proximais, por mecanismo ainda não esclarecido; 4. a alta pressão é transmitida a capilares peritubulares, dificultando a reabsorção de fluido.

O RIM NA MANUTENÇÃO DO EQUILÍBRIO ACIDOBÁSICO

Nancy Amaral Rebouças

A manutenção da concentração de íons H^+ nos fluidos corpóreos dentro de limites estreitos é fundamental para a perfeita função de proteínas tanto celulares quanto extracelulares. O H^+, sendo uma partícula elementar, um próton, tem grande afinidade por elétrons, daí sua enorme reatividade com as demais espécies químicas presentes no meio. Os pulmões e os rins são largamente responsáveis pela regulação do equilíbrio entre ácidos e bases e, conseqüentemente da concentração de H⁺ livre ou pH (pH = – log [H⁺]). Pulmões e rins fazem isso controlando independentemente os dois mais importantes componentes do sistema de tamponamento do organismo: CO_2 e HCO_3^-.

Os rins exercem um papel fundamental ao possibilitar ao organismo eliminar o excesso de ácidos que acompanha a ingestão de alimentos ou que se formam em certas reações metabólicas. De longe, a maior fonte potencial de ácidos é a produção de CO_2, que surge durante a oxidação de carboidratos, gorduras e da maioria dos aminoácidos. Um adulto que ingere uma dieta típica produz aproximadamente 15.000mmol/dia de CO_2. Esse CO_2 age como ácido ao ser hidratado, com formação de ácido carbônico, H_2CO_3, que se dissocia em H⁺ e HCO_3^-. No entanto, os pulmões excretam essa prodigiosa quantidade de CO_2, impedindo o acúmulo de H⁺ produzido a partir de CO_2. Assim, a produção diária de CO_2 é silenciosa do ponto de vista do equilíbrio acidobásico.

Entretanto, o metabolismo gera também ácidos não-voláteis, tais como ácido sulfúrico, ácido fosfórico e vários ácidos orgânicos, que os pulmões não podem eliminar. O metabolismo também gera bases não-voláteis que terminam como HCO_3^-. Subtraindo a quantidade de bases geradas diariamente dos ácidos não-voláteis gerados pelo metabolismo, o indivíduo adulto gera cerca de 40mmol/dia de ácidos fixos. Os ácidos fixos contidos em uma dieta normal com proteínas, somados à quantidade de bases normalmente excretada pelas fezes, resultam em uma quantidade adicional de ácidos lançados no organismo diariamente de 30mmol/dia. Assim, o organismo é submetido diariamente a uma carga de ácidos não-voláteis de cerca de 70mmol/dia em um indivíduo adulto com 70kg, ou seja, aproximadamente 1mmol/kg.

O trabalho dos rins, em termos de equilíbrio acidobásico, consiste em secretar ácido na urina e, assim, recuperar os íons bicarbonato consumidos para neutralizar os ácidos não-voláteis produzidos ou introduzidos diariamente no organismo. No entanto, os rins têm ainda que lidar com uma tarefa quantitativamente muito mais importante que essa para garantir o balanço acidobásico: têm que recuperar do fluido tubular praticamente todo o HCO_3^- filtrado nos glomérulos. Assim, os rins participam na manutenção do equilíbrio acidobásico, conservando a enorme carga de bicarbonato filtrada diariamente, 4.320mmol (180L × 24mmol/L) e gerando bicarbonato "novo" para substituir o bicarbonato que é normalmente consumido no tamponamento dos ácidos endógenos e da dieta, além daquela pequena quantidade de bicarbonato perdida diariamente nas fezes, que juntos totalizam 70mmol/dia. Isso é conseguido por meio da reabsorção de todo o HCO_3^- filtrado e da excreção de ácidos na forma de acidez titulável (35mmol/dia) e amônia (35mmol/dia) (Fig. 4.20).

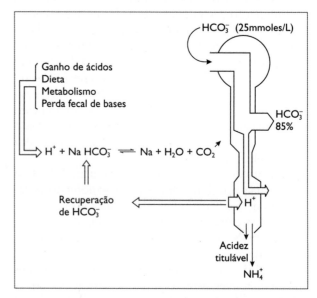

Figura 4.20 – Participação dos rins na manutenção do equilíbrio acidobásico. O organismo normal é submetido diariamente a uma sobrecarga de ácidos fixos que são tamponados por bicarbonato, com produção de CO_2 e H_2O. Isso leva a consumo de uma quantidade de bicarbonato equivalente à produção diária de ácidos fixos. Os rins recuperam o bicarbonato consumido no processo de tamponamento por meio da excreção de ácidos na forma de acidez titulável e amônia.

A reabsorção do HCO_3^- filtrado e a geração de HCO_3^- "novo" devem-se a um único processo: secreção de H⁺. Como visto no item Transporte tubular, a secreção de H⁺ para a luz tubular resulta sempre na reabsorção de uma base, o HCO_3^-. A ocorrência de reabsorção ou geração de HCO_3^-, portanto, depende unicamente do tampão que liga H⁺ na luz. Se o H⁺ se liga a HCO_3^- na luz, há formação de H_2CO_3, que se dissocia em CO_2 e H_2O. Portanto, há consumo de HCO_3^- na luz, na forma de CO_2 e H_2O, ao mesmo tempo em que é gerado outro na célula que é reabsorvido para o sangue peritubular. Nesse caso, dizemos que houve reabsorção do HCO_3^- filtrado. Se o H⁺ secretado é tamponado por fosfato, creatinina etc. e eliminado como ácido fixo, há reabsorção de HCO_3^- sem que haja consumo na luz. Nesse caso, dizemos que houve geração de HCO_3^- "novo".

O H⁺ excretado na forma de ácidos fixos (principalmente fosfato ácido) constitui a acidez titulável e corresponde a aproximadamente 50% (35mmol) da excreção renal de ácidos. Por definição, acidez titulável é o volume de NaOH 0,1 N necessário para levar 1L de urina de volta ao pH do plasma. A quantidade de base adicionada é igual à de ácidos que foi adicionada à urina pelos túbulos renais, de modo a abaixar o pH do filtrado glomerular ao pH urinário. Parte dos ácidos fixos lançados no organismo diariamente, os 50% restantes, são eliminados na forma de NH_4^+. Como o pK do tampão NH_3/NH_4^+ é 9,1, ao pH do plasma de 7,4 praticamente todo o tampão NH_3/NH_4^+ ainda está na forma de NH_4^+. Portanto, não podemos avaliar a quantidade total de H^+ eliminada na urina simplesmente levando o pH urinário, por titulação, de volta ao pH do plasma. Para isso devemos não só titular a urina, mas também medir a quantidade de NH_4^+ presente.

Desse modo, a excreção total de ácidos (ETA) pela urina, nas 24 horas, é dada pela seguinte expressão:

$$ETA = V(AT_{ur} + NH_{4ur}^+) - V \cdot HCO_{3ur}^-$$

Onde:

V = volume urinário nas 24 horas
AT_{ur} = acidez titulável na urina
NH_{4ur}^+ = amônio na urina
HCO_{3ur}^- = bicarbonato na urina

A participação dos diferentes tampões da urina na formação de acidez titulável depende de sua concentração e de seu pK. A maior parte dos ácidos tituláveis da urina corresponde a $H_2PO_4^-$. O tampão $HPO_4^-/H_2PO_4^-$ tem pK 6,8; assim, ao pH 6,8, que já é alcançado em túbulos proximais, metade estará na forma de NaH_2PO_4 (sal ácido). A um pH urinário de 5,0, cerca de 98% do tampão estará na forma de sal ácido. Por outro lado, um tampão como a creatinina, com pK 4,97, funcionará como aceptor de H^+ somente em pH urinário muito baixo. A excreção de H^+ na forma de acidez titulável não pode ser grandemente modificada nos estados acidóticos porque a concentração dos tampões no fluido tubular é estável, depende da concentração plasmática, da filtração glomerular e de quanto o sistema tampão é reabsorvido ao longo dos segmentos tubulares. Quando a excreção de ácidos aumenta devido à acidose, esta se eleva apenas como conseqüência do pH urinário mais baixo. A quantidade total dos tampões não se modifica.

A disponibilidade de tampões na luz tubular, no entanto, é um determinante fundamental da taxa de secreção de H^+ pelo epitélio tubular. Como os epitélios dos diferentes segmentos tubulares são capazes de secretar H^+ até uma certa diferença de concentração de H^+ livre, a menor disponibilidade de tampão resulta em menor secreção de H^+, pois a diferença máxima de concentração de H^+ através do epitélio é atingida mais rapidamente. O maior diferença transepitelial de pH é atingida em túbulos coletores, em que o pH luminal pode atingir valores tão baixos como 4,5 – uma diferença de concentração de H^+ em relação à concentração no sangue peritubular de cerca de 1.000 vezes.

A eliminação de H^+ na forma de NH_4^+ é o mecanismo que permite adaptação mais extensa nos estados acidóticos, pois a acidose acelera consideravelmente o metabolismo da glutamina, o principal precursor da amoniogênese nas células tubulares. O túbulo proximal é o principal local de produção de amônia, embora quase todos os segmentos tubulares tenham capacidade de formar amônia. A amônia (NH_3) é uma base fraca que pode combinar com H^+ para formar amônio (NH_4^+), enquanto o cátion NH_4^+ é apenas pobremente solúvel em membranas lipídicas e, portanto, não pode difundir-se prontamente por meio das membranas celulares. NH_3 é relativamente lipossolúvel e atravessa prontamente a maioria, nem todas, das membranas celulares. Quando NH_3 se difunde de uma célula relativamente alcalina de túbulo proximal ou de túbulo coletor para a luz, mais ácida, o NH_3 fica preso no lúmen após combinar-se com H^+, formando o íon pouco permeante, o NH_4^+.

O túbulo proximal forma NH_4^+ grandemente a partir da glutamina, que entra nas células tubulares tanto a partir do fluido luminal quanto do fluido peritubular via co-transporte acoplado com Na^+ (Fig. 4.21). No interior da mitocôndria, a glutaminase cliva a glutamina em NH_4^+ e o glutamato, e o glutamato desidrogenase cliva o glutamato em alfa-cetoglutarato e um segundo NH_4^+. Os dois NH_4^+ dissociam-se intracelular em H^+ e NH_3. O NH_3 difunde-se para o lúmen. Além disso, o permutador Na^+/H^+ apical pode secretar diretamente NH_4^+ para a luz do túbulo, o NH_4^+, tomando o lugar do H^+ no transportador. O alfa-cetoglutarato mais os $2H^+$ seguem no metabolismo, sendo precursores de ½ glicose (para uma glicose são necessários 2 alfa-cetoglutarato + $4H^+$). O consumo de $2H^+$ é equivalente à geração de $2HCO_3^-$. Assim, para cada NH_4^+ secretado para a luz, um novo bicarbonato vai para o fluido peritubular.

Nos segmentos tubulares, além de túbulos proximais, a amônia é reabsorvida e secretada, resultando em recirculação que preserva amônia na medula e faz com que sua captação na luz tubular seja máxima em ductos coletores. Nos néfrons justamedulares com longas alças de Henle, a alça descendente fina pode secretar e reabsorver NH_3. O fluido tubular torna-se alcalino ao longo do segmento fino descendente, titulando de NH_4^+ a NH_3 e promove efluxo de NH_3 do lúmen (reabsorção), na porção medular interna desse segmento. Por outro lado, o segmento espesso ascendente reabsorve NH_4^+ via co-transportador $Na^+/K^+/2Cl^-$ e por canais para K^+, além de ser pouco permeável a NH_3. Em segmento espesso, o amônio deixa a célula por difusão de NH_3 para o interstício. Isso leva a acúmulo de NH_4^+ na medula renal e cria um gradiente que favorece a difusão de NH_3 para o lúmen da parte final de *pars recta* do túbulo proximal e da parte inicial (medula externa) do segmento fino descendente.

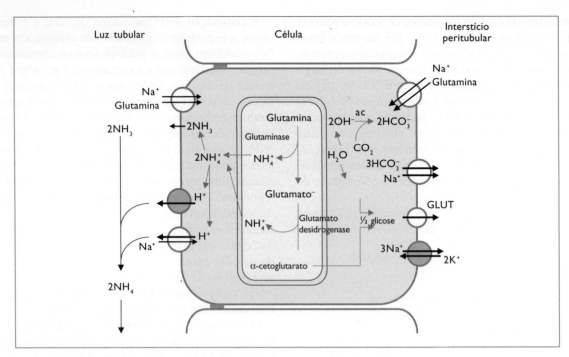

Figura 4.21 – Produção renal de NH_3/NH_4^+ a partir da glutamina em células de túbulos proximais.

Esse NH_3 é captado na luz na forma de NH_4^+. Assim, NH_4^+ recircula entre túbulo proximal, segmento fino descendente e segmento espesso ascendente.

Finalmente, parte do NH_4^+ que se dissocia em NH_3 entra no lúmen de ductos coletores corticais e medulares por difusão não-iônica. Lá, o $H^\pm$ secretado para a luz titula NH_3 em NH_4^+. Assim, o rim elimina NH_4^+ na urina por meio de uma combinação de síntese e secreção pelo túbulo proximal, acúmulo na medula renal e transporte por difusão não-iônica para os segmentos mais terminais do néfron, onde o fluido luminal atinge pH mais ácido (Fig. 4.22).

Nas situações nas quais ocorre aumento crônico da carga de ácidos, seja por alteração metabólica seja por oferta excessiva, há considerável aumento na produção de NH_3. Esse processo adaptativo depende fundamentalmente da estimulação das enzimas glutaminase e fosfoenolpiruvato carboxiquinase, em decorrência de queda no pH intracelular. A estimulação da glutaminase mitocondrial aumenta a conversão de glutamina a NH_4^+ e glutamato. A estimulação da fosfoenolpiruvato carboxiquinase aumenta a gliconeogênese e, assim, a conversão de alfa-cetoglutarato em glicose.

Além de modificações no metabolismo renal da glutamina, nos estados acidóticos observa-se também aumento na taxa de secreção de H^+ pelas células tubulares, tanto em túbulos proximais como em néfron distal.

Os rins participam também na correção dos distúrbios alcalóticos. Se a alcalose não está associada à depleção de volume e/ou hipopotassemia, os rins eli-

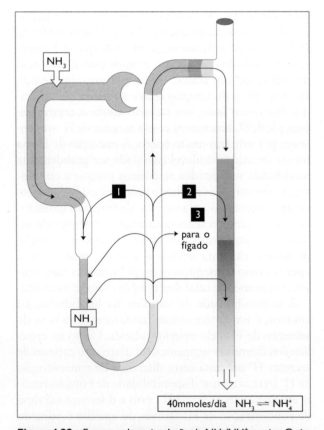

Figura 4.22 – Esquema da recirculação de NH_3/NH_4^+ no rim. O rim elimina NH_4^+ na urina por meio de uma combinação de síntese e secreção pelo túbulo proximal, acúmulo na medula renal (1), e transporte por difusão não-iônica para os segmentos mais terminais do néfron (2), onde o fluido luminal atinge pH mais ácido. Parte do NH_3 produzido difunde-se para os vasos retos, indo para a circulação sistêmica e finalmente para o fígado, onde é utilizado na síntese de uréia (3).

minam prontamente o excesso de bicarbonato, corrigindo o distúrbio. A expansão do volume extracelular e a alcalinização das células tubulares na alcalose metabólica por sobrecarga de bicarbonato propiciam a pronta correção do excesso de bicarbonato, por provocarem redução da reabsorção de sal de água e inibição da secreção de H^+ pelos túbulos renais. Lembre-se de que a principal via de reabsorção de Na^+ em túbulos proximais é via permutador Na^+/H^+, e a reabsorção de Na^+ está inibida na expansão de volume. A expansão de volume também resulta em inibição da via renina-angiotensina-aldosterona, com diminuição da reabsorção de Na^+ e da secreção de H^+ em néfron distal. Caso a alcalose metabólica, no entanto, seja acompanhada de contração de volume e hipopotassemia (vômitos excessivos, por exemplo), o distúrbio alcalótico persiste. Os mecanismos renais envolvidos na manutenção da alcalose são a redução no ritmo de filtração glomerular decorrente da hipovolemia, aumento da reabsorção de sal e água em túbulos proximais e aumento da reabsorção de Na^+ e da secreção de H^+ também em néfron distal, devido à hiperaldosteronemia.

Potássio e secreção de H^+ pelos túbulos renais

Distúrbios no balanço acidobásico podem levar a alterações na homeostase do K^+. O oposto também é verdadeiro. Um dos efeitos colaterais da depleção de K^+ é o aumento da secreção renal de H^+; depleção de K^+ freqüentemente está associada à alcalose metabólica. Em túbulos proximais, a hipocalemia leva a aumento da atividade tanto do permutador Na^+/H^+ em membrana apical, quanto do co-transportador Na^+-HCO_3^- em membrana basolateral. Como ocorre com as demais células do organismo, o pH de células de túbulos proximais diminui durante a depleção de K^+. A acidose intracelular crônica deve ser o mecanismo responsável por essas respostas adaptivas. A depleção de K^+ leva também a aumento da produção de NH_3 a partir da glutamina, em túbulos proximais. Em ducto coletor, há aumento da secreção de H^+ pela H^+-K^+-ATPase, que está ativada nessas circunstâncias.

Assim como a hipocalemia pode provocar alcalose metabólica, a hipercalemia freqüentemente está associada à acidose metabólica. Um fator que contribui para isso é a menor excreção urinária de NH_4^+, devido à menor síntese em túbulos proximais e ao menor acúmulo no interstício medular. A maior oferta de K^+ para o segmento espesso ascendente induz menor reabsorção de NH_4^+, já que NH_4^+ e K^+ competem pelos mesmos locais de ligação nos transportadores presentes na membrana apical desse segmento.

BIBLIOGRAFIA

ALPERN RJ: Renal acidification mechanisms, in *Brenner and Rector's The Kidney* (6th ed), edited by Brenner BM, Philadelphia, WB Saunders Co, 2000, pp 455-519.

GIEBISHI G, WINDHAGER E: The urinary system, in *Medical Physiology*, edited by Boron WF, Boulpaep EL, Philadelphia, Saunders, Elsevier Science, 2003, pp 737-876.

MADDOX DA, BRENNER BM: Glomerular ultrafiltration, in *Brenner and Rector's The Kidney* (6th ed), edited by Brenner BM, Philadelphia, WB Saunders Co, 2000, vol 1, pp 319-374.

SULLIVAN LP, GRANTHAM JJ (eds): *Physiology of the Kidney*, Philadelphia, Lea & Febiger, 1982, pp 41-55 and pp 155-175.

WINAVER J, ABASSI Z, GREEN J, SKORECKI KL: Control of extracellular fluid volume and the pathophysiology of edema, in *Brenner and Rector's The Kidney* (6th ed), edited by Brenner BM, Philadelphia, WB Saunders Co, 2000, vol 1, pp 795-865.

5 Hormônios Renais

Luís Yu
Emmanuel de Almeida Burdmann
Jenner Cruz

INTRODUÇÃO

Os rins exercem importantes funções endócrinas, quer por meio de substâncias com funções hormonais produzidas pelo próprio rim, quer por meio de hormônios extra-renais que atuam sobre os rins (Quadro 5.1). Hormônios são substâncias altamente específicas, secretadas por um tecido que por meio da corrente sangüínea vão agir em outros órgãos e tecidos. Assim, as substâncias enumeradas no quadro 5.1 obedecem a essa definição clássica, embora algumas sejam apenas enzimas ou pró-hormônios relativamente inativos, mas ativados nos rins.

Quadro 5.1 – Hormônios renais.

Hormônios extra-renais com ação renal
 Hormônio antidiurético (HAD) ou vasopressina (VP)
 Hormônio da paratireóide ou paratormônio (PTH)
 Calcitonina
 Hormônios natriuréticos
 Catecolaminas
 Corticóides

Hormônios renais propriamente ditos
 Sistema renina-angiotensina-aldosterona
 Sistema calicreína-cinina renal
 Prostaglandinas e outros derivados do ácido araquidônico
 Lípide renomedular neutro anti-hipertensor (ANRL) ou
    medulipina
 Endotelina
 Eritropoetina (EPO)
 Vitamina D

HORMÔNIOS EXTRA-RENAIS COM AÇÃO RENAL

HORMÔNIO ANTIDIURÉTICO OU VASOPRESSINA

A arginina-vasopressina, também conhecida como hormônio antidiurético (HAD), é produzida nos núcleos supra-óptico e paraventricular do hipotálamo. Esse hormônio é liberado pela hipófise posterior em resposta ao aumento da osmolalidade plasmática e/ou hipovolemia.

A principal ação da vasopressina é a conservação de água no organismo pelos rins, desempenhando papel essencial na concentração e diluição urinárias. Entretanto, este hormônio apresenta outros efeitos importantes extra-renais. A vasopressina, em alta concentração plasmática, possui ação constritora sobre a musculatura lisa, contribuindo para a regulação da pressão arterial, juntamente com o sistema renina-angiotensina, endotelina e o sistema nervoso simpático. O efeito antidiurético e a ação vasoconstritora da vasopressina são mediados por receptores celulares diferentes. O receptor V1 é responsável pela contração da musculatura lisa, glicogenólise hepática e, provavelmente, pela produção de prostaglandinas. Por outro lado, o receptor V2, via AMP cíclico, produz aumento da permeabilidade à água nos túbulos renais. Esses receptores são encontrados tanto nos glomérulos quanto nos túbulos renais, principalmente nos túbulos coletores.

O principal efeito da vasopressina é aumentar a permeabilidade à água no túbulo coletor. Esse efeito envolve a ativação da adenilciclase pela ligação da vasopressina com o receptor V2 na membrana basolateral, ocasionando a conversão de adenosina trifosfato (ATP) em 3',5'-adenosina monofosfato cíclico (AMP cíclico). Esse, por sua vez, ativa uma reação em cascata que resulta na incorporação de canais de água na membrana apical. O AMP cíclico ativa a proteína cinase A (PKA) que fosforila proteínas em vesículas citoplasmáticas contendo os canais de água. Estas vesículas são transportadas por constituintes do citoesqueleto celular, como os microtúbulos e os microfilamentos, que promovem a ligação dessas vesículas a receptores específicos localizados na membrana celeular e, por exocitose, inserem canais de água na membrana luminal. Na ausência de HAD, esses canais são removidos por endocitose. Há vários canais de água, chamados de aquaporinas, descritos em diferentes tecidos transportadores de fluidos, tais como plexo coróide, cristalino e pulmões. Nos rins, os canais de água sensíveis ao HAD, as aquaporinas-2, estão localizados nas células principais dos túbulos distais e coletores, tendo sido inclusive clonados e seqüenciados. O HAD promove a inserção dessa aquaporina na forma de quatro canais de água na membrana luminal. Há outros canais de água no néfron, as aquaporinas 1, 3, 4 e 7, que também participam do transporte de água, porém não são sensíveis à ação do HAD.

Algumas substâncias, como prostaglandinas, agentes alfa-2-adrenérgicos, hipercalcemia e somatostatina, diminuem os efeitos da vasopressina pela interferência na geração de AMP cíclico. Por outro lado, os esteróides das supra-renais e outras substâncias podem potencializar ou estimular a secreção de vasopressina. Entre elas destacam-se: nicotina, barbitúricos, clorpropamida, carbamazepina, isoproterenol, acetaminofen e agentes antiinflamatórios não-hormonais. Além disso, dor, traumatismos físicos ou psicológicos e doenças cerebrais podem interferir na secreção de vasopressina.

Verifica-se, portanto, que em diversas condições fisiológicas e patológicas ocorre a participação desse hormônio. Há situações clínicas caracterizadas pela falta de ação da vasopressina, que se manifestam por polidipsia e poliúria, decorrente da incapacidade de conservação de água pelo organismo. Essas situações são denominadas de *diabetes insipidus*, que pode ser central quando ocorrem níveis hormonais inadequados, ou nefrogênico, quando há uma resposta renal inadequada para níveis adequados de vasopressina.

O *diabetes insipidus* central decorre na maioria dos casos de doenças ou da ação de drogas no eixo hipotálamo-hipofisário. Pode resultar da inibição da liberação da vasopressina por tumores cerebrais (craniofaringioma, pinealoma e metástases), doenças granulomatosas (sarcoidose), traumatismos e acidentes vasculares cerebrais. A terapêutica, quando necessária, se faz pela reposição hormonal por meio de vasopressina sintética e/ou de drogas que potencializam o efeito renal da vasopressina, tais como os diuréticos tiazídicos, clorpropamida e clofibrato.

O *diabetes insipidus* nefrogênico é geralmente secundário a nefropatias tubulointersticiais, porém pode ocorrer em qualquer nefropatia, inclusive glomerulonefrites, quando a insuficiência renal está presente. Pode ser causado por diversas drogas, principalmente lítio, furosemida, colchicina, metoxifluorano e vincristina. Esse tipo de diabetes é irresponsivo à vasopressina sintética e a terapêutica restringe-se ao tratamento da doença primária ou na suspensão das drogas.

Finalmente, pode ocorrer uma síndrome caracterizada por hiponatremia decorrente de secreção inadequada de vasopressina para determinados estímulos osmóticos e/ou volêmicos. Pode ser ocasionada por tumores malignos que produzem substâncias hormonais semelhantes à vasopressina, geralmente tumores do pulmão, próstata, timo e pâncreas, ou por distúrbios na secreção de vasopressina causados por doenças do sistema nervoso central.

HORMÔNIO DA PARATIREÓIDE OU PARATORMÔNIO

O hormônio da paratireóide, juntamente com a vitamina D e a calcitonina, é responsável pela manutenção da homeostase de cálcio nos organismos vivos. Distúrbios da função da paratireóide podem produzir alterações graves do cálcio plasmático, que se mantém em uma faixa estreita de 8,8 a 10,5mg/dL.

Esse hormônio é um peptídeo composto por 84 aminoácidos, peso melecular de 9.500 dáltons, secretado pelas glândulas paratireóides em resposta à diminuição dos níveis de cálcio ionizável no líquido extracelular. Os órgãos-alvo da ação do paratormônio são os ossos e os rins. Nos ossos, o paratormônio (PTH) causa aumento da reabsorção óssea pelos osteoclastos e aceleração da síntese de colágeno ósseo. Nos rins, os principais efeitos são: estimulação da reabsorção de cálcio, inibição da reabsorção de fosfato e estimulação da síntese de 1,25-diidroxivitamina D_3. Os efeitos sobre a vitamina D potencializam o efeito calcêmico do PTH em decorrência do aumento da absorção intestinal de cálcio e fósforo.

O PTH age principalmente nos túbulos distais, entretanto, já foram identificados receptores ou adenilciclase sensíveis nos glomérulos. Nessa localização, esse hormônio age via AMP cíclico, talvez estimulando a produção local de angiotensina II, o que poderia interferir com a filtração glomerular. Nos túbulos, os receptores para PTH estão localizados exclusivamente na membrana basolateral. Estes distribuem-se pelos túbulos proximais, porção ascendente da alça de Henle e partes dos túbulos distais. A ação do hormônio parece ser mediada pelo AMP cíclico, pois infusões de análogos dessa substância simulam o efeito hormonal no transporte renal de fosfato, cálcio e magnésio. Além disso, o PTH no túbulo proximal, por meio da ativação da adenilciclase, inibe a reabsorção de fluido isosmótico, de bicarbonato e de fosfato. Nesse segmento estimula a glicogênese e a formação de 1,25-diidroxivitamina D_3.

Na insuficiência renal crônica, freqüentemente, desenvolve-se um quadro de hiperparatireoidismo secundário à hipocalcemia conseqüente à retenção de fosfato, aos distúrbios da vitamina D e à menor degradação renal do paratormônio. Diversas manifestações urêmicas têm sido atribuídas ao hiperparatireoidismo: osteíte fibrosa cística, calcificações de tecidos moles, osteosclerose, disfunções sexuais, prurido etc.

CALCITONINA

A calcitonina, descoberta em 1962, é um peptídeo de 32 aminoácidos secretados pelas células parafoliculares ou células C da tireóide, em resposta a concentrações elevadas de cálcio ionizável plasmático e a vários hormônios intestinais, principalmente a gastrina.

A principal ação da calcitonina é diminuir a concentração plasmática de cálcio, por meio da inibição da atividade dos osteoclastos, diminuindo a reabsorção óssea. A calcitonina parece inibir também a atividade de osteócitos e estimular os osteoblastos.

Em condições fisiológicas, a calcitonina colabora na conservação renal de cálcio e de magnésio, com pouco efeito sobre o balanço de fosfato. Por outro lado, em doses farmacológicas, a calcitonina pode ser usada clinicamente para aumentar a excreção renal de fosfato, cálcio e sódio, por meio de diminuição de reabsorção tubular proximal.

O papel fisiológico da calcitonina parece ser a prevenção da hipercalcemia induzida por um aumento da secreção do PTH, entretanto, não se conhece ainda a exata participação desse hormônio na regulação diária da calcemia. A calcitonina é degradada na própria tireóide, fígado, rins e ossos. A vida média plasmática é curta e a principal via de excreção é renal.

HORMÔNIOS NATRIURÉTICOS

A regulação renal da excreção de água e sódio depende, entre outras, de várias substâncias conhecidas como hormônios natriuréticos.

Hormônio natriurético central com atividade hipertensora

Há cerca de 30 anos, graças principalmente a De Wardener, várias experiências indiretas sugeriram a existência de uma substância natriurética, inibidora da bomba Na^+-K^+-ATPase e, portanto, com atividade semelhante à digoxina (*digoxin-like*). Porém, sua fonte de produção, seu mecanismo de ação e sua natureza química permanecem obscuros, embora haja sugestões que seria produzida no cérebro, ao nível do hipotálamo, de natureza não-protéica e capaz de se ligar a anticorpos contra a digoxina.

O mecanismo de ação mais provável decorre de observações em hipertensos essenciais hiporreninêmicos que teriam como defeito básico menor excreção de sódio pelos rins. Como conseqüência, esses pacientes seriam hipervolêmicos e teriam atividade de renina plasmática diminuída. Haveria, em seguida, o fenômeno do escape com liberação dos dois hormônios natriuréticos, vasoconstritor e vasodilatador, forçando a eliminação de sódio e água e impedindo o au-

mento excessivo da volemia. A ação vasoconstritora predominaria sobre a ação vasodilatadora, com conseqüente elevação da pressão arterial. A bomba Na^+-K^+-ATPase, existente em todas as células do organismo, é a principal responsável pela manutenção dessa situação. Ao se inibir essa bomba, o sódio tende a entrar na célula, com a saída do potássio. A entrada do sódio acompanha-se de água, podendo causar edema e distúrbios da função celular. Para evitar esse efeito danoso, a célula troca o íon sódio pelo cálcio. A entrada desse cátion nas células musculares lisas dos vasos arteriais condiciona vasoconstrição e elevação da pressão arterial. Esse hormônio natriurético foi denominado inicialmente de terceiro fator e posteriormente de endoxina.

Hormônio natriurético com atividade hipotensora ou fator natriurético atrial

Em 1957, começou-se a estudar a estrutura fina do miocárdio de mamíferos e, dois anos após, descobriram-se células contendo grânulos entre as fibras musculares atriais de ratos. Em 1961, descrevia-se a natureza secretora dessas células, com respostas diferentes a alguns fármacos. Esses estudos ficaram algo esquecidos até 1979, quando foram reavivados por DeBold, que descobriu a sua relação com o metabolismo do sódio. Em 1981, DeBold et al. demonstraram que extratos de átrio injetados por via intravenosa em ratos produziam um grande aumento na excreção renal de sódio, potássio e água. Desde então, inúmeros peptídeos têm sido isolados e identificados, os quais apresentam um potente efeito natriurético e diurético, efeito vasodilatador sobre a musculatura lisa, inibidor da secreção de aldosterona e diminuição na síntese de vasoconstritores (AII, endotelina e vasopressina).

O fator natriurético atrial (FAN) apresenta um peptídeo precursor denominado pré-atriopeptinogênio, o qual é clivado no átrio para formar o atriopeptinogênio (ANP), que é a forma de armazenamento. Este é posteriormente clivado, conforme as necessidades, liberando peptídeos ativos circulantes. O fator natriurético atrial possui outros nomes: atriopeptina, auriculina e cardionatrina, este último dado por DeBold em 1983. O gene humano que codifica o pré-pró-ANP está localizado no cromossomo 1 e seu produto é um peptídeo formado por 151 aminoácidos. Esse é armazenado nos miócitos cardíacos na forma de pró-ANP que é convertido na liberação em ANP ativo, composto por 28 aminoácidos.

O principal fator regulador do ANP é o estiramento cardíaco, resultante de expansão de volume ou de aumento da pressão intra-atrial. Demonstraram-se níveis elevados de ANP em estados de expansão de volume, como na sobrecarga de sal e insuficiência cardíaca, na insuficiência renal aguda e crônica, no hiperaldosteronismo primário e na secreção inadequada de HDA, sugerindo um papel na regulação da volemia. Alguns hormônios, como endotelina, acetilcolina, vasopressina e glicocorticóides aumentam a secreção de ANP.

Os receptores renais para ANP distribuem-se principalmente nos vasos renais, glomérulos, ductos coletores e porção espessa da alça de Henle. Há três receptores para ANP: GC-A (guanilato-ciclase A), GC-B (guanilato-ciclase B) e CR (*clearance receptor*, ou receptor catabólico). Os receptores GC-A e GC-B são os mediadores das ações do ANP. Esse hormônio age via GMP cíclico, decorrente da ativação da guanilato-ciclase A por interação hormônio-receptor.

A administração de ANP provoca grande aumento na excreção de sódio e água. Sua ação é imediata e de curta duração. A meia-vida do ANP exógeno é de 2 a 4 minutos quando injetado por via intravenosa. Esse efeito parece depender do aumento da filtração glomerular, embora tenha sido demonstrado um efeito inibidor do transporte de sódio nos ductos coletores. Além do sódio e de água, há também maior excreção de potássio, bicarbonato e fosfato.

Está bem demonstrado que os peptídeos atriais têm propriedades natriuréticas potentes, relaxam vasos contraídos e suprimem a produção de aldosterona, opõem-se à noradrenalina, renina e angiotensina II, e histamina, sem sofrerem a ação de prostaglandinas, nem de indometacina. Entretanto, seu papel fisiológico e nos estados patológicos, bem como sua aplicação terapêutica ainda não está bem estabelecida, mas devem ser importantes na patogênese da insuficiência cardíaca e hipertensão arterial, onde está aumentada, diminuindo a pré-carga e contribuindo para a auto-regulação. O fator natriurético atrial já foi sintetizado e está sendo fabricado pelas técnicas DNA recombinantes.

Há outros peptídeos natriuréticos: peptídeo natriurético cerebral, cujo local principal de síntese é o ventrículo cardíaco, seus efeitos são semelhantes aos do ANP; e a urodilatina, sintetizada em 1988, de estrutura muito semelhante ao ANP. A urodilatina é codificada pelo mesmo gene do ANP, porém é clivada em um local diferente do ANP. Esse peptídeo natriurético é produzido nos segmentos distais corticais, agindo preferencialmente no ducto coletor medular, onde inibe o transporte de sódio via canais de sódio sensíveis à amilorida. A urodilatina apresenta variação circadiana concomitante ao metabolismo do sódio, sugerindo um papel importante na regulação desse íon.

CATECOLAMINAS

As principais catecolaminas endógenas que agem nos rins são epinefrina, norepinefrina e dopamina. Estas substâncias apresentam importante papel na regulação do fluxo sangüíneo renal, da filtração glomerular e na secreção de renina e de eritropoetina.

Os rins possuem nervos simpáticos, aferentes e eferentes. A estimulação dos receptores beta-1 produz aumento da secreção de renina; enquanto a estimulação dos receptores alfa-2 provoca vasoconstrição renal e antidiurese devido à maior reabsorção de sódio nos túbulos proximais, porção espessa da alça da Henle e ductos coletores. A vasoconstrição produz diminuição do fluxo sangüíneo renal e da filtração glomerular em decorrência de uma ação preferencial sobre a arteríola aferente.

A dopamina em baixas concentrações liga-se a receptores periféricos específicos, causando vasodilatação, com conseqüente aumento do fluxo sangüíneo renal e da filtração glomerular, e aumenta a natriurese e a diurese. Em concentrações mais elevadas provoca vasoconstrição por meio da ligação com os alfa-receptores. A dopamina age por meio da ligação com receptores D1, D2 e D4 localizados nos glomérulos e nos túbulos renais. Nos túbulos proximais, na alça ascendente de Henle e no ducto coletor inibe a Na^+-K^+-ATPase e, nesse último segmento, antagoniza os efeitos do HAD, causando natriurese e diurese. Apesar desses efeitos fisiológicos benéficos, todos os estudos realizados até o momento não comprovam um papel benéfico da dopamina na prevenção ou tratamento da insuficiência renal aguda.

Os nervos renais e as catecolaminas circulantes afetam o fluxo sangüíneo renal, a filtração glomerular, a secreção de renina e a reabsorção de água e sódio. Por outro lado, a estimulação nervosa mais intensa produz liberação de renina e antinatriurese por meio de efeito tubular e de vasoconstrição renal. Estas respostas são importantes na adaptação à restrição de sódio, na coordenação da atividade entre os dois rins, na resposta ao estresse cirúrgico e ao traumatismo.

CORTICÓIDES

Os mineralocorticóides e os glicocorticóides têm ação sobre os rins. Os primeiros atuam primariamente na regulação do sódio, do potássio e da secreção de íons hidrogênio. Os glicocorticóides agem na regulação da filtração glomerular e sobre algumas funções tubulares.

Glicocorticóides

Os receptores destes hormônios foram identificados nos glomérulos, nos vasos e nos túbulos renais. A administração crônica de glicocorticóides parece aumentar a filtração glomerular e o fluxo sangüíneo renal, acompanhado por uma diminuição da resistência das arteríolas aferente e eferente. Foram demonstrados diversos efeitos tubulares como gliconeogênese, amoniogênese, troca Na^+/H^+ nos túbulos proximais e na concentração e diluição urinárias. Estes efeitos poderiam decorrer da melhora hemodinâmica ou de um efeito tubular direto.

A ação dos glicocorticóides sobre o transporte iônico nos rins é considerada permissiva, isto é, esses hormônios produzem aumento da capacidade metabólica celular, mas não regulam o gradiente transepitelial. Assim, demonstrou-se que os corticóides são necessários para obter-se concentração urinária máxima, entretanto, estas substâncias, por si, não regulam a concentração urinária.

Mineralocorticóides

A aldosterona é sintetizada pelas células da zona glomerulosa do córtex da adrenal. A secreção de aldosterona é regulada diretamente pela angiotensina II, fator natriurético atrial, potássio sérico e ACTH. Os mineralocorticóides têm ação na regulação fina das concentrações urinárias de sódio, potássio e hidrogênio.

Os efeitos da aldosterona decorrem de sua ligação com um receptor intracelular, o receptor mineralocorticóide ou tipo I. Este complexo aldosterona-receptor é transportado ao núcleo, no qual estimula a transcrição de mRNA para proteínas específicas, principalmente a da bomba Na^+-K^+-ATPase. Esse hormônio age nos túbulos distais finais e coletores corticais e medulares. A administração aguda de aldosterona estimula a reabsorção de sódio por meio de mecanismos celulares: aumento do número e atividade de canais de sódio (amilorida-sensíveis) na membrana luminal das células principais, causando aumento na absorção passiva de sódio nesse segmento. Além disso, estimula a síntese de bombas Na^+-K^+-ATPase, que são responsáveis pelo transporte basolateral de sódio.

Os mineralocorticóides representam a principal influência hormonal sobre a secreção de potássio nos túbulos coletores, entretanto, nem sempre a estimulação se traduz por aumento da excreção urinária de potássio. Essa dissociação deve-se ao fato de que a excreção final desse íon depende também do fluxo urinário e da carga de sódio que chega às porções distais do néfron. A absorção aumentada do sódio luminal induzida pela aldosterona despolariza a membrana, aumentando o gradiente elétrico favorável ao transporte de K^+ da célula para a luz tubular.

A influência dos mineralocorticóides sobre a secreção de hidrogênio ocorre também nos túbulos coletores. O mecanismo de ação desses hormônios sobre a excreção parece ser eletrogênico e dependente do transporte de sódio, por meio de um gradiente elétrico favorável para as células intercaladas secretarem hidrogênio.

Verifica-se, portanto, que os corticóides desempenham um papel importante na regulação dos íons sódio, potássio e hidrogênio. Os mineralocorticóides atuam na excreção desses íons nos túbulos coletores, interferindo na composição final da urina. Os glicocorticóides, por si, não regulam essa composição, porém, apresentam um papel permissivo sobre os rins, para que outros hormônios possam exercer plenamente as suas funções.

HORMÔNIOS RENAIS

SISTEMA RENINA-ANGIOTENSINA-ALDOSTERONA

Histórico

Em 1898, Tigerstedt e Bergman mostraram que extratos de córtex de rim de coelho eram capazes de produzir elevação pronunciada e demorada da pressão arterial quando administrados por via intravenosa. Eles denominaram de renina o princípio ativo contido nesses extratos e no sangue da veia renal. A partir de 1932, Goldblatt et al. publicaram uma série de trabalhos demonstrando que ao se colocar uma pinça de prata na artéria renal de um animal, com os dois rins intactos, este ficava hipertenso e em seu sangue venoso era encontrada uma substância semelhante à renina. Em 1939, simultaneamente, Braun-Menendez et al., na Argentina, e Irving H. Page, nos Estados Unidos, deram o primeiro grande passo para a descoberta desse sistema. Os argentinos chamaram hipertensinogênio e hipertensina e os americanos de substrato da renina e angiotonina, respectivamente, a substância sobre a qual a renina age enzimaticamente e seu produto. Posteriormente, de comum acordo, os termos hipertensina e angiotonina foram fundidos e transformados em angiotensina.

Descrição do sistema renina-angiotensina-aldosterona

A renina é uma enzima proteolítica produzida pelas células justaglomerulares, outro nome das células musculares lisas especializadas da arteríola aferente, próximas do hilo glomerular. Em sua ação catalítica, a renina age na molécula do angiotensinogênio humano, clivando-a entre os aminoácidos valina e leucina (Fig. 5.1) para formar a angiotensina I. O angiotensinogênio do plasma é uma glicoproteína sintetizada primariamente no fígado, embora outros tecidos sejam capazes de produzi-la, tais como cérebro, rim, coração, pulmão, supra-renal, vasos e intestino. Sua síntese é estimulada pelos estrógenos, glicocorticóides e hormônios da tireóide e reduzida pela adrenalectomia e tireoidectomia.

O gene da renina humana está localizado no cromossomo 1. A renina é sintetizada e secretada como uma grande molécula, inativa, também denominada de grande renina ou pró-renina, ativada no plasma por uma série de enzimas proteolíticas: tripsina, pepsina ou calicreína, quando se transforma em uma molécula menor. Esta ativação é irreversível.

Os principais estímulos para a liberação da renina renal são a diminuição da pressão de perfusão dos

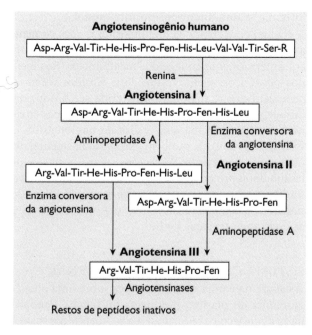

Figura 5.1 – Sistema renina-angiotensina; Asp = ácido aspártico ou asparagina; Arg = arginina; Val = valina; Tir = tirosina; He = isoleucina; His = histidina; Pro = prolina; Fen = fenilalanina; Leu = leucina; Ser = serina.

rins e a depleção de volume extracelular como nos casos de menor ingestão ou perda de sódio. Outros estímulos são ativação beta-adrenérgica, diminuição do cálcio intracelular e do potássio, aumento do magnésio, prostaglandinas e fatores de crescimento. A angiotensina II formada exerce um papel inibitório na secreção de renina, via um mecanismo de retroalimentação. As células justaglomerulares agem como barorreceptores, respondendo a alterações na distensão do vaso, alterando a velocidade de liberação de renina. As variações de sódio na alça ascendente espessa de Henle ou parte reta do túbulo distal, por meio das células da mácula densa, por mecanismos ainda não bem entendidos, estimulam ou reprimem a liberação de renina, por intermédio das células justaglomerulares. É provável que o mecanismo seja dependente de NaCl, e não apenas do sódio, e envolva o transportador $Na^+-K^+-2Cl^-$. A restrição de sódio na dieta ou sua depleção por meio de diuréticos estimulam, enquanto dietas ricas refreiam. Outros estímulos para aumentar a liberação de renina são inervação simpática, catecolaminas (dopamina, epinefrina e norepinefrina), calicreína, prostaglandina, prostaciclina, ácido araquidônico, histamina, PTH, glucagon, vasopressina e endotelina. A liberação de renina também é estimulada por mecanismos intracelulares que agem por meio da atividade da adenilciclase nas células justaglomerulares. Agem dessa forma a prostaglandina, a prostaciclina, a dopamina, a histamina e o hormônio paratireóideo.

A angiotensina I é um decapeptídeo de vida efêmera (Fig. 5.1), com importância biológica difícil de ser avaliada, mas, provavelmente, bastante limitada. A enzima conversora da angiotensina I (ECA) transforma esta enzima em angiotensina II, um octapeptídeo, clivando a ligação fenilalanina-histidina (Fig. 5.1). Ela é uma grande molécula de glicoproteína acidificante espremida primariamente por células endoteliais, epiteliais e neuroepiteliais, bem como algumas células endócrinas, distribuídas por todo o corpo, principalmente nos rins, íleo, duodeno e útero. Inicialmente, pensou-se que o endotélio pulmonar fosse o principal local de conversão da angiotensina I em II, mas hoje se sabe que sua formação em tecidos periféricos é igualmente importante. Nos rins, ela está localizada nas células endoteliais dos glomérulos e na borda em escova dos túbulos proximais.

A angiotensina II sofre a ação de outra enzima, a aminopeptidase A, transformando-se na angiotensina III, um heptapeptídeo (Fig. 5.1). A angiotensina I pode ser metabolizada inversamente, primeiro pela aminopeptidase A e a seguir pela enzima conversora da angiotensina I (Fig. 5.1). A distribuição da enzima conversora da angiotensina I em diferentes órgãos, além dos rins, demonstra existir também uma ação extrarenal. A angiotensina II, produzida no sistema nervoso central, presumivelmente nas células de plexo coróide, caindo no liquor cerebroespinhal exerce efeito dipsogênico e hipertensivo em órgãos circunventriculares e, produzida localmente, pode também regular a produção e secreção de vasopressina da hipófise posterior. Na medular da supra-renal ela libera catecolaminas, enquanto na zona glomerulosa do córtex participa na regulação local da biossíntese da aldosterona. Ela também controlaria a liberação do hormônio tireóideo, sendo ativa nos testículos, próstata, trompa de Falópio, ovários etc. Não está clara ainda qual é sua ação no pulmão. As angiotensinas II e III são rapidamente inativadas por angiotensinases; uma delas, a angiotensinase II, também é conhecida como aminopeptidase A, referida anteriormente na figura 5.1.

A angiotensina II age unindo-se a receptores altamente específicos presentes nas membranas das células-alvo. No músculo vascular liso produz vasoconstrição, nas células da zona glomerulosa das supra-renais promove a liberação de aldosterona e também nessas glândulas medeia uma rápida elevação da concentração de cálcio oriundo de reservas intracelulares e aumenta a esteroidogênese por mecanismos ainda mal compreendidos.

Ações fisiológicas do sistema renina-angiotensina-aldosterona

A principal ação desse sistema é modificar a resistência vascular e a excreção renal de sódio, em resposta a alterações do volume líquido extracelular ou da pressão arterial sistêmica. A secreção de renina é estimulada por reduções agudas do volume sangüíneo circulante, como hemorragias, alterações bruscas de postura, depleção de volume por diuréticos ou diminuição da ingestão de sódio e estados de hipovolemia funcional como insuficiência cardíaca congestiva, cirrose hepática com ascite e síndrome nefrótica.

A angiotensina II promove aumento marcado da resistência vascular nos rins, pele, mesentério, coronárias e cérebro, com menor contração da musculatura esquelética e dos vasos pulmonares. Também estimula a contratilidade cardíaca, aumentando o débito cardíaco e comumente a pressão arterial. Ela estimula o sistema nervoso central e a liberação periférica de norepinefrina, promovendo um aumento da atividade simpática, taquicardia, aumento do débito cardíaco e também da pressão arterial. Ela produz contração da musculatura vascular lisa periférica, quer por ação direta, mediada por receptores, quer por meio de receptores alfa-adrenérgicos, estimulados pelo aumento da atividade simpática, sendo mais um mecanismo que aumenta a pressão arterial. Estimula a liberação de aldosterona, que diminui a excreção renal de água e sal, aumentando a de potássio e a de hidrogênio, intervindo no transporte de sal nos túbulos distais. Esse mecanismo, aliado à vasoconstrição intra-renal, conduz ao aumento do volume extracelular (Fig. 5.2). Maior sede e maior apetite de sal, por estímulo do sistema nervoso central, e maior transporte intestinal de sódio contribuem para esse fato. Finalmente, a angiotensina II estimula a produção de prostaglandinas I_2, E_2, $F_2\alpha$ e tramboxano A_2 nos vasos celíacos, artéria femoral e aorta, agindo nas células endoteliais vasculares ou no fator de relaxamento derivado do endotélio (EDRF ou óxido nítrico).

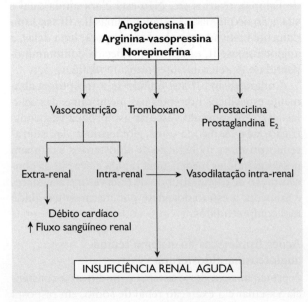

Figura 5.2 – Ação fisiológica da angiotensina II.

Sistema renina-angiotensina intra-renal

A enzima conversora da angiotensina I, que converte a angiotensina I em II, atua não só nos pulmões, como era anteriormente conhecido, mas também nos tecidos periféricos, inclusive nos rins. Estudos recentes concluem que a angiotensina II pode ser produzida intracelularmente, mesmo na ausência das duas enzimas: renina e enzima conversora da angiotensina I. Esta seria produzida também extravascularmente, no interstício, nas células justaglomerulares e nas células tubulares proximais. A angiotensina II também deve ser liberada na linfa renal, de origem intersticial, onde podem ser encontrados renina, angiotensinogênio e as duas angiotensinas I e II.

SISTEMA CALICREÍNA-CININA RENAL

A calicreína é uma enzima que age sobre uma alfa-2-globulina do plasma, produzida no fígado, denominada cininogênio, reduzindo-a a polipeptídeos menores: calidina e bradicinina. Na realidade, existem dois cininogênios e duas calicreínas: plasmática e glandular ou tecidual. Um dos cininogênios, de alto peso molecular, é sintetizado no fígado, sendo o substrato da calicreína plasmática que formaria a bradicinina, um nonapeptídeo. O outro, de baixo peso molecular, é o substrato da calicreína glandular que formaria um decapeptídeo, a calidina, ou lisilbradicinina.

A calicreína tecidual é uma enzima que está presente em glândulas exócrinas e endócrinas, como as salivares e sudoríparas, pâncreas, intestino e rins. Ela também é conhecida como calicreína renal, uma protease de alto peso molecular, formada no lisossomo, retículo endoplasmático e membranas plasmáticas das células dos túbulos contornados distais, encontrada na linfa renal e na urina, em forma ativa e inativa. O local de produção é distal à mácula densa, sem proximidade com as células justaglomerulares.

A calidina e a bradicinina são metabolizadas pelas enzimas aminopeptidases, cininases I e II, agindo nos pontos assinalados na figura 5.3. A cininase II é a própria enzima conversora da angiotensina I. A bradicinina é um potente vasodilatador. Quando ela está sendo degradada pela cininase II, diminuindo o relaxamento vascular, a angiotensina I está se transformando em angiotensina II, aumentando a constrição vascular. Os inibidores da enzima da conversão da angiotensina I (captopril, enalapril, lisinopril e outros) apresentam efeito inverso. A liberação de calicreína renal é estimulada pela administração de mineralocorticóides, angiotensina II e prostaglandina. Por isso sua excreção renal está aumentada no hiperaldosteronismo primário e na síndrome de Bartter, mas não no hiperaldosteronismo secundário da hipertensão renovascular experimental, por motivo não esclarecido.

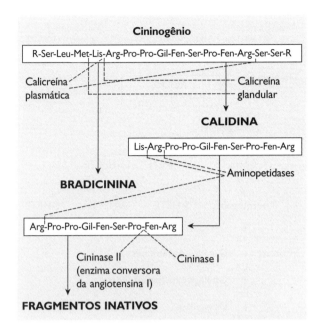

Figura 5.3 – Vias de síntese e degradação das cininas renais. Ser = serina; Leu = leucina; Met = metionina; Lis = lisina; Arg = arginina; Pro = prolina; Gli = glicina; Fen = fenilalanina.

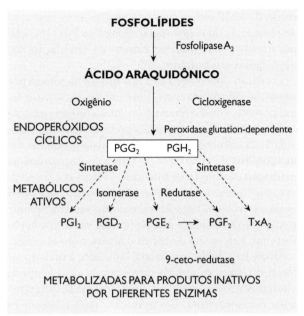

Figura 5.4 – Biossíntese e degradação das prostaglandinas.

A renina circula sob forma inativa denominada pró-renina, que é ativada pelas duas calicreínas em meio ácido. Não está demonstrado que isso ocorra em condições fisiológicas. As cininas são potentes vasodilatadores e natriuréticos, capazes de estimular a síntese renal de renina e de prostaglandina E_2, parcialmente responsável pelo efeito vasodilatador. A ação natriurética faz-se nos segmentos distais dos néfrons profundos, inibindo a reabsorção de água e sal.

PROSTAGLANDINAS E OUTROS DERIVADOS DO ÁCIDO ARAQUIDÔNICO

O ácido araquidônico é um ácido gorduroso poliinsaturado, com 20 átomos de carbono, produzido no fígado a partir do ácido linoléico. Este é um ácido gorduroso essencial, um fosfolípide, ingerido habitualmente pela dieta, cerca de 10g por dia para adultos. O ácido araquidônico é metabolizado, no mínimo, por três sistemas enzimáticos: das cicloxigenases, das lipoxigenases e das epoxigenases/monoxigenases.

Prostaglandinas

A metabolização do ácido araquidônico pelo sistema enzimático das cicloxigenases dá origem às prostaglandinas (Fig. 5.4). Estas enzimas estão presentes no endoplasma do núcleo e nas membranas mitocondriais das células endoteliais de artérias e arteríolas, nas células mesangiais, nas células epiteliais do glomérulo, nas células intersticiais do rim e ao longo de vários segmentos dos túbulos renais. Esta via é a mais importante de metabolização do ácido araquidônico nos rins.

Inicialmente, esse ácido é metabolizado para endoperóxidos intermediários: PGG_2 e PGH_2 (Fig. 5.4). Estes endoperóxidos têm meia-vida média de 5 minutos e são biologicamente ativos, induzindo constrição da aorta e agregação de plaquetas. A partir da PGH_2 são formadas cinco prostaglandinas: PGI_2 ou prostaciclina, PGD_2, PGE_2, $PGF_2\alpha$ e tromboxano A_2. Há dúvidas se a PGD_2, a maior prostaglandina produzida nos mastócitos, seja também formada nos rins. As quatro primeiras prostaglandinas apresentam meia-vida média de 3 a 5 minutos, enquanto a do tromboxano é de apenas 30 segundos.

A liberação das prostaglandinas é estimulada pela angiotensina II, arginina-vasopressina, bradicinina, norepinefrina, serotonina, fator de crescimento epidérmico, interleucina, fator de agregação plaquetária (PAF), estradiol e por condições patológicas que aumentam a atividade da cicloxigenase, como obstrução venosa e ureteral.

Estas prostaglandinas podem ser divididas em relaxantes (PGI_2 e PGE_2 e constritoras ($PGF_2\alpha$ e TxA_2 e com ação geral (PGI_2 e tromboxano A_2 ou com local, nos rins (PGE_2 e $PGF_2\alpha$).

A PGI_2 ou prostaciclina já foi denominada de protetora dos endotélios. Ela é sintetizada principalmente no córtex, em glomérulos e células mesangiais, mas em pequena quantidade.

A PGE_2 e a $PGF_2\alpha$ são sintetizadas em maior quantidade na medula renal. A PGE_2 é sintetizada em grande intensidade na medular externa dos rins e menos na medular interna e no córtex. Ela é capaz de estimular a adenilciclase glomerular, aumentando o conteúdo de AMP cíclico celular e facilitando a liberação de renina. As duas prostaglandinas E_2 e $F_2\alpha$ têm ação puramente renal, pois ao caírem na circulação são degradadas nos pulmões.

O estudo do tromboxano nos rins é dificultado por sua meia-vida muito curta. Ele é um vasoconstritor renal potente, condicionado a um aumento da resistência renovascular. A obstrução ureteral aumenta a atividade da tromboxano-sintetase e de sua produção. Os metabólitos da cicloxigenase têm sido implicados na mediação de alterações funcionais renais em numerosas síndromes: lesão glomerular, insuficiência renal aguda e crônica, rejeição de enxerto em transplante renal, nefrotoxicidade à ciclosporina, síndrome hepatorrenal, nefropatia diabética e hipertensão essencial.

Quando o débito cardíaco é reduzido, a pressão arterial sistêmica é mantida pela ação de altos níveis de vasoconstritores sistêmicos: angiotensina II, norepinefrina e vasopressina. Em oposição, para proteger os rins, há liberação de prostaglandinas relaxantes E_2 e I_2. Se a hipoperfusão renal é grave, há aumento concomitante do tromboxano, disfunção renal e insuficiência renal aguda.

As drogas antiinflamatórias não-esteróides são inibidoras potentes da cicloxigenase (Quadro 5.2). A aspirina, a mais usada e conhecida destas drogas, eficiente em numerosas doenças reumatológicas, inibe irreversivelmente, por acetilação, o local de ação das cicloxigenases, enquanto outros antiinflamatórios (indometacina, naproxeno, ácido mefenâmico e ibuprofeno) inibem reversivelmente. A aspirina, em doses pequenas, é capaz de inibir o tromboxano apenas, enquanto em doses maiores todas as prostaglandinas são inibidas. Esta ação é aproveitada terapeuticamente na prevenção de síndromes trombosantes: arteriosclerose cerebral e coronária.

Quadro 5.2 – Drogas antiinflamatórias não-esteróides.

Classe	Exemplos
Salicilatos	Aspirina, salicilato de sódio
Ácido indolacético	Indometacina, tolmetina, zomepirac, sulindac
Ácido antranílico	Meclofenamato de sódio, ácido meclofenâmico
Ácido propiônico	Ibuprofeno, naproxeno, fenoprofeno cálcico
Pirazolona	Fenilbutazona
Oxicam	Piroxicam, tenoxicam

Leucotrienos

Os leucotrienos (LT) constituem uma outra classe de mediadores lipídicos, liberados por células inflamatórias, capazes de induzir contração de células musculares lisas de tecido vascular ou não e aumentar a permeabilidade dos vasos, a quimiotaxia e a quimiocinase dos leucócitos e a síntese de prostaglandinas,

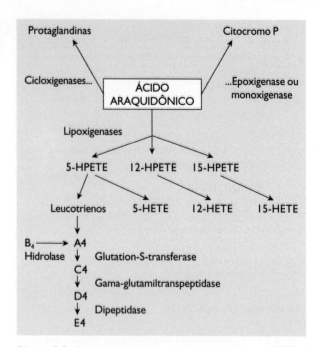

Figura 5.5 – Vias de degradação da ácido araquidônico. HPETE = ácido hidroperoxieicosatetraenóico; HETE = forma mono-hidróxi.

incluindo o tromboxano. Eles são gerados também a partir do ácido araquidônico pelo sistema enzimático das lipoxigenases (Fig. 5.5).

Os leucotrienos são eicosanóides gerados também nos glomérulos, embora não se saiba o seu local exato. O C4 e o D4 possuem ação vasoconstritora renal potente. O D4 deprime o Kf e a velocidade de filtração glomerular, provavelmente por meio de receptores que mediam a contração das células mesangiais dos glomérulos.

Citocromo P-450

Os metabólitos do citocromo P-450 do ácido araquidônico foram os últimos a ser descobertos. Eles parecem ser muito abundantes nos rins, mais que no fígado, no qual têm importante ação biológica. Eles são excretados em uma quantidade tão grande quanto os metabólitos da via cicloxigenase. Possuem atividade vasodilatadora e vasoconstritora, tendo talvez importância na patogênese da hipertensão arterial sistêmica.

LÍPIDE RENOMEDULAR NEUTRO ANTI-HIPERTENSOR OU MEDULIPINA

Hipertensão renopriva é uma forma de hipertensão arterial que se segue à nefrectomia bilateral. Ela foi descrita em 1949, por Grollman et al., baseados em experiências prévias de outros autores. Ela teria, entre outras, duas explicações:

a) devido à nefrectomia, haveria retenção de substâncias pressoras extra-renais comumente eliminadas pelos rins;

b) devido à ausência de massa renal, não haveria produção de vasodilatadores ou hipotensores secretados pelos rins.

Na realidade, conforme foi descoberto por acaso, em 1961, por Merril et al., a nefrectomia bilateral de humanos, portadores de hipertensão arterial maligna, seguida de diálise efetiva, acompanha-se freqüentemente, mas não sempre, de normalização da pressão arterial e melhoria das condições cardiocirculatórias típicas de hipertensão maligna. Parecia que a hipertensão renopriva era um artefato decorrente de retenção de água e sal, por manobras dialíticas antiquadas e incompetentes.

Porém, desde o fim do século XIX, sabia-se que extratos corticais de rins de mamíferos eram hipertensores, enquanto extratos medulares eram hipotensores. Chamou-se de renina a substância hipertensora cortical, e de medulina, a substância hipotensora medular.

Lee et al., em 1965, descobrindo a prostaglandina A_2 (PGA_2) na medula renal e constatando que ela teria efeito vasodilatador sistêmico, por não ser inativada nos pulmões, denominaram-na de medulina. Posteriormente, concluiu-se que a PGA_2 era fruto da desidratação ácida inespecífica da PGE_2, deixando de fazer parte do grupo das prostaglandinas de origem renal.

Células intersticiais renomedulares

O estudo cuidadoso das células da medular interna renal, junto ao centro da papila, revelou que um grupo delas, denominadas células intersticiais renomedulares (RIC), de origem muscular lisa, dispunham-se em escada, unindo a alça de Henle à *vasa recta* e ao ducto coletor. Estas células teriam duas funções: 1. ao se contraírem, poderiam facilitar o movimento líquido da urina e do sangue nas três estruturas; e 2. secretora. Estas células conteriam numerosas vesículas, com grânulos de material secretado, de origem lipídica e propriedades hipotensoras.

Muirhead et al., em trabalhos publicados de 1960 a 1989, demonstraram que essas células poderiam ser cultivadas e injetadas por via subcutânea na pele abdominal anterior de ratos Wistar/GM, tornados hipertensos, normalizando sua pressão arterial.

A preparação é ativa em diferentes tipos de hipertensão experimental: Goldblatt-um-rim, Goldblatt-dois-rins, hipertensão maligna e angiotensina-sal, entre outras. As células intersticiais renomedulares secretam pelo menos quatro substâncias: prostaglandinas, principalmente PGE_2 e, em menor quantidade, $PGF_{2\alpha}$, não secretando a PGI_2 ou prostaciclina, um inibidor da prostaglandina-sintetase, proteoglicanos e lípides anti-hipertensores.

A secreção de PGE_2 é estimulada pela angiotensina, bradicinina, HAD e inibidores da enzima de conversão da angiotensina I. A PGE_2 teria três funções:

inibir a ação do HAD, inibir a bomba Na^+-K^+-ATPase no ramo espesso da alça ascendente de Henle e aumentar o fluxo sangüíneo ao nível da papila renal.

As células intersticiais renomedulares apresentam receptores para glicocorticóides. Estes estimulam a síntese de um inibidor da prostaglandina sintetase, inibindo a síntese de PGE_2 e de $PGF_{2\alpha}$.

As RIC sintetizam os proteoglicanos, a principal substância intersticial da papila renal, compostos de glicosaminoglicanos, sulfato de condroitina e ácido hialurônico.

Os lípides anti-hipertensivos são quatro: prostaglandinas, um fosfolípide inibidor da renina, alquiésteres da fosfatidilcolina (AEPC) e um lípide neutro.

A PGE_2 não tem ação sistêmica, uma vez que, caindo na corrente circulatória, é inativada no pulmão. Localmente, seria responsável pela derivação do sangue do córtex renal (zona 1) para a área justamedular (zona 4), aumentando o fluxo sangüíneo renomedular, provavelmente se opondo a hormônios vasoconstritores: angiotensina e norepinefrina. O fosfolípide inibidor da renina é ativado pela fosfolipase A_2, sendo útil em hipertensões renina-dependentes.

O AEPC, atualmente denominado lípide renomedular polar anti-hipertensivo (APRL), quando injetado por via intravenosa, em bolo, tem ação hipotensora imediata, de 2 a 3 segundos, acompanhada de taquicardia e aumento da atividade do sistema nervoso simpático. O lípide neutro, denominado inicialmente por Muirhead de lípide renomedular neutro anti-hipertensor (ANRL), é conhecido atualmente como medulipina I, uma vez que o termo medulina já fora usado para denominar uma prostaglandina atualmente extinta (PGA_2). A medulipina I é ativada pelo fígado, transformando-se em medulipina II, por isso ao ser injetada por via intravenosa, em bolo, reduz a pressão arterial com atraso, de 1 a 2 minutos, com bradicardia ou eucardia e supressão da atividade do sistema nervoso simpático. A medulipina I é secretada pelo rim sem pinça, na hipertensão Goldblatt-dois-rins. A medulipina II tem três funções bem estabelecidas: vasodilatadora, de supressão da atividade nervosa simpática central e periférica e de envolvimento no mecanismo diurese-natriurese.

Conclusão

As células intersticiais renomedulares (RIC) ou células do tipo I de Bohman, concentradas na papila renal, secretam uma substância denominada medulipina I, producto do metabolismo do ácido araquidônico ou adrênico. Este sistema opõe-se ao sistema renina-angiotensina-aldosterona do córtex renal, constituindo um verdadeiro sistema endócrino renal anti-hipertensor.

A medulipina I atinge o fígado por meio da circulação sangüínea, onde é convertida em medulipina II, pelo sistema enzimático citocromo P-450.

A medulipina II tem pelo menos três importantes funções: vasodilatadora, supressora da atividade do sistema nervoso simpático periférico e talvez também central e causadora de diurese-natriurese.

ENDOTELINA

A endotelina é uma protease de natureza peptídica, solúvel, liberada pelas células endoteliais vasculares, com atividade vasoconstritora. O endotélio, em oposição, respondendo a uma variedade de estímulos mecânicos e neuro-humorais, libera também substâncias com atividade vasodilatadora: fator relaxante derivado do endotélio (EDRF ou óxido nítrico – NO) e prostaciclina (prostaglandina I_2 ou PGI_2). Ela possui 21 aminoácidos, tendo sido purificada de células endoteliais de aorta de porcos por Yanagisawa et al., em 1988.

Existe uma família de endotelinas: ET-l, ET-2 e ET-3 e endotelina-b, esta última também chamada de constritor intestinal vasoativo. A ET-l exerce um papel importante na hemostasia local. A ET-2 ainda não está bem definida e a ET-3 age como um neurotransmissor em tecido nervoso. A ET-1 é muito parecida com veneno de escorpião e da cobra *Atractaspis engaddensis* e possui algumas ações semelhantes. A toxina de escorpião, por exemplo, inibe diretamente canais de sódio e assim bloqueia a transmissão neuronal. A ET-1 deve ter um papel importante na gênese da hipertensão arterial sistêmica e em certas doenças em que predominam as lesões da célula endotelial: síndrome hemolítico-urêmica, púrpura trombocitopênica trombótica, pré-eclâmpsia e nefrotoxicidade à ciclosporina. A endotelina age pela ligação com receptores específicos, ETA e ETB. Os receptores ETA estão localizados nas células musculares lisas vasculares e os receptores ETB em células endoteliais, distribuídos em todo o organismo. Nos rins, o receptor ETB está localizado principalmente nos ductos coletores e glomérulos, enquanto o receptor ETA está presente em vasos e nos glomérulos. A vasoconstrição induzida pela ET-1 é mediada prinicpalmente pelo receptor ETA, enquanto o ETB está envolvido na vasodilatação dependente do endotélio.

A ET-1 apresenta outras ações: inibe a liberação de renina das células justaglomerulares, aumenta a pressão arterial, estimula a liberação de EDRF e fator natriurético atrial que se opõem ao aumento pressórico; reduz marcadamente a liberação de norepinefrina de terminações nervosas periféricas e estimula a liberação de prostaglandinas vasodilatadoras que também produzem vasodilatação em oposição ao seu papel vasoconstritor. A administração de inibidores das cicloxigenases, por inibirem as prostaglandinas, potencializam a resposta hipertensiva da ET-l.

Nos rins, a ET-1 aumenta a resistência vascular renal, reduz o fluxo sangüíneo renal e em menor intensidade a filtração glomerular, de forma que a fração de filtração aumenta. Em doses pequenas, ela produz modesta natriurese por induzir inibição da bomba Na_+-K_+-ATPase nas células dos ductos coletores da medular interna, que é responsável pelos ajustes finais na eliminação de eletrólitos pelos rins.

ERITROPOETINA

A eritropoetina (EPO) é uma glicoproteína de peso molecular aproximado de 34.000 dáltons, liberada pelos rins em resposta à hipóxia tecidual, com a função de controlar a eritropoese.

A associação de uremia crônica e anemia era conhecida há muitos anos, mas só em 1957 foi demonstrado o papel dos rins no controle da produção de hemácias. Inicialmente, pensou-se que o rim produzisse um fator eritropoético renal (REF ou eritrogenina), que, agindo como uma enzima, converteria um precursor pró-fator estimulante da eritropoese (pró-ESF ou eritropoetinogênio), de origem hepática, no fator estimulante da eritropoese (ESF ou eritropoetina). Hoje, sabe-se que durante a vida fetal a eritropoetina é sintetizada principalmente no fígado, que é substituído pelos rins nas primeiras semanas de vida. Na vida adulta, a produção extra-renal de eritropoetina, principalmente no fígado, é inferior a 10%. O gene da eritropoetina está localizado no cromossomo 7. Após essa descoberta, foi possível isolá-la, identificar sua cadeia de aminoácidos, seu código genético e cloná-la. O plasmídio da eritropoetina foi inserido nas células de informação genética do roedor criceto (*hamster*), que seqüestra o hormônio recombinante por meio de manipulação genética. A eritropoetina recombinante humana (rhEPO), assim gerada, é indistinguível da eritropoetina humana urinária, não sendo portanto antigênica, embora fabricada a partir de células de um mamífero de outra espécie (de 1986 a 1988).

Fisiologia

A eritropoetina é sintetizada nas células epiteliais de capilares peritubulares tributários de arteríolas eferentes glomerulares a partir de diferentes estímulos: anoxia tecidual, anemia, isquemia renal, substâncias histotóxicas, drogas vasoativas, angiotensina II, vasopressina e epinefrina. Sua produção é inversamente relacionada à hipóxia. Provavelmente uma proteína heme, localizada nas adjacências das células produtoras de eritropoetina, seja o sensor de oxigênio responsável pelo estímulo inicial. Depois de liberada na circulação, a EPO liga-se a receptores específicos nas células precursoras eritróides, formando um complexo receptor-erotropoetina, aumentando a produção de eritrócitos. Os receptores também estão expressos em células renais e do sistema nervoso central, sugerindo outras funções para a EPO, talvez ligada à proteção de órgãos contra lesões isquêmicas. Os locais de degradação ainda não foram identificados, supondo-se ser o fígado um deles.

Existem vários possíveis inibidores da eritropoese no soro urêmico: hormônio paratireóideo, espermina, ribonuclease e moléculas médias. Entretanto, estudos recentes não demonstraram diferenças no crescimento de células de medula óssea sob efeito de soro humano normal ou urêmico.

A vida média da eritropoetina varia de 2 a 10 horas, sendo eliminada em pequena quantidade pela urina, uma vez que sua fração circulante não se altera na insuficiência renal terminal.

Ação

A anemia do renal crônico é normocítica, normocrômica e hiporregenerativa, o número de reticulócitos está reduzido e aparecem células em "ouriço" ou equinócitos no esfregaço. A concentração de ferro sérica, a capacidade de ligação do ferro e a ferritina (siderofilina) sérica apresentam-se normais.

Esta anemia depende de quatro mecanismos: 1. diminuição da sobrevida de hemácias; 2. diminuição da resposta da medula óssea à eritropoetina, por metabólitos e/ou inibidores medulares tóxicos; 3. deficiência relativa de eritropoetina; e 4. perda sangüínea por hemodiálise e/ou hemofiltração. A anemia desenvolve-se em quase todos os pacientes com insuficiência renal e creatininemia superior a 2-3mg/dL. O hematócrito pode cair até níveis inferiores a 20% e os pacientes renais crônicos podem necessitar de transfusões sangüíneas, prática cada vez mais em desuso, ou, idealmente, de suplementação com eritropoetina e ferro.

A administração de eritropoetina produz duas ações: uma imediata, liberando hemácias da medula óssea, algumas imaturas e nucleadas, aumentando a reticulocitose, e outra, tardia, aumentando o número de células precursoras da eritropoese.

Indicações

O tratamento anterior da anemia do renal crônico com transfusões trazia um risco potencial de infecções virais (hepatite B ou C e AIDS) e outras (sífilis e doença de Chagas), além de exposição a antígenos leucocitários e geração de um certo número de pacientes produtores de anticorpos citotóxicos contra tais antígenos que poderiam interferir em transplantes futuros.

A eritropoetina está indicada na anemia do renal crônico submetido ou não à diálise regular, com Hb < 11g/dL. Seu maior benefício é a restituição do bom estado físico e mental e a reintegração social do urêmico. Ela seria indicada também na anemia dos prematuros, dos tumores malignos, na insuficiência renal aguda e na anemia induzida por quimioterapia.

Dosagem, reações e contra-indicações

A eritropoetina recombinante humana é usada por via intravenosa ou subcutânea, 25 a 100U/kg, três vezes por semana, visando elevar a Hb ≥ 11g/dL. As reações adversas são raras, sendo as dores ósseas os sintomas mais comuns. Anticorpos antieritropoetina já foram detectados, principalmente após administração por via subcutânea, podendo causar aplasia de medula. Esta complicação é rara e parece estar relacionada a uma formulação específica da rhEPO. Hipertensão arterial dependente de aumento da resistência vascular periférica, aumento da viscosidade sangüínea e falta de adaptação autonômica são outras complicações do tratamento.

A eritropoetina recombinante humana é teoricamente contra-indicada em portadores de alterações hematológicas malignas.

Aumento da síntese

A eritropoetina pode estar aumentada em algumas doenças renais: doença renal policística, estenose da artéria renal, transplantes renais, hidronefrose, síndrome de Bartter, hipernefroma e outras doenças tumorais renais.

VITAMINA D

A vitamina D é uma molécula presente em todos os seres vivos, tendo sido descoberta em 1919. A estrutura química da vitamina D (vegetal) foi determinada em 1932 e a da vitamina D_3 ou colecalciferol, de origem animal, quatro anos mais tarde. As principais fontes de vitamina D são a alimentação e a síntese na pele. A vitamina D_3 ou colecalciferol, sintetizada na pele, na parte inferior da derme e na camada de Malpighi, com auxílio dos raios ultravioleta do sol, a partir da 7-diidroxicolesterol, é um pró-hormônio, assim como a vitamina D_2 de origem vegetal. Estas vitaminas, produzidas no próprio organismo, de origem alimentar ou medicamentosa, são transportadas até o fígado por meio de proteínas específicas (DBP – D *binding protein*), onde serão hidroxiladas, tornando-se 25-hidroxivitamina D [25(OH)-D_3], que foram sintetizadas em 1968. Depois, sofrem outra hidroxilação nos rins, por meio das mitocôndrias dos túbulos proximais renais e a enzima 1-alfa-hidroxilase, transformando-se em 1,25(OH)$_2$-D_3 (1,25-diidroxicolecalciferol). Os rins são a principal fonte desse metabólito ativo, embora outros órgãos, como ossos, pele e placenta possam também produzi-lo. Entretanto, a produção nesses órgãos parece estar mais relacionada à regulação do crescimento celular do que com a homeostase do cálcio.

Fisiologia

A vitamina D ativada nos rins é um hormônio lipossolúvel, cujo mecanismo de ação é semelhante aos hormônios esteróides, podendo agir por meio da via genômica ou da via não-genômica. Através da via genômica, a 1,25(OH)$_2$-D$_3$ liga-se a receptores nucleares (VDR, *vitamin D receptor*), estimulando determinados genes a produzir RNAm para a síntese de proteínas específicas. As ações não-genômicas da 1,25(OH)$_2$-D$_3$ ocorrem por meio da ligação com receptores de membrana com propriedades diferentes daquelas dos receptores nucleares e citosólicos. Essa via é responsável pelo estímulo hormonal rápido da absorção intestinal de cálcio, denominada transcaltaquia. Esse estímulo parece envolver canais de cálcio e de mensageiros intracelulares, como o AMP cíclico.

A 1,25(OH)$_2$-D$_3$ estimula o transporte intestinal de cálcio, principalmente ao nível do duodeno e do íleo, e de fósforo no jejuno.

Nos ossos, a vitamina D induz a diferenciação dos osteoclastos e, apesar de essas células não apresentarem receptores para vitamina D, elas proliferam e aumentam a reabsorção óssea. A ativação dos osteoclastos ocorre provavelmente por ação nos osteoblastos, que via fatores locais ativariam os osteoclastos.

Nos rins, ela regula a excreção de fósforo às necessidades do organismo, inclusive bloqueando as ações fosfatúricas do PTH, calcitonina e vasopressina. Assim, mantém a fosfatemia nos limites da normalidade por meio da regulação da fosfatúria.

A vitamina D tem ação sobre o PTH, causando diminuição significativa dos níveis plasmáticos desse hormônio, talvez não dependente apenas do aumento da calcemia, uma vez que pode ocorrer também em ratos hipocalcêmicos. Há demonstrações que sugerem que ela estaria envolvida na síntese e/ou secreção do hormônio paratireóideo (Fig. 5.6).

A deficiência de vitamina D também está relacionada a alterações musculares, provocando intensa fraqueza dos músculos esqueléticos proximais, mais ao nível dos ombros e da pelve, condicionando uma marcha semelhante ao do pingüim.

Receptores de 1,25-diidroxicolecalciferol foram descritos nas paratireóides, pâncreas, mamas, fibroblastos da pele, testículos, placenta, monócitos e outros, demonstrando que sua ação possa ser muito maior e ainda desconhecida.

Distúrbios relacionados a alterações do metabolismo da vitamina D

1. Com diminuição da ação metabólica: falta de exposição ao sol, deficiência dietética, má absorção intestinal, distúrbios hepáticos levando à redução de 25-OH-D$_3$, gastrectomia subtotal, insuficiência renal, hipoparatireoidismo, excesso de fósforo, de alumínio ou de cádmio, *diabetes mellitus*, osteoporose etc.
2. Com ação metabólica excessiva: maior ingestão de vitamina D, hiperparatireoidismo, acromegalia, sarcoidose, tuberculose granulomatosa, depleção de fosfato, hipercalciúria absortiva idiopática, gravidez, lactação, crescimento etc.

Indicações e dosagem

A vitamina D estaria indicada na insuficiência renal, especialmente crônica e dialítica, hipocalcemia, hipoparatireoidismo secundário com ou sem osteomalacia, insuficiência renal avançada em crianças, terapia anticonvulsivante concomitante, miopatia proximal etc.

Ela pode ser encontrada em várias apresentações e dosagens: vitamina D$_2$ ou D$_3$ – 10.000 a 200.000UI (0,25 a 5mg/dia), diidrotaquisterol – 0,25 a 2mg/dia, calcifediol (25-OH-D$_3$) – 25 a 100µg/dia e calcitriol [1,25(OH)$_2$-D$_3$] – 0,25 a 1µg/dia. O calcitriol é mais efetivo por via intravenosa, 0,25 a 3µg, três vezes por semana.

FATOR DE CRESCIMENTO I

Um fator de crescimento semelhante à insulina é sintetizado no rim (IGF-I), ao nível dos ductos coletores cortical e medular, estando, provavelmente, envolvido no crescimento e hipertrofia renais.

BIBLIOGRAFIA

BOIM MA, TEIXEIRA VPC, SCHOR N: Rim e compostos vasoativos, in *Fisiopatologia Renal*, editado por Zatz R, São Paulo, Atheneu, 2000, pp 21-40.

BROWN D, NIELSEN S: Cell biology of vasopressin action, in *Brenner & Rector's The Kidney* (6th ed), edited by Brenner BM, Philadelphia, WB Saunders Co, 2000, vol 1, pp 575-594.

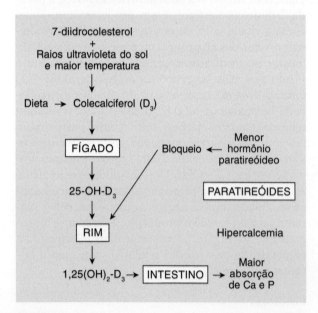

Figura 5.6 – Esquema de interação entre a vitamina D e o hormônio paratireóideo.

HALL JE, BRANDS MW: The renin-angiotensin-aldosterone system: renal mechanisms and circulatory homeostasis, in *The Kidney Physiology & Pathophysiology* (3rd ed), edited by Seldin DW, Giebisch G, Philadelphia, Lippincott Williams & Wilkins, 2000, vol 1, pp 1009-1045.

HUMPHREYS MH, VALENTIN JP: Natriuretic humoral agents, in *The Kidney Physiology & Pathophysiology* (3rd ed), edited by Seldin DW, Giebisch, Philadelphia, Lippincott Williams & Wilkins, 2000, vol 1, pp 1371-1410.

MATTIX HL, BADR, KF: Arachidonic acid metabolites and the kidney, in *Brenner & Rector's The Kidney* (6th ed), edited by Brenner BM, Philadelphia, WB Saunders Co, 2000, vol 1, pp 756-792.

MUIRHEAD EE, BYERS LW, BROOKS B, BROWN PS, PITCOCK JA: Biological contrast between medullipin I and vasoactive glyceril compounds. *Am J Med Sci* 298: 93-103, 1989.

MUIRHEAD EE, PITCOCK JA, BYERS LW, BROOKS B, BROWN PS: Role of medullipin: the renomedullary vasodepressor lipid, in *Hypertension: Pathophysiology, Diagnosis, and Management*, edited by Laragh JH, Brenner BM, New York, Raven Press, 1990, vol 1, pp 841-860.

POLLAK MR: Disturbances of calcium metabolism, in *Brenner & Rector's The Kidney* (6th ed), edited by Brenner BM, Philadelphia, WB Saunders Co, 2000, vol 1, pp 1037-1054.

REMUZZI G, MINETTI L: Hematologic consequences of renal failure, in *Brenner & Rector's The Kidney* (6th ed), edited by Brenner BM, Philadelphia, WB Saunders Co, 2000, vol 1, pp 2079-2102.

WINGO CS, WEINER ID: Disorders of potassium balance, in *Brenner & Rector's The Kidney* (6th ed), edited by Brenner BM, Philadelphia, WB Saunders Co, 2000, vol 1, pp 998-1035.

6 Avaliação Clínico-Laboratorial do Paciente Nefropata

Carlos Villela de Faria
Jenner Cruz

ANAMNESE

No exame do paciente renal, como aliás em qualquer doente, a anamnese é o ponto básico e a chave que orientará no diagnóstico. Naturalmente, dependendo da afecção em causa, diferentes serão os pontos a serem perquiridos e esmiuçados; só um conhecimento de toda a patologia renal permitirá abordar com segurança o problema. Existem doenças renais assintomáticas por muitos anos e outras polissintomáticas desde o início. Entretanto, procuraremos em um apanhado inicial considerar alguns dos grandes sintomas das afecções renais e a maneira de abordá-los na clínica.

DOR

Dois são os tipos de dor que costumam afetar os nefropatas.

Cefaléia

É com freqüência o sintoma denunciador de hipertensão arterial. A cefaléia do hipertenso é, em geral, matutina e tem caráter constritivo de peso, com localização difusa ou occipital, e acompanha-se de tonturas e de perturbações visuais, porém nem toda hipertensão se acompanha de cefaléia e nem toda cefaléia que ocorre com hipertensão depende desta.

Dor lombar

Ocorre em várias eventualidades e poderá apresentar caracteres variáveis. O quadro doloroso mais comum é o das cólicas que ocorrem nos processos obstrutivos, em geral litiásicos, denunciando contratura da musculatura lisa. A cólica renal típica, por calculose ou não, inicia-se na região lombar e desce obliquamente para a região inguinal do mesmo lado, até a bolsa testicular ou o grande lábio e a face interna e superior da coxa. É muito forte e pode acompanhar-se de náuseas, vômitos, diarréia, polaciúria e hematúria, em geral microscópica.

Há ainda uma dor surda, contínua, em peso, na região lombar, que pode ocorrer na fase inicial das glomerulonefrites difusas agudas ou nas infecções altas das vias excretoras. Os processos vasculares tais como embolias e tromboses da artéria ou veia renal e o infarto do rim poderão acarretar quadro doloroso, agudo e intenso na região renal.

Devemos finalmente lembrar que um grande número de pacientes que informam sofrer de "dor dos rins", quando solicitados, indicam a região lombar baixa, e na maioria das vezes trata-se de processo de lomboartrose. Essas dores em geral pioram com alterações climáticas, em especial com o frio e a umidade. A dor lombar de origem renal acompanha-se sempre de sinal de Giordano positivo (ver item Exame Físico neste capítulo).

EDEMA

O edema do paciente renal apresenta certas particularidades que devem ser realçadas.

a) Nas glomerulonefrites difusas agudas, em geral é pouco pronunciado, de aparecimento matutino e localizado no rosto, em especial nas pálpebras.
b) O edema do nefrótico em geral é bastante intenso, atinge o rosto, as pernas e por vezes o abdômen. Quando se torna generalizado é conhecido como anasarca.
c) Finalmente, o nefropata pode apresentar edema decorrente de insuficiência cardíaca, com caráter vespertino e sofrendo a ação da gravidade.

VARIAÇÕES DA DIURESE

Nas afecções renais agudas, a regra geral é queda da diurese, ou **oligúria**, com volumes inferiores a 400mL por 24 horas, podendo mesmo chegar à supressão total ou quase total da formação de urina (menor ou igual a 100mL por 24 horas), ou seja, **anúria**. Quando, raramente, não há nenhuma diurese, denomina-se

anúria total ou **absoluta.** Esta pode ocorrer na glomerulonefrite rapidamente progressiva, na insuficiência renal crônica terminal com o paciente em diálise e na obstrução bilateral das vias urinárias, ou unilateral em rim único.

Nas afecções crônicas, a queixa freqüente é das micções em grandes volumes, a **poliúria**, que ocorre em comprometimento renal avançado, *diabetes insipidus* e ingestão excessiva de líquidos, por motivos psicológicos ou não. Naturalmente, mesmo na nefropatia renal crônica, quando ocorre reagudização do processo, ou quando se instala insuficiência cardíaca, ocorrerá também a oligúria. Dado anamnéstico importante na evidenciação de possível sofrimento renal antigo é o da **nictúria** (derivada do latim) ou **noctúria** (derivada do grego). Este sintoma, freqüentemente mal interpretado, deverá ser considerado somente quando o volume das micções for elevado, comparando-se àquele do período diurno.

Estrangúria é dor forte, em cólica, caracterizada por espasmos no final da micção e associada a hematúria terminal, inflamação do trígono ou infiltração neoplásica.

Devemos lembrar também a **polaciúria** ou **polaquiúria**, ou seja, micções freqüentes, mas escassas em volume, e que, quando acompanhadas de dor e tenesmo, são conhecidas como **disúria**.

Finalmente citemos a **incontinência urinária**, ou seja, perda involuntária da urina, que poderá ser: 1º) de esforço, que ocorre ao defecar, tossir ou levantar pesos, sendo mais freqüente em mulheres, com ruptura de períneo ou no pós-operatório de prostatectomia radical; 2º) paradoxal, quando tal perda se deve a extravasamentos que acontecem em casos de retenção urinária por obstrução das vias excretoras ou bexiga neurogênica.

Enurese noturna é uma forma de incontinência urinária. Quando ocorre após os 4 anos de idade, pode sugerir malformação congênita do trato urinário ou distúrbios psicológicos.

VARIAÇÕES DA COR E ASPECTO DA URINA

A referência de hematúria macroscópica é dado importantíssimo e que deverá ser perquirido com atenção, manifestando-se sob a forma de eliminação de urina avermelhada, cor de caldo de carne, "CocaCola" etc. Ocorre com freqüência como manifestação inicial das glomerulonefrites, porém poderá ser evidente em qualquer sangramento da via urinária. Muitas vezes a variação da cor é conseqüente à eliminação de medicamentos e devemos citar em especial as vitaminas do complexo B, ou ingestão de alimentos, como é o caso da beterraba.

O aspecto turvo em urina emitida recentemente, com depósito, deverá sugerir a presença de infecção urinária.

INFECÇÃO

A presença, atual ou pregressa, de surtos febris ou infecções de vias aéreas superiores é informação preciosa. A relação cronológica exata entre o quadro infeccioso e a eclosão da afecção renal constitui elemento de valia no diagnóstico diferencial entre a glomerulonefrite difusa aguda e a reagudização do processo crônico. Na primeira, esse período é sempre superior a sete dias, e na segunda, não excede de um a dois dias.

Um quadro infeccioso geral, com calafrios, dor lombar e febre elevada, é por vezes o sinal de pielonefrite aguda, ocorrendo com freqüência em crianças e mulheres. Na pielonefrite crônica temos quadro infeccioso mais brando, em que a queixa predominante é o estado febril.

ALTERAÇÕES GASTRINTESTINAIS

Os sintomas são por vezes dominantes. A presença de vômitos repetidos, em jato, pode ocorrer como sintoma de encefalopatia hipertensiva ou de intoxicação aquosa. Vômitos precedidos de náuseas ou estado nauseoso contínuo são comuns na retenção de escórias, próprias da uremia.

A diarréia e/ou a constipação intestinal poderão ser manifestação de colite urêmica, que é encontrada principalmente nas insuficiências renais de decurso crônico.

ANEMIA

As sensações de desânimo e fraqueza, associadas à palidez da pele e das mucosas, poderão ser os sintomas iniciais de nefropatia crônica.

ALTERAÇÕES CUTÂNEAS

O portador de nefropatia crônica pode apresentar diferentes alterações cutâneas: coloração amarelo-pálida ou terrosa, devida à anemia e depósito de pigmentos de origem renal, urocromos, que estão deixando de ser eliminados pelo rim insuficiente; prurido cutâneo, por depósito de fosfato de cálcio na pele; púrpura, por deterioração da função plaquetária; escoriações e arranhões, por unhadas ao se coçar pelo prurido, além de a pele ser seca, quebradiça, descamada, acompanhada de atrofia muscular e perda da gordura subcutânea e freqüentemente olhos empapuçados, dando uma expressão de cansaço e depressão.

ALTERAÇÕES NEUROLÓGICAS

A nefropatia crônica costuma-se apresentar com alterações neurológicas centrais (deterioração intelectual, cefaléia, sonolência, torpor, fraqueza) e periféricas (sensações sensitivas e motoras). A neuropatia periférica urêmica é distal, simétrica, envolve mais as extremidades inferiores, com distribuição característica em meia ou em luva. Os componentes sensitivos da neuropatia precedem, em geral, os sintomas motores de parestesias, queimação e dor. A maior parte das alterações neurológicas da uremia terminal é reversível com o início da hemodiálise e principalmente com o transplante renal bem-sucedido.

EXAME FÍSICO

O exame físico do nefropata é, em geral, pobre de elementos. O hábito do paciente renal crônico é característico pelo cheiro de urina ou de amoníaco. A constatação de edema, de hipertensão arterial ou de sinais de insuficiência cardíaca são os achados mais comuns. Devemos chamar a atenção para a palidez e a tonalidade de terra da pele e das mucosas, principalmente nas afecções crônicas. Quanto ao edema, lembramos que, em indivíduos que ocupavam o leito há muito tempo, tal sinal deverá ser pesquisado na região sacrococcígea, local onde o líquido tende a se acumular.

A palpação abdominal será importante, principalmente em indivíduos magros, ao demonstrar tumorações renais, e os pontos renoureterais dolorosos. A palpação dos rins foi abandonada devido ao grande número de interpretações equivocadas e grande desconforto do paciente, sendo substituída pela ultrasonografia.

A percussão da loja renal continua sendo muito importante. Deve ser feita com o paciente sentado e o médico por trás, percutindo com a borda ulnar da mão desde a região torácica até abaixo da área de projeção renal. Quando positiva, haverá dor circunscrita à área da loja renal, de intensidade variável, conforme o grau e o tipo de lesão renal, podendo ser muito forte na infecção do trato urinário e na litíase renal e discreta na glomerulonefrite difusa aguda. Esse sinal é conhecido no Brasil como sinal de Giordano. A punho-percussão de Murphy é manobra idêntica obtida com a mão fechada. O golpe não deve ser muito forte a ponto de causar dor por si e tampouco fraco demais. Quando positivo, muitas vezes o paciente inclina-se para a frente e tenta fugir da percussão.

A ausculta do abdômen é importante ao evidenciar sopros de artérias renais por estenoses desses vasos, sendo causa de hipertensão arterial renovascular.

EXAMES PARACLÍNICOS

EXAME DE FUNDO DE OLHO
Permite avaliar o comprometimento das artérias da retina. Muitas classificações foram propostas para caracterizar este comprometimento, sendo as mais difundidas a de Gans e a de Keith e Wagener (ver Capítulo 37).

EXAME RADIOLÓGICO
A radiologia presta valioso auxílio ao especialista em doenças renais. A radiografia simples do abdômen, quando bem feita, permitirá visualizar os contornos renais e constatar agenesias, atrofias, vícios de posição, podendo ainda indicar a presença de tumorações ou cálculos radiopacos (ver Capítulo 7).

EXAME RADIOISOTÓPICO
Ver Capítulo 8.

EXAMES DE LABORATÓRIO

EXAME DE URINA
Do mesmo modo que o controle de um diabético pode ser feito por meio de tiras para exame imediato de glicosúria ou glicemia, existem tiras que permitem examinar até 10 ou mais componentes de um exame de urina, incluindo densidade, pH, proteinúria, glicosúria, leucocitúria, hematúria, cetonúria etc., de maneira rápida e precisa (Combistix®, Dipistick®, Labstix®, Multistix®). Todo clínico geral ou nefrologista deveria completar o exame físico do paciente com esse exame na primeira consulta.

De acordo com o padrão uniformizado, há cerca de 50 anos, pelo Departamento de Patologia da Associação Paulista de Medicina, dois são os tipos de exame de urina:

Exame simples

Inclui a determinação da densidade, a pesquisa de proteínas e as substâncias redutoras e o exame microscópico do sedimento urinário. Tanto a proteinúria como as substâncias redutoras, quando positivas, serão exprimidas qualitativamente.

Exame tipo 1

Inclui os caracteres físicos que são: volume, densidade, reação, aspecto, cor, cheiro, depósito; caracteres químicos que compreendem: pesquisa de proteínas, substâncias redutoras, corpos cetônicos, ácido diacético, pigmentos biliares e urobilinogênio; finalmente, o exame microscópico do sedimento.

A coleta da urina deverá ser feita preferencialmente pela manhã e enviada rapidamente ao laboratório ou coletada diretamente nesse local em recipiente estéril. Quando há interesse em se coletar a urina de 24 horas, deve-se sempre colocar no frasco, como preservativo, uma pequena pedra de timol. Em ambos os sexos, mas principalmente no sexo feminino, é importante fazer cuidadosa higiene local e eliminar o primeiro jato de urina.

É de boa prática submeter sempre o paciente, nas 18 horas precedentes, a um regime seco. Tal medida, além de afastar, de início, o diagnóstico de um comprometimento renal grave, no aspecto funcional, quando a densidade ultrapassa a cifra de 1,026, é importante para a preservação de elementos anormais que possam ocorrer no sedimento. Outro cuidado a tomar, em mulheres, é evitar a coleta em dias muito próximos do início ou fim do período menstrual, ocasiões em que poderá ocorrer contaminação com hemácias.

Caracteres físicos

Volume – normalmente, dependendo do estado de hidratação do paciente, o volume de 24 horas oscila entre 800 e 1.500mL. Volumes inferiores a 600mL ou superiores a 2.000mL costumam ser patológicos. Quando o volume urinário de 24 horas cai abaixo de 600mL, o rim, mesmo trabalhando com todas as suas reservas, não consegue eliminar todas as escórias e começa a haver retenção.

Densidade – a concentração de solutos na urina, medida na prática clínica pela densidade urinária, poderá, mais rigorosamente, ser avaliada pela medida da osmolalidade urinária.

A densidade varia em função do estado de hidratação do paciente. Oscila em geral entre 1,015 e 1,025. Como já assinalamos, quando o paciente é submetido a regime seco, ela deverá ser superior a 1,026, que corresponde a cerca de 800mOsm/kg de água. Os densímetros são graduados sempre para temperatura fixa, que vem anotada no aparelho. Por vezes, a temperatura do ambiente é diferente daquela e teremos então necessidade de fazer correção. Esta é feita acrescentando-se à densidade lida a fração 0,001 para cada 3°C de temperatura, acima daquela em que foi graduado o aparelho. Assim, se para um densímetro graduado a 20°C lermos 1,010, e se a temperatura ambiente for de 29°C, acrescentaremos à leitura a fração 0,003 e diremos ser a leitura de 1,013. Inversamente, se a temperatura for inferior àquela anotada no aparelho, subtrai-se para cada 3°C a fração 0,001.

Outra correção a ser feita é aquela que tem por fim descontar o aumento da densidade conseqüente à presença anormal de proteinúria ou glicosúria. Para se fazer esta correção dever-se-á subtrair para cada 3,9g de proteína 0,001 unidade na cifra da densidade, e esta mesma fração será tirada para cada 2,7g de glicose presente em cada litro de urina. Outras substâncias também podem alterar muito a densidade, como o contraste utilizado na urografia excretora.

Os laboratórios não costumam fazer essas correções, motivo pelo qual a medida da osmolalidade é mais precisa que a da densidade.

Cor – a cor clássica é a amarela, variando da tonalidade pálida a âmbar, e é função da concentração de pigmentos urinários e, até certo ponto, relacionada com a densidade. Esta cor poderá ser vermelha, o que ocorrerá tanto nas hematúrias como na eliminação de hemoglobina ou mioglobina livre. Menos freqüen-

temente, a urina apresentar-se-á pardacenta, pela eliminação de meta-hemoglobina, conseqüente à administração de tóxicos, como certos cloretos, nitritos, nitratos etc. Devemos ainda lembrar que freqüentemente a alteração da cor da urina é conseqüência do uso de medicamentos, realçando neste particular as vitaminas do complexo B e certos anti-sépticos urinários. Entre os alimentos citamos novamente a beterraba, que confere tom avermelhado à urina. A eliminação do pigmento da beterraba na urina, denominada bitúria, do inglês *beeturia*, depende da quantidade ingerida, do grau de anemia e da presença de um defeito tubular. Sem esse defeito e sem anemia, pode-se ingerir beterraba sem apresentar bitúria. De passagem, convém lembrar a alcaptonúria que ocorre na ocronose, doença metabólica rara, em que, devido à eliminação do ácido homogentísico, a urina quando exposta ao ar se torna pardacenta.

Aspecto – a urina normalmente é límpida, entretanto quando alcalina poderá, por precipitação de fosfatos, apresentar aspecto turvo. Nesses casos, a simples acidificação fará desaparecer a turvação. O mesmo pode ocorrer com a urina "velha", que demorou horas para ser examinada, na qual cresceram germes que mudaram o pH da urina para alcalina. Diferente será a turvação que decorre da eliminação de pus, sangue ou bactérias, e que persiste mesmo em urina ácida ou após acidificação. Possibilidade rara é a presença de urina leitosa, a chamada quilúria, e que ocorre nos casos de lesões de linfáticos, como na filariose renal.

Filamentos – são verificados em afecções urológicas, indicando processos inflamatórios das glândulas anexas ao trato geniturinário.

Cheiro – o cheiro *sui-generis* clássico poderá ser substituído por odor amoniacal nas bacteriúrias intensas ou adocicado no caso das cetoses.

Depósito – deve ser ausente ou mínimo em urina de eliminação recente. Na urina alcalina, poderá ocorrer pela precipitação de depósitos de fosfatos.

Reação – sendo a urina um dos elementos de que o organismo dispõe para a manutenção de seu equilíbrio acidobásico, e sendo a tendência do desequilíbrio sempre para o lado ácido, é natural que a urina matutina tenha sempre reação ácida, eliminando H^+ que se formam durante o processo metabólico. A ocorrência de urina alcalina poderá ser decorrente apenas de ingestão de alimentos ou drogas alcalinas em grandes quantidades. Em situações patológicas com aparecimento de alcalose respiratória ou metabólica, a urina poderá apresentar reação alcalina, porém, enquanto na respiratória o bicarbonato plasmático está baixo, na metabólica ele está elevado. Na clínica, observam-se com freqüência concentrações plasmáticas de bicarbonato superiores a 30mEq por litro, inclusive em pacientes que não tomam bicarbonato, nem perdem suco gástrico. Esses pacientes estão em alcalose por terem reabsorção renal de bicarbonato anormalmente grande e respectivamente excreção renal de H+. Nesse caso, o paciente alcalótico pode ter urina com pH na faixa ácida e praticamente ausência de bicarbonatúria, o que foi chamado de acidúria paradoxal.

Nas infecções urinárias, os germes que produzem urease (*Proteus* sp., *Providencia* sp., *Klebsiella pneumoniae, Serratia marcescens, Serratia liquefaciens, Enterobacter aerogenes*) transformam a uréia em amônia, produzindo urina alcalina. Há exceções, como a tuberculose, havendo um aforisma entre os urologistas de que a urina com sedimento mostrando pus e com reação ácida sugere tuberculose urinária.

Caracteres químicos

Proteinúria – no indivíduo normal é ausente ou atinge apenas a concentração de 0,09g/L ou 0,15g/dia ou cerca de 100µg/min. Quando ultrapassa esses índices, há possibilidade de se tratar de processo patológico. Normalmente, alguma proteína, cerca de 20 a 30mg, existe em 1.000mL do filtrado glomerular. Como os glomérulos filtram até 180 litros por dia, 3,6 a 5,4g de proteína de baixo peso molecular são filtrados por dia e quase totalmente reaborvidos, restando normalmente na urina apenas a quantia acima. Quase um terço da proteinúria urinária normal é de origem plasmática e dois terços são derivados de secreções renais e do trato urogenital. Entre estas, encontra-se a mucoproteína de Tamm-Horsfall, com peso molecular de 7.000.000 dáltons, que serve de base para a formação de cilindros, sendo eliminada na ordem de 40 a 75mg por dia.

A proteinúria quando intensa é de origem renal. Pensava-se que ela seria sempre índice de lesão glomerular, por aumento de sua permeabilidade, mas hoje se sabe que ela pode ser de origem glomerular ou tubular.

A proteinúria de origem glomerular pode ser funcional ou patológica. Na primeira, o glomérulo seria normal e a proteinúria é que seria patológica, constituída por proteínas de baixo peso molecular, menos de 40.000 dáltons, provenientes de certas entidades como mielomas, proteinúria de Bence Jones e de restos celulares por necrose em tumores ou não (cadeia leve, histúrias etc.). A glomerular patológica caracterizar-se-ia por proteinúria de alto peso molecular por diferentes mecanismos ou afecções, ocorrendo em diferentes formas de glomerulopatias, com síndrome nefrítica ou nefrótica.

A proteinúria de origem tubular também pode ser funcional e patológica. Normalmente, o túbulo secreta proteínas de alto peso molecular como parte do mecanismo de defesa da sua mucosa, como a IgA (imunoglobulina protetora das mucosas em geral) e a proteína de Tamm-Horsfall. Essa secreção pode aumentar em certas doenças, sendo conhecida também como proteinúria secretora ou nefrogênica. A proteinúria tubular patológica é observada nas nefropatias tubulointersticiais, quando proteínas de baixo peso molecular (menos de 40.000 dáltons), filtradas pelos glomérulos normalmente e não reaborvidas pelos túbulos pacientes, predominam na urina. O diagnóstico pode ser feito pelo predomínio da excreção de ß2-microglobulina (14.000 dáltons) sobre a albumina (69.000 dáltons).

A proteinúria da glomerulonefrite aguda ou crônica é em geral discreta, raramente ultrapassando 2 a 3g por dia. Quando este teor for ultrapassado, deve-se pensar na presença de componente nefrótico. Na valorização da intensidade da proteinúria, e de seu significado clínico, devemos sempre levar em consideração a perda efetiva em 24 horas e não a concentração em g/L. Exemplificando: um paciente com olig úria, eliminando 400mL de urina por dia, poderá apresentar proteinúria de 2g/L, que corresponderá à perda de apenas 0,8g por 24 horas; enquanto outro que esteja urinando 2L e perdendo os mesmos 2g/L estará realmente eliminando 4g por 24 horas.

A proteinúria pode ser também ortostática ou postural, comum em crianças, adolescentes e adultos jovens, quando estão em pé. É benigna e desaparece com a idade. Pode ser transitória, ocorrendo nos processos febris, insuficiência cardíaca, anemia grave, doenças da tireóide e lesões do sistema nervoso, desaparecendo com a causa e finalmente pode ser fixa ou persistente, quando em geral está associada a doenças renais primárias ou distúrbios sistêmicos produzindo lesões renais vasculares ou parenquimatosas. A maior parte das proteinúrias persistentes termina em insuficiência renal crônica progressiva.

Finalmente, quando se avalia a proteinúria por meio de tiras, deve-se saber que elas não dosam proteína de Bence Jones nem globulinas e têm dificuldade em identificar síndromes nefróticas porque seu valor máximo (++++) corresponde a proteinúrias iguais ou superiores a 500mg/L, ou iguais ou superiores a 1g/L.

Substâncias redutoras – tem valor a sua presença para o diagnóstico de *diabetes mellitus*. Em um paciente nefropata, tal achado fará suspeitar da glomerulosclerose intercapilar ou síndrome de Kimmestiel-Wilson. Deverá ser lembrado que freqüentemente, com o progredir da insuficiência renal, há diminuição do filtrado glomerular e, em conseqüência, menor carga tubular de glicose, possibilitando sua reabsorção completa ou quase total, daí a diminuição ou mesmo a ausência de glicosúria. Nesses pacientes, a glicemia também costuma diminuir, pois como a insulina é inativada nos rins, a menor função renal acompanha-se de maior duração da insulina circulante.

Por outro lado, glicosúria discreta e ocasional poderá ocorrer em indivíduos mesmo com níveis glicêmicos normais em alguns casos de insuficiência renal. Tal fato é explicado pela redução de néfrons funcionantes, podendo em determinados momentos ser elevada a carga tubular de glicose naqueles néfrons ainda funcionantes, e daí seu aparecimento na urina.

Finalmente, a glicosúria poderá ser conseqüente unicamente a um defeito renal na reabsorção, eventualidade que poderá ocorrer como decorrência de uma lesão tubular primária e única, como é o caso da chamada glicosúria renal congênita ou adquirida; ou se trata de quadro mais complicado associado a outros defeitos tubulares, como as síndromes de Fanconi em suas várias modalidades.

A ingestão de doses excessivas de vitamina C (ácido ascórbico) e a excreção elevada de ascorbato pela urina podem falsear a pequisa de glicosúria, produzindo resultados falso-negativos.

Corpos cetônicos e ácido diacético – pouco interesse tem estes elementos no paciente nefropata, a não ser como sinal de desidratação ou jejum.

Pigmentos biliares e urobilinogênio – também pouco interesse oferecem, a não ser como sinal de icterícia, pois a bilirrubina em níveis altos poderá ser causa de nefropatias tubulares agudas.

EXAME MICROSCÓPICO DO SEDIMENTO URINÁRIO

A condição essencial para um bom exame do sedimento é sua conservação. Para tanto, deverá ser exigida uma emissão recente ou uma conservação com gotas de formol ou pedras de timol.

Como já ressaltamos, é importante a restrição líquida anterior à coleta, pois sabe-se que na densidade inferior a 1,006 há lise de hemácias e de cilindros. Portanto, em urina com densidade inferior a 1,006 não tem valor a ausência desses elementos.

Deverá ser considerado o chamado sedimento organizado ou formado e o não-organizado ou químico.

Sedimento organizado

Células epiteliais – serão observadas células pequenas ou de vias altas e células altas ou de vias baixas. Quando numerosas, indicarão processo irritativo e descamativo das células epiteliais das vias excretoras.

Leucócitos – no exame rotineiro, com aumento de 320 vezes, a presença de até 1 a 2 leucócitos por campo não tem valor. Em geral, alguns consideram 10 por campo, porque contam algumas células epiteliais como leucócitos. Quando presentes em maior número, será de importância a anotação de seu aspecto, se se apresentam degenerados ou não, e formando ou não grumos. Esses caracteres são positivos nos processos inflamatórios das vias excretoras. Se os leucócitos forem conseqüentes ao extravasamento sangüíneo, além de se apresentarem bem conservados, observaremos também a presença de hemácias, na mesma proporção em que as encontramos no sangue, ou seja, mais ou menos um leucócito para 500 hemácias.

Devemos ter sempre em mente a possibilidade de os leucócitos poderem ter procedência vaginal ou de glândulas anexas na mulher, e de uretra e glândula anexa no homem, desde que a urina não tenha sido coletada com técnica conveniente.

Hemácias – a presença de hematúria em nefropatias médicas é indício de lesão glomerular. Nessa eventualidade, costuma acompanhar-se de proteinúria e cilindrúria. Há evidentemente a possibilidade de ela ser resultante de lesão em qualquer altura das vias excretoras, seja conseqüente a cálculos que irritam a mucosa, presença de tumores, pólipos ou seja conseqüente à lesão específica por bacilo de Koch etc.

Na urina normal, com aumento de 320 vezes, poder-se-ão encontrar raros eritrócitos, não ultrapassando o número de 1 a 2 por campo microscópico.

As causas principais de hematúria poderão ser assim enumeradas: 1. glomerulonefrites em forma aguda ou crônica; 2. nefrite embólica ou focal; 3. tuberculose renal; 4. tumores; 5. infarto do rim; 6. lesões por drogas; 7. pielonefrites; 8. hidronefrose; 9. traumatismos renais; 10. calculose; 11. cistite hemorrágica; 12. síndromes hemorrágicas; 13. causas desconhecidas; 14. outras, não obrigatoriamente nesta ordem.

Ressaltamos a possibilidade de existir hematúria microscópica sem significar lesão renal: tal ocorre, por exemplo, em processos febris e após esforços violentos, como o de uma partida de futebol.

Recentemente, tem-se valorizado o estudo da morfologia das hemácias por meio da microscopia de contraste de fase, evidenciando o chamado dismorfismo celular. Nas hematúrias glomerulares em conseqüência do traumatismo da passagem pelo glomérulo lesado (diapedese), mais de 80% das hemácias apresentar-se-iam disformes, com superfície irregular e com variações de tamanho, ao passo que, nas hematúrias não-glomerulares, mais de 80% delas se apresentariam regulares, com superfície lisa e tamanho uniforme. Há exceções, podem-se encontrar glomerulonefrites agudas com predomínio de hemácias normais e calculoses com predomínio de hemácias dismórficas.

Cilindros urinários – são decorrentes da coagulação de proteínas ao atingirem os túbulos, modelando-os e tendo como matriz ou esqueleto a mucoproteína de Tamm-Horsfall, secretada principalmente pelas células dos túbulos contorneados distais. Esta coagulação resulta da concentração e acidificação do filtrado glomerular, quando a mucoproteína de Tamm-Horsfall se precipita, aglutina e forma o cilindro hialino, que pode ser encontrado em pequeno número, no máximo um por lâmina, no indivíduo normal e em grande número nas proteinúrias nefríticas ou nefróticas. Em diferentes doenças: células, restos celulares, corpúsculos gordurosos, proteínas do soro como imunoglobulinas e proteínas renais podem ser englobadas formando os diferentes tipos de cilindro:

Hialino – por aumento das proteínas urinárias.

Finamente granular – por precipitação de proteínas do soro, imunoglobulinas, em glomerulonefrites mediadas imunologicamente.

Grosseiramente granuloso – igual ao anterior ou por restos celulares.

Epitelial – comum na necrose tubular aguda e outras tubulopatias agudas.

Hemático ou eritrocitário – nas hematúrias de origem glomerular ou tubular, como na glomerulonefrite aguda pós-infecciosa.

Hemoglobinêmico – igual ao anterior.

Leucocitário – comum nas infecções bacterianas agudas.

Gorduroso – comum nas síndromes nefróticas.

Céreo – comum nas nefropatias crônicas.

Largo – comum nas tubulopatias, especialmente crônicas.

Calcificado – nas nefropatias por hipercalciúria.

Mistos – eritroleucocitário por exemplo.

Outros – eosinofílico, sinuoso ou contorneado etc.

Os cilindros, verdadeiros moldes tubulares, são frágeis, podendo ser desintegrados e dissolvidos quando a urina é hipotônica, ou se alcaliniza. A ausência de cilindros em urina hipotônica ou com reação alcalina não pode ser levada em consideração.

Bactérias – normalmente, não devem existir bactérias na urina. A pesquisa desses microrganismos em lâmina contendo uma gota de urina, recentemente coletada, não centrifugada e corada pelo método de Gram, quando revelar mais que uma bactéria por campo microscópico deve sugerir infecção de vias urinárias.

Sedimento não organizado ou químico

Cristais – dependem do tipo de alimentação e da reação da urina. Os cristais encontrados em urinas ácidas são: ácido úrico, uratos amorfos ou cristalinos, oxalato de cálcio, cistina, leucina, tirosina, ácido hipúrico e sulfas. Nas urinas neutras, encontram-se, além dos elementos já referidos, os de fosfato neutro de cálcio. Nas urinas alcalinas são encontrados, de preferência, os depósitos de fosfato amorfo, fosfato amoníaco magnesiano, carbonato de cálcio e urato de amônio.

A presença de cristais de ácido úrico em urina de emissão recente poderá ser elemento sugestivo de calculose urinária. Os cristais de sulfa poderão causar crises dolorosas e até lesões renais graves. A presença de cristais de oxalato de cálcio também poderá ser seguida de quadro de irritação das vias excretoras. É importante a pesquisa de cristais de hematina após crises hemolíticas que poderão ser causa de insuficiência renal aguda.

Lipóides birrefringentes – são pequenos cristais de natureza lipóide, que se eliminam em urina de indivíduos com síndrome nefrótica demonstrando distúrbio do metabolismo lipídico. Sua presença é identificada com a microscopia sob luz polarizada, sob a forma da chamada cruz-de-malta, quando são denominados lipóides birrefringentes. Sua presença faz o diagnóstico de síndrome nefrótica.

EXAME QUANTITATIVO DO SEDIMENTO URINÁRIO

Addis, desde 1925, mostrou a necessidade de se metodizar o exame do sedimento urinário e avaliar o mais quantitativamente possível suas alterações. Verificou ainda a influência da maior ou menor concentração urinária na estimativa desses números e idealizou um método em que procurou uniformizar esse exame, conhecido como "contagem de Addis". Apesar de antigo, esse método ainda é utilizado ocasionalmente.

CULTURA DE URINA

Trata-se de exame imprescindível para evidenciar infecção de vias urinárias. Deve-se evitar a sondagem para a sua coleta e fazê-la, mesmo em mulheres, com micção espontânea, após higiene local bem feita, no próprio laboratório em recipiente estéril.

Constitui grande aquisição a introdução do método de contagem de colônias pelo qual se avalia o grau de infecção e diferenciam-se os casos de simples contaminação. O resultado é expresso em número de colônias e será indicador de infecção quando tal número for superior a 100.000 colônias; de 10.000 a 100.000 considera-se a infecção provável e abaixo de 10.000 é considerado contaminação.

Após obter-se a bactéria infectante procura-se, por meio do antibiograma, verificar quais são os antibióticos mais eficazes. Não esquecer que muitos antibióticos são mais ativos *in vitro* que *in vivo* e vice-versa, por isso, além do resultado do antibiograma, é bom saber quais os antibióticos mais indicados para determinado germe.

ALTERAÇÕES BIOQUÍMICAS SANGÜÍNEAS

Como veremos, a primeira alteração que ocorre na insuficiência renal manifesta é a retenção nitrogenada. Sendo assim, a dosagem de uréia já foi o melhor índice desse estado. Normalmente, pelo método da urease, os valores oscilam entre 15 e 35mg/dL. Alguns métodos apresentam outros limites de variação da normalidade. Dentro desses limites, a taxa é grandemente influenciada pela alimentação. Assim, em regimes pobres em proteínas, esse valor tende a ser mais baixo e nos regimes hiperprotéicos ele tende a se elevar. Alguns laboratórios, e mais freqüentemente os estrangeiros, costumam dosar o nitrogênio não-protéico (NPN) total do sangue, cujas variações, em geral, acompanham as da uréia; entretanto, em processos em que ocorre aumento de outros elementos nitrogenados, como o ácido úrico na gota, leucemia e certas infecções, pode haver aumento de NPN com uréia normal.

Na literatura americana é comum se apresentar os valores da uréia plasmática pela dosagem do nitrogênio ligado à molécula da uréia, expresso pela sigla BUN (*blood urea nitrogen*) e que corresponde aproximadamente à metade dos valores que obtemos quando dosamos a uréia (28/60 ou 7/15). Tais valores, portanto, deverão ser multiplicados por 2,1428 quando cotejados com nossas dosagens.

Em virtude de a creatinina não variar em função da dieta, sua dosagem passou a substituir a da uréia, principalmente no controle da evolução das doenças renais. O ácido úrico também é um mau marcador, devido ao grande número de gotas parciais ou incompletas que alteram seus resultados.

A taxa de creatinina normal é de 0,6 a 1,4mg/dL, e a do ácido úrico, de 3,5 a 5,9mg/dL, sendo maior no sexo masculino.

Dentre os distúrbios da insuficiência renal, é importante a avaliação do equilíbrio acidobásico, e para isso nos servimos durante muito tempo da determinação da reserva alcalina, termo impróprio, utilizando-se atualmente a medida do bicarbonato plasmático, cujos valores variam normalmente de 23 a 30mEq/L ou a determinação da gasometria venosa.

Alguns íons também são de controle importante, entre eles o potássio e o sódio, cujos valores normais vão de 3,5 a 5,1mEq/L e 136 a 146mEq/L, respectivamente. Deve-se ainda avaliar o grau de hipocalcemia (normal 8,4 a 10,2mg/dL) ou de hiperfosfatemia (normal 3 a 4,5mg/dL), que ocorrem freqüentemente, e a dosagem do cloro plasmático (normal 98 a 106mEq/L) como complemento de estudo da alteração do equilíbrio acidobásico.

Finalmente, lembramos que, em um caso de síndrome nefrótica, o desequilíbrio metabólico deverá ser avaliado por meio das alterações das proteínas séricas, dosagem do colesterol total e frações e do estudo do perfil eletroforético.

Eletroforese na doença renal – o estudo eletroforético da proteína sérica na síndrome nefrótica revela um padrão típico: queda da albuminemia e grande aumento das frações alfa-2 e/ou betaglobulina, decorrentes do aumento dos lípides que circulam ligados a essas globulinas. A eletroforese permite evidenciar alguns casos, como naqueles em que a gamaglobulina está elevada, como no lúpus eritematoso disseminado e na esquistossomose mansônica. Nas fases iniciais do lúpus, a gamaglobulina pode estar normal ou baixa, pois os anticorpos estão começando a ser produzidos. A presença de pico monoclonal conduz ao diagnóstico de mieloma. Em certos tipos de cirrose, podemos encontrar alterações correspondentes a doenças distintas.

O estudo da eletroforese urinária permitirá distinguir a proteinúria do nefrótico de uma proteinúria induzida por mieloma.

Finalmente, devemos lembrar ainda que na glomerulonefrite aguda podemos encontrar no perfil eletroforético do soro um aumento evidente da fração gamaglobulina e freqüentemente aumento da alfa-2-globulina.

AVALIAÇÃO DA CAPACIDADE FUNCIONAL RENAL

Uma vez feito o diagnóstico de doença renal, é obrigação do especialista verificar até que ponto o funcionamento renal está comprometido e para tal lançará mão de provas que procurem avaliar as funções do órgão.

As provas que usamos na clínica poderão ser agrupadas em três classes:

1. Provas que avaliam a função glomerular.
2. Provas que avaliam a função do túbulo proximal e dão idéia sobre o fluxo plasmático renal.
3. Provas que avaliam a função do túbulo distal.

PROVAS QUE AVALIAM A FUNÇÃO GLOMERULAR

A função glomerular é avaliada na clínica por meio das provas que estimam a filtração glomerular. É claro que, estando esta muito comprometida, haverá retenção sérica de escórias nitrogenadas (uréia, creatinina etc.) que indicarão a deficiência funcional. Há, entretanto, uma fase em que tal retenção não ocorre, ou é mínima, e então a medida da filtração glomerular será de grande valia.

Se considerarmos uma substância que seja livremente filtrada pelos glomérulos, que não se ligue às proteínas plasmáticas e que não seja secretada ou reabsorvida pelos túbulos, a quantidade de plasma liberada ou depurada dessa substância em 1 minuto, ou seja, seu *clearance*, será igual à filtração glomerular.

A inulina, um polissacarídeo, obedece essas premissas e tem sido utilizada em pesquisas mais minuciosas, para medir a filtração glomerular, entretanto, sua aplicação na prática clínica é impossibilitada por dificuldades técnicas e pelo preço e escassez dessa substância importada.

A creatinina, produto final do metabolismo da creatina muscular, de nível sangüíneo bastante constante, é a substância que mais se aproxima da inulina em seu manuseio renal, e por isso tem sido usada para determinações do seu *clearance* ou depuração para a avaliação da filtração glomerular.

A depuração da uréia foi usada durante muitos anos, porém, por não atender totalmente às premissas enunciadas, está ultrapassada.

Vejamos como proceder para determinar o *clearance* da creatinina. Para tanto, procuraremos calcular a quantidade mínima de plasma que contém a massa de creatinina eliminada pelos rins em 1 minuto, e então este será o volume do filtrado glomerular ou ritmo de filtração glomerular (GFR ou RFG).

Inicialmente ordenamos que o paciente esvazie completamente a bexiga, e em seguida colheremos toda a urina eliminada durante dois períodos de 1 hora cada. Estas duas amostras terão seus volumes medidos e após dividi-los pelo tempo, no caso 60 minutos, teremos os volumes-minuto (V e V'). No intervalo entre as duas amostras colheremos sangue para determinar a concentração plasmática da creatinina (P). A dosagem desta substância, nas duas alíquotas urinárias, indicará sua concentração por mL (U e U').

Multiplicando estas concentrações pelo volume minuto (UV e U'V') teremos a massa eliminada em 1 minuto. A quantidade de creatinina eliminada por minuto (UV e U'V') é igual à quantidade filtrada (RFG × P e RFG' × P).

$$\text{ou } UV = RFG \times P \text{ e } U'V' = RFG' \times P$$

$$\text{ou } RFG = UV/P \text{ e } RFG' = \frac{U'V'}{P}$$

Portanto, o ritmo de filtração glomerular ou o *clearance* de creatinina é igual à concentração urinária de creatinina vezes o volume-minuto dividido pela concentração plasmática de creatinina.

Com a determinação do ritmo de filtração glomerular ou *clearance* de creatinina em 2 horas, o paciente perde apenas parte da manhã no laboratório e um dos resultados do RFG serve de controle para o outro RFG'. Se ambos os números forem próximos, com diferença inferior a 10%, concluímos que a prova foi bem feita e que o *clearance* de creatinina é a média aritmética dos dois números:

$$\textit{Clearance} \text{ de creatinina} = \frac{RFG + RFG'}{2}$$

Se os números forem muito diferentes, a prova deve ser anulada. Para a prova ser bem feita é necessário que o paciente esteja bem hidratado (ingira água) e esvazie totalmente a bexiga, o que muitos não conseguem, e que o tempo seja rigorosamente aferido e não considerar sempre 60 minutos quando o tempo foi 58 ou 63 minutos.

Por esse motivo prefere-se o *clearance* de 24 horas, em que o volume de 24 horas, rigorosamente medido, é dividido pelo tempo (1.440 minutos). Também nesse caso a medida do tempo deve ser precisa, 1.444 ou 1.437 minutos, e nenhuma micção deve ser perdida. Alguns pacientes esquecem de guardar uma ou mais micções falseando o resultado.

Sabe-se, há cerca de 70 anos, que quando uma pessoa assume a posição ereta, imóvel, por vários minutos ou mais de 1 hora, a creatinina plasmática pode elevar-se em até mais de 50% de seu valor original. Portanto, a creatininemia varia pouco, mas pode oscilar durante o dia, em determinadas condições, mais um motivo para se preferir a depuração de 24 horas. Alguns pacientes, por ansiedade ou não, aguardam em pé na sala de espera dos laboratórios clínicos para serem atendidos.

A filtração glomerular é um dado numérico, proporcional à massa renal, a qual, por sua vez, varia de indivíduo para indivíduo, adquirindo diferenças ponderáveis quando consideramos as crianças. Verificou-se que o índice que maior correlação apresenta com a massa renal é a superfície corpórea. Por esse motivo, adota-se como norma referir a depuração sempre em função de uma superfície corpórea padrão de 1,73m². Assim, se tivermos uma criança, conhecendo o seu peso e altura, procuraremos em um nomograma a superfície corpórea correspondente. Considerando que para esta superfície tem-se a depuração encontrada, calcula-se, pela simples regra dos três, qual será o *clearance* para a superfície de 1,73m².

O *clearance* normal de creatinina varia de 97 a 137mL/min para 1,73m², para o sexo masculino e de 88 a 128mL/min para 1,73m², para o feminino.

Um ponto a lembrar é o de que a retenção de escórias aparece quando a filtração já apresenta grande redução de seu valor. Fazendo-se um gráfico de valores de retenção de escória representando-a pela uréia, em função da filtração glomerular, será encontrada uma curva parabólica (Fig. 6.1) observando que, com a redução da filtração glomerular à metade, ainda podem-se ter níveis de uréia sangüínea normais. Por outro lado, quando a filtração chega ao nível de 30 a 40mL/min daí por diante, para pequenos decréscimos de filtração têm-se grandes aumentos de retenção nitrogenada. É, portanto, fácil imaginar como um paciente com insuficiência renal compensada, com filtração reduzida a 50% e mantido sem retenção de escórias, poderá, por motivos supervenientes como vômitos, diarréia, desidratação, insuficiência cardíaca, ou hemorragias, ter pequena redução de filtração glomerular e já entrar em retenção, com níveis elevados de uréia e de creatinina no sangue.

Conforme se vê na figura 6.1, a quantidade de proteína da dieta, 50, 100 ou 200g por dia, também interfere na taxa sangüínea de uréia. Um paciente com insuficiência renal avançada e em dieta hipoprotéica pode apresentar uréia normal ou próximo do normal.

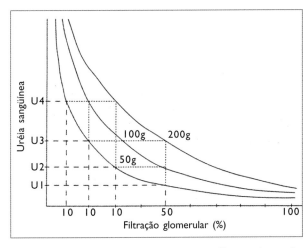

Figura 6.1 – Relação entre a uréia sangüínea e a filtração glomerular em ingestão protéica de 50, 100 ou 200 gramas por dia.

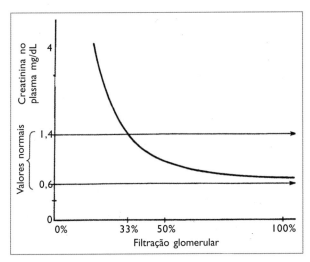

Figura 6.2 – Relação entre a creatinina no plasma e a filtração glomerular. A creatininemia permanece normal até cerca de um terço da função renal.

Gráfico semelhante poder-se-ia fazer com a creatinina, com maior precisão, pois ela independe da dieta (Fig. 6.2). Observa-se na figura que a filtração pode cair para a metade e mesmo um terço e que a creatinina ainda se mantém nos limites normais. Por esse motivo, a medida da filtração glomerular, por meio do *clearance* de creatinina, é muito usada na prática para se avaliar o grau de função glomerular. Porém, quando a creatinina começa a subir, a medida de seu nível plasmático é a prova mais usada para se avaliar a evolução de um paciente em insuficiência renal, porque a creatinina plasmática é de mais fácil determinação e à medida que a insuficiência renal progride o *clearance* ou depuração de creatinina superestima cada vez mais a filtração glomerular, uma vez que ela passa a ser secretada pelos túbulos renais em proporção semelhante.

O *clearance* de creatinina também pode ser determinado por fórmulas matemáticas. A **fórmula de Cockcroft e Gault** é a mais utilizada. Para homens:

Clearance de creatinina (mL/min) = $\dfrac{(140 - \text{idade}) \times \text{peso}}{72 \times \text{creatinina plasmática em mg/dL}}$

Para mulheres multiplicar o valor obtido por 0,85.

Provas que avaliam a função do túbulo proximal e o fluxo plasmático renal

A prova recomendada até recentemente é a da excreção de fenolsulfonoftaleína (PSP). Essa substância une-se à albumina plasmática e, em sua eliminação renal, apenas 6% filtra-se no glomérulo e os 94% que estão unidos à albumina são excretados ativamente pelo túbulo proximal. Em virtude de sua imprecisão, essa prova é pouco usada atualmente.

A excreção de PSP é função da normalidade do fluxo plasmático renal e da atividade das células do túbulo proximal e, portanto, quando deficiente indicará a insuficiência das células tubulares proximais ou a deficiência da circulação, com menor oferta dessa substância às células.

Um método mais utilizado, embora pouco acessível, é a medida do fluxo sangüíneo renal por meio do tecnécio (Tc^{99m}) ou do ortoiodo-hipurato ($OIH-I^{131}$) radiativos (ver Capítulo 8).

Provas que avaliam a função do túbulo distal e coletor

A exploração do túbulo distal é feita na clínica por meio do estudo da excreção de água. Poder-se-á, em estudos mais minuciosos e em pesquisas não utilizadas correntemente em clínica, estudar o túbulo distal por meio do controle do equilíbrio acidobásico, dosando-se a excreção da acidez titulável ou da amoniogênese (ver Capítulo 29). Ultimamente, com o uso dos osmômetros, poder-se-á também estudar o túbulo distal e o coletor por meio do *clearance* de água livre.

Prova de concentração

Consiste em verificar se o túbulo distal quando privado de água consegue eliminar todos os solutos, obtendo-se uma densidade superior a 1,026. A prova não deverá ser realizada em pacientes edemaciados e naturalmente será contra-indicada naqueles com retenção nitrogenada. Descreveremos a técnica de Volhard modificada.

Para realizá-la, o paciente deverá ser pesado logo no início e, a seguir, a partir das 18 horas será submetido a um regime seco e com restrição hídrica. No dia seguinte, colher-se-ão amostras de urina em frascos separados, a cada 3 horas, isto é, a primeira amostra será das 8 às 11; a segunda das 11 às 14; a terceira das 14 às 17; e a quarta das 17 às 20 horas. A partir desta última amostra, as urinas serão reunidas em um único frasco até as 8 horas da manhã seguinte. Há assim um total de 5 amostras e 38 horas de sede.

Para que durante a prova haja eliminação de quantidades suficientes de solutos que provocarão a elevação da densidade urinária, o paciente deverá estar submetido a uma dieta que forneça escórias e com um teor normal de sal. Uma prova de concentração feita em paciente com dieta de arroz sem sal não revela níveis normais de densidade, pois não há soluto suficiente para que o nível de densidade seja atingido. No dia da prova, o paciente submete-se ao seguinte regime: a refeição matinal constará de um ovo cozido, pão e manteiga; no almoço comerá um bife com batatas, frutas, pão e manteiga e marmelada à vontade; no jantar dois ovos cozidos, pão, manteiga, queijo e marmelada. Durante toda a duração da prova será totalmente proibida a ingestão de qualquer líquido: café, água, sopa, frutas.

Uma vez colhidas as amostras, serão anotados o volume e a densidade de cada uma.

Nessas condições e tendo sido realizado o regime a rigor, a densidade deverá atingir 1,030 e o volume oscilar entre 300 e 600mL. Há casos em que o paciente ingere pequena quantidade de líquido, no máximo 500mL, mas a prova não será perdida se, nessas condições, a densidade atingir 1,025, já será satisfatória.

Uma modalidade da prova de concentração é a da pitressina, na qual não colocamos o paciente em regime seco, mas, ao contrário, administramos cerca de 1 litro de água e injetamos de 5 a 10 unidades de pitressina. Com isso provocamos uma reabsorção tubular da água e vamos observar a concentração atingida nas 12 horas subseqüentes. Nesses casos, a densidade deverá atingir valor superior a 1,023. Na prova da pitressina nunca obtemos concentrações tão elevadas como na prova clássica de concentração de Volhard.

A prova da concentração é a primeira a se mostrar deficiente quando há insuficiência do túbulo distal ou coletor e isso ocorre nos vários tipos de acometimento renal. Embora a prova seja bastante precisa, ela é pouco usada, talvez em virtude da necessidade de 38 horas de sede.

Prova de diluição

Trata-se de uma prova mais realizada em Nefrologia, pois quando se torna positiva as outras provas já o fizeram. Tem importância apenas para demonstrar a fase grave e já final da insuficiência renal, ou seja, a isostenúria: quando o túbulo perdeu toda a sua função ativa e está eliminando urina com densidade igual à do plasma, ou seja, por volta de 1,010 a 1,012.

Para realizarmos a prova o paciente deve ingerir pela manhã, em jejum, 1.500mL de água sob a forma de suco de frutas durante 30 minutos e, a seguir, durante um período de 4 horas e meia é colhida uma amostra de urina a cada 30 minutos. Temos, pois, nove amostras no final. Nessas amostras serão verificados o volume e a densidade. Em uma prova normal, o paciente deverá eliminar quase todo o volume ingerido nas 4 horas e no mínimo 50% nas duas primeiras horas, sendo que a densidade deverá ser igual ou inferior a 1,003.

Sendo uma prova de sobrecarga aquosa, deverá ser evitada em pacientes com oligúria intensa, edemaciados ou hipertensos.

Prova de acidificação

Será detalhada no Capítulo 29.

CLASSIFICAÇÃO FUNCIONAL DAS NEFROPATIAS

Todo o paciente portador de nefropatia poderá ter ou não um comprometimento variável de sua função renal, com repercussões variáveis para a constância de seu meio interno. Em geral, podemos considerar quatro fases na intensidade desse comprometimento:

Fase 1 – paciente portador de sintomas e sinais de nefropatia, sem apresentar alterações em seu meio interno, com provas funcionais normais.

Fase 2 – paciente cujas provas funcionais irão evidenciar diminuição da filtração glomerular ou deficiência na capacidade de concentração urinária.

Fase 3 – são aqueles casos em que a filtração renal caiu a um nível crítico, em geral abaixo de 30 ou 40% de função normal, onde as alterações do meio interno já se revelam por meio das dosagens de creatinina, uréia, bicarbonato, pH etc.

Fase 4 – insuficiência renal terminal, em que os pacientes rapidamente entram em pré-coma, coma e morte, a menos que sejam mantidos com manobras dialíticas ou transplante renal.

AS GRANDES SÍNDROMES NEFROLÓGICAS

A concomitância de determinados sintomas, sinais e alterações laboratoriais permite caracterizar as chamadas síndromes nefrológicas (Quadro 6.1).

Elas foram idealizadas por Black e ampliadas por Coe, em um total de 10, que poderiam ser aumentadas para 12 ou 13. Algumas dessas síndromes não são apenas nefrológicas, fazendo parte de outras especialidades médicas. Elas são muito úteis para auxiliar no diagnóstico, especialmente para os estudantes de Medicina, médicos recém-formados ou de outras especialidades médicas.

Quadro 6.1 – As grandes síndromes nefrológicas.

Nefrite aguda (NA)
Síndrome nefrótica (SN)
Anormalidades urinárias assintomáticas (AUA)
Insuficiência renal aguda (IRA)
Insuficiência renal crônica (IRC)
Infecção do trato urinário (ITU)
Obstrução do trato urinário (OTU)
Defeitos tubulares renais (DTR)
Hipertensão arterial (HA)
Nefrolitíase (NL)

NEFRITE AGUDA

Ocorre quando surgem as glomerulites difusas, ou seja, processos inflamatórios dos glomérulos, com lesão das membranas basais glomerulares e conseqüente hematúria, proteinúria e queda de diurese. Seguem-se retenção hídrica, edema e hipertensão arterial, com aumento sérico variável das escórias. O exemplo típico é o da glomerulonefrite difusa aguda pós-estreptocócica. As glomerulites, quando focais, mais comumente se apresentam como síndromes de anormalidades urinárias assintomáticas.

SÍNDROME NEFRÓTICA

Nesses casos, o elemento básico é a proteinúria superior a $3,5/dia/1,73m^2$ de superfície corpórea, sendo essa considerada hoje como suficiente, mesmo quando isolada, para definir a síndrome. Na maioria das vezes, à proteinúria se associam edema intenso (anasarca), hipoalbuminemia e hiperlipidemia. A retenção de escórias e a hipertensão arterial são ocasionais.

ANORMALIDADES URINÁRIAS ASSINTOMÁTICAS

Por vezes, um paciente sem manifestação sistêmica é surpreendido pelo aparecimento em exame de urina de proteinúria ou hematúria, caracterizando, portanto, uma anormalidade urinária assintomática. Essas proteinúrias são em geral inferiores a 1g/24 horas, porém necessitam de uma investigação mais profunda, e o mesmo se diga das hematúrias. A causa dessas alterações poderá variar entre uma gama muito grande de entidades, desde algumas sem muita repercussão clínica, como ocorre na proteinúria ortostática ou nas hematúrias de esforço, até doenças mais graves como mielomas, nefrites focais, tumores etc.

Somente uma observação clínica judiciosa e eventuais exames mais agressivos como a biópsia renal poderão elucidar o problema.

INSUFICIÊNCIA RENAL AGUDA

Caracteriza-se por redução súbita da diurese, com aparecimento de anúria ou oligúria e conseqüente retenção de escórias. Em geral, é precedida de algum evento agressivo ao organismo: choque, infecção, desidratação, intoxicação etc. Ocasionalmente, a síndrome poderá ocorrer sem variação da diurese.

INSUFICIÊNCIA RENAL CRÔNICA

Neste caso, a retenção de escórias processa-se lentamente, o organismo lança mão de processos de adaptação que por vezes mascaram a situação real. A filtração glomerular diminuída só será evidenciada pelo estudo do *clearance* da creatinina. Por vezes, a intercorrência de uma agressão ao organismo poderá provocar a eclosão de todo o quadro da insuficiência renal descompensada.

INFECÇÃO DO TRATO URINÁRIO

Quando aguda, manifesta-se com quadro clínico em que predominam as manifestações do estado infeccioso: dores no corpo, calafrios, febre associados a alterações da diurese. A infecção crônica apresenta-se mais sub-repticiamente, com manifestações clínicas por vezes mínimas representandas por distúrbios urinários ou febrícula vespertina.

OBSTRUÇÃO DO TRATO URINÁRIO

Poderá ocorrer de forma aguda, como a do cálculo impactado em via excretora, em que a dor em cólica domina o quadro, participando então também da síndrome de nefrolitíase. Outras vezes, a obstrução processa-se mais lentamente, de modo insidioso, com dor pouco intensa, e conforme esteja localizada em vias baixas, ou na parte alta, dará sintomas diferentes, e por vezes só se detectam ao se realizar exame radiológico ou ultra-sonográfico.

DEFEITOS TUBULARES RENAIS

Esses defeitos localizados nos túbulos poderão ocorrer por anormalidades anatômicas, em geral vícios de desenvolvimento, como é o caso das nefropatias císticas, rins policísticos, espongiomedular; ou surgirem apenas como distúrbios funcionais por falhas nos mecanismos fisiológicos de trabalho tubular, como ocorre no diabetes renal, acidose tubular renal, aminoacidúrias, nefropatias tubulointersticiais etc.

HIPERTENSÃO ARTERIAL

O elemento objetivo que caracteriza essa síndrome é a medida da pressão arterial que revelará cifras superiores aos valores de 140mmHg para a sistólica e de 90mmHg para a diastólica, sem as outras manifestações de nefropatia já discutidas.

Nesses casos há uma série de procedimentos semiológicos, como serão expostos nos capítulos 36 e 37, para evidenciar a causa da síndrome.

NEFROLITÍASE

A síndrome da calculose renal, mesmo fora do acidente obstrutivo agudo, poderá exigir uma série de procedimentos semiológicos próprios para investigar causas, alterações funcionais decorrentes e eventuais medidas corretivas de profilaxia.

BIBLIOGRAFIA

ALMEIDA SS, TAUNAY AE, CRUZ HMM, CRUZ J: Estudo sobre as infecções urinárias não especificas. I. Cultura de urina qualitativa e quantitativa em indivíduos normais. *Rev Hosp Clin Fac Med S Paulo* 16:163-168, 1961.

BLACK DAK: Diagnosis in renal disease, in *Renal Disease* (3rd ed), edited by Black D, Oxford, Blackwell Scientific Publications, 1972, pp 827-840.

BONSEÑOR IM, ATTA JA, MARTINS MA (eds): *Semiologia Clínica: Sintomas Gerais, Sintomas e Sinais Específicos, Dor, Insuficiências*, São Paulo, Sarvier, 2002.

COE FL: Clinical and laboratory assessment of the patient with renal disease, in *The Kidney* (3rd ed), edited by Brenner BM, Rector Jr FC, Philadelphia, WB Saunders Co, 1986, pp 703-734.

KASISKE BL, KEANE WF: Laboratory assessment of renal disease: clearance, urinalysis, and renal biopsy, in *Brenner & Rector's The Kidney* (6th ed), edited by Brenner BM, Philadelphia, WB Saunders Co, 2000, vol 1, pp 1129-1170.

KOKKO JP: Approach to the patient with renal disease, in *Cecil Textbook of Medicine* (21th ed), edited by Goldman L, Bennett JC, Philadelphia, WB Saunders Co, 2000, vol 1, pp 526-532.

7 Imagenologia em Nefrourologia

Ilka Regina Souza de Oliveira
Cláudio Campi de Castro
Fábio José Guida
Paula Cristina Dias da Rocha

INTRODUÇÃO

Atualmente, várias modalidades de imagem médica destinam-se ao diagnóstico das afecções do aparelho urinário. De acordo com a fonte energética aplicada, são categorizadas em: radiologia (radiação ionizante), ultra-sonografia (ultra-som), ressonância magnética (radiofreqüência) e medicina nuclear (radioisótopos ver Capítulo específico). Estes métodos de imagem apresentam particularidades que nos permitem estudar, isolada ou conjuntamente, alterações que podem ser catalogadas do seguinte modo:

1. Alterações da sede, número, forma e dimensões dos rins.
2. Alterações da estrutura parenquimatosa renal.
3. Alterações da vascularização renal.
4. Alterações das cavidades excretoras.
5. Alterações funcionais.

A terminologia anatômica básica utilizada na especialidade de diagnóstico por imagem é composta pelos seguintes itens:

TOPOGRAFIA
Relacionada à localização anatômica em que o órgão estudado se encontra. As estruturas podem estar em sua topografia habitual, deslocadas (rim desviado por massa retroperitoneal, grandes vasos com seu trajeto alterado por linfonodomegalias) ou ectópicas (rim pélvico) (Fig. 7.1).

FORMA
A forma dos órgãos ou lesões pode ser descrita de modo genérico: arredondada, ovalada, amorfa, bizarra ou característica (aorta com aspecto tubuliforme). Outros aspectos importantes na caracterização morfológica dos órgãos, estruturas e lesões referem-se às

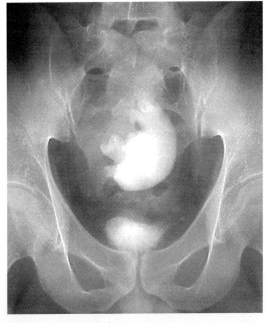

Figura 7.1 – Rim pélvico. Urografia excretora: imagem renal localizada na cavidade pélvica.

deformidades de natureza intrínseca ou extrínseca, aos contornos que podem ser regulares ou irregulares (serrilhados, lobulados, bocelados, rombos) e aos limites que podem ser bem ou mal definidos.

DIMENSÕES
A biometria por imagem utiliza geralmente o diâmetro máximo como medida isolada e/ou os diâmetros ortogonais máximos nos três eixos espaciais (longitudinal, ântero-posterior e transversal). É consenso utilizar o diâmetro máximo como critério de definição de nódulos (diâmetro inferior a 4cm) e massas (diâmetro maior ou igual a 4cm).

RADIOLOGIA

Esta técnica baseia-se na absorção da radiação X pelos tecidos do corpo, que permite identificar diversas densidades nas imagens radiológicas do organismo. A percepção dos sinais radiográficos depende do contraste entre essas densidades, da definição de limites, ruídos e artefatos. O limite entre duas estruturas é mais facilmente percebido se a diferença de densidade radiográfica entre estas for substancial. Em ordem crescente de opacidade, as densidades podem ser subdivididas em quatro grupos: ar, gordura, água e cálcio.

O grupo ar abrange os gases, que apresentam grande transparência radiológica graças à sua densidade muito baixa. No grupo água estão incluídos os humores normais ou patológicos, os tecidos moles (conjuntivos ou fibrosos) e as formações musculares e glandulares. O tecido adiposo apresenta densidade menor que a da água e partes moles, sendo que sua maior permeabilidade a radiografia favorece a delimitação exata de órgãos envolvidos em atmosfera gordurosa, como os rins, cujos contornos se distinguem perfeitamente em uma radiografia simples. Por sua vez, ao grupo cálcio pertencem, por exemplo, o esqueleto, os cálculos calcificados e os focos de depósito calcário em tecidos isquêmicos, necróticos ou tumorais (Fig. 7.2).

A investigação radiológica do trato urinário pode ser realizada por métodos convencionais, por estudos vasculares intervencionistas e por tomografia computadorizada. A qualidade da resolução diagnóstica desses exames pode ser ainda aprimorada pela utilização de meios de contraste iodados, que se destinam a identificar e realçar as estruturas anatômicas de interesse.

RADIOLOGIA CONVENCIONAL

Os principais métodos convencionais de avaliação radiológica, que podem ser aplicados ao estudo do aparelho urinário, são: radiografia simples do abdômen, urografia excretora, cistouretrografia miccional, uretrocistografia retrógrada e pielografia.

Radiografia simples do abdômen

A análise da radiografia simples do abdômen tem grande valor na investigação dos aspectos topográficos e morfológicos das doenças do aparelho urinário, revelando elementos de diagnóstico relacionados, em especial, às estruturas dos grupos cálcio, gordura e ar (Fig. 7.3). Assim, a presença de imagens de densidade cálcica na projeção do trato urinário pode corresponder a cálculos radiopacos ou a calcificações. Por sua vez, áreas de densidade de gordura, projetando-se sobre a sombra renal, podem ser encontradas na fibrolipomatose piélica e áreas de densidade gasosa podem ocorrer na pielonefrite enfisematosa ou em trajeto de comunicação com o tubo digestório.

> Indicação principal da radiografia simples do abdômen – pesquisa de cálculos radiopacos em topografia do aparelho urinário.

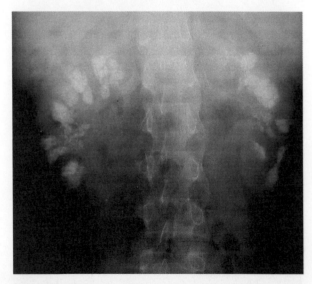

Figura 7.2 – Litíase renal bilateral. Radiografia convencional do abdômen: imagens radiopacas em topografia calicinal representando a densidade cálcica.

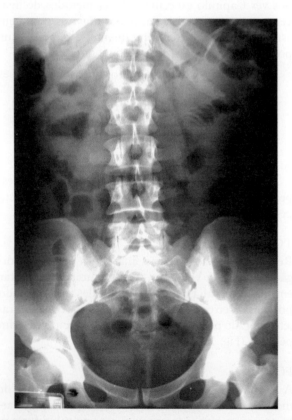

Figura 7.3 – Abdômen normal. Radiografia convencional: avaliação das densidades radiológicas dos grupos cálcio, gordura e ar.

Técnica radiológica

A radiografia simples do abdômen deve ser realizada em condições técnicas adequadas para que possa ser analisada de modo efetivo, se possível associada à limpeza dos intestinos por meio da administração de laxativos. Além da radiografia simples em incidência ântero-posterior, na avaliação do trato urinário também são úteis as incidências em perfil, oblíquas e em posição ortostática.

De modo geral, a imagem renal é identificada devido à interface existente entre o parênquima renal (mais denso) e a camada de tecido adiposo perirrenal (menos densa) ou pode ser inferida a partir da sua topografia habitual e da sua relação com as estruturas adjacentes.

Uma técnica adicional, chamada planigrafia (nefrotomografia), pode ser utilizada em conjunto com a radiografia simples. Consiste em uma radiografia obtida com movimento simultâneo do tubo de raios X e do filme radiográfico, mantendo em foco apenas estruturas que se encontram a uma determinada altura da mesa. É útil no estudo dos contornos renais e permite melhor avaliação de cálculos (Fig. 7.4).

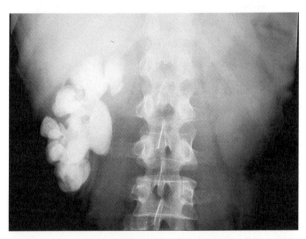

Figura 7.4 – Cálculo coraliforme. Radiografia de abdômen: imagem cálcica amoldada ao sistema pielocalicinal do rim direito.

Propedêutica radiológica

Informações anatômicas devem ser referidas relativas à topografia, forma e dimensões dos rins, além do relato da presença de calcificações em sua topografia ou no trajeto ureterovesical.

O rim encontra-se, geralmente, entre as 11ª e 12ª vértebras torácicas e a terceira vértebra lombar. Faz limite, medialmente, com a sombra da porção superior do músculo psoas ipsilateral, látero-superiormente, à direita, com a sombra hepática e, à esquerda, com a sombra esplênica.

O contorno renal, em geral, é regular, podendo ser identificadas boceladuras discretas, denominadas lobulações fetais. Abaulamentos mais pronunciados podem ser produzidos por lesões circunscritas, únicas ou múltiplas, relacionadas a formações expansivas sólidas ou císticas. Por outro lado, retrações do contorno renal sugerem seqüela de pielonefrite ou de infarto renal.

Em relação às dimensões renais, estas podem estar aumentadas nas dilatações acentuadas do sistema coletor e reduzidas nos processos crônicos ou hipoplásticos.

Urografia excretora

A urografia excretora consiste no estudo radiológico contrastado do trato urinário, mediante a administração intravenosa de meio de contraste iodado com excreção urinária.

Atualmente, esta técnica é utilizada nas situações em que se privilegia a análise da morfologia do sistema pielocalicinal e a avaliação simultânea e global da função excretora dos rins.

> Principais indicações da urografia excretora – estudo do sistema excretor, litíase urinária, obstrução urinária, hematúria, infecção urinária de repetição e anomalias congênitas geniturinárias.

Técnica radiológica

A exploração radiológica contrastada do aparelho urinário requer alguns cuidados. O paciente deve permanecer em jejum, pois o meio de contraste injetado pode provocar náuseas e vômitos e, se o paciente estiver hidratado, pode haver opacificação renal insuficiente. Deve ainda ser precedida de preparo intestinal, sendo recomendável que o protocolo do exame seja adequado ao estudo da doença sob investigação.

O exame é iniciado com radiografia simples do abdômen, e após é feita a injeção de meio de contraste iodado por via intravenosa, seguida pela tomada de radiografias em tempos seriados. Em indivíduos adultos são injetados, em média, cerca de 40mL de meio de contraste iodado hidrossolúvel (Fig. 7.5). Em crianças, a dosagem é baseada no peso e na idade, sendo que a quantidade injetada é de cerca de 1-2mL/kg. Nos recém-nascidos e prematuros as doses utilizadas são maiores devido à redução da filtração glomerular.

Propedêutica radiológica

Após a injeção do meio de contraste, realiza-se uma radiografia localizada na região dos rins (1, 2 e 3 minutos), para estudo da topografia, dos contornos, das dimensões e do parênquima desse órgão (fase nefrográfica) (Fig. 7.6). Nessa fase, a função renal é avaliada, sendo que, em situação normal, os dois rins exibem realce simétrico e de mesma densidade radiográfica. A seguir, novas radiografias são obtidas (inicial e com compressão) visando à opacificação completa dos cálices e dos bacinetes.

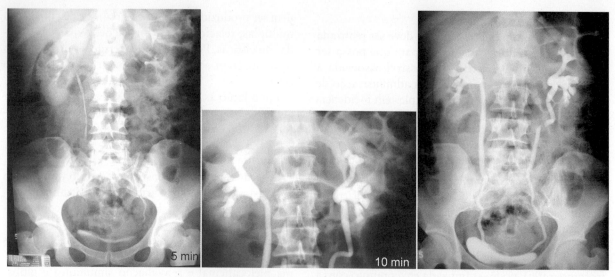

Figura 7.5 – Trato urinário normal. Urografia excretora (tempos de 5, 10 e 15 minutos): excreção adequada do meio de contraste, com drenagem ureteral bilateral.

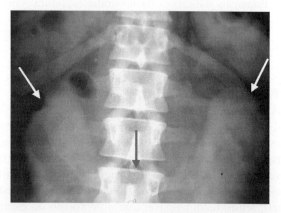

Figura 7.6 – Rim em ferradura. Urografia excretora na fase nefrográfica (com concentração adequada do meio de contraste): fusão dos pólos renais inferiores medianizados. As setas mostram os rins.

Aos 15 minutos, é realizada uma radiografia panorâmica, logo após a retirada da compressão, para avaliar a drenagem ureteral e a morfologia vesical.

Naqueles casos em que a eliminação do meio de contraste não é evidenciada, conclui-se que o rim está excluso (não-funcionante). Torna-se necessário então realizar radiografias tardias de 1, 2, 4, 6, 12 e até de 24 horas, buscando identificar a causa e o local da obstrução do trato urinário e caracterizar o grau de disfunção renal (Figs. 7.7 e 7.8). O exame é encerrado com radiografias localizadas da bexiga urinária com repleção total e na fase pós-miccional. A radiografia pós-miccional é útil para a avaliação das paredes vesicais, de resíduo pós-miccional eventual, além dos ureteres distais.

Meios de contraste

São substâncias iodadas, hidrossolúveis, que propiciam a avaliação morfológica e funcional do trato

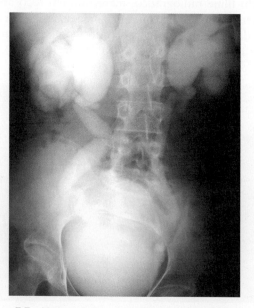

Figura 7.7 – Uretero-hidronefrose bilateral. Urografia excretora com atraso à eliminação do meio de contraste: obstrução por bexiga neurogênica distendida.

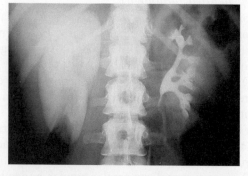

Figura 7.8 – Hidronefrose à direita. Urografia excretora com atraso à eliminação do meio de contraste: obstrução do ureter proximal direito por cálculo.

urinário. Os contrastes iodados podem ser iônicos, constituídos por um núcleo benzóico com radicais ácidos, ou não-iônicos, em que a função ácida é substituída por uma amida. Pela sua composição química e densidade, modificam a absorção tecidual da radiação X, podendo determinar que a radiação absorvida seja superior à dos órgãos e tecidos adjacentes.

Os meios de contraste podem ser usados por via intravascular ou no preenchimento mecânico de estruturas como a uretra e a bexiga, trazendo grandes vantagens ao processo de diagnóstico radiológico. No entanto, sua utilização por via intravascular pode desencadear reações adversas naqueles pacientes com disfunção renal, as quais podem, eventualmente, levar o paciente ao óbito. Essas reações estão relacionadas à osmolaridade, sendo os contrastes iônicos normalmente hiperosmolares (700 a 2.100mosmol/L), enquanto os não-iônicos possuem uma osmolaridade inferior (265 a 300mosmol/L), do que resulta menor toxicidade. Como até o momento não é possível prever quais pacientes apresentarão reações adversas graves, todos eles devem, a princípio, ser considerados de risco. Os fatores de risco absolutos são: creatinina sérica ≥ 1,5mg/dL, *diabetes mellitus* (especialmente se insulino-dependente), mieloma múltiplo e desidratação. Os fatores de risco relativos são: alergias, asma ou atopia; reação prévia a agentes de contraste e insuficiência cardíaca congestiva grave.

A nefropatia induzida por meios de contraste é, em geral, breve e autolimitada, resolvendo-se normalmente em duas semanas. A maior parte das séries estudadas refere uma incidência de 0,15% de insuficiência renal induzida por meios de contraste. É importante salientar que, em pacientes diabéticos em uso de metformina, a reação pode resultar em acidose láctica fatal, sendo assim necessário suspender essa medicação cerca de três dias antes de qualquer estudo com meios de contraste iodados.

Em relação à prevenção da nefropatia induzida por meios de contraste (NIC), recomenda-se como conduta inicial a hidratação por via oral ou intravenosa do paciente no período de 12 a 24 horas que antecede o exame. Outras medidas vêm sendo pesquisadas, entre elas o uso de diuréticos ou de diálise imediatamente após a injeção do meio de contraste, o uso de agentes vasoativos (*N-acetylcysteine*) e de meio de contraste iodado não-iônico e isosmolar (iodixanol). No entanto, estudos adicionais ainda são necessários para a comprovação da eficácia real dessas medidas na prevenção da NIC.

Uretrocistografia miccional

Método dinâmico de exploração radiológica do aparelho urinário médio e inferior que oferece informações morfológicas e funcionais, possibilitando inclusive a identificação de refluxo vesicoureteral.

> Indicações da uretrocistografia miccional – malformações do aparelho urinário (congênitas ou adquiridas), infecções urinárias de repetição, disfunções neurogênicas, enurese, incontinência e hematúria. Técnica de eleição para pacientes na faixa pediátrica e do sexo feminino.

Técnica e propedêutica radiológicas

Habitualmente, o exame de crianças de 0 a 6 anos, cujo peso oscila até 23kg, é realizado sob sedação. Os pacientes com idade superior a 6 anos, habitualmente já cooperativos, dispensam a sedação.

Inicialmente, cateteriza-se a bexiga com sonda de polietileno e esvazia-se totalmente o conteúdo vesical. Nos meninos, é necessária a lubrificação da sonda com gel anestésico para minimizar a resistência à passagem da sonda. Na seqüência, injetam-se entre 30 e 50mL de solução de meio de contraste iodado diluído com soro fisiológico a 30% e faz-se a radiografia inicial de pequeno enchimento, com a finalidade de verificar os contornos e identificar o refluxo vesicoureteral passivo. Finalmente, injeta-se o restante da solução de contraste e realizam-se as radiografias da pelve em ântero-posterior (indicada em meninas) e oblíquas durante a micção, até seu término. A radiografia pós-miccional deve ser realizada para a pesquisa de resíduo e refluxo vesicoureteral tardio (Fig. 7.9).

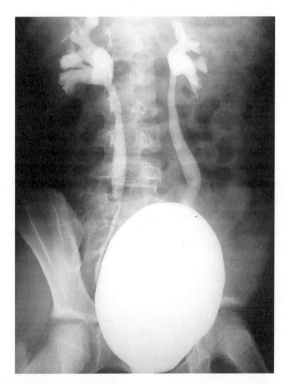

Figura 7.9 – Refluxo vesicoureteral grau IV bilateral. Uretrocistografia miccional: preenchimento e opacificação do sistema coletor dilatado bilateralmente, durante a fase miccional do exame (imagem gentilmente cedida pelo Dr. Ernesto L.A. Melo).

Nos adultos, a repleção vesical é obtida com cerca de 400mL de meio de contraste diluído com soro fisiológico a 8%. Em casos de obstrução uretral, a bexiga pode ser opacificada por meio de punção percutânea suprapúbica realizada na linha mediana com agulha espinhal 20 gauge.

Uretrocistografia retrógrada

Método de exploração radiológica que oferece informações morfológicas da bexiga urinária e da uretra vesical. Ao contrário da avaliação dinâmica por meio da uretrocistografia miccional, a uretrocistografia retrógrada limita-se à análise das imagens radiológicas estáticas.

Este exame é indicado para a avaliação de pacientes adultos, particularmente aos do sexo masculino.

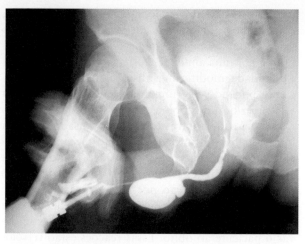

Figura 7.10 – Divertículo de uretra anterior. Uretrocistografia retrógrada: imagem de adição à uretra anterior masculina.

> Indicação principal da uretrocistografia retrógrada – investigação das causas de uropatias obstrutivas do aparelho urinário médio inferior: retenção urinária por hipertrofia prostática, estenoses uretrais, divertículos vesicais e uretrais, processos inflamatórios e neoplásicos.

Técnica e propedêutica radiológicas

O exame é realizado com o paciente em decúbito dorsal, posição oblíqua de 45°. A seguir, a uretra é anestesiada com geléia anestésica a 2% para se evitar espasmo da uretra posterior. As radiografias retrógradas são obtidas durante a injeção direta e contínua na uretra de cerca de 45 a 50mL de meio de contraste iodado diluído em soro fisiológico, por meio de uma seringa inserida no meato uretral externo.

O exame pode identificar imagens de adição uretrais (divertículos) e falhas de enchimento tanto uretrais como vesicais causadas por cálculos radiotransparentes, pólipos e tumores (Fig. 7.10). Nos casos de hipertrofia da próstata, observa-se alongamento da uretra posterior e, a depender do grau de compressão sobre os meatos ureterovesicais, pode ser identificada uretero-hidronefrose bilateral ou mais raramente unilateral. Finalmente, no câncer de próstata podem ser descritas invasão da bexiga e metástases ósseas.

Pielografia
Anterógrada

A pielografia anterógrada (descendente) consiste na opacificação das vias excretoras por meio de contraste injetado por punção percutânea dirigida pelo exame fluoroscópico ou por ultra-sonografia.

> Indicação – pesquisa de obstrução do aparelho urinário superior.

Técnica e propedêutica

O paciente é colocado em decúbito ventral e na posição oblíqua, de tal maneira que o lado em estudo se encontre elevado. A punção percutânea é feita com agulha espinhal de 22 gauge com 10cm de comprimento, após infiltração de anestésico local. Em casos de infecção urinária, antes da realização do procedimento, os rins devem ser drenados por alguns dias por nefrostomia percutânea.

Retrógrada (ascendente)

É uma técnica invasiva que necessita de anestesia geral ou bloqueio, feita com auxílio de cistoscopia, injetando-se meio de contraste iodado diluído a partir do meato ureteral. Em geral, é realizada na sala cirúrgica, antecedendo a uma pieloplastia ou colocação de *stent* ureteral.

> Indicação principal de pielografia retrógrada – identificar falhas de enchimento ureterais e pielocalicinais. Outras indicações: avaliação de fístulas ureterais, avaliação anatômica de derivação urinária e biópsia de lesões epiteliais por escova.

Técnica e propedêutica

O meio de contraste é injetado por intermédio de cateter posicionado no orifício ureteral ou inserido no ureter proximal ou pelve renal sob controle fluoroscópico. Cerca de 3 a 5mL de contraste são suficientes, usualmente, para uma opacificação adequada das vias coletoras e do ureter. Radiografias tardias devem ser realizadas em casos de obstrução. Em pacientes com antecedentes alérgicos, podem ser utilizados outros meios de contraste como, por exemplo, ar ou CO_2.

RADIOLOGIA VASCULAR INTERVENCIONISTA

O estudo morfológico contrastado da vascularização renal é realizado por angiografia, procedimento intervencionista invasivo, que permite a avaliação minuciosa da arquitetura vascular desse órgão e das artérias renais. As imagens obtidas podem ser obtidas por meio de técnica radiológica convencional ou por subtração digital, em que a imagem final é digitalizada.

> Indicações da angiografia renal – mapeamento vascular renal territorial (panorâmico) ou setorial (específico), procedimentos terapêuticos endovasculares (embolização arterial, angioplastias e colocação de próteses arteriais).

Técnica radiológica

As artérias renais originam-se na face póstero-lateral da aorta, em nível da primeira ou segunda vértebra lombar. Artérias renais acessórias estão presentes em cerca de 20% da população, com incidência semelhante em ambos os lados.

As artérias renais principais são analisadas por meio do estudo contrastado da aorta abdominal (aortografia), obtido pelo cateter multiperfurado, posicionado na aorta após a cateterização por via percutânea da artéria femoral (técnica de Seldinger) (Fig. 7.11). O meio de contraste é então administrado por bomba injetora na quantidade de 40mL em 2 segundos. Nas situações em que há suspeita de alteração intra-renal, é realizada injeção seletiva de 10mL de contraste na artéria renal, por meio de cateter com extremidade curva (tipo cobra). A injeção de contraste iodado realça a trama vascular renal, sendo as fases arterial e venosa do estudo angiográfico avaliadas seqüencialmente. Na fase arterial, podem ser identificados eventuais desarranjos arquiteturais, tais como: compressões extrínsecas determinadas pela presença de cistos, neoformações vasculares relacionadas a processos expansivos malignos e fístulas arteriovenosas. Na fase venosa, o diagnóstico de trombose venosa pode ser sugerido em casos de atraso na progressão do contraste, de veias dilatadas (particularmente a veia renal principal) e falhas de enchimento no interior da luz venosa.

Riscos

Relacionam-se aos meios de contraste iodados utilizados e com a manipulação intra-arterial do cateter. Os meios de contraste iodados podem induzir à insuficiência renal aguda, sendo recomendados aqueles de baixa osmolaridade.

As complicações relativas à técnica de cateterização arterial incluem: formação de hematoma no local de punção, dissecção da parede da artéria, embolismo e trombose arterial.

TOMOGRAFIA COMPUTADORIZADA

A tomografia computadorizada (TC) representa a evolução da imagem radiográfica convencional, utilizando radiação X. Em conjunto com a ultra-sonografia (US) e a ressonância magnética (RM), caracteriza-se por disponibilizar a informação das imagens em cortes, como aqueles da anatomia topográfica, possibilitando o estudo de aspectos topográficos, morfológicos, estruturais e funcionais dos sistemas orgânicos. É um método com excelente resolução espacial, permitindo a conjugação de múltiplas aquisições de dados de imagem com o processamento informático integrado. Estes dados são obtidos mediante varreduras sucessivas de uma região por um feixe de radiação X, com alteração sucessiva das posições relativas entre feixe-objetivo. A imagem obtida representa um plano de corte com espessura que varia de 1 a 10mm, sendo possível diferenciar densidades diferentes no mesmo plano de corte, sem que haja a sobreposição das projeções das diferentes estruturas observadas nas imagens de radiologia convencional.

A tomografia computadorizada apresenta parâmetros de análise específicos:

Radiodensidades – tem por base a atenuação do feixe de raios X promovida pelas estruturas anatômicas. As densidades dos tecidos podem ser medidas por unidades Hounsfield (H), o que permite caracterizar sua composição com maior precisão comparativamente à radiologia convencional. O coeficiente de atenuação linear de um dado material biológico é um valor previsível e reprodutível, função do seu número efetivo

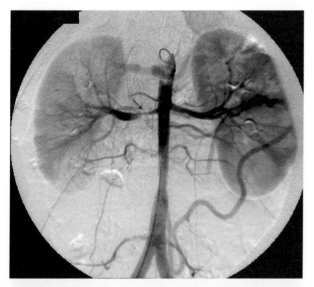

Figura 7.11 – Estenose da artéria renal direita. Aortografia abdominal por cateterismo seletivo: artéria renal direita apresentando estenose acentuada em seu segmento médio (seta). Diminuição da vascularização parenquimatosa ipsilateral.

de átomos (N), do número atômico efetivo (Z), do elemento e da energia efetiva (E) e do feixe de radiação X utilizado. Desse modo, podem ser identificadas substâncias gasosas, gordura, água, transudatos e exsudatos, sangue, tecidos moles e cálcio. A densidade ou atenuação da água é igual a zero, a gordura tem densidade negativa e as substâncias gasosas apresentam valores muito mais baixos que a gordura. Por sua vez, os tecidos moles apresentam atenuação maior que a da água. As substâncias do grupo cálcio possuem valores de atenuação elevados, sendo o grau de atenuação diretamente proporcional à opacidade da estrutura aos raios X (Fig. 7.12).

Efeito de volume parcial – consiste na densidade resultante da média das radiodensidades das estruturas anatômicas contidas em um determinado volume da espessura de corte. Assim sendo, se em uma espessura de corte encontramos apenas água, a densidade será zero, mas, se na mesma espessura de corte estiver presente o parênquima de um órgão, a densidade resultante será maior que zero – com valor intermediário entre a densidade da água e a densidade do parênquima do órgão em questão. Em suma, quanto menor for a espessura de corte (1mm de espessura), melhor será a definição da densidade das estruturas na imagem resultante.

Métodos de avaliação tomográfica

Convencional – os aparelhos de TC convencional possuem séries de detectores dispostos lado a lado (600 a 800) e utilizam feixes de radiação em leque. Podem ser de rotação síncrona ampola/detectores, ou de detectores fixos girando apenas a ampola, ambos os sistemas equivalentes do ponto de vista de resultados (Fig. 7.13).

Helicoidal – nos anos 90 surgiram equipamentos que associam o movimento de rotação ampola/detectores com o incremento contínuo da mesa, possibilitando a aquisição de dados em forma contínua por aquisição helicoidal. Permitem a realização de séries de cortes sucessivos, sem compassos de espera e, portanto, em pequeno intervalo de tempo.

"Multislice" – mais recentemente, novos equipamentos de TC, "multislice", utilizam várias filas de detectores justapostos, ampliando o volume de aquisição de dados por unidade de tempo. Além disso, a associação dessa nova tecnologia e a evolução significativa dos sistemas de computação possibilitam que a reconstrução de uma imagem seja factível em poucos segundos (Fig. 7.14).

Ângio-TC – os estudos das estruturas vasculares por meio da técnica tomográfica, genericamente agrupados sob a denominação de ângio-TC, possibilitam a obtenção, de modo pouco invasivo, de informações diagnósticas anteriormente exclusivas dos estudos por

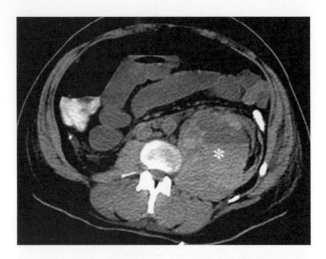

Figura 7.12 – Hematoma renal esquerdo. Tomografia computadorizada convencional (sem contraste intravenoso) em paciente politraumatizado: coleção hemática hiperatenuante na loja renal esquerda, perirrenal, com áreas de liquefação. (*)

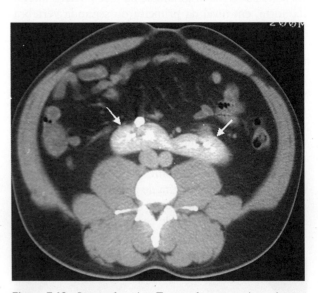

Figura 7.13 – Rim em ferradura. Tomografia computadorizada convencional: fusão dos pólos renais inferiores medianizados. As setas mostram os rins.

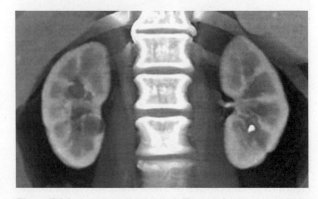

Figura 7.14 – Litíase renal à esquerda. Tomografia computadorizada "multislice" em plano coronal dos rins: cálculo no grupamento calicinal inferior do rim esquerdo.

angiografia convencional. As imagens podem ser reconstruídas com características tridimensionais, utilizando apenas os cortes obtidos após a administração de contrastes por via intravenosa.

> Indicações da TC na avaliação do sistema urinário – alterações da forma, número e localização dos rins; alterações da estrutura parenquimatosa renal; alterações da vascularização renal; alterações das cavidades excretoras e alterações funcionais.

> Indicações de ângio-TC – avaliar as estenoses das artérias renais, a vascularização tumoral para efeito de planejamento cirúrgico e o estadiamento tumoral e avaliar lesões traumáticas.

Técnica e propedêutica tomográficas

Este método de diagnóstico apresenta boa resolução para o estudo do parênquima renal e das estruturas anatômicas adjacentes.

A TC renal é realizada em cortes seqüenciais, em duas fases distintas: inicialmente sem a administração de meio de contraste iodado por via intravenosa e, a seguir, se não houver contra-indicações, procede-se à fase contrastada do exame (Fig. 7.15).

A fase sem contraste é adequada para a pesquisa de calcificações do parênquima ou de imagens calculosas no sistema coletor, que podem ser mascaradas após o realce do parênquima e opacificação do sistema coletor pelo meio de contraste. Hemorragias parenquimatosas recentes podem também ser identificadas nessa fase, visto que a atenuação dessas áreas é maior comparada ao parênquima renal não-contrastado.

A densidade do parênquima renal normal é estimada em torno de 30H a 50H, sendo que, na fase sem contraste, a camada cortical, a medular (pirâmides renais) e os cálices renais apresentam a mesma densidade, não sendo assim diferenciados. Já na fase com contraste precoce, as três estruturas se diferenciam, sendo que o córtex exibe alta atenuação (em torno de 120H entre 30 e 50 segundos) e as pirâmides renais apresentam atenuação menor. Em uma fase mais tardia, o parênquima renal apresentará novamente atenuação homogênea.

Os protocolos de exame utilizados habitualmente empregam as duas fases supracitadas, realizando-se cortes seqüenciais de 10mm de espessura. Nas situações em que se faz necessária a avaliação detalhada dos rins, realiza-se o exame com cortes de 5mm de espessura.

Atualmente, nos protocolos de pesquisa de litíase urinária, utiliza-se a tomografia helicoidal com cortes de 5mm desde os rins até o assoalho da bexiga, sem a administração de meios de contraste. Esse método é mais preciso que a urografia excretora para a avaliação de cálculos ureterais e efetivo para diferenciar cálculos de outras causas de obstrução como coágulos ou tumores (Fig. 7.16). Além disso, é possível tanto identificar cálculos que não são evidenciáveis à urografia excretora (devido à sua composição) como diferenciar calcificações urinárias das vasculares.

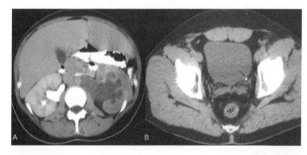

Figura 7.16 – Litíase ureteral obstrutiva à esquerda. **A)** Tomografia computadorizada helicoidal: dilatação do sistema pielocalicinal à esquerda. **B)** Tomografia computadorizada helicoidal: cálculo obstrutivo no meato ureteral esquerdo causando dilatação a montante.

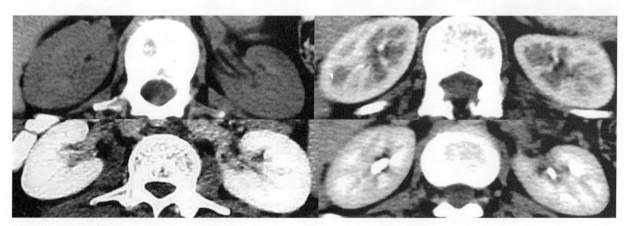

Figura 7.15 – Trato urinário normal. Tomografia helicoidal (imagens seqüenciais do exame em sentido horário): 1. fase sem contraste; 2. fases com contraste: a) corticomedular; b) nefrográfica; e c) excretora.

Não se colocam limitações associadas à presença de próteses, materiais de implante, materiais de sutura, corpos estranhos ou outros.

ULTRA-SONOGRAFIA

Método de diagnóstico por imagem não-invasivo, muliplanar, que apresenta disponibilidade elevada a um custo moderado. Possibilita o estudo de aspectos topográficos, morfológicos e estruturais dos sistemas orgânicos. As imagens anatômicas são setorizadas e apresentam resolução restrita em circunstâncias tais como biótipos obesos, interposição gasosa ou distensão gasosa intestinal.

As imagens ultra-sonográficas são formadas a partir da transmissão e difusão das ondas de ultra-som em diferentes tecidos. Nos exames abdominais, a onda sonora pode ser transmitida por transdutores cuja freqüência varia de 2 a 5MHz. A qualidade da transmissão está relacionada tanto às características elementares da onda sonora aplicada como às condições de homogeneidade e impedância acústica do meio percorrido pelo feixe acústico. Quando os ecos retornam ao transdutor, é possível reconstruir um mapa bidimensional de todos os tecidos que estiveram em contato com o feixe durante a varredura, utilizando como parâmetros de análise específicos os padrões de ecogenicidade tecidual. Assim, estruturas que apresentam interfaces com diferenças de impedância acústica elevadas produzem ecos de alta amplitude e são chamadas de ecogênicas ou hiperecogênicas em relação a um referencial de comparação. Por sua vez, estruturas com valores de amplitude de sinal intermediários são descritas como hipoecogênicas e aquelas com alterações de impedância pouco significativas, não produtoras de ecos, são denominadas anecogênicas.

Situações específicas de interação do feixe acústico com os tecidos são responsáveis por imagens peculiares e por artefatos, destacando-se: reflexão total, atenuação, reforço acústico posterior e espalhamento.

Reflexão total – ocorre quando a diferença de impedância acústica entre dois meios é muito intensa ou quando o feixe de ultra-som atinge uma interface acima do ângulo limite de refração. Nestas condições todo o feixe ultra-sônico é refletido a partir dessa interface, produzindo um artefato denominado sombra acústica posterior. Um exemplo dessa situação ocorre em interfaces com ar ou calcificações (Fig. 7.17).

Atenuação – na trajetória ao longo da área em estudo há interação do feixe acústico com o meio, promovendo a dissipação da sua energia na forma de calor. Desse modo, ocorre a atenuação do feixe acústico e a redução da amplitude da onda ultra-sônica distalmente.

Reforço acústico posterior – os equipamentos de US possuem um sistema de compensação temporal de ganho, que permite uma amplificação diferenciada do sinal, que é maior para os ecos que chegam de regiões mais profundas. Esse mecanismo é responsável pelo aumento da intensidade dos ecos provenientes de áreas posteriores a uma região com baixa atenuação do feixe acústico, como o conteúdo líquido dos cistos, definido como reforço acústico posterior (Fig. 7.18).

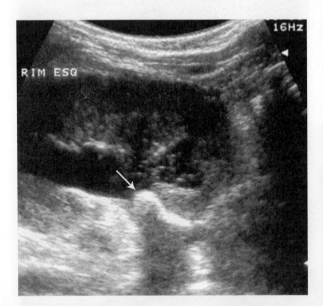

Figura 7.17 – Cálculo coraliforme. Ultra-sonografia: imagem hiperecogênica alongada no bacinete renal, com sombra acústica posterior (seta).

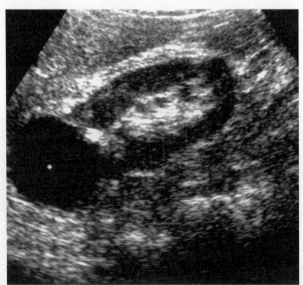

Figura 7.18 – Cisto cortical simples do rim direito. Ultra-sonografia: pólo superior do rim direito com imagem cística cortical simples: arredondada, de contornos regulares, paredes finas e conteúdo anecogênico, com reforço acústico posterior.

Espalhamento ou *scattering* – consiste na reflexão não-direcional do pulso ultra-sônico ao encontrar um refletor com aproximadamente a mesma ordem de grandeza do seu comprimento de onda. O padrão textural em tons de cinza de meios sólidos granulados, tais como o parênquima renal, é decorrente de ecos gerados por meio desse efeito.

MÉTODOS DE AVALIAÇÃO ULTRA-SONOGRÁFICA

O registro dos ecos que retornam ao equipamento de ultra-som pode ser feito de modos diferentes, sendo que os mais utilizados atualmente no estudo do sistema urinário são: o modo B e o modo US Doppler.

Modo B – este tipo de imagem mostra todo o tecido atravessado pelo feixe de ultra-som. As imagens são bidimensionais e, se múltiplas imagens são vistas em seqüência rápida, elas se tornam imagens em tempo real (Fig. 7.19).

US Doppler – esta técnica é utilizada para avaliar o fluxo de sangue nos vasos. O vaso é localizado por imagens de ultra-som no modo B e então as velocidades do fluxo de sangue são quantificadas pelo ultra-som Doppler (Fig. 7.20). No sistema de Doppler pulsado, o feixe de ultra-som é dirigido seletivamente para estudar o fluxo em um determinado vaso e as velocidades calculadas a partir da avaliação do traçado espectral registrado. No sistema de Doppler colorido tanto a arquitetura vascular como a direção e o sentido do fluxo sangüíneo são mostrados como imagens bidimensionais, nas quais as velocidades podem ser estimadas por meio de uma escala de cores. A associação entre as imagens ultra-sonográficas no modo B e estes dois sistemas de Doppler é denominada dúplex Doppler colorido.

> Indicações da US na avaliação do sistema urinário – alterações da forma, número e localização dos rins; alterações da estrutura parenquimatosa renal; alterações da vascularização renal; alterações das cavidades excretoras. As alterações funcionais não podem ser avaliadas por US.

TÉCNICA E PROPEDÊUTICA ULTRA-SONOGRÁFICAS

Além das informações morfológicas relativas à topografia, forma, contornos e dimensões, os padrões de ecogenicidade são referidos, traduzindo aspectos de ecogenicidade dos órgãos, estruturas e lesões.

O padrão de ecogenicidade renal deve ser analisado comparativamente ao fígado, de acordo com a amplitude dos sinais ultra-sonográficos (ecos). Normalmente, o complexo ecogênico central do rim é classificado como hiperecogênico, o parênquima renal como hipoecogênico e o conteúdo líquido vesical como anecogênico. Além disso, a distribuição dos ecos

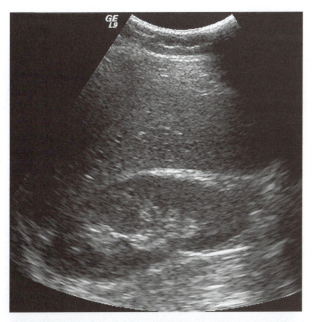

Figura 7.19 – Rim normal. Ultra-sonografia: rim direito de morfologia, contornos e dimensões normais. Relação de ecogenicidade cortico-medular preservada e complexo ecogênico central compacto.

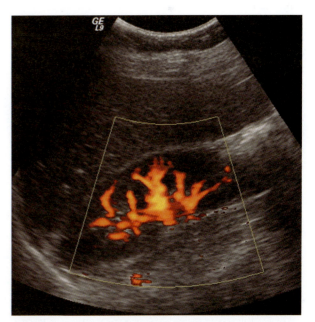

Figura 7.20 – Rim normal. Mapeamento angiográfico com Doppler colorido de amplitude: imagem ultra-sonográfica do rim direito (corte longitudinal) com mapeamento em cores do fluxo sangüíneo nas artérias segmentares e interlobares.

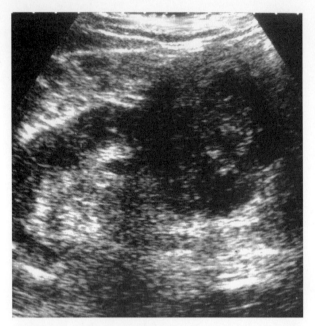

Figura 7.21 – Carcinoma de células renais. Ultra-sonografia: pólo inferior do rim esquerdo com efeito de massa sólida, arredondada, de contornos bem definidos, hipoecogênica, discretamente heterogênea (imagem gentilmente cedida pela Dra. Luciana M.O. Cerri).

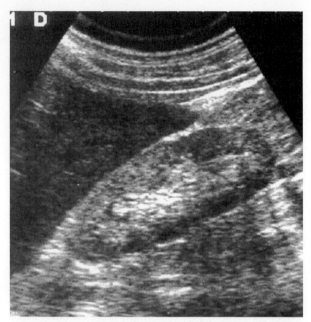

Figura 7.22 – Nefropatia parenquimatosa crônica. Ultra-sonografia: rim direito apresenta dimensões reduzidas e aumento difuso da ecogenicidade do parênquima corticomedular.

pode ser de amplitude homogênea e uniforme (textura do parênquima renal homogênea) ou de amplitudes diferentes (textura do parênquima renal heterogênea, com cistos e calcificações). Essa terminologia descritiva é aplicável tanto em relação ao órgão como um todo como também para descrever lesões focais (Fig. 7.21).

A camada cortical e a camada medular do parênquima renal podem ser definidas por US, graças ao diferencial de ecogenicidade entre elas. A porção cortical apresenta ecogenicidade inferior à esplênica e inferior ou igual à hepática; as pirâmides renais apresentam hipoecogenicidade em relação ao córtex no adulto. Nas nefropatias parenquimatosas, o parênquima renal torna-se hiperecogênico, com perda do diferencial corticomedular (Fig. 7.22). Durante a infância, a ecogenicidade renal passa por mudanças, sendo que, inicialmente, a porção cortical é hiperecogênica (devido à hipercelularidade relativa, maior proporção de glomérulos e de alças de Henle no córtex).

RESSONÂNCIA MAGNÉTICA

A ressonância magnética é uma técnica que utiliza um campo magnético alto e ondas de radiofreqüência para a obtenção das imagens. Não utiliza radiação ionizante e, por isso, pode ser utilizada quando a radiação não é desejável, como em exames repetidos e em gestantes.

> Indicações da RM na avaliação do sistema urinário – alterações da forma, número e localização dos rins; alterações da estrutura parenquimatosa renal; alterações da vascularização renal; alterações das cavidades excretoras e alterações funcionais.

TÉCNICA DE EXAME

São realizadas técnicas que permitem avaliar tanto a morfologia e função dos rins como a morfologia dos ureteres e bexiga. O meio de contraste utilizado é à base de gadolínio, na dose habitual de 0,2mL/kg/peso. Portanto, em um adulto de 70kg administra-se cerca de 14mL de contraste, volume muito inferior ao dos contrastes iodados. O meio de contraste da RM é menos nefrotóxico que aquele à base de iodo, podendo ser utilizado em pacientes com queda da função renal.

Uma das técnicas de RM, denominada uro-RM, é indicada para avaliar as obstruções do trato urinário. A presença de líquido (urina) ou meio de contraste nas vias excretoras permite a reconstrução tridimensional da imagem da pelve renal, dos ureteres e da bexiga.

Outra técnica desenvolvida é a ângio-RM, que pode substituir a angiografia clássica por não ser invasiva e evitar a exposição às radiações e aos contrastes iodados. Essa técnica tem sido utilizada na avaliação das artérias renais, com resultados ainda conflitantes no que se refere ao diagnóstico das estenoses (Fig. 7.23).

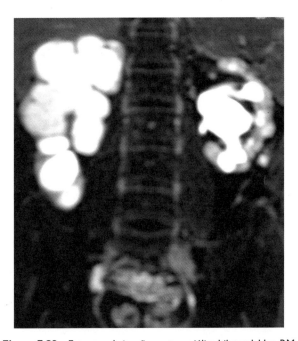

Figura 7.23 – Estenose de junção ureteropiélica bilateral. Uro-RM (seqüência ponderada em T1, em fase excretora, após a injeção do meio de contraste intravenoso): dilatação bilateral do sistema pielocalicinal não associada à dilatação ureteral.

BIBLIOGRAFIA

AMES CD, OLDER RA: Imaging in urinary tract obstruction. *Bras J Urol* 27:316-325, 2001.

BETTMAN MA: Frequently asked questions: iodinated contrast agents. *Radiographics* 24:S3-S10, 2004.

CERRI GG, OLIVEIRA IRS: Ultra-sonografia abdominal, Rio de Janeiro, Revinter, 2002.

GARBAGNATI F, PORCELLI G, PINTAUDI C: Urography, in *Basic Concepts in Diagnostic Imaging*, edited by Damascelli B, New York, Raven Press, 1991, pp 1-6.

KENNEY PJ, McCLENNAN BL: The kidney, in *Computed Body Tomography with MRI Correlation* (3rd ed), edited by Lee JKT, Sagel SS, Stanley RJ, Heiken JP, Philadelphia, Lippincott-Raven Publishers, 1998, pp 1087-1170.

LEE Jr FT, THORNBURY JR: O trato urinário, em *Interpretação Radiológica* (6ª ed), editado por Juhl JH, Crummy AB, Rio de Janeiro, Guanabara Koogan, 1996, 1996, pp 533-612.

OLIVEIRA IRS, KIM NJT, CERRI GG: Ultra-som e ecografia, em *Imaginologia Básica*, editado por Pisco JM, Lisboa, Lidel, 2003.

PRANDO A, PRANDO D, CASERTANMG, BAUAB JRT (eds): *Urologia: Diagnóstico por Imagem*, São Paulo, Sarvier, 1997.

TOLEDO PA (ed): *Radiologia Básica*, São Paulo, Livraria Ateneu, 1978.

WEGENER OH (ed): *Whole Body Computed Tomography* (2nd ed), Boston, Blackwell Scientific Publications, 1993.

8 Radioisótopos em Nefrourologia

Paulo Luiz Aguirre Costa

INTRODUÇÃO

A utilização dos métodos radioisotópicos no diagnóstico das doenças renais e urológicas representou grande avanço no diagnóstico e na orientação e controle das doenças daqueles setores da economia humana. Como outras especialidades médicas, estes métodos tiveram importantes avanços na sensibilidade e especificidade de seus resultados, com impacto nas decisões médicas pelas evidências e qualidade das informações traduzidas, pela reprodutibilidade dos procedimentos, caráter não-invasivo e pela ausência de efeitos tóxicos dos radiotraçadores e radiofármacos específicos empregados, não-interferência nos processos fisiológicos pelas massas dos substratos empregados (ordem de pg e ng) e reduzida dosimetria para o paciente, podendo ser empregados em todas as faixas etárias e estados de morbidade.

A metodologia baseia-se nas medidas da capacidade de trabalho dos rins, ou seja, a habilidade de concentrar e excretar o agente marcado. Naturalmente que essas duas "habilidades" estão intimamente relacionadas com aspectos morfofuncionais daqueles órgãos, na perfeita oferta do sangue arterial e drenagem venosa, na intimidade do parênquima renal traduzida pelas funções de filtração glomerular e tubular e na apropriação das vias de drenagem da urina resultante do nobre trabalho renal.

Cabe notar que para cada uma dessas etapas temos um indicador ideal que, portanto, refletirá melhor aquela fase da seqüência natural (Quadro 8.1). Denomina-se indicador o elemento ou substância que tenha a propriedade de assumir em uma estrutura biológica anatômica e espacialmente definida uma concentração significativamente diferente e identificável da concentração das estruturas contíguas.

PRINCÍPIOS BÁSICOS E INSTRUMENTAÇÃO

Quantidades de elementos ou substâncias complexas, não detectáveis pelos métodos químicos, são medidas com precisão e exatidão quando empregamos a metodologia radioisotópica e, uma vez que as propriedades químicas são dadas nas camadas eletrônicas do átomo, os isótopos têm comportamento químico idêntico.

Dessa forma, quantidades pequenas de diversas substâncias radioisotópicas podem ser medidas *in vitro*, quando materiais biológicos são selecionados, ou *in vivo*, quando um volume ou a área de projeção desse volume é selecionado para se efetivar a medida desejada. As emissões, decorrentes do decaimento dos isótopos radioativos, podem ser:

- partículas – alfa e beta;
- energia eletromagnética – gama, esta factível de ser detectada como imagem quando circulando ou concentrada em alguma estrutura biológica.

As emissões particuladas do tipo *alfa* não apresentam interesse prático em medicina; as do tipo *beta* têm seu emprego nas medidas *in vitro* quando utiliza-

Quadro 8.1 – Isótopos e fármacos utilizados na demonstração da função dos rins.

Radiofármaco	Atuação	Objetivo
Chlormerodrin (valor histórico)	Função tubular	Imagem
DTPA-^{99m}Tc	Filtração glomerular (FG)	Imagem (FG) e fluxo sangüíneo
Gluco-heptonato-^{99m}Tc	Função tubular	Imagem
Ácido dimercaptossuccínico-^{99m}Tc	Função tubular	Fluxo sangüíneo
Pertecnectato (^{99m}TcO$_4^-$)	Trajetória vascular	Fluxo sangüíneo
Ortoiodo-hipurato-^{123}I	Função tubular	Imagem/fluxo plasmático renal efetivo (FPRE)
EDTA-^{51}Cr	Filtração glomerular	Filtração glomerular (FG)
mIBG-^{123}I (mIBG-^{131}I)	Glândulas adrenais	Imagem (terapêutico)

mos sistemas apropriados de detecção nos quais, modernamente, o material biológico pode ser incorporado às chamadas soluções cintiladoras com grande eficiência ou de maneira simplificada com o uso de detectores tipo Geiger-Müller, além de seu emprego terapêutico. Com relação à detecção das emissões *gama*, empregam-se detectores providos de cristal de iodeto de sódio (ativado com tálio) em cujo volume ocorre a interação da radiação, levando à excitação de seus átomos. Estes, ao retornarem ao estado fundamental, emitem luz que é detectada por um sistema de fotodetecção, transformando o sinal luminoso em pulso elétrico proporcional à intensidade de luz, que por sua vez guarda proporcionalidade com a intensidade da energia gama. Conseqüentemente, podemos associar à eletrônica de detecção um analisador de alturas de pulsos que facultará a seleção de energias, possibilitando o uso concomitante de dois ou mais isótopos emissores gama, quer como elementos quer marcando diferentes fármacos.

Conseqüentemente, podemos associar à eletrônica de detecção um analisador de alturas de pulsos que facultará a seleção de energias, possibilitando o uso concomitante de dois ou mais isótopos emissores gama, quer como elementos quer marcando diferentes fármacos.

Na atualidade, esses sistemas de detecção evoluíram intrinsecamente pela qualidade da eletrônica e dos processadores de dados associados, de tal forma que é possível a obtenção de planos tomográficos que traduzem a situação anatômica e funcional da víscera-alvo.

Note-se que a análise dos dados, por processador eletrônico, da seqüência temporal de informações permite a avaliação dinâmica dos fenômenos fisiológicos. No caso dos rins e suas vias de eliminação, é método ímpar.

CINÉTICA DOS TRAÇADORES

O uso de traçadores radioativos permite o estudo cinético dos constituintes corpóreos, sem nenhuma interferência extraordinária. Os modelos matemáticos aplicados aos dados obtidos a partir de amostras retiradas de um ou vários dos compartimentos ocupados por determinada substância levam-nos ao profundo conhecimento dos ritmos biológicos.

Traçadores são definidos como substâncias (átomos ou moléculas) que quando incorporadas a um compartimento ou fase biológica não interferem com o sistema, embora permaneçam mensuráveis durante todo o tempo de observação. Isso se explica porque os traçadores são substâncias pertencentes ao espaço ou espaços-alvos do estudo e a massa do traçador incorporada é de magnitude reduzida com relação à massa contida no compartimento em estudo (ordem de 10^{-9}). Não necessariamente o traçador é radioativo, podendo ser um isótopo de massa. Portanto, um elemento ou substância traçadora introduzida em um sistema químico ou biológico mistura-se rápida e uniformemente com os constituintes desse sistema, permanecendo identificável e diferenciável, reproduzindo fielmente o comportamento do sistema sem influenciá-lo, apresenta equivalência química e biológica e ausência de efeito no sistema em estudo.

Estas análises prestam-se, sobretudo, à avaliação da composição corpórea e dos órgãos que atuam de forma preponderante nessa composição, como é o exemplo dos rins, modulador dos espaços água, sódio, potássio etc.

Chama-se compartimento o espaço ocupado por um elemento distinto, cuja concentração é homogênea. Um compartimento pode ou não corresponder a um espaço fisiológico e referir-se a uma substância ou elemento em espaço fisiológico único ou múltiplo.

A representação esquemática exemplifica o processo de troca entre compartimentos com a progressão para o equilíbrio.

$$C_1 \quad \boxed{ A \;\leftarrow\atop\rightarrow\; A } \quad C_2$$

Se as quantidades de substâncias nos vários compartimentos do sistema são constantes, seus ritmos de troca (derivada com relação ao tempo) serão zero e o sistema estará em estado de equilíbrio. Se uma substância em um compartimento está em equilíbrio, não sendo metabolizada ou produzida, e o ritmo de entrada é igual ao de saída, nesse mesmo compartimento, a esse ritmo chamamos de troca com dimensão de massa × tempo.

As variáveis dos sistemas lineares são os termos que representam cada etapa básica do processo e dizemos que sua fórmula representa a fenomenologia em andamento naqueles sistemas, assim temos:

$$\frac{dx}{dt} = fi\,(x_1, x_2, ..., x_n)$$

ou se x_1, x_2 e x_3 são, respectivamente, as concentrações de A, B e AB, dois processos ocorrem nesse sistema:

- reação tipo A + B → AB cujo ritmo $R_1 = K_1 x_1 x_2$
- reação tipo AB → A + B cujo ritmo é $R_2 = K_2 x_3$, ou seja,

$$\frac{dx}{dt} = R_2 - R_1 = K_2 x_3 - K_1 x_1 x_2$$

Outro exemplo de reação de primeira ordem é o próprio decaimento radioativo, no qual temos o "compartimento" dos átomos por desintegrar-se e podemos dizer que o número de desintegrações por unidade de tempo é proporcional ao número total de átomos, ou seja, **N** número de átomos no tempo **t** e **No** número de átomos em t_0 ($t = 0$).

Da mesma forma, o "crescimento" de uma substância dado por:

$$\frac{dN_t}{dt} = X_N \text{ ou } N = N_0e^{kt}$$

e o seu "decréscimo" obedece à equação:

$$\frac{dN_t}{dt} = X_N \text{ ou } N_t = N_0e^{-kt}$$

Ou seja, a quantidade de átomos ou moléculas no instante t é igual ao número de átomos ou moléculas no instante t_0 multiplicado pela potência negativa do produto do ritmo de troca pelo tempo transcorrido, portanto variações infinitesimais são descritas pela equação. Sistemas mais complexos apresentam múltiplas variáveis e a solução das equações peculiares ao número daquelas variáveis.

Nos modelos do tipo dois compartimentos, no qual injetamos uma substância em um destes, geralmente o intravascular, podemos apreciar a fração do material remanescente em ambos a partir do equacionamento matemático apropriado.

Assim, a partir de uma dose conhecida do ^{123}I-OIH (ortoido-hipurato) introduzida no intravascular e amostras desse mesmo espaço em tempos estabelecidos (duas são suficientes, geralmente aos 10 e 20 minutos da injeção inicial), temos a pendente correspondente cuja inclinação representa o ritmo da remoção do OIH do intravascular pelos rins e traduzirá o fluxo plasmático renal efetivo (FPRE). Lembramos que apenas 10% do montante de OIH é filtrado e 90% é removido pelo trabalho das células tubulares. Caso o escopo seja a medida da filtração glomerular (FG), de forma semelhante poderemos fazê-lo escolhendo agora um indicador marcado que seja filtrado, como o DTPA (ácido dietileno triamino-pentacético) ou o EDTA (ácido etileno diamino-tetracético) marcado com [51]Cr. Estas provas não exigem cuidados ou equipamentos especiais, bastando que a totalidade da dose seja injetada no compartimento intravascular. É fácil entender as conseqüências da administração total ou parcial da dose no extravascular que passa a transferir para os demais compartimentos, conforme ritmos particulares impedindo a apreciação funcional de nosso alvo.

Neste exemplo, novamente, pode-se depreender que a inclinação da pendente é espelho do ritmo, de filtração glomerular, e de maneira absoluta e intrínseca nos dá indicação da velocidade da filtração glomerular.

Qualquer outra substância marcada, desde que conhecida sua distribuição compartimental biológica, nos facultará ensaiá-la como indicador funcional de seu alvo. Isso abre perspectivas estratégicas de abordagem dos diferentes sistemas funcionais, em particular dos rins.

No manuseio de moléculas marcadas com isótopos radioativos devemos lembrar que elas estão sujeitas a efeitos que podem modificar seu comportamento intrínseco.

EFEITO RADIANTE

As radiações corpuscular e eletromagnética interagindo com moléculas vivas podem determinar modificações decorrentes do processo de ionização. Desse modo, é importante o conhecimento dos limites dosimétricos nos quais uma molécula deixa de comportar-se como traçador.

A relação atividade específica/efeito ponderal traz informações quanto a esse efeito.

Atividade específica é a quantidade de radioatividade (1Ci = $3,7x10^{10}$ dps) por unidade ponderal do elemento empregado.

EFEITO ISOTÓPICO

A energia do ponto zero para a molécula biatômica é dada por:

$$E_o = 1/2 \ h\delta$$

onde:

h = constante de Plank
δ = freqüência de oscilação molecular

$$\delta = 1/2 \ \sqrt{K/m}$$

onde:

K = constante da força de oscilação
m = massa do núcleo

Para as moléculas poliatômicas, o aumento dos graus de liberdade é dado conforme múltiplos de E_0. A importância do efeito isotópico é máxima para elementos de massa muito pequena, por exemplo, [1]H e [3]H ($\delta = 1,23$) diferentes de [127]I e [123]I ($\delta < 1,02$).

FLUXO SANGÜÍNEO RENAL

Além da avaliação da função renal propriamente dita, é de interesse o conhecimento das condições anatômicas dos rins, a iniciar-se pela competência das artérias renais. Insistimos que a escolha do método isotópico prende-se à metodologia não-invasiva, morbidade nula e qualidade de informação que permite a tomada de decisão clínica.

A injeção única, de pequeno volume, de um indicador marcado com ^{99m}Tc poderá gerar uma seqüência de imagens temporais ao ritmo de 2 segundos ou menos, mostrando a trajetória do isótopo pelas artérias aorta abdominal, ilíacas e renais (Fig. 8.1).

A assimetria temporal na irrigação de um dos rins redundará na hipótese de estenose daquela artéria (Fig. 8.2). Também na avaliação da perviedade da artéria, no pós-operatório do transplante renal, é arma aguçada e impreterível na atualidade, apontando ao médico a realidade diagnóstica e permitindo a reintervenção precoce.

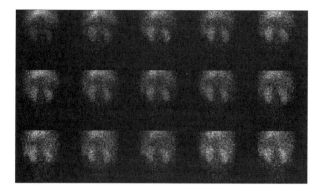

Figura 8.1 – Fluxo sangüíneo renal simétrico.

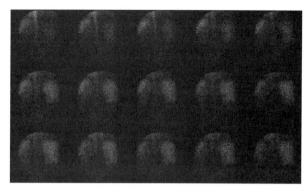

Figura 8.2 – Redução do fluxo renal à esquerda. Atraso na oferta sangüínea e clareamento do rim esquerdo por estenose de sua artéria, vistos em imagens seqüenciais (uma a cada 2s). Observam-se fluxo renal normal para o rim direito e fluxo esplênico.

NEFROGRAMA RADIOISOTÓPICO

Pelo registro temporal da radioatividade nos rins, observado com a câmara de cintilação que determina simultaneamente as imagens funcionais dos rins, vias urinárias e bexiga por meio do processador eletrônico, é possível a delimitação das áreas de interesse a partir das quais teremos as curvas representativas.

A interpretação das curvas nefrográficas deve obedecer aos critérios da dinâmica do processo de oferta, concentração e excreção do radiofármaco. A quantificação relativa é factível, uma vez que estamos estudando estruturas pares, e inferências sobre o estado de cada um dos rins são válidas, permitindo em muitas situações apontarmos o diagnóstico correto (Figs. 8.3 e 8.4).

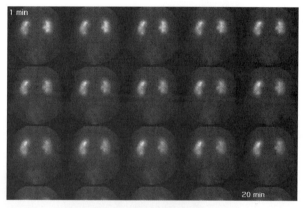

Figura 8.4 – Concentração normal e atraso na eliminação principalmente à esquerda.

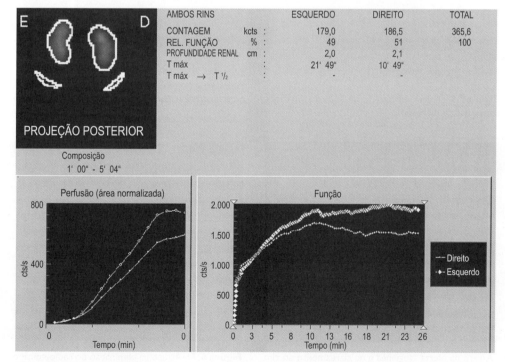

Figura 8.3 – Curvas nefrográficas normais. Imagens da concentração do radiofármaco nos rins e seu clareamento em tempo normal. O volume vesical residual é mínimo.

Afecções que vão da exclusão renal, estenose da artéria, comprometimento do parênquima e processos semi-obstrutivos e obstrutivos das vias urinárias têm seus modelos exemplificados nas figuras 8.5 e 8.6.

O uso do diurético no transcorrer da prova, geralmente 40mg de furosemida aos 20 minutos ou após o final da primeira etapa, permite distinguir entre a obstrução ureteral e a perda do tônus pielocalicinal/ureteral, uma vez que nessa circunstância mobilizamos o radioindicador retido no conjunto pielocalicinal (Fig. 8.7).

Outros testes farmacológicos realizados são com o uso de vasodilatadores que modificam o acesso do isótopo ao rim, o qual tem sua artéria nutridora estenosada proporcionalmente ao contralateral. Assim, o nefrograma radioisotópico basal comparado ao estudo após a administração de captopril (na quantidade de 50mg pela via oral e com controles da pressão arterial, indispensáveis, antes e durante a primeira hora após a administração) também permite qualificar a ocorrência da estenose da artéria renal. O estudo também se mostra bastante útil na avaliação do resultado da dilatação mecânica da artéria renal (Figs. 8.8 e 8.9).

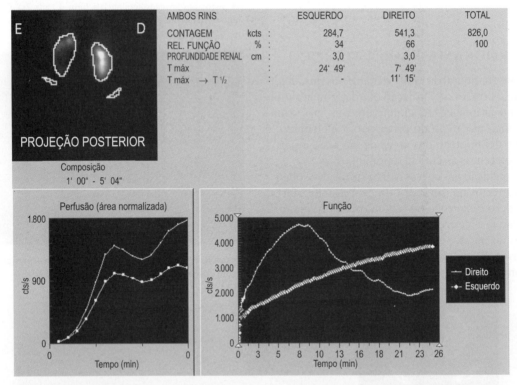

Figura 8.5 – Curva nefrográfica alterada do rim esquerdo mostrando deficiência na excreção, persistente mesmo com o uso de diurético.

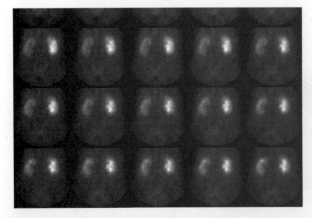

Figura 8.6 – Atraso na oferta sangüínea e no clareamento do rim esquerdo por estenose de sua artéria visto em imagens seqüenciais (uma a cada 2s).

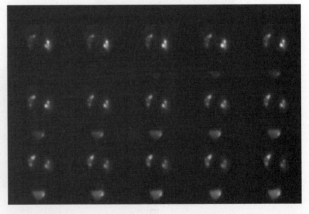

Figura 8.7 – Atraso na eliminação do radioindicador coletado nos cálices e pelve renais.

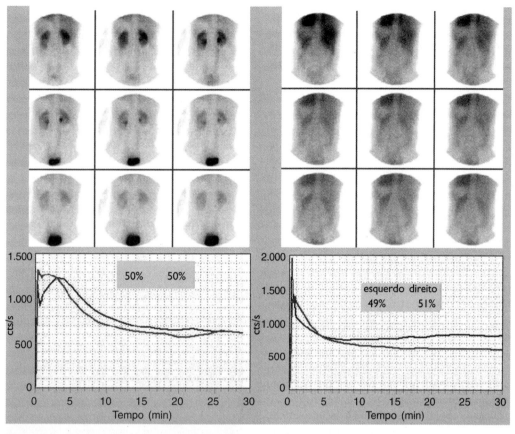

Figura 8.8 – Estudos basal e sob ação do captopril. Paciente normal.

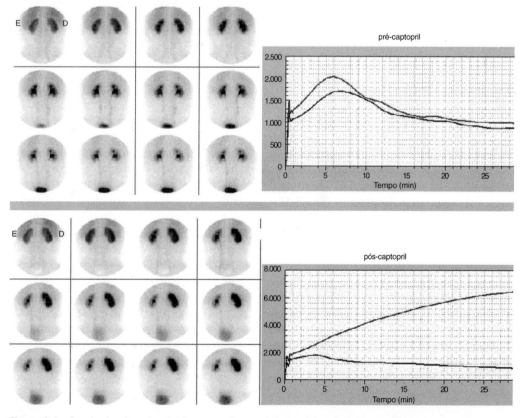

Figura 8.9 – Estudos basal e sob ação do captopril mostrando os efeitos descritos na afecção renovascular.

A indicação formal desse exame está na monitorização do rim transplantado, apontando fluxo sangüíneo regional, sua capacidade de concentração e eliminação urinária, rejeição aguda, necrose tubular aguda e sua recuperação funcional.

As curvas referentes a indicadores como o DTPA-^{99m}Tc, igualmente, traduzem a oferta sangüínea e a capacidade de concentração e excreção dos rins de acordo com sua cinética peculiar.

Ainda no que se refere à quantificação relativa dos rins, temos utilizado a relação das atividades acumuladas entre os 60º e 120º segundos no nefrograma com ^{123}I-ortoiodo-hipurato, que reflete a fase vascular da fenomenologia.

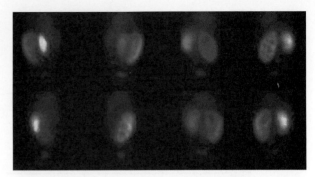

Figura 8.10 – Imagens mostrando importante assimetria no volume e heterogeneidade na concentração do DMSA-^{99m}Tc no rim direito, decorrente de estenose da junção pielocalicinal. Distribuição e volume renais normais à esquerda.

IMAGENS DOS RINS

As primeiras imagens renais foram obtidas pela injeção do composto clormerodrin marcado com o isótopo-203 e 197 do mercúrio que sobrepujava o acúmulo do ^{131}I-ortoiodo-hipurato pelo menor número de variáveis na concentração e excreção do fármaco. Como resultado, era possível não só obter a imagem dos rins, mas também particularidades de distribuição (homogeneidade, quantidade e velocidade) do fármaco nos volumes renais. O teste, então estabelecido, permitia a quantificação da captação renal do radioisótopo correspondendo exatamente às condições funcionais de cada rim ou parte da víscera.

A evolução da instrumentação e dos radiofármacos, em especial com o advento do uso ^{99m}Tc como isótopo para a marcação das moléculas, obtido em geradores, trazendo grande facilidade para o usuário e baixa dosimetria para o paciente, geram na atualidade imagens funcionais renais com resolução espacial pelo registro de múltiplos planos. O radiofármaco mais empregado com essa finalidade é o DMSA-^{99m}Tc (ácido dimercaptossuccínico). A quantificação relativa das concentrações desse radiofármaco em cada um dos rins permite acompanhar sua função tubular ao longo de sua história natural, particularmente útil nas correções das estenoses pieloureterais (Fig. 8.10).

IMAGENS FUNCIONAIS DAS ADRENAIS

Particular interesse para o nefrologista, diante de quadros de hipertensão arterial, em que a causa pode estar associada ao feocromocitoma, é o exame das glândulas adrenais utilizando-se como radiofármaco uma molécula específica metaiodobenzil-guanidina (mIBG), marcada com os isótopos-131 ou 123 do iodo. A molécula mIBG-^{131}I concentra-se seletivamente nos tumores de linhagem neuroectodérmica e nas lesões secun-

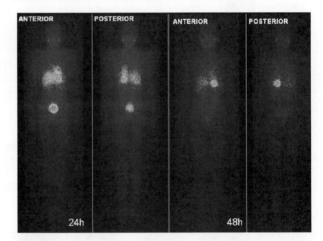

Figura 8.11 – Imagens de corpo inteiro após 24 e 48 horas da injeção por via intravenosa do mIBG-^{131}I, mostrando intensa captação na adrenal esquerda. Biodistribuição habitual do radiofármaco nos demais volumes corpóreos.

dárias, permitindo o diagnóstico correto do feocromocitoma, quer na sua forma simples quer metastática, por meio de imagens das projeções das lojas adrenais e de corpo inteiro (Fig. 8.11).

Tal teste mostra-se sensível (90%) e específico (95%), sendo apontado pela literatura no diagnóstico de tal ocorrência. A utilidade desse radiofármaco pode ainda estender-se ao uso terapêutico, quando as doses administradas são proporcionais à massa tumoral e à captação do radiofármaco em seu volume. Também, pela especificidade de concentração, essa molécula (mIBG-^{131}I) faculta a cirurgia radioguiada, com o emprego de uma sonda de detecção das radiações durante o ato operatório, permitindo ao cirurgião a dissecção seletiva da área de interesse – concentrante do radiofármaco – com redução dos tempos operatórios e menor morbidade (Fig. 8.12).

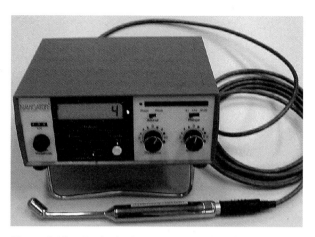

Figura 8.12 – Sonda de detecção portátil (*probe*) de uso intra-operatório. A colimação e a seleção energética permitem resolução espacial da ordem de 1cm.

BIBLIOGRAFIA

BLAUFOX MD: Overview of renal nuclear medicine, in *Medicine in Clinical Diagnosis and Treatment* (2nd ed), edited by Murray IPC, Ell PJ, Edinburgh, Churchill Livingstone, 1998, vol 1, pp 207-395.

METTLER Jr FA, GUIBERTEAU MJ: *Essentials of Nuclear Medicine Imaging* (4th ed), Philadelphia, WB Saunders Co, 1998, pp 335-368.

PERLMAN SB, BUSHNELL DL, BARNES WE: Genitourinary system, in *Textbook of Nuclear Medicine*, edited by Wilson MA, Philadelphia, Lippincott-Raven Publishers, 1998, pp 117-136.

WEBB JAW, BRITTON KE: Intravenous urography, ultrasonography and radionuclide studies, in *Diseases of the Kidney and Urinary Tract* (7th ed), edited by Schrier RW, Philadelphia, Lippincott Williams & Wilkins, 2001, vol 1, pp 371-410.

9 Biópsia Renal

Fabio Ricardo Dantas Dutra
Américo Lourenço Cuvello Neto

INTRODUÇÃO

A biópsia renal vem sendo utilizada há cerca de 50 anos na prática clínica nefrológica. Constitui o procedimento fundamental para a definição diagnóstica e terapêutica em muitas doenças renais, em especial nas glomerulopatias.

A literatura médica aponta que a primeira biópsia renal foi realizada cirurgicamente em 1923 por Gwyn. Em 1934, Ball realizou na cidade de Londres a primeira biópsia renal percutânea. No Brasil, Israel Nussenzveig instituiu a coleta mista por meio de microlombotomia e retirada de fragmentos renais com agulhas, em 1955. Em novembro de 1957, coube a Décio de Oliveira Penna realizar a primeira biópsia renal percutânea, na Disciplina de Nefrologia do Hospital das Clínicas da Faculdade de Medicina da Universidade de São Paulo (HC-FMUSP). Ele continuou biopsiando por mais de 40 anos, até a sua aposentadoria, totalizando muito mais de 10.000 procedimentos. Contudo, há um curioso relato de que, em 1953, Edmundo Vasconcelos, professor de Gastrocirurgia da FMUSP, na tentativa de biopsiar o fígado por via percutânea posterior obteve tecido renal inadvertidamente. Esta seria realmente a primeira biópsia renal realizada na América do Sul. Ele tentou desenvolver a técnica, mas acabou desistindo, pois sua porcentagem de pegas era baixa e não estava especialmente interessado em biópsias de rim.

Ao longo de todos esses anos, a biópsia renal tem evoluído bastante, tanto na técnica como no equipamento utilizado. A introdução da ultra-sonografia renal, ao final dos anos 80, aliada ao desenvolvimento de agulhas acopladas a um disparador automático resultaram em avanço fundamental à técnica. Nos dias atuais, as taxas de sucesso e segurança do método são elevadas, mesmo quando realizado por nefrologista inexperiente.

INDICAÇÕES

Ainda não existe um consenso entre os diversos autores sobre as indicações da biópsia renal. Contudo, todos concordam que as informações fornecidas pela análise da histologia renal são de fundamental importância no diagnóstico, na avaliação do prognóstico e no planejamento terapêutico. Na prática, as indicações são guiadas por síndromes renais e algumas apresentações clínico-laboratoriais, e na tabela 9.1 estão enumeradas as principais indicações de biópsia renal utilizadas pelo serviço de Nefrologia do HC-FMUSP.

Tabela 9.1 – Indicações de biópsias percutâneas de rim nativo. No período de 04/2001 até 06/2004, n = 703. Serviço de Nefrologia do HC-FMUSP.

Indicações	%
Síndrome nefrótica	49,6
Hematúria e proteinúria não-nefrótica	20,0
Síndrome nefrítica	6,3
Síndrome mista	5,5
Glomerulonefrite rapidamente progressiva	5,0
Insuficiência renal aguda	7,3
Insuficiência renal crônica	4,5
Hematúria macroscópica	1,8

Hematúria glomerular isolada – os pacientes que apresentam hematúria macroscópica ou microscópica são freqüentes na clínica nefrológica. As causas não-glomerulares, como litíase renal, neoplasias, traço falciforme e infecções urinárias, devem ser afastadas. A hematúria isolada pode ser a apresentação clínica da nefropatia por IgA ou doença de Berger, da doença da membrana basal fina e da síndrome de Alport. Entre essas doenças, a nefropatia da IgA é a única para a qual, atualmente, existem algumas propostas terapêuticas em evolução, já as demais continuam sem tratamento específico. Assim sendo, o diagnóstico etiológico geralmente não altera a conduta. Logo, a biópsia renal é realizada somente quando a hematúria é persistente e acompanhada de outros achados clínicos, tais como hipertensão arterial sistêmica, proteinúria maior que 1g/dia ou redução da função renal. Esses achados sugerem progressão da doença de base e precisam ser esclarecidos. Caso a biópsia não esteja indicada, mesmo assim o seguimento dos pacientes com hematúria glomerular isolada deve ser mantido devido ao risco de progressão da doença de base.

Proteinúria isolada não-nefrótica – a proteinúria isolada é a situação clínica que em poucas vezes a biópsia renal se faz necessária para mudar a evolução da doença. Quando a proteinúria é menor que 1,5g/dia e o sedimento urinário não apresenta alterações, associado à função renal normal, o prognóstico freqüentemente é excelente. A glomerulosclerose segmentar e focal (GESF) em estágio inicial e a glomerulopatia membranosa (GNM) são as principais causas primárias e não necessitam de tratamento imunossupressor, dentro desse cenário. As lesões glomerulares secundárias que se encaixam nesse contexto clínico são a GESF por lesão isquêmica, como na nefrosclerose, ou a perda de massa renal, como na nefropatia por refluxo, ambas sem tratamento específico.

Síndrome nefrótica – a indicação de biópsia renal nesta síndrome depende da idade do paciente, exceto se existir doença sistêmica associada. Como em crianças o diagnóstico etiológico mais comum é a glomerulopatia de lesões mínimas (GNLM), opta-se por iniciar o tratamento com corticosteróides e observar a resposta, a qual geralmente é muito boa. No caso de resposta parcial ou inexistente, procede-se à biópsia. Já na síndrome nefrótica em adultos sem doença sistêmica associada como *diabetes mellitus* ou amiloidose, a biópsia renal apresenta indicação formal. As principais causas de síndrome nefrótica são GNM, GESF e GNLM, e como as respostas ao uso de imunossupressores são distintas o diagnóstico etiológico faz-se necessário para definir por tratamento específico ou conservador. Em casos selecionados de indivíduos diabéticos nefróticos, a biópsia pode ser indicada se houver a suspeita de outra glomerulopatia isolada ou associada à nefropatia diabética.

Síndrome nefrítica – é caracterizada por hematúria, cilindros hemáticos, proteinúria não-nefrótica associados geralmente a hipertensão arterial e disfunção renal. Este quadro pode fazer parte da apresentação clínica de várias doenças sistêmicas, como lúpus eritematoso sistêmico e vasculites. A biópsia renal nem sempre se faz necessária para o diagnóstico e o início do tratamento. Entretanto, nos casos em que clinicamente não é possível definir a causa ou é preciso estabelecer o tipo e o grau de comprometimento renal, não se pode abrir mão da biópsia renal.

Insuficiência renal aguda (IRA) – freqüentemente, é uma condição em que a causa pode ser diagnosticada pela história clínica aliada a exames complementares. Além disso, boa parte dos pacientes com IRA está em terapia intensiva utilizando assistência ventilatória e hemodinâmica. A biópsia renal resultaria em risco adicional com benefício questionável aos pacientes críticos. Todavia, existem algumas situações de etiologia duvidosa ou possivelmente relacionadas à possível doença sistêmica na qual as informações fornecidas pela biópsia renal são fundamentais. A glomerulopatia rapidamente progressiva apresenta-se com perda abrupta da função renal, podendo a biópsia renal ser utilizada para elucidar o diagnóstico. Os quadros de IRA que se arrastam por mais de quatro semanas sem apresentar fator perpetuador da disfunção renal são outra indicação de biópsia renal.

Doença renal crônica inexplicada – é indicação para biópsia renal quando não há o diagnóstico provável da disfunção renal aliado à imagem renal sem sugestão de sinais moderados a graves de cronicidade. Além disso, várias doenças que acometem os rins podem recidivar no rim transplantado. Este dado pode influenciar na escolha do tipo de transplante renal, se com doador vivo ou cadavérico.

Rim transplantado – a utilização do procedimento na avaliação pós-transplante é fundamental para diferenciar entre casos de rejeição aguda e necrose tubular aguda durante a disfunção de início rápido do enxerto ou na sua função retardada. Também é valiosa nos casos de disfunção crônica do transplante para esclarecimento de doenças que se assemelham ao quadro clínico e laboratorial. A biópsia do rim transplantado está indicada quando há suspeita de nefropatia crônica do enxerto, nefrotoxicidade por drogas ou glomerulopatia *de novo*.

CONTRA-INDICAÇÕES

Ainda é campo de debate entre vários autores. Contudo, com o avanço técnico atingido, podemos considerar que hoje poucas são as contra-indicações para a biópsia renal percutânea. Pode-se dividi-las em dois grupos:

Absolutas – gravidez; paciente não-cooperativo; coagulopatia não-passível de correção; hipertensão arterial sistêmica grave não-controlada; hidronefrose; infecção renal, perirrenal ou na área de punção.

Relativas – rim único; obesidade; rim em ferradura; cistos renais; rim de tamanho reduzido, menor que 9cm; doença renal crônica com rins ecogênicos; uremia sintomática com níveis de uréia maiores que 100mg/dL.

AVALIAÇÃO PRÉ-BIÓPSIA

O objetivo é identificar e corrigir problemas que possam colocar em risco a segurança do procedimento. Logo, alguns exames e condutas são fundamentais:

Medida a pressão arterial sistêmica – a pressão arterial deve estar controlada em níveis menores que 140/90mmHg.

Ultra-sonografia renal – é utilizada para verificar o número, a forma e o tamanho dos rins, além de identificar cistos, tumores ou hidronefrose.

Avaliação da coagulação – o tempo de protrombina (TP), tempo de tromboplastina parcial ativada (TTPa) e número de plaquetas devem estar normais ou com discreta alterações. A relação do TTPA maior que 35s, RNI menor que 0,1 e número de plaquetas maior que 100.000 é aceitável para efetuar a biópsia renal. Alguns autores advogam a coleta do tempo de sangramento (TS) de rotina e, quando alterado, a correção com desmopressina. Outros argumentam que o valor preditivo do TS é inferior a 50% e desnecessário em pacientes com uréia menor que 100mg/dL. No Serviço de Nefrologia do HC-FMUSP, o TS não é colhido de rotina previamente à biópsia renal.

Urocultura – a cultura deve ser solicitada para afastar infecção do trato urinário.

Medicações – é importante suspender medicações que possam alterar a coagulação. Drogas antiinflamatórias não-hormonais (DAINES) e aspirina devem ser suspensas pelo menos cinco dias antes. A heparina pode ser suspensa na véspera. Já os anticoagulantes orais precisam ser suspensos com a antecedência necessária para a normalização do TP. É importante frisar que o risco da suspensão de tais drogas deve ser analisado diante dos benefícios que a biópsia renal possa trazer.

PROCEDIMENTO

A biópsia renal percutânea pode ser realizada com agulhas de calibres diferentes, variando entre 14 e 18 gauge, manualmente ou acopladas a uma pistola disparadora automática. A ultra-sonografia ou a tomografia computadorizada podem ser utilizadas tanto para localizar o rim a ser biopsiado quanto para guiar a agulha, com vantagens para a biópsia guiada por ultra-som por ser realizada em tempo real. Com base na literatura médica e comprovada por sete anos de experiência, o serviço de Nefrologia do HC-FMUSP preconiza o uso da agulha 16 gauge por possuir melhor relação entre o número de glomérulos por fragmento e a segurança do procedimento. No serviço de Nefrologia do HC-FMUSP utiliza-se a agulha acoplada à pistola disparadora automática, além de ser guiada por ultra-som em tempo real. A seqüência é a seguinte:

1. Após avaliação clínico-laboratorial e cuidados descritos anteriormente, todo o procedimento é explicado ao paciente e todas as suas dúvidas são dirimidas. Isso é fundamental para acalmá-lo e conseguir a melhor cooperação. Não há necessidade de sedação prévia, salvo raras exceções.
2. O material necessário é separado (Fig. 9.1) e o paciente é posicionado em decúbito ventral com um coxim sob o abdômen para retificar as costas e fixar os rins à musculatura abdominal posterior. O dorso é exposto (Fig. 9.2).

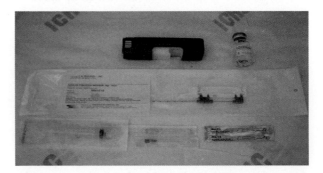

Figura 9.1 – Material para biópsia renal percutânea.

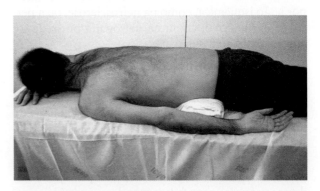

Figura 9.2 – Posição do paciente.

3. Assepsia e anti-sepsia com Povidine® ou clorexidina são realizadas e é colocado campo estéril sobre a região glútea.
4. O transdutor do ultra-som é envolvido em uma luva estéril com gel. Tanto o operador do ultra-som (nefrologista ou radiologista) como o nefrologista que vai efetuar a biópsia utilizam máscaras e luvas estéreis.
5. O pólo inferior do rim a ser biopsiado, geralmente o direito, deve ser localizado e o trajeto entre a pele e o rim pode ser mensurado com auxílio do ultra-som. A pele e o tecido celular subcutâneo são anestesiados, com agulha 30 × 8mm, cerca de 2cm do transdutor. Comumente, usa-se lidocaína a 1% sem vasoconstritor. Depois é utilizada agulha de gelco 16 gauge para anestesiar todo o trajeto, desde a pele até próximo da cápsula renal. Esse procedimento é feito guiado pelo ultra-som (Fig. 9.3).

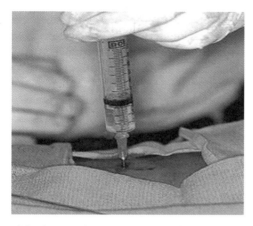

Figura 9.3 – Anestesia local com lidocaína a 2%.

6. Com a lâmina de bisturi nº 11 é feita uma pequena incisão perpendicular à pele no local de punção. A agulha de biópsia é introduzida em seguida.
7. Com o auxílio do ultra-som, a agulha é avançada por todo o trajeto desde a pele em direção ao pólo inferior até tocar a cápsula renal. Ao paciente é solicitado que prenda a respiração e então é disparada a pistola e retirada a agulha (Figs. 9.4 e 9.5).

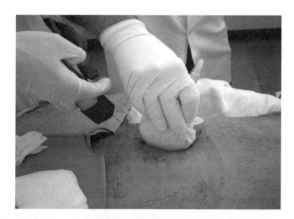

Figura 9.4 – Introdução da agulha de biópsia guiada pelo ultra-som.

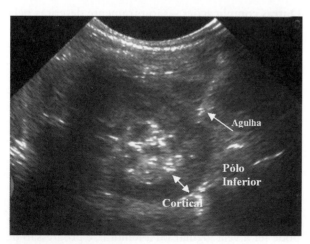

Figura 9.5 – Imagem ultra-sonográfica do procedimento.

No Serviço de Nefrologia do HC-FMUSP são coletados de rotina três fragmentos (1 para microscopia óptica, 1 para imunofluorescência e 1 para microscopia eletrônica). Para tal, geralmente são necessários apenas três disparos e no máximo seis. Aceita-se como boa amostra para lesões focais 25 glomérulos na amostra da microscopia óptica, mas, na maioria das vezes, 10 glomérulos já são suficientes para os demais diagnósticos tanto na microscopia óptica quanto na imunofluorescência. Na tabela 9.2 são descritas as principais características das biópsias renais realizadas no Serviço de Nefrologia da HC-FMUSP.

Tabela 9.2 – Características das biópsias percutâneas guiadas por ultra-som de rim nativo. No período de 04/2001 até 06/2004, n = 703. Serviço de Nefrologia do HC-FMUSP.

Biópsias	703
Pacientes	682
Idade média (anos)	38 ± 15 (10-79)
Uréia pré-biópsia (mg/dL)	75 ± 40 (13-228)
Creatinina pré-biópsia (mg/dL)	2,4 ± 2,1 (0,5-13)
Hematócrito pré-biópsia (%)	35 ± 6,5 (22-53,5)
Número de glomérulos por fragmento	13 ± 6 (0-53)
Freqüência de sucesso	665 (94,5%)
Complicações	24 (3,41%)

A técnica para rim transplantado é a mesma, com a particularidade de ser mais fácil, uma vez que o rim se encontra logo abaixo da pele e não é afetado pelo movimento respiratório. Nesse caso, é colhido apenas um fragmento para a microscopia óptica e, às vezes, outro fragmento para a imunofluorescência.

PROCESSAMENTO DO MATERIAL

O material colhido deve ser devidamente identificado e encaminhado, com presteza, ao anatomopatologista familiarizado com esse tipo de exame. Na figura 9.6 observam-se fragmentos renais. Para a microscopia óptica, acondiciona-se o fragmento renal no fixador de Bouin. O fragmento deve chegar ao patologista no máximo em 60 minutos, pelo risco de ressecar o material. Para o transporte de grandes distâncias, pode-se acondicionar o fragmento no fluido de Hally. Para a imunofluorescência, utiliza-se o gel para acondicionamento de tecidos congelados Tissue Tech®; o tecido renal deve ser envolvido em papel alumínio e, a seguir, colocado em nitrogênio líquido contido em garrafa térmica. Para a microscopia eletrônica, a coleta do fragmento deve ser realizada em solução de glutaraldeído.

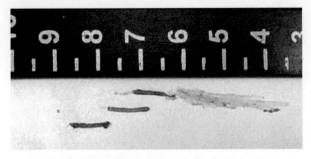

Figura 9.6 – Fragmentos de tecido renal.

CUIDADOS NA PÓS-BIÓPSIA RENAL PERCUTÂNEA

O período pós-biópsia deve ser encarado como de vital importância. No Serviço de Nefrologia do HC-FMUSP, a monitorização dos sinais vitais é padronizada e obedece à seqüência descrita a seguir.

- Manter repouso absoluto no leito em decúbito dorsal horizontal por 6 horas após o procedimento.
- Aferir pressão arterial de 15/15 minutos na primeira hora.
- Aferir pressão arterial de 30/30 minutos na segunda hora.
- Aferir pressão arterial de 1/1 hora até a quarta hora.
- Aferir pressão arterial na sexta hora pós-biópsia.
- Colher amostras das três primeiras diureses para observar hematúria.
- Encaminhar a primeira amostra para o laboratório para realização do exame de urina de rotina.
- Manter a pressão arterial sob controle em níveis inferiores a 140/90mmHg.
- Colher hemoglobina e hematócrito após 6 horas da biópsia renal.
- Não utilizar anticoagulantes por duas semanas após biópsia.

O paciente fica em observação por 24 horas após o procedimento, uma vez que quase todas as maiores complicações são diagnosticadas nesse período. Não faz parte da rotina do nosso serviço a realização da biópsia em regime ambulatorial ou em hospital-dia. Todavia, em alguns serviços, para pacientes com função renal normal ou discretamente alterada e ausência de outras morbidades, a prática de dar alta após 8 horas de observação é utilizada.

COMPLICAÇÕES

A biópsia renal é atualmente um procedimento muito seguro, mas complicações podem ocorrer.

Hemorragias – são as mais temidas e divididas em menores, como a hematúria macroscópica, hematoma subcapsular ou perirrenal assintomáticos, e maiores, como a hematúria levando à obstrução por coágulos, hematoma sintomático com necessidade de transfusão de hemoderivados, necessidade de cirurgia ou angiografia, infecção e nefrectomia. As taxas de mortalidade após biópsia são extremamente baixas, variando entre 0,08 e 0,12%. O sangramento pós-biópsia pode ocorrer em três locais; 1. para o sistema coletor, levando à hematúria micro ou macroscópica e à possível obstrução ureteral; 2. subcapsular, levando à compressão renal e à dor; 3. perirrenal, levando a hematoma e possível queda no hematócrito.

Séries históricas mostram os seguintes dados:

- hematúria microscópica transitória ocorre em quase todos pacientes;
- 60-80% dos pacientes apresentam hematoma intra ou perirrenal quando avaliados por TC;
- 3-10% de hematúria macroscópica transitória;
- queda de 1g/dL da hemoglobina em 50% dos casos, não necessariamente relacionado a sangramento;
- 1-2% de sangramento com hipotensão;
- 0,1-0,3% de necessidade de transfusão;
- 0,1-0,4% de necessidade cirúrgica para controle de sangramento;
- 0,06% necessita de nefrectomia.

Dor – a dor com duração maior que 12 horas pode ocorrer em 4% dos casos e pode estar relacionada com obstrução ureteral por coágulo ou distensão da cápsula renal por hematoma. A dor causada por hematoma freqüentemente remite com analgésicos convencionais como dipirona. Sua persistência pode indicar hematomas com proporções maiores que necessitam de investigação ultra-sonográfica e monitorização de hemoglobina e hematócrito.

Fístula arteriovenosa – pode aparecer em 4-18% dos casos. Geralmente é assintomática e resolve espontaneamente em um a dois anos. As fístulas arteriovenosas são mais freqüentes em rins transplantados, talvez pela proximidade entre a pele e o tecido renal.

Outras complicações – são raramente descritas pela baixa ocorrência, entre estas destacam-se a fístula peritônio-calicinal, o hemotórax, as perfurações colônicas e as biópsias inadvertidas de baço, fígado e pâncreas.

Na tabela 9.3 são descritas as principais complicações e as respectivas freqüências nas 703 biópsias realizadas no Serviço de Nefrologia do HC-FMUSP.

OUTRAS MODALIDADES DE BIÓPSIA RENAL

Transjugular – desenvolvida a partir de uma variação da técnica de biópsia hepática transjugular. Essa técnica baseia-se na punção de veia profunda, que pode ser a veia jugular ou a femoral, e progressão de um cateter guiado por fluoroscopia até o rim direito.

Tabela 9.3 – Complicações das biópsias percutâneas guiadas por ultra-som de rim nativo. No período de 04/2001 até 06/2004, n = 703. Serviço de Nefrologia do HC-FMUSP.

Complicações	n	Amostra (%)
Hematúria macroscópica	7	0,99
Hematoma perirrenal sintomático	8	1,14
Hematoma perirrenal assintomático	4	0,57
Hematoma retroperitoneal	3	0,47
Obstrução urinária	1	0,14
Nefrectomia	1	0,14
Infecção	0	0
Óbito	0	0

Na ponta, há um dispositivo para a coleta de parênquima. Tem como principais indicações coagulopatias que impeçam a biópsia convencional ou quando há necessidade de biopsiar fígado e rim. Tem como desvantagem o fato de utilizar contraste e necessitar de fluoroscopia.

Via laparoscópica – é uma modalidade que vem ganhando mais espaço nos últimos anos. É indicada para pacientes com risco de sangramento aumentado ou no caso de falha da técnica percutânea ou transjugular em obter material. Como desvantagem, necessita de anestesia geral em ambiente cirúrgico e torna-se proibitiva em pacientes com reserva cardiorrespiratória limítrofe.

Cirurgia aberta – cada vez mais em desuso e aos poucos suplantada pela cirurgia laparoscópica. Tem as mesmas indicações e desvantagens desta.

BIBLIOGRAFIA

BOULTON-JONES R: Renal biopsy, in *Comprehensive Clinical Nephrology* (2nd ed), edited by Johnson R, Feehally J, New York, Mosby, 2003, pp 2.7.1-2.7.6.

FIUANO G, MAZZA G, COMI N, et al: Current indications for renal biopsy: a questionnaire-based survey. *Am J Kidney Dis* 35:448-457, 2000.

LIMA EQ, BARROS RT: Biópsia renal, em *Glomerulopatia: Patogenia Clínica e Tratamento*, editado por Soares V, Alves MAR, Barros RT, São Paulo, Sarvier, 1999, pp 26-29.

MADAIO MP: Renal Biopsy. *Kidney Int* 38:529-543, 1990.

NASS K, O'NEILL WC: Bedside renal biopsy: ultrasound guidance by the nephrologist. *Am J Kidney Dis* 34:955-959, 1999.

PENNA DO: Biópsia renal, em *Nefrologia*, editado por Cruz J, Praxedes JN, Cruz HMM, São Paulo, Sarvier, 1995, pp 85-92.

WHITTIER WL, KORBET SM: Timing of complications in percutaneous renal biopsy. *J Am Soc Nephrol*. 15:142-147, 2004.

10 Mecanismos de Agressão Glomerular

Jenner Cruz

Os glomérulos renais são estruturas anatômicas muito simples, possuindo poucos modos de respostas a agressões do meio ambiente. Por este motivo, quadros anatomopatológicos muito parecidos são comuns a um grande número de etiologias distintas, sendo difícil encontrar-se nos rins um quadro patognomônico de uma única entidade mórbida.

Os glomérulos podem ser agredidos por vários grupos de causas (Quadro 10.1).

Quadro 10.1 – Mecanismos de agressão glomerular.

Imunológicos
Não-imunológicos
Alérgicos ou de hipersensibilidade
Endócrinos ou metabólicos
Físicos
Hematológicos ou vasculares
Hereditários
Infecciosos por bactérias, fungos, parasitas e vírus
Medicamentosos ou químicos
Neoplásicos
Tóxicos

As manifestações clínicas das doenças glomerulares são muito conhecidas, variam desde albuminúria ou hematúria isolada até síndrome nefrótica, síndrome nefrítica aguda, glomerulonefrite rapidamente progressiva ou suas combinações.

MECANISMOS IMUNOLÓGICOS

A causa mais comum de agressão glomerular deve ser a imunológica. O alto fluxo sangüíneo renal associado às características estruturais dos capilares glomerulares favorecem uma série de interações com substâncias circulantes, quer sejam antígenos endógenos ou exógenos, quer sejam anticorpos.

SISTEMA IMUNE

O sistema imune consiste em um conjunto de linfócitos e de monócitos circulantes e de células da medula óssea e de tecidos linfóides, incluindo os nódulos linfáticos, o baço, as placas de Peyer e o timo.

As primeiras células que compõem este sistema são os linfócitos B e T e as células da linhagem monócito-macrófago. Estas células e seus produtos, especialmente os anticorpos e as linfocinas, são responsáveis pela imunidade protetora humana.

A resposta imune inicia-se pela introdução a uma substância imunogênica em um indivíduo imunocompetente, ativando a proliferação de linfócitos B e T que conduzem receptores específicos de membrana para antígenos determinantes no sistema imune.

Os linfócitos B, bursa-dependentes, responsáveis pela imunidade humoral, são encontrados em todos os tecidos linfóides periféricos e também junto com os linfócitos circulantes. Eles se diferenciam em células secretoras de anticorpos, plasmócitos, que formam moléculas de Ig (imunoglobulinas). Estas são cinco: IgM, IgD, IgG, IgA e IgE, cada qual com uma função distinta.

Nas fases iniciais de diferenciação, os linfócitos B já começam a expressar, em seu citoplasma, a cadeia, μ que é uma cadeia pesada (H) da IgM. Após, elas produzem cadeias leves (L), κ (*kappa*) ou λ (*lambda*), que permitem que as moléculas IgM sejam expressas na superfície.

A ativação, a proliferação e a diferenciação das células B requerem uma variedade de citocinas, das quais a mais importante é a interleucina-2 (IL-2), que deve desempenhar um papel relevante nesses eventos e assim facilitar a produção de imunoglobulinas de todos os isotopos. Outras citocinas, como a IL-4 e o TGF-β (fator de crescimento transformador-beta), devem ser capazes de amplificar e modificar a produção de anticorpos na presença de IL-2.

Os linfócitos T, timo-dependentes, responsáveis pela imunidade celular, diferenciam-se em células efetoras: linfócitos T auxiliares (*helper* – CD4+), que interagem e ajudam os linfócitos B a desenvolver células secretoras de anticorpos; linfócitos T supressores (*supressor*), que inibem a resposta imune, diminuindo a ação das células T auxiliares e linfócitos citotóxicos (CD8+), que têm o papel de destruir as células que carregam anticorpos estranhos. Talvez os linfócitos T supressores não representem um subconjunto separado funcionalmente, pois as células T, CD4+ e CD8+, também podem produzir respostas imunes supressoras.

Outro grupo de células, denominadas *natural killer* (NK), presentes naturalmente no baço e no sangue periférico, é em geral derivado de linfócitos granulares grandes (LGL) e compreende cerca de 5 a 15% das células linfóides do sangue periférico. A maior parte delas são CD3–, CD16+ e CD56+.

As células T reconhecem e interagem com células que transportam antígenos estranhos específicos.

Os linfócitos B e T, com seus receptores antigênicos, são moléculas co-estimuladoras, citocinas e células apresentadoras de antígenos (APC) que expressam proteínas de superfície codificadas pelo complexo maior de histocompatibilidade (MHC) e pelo antígeno leucocitário humano (HLA).

RECEPTOR DE CÉLULAS T

O receptor de células T (TCR) é um heterodímero composto de cadeias pares α e β (ou χ e δ) que formam o local de ligação de um antígeno monovalente.

SISTEMA COMPLEMENTO

O sistema complemento também participa do sistema imunológico protegendo o paciente de infecções microbianas por meio de várias reações biológicas: opsonização, quimiotaxia de macrófagos, alteração da permeabilidade vascular, alteração do diâmetro dos vasos sangüíneos, citólise do organismo-alvo, alteração da coagulação e numerosos outros pontos sutis de modificação. Essas atividades do complemento promovem uma reação inflamatória que também pode, muitas vezes, lesar o hospedeiro e produzir doença.

O sistema complemento é composto de mais de 30 proteínas que se encontram circulando no plasma em alta concentração e que, ao serem ativadas, elaboram fragmentos de proteína e complexos proteína-proteína que interagem com receptores celulares específicos, ou diretamente com a membrana da célula, para mediarem reações inflamatórias agudas, depuração de células e de moléculas estranhas, matando microrganismos patogênicos e regulando as respostas imunes.

Ele pode ser ativado por três mecanismos distintos chamados vias clássica, alternada e lecitina (Fig. 10.1).

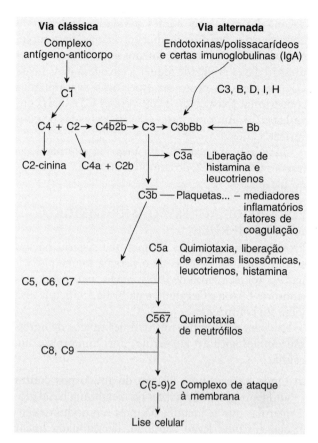

Figura 10.1 – Esquema de ativação do complemento pelas vias clássica e alternada.

A via clássica é ativada apenas pelas imunoglobulinas M e G (IgM e IgG), em geral por meio de imunocomplexos circulantes. Onze proteínas descritas, originalmente como componentes da via clássica, são designadas pela letra C maiúscula e números de 1 a 9. C1 é um complexo que reúne três proteínas distintas: C1q, C1r e C1s.

A ativação da via alternada é mais complexa. Duas proteínas que participam dessa ativação são denominadas fatores e designadas pelas letras B e D maiúsculas.

As proteínas da via lecitina são designadas pelos nomes descritivos abreviados: MBL (lecitina ligada à manose) e MASP (MBL-proteína associada à serina).

Os fragmentos da clivagem proteolítica das proteínas do complemento são designados pelas letras minúsculas a e b: C2a e C2b; e os fragmentos inativos pela adição da letra i: C2ai.

Proteínas reguladoras são designadas por letras maiúsculas H e I ou pela abreviação de seus nomes descritivos: DAF = fator de deterioração acelerada.

Os receptores de complemento são designados pelas letras maiúsculas CR e números de 1 a 4.

Os demais receptores são designados pela proteína ou fragmentos de proteína unidos à letra R maiúscula C5aR.

Uma das mais importantes atividades de defesa do hospedeiro é derivada de dùas proteínas do complemento C3 e C5, estruturalmente semelhantes. A expressão dessa atividade requer a clivagem de C3 e de C5 por meio de proteases específicas denominadas convertases. Existem duas convertases C3 e duas convertases C5. As convertases C5 são derivadas da convertase C3.

Quando a ativação é feita pela via alternada, as frações C1, C4 e C2, do complemento, estão normais no plasma.

FORMAS DE AGRESSÃO IMUNOLÓGICA AO GLOMÉRULO

Provavelmente, foi Von Pirquet que sugeriu há um século, em 1905, a idéia de o sistema imune participar no aparecimento de lesões renais, mas foi graças a autores Dixon e Germuth, a partir de 1950, que essa idéia foi confirmada.

Existem, no mínimo três padrões típicos de agressão imunológica ao glomérulo, dois humorais e um celular:

a) Onde haveria uma ligação de anticorpos contra antígenos estruturais fixos na membrana basal glomerular que se identificam, pela imunofluorescência, em uma lesão contínua, denominada linear (Fig. 10.2). Exemplo: síndrome de Goodpasture, na qual existe no sangue circulante anticorpos contra a membrana basal do glomérulo.
b) Onde os imunocomplexos se localizariam na membrana basal glomerular, separados uns dos outros, em pequenos grânulos, produzindo a imunofluorecência granular (Fig. 10.3). Exemplo: lúpus eritematoso disseminado, no qual a lesão renal é feita por imunocomplexos circulantes.
c) Por meio das células T, principais responsáveis pela imunidade celular.

Agressão do glomérulo auto-imune

Os dois exemplos mais significativos dessa forma de agressão ao glomérulo são a síndrome de Goodpasture e a glomerulonefrite rapidamente progressiva crescêntica tipo 1, por anticorpos contra a membrana basal do glomérulo.

Sabe-se hoje que o antígeno responsável pela maior parte das síndromes de Goodpasture, das glomerulonefrites rapidamente progressivas crescênticas tipo 1 e de alguns casos de síndrome de Alport está localizado no campo sem colágeno C-terminal da cadeia α-3 do colágeno tipo IV, uma das seis isoformas desse colágeno.

Agressão do glomérulo por imunocomplexos

Imunocomplexos circulantes

Germuth Jr. deu uma explicação simplista, mas muito engenhosa, dessa forma de agressão imunológica. Em estudos experimentais ele classificou os imunocomplexos em três classes:

Classe I – também denominada de imunocomplexos solúveis, seria formada por uma IgG e de um antígeno homólogo pequeno, de cerca de 70.000 dáltons.
Classe II – de imunocomplexos pobremente solúveis, formada por uma IgM e de um antígeno semelhante ao anterior ou de uma IgG e de um antígeno homólogo grande, de cerca de 850.000 dáltons.
Classe III – seria formada por um grupo de imunocomplexos grandes e insolúveis.

Os imunocomplexos da classe I seriam capazes de atravessar toda a membrana basal glomerular e se depositar por via subepitelial, como acontece com os *humps* da glomerulonefrite difusa aguda pós-infecciosa. Os da classe II não seriam capazes de atravessar a membrana basal, permanecendo na via subendotelial, como ocorre com a glomerulonefrite membranoproli-

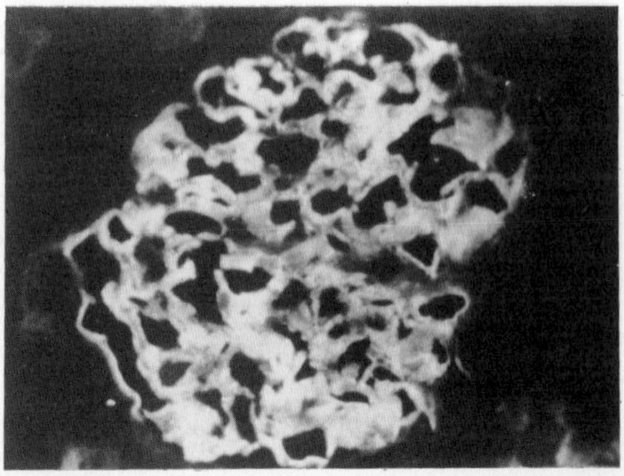

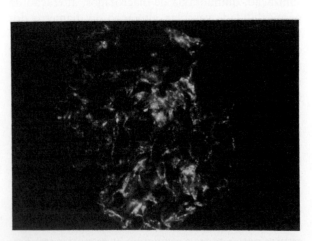

Figura 10.2 – Imunofluorescência linear de capilar glomerular de rato que recebeu anticorpo de cobaia antimembrana basal do glomérulo (900 x).

Figura 10.3 – Imunofluorescência granular de capilar glomerular de rato que recebeu anticorpo de coelho antiborda em escova de túbulo proximal (900 x).

ferativa tipo 1. Os de classe III não dariam lesão renal, permaneceriam no sangue circulante até serem fagocitados pelos macrófagos.

Estudos posteriores mostraram que na realidade essa forma de agressão renal é mais complexa.

Um grande exemplo de doença desencadeada por imunocomplexos circulantes é o lúpus eritematoso sistêmico. Quando os imunocomplexos circulam, como no lúpus, a ativação do complemento faz-se por via clássica. Como no lúpus se formam imunocomplexos de diferentes formas e tamanho, o quadro histológico dessa doença é muito variado: alterações mínimas, mesangial, proliferativo focal, proliferativo difuso, membranoso e esclerose focal e segmentar.

Imunocomplexos formados in situ
Além da localização de imunocomplexos nas paredes dos capilares glomerulares e no mesângio, por depósito, após circularem no sangue periférico, acredita-se que eles podem formar-se *in situ*, como na doença glomerular membranosa idiopática. Algumas enfermidades, como a glomerulonefrite difusa aguda pós-infecciosa, podem ter os dois tipos: circulantes e formados *in situ*.

Completada a formação do imunocomplexo no glomérulo, são ativados poucos ou vários múltiplos sistemas: de coagulação, da cinina, complemento etc., e células flogogênicas são atraídas, como neutrófilos, monócitos/macrófagos, plaquetas, linfócitos e as células epiteliais, mesangiais e endoteliais. As células ativadas liberam mediadores solúveis como citocinas e quimoquinas, completando o quadro nosológico.

Agressão ao glomérulo mediada por células
Algumas doenças são provavelmente mediadas por células T (CD8+), como a doença glomerular por alterações mínimas e outras por células e por imunocomplexos como a formação de crescentes, quer na glomerulonefrite rapidamente progressiva, quer como agravante na evolução de outro quadro histológico, como na glomerulonefrite difusa aguda pós-infecciosa com crescentes.

MECANISMOS NÃO-IMUNOLÓGICOS

Os fatores não-imunes capazes de produzir nefropatia foram relacionados no quadro 10.1. A seguir, apresentamos uma súmula das principais doenças e manifestações não-imunes que cursam com lesão renal e/ou glomerular sem nos aprofundarmos na maneira de sua instalação.

ALÉRGICOS OU DE HIPERSENSIBILIDADE
As agressões alérgicas podem ser classificadas em generalizadas e específicas a um órgão determinado.

As generalizadas incluem anafilaxia, doença do soro, febre, vasculites e lúpus eritematoso disseminado induzido por um agente desencadeador.

Entre as específicas a um órgão determinado focalizaremos cinco:

1. **Pele** – urticária, angioedema, exantema, hipersensibilidade, vasculites, erupção fixa, dermatite de contato, dermatite esfoliativa, eritema multiforme, necrólise epidérmica tóxica e síndrome de Stevens-Johnson.
2. **Sangue** – anemia hemolítica, granolocitopenia, trombocitopenia e eosinofilia.
3. **Pulmões** – asma, infiltrado pulmonar agudo.
4. **Fígado** – hepatite colestática e lesões hepatocelulares.
5. **Rins** – glomerulonefrite e nefrite intersticial aguda.

ENDÓCRINOS OU METABÓLICOS
As doenças mais importantes, por sua freqüência e gravidade, são o *diabetes mellitus* e a amiloidose renal.

Nefropatia diabética – as principais alterações encontradas nas fases iniciais do envolvimento renal no *diabetes mellitus*, especialmente nas formas insulino-dependentes, são a hiperfiltração glomerular e a microalbuminúria, relacionadas ao aumento do volume glomerular e da pressão intraglomerular. Sabe-se hoje que elas dependem primariamente do aumento da glicemia, ocorrendo principalmente nos diabéticos mal controlados, condicionando liberação de citocinas e de fatores de crescimento que iniciariam a lesão glomerular. A nefropatia diebética será mais estudada no capítulo 15.

Amiloidose – esse distúrbio do metabolismo protéico é multiforme, tendo em comum o depósito localizado ou sistêmico de fibrilas autólogas, freqüentemente com depósito em tecido renal. O componente amilóide P, derivado de uma glicoproteína sérica normalmente circulante, é parte constante, embora pequena, do depósito. Entre as formas mais importantes, temos:

a) Associada a discrasias do sistema imune, especialmente mieloma múltiplo, com fibrilas AL, constituídas de fragmentos de cadeias leves de imunoglobulinas.
b) Associada a doenças infecciosas e inflamatórias crônicas, com fibrilas AA, derivadas da proteína sérica amilóide A.
c) Associada a doenças hereditárias, com variantes de predomínio de acometimento neurológico (formas portuguesa, japonesa, sueca etc.), com fibrilas de pré-albumina, que apresentam variação na seqüência de aminoácidos, e de predomínio renal, como na febre familiar do Mediterrâneo, com fibrilas do tipo AA.

Nos últimos anos, tem-se encontrado uma forma de amiloidose, geralmente localizada, em pacientes com insuficiência renal crônica em hemodiálise por muitos anos, em que as fibrilas depositadas são constituídas de β_2-microglobulina. A amiloidose também será estudada em outros capítulos deste livro, como no capítulo 29.

FÍSICOS

Os principais agentes físicos são as radiações ionizantes e o calor.

Nefrite por radiação – foi descrita pela primeira vez por Baermann e Linser, em 1904, sendo proporcional à intensidade da exposição em doses iguais ou superiores a 2.300rad ou 23Gy (unidades Gray), para o tratamento de tumor de Wilms, carcinoma ovariano ou testicular, linfoma retroperitoneal, sarcoma osteogênico, neuroblastoma e metástases intra-abdominais. Leva geralmente à proteinúria e à hipertensão arterial, podendo evoluir para insuficiência renal crônica após cinco anos ou mais da agressão inicial. Pode ocorrer com doses menores em pessoas sensíveis, sendo 5Gy o limite mínimo. Nos quadros agudos há hiperplasia glomerular, com hipercelularidade, degeneração e atrofia tubular, necrose arterial e arteriolar e edema intersticial. As formas crônicas apresentam obliteração glomerular, com esclerose mesangial, atrofia tubular, esclerose arterial e arteriolar, além de fibrose intersticial.

Foi descrita também em pacientes submetidos à bomba atômica (raios γ) em Hiroshima e Nagazake, inclusive em imigrantes no Brasil.

Exposição ao calor – pode levar, em indivíduos não-aclimatados, a depleção intensa de volume, colapso circulatório, rabdomiólise, coagulação intravascular disseminada e insuficiência renal aguda. Existência prévia de depleção de volume, potássio e exercício muscular intenso propicia essas alterações.

HEMATOLÓGICOS OU VASCULARES

Consideraremos nesse tópico a síndrome hemolítico-urêmica, a anemia falciforme, a pré-eclâmpsia/eclâmpsia e a trombose de veia renal.

Síndrome hemolítico-urêmica – caracteriza-se pela ocorrência simultânea de anemia hemolítica, trombocitopenia e insuficiência renal aguda. Apresenta grande similaridade com a púrpura trombocitopênica trombótica, sendo considerada por muitos autores como variantes clínicas de uma mesma entidade.

Na síndrome hemolítico-urêmica existe envolvimento renal, mormente em crianças, enquanto na púrpura trombocitopênica trombótica haveria predomínio de comprometimento do sistema nervoso central e da pele, em adultos. Em sua patogênese, parece clara a participação de predisposição genética (haplotipos HLA A3 e B7), agentes infecciosos (vírus e bactérias), toxinas e a presença de fatores pró-coagulantes circulantes.

Os fatores capazes de deflagrar a síndrome apresentam em comum a capacidade de lesar o endotélio vascular que, em condições normais, tem a propriedade de prevenir a trombogênese. Há uma repulsão mútua em relação às plaquetas, em função de cargas negativas. A célula endotelial apresenta ainda um receptor de alta afinidade para trombina, chamado trombomodulina, que atua como co-fator para a ativação de proteína C plasmática pela trombina. Além disso, o endotélio libera fatores que atuam sobre a hemostase: prostaciclinas, ativador de plasminogênio e fator de Von Willebrand. A função endotelial pode ser modificada por vários fatores envolvidos na gênese da síndrome hemolítico-urêmica (SHU): endotoxinas bacterianas, vírus, lipopolissacarídeos derivados de *E. coli*, *Salmonella minnesota*, *S. typhosa*, neuraminidases. Ciclosporina A e mitomicina, recentemente implicadas em alguns casos de SHU, podem causar lesão endotelial direta.

Especialmente importante na SHU é a deficiência de síntese de prostaciclina ou PGI_2, restaurada em situações clínicas pela infusão de plasma fresco, e a alteração do metabolismo do fator de Von Willebrand e fator VIII, especialmente com a presença de multímeros do fator de Von Willebrand, provavelmente ligado à presença de neuraminidase, em algumas infecções.

Anemia falciforme – a doença renal foi descrita inicialmente por Henrick, em 1910, com leucocitúria, cilindrúria e deficiência de concentração urinária. A doença costuma ser leve e, às vezes, apenas funcional. A natureza física das hemácias falciformes leva a aumento da viscosidade sangüínea e a bloqueio de vasos de pequeno calibre, com distúrbio de oxigenação que repercute em maior alteração nas hemácias. A tendência à falcização aumenta paralelamente à concentração de H^+ e osmolalidade, ao nível da medula renal. A deficiência de concentração urinária é a principal manifestação e parece ser secundária à diminuição do fluxo sangüíneo medular, por aumento da viscosidade sangüínea ou diminuição do número de *vasa reta* e ramos. Outros fatores são a diminuição do transporte de O_2 (por aumento de 2,3-DPG ou 2,3-difosfoglicerato), diurese osmótica nos néfrons justamedulares, necrose medular isquêmica, aumento do fluxo linfático com diminuição do gradiente osmótico e presença de PGE_2 na medula renal. A elevação de volume urinário é compensada pelo aumento de ingestão e raramente leva a problemas clínicos. A diluição se dá normalmente. Outro achado comum é o defeito de acidificação urinária. Manifestações clínicas incluem: hematúria, necrose de papila, síndrome nefrótica, infarto renal, deficiência de concentração urinária e pielonefrite.

Pré-eclâmpsia/eclâmpsia – a pré-eclâmpsia caracteriza-se por hipertensão, proteinúria, edema e alterações de coagulação, afetando 25% de todas as gravidezes, desde que se considere patológica qualquer elevação da pressão arterial acima de 125/75mmHg antes da 32ª semana de concepção, ou acima de 125/85mmHg após. Ocorre primariamente em nulíparas, geralmente depois da 32ª semana gestacional, e é a complicação hipertensiva mais séria da gravidez, podendo levar à crise convulsiva, quando a doença é denominada eclâmpsia. Pode ocorrer também em portadoras de hipertensão crônica ou doença renal prévia.

A lesão glomerular é de tipo isquêmico, com glomérulos alargados, por edema das células intracapilares (endoteliose e mesangiose). Há diminuição do ritmo de filtração glomerular de 62 a 84%. O quadro de vasoespasmo é relacionado à grande sensibilidade aos efeitos de peptídeos e catecolaminas endógenas. Enquanto as grávidas normais são resistentes aos efeitos pressores de angiotensina II, as que desenvolvem pré-eclâmpsia/eclâmpsia apresentam aumento de sensibilidade à infusão do peptídeo antes mesmo que a doença se manifeste. O edema endotelial tem sido relacionado a alterações de coagulação, com depósito local de fibrina, a fatores imunes locais ou isquemia.

Trombose de veia renal – o fluxo venoso renal pode ser interrompido tanto por compressão extrínseca como por trombose intraluminal.

Trombose primária da veia renal – geralmente associada a estados de hipercoagulabilidade que ocorrem em pacientes com síndrome nefrótica, certos adenocarcinomas e possivelmente em indivíduos tratados com corticosteróides. Diminuição do fluxo renal por desidratação pode ser um fator importante na infância. Traumatismo de veia renal pode também ser o fator iniciador da trombose. Com relação às doenças renais intrínsecas, a forma mais freqüentemente associada é a glomerulonefrite membranosa, mas também ocorre com amiloidose, *diabetes mellitus*, doença glomerular por alterações mínimas, lúpus eritematoso sistêmico, poliarterite nodosa e outras formas de glomerulonefrite crônica.

Obstrução de veia cava ou renal por massas extrínsecas – incluem aneurismas de aorta abdominal e tumores. No caso destes, além de compressão extrínseca, pode haver também invasão de veia renal e iniciação de trombose na luz vascular.

HEREDITÁRIOS

Nos capítulos 17 e 29 reunimos uma série de moléstias hereditárias capazes de produzir lesão renal. Entre as formas mais comuns, temos:

Doenças renais císticas – incluem as displasias renais, a doença policística do adulto, transmitida geneticamente, de forma dominante e com alta penetrância, e a doença medular cística. A incidência de insuficiência renal é alta, a qual é estudada entre as malformações congênitas do aparelho renal (Capítulo 34).

Síndrome de Alport – com defeito de síntese de membrana basal glomerular e deficiência do antígeno nefritogênico da síndrome de Goodpasture, é transmitida por gene autossômico dominante, com penetrância variável. A membrana basal apresenta zonas de espessamento e afilamento, além de zonas de duplicação. Acompanha-se com freqüência de alterações auditivas e oculares (retinite pigmentosa, miopia, lenicônus, cegueira). Também é relatada entre as nefropatias crônicas hereditárias (Capítulo 17).

Doença de Fabry – ou angioqueratoma *corporis diffusum universale*, é ligada ao cromossomo X e expressa-se plenamente em indivíduos do sexo masculino. Havendo deficiência genética de uma enzima, α-galactosidase A, há acúmulo de um glicosfingolipídeo em vários órgãos, incluindo parede vascular, nervos e rins. No sexo feminino, o acometimento é altamente variável. Ela também é estudada no capítulo 17.

Osteoonicodisplasia hereditária – é outra doença de caráter genético, rara, que cursa com proteinúria, podendo haver síndrome nefrótica e insuficiência renal. É transmitida por um gene autossômico dominante, ligado aos antígenos eritrocitários ABO. Tipicamente, há hipoplasia ou displasia de unhas, patelas reduzidas ou ausentes. O tecido renal apresenta áreas de glomerulosclerose segmentar e focal, espessamento focal do capilar glomerular e hipercelularidade mesangial. Também é estudada no capítulo 17, sendo mais conhecida como síndrome unha-patela (*nail-patella*).

INFECCIOSOS

Por bactérias

Os rins são órgãos facilmente sujeitos a processos infecciosos, sendo as infecções bacterianas as mais freqüentes, tanto em pacientes internados como ambulatoriais. Costumam-se dividir as infecções em trato alto (pielonefrite) e baixo (cistites, uretrites e prostatites). Os quadros de pielonefrite são em geral os mais graves, com possibilidade de cronificação. Há infiltrado celular mono e polimorfonuclear, dilatação tubular e fibrose. As pielonefrites serão vistas no capítulo 25.

Doenças infecciosas sistêmicas podem levar a glomerulonefrites de caráter imunológico, como visto no capítulo 13, nesse caso por imunocomplexos circulantes e/ou formados *in situ*.

Vamos realçar alguns tipos particulares de envolvimento glomerular por infecções bacterianas.

Endocardite infecciosa – o uso de antibióticos alterou significativamente a história natural e a epidemiologia desta moléstia. Na era pré-antibiótica, o *Streptococcus viridans* era o principal agente, ocasionando glomerulopatias em 50 a 80% dos casos. O uso de drogas por via intravenosa mudou este agente para o *Staphylococcus aureus*, encontrado em 22 a 78% dos casos.

O quadro clínico inclui infartos, abscessos e glomerulonefrites, desde focal, com hematúria, piúria e albuminúria assintomáticas até hematúria macroscópica, insuficiência renal e glomerulonefrite rapidamente progressiva com crescentes. A hipocomplementemia é freqüente, com ativação do complemento por via alternada. Crioglobulinemia mista e fator reumatóide positivo podem estar presentes.

Nefrite por *shunt* – os *shunts* ventriculoatrial, ventriculojugular e mais raramente ventriculoperitoneal, além do *shunt* de Le Veen, peritoneovenoso costumam infectar-se com *Staphylococcus aureus* em 75% dos casos, podendo ocasionar glomerulonefrites febris, anemia, hepatesplenomegalia, púrpura, artralgias e linfoadenopatias.

Infecção visceral – decorrentes de abscessos abdominais, pulmonares, retroperitoneais, podem complicar-se associando-se com glomerulonefrites.

Outras infecções bacterianas – a *sífilis* congênita, secundária ou latente, pode envolver o glomérulo provocando desde proteinúria até síndrome nefrótica que responde à penicilina. A *lepra* tabém pode ocasionar síndrome nefrótica, uremia, insuficiência renal terminal e glomerulonefrite rapidamente progressiva. O *Mycobacterium leprae* pode ser encontrado no glomérulo. Histologicamente, encontramos glomerulonefrite proliferativa, glomerulonefrite crescêntica, nefropatia membranosa, glomerulonefrite membranoproliferativa, angiite microscópica e amiloidose. A *tuberculose* pode ocasionar glomerulonefrite membranoproliferativa, nefropatia membranosa, glomerulonefrite crescêntica e amiloidose. A *leptospirose* produz habitualmente insuficiência renal aguda por nefrite intersticial, mas pode causar glomerulonefrite mesangial ou proliferativa difusa. A *brucelose* costuma afetar a função renal em vários graus, com hematúria, proteinúria, até síndrome nefrótica. A febre tifóide (*salmonelose*) leva à glomerulonefrite em 1 a 4% dos casos. A *nocardiose* provoca glomerulonefrite membranoproliferativa. O *Mycoplasma*, que nem todos consideram uma bactéria, leva à síndrome nefrótica, que não cede com antibióticos e glomerulonefrite rapidamente progressiva. A *pneumonia pneumocócica* pode evoluir para uma glomerulonefrite proliferativa difusa.

Por fungos
Embora nem todos concordem em chamar de pielonefrite as infecções fúngicas e estas sejam raras em indivíduos imunocompetentes, já são freqüentes em aidé-

ticos e portadores de insuficiência de múltiplos órgãos. A *aspergilose* tem sido considerada responsável por glomerulonefrites por imunocomplexos.

Por parasitas
Malária – costuma agredir os rins. Quatro parasitas causam malária: *Plasmodium vivax*, *P. falciparum*, *P. malariae* e *P. ovale*. O *P. falciparum* raramente agride o glomérulo. Produz proteinúria não-nefrótica, hematúria e piúria. A forma grave costuma provocar insuficiência renal aguda hemoglobinúrica. Já a malária quartã, por *P. malariae*, produz desde proteinúria até síndrome nefrótica, hematúria discreta, evolução para insuficiência renal em três a cinco anos. Não responde ao tratamento antimalárico nem ao corticóide. Remissão espontânea é rara.

Esquistossomose – é decorrente de infestação do *Schistosoma mansoni*, *S. japonicum* ou *S. haematobium*. O *S. mansoni*, comum no Brasil, produz, além de fibrose hepática e hipertensão portal, proliferação mesangial, esclerose focal, glomerulonefrites membranosa ou membranoproliferativa, com e sem crescentes, amiloidose e insuficiência renal terminal. O tratamento antiparasitário não costuma influenciar a evolução da moléstia. O *S. japonicum* produz hepatesplenomegalia e eosinofilia, e o *S. haematobium*, cistite, proteinúria e síndrome nefrótica, que costuma reverter com o tratamento.

Leishmaniose – por *Leishmania donovani* produz o calazar, com pequena agressão renal que costuma reverter com o tratamento. Pode evoluir com amiloidose e insuficiência renal.

Tripanossomíases – por *Trypanosoma brucei*, *T. gambiense* e *T. rhodesiense*, causam doença do sono na África e proteinúria.

Filariose – por parasitas dos gêneros *Onchocerca*, *Brugia*, *Loa* e *Wuchereria*, provocam hematúria e proteinúria reversíveis com tratamento específico. Podem também causar obstrução de linfáticos renais e urina leitosa.

Triquinose – por *Trichinella spiralis*, pode levar à proteinúria e à hematúria reversíveis com o tratamento.

Cisto hidático hepático – causado no homem por *Echinococcus granulosus* e *E. multilocularis*, pode agredir os rins levando à glomerulonefrite membranoproliferativa e à nefropatia membranosa.

Toxoplasmose – pode causar síndrome nefrótica, especialmente em crianças, com glomerulonefrite proliferativa mesangial e depósito de IgG, IgA, IgM, C3 e fibrinogênio.

Por vírus

As infecções pelo **vírus Epstein-Barr** podem acompanhar-se de síndrome nefrótica, glomerulonefrite mediada por complexos imunes e nefrite tubulointersticial, doença glomerular por alterações mínimas com depósito de IgM. A presença desse vírus no glomérulo aumenta a possibilidade de evolução para glomerulonefrite crônica.

A infecção pelo **vírus da imunodificiência humana** (HIV) pode causar proteinúria, síndrome nefrótica, doença glomerular por alterações mínimas (6%), glomerulosclerose focal e segmentar colapsante (75%), alterações tubulointersticiais, glomerulonefrite membranoproliferativa (10%), nefropatia da IgA etc. Mais bem estudada no capítulo 39.

Sabé-se, há cerca de 35 anos, que o **vírus da hepatite B** pode agredir o rim. Em regiões onde a infecção é endêmica, a transmissão é vertical, de mãe para filho, e horizontal, entre irmãos. Ocorre muito mais em homens 4:1. Acompanha-se de hematúria, glomerulonefrite membranoproliferativa tipos I e III, nefropatia membranosa, glomerulonefrite crescêntica e agressão hepática, nem sempre evidente, com níveis de transaminase (aminotransferase) normais ou pouco elevados.

A agressão renal do **vírus da hepatite C** é mais grave. O quadro clínico inclui crioglobulinemia mista, vasculite sistêmica, glomerulonefrite membranoproliferativa tipos I e III, microangiopatia trombótica, glomerulopatia membranosa, glomerulonefrite proliferativa difusa, poliarterite, glomerulopatia fibrilar e imunotactóide.

Outros vírus foram descritos associados a glomerulopatias: **herpes zoster, caxumba, adenovírus, ecovírus, Coxsackie, influenza A e B.**

MEDICAMENTOSOS OU QUÍMICOS

Vários medicamentos podem ser nefrotóxicos. Essa nefrotoxicidade depende da droga, da reação individual, em geral hereditária, da dose do medicamento e do tempo de duração de seu emprego.

A **nefropatia induzida pela heroína** será vista no capítulo 39. Ela é conhecida desde 1970, recebe o nome de **nefropatia associada à heroína** e caracteriza-se por síndrome nefrótica por glomerulosclerose focal e segmentar, com depósito de IgM e C3.

Quadro semelhante ocorre com viciados em **pentazocina** (Talwin® nos Estados Unidos) e em **tripelenamina** (Alergitrat®) por via intravenosa.

As drogas **antiinflamatórias não-esteróides** costumam lesar os rins. A agressão começa com hematúria, piúria, proteinúria, até síndrome nefrótica e inicia-se após duas semanas a 18 meses de exposição ao medicamento. O quadro anatômico é de doença glomerular por alterações mínimas, geralmente associada a infiltrado intersticial difuso, em que predomi-

nam os linfócitos T citotóxicos. A lesão pode regredir após algum tempo de interrupção do tratamento. Outra lesão é a glomerulopatia membranosa.

O **tratamento da antiartrite reumatóide** com **ouro** e/ou **penicilamina** acompanha-se de proteinúria tardia, após 6 a 12 meses, por glomerulopatia membranosa, lesões mínimas e uma síndrome semelhante à de Goodpasture, em geral em indivíduos HLA-B8 ou DR3. O mesmo pode ocorrer com substitutos da penicilamina: **tiopronim** e **bucilamina**.

Outros medicamentos podem lesar o glomérulo: **mercuriais orgânicos** em diuréticos, cremes protetores solares e trabalho de garimpo, **anticonvulsivantes** como etossuximida, trimetadiona e parametadiona, **captopril, interferon α, mercaptopropionil, lítio** etc.

NEOPLÁSICOS

A associação de neoplasias com síndromes glomerulares, nefrítica ou nefrótica é rara (< 1%).

A nefropatia membranosa, com proteinúria e síndrome nefrótica, é a lesão mais comum associada a carcinomas, principalmente em indivíduos com mais de 50 anos de idade. A velocidade de hemossedimentação (VHS) costuma estar alta em portadores de síndrome nefrótica, mas quando é maior que 60mm/h e principalmente quando maior que 100mm/h pode significar associação com carcinoma de brônquios, mama, cólon, estômago, ovário, células renais, pâncreas, seminoma testicular, próstata, adenolinfoma de parótidas, doença de Hodgkin e corpo carotídeo. A remoção do tumor produz remissão da síndrome, e o aparecimento de metástases, seu recrudescimento.

Doença glomerular por alterações mínimas e glomerulosclerose focal podem associar-se com doença de Hodgkin, linfoma não-Hodgkin, leucemia, timoma, micose fungóide, carcinoma de células renais e outros tumores sólidos.

Glomerulonefrite membranoproliferativa e glomerulonefrite rapidamente progressiva têm sido descritas em portadores de tumores sólidos, linfomas e leucemia linfocítica crônica com crioglobulinemia.

Amiloidose secundária tem sido associada a carcinoma de células renais, doença de Hodgkin e leucemia linfocítica crônica.

Finalmente, microangiopatias trombóticas (síndrome hemolítico-urêmica e púrpura trombocitopênica trombótica) têm sido associadas a carcinomas, talvez desencadeadas pela medicação: mitomicina, bleomicina, cisplatina, ciclofosfamida e irradiação.

TÓXICOS

Os principais elementos envolvidos são os metais pesados e os solventes orgânicos.

Metais pesados – a ingestão acidental ou intencional de vários metais pesados pode levar à reação tubulointerstical crônica, embora alguns metais se associem a glomerulopatias.

Arsênico – quando ingerido, leva a hemólise maciça, anemia e cianose. Pode haver insuficiência renal aguda, seguida de doença tubulointersticial crônica.

Mercúrio – formas orgânicas e inorgânicas são muito freqüentes na indústria e em produtos médicos. A intoxicação geralmente se dá de forma crônica, por inalação ou ingestão. Leva a necrose de células epiteliais e lesão glomerular, com proteinúria, hematúria e ocasionalmente glicosúria e aminoacidúria. A capacidade lesiva é ligada à combinação de mercúrio com grupamentos sulfidrila de proteínas de membrana mitocondrial.

Chumbo – a intoxicação crônica leva à evidência de disfunção tubular. O chumbo associa-se a alteração de respiração e fosforilação de células renais, além de inibir a Na^+-K^+-ATPase. Alterações estruturais incluem rins contraídos, fibrose intersticial e alterações vasculares consistentes com nefrosclerose.

Outros metais que podem levar à lesão renal são: bismuto, bário, ouro, cobre, ferro e cádmio.

Solventes orgânicos – levam principalmente a quadros de insuficiência renal aguda. Os mais comuns são o tetracloreto de carbono e o etilenoglicol.

BIBLIOGRAFIA

BENNETT JC, VOLANAKIS JE, BUCKley RH, et al: Diseases of the immune system, in Cecil Textbook of Medicine (21th ed), edited by Goldman L, Bennett JC, Philadelphia, WB Saunders Co, 2000, vol 2, pp 1423-1471.

CYBULSKY AV, FOSTER MH, QUIGG RJ, SALANT DJ: Immunologic mechanisms of glomerular disease, in The Kidney: Physiology & Pathophysiology (3rd ed), edited by Seldin DW, Giebisch G, Philadelphia, Lippincott Williams & Wilkins, 2000, vol 2, pp 2645-2697.

GERMUTH Jr FG, RODRIGUEZ E (eds): Immunopathology of the Renal Glomerulus. Boston, Little, Brown & Co, 1973.

PAUL WE, FEARON DT, BUCKLEY BH, et al: Diseases of the immune system, in Cecil Textbook of Medicine (18th ed), edited by Wyngaarden JB, Smith Jr LH, Philadelphia, WB Saunders Co, 1988, pp 1932-1976.

PRADO EBA: Mecanismos de agressão renal, in Nefrologia, editado por Cruz J, Praxedes JN, Cruz HMM, São Paulo, Sarvier, 1995, pp 93-101.

ROIT I, BROSTOFF J, MALE D (eds): Immunology (4th ed), London, Mosby, 1998.

11 Mecanismos de Progressão das Nefropatias Progressivas

Roberto Zatz

INTRODUÇÃO

Assistimos atualmente, em todo o mundo, ao desenvolvimento de uma verdadeira epidemia de insuficiência renal crônica terminal (IRCT). Centenas de milhares de pacientes recebem atualmente terapia renal substitutiva (TRS) nos Estados Unidos, na Europa e no Japão. Esses números crescem à razão de 5 a 10% ao ano, havendo estimativas de que, em 20 anos, o total de pacientes dependentes de TRS em todo o mundo poderá ultrapassar a marca de 10 milhões. Nos países ditos emergentes, as estatísticas são menos sólidas, mas tudo indica ser o cenário semelhante ao do mundo desenvolvido: na América Latina, o número de pacientes em programas de diálise crônica aproxima-se de 150.000, sendo aproximadamente 60.000 somente no Brasil. É provável ainda que exista entre nós uma "demanda reprimida" em relação a esses serviços, uma vez que ainda há limitações ao acesso à atenção médica complexa e ao diagnóstico correto da insuficiência renal crônica.

Há várias causas para esse crescimento assustador da incidência e prevalência da IRCT. Em primeiro lugar, a expectativa de vida vem aumentando continuamente em todo o mundo, levando ao envelhecimento das populações e tornando possível o desenvolvimento pleno de doenças crônicas. Além disso, o próprio avanço da Medicina permite que muitos sobrevivam longamente à hipertensão arterial e a distúrbios cardiovasculares aos quais sucumbiriam rapidamente em outros tempos – a longo prazo, a hipertensão e a aterosclerose contribuem significativamente para aumentar a prevalência de IRCT. Especialmente beneficiada com relação à sobrevivência foi a população de pacientes diabéticos, também ela uma das principais fonte de IRCT em todo o mundo.

Os procedimentos indispensáveis à manutenção da vida dos pacientes em IRCT são necessariamente complexos, envolvendo a participação de profissionais altamente qualificados e requerendo, na maioria das vezes, a presença constante desses pacientes em ambiente hospitalar. Em conseqüência, o custo financeiro da TRS é extremamente elevado. No Brasil, o tratamento de pouco mais de 100.000 pacientes (0,06% da população) consome cerca de 10% de todo o orçamento destinado à atenção médica. Diante da costumeira precariedade dos recursos oficiais, não chega a surpreender que essa aparente disparidade acabe provocando conflitos de toda ordem, inclusive políticos.

Além do ônus econômico direto, a IRCT acarreta outras perdas à sociedade, sob a forma de absenteísmo e de incapacitação precoce para o trabalho, além de custos de difícil mensuração, como a queda da qualidade de vida. Por essas razões, torna-se premente uma compreensão adequada dos mecanismos que levam à instalação das nefropatias progressivas, para que a atual pandemia de IRCT seja freada e para que se possa colocar um paradeiro à crescente demanda por TRS.

PATOGÊNESE DAS NEFROPATIAS PROGRESSIVAS: MECANISMOS IMUNOLÓGICOS *VS.* NÃO-IMUNOLÓGICOS

Tornou-se evidente, desde os anos 50, que as nefropatias progressivas resultavam, muitas vezes, de um funcionamento inadequado do sistema imune. A compreensão desses mecanismos imunológicos de lesão renal permitiu que se lançassem as bases para uma terapêutica racional e sistemática das nefropatias progressivas. Aos poucos tornou-se evidente, no entanto, que em vários tipos de nefropatia, clínica ou experimental, não era possível demonstrar a presença de alterações imunológicas, e que outros mecanismos deviam ser invocados para explicar o desenvolvimento de lesão renal progressiva naqueles casos. A partir do início dos anos 80, emergiu o conceito de mecanismos não-imunológicos de lesão renal, dos quais o mais notório passou a ser, depois de uma série de estudos de Brenner et al., a hipertensão glomerular. Já nos anos 90, uma série de estudos experimentais demonstrou que não apenas a fronteira entre mecanismos imunológicos e não-imunológicos de lesão renal era imprecisa, mas a própria distinção entre os dois tipos de mecanismos, tratados como se pertencessem a dois compartimentos estanques, era um tanto artificial. Na verdade, as nefropatias progressivas "imunológicas" e "não-imunológicas" compartilham uma série de mecanismos, de natureza inflamatória, sem os quais esses processos seriam necessariamente autolimitantes, como discutiremos a seguir.

Para melhor compreender a natureza dos mecanismos subjacentes às nefropatias progressivas, é fundamental rever um pouco da fisiologia básica do sistema imune, e da lógica que o norteia, uma vez que a patogênese das nefropatias crônicas, tanto as "imunológicas" quanto as "não-imunológicas", freqüentemente reproduz, de modo distorcido, essa mesma lógica (ver adiante). A abordagem que fazemos aqui é necessariamente resumida, devendo o leitor referir-se, para um tratamento mais detalhado do tema, aos Capítulos 13 e 14.

DEFESA DO ORGANISMO CONTRA INFECÇÕES – BASES DE FUNCIONAMENTO DO SISTEMA IMUNE

O funcionamento adequado de um sistema imune é fundamental à defesa dos organismos pluricelulares contra invasões por microrganismos. O organismo de um vertebrado superior é submetido a um assédio contínuo por parte de microrganismos presentes por toda parte, no ar, no solo e em praticamente todas as superfícies e objetos com que o animal entra em contato. A invasão microbiana é uma ameaça constante, podendo ocorrer por meio de um ferimento cutâneo ou mesmo de epitélios sadios, como nas infecções intestinais e respiratórias. A resposta do organismo a esses ataques obedece a uma lógica bastante clara, conforme discutiremos a seguir.

IMUNIDADE INATA

A primeira barreira contra o desenvolvimento de infecções é representada pela chamada *imunidade inata*, filogeneticamente muito antiga, a qual consiste em uma série de respostas padronizadas, cujo acionamento é imediato. Esse sistema faz-se presente principalmente em regiões do organismo que podem servir de porta de entrada para infecções, como as mucosas do trato digestório, geniturinário e respiratório, mas podem aparecer em outros tecidos, como a pele e o interstício renal.

Embora possa envolver dispositivos puramente químicos, como a secreção de compostos antibacterianos pela mucosa intestinal, a imunidade inata baseia-se em grande parte sobre a atividade de dois tipos de leucó-

cito com grande capacidade fagocítica: os neutrófilos e os macrófagos. Sob condições normais, os neutrófilos são encontrados quase exclusivamente no sangue (em que se constituem na maioria dos leucócitos circulantes), sendo raramente encontrados em áreas extravasculares. Já os macrófagos, que também viajam pela corrente sangüínea sob a forma de monócitos, aparecem freqüentemente em áreas intersticiais, especialmente nas regiões mais obviamente sujeitas a invasões microbianas, como as mucosas digestória e respiratória, mas também, em menor escala, no interstício de vários órgãos parenquimatosos, inclusive os rins.

Os neutrófilos e os macrófagos são chamados a intervir assim que uma infecção é detectada. Há uma série de estímulos químicos capazes de atrair essas células para uma região invadida. Epitopos presentes na superfície de microrganismos, como por exemplo certos componentes da cápsula de muitas bactérias, ou até mesmo seqüências de nucleotídeos, no caso de alguns vírus, são capazes de funcionar como agentes quimiotáticos, atraindo e/ou ativando neutrófilos e macrófagos. Há também uma interação entre as próprias células fagocíticas: macrófagos ativados são capazes de atrair um grande número de neutrófilos (e outros macrófagos) mediante a liberação de *quimiocinas*, enquanto os neutrófilos podem contribuir para o recrutamento de macrófagos através da secreção de prostanóides e leucotrienos (ver adiante). Uma vez ativados, neutrófilos e macrófagos fagocitam avidamente os microrganismos invasores, confinando-os em endossomos e lisossomos, onde são destruídos principalmente por meio de enzimas proteolíticas, como a lisozima, e por radicais livres, como o superóxido, a hidroxila e o óxido nítrico. A importância desse arsenal torna-se evidente quando alguma deficiência impede o organismo de recorrer a algum de seus componentes, conforme veremos mais adiante.

Aos neutrófilos e macrófagos associa-se um terceiro tipo celular, as células *natural killer* ou NK ("matadoras naturais"). Essas células são na verdade linfócitos que, uma vez ativados, detectam células do hóspedeiro infectadas por vírus e induzem-nas a cometer "suicídio" por meio da *apoptose*, que é um processo de desmonte celular programado. Apesar de pertencer ao universo da imunidade inata, as células NK somente entram em ação quando a imunidade adquirida é ativada (ver adiante).

Contribui ainda para a imunidade inata o *sistema complemento*, o qual é constituído por cerca de 20 proteínas (componentes), sintetizadas no fígado e distribuídas por todo o espaço extracelular. Esse sistema é usualmente inerte, mas, quando ativado, dá início a uma cascata de reações que culmina com a implantação de grandes canais aquosos na membrana celular do patógeno (no caso de patógenos unicelulares), levando a sua lise. Além disso, o sistema complemento contribui substancialmente para o recrutamento de neutrófilos, macrófagos e outras células, aumentando assim a amplitude da resposta imune. O sistema complemento pode ser ativado diretamente por moléculas de polissacarídeos complexos presentes na superfície de bactérias (a chamada via alternativa de ativação). Por esse motivo, considera-se o sistema complemento como parte da imunidade inata. No entanto, a ativação do complemento é muito amplificada quando o sistema é ativado por uma reação antígeno-anticorpo (*via clássica* de ativação), ou seja, como parte da resposta imune adquirida (ver adiante).

A imunidade inata é extremamente importante no combate inicial a uma infecção, por estar disponível de imediato, utilizando recursos prontos e não requerendo nenhum processamento de informação quanto ao microrganismo invasor. É provável que a maior parte das investidas microbianas contra o organismo seja repelida pela resposta imune inata. No entanto, por constituir-se de mecanismos eminentemente locais, o alcance da imunidade inata é relativamente limitado. Para uma resposta mais robusta, e para enfrentar adequadamente inimigos mais ágeis, como os vírus, são necessárias respostas mais intensas, duradouras e específicas – deve entrar em cena a imunidade adquirida.

IMUNIDADE ADQUIRIDA

Se a imunidade inata não conseguir conter de imediato uma infecção, o organismo passa a acionar os mecanismos que constituem a imunidade adquirida, também conhecida como adaptativa, por envolver o reconhecimento do invasor e a elaboração de uma resposta altamente específica. Exatamente por essa razão, a resposta imune adquirida é um processo lento, requerendo vários dias para desenvolver-se plenamente. A imunidade adquirida baseia-se em duas grandes vertentes: a resposta humoral e a resposta celular.

A resposta humoral consiste na produção, pelos linfócitos B, de anticorpos que se ligam a antígenos expressos pelo microrganismo invasor. Essa ligação é extremamente específica, particularmente se se tratar de um segundo confronto com o mesmo patógeno, uma vez que os linfócitos B são capazes de aprimorar sua resposta, sintetizando anticorpos "sob medida" para um determinado antígeno. Uma vez formado o complexo antígeno-anticorpo, o microrganismo fica sujeito a basicamente dois tipos de ataque por parte do sistema imune: em primeiro lugar, os micróbios "marcados" pelo anticorpo são mais prontamente reconhecidos pelos fagócitos (atraídos pela própria ativação do complemento e por quimiocinas liberadas no local) e tornam-se presa fácil para eles. Em segundo lugar, o segmento Fc dos anticorpos ativa o sistema complemento por meio da via clássica, deflagrando a cascata de reações que, como

vimos, termina com a lise da célula invasora. A eficiência da resposta humoral pode ser medida pelo grau de imunidade permanente adquirida por indivíduos previamente expostos a um determinado patógeno ou vacinados contra ele.

A resposta celular, bem mais complexa que a humoral, envolve um número maior de tipos celulares e um refinado processamento de antígenos estranhos ao organismo. A resposta celular é executada pelos linfócitos T, os quais se dividem em duas grandes classes: os linfócitos T citotóxicos e os linfócitos T *helper*, ou auxiliadores.

Como seu nome indica, os linfócitos T citotóxicos encarregam-se da destruição de células, valendo-se de estratégia idêntica à adotada pelas células NK, ou seja, implantando canais na membrana da célula-alvo ou iniciando nela um processo de apoptose. As células-alvo dos linfócitos T citotóxicos são células do próprio organismo infectado (hospedeiro) e não as do microrganismo invasor. O sistema imune adota tal estratégia porque muitos patógenos, especialmente vírus, abrigam-se no interior de células do hospedeiro, que podem ser até mesmo macrófagos, nos quais podem proliferar a salvo da ação de anticorpos. Destruindo as células infectadas, os linfócitos T impedem a replicação descontrolada do patógeno, expondo-o à ação de anticorpos e de outros fagócitos.

O papel dos linfócitos T *helper* na resposta imune celular transcende em muito o caráter meramente auxiliar que seu nome sugere. Sua importância tornou-se evidente após o aparecimento da AIDS, que provoca imunodeficiência grave exatamente por depletar o hospedeiro dessas células. As células T *helper* não atacam diretamente os patógenos ou as células por eles infectadas, mas são essenciais à ativação de três tipos de células do sistema imune: os macrófagos, os linfócitos T citotóxicos e os linfócitos B, cada um dos quais tem multiplicada sua respectiva capacidade funcional. Além disso, os linfócitos T *helper* estimulam a proliferação de macrófagos e neutrófilos, além de atraí-los para o local da infecção e de estimular as células endoteliais da região a secretar moléculas de adesão, que orientam a migração daquelas células. Todas essas ações dos linfócitos T *helper* são mediadas pela secreção de um grande número de citocinas, como o interferon-γ e várias interleucinas.

Os linfócitos T, *helper* e citotóxicos, não são capazes de reconhecer diretamente os antígenos invasores. Para serem ativados, os linfócitos requerem o processamento prévio desses antígenos por células apresentadoras de antígeno, as quais fagocitam o patógeno, hidrolisando parcialmente suas proteínas e ligando o peptídeo resultante a moléculas protéicas especiais, denominadas *MHC* (de sua designação em inglês, *major histocompatibility complex*). O complexo MHC-peptídeo é então conduzido à superfície da célula, podendo agora ser "apresentado" aos linfócitos T, que os reconhecem por meio de receptores situados na superfície de sua membrana. Essa complicada dança de processamentos, receptores e apresentações tem sua razão de ser, já que permite ao organismo responder adequadamente a um número quase infinito de patógenos. No entanto, essa mesma versatilidade faz com que um órgão transplantado (aloenxerto) seja obstinadamente rejeitado pelo organismo (ver Capítulos 22 e 23).

RESPOSTA IMUNE DÁ INÍCIO A UM PROCESSO INFLAMATÓRIO

Tanto a resposta inata quanto a adquirida deflagram, como vimos, o acúmulo de um grande número de leucócitos no local da infecção. Além disso, várias das células recrutadas secretam mediadores como a histamina, a bradicinina, o fator ativador de plaquetas e os derivados do ácido araquidônico, como as prostaglandinas, os tromboxanos e os leucotrienos. A ação conjunta desses mediadores resulta em uma vasodilatação local intensa, além de um aumento da permeabilidade vascular a proteínas. Como conseqüência, ocorre extravasamento de fluido rico em proteínas para o interstício (exsudação), sendo ainda facilitada a passagem de anticorpos através da parede vascular. Em seu conjunto, o acúmulo de fluido e de leucócitos, além da vasodilatação, configuram o quadro de inflamação aguda. Os sinais e os sintomas básicos da inflamação aguda estão reunidos na tétrade clássica calor-rubor-tumor-dor, inteiramente explicada pelo conjunto de eventos descritos anteriormente. O próprio termo "inflamação" reflete a presença de dois desses eventos, ambos conseqüentes à vasodilatação (calor e rubor). Um bom exemplo de inflamação aguda é representado pelas queimaduras superficiais, que reúnem claramente os quatro elementos descritos anteriormente. Se os fatores que a causaram forem rapidamente removidos, a inflamação aguda reflui rapidamente, sem deixar seqüelas, como é o caso das queimaduras superficiais. Há, no entanto, como veremos a seguir, um segundo tipo de inflamação, cuja composição celular, duração e capacidade de deixar seqüelas são bastante distintas das da inflamação aguda: trata-se da inflamação crônica. Os dois tipos de inflamação coexistem quando as circunstâncias oferecem aos patógenos uma porta de entrada extra ao organismo, como no caso de um ferimento cutâneo, como veremos a seguir.

REPARO DE FERIMENTOS CUTÂNEOS REÚNE ELEMENTOS DE INFLAMAÇÃO AGUDA E CRÔNICA

Um exemplo bem conhecido de coexistência entre inflamação aguda e crônica é o processo que se segue a uma ruptura do tegumento cutâneo. O primeiro evento nesse processo é a formação de um coágulo de fibrina, destinado principalmente a estancar a hemorragia. Em questão de horas, esse coágulo é circundado por neutrófilos, que predominam durante as 24 horas seguintes. O tecido que circunda o ferimento torna-se edemaciado, enquanto os demais sinais de inflamação aguda tornam-se evidentes. Aos poucos, os neutrófilos são substituídos por células NK, linfócitos T e, principalmente, macrófagos. A partir do terceiro dia, quando usualmente os invasores já foram totalmente eliminados, começa a estruturar-se um processo de inflamação crônica: surgem fibroblastos e fibrilas de colágeno recém-sintetizado, ao mesmo tempo que se torna evidente a presença de neovasos no novo tecido (neovascularização), o qual, por seu aspecto, é denominado tecido de granulação. Aparecem ainda miofibroblastos, que são fibroblastos que adquirem algumas características fenotípicas das células da musculatura lisa, desenvolvendo a capacidade de contrair-se. Todo esse processo é acompanhado por um surto de proliferação da camada germinativa da epiderme em ambas as bordas do ferimento, a qual resulta, em poucos dias, na reconstituição do epitélio. Após a primeira semana, instala-se de modo mais evidente um processo de cicatrização: os leucócitos desaparecem gradualmente de cena, enquanto os neovasos tornam-se escassos, restando apenas fibras de colágeno e os miofibroblastos que, com seu poder contrátil, contribuem para reduzir as dimensões da cicatriz e para fazê-la assumir seus contornos definitivos. O processo de cicatrização de um ferimento cutâneo está esquematizado de modo simplificado na figura 11.1.

O exemplo da defesa e posterior cicatrização de um ferimento cutâneo ilustram, com propriedade, a lógica dos processos inflamatórios e sua íntima rela-

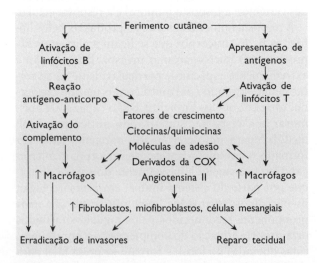

Figura 11.1 – Representação esquemática dos processos básicos envolvidos na reparação de um ferimento cutâneo. COX = cicloxigenase.

ção com as respostas imunes. O processo inflamatório agudo, com sua pletora de leucócitos e sua exsudação, tem por finalidade básica conter e se possível erradicar rapidamente a inevitável ameaça de invasão bacteriana. Já o objetivo central do processo inflamatório crônico é, desde o início, o de promover, pela cicatrização e pelo estímulo à proliferação das células parenquimatosas, o reparo do tecido lesado. Veremos logo adiante que a inflamação crônica tem uma importante finalidade adicional, que é a de circunscrever, a limites os mais estreitos possíveis, uma infecção difícil de ser debelada de imediato.

INFECÇÕES MAL RESOLVIDAS PODEM LEVAR A UM PROCESSO PERSISTENTE DE INFLAMAÇÃO CRÔNICA

Embora a imensa maioria das tentativas de invasão microbiana seja contida antes de provocar danos ao organismo, nem sempre o sistema imune prevalece sobre a infecção. Ocasionalmente, o invasor consegue vencer as defesas do organismo, devido a uma virulência excepcional ou a uma imunodeficiência grave, podendo até causar a morte do hospedeiro. Em outras situações, no entanto, a estratégia utilizada pelo microrganismo faz com que a batalha chegue a um impasse, sem que nenhuma das partes consiga desequilibrar o conflito a seu favor. É o que pode ocorrer por exemplo na tuberculose, cujo agente etiológico, o *Mycobacterium tuberculosis*, chega a ser fagocitado pelos macrófagos, mas consegue desativar o processo de lise que se deveria suceder, permanecendo intocado, no interior do fagócito, durante períodos prolongados. Nesses casos, a ativação de linfócitos T persiste, fazendo com que macrófagos adicionais acorram ao local. Com o tempo, ocorre o recrutamento de fibroblastos e a síntese de grandes quantidades de colágeno. Desenvolve-se uma estrutura denominada *granuloma*, na qual os macrófagos ocupam posição central, rodeados por linfócitos, e em cuja periferia se situam os fibroblastos. O conjunto é ainda circundado por uma camada fibrosa, que permite confinar o agressor, impedindo-o de disseminar-se pelo organismo. Quadro semelhante é observado na forma tuberculóide da hanseníase e em algumas micoses profundas. É interessante notar que o mesmo quadro é observado na doença granulomatosa crônica, uma afecção hereditária causada por deficiência na produção de superóxido por macrófagos, neutrófilos e outros fagócitos, que por essa razão não conseguem destruir os patógenos mesmo após fagocitá-los. Esses pacientes são vulneráveis a bactérias habitualmente inofensivas, que passam a exibir comportamento semelhante ao do *Mycobacterium tuberculosis*. Tomadas em seu conjunto, essas observações indicam que, quando o organismo não consegue erradicar uma infecção, pode

instalar-se um processo inflamatório crônico, no qual a fibrose deixa de ter uma função reparadora, sendo em vez disso utilizada para conter e isolar o invasor.

É importante notar que a formação de granulomas nem sempre resulta da exposição prolongada a um patógeno. A introdução de corpo estranho (fio de sutura, fragmentos de metal ou vidro, partículas de sílica ou amianto) em um tecido também provoca a formação de granulomas, denominados granulomas de corpo estranho, mesmo que esse corpo estranho seja inteiramente inerte e estéril. As razões para a formação desses granulomas não são claras. No entanto, a constatação de que é possível o desenvolvimento de um processo inflamatório crônico na ausência de uma resposta imune (no sentido estrito do termo) adquire significado especial quando consideramos os mecanismos não-imunológicos de lesão renal, como veremos adiante.

NEFROPATIAS MEDIADAS POR ANTICORPOS RESULTAM DE UMA ATIVAÇÃO IMPRÓPRIA DA IMUNIDADE HUMORAL

Os rins, e especialmente os glomérulos, são extremamente vulneráveis a agressões imunológicas, particularmente aquelas mediadas por anticorpos. Há várias razões para essa vulnerabilidade. Em primeiro lugar, os rins (e os glomérulos) recebem cerca de 25% do débito cardíaco, uma taxa de perfusão altíssima considerando que respondem por apenas cerca de 5% da massa corpórea. Em segundo lugar, os glomérulos possuem uma extensíssima superfície disponível para o processo de filtração glomerular, o que evidentemente superexpõe seus componentes a uma eventual agressão imunológica. Em terceiro, o processo de filtração glomerular, por ser contínuo e intenso, e por se processar sob pressões relativamente elevadas, arrasta consigo uma série de macromoléculas, inclusive imunoglobulinas e mesmo complexos antígeno-anticorpo, que podem fixar-se nas paredes glomerulares e lesá-las.

A presença nas paredes glomerulares de elementos da resposta imune humoral, como os complexos antígeno-anticorpo, provoca o desenvolvimento de glomerulopatias de natureza eminentemente inflamatória, cuja gravidade é variável, como veremos a seguir. Há também evidências de que a resposta celular pode contribuir para a patogênese desses processos (ver adiante). Essa ativação da resposta humoral é obviamente imprópria, uma vez que nada tem a ver com a missão básica do sistema imune, que é a eliminação de microrganismos invasores. Apesar disso, as etapas subseqüentes desse processo, ou seja, os fenômenos inflamatórios resultantes, sucedem-se como se se tratasse de uma ativação fisiológica da resposta imune, podendo ocorrer ativação do complemento, infiltração por leucócitos, secreção por parte destes de citocinas, quimiocinas e fatores de crescimento, levando à proliferação exagerada de células do próprio tufo glomerular e caracterizando um quadro inflamatório que podemos genericamente denominar glomerulonefrite mediada por anticorpos.

GLOMERULONEFRITES MEDIADAS POR ANTICORPOS REPRESENTAM FORMAS ESPECIAIS DE INFLAMAÇÃO AGUDA OU CRÔNICA

As glomerulonefrites mediadas por anticorpos podem resultar de uma resposta inflamatória de natureza predominantemente aguda e exsudativa, com proliferação de células do próprio glomérulo e com grande possibilidade de regressão. São as glomerulonefrites agudas que correspondem grosseiramente à fase aguda do processo inflamatório que ocorre durante o reparo de um ferimento. Se ocorrer um rápido esgotamento do antígeno que originou o processo, a resposta inflamatória reflui sem maiores conseqüências, um desfecho que lembra, uma vez mais, a cura de um ferimento cutâneo. Em outros casos, no entanto, o estímulo antigênico anômalo persiste, levando o processo a assumir um caráter crônico e arrastado. Ocorre acúmulo de matriz extracelular e, nos casos mais graves, fibrose dos glomérulos, pouco a pouco substituídos por um tecido cicatricial, atrofia tubular e perda de um número crescente de néfrons (glomerulonefrite crônica). Podemos estabelecer aqui um paralelo entre essas nefropatias e o que ocorre, não mais na cicatrização de ferimentos, mas nos granulomas, que se mantêm indefinidamente devido a um estímulo antigênico constante e inesgotável. Alguns aspectos, no entanto, são específicos às glomerulopatias, não encontrando correspondência em outros processos inflamatórios crônicos. Muitas vezes, é possível observar a presença de um material amorfo na região mesangial, constituído por componentes da matriz extracelular, como o colágeno, a fibronectina e os proteoglicanos, o qual oclui aos poucos as alças capilares. Esse processo, denominado glomerulosclerose, aparece freqüentemente como uma complicação das glomerulonefrites mediadas por anticorpos. Em outros casos, porém, a glomerulosclerose desenvolve-se como conseqüência de um distúrbio não-imunológico, ou constitui-se na única manifestação da nefropatia (ver adiante). Enquanto o processo for limitado ao depósito de matriz, sem destruição substancial da membrana basal glomerular (MBG) ou das demais estruturas da parede glomerular, ainda é possível a regressão, ainda que lenta, do processo. Quando, no entanto, predominam a fibrose e a cicatrização do tufo glomerular, com aderências múltiplas ao folheto parietal da cápsula de Bowman e inflamação considerável do interstício renal, o processo adquire definitivamente caráter crônico, irreversível e progressivo. Os mecanismos envolvidos na patogênese das glomerulopatias crônicas de origem imunológica estão ilustrados na fig. 11.2.

Nos parágrafos que se seguem, analisaremos as diferentes formas que as glomerulonefrites podem assumir, e como sua evolução é fortemente influenciada pela localização do antígeno na parede glomerular.

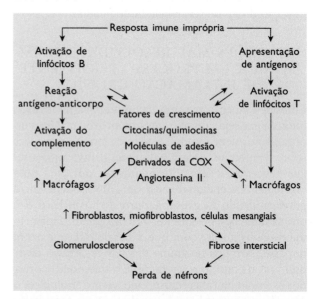

Figura 11.2 – Representação esquemática dos mecanismos envolvidos nas glomerulopatias crônicas de origem imunológica. Note-se a semelhança com o processo de cicatrização de um ferimento cutâneo (Fig. 11.1). COX = cicloxigenase.

DIVERSAS FORMAS DE GLOMERULONEFRITES MEDIADAS POR ANTICORPOS E SEUS MECANISMOS

Conforme discutido anteriormente, as glomerulonefrites mediadas por anticorpos podem assumir diferentes aspectos do ponto de vista patológico e fisiopatológico e, conseqüentemente, apresentar-se sob diversas formas clínicas. Nos próximos parágrafos, examinaremos algumas dessas formas, bem como os principais mecanismos que nelas atuam.

GLOMERULONEFRITE PÓS-INFECCIOSA

A glomerulonefrite pós-infecciosa, também conhecida como glomerulonefrite difusa aguda, ou GNDA, sucede-se, como o nome indica, a um processo infeccioso, em geral uma infecção da orofaringe ou das vias aéreas superiores por certas cepas de estreptococo. Essa infecção é combatida localmente pelo sistema imune, sendo geralmente debelada em poucos dias. No entanto, e por razões ainda não claras, alguns antígenos bacterianos formam complexos com anticorpos específicos, os quais ganham a circulação sistêmica e, pelas razões discutidas anteriormente, são forçados por meio da parede glomerular, acompanhando o processo de ultrafiltração. A maior parte desses complexos atravessa a MBG, acumulando-se em grandes depósitos entre esta e as células do epitélio, ou seja, assumindo uma localização subepitelial. Alguns complexos, em decorrência talvez de seu tamanho ou carga elétrica, são retidos pela MBG, adquirindo, portanto, localização subendotelial. Outros ainda ganham a região mesangial, a qual não é revestida pela MBG. Em qualquer dessas localizações, a fixação de complexos imunes pode desencadear um processo inflamatório. No entanto, o poder inflamatório dos complexos subendoteliais e mesangiais é consideravelmente maior, uma vez que, nessas localizações, o contato com a circulação sistêmica é mais direto. Esses complexos ativam rapidamente o sistema complemento, chegando a reduzir significativamente o nível plasmático de alguns de seus componentes (o que faz com que a mensuração desses níveis adquira importância clínica).

Na glomerulonefrite pós-estreptocócica, esse depósito de imunocomplexos desencadeia um processo inflamatório agudo, caracterizado pela infiltração de neutrófilos na parede glomerular. Também aparece aqui um fenômeno comum a várias glomerulonefrites: a proliferação exagerada de células do próprio glomérulo. No caso da glomerulonefrite pós-infecciosa, ocorre proliferação intensa das células endoteliais, ocluindo parcial ou mesmo totalmente a luz dos capilares e reduzindo drasticamente a taxa de filtração glomerular.

Como o antígeno bacteriano logo se esgota, os complexos imunes desaparecem da circulação em um prazo relativamente curto, deixando de alimentar o processo inflamatório glomerular, que passa a regredir. Na maioria dos casos, o processo se resolve, sem seqüelas, em poucos meses. Portanto, a GNDA reproduz, no âmbito do glomérulo, o que ocorre em uma inflamação aguda em outras partes do organismo (queimadura superficial, primeira fase do reparo de um ferimento cutâneo etc.). Por razões obscuras, uns poucos casos evoluem para um quadro de glomerulonefrite crônica, podendo alguns deles atingir rapidamente o estágio de IRCT (ver adiante).

GLOMERULONEFRITE MEMBRANOSA

A glomerulonefrite membranosa (GNM), como o nome indica, caracteriza-se por mostrar, ao exame histológico, aparente espessamento da MBG. À microscopia eletrônica, é possível observar a presença de numerosas massas eletrodensas na MBG, que explicam parcialmente o espessamento observado à microscopia óptica. Essas massas correspondem a complexos antí-

geno-anticorpo situados na região subepitelial. Essa localização pode ser explicada de duas maneiras: 1. os complexos imunes formaram-se longe dos glomérulos, viajaram através da circulação, atravessaram a MBG e foram retidos pelos podócitos e pela membrana situada entre as pedicelas; 2. anticorpos dirigidos contra algum antígeno expresso pelos podócitos atravessaram a MBG e reagiram *in loco* com o respectivo antígeno. Vários estudos em ratos indicam ser o segundo mecanismo bem mais provável, uma vez que a administração de anticorpos dirigidos contra um desses antígenos podocíticos reproduz o quadro clínico e histopatológico observado em pacientes com glomerulonefrite membranosa (GNM). Nessa localização subepitelial, os complexos imunes ficam relativamente isolados da circulação pela MBG, sendo-lhes assim difícil atrair plaquetas ou ativar o sistema complemento (cuja concentração plasmática não chega a cair significativamente), dando início a um processo inflamatório. Por essa razão, a GNM tende a progredir de modo relativamente lento, podendo inclusive remitir espontaneamente. No entanto, uma parte dos pacientes de GNM desenvolve um processo inflamatório crônico. Esse processo é lento, evoluindo com pouca infiltração de leucócitos ou proliferação celular, mas levando a uma fibrose paulatina dos glomérulos e também do interstício renal. A natureza relativamente indolente da GNM faz com que, mesmo nesses pacientes, a moléstia se arraste durante anos até alcançar um estágio de insuficiência renal crônica avançada ou IRCT.

GLOMERULONEFRITE MEMBRANOPROLIFERATIVA

Na glomerulonefrite membranoproliferativa (GNMP), os glomérulos também apresentam espessamento da MBG. No entanto, ao contrário do que ocorre na GNM, é possível observar uma quantidade considerável de células, principalmente mesangiais, distribuídas pelo tufo glomerular. À microscopia eletrônica são visíveis, tal como na GNM, depósitos eletrodensos. No entanto, esses depósitos acumulam-se entre o endotélio e a MBG, ou seja, são depósitos subendoteliais. O motivo pelo qual esses depósitos assumem essa localização não foi ainda esclarecido. Sabe-se que na GNMP é comum a presença de complexos imunes circulantes, freqüentemente em associação com antígenos virais, como os das hepatites B e C. Esses complexos podem ser retidos pela MBG em razão de seu tamanho e/ou carga elétrica. Pode ser essa também a explicação para a localização subendotelial dos depósitos encontrados na GNMP associada à crioglobulinemia, uma vez que esses depósitos são constituídos, ao menos em parte, por IgM.

A localização subendotelial permite que os depósitos imunes mantenham um contato íntimo, por meio da extensa superfície das alças glomerulares, com a corrente circulatória e com o próprio mesângio, facilitando não apenas a ativação do complemento (há queda do nível plasmático de alguns de seus componentes) como também o influxo local de células inflamatórias. Por essa razão, a GNMP possui caráter geralmente mais agressivo que a GNM, levando uma parcela substancial desses pacientes à perda completa da função renal em alguns anos.

GLOMERULONEFRITE POR IGA

Na glomerulononefrite por IgA (GNIgA) ocorre depósito de material imune contendo IgA em localização predominantemente mesangial. As razões que levam ao acúmulo de IgA nessa localização são atualmente desconhecidas. A capacidade que possui a GNIgA de progredir para IRCT é variável, mas, de maneira geral, pode ser considerada intermediária entre a da GNM e a da GNMP. Também aqui aparece uma correlação entre a localização dos complexos e a gravidade da lesão glomerular. Embora os complexos imunes estejam em contato íntimo com as células mesangiais, sua exposição à corrente circulatória é mais limitada que no caso de depósito subendotelial, ajudando a explicar o caráter um pouco menos agressivo desses distúrbios em relação à GNMP.

GLOMERULONEFRITE POR ANTICORPOS ANTI-MBG: DOENÇA DE GOODPASTURE

Na doença de Goodpasture, o organismo produz quantidades substanciais de anticorpos dirigidos contra certos antígenos presentes ao mesmo tempo na MBG e na membrana basal dos alvéolos pulmonares. O resultado é uma síndrome clínica muito grave, com hemorragias pulmonares e glomerulonefrite, havendo perda importante de função renal. A microscopia de imunofluorescência do tecido renal mostra depósito linear de IgG sobre a MBG, corroborando o conceito de que é nesta última que se situam os antígenos-alvo. Em conseqüência, ocorre ativação de complemento diretamente sobre a MBG, o que provoca um processo inflamatório muito mais destrutivo que nas glomerulonefrites por depósito de complexos imunes. É freqüente a ruptura da MBG, o que pode levar à formação de crescentes e a um quadro de insuficiência renal aguda, muitas vezes irreversível (ver adiante).

GLOMERULONEFRITES CRESCÊNTICAS

Alguns casos de glomerulonefrite podem apresentar-se sob uma forma particularmente grave: a formação de crescentes glomerulares. Esses crescentes resultam de proliferação desenfreada de células glomerulares para o espaço urinário, células essas originárias, em sua maioria, do folheto parietal da cápsula de Bowman. Além dessas células, aparecem também macró-

fagos, sendo freqüentemente visível um arcabouço de fibrina. Nas formas mais brandas das glomerulonefrites crescênticas, é relativamente baixa a proporção de glomérulos tomados por crescentes, os quais não chegam a ocupar a maior parte do espaço urinário e tendem a regredir a curto ou médio prazo. A função renal cai abruptamente, mas tende a recuperar-se ao menos em parte. Nas formas mais graves, os crescentes aparecem em mais de 50% dos glomérulos, tomam a maior parte do espaço de Bowman, chegando a "estrangular" os tufos glomerulares, e sofrem um processo de organização, transformando-se em crescentes fibrosos. Em conseqüência, o paciente sofre perda abrupta e quase sempre permanente da função renal, passando a depender de TRS.

As causas dessa forma especial de inflamação glomerular e, em especial, a natureza do estímulo desta tamanha proliferação celular permanecem obscuras. Sabe-se, no entanto, que a formação de crescentes pode desenvolver-se como uma complicação de várias outras formas de glomerulonefrite, como algumas formas de GNMP, a NIgA, as vasculites, o lúpus eritematoso sistêmico e até mesmo a GNDA. Sabe-se ainda que as glomerulonefrites crescênticas se associam freqüentemente à ruptura da MBG. Alguns acreditam que a conseqüente desorganização da parede glomerular permite a passagem de fibrina e fatores de crescimento para o espaço urinário, fornecendo assim um forte estímulo à proliferação celular e um arcabouço sobre o qual o crescente pode expandir-se. Um exemplo claro de como a ruptura da MBG pode associar-se à formação de crescentes é a já mencionada doença de Goodpasture, na qual a MBG é diretamente atacada por anticorpos voltados contra um de seus componentes.

ENVOLVIMENTO DOS GLOMÉRULOS NAS VASCULITES SISTÊMICAS, NO LÚPUS ERITEMATOSO SISTÊMICO E NA REJEIÇÃO A ALOENXERTOS

Embora em cada uma destas doenças o parênquima renal possa ser atacado por intermédio de mecanismos imunológicos bem definidos, sua importância e especificidade exigem que esses mecanismos sejam tratados separadamente, devendo o leitor consultar os Capítulos 14, 22 e 23.

GLOMERULOPATIAS DE ORIGEM NÃO-IMUNOLÓGICA

Embora os mecanismos imunológicos de lesão glomerular tenham sido os primeiros a ser identificados e estudados, as glomerulopatias progressivas freqüentemente se desenvolvem sem que se consiga detectar uma disfunção imunológica capaz de explicar a presença da lesão glomerular. Na verdade, as nefropatias de origem não-imunológica predominam amplamente sobre as de origem imunológica como causa de IRCT, o que tem alimentado um enorme interesse em elucidar os mecanismos de lesão glomerular nesses processos e em estabelecer estratégias a serem empregadas em seu tratamento.

Várias nefropatias humanas e modelos experimentais enquadram-se no conceito de glomerulopatias de origem não-imunológica. Podemos enumerar aqui as nefropatias associadas a anemia falciforme, envelhecimento, refluxo vesicoureteral e várias doenças hereditárias, como as doença de *Fabry* e de *Alport* e a *doença policística*. No plano experimental, temos a ablação de 5/6 da massa renal, as nefropatias por puromicina e adriamicina e a inibição crônica do óxido nítrico, entre outros.

Três nefropatias de origem não-imune são atualmente responsáveis pela maior parte dos casos de IRCT em todo o mundo (nos Estados Unidos, essa proporção supera 80%). São elas: glomerulosclerose segmentar e focal (GESF), glomerulopatia diabética e nefrosclerose hipertensiva.

Na glomerulosclerose segmentar e focal (GESF), os glomérulos são acometidos por um processo de esclerose semelhante ao que pode resultar de um distúrbio imunológico (ver acima). Em seus estágios iniciais, a GESF atinge apenas alguns segmentos (origem do termo segmentar) de alguns glomérulos (justificando o termo *focal*). Em suas fases mais avançadas, no entanto, o processo estende-se à maioria dos néfrons, tomando a maior parte do tufo glomerular e levando a um processo de cicatrização cujo aspecto histológico é indistinguível do observado em glomerulonefrites avançadas de origem imunológica. A maior parte desses pacientes, muitos ainda jovens, evolui, em prazos variáveis, para IRCT.

A glomerulosclerose diabética, como o nome indica, é uma das complicações tardias do *diabetes mellitus*, tanto a tipo I quanto a tipo II. Atualmente, a glomerulosclerose diabética é uma das causas mais importantes de IRCT em todo o mundo, especialmente naqueles países, como os Estados Unidos, onde é alta a prevalência de diabetes e de obesidade.

Embora seja baixo, mesmo a longo prazo, o risco de que um indivíduo em particular venha a desenvolver nefropatia apenas por ser hipertenso, a hipertensão arterial é também uma causa freqüente de IRCT em todo o mundo. Isso ocorre porque a prevalência da hipertensão arterial é geralmente muito alta, chegando a superar 50% nas faixas etárias mais elevadas. Quando um paciente chega a desenvolver um quadro de insuficiência renal crônica em decorrência apenas de hipertensão arterial, o quadro histológico resultante, reunindo lesões vasculares, glomerulosclerose secundária e fibrose intersticial, é denominado nefrosclerose hipertensiva. Na maior parte das vezes

o termo "nefrosclerose benigna" é usado como sinônimo de nefrosclerose hipertensiva. Em alguns casos, no entanto, aparece também necrose fibrinóide das paredes arteriolares e proliferação exagerada de células musculares lisas das arteríolas, configurando um quadro histológico denominado nefrosclerose maligna. A incidência desses casos tem caído continuamente graças ao tratamento farmacológico cada vez mais rígido da hipertensão arterial e conseqüente queda nas taxas de hipertensão maligna.

VÁRIOS MECANISMOS NÃO-IMUNOLÓGICOS PODEM INICIAR UMA GLOMERULOPATIA PROGRESSIVA

As glomerulopatias imunológicas e as não-imunológicas compartilham uma série de mecanismos patogênicos, principalmente os de natureza inflamatória. Por exemplo, conforme já mencionado, a formação de um granuloma pode prescindir inteiramente de um estímulo imunológico, podendo decorrer da intromissão de um corpo estranho no tecido. Se esse estímulo não-imunológico for transitório, ou puder ser eliminado de modo relativamente rápido, é provável que o processo se resolva sem seqüelas. Se, no entanto, houver persistência da perturbação, a glomerulopatia resultante pode progredir até tornar-se irreversível.

Examinaremos, a seguir, alguns dos mecanismos não-imunológicos que se acredita poderem dar início a uma glomerulopatia progressiva.

AGRESSÃO MECÂNICA

O mecanismo não-imunológico mais conhecido de lesão renal progressiva é o da agressão mecânica às paredes glomerulares. Esse conceito foi originalmente formulado no início dos anos 80, quando se demonstrou em ratos que a retirada de 5/6 do parênquima renal se associava a uma elevação da taxa de ultrafiltração glomerular e, especialmente, da pressão glomerular. A hipertensão glomerular foi também demonstrada em outros modelos experimentais de nefropatia progessiva, inclusive em ratos diabéticos. A restrição à ingestão de proteínas ou a administração de inibidores da enzima conversora da angiotensina I (IECA) revertia a hipertensão glomerular e prevenia a glomerulopatia progressiva associada a esses modelos. Estavam lançadas as bases para a formulação da assim denominada "teoria hemodinâmica", de acordo com qual a hipertensão glomerular promove uma agressão mecânica à parede glomerular, iniciando um processo de destruição progressiva do tufo e, em conseqüência, do néfron como um todo. As unidades remanescentes sofrem uma sobrecarga adicional, colocando em movimento um círculo vicioso que só termina com a destruição completo do parênquima renal.

Alguns anos mais tarde, desenvolveu-se o conceito de que o aumento de tamanho do tufo glomerular (hipertrofia glomerular), especialmente quando associado à hipertensão intracapilar, pode também iniciar uma glomerulopatia progressiva por aumentar a tensão mecânica exercida sobre as paredes do glomérulo. É fácil entender esse efeito quando lembramos que a tensão mecânica T exercida sobre a parede de uma estrutura cilíndrica pode ser representada pelo produto entre a diferença de pressão hidráulica entre o interior do cilindro e o meio externo, ΔP, e o raio do cilindro, R (lei de La Place).

O aumento crônico da tensão mecânica pode lesar as paredes glomerulares e iniciar uma glomerulopatia progressiva por meio de vários mecanismos:

Lesão de células endoteliais – microtrombose

As células endoteliais lesadas podem desintegrar-se ou desgarrar-se da MBG, causando a exposição direta desta à corrente circulatória. Em conseqüência, pode ocorrer ativação e agregação de plaquetas e formação de microtrombos, que ocluem as alças capilares e podem originar um processo inflamatório crônico que culmina na cicatrização do tufo glomerular.

Estiramento de células endoteliais e mesangiais

Vários estudos realizados em células mesangiais cultivadas indicam que, quando submetidas a estiramento mecânico, essas células sofrem várias alterações fenotípicas, aumentando sua taxa de proliferação e sintetizando o fator de crescimento transformador-beta (TGF-β) e componentes da matriz extracelular, o que favorece a fibrose renal, e prostaglandinas, que podem atrair e ativar leucócitos (ver adiante). Em consistência com esses resultados, demonstrou-se, em experimentos realizados *in vivo*, que a elevação aguda da pressão glomerular provoca aumento acentuado da produção local de TGF-β e de fator de crescimento derivado de plaquetas (PDGF). Em outros estudos, observou-se que, em ratos com ablação renal de 5/6, cuja pressão glomerular sofre grande elevação, as células endoteliais produziam grandes quantidades de componentes da matriz extracelular, assim como angiotensinogênio, favorecendo assim a produção de angiotensina II, cada vez mais considerada como poderoso mediador inflamatório (ver adiante).

Lesão de podócitos

Altamente diferenciadas, essas células possuem pouca ou nenhuma capacidade de proliferar. Quando o tufo glomerular se expande, em conseqüência de hipertrofia e/ou hipertensão glomerular, o epitélio glomerular, incapaz de acomodar-se ao aumento de volume do tufo, pode sofrer ruptura ou mesmo necrose localizada, com conseqüente desnudamento da MBG. Lesões microscópicas como essa podem tornar-se o ponto de partida para um processo inflamatório muito mais extenso, por meio de pelo menos três mecanismos:

Depósito subendotelial de proteínas – conforme essa hipótese, o desaparecimento de uma ou mais células epiteliais acarreta aumento localizado da condutância hidráulica, da taxa de ultrafiltração e do arraste de moléculas de proteínas. Como estas encontram dificuldade em atravessar a MBG, acumulam-se no espaço subendotelial, formando depósitos análogos àqueles encontrados na GNMP.

Formação de sinéquias – alguns estudos histológicos e ultra-estruturais bastante cuidadosos mostraram que a ruptura ou desintegração localizada de podócitos pode levar à formação de microaderências do tufo glomerular, assim desprotegido, ao folheto parietal da cápsula de Bowman. Essas sinéquias podem tornar-se o ponto de partida de um processo inflamatório e para a esclerose de um segmento do glomérulo, que depois se estende a todo o tufo. Além disso, a ausência local de podócitos ou da membrana existente entre eles pode limitar a função de barreira da parede glomerular, facilitando a passagem de mediadores inflamatórios para o interstício periglomerular, que termina por ser também envolvido no processo inflamatório resultante.

Extravasamento de ultrafiltrado para o interstício – de acordo com essa hipótese, as aderências já descritas levam não apenas ao início de um processo de esclerose segmentar, mas também à passagem de grandes quantidades de filtrado glomerular, por meio do "ponto fraco" assim formado, em direção ao interstício periglomerular. Esse fluido, que pode conter quimiocinas e fatores de crescimento, pode estimular o desenvolvimento de um processo inflamatório crônico análogo a um granuloma, o que inclui a formação de uma "cápsula" fibrosa que contém parcialmente o extravasamento, forçando-o a infiltrar-se ao redor do túbulo. Desenvolve-se também em torno deste um processo inflamatório crônico, com compressão progressiva do túbulo e atrofia glomerular análoga à observada nas obstruções das vias urinárias.

Depósito mesangial de macromoléculas

A MBG não recobre a região mesangial, que se mantém, portanto, em contato íntimo com a corrente circulatória, separada desta apenas pelo glicocálice endotelial. Devido a esse arranjo, elevação da pressão glomerular pode forçar, por meio de um mecanismo puramente passivo, o influxo de macromoléculas à área mesangial. Como estas incluem imunoglobulinas, frações do complemento e citocinas, pode iniciar-se um processo inflamatório, com proliferação celular, aumento da produção de matriz extracelular e esclerose mesangial.

Sobrecarga aos néfrons remanescentes

Todos os mecanismos já descritos servem de correia de transmissão entre a agressão mecânica às paredes glomerulares e o desenvolvimento de inflamação crônica e glomerulosclerose. Como o resultado final dessa cadeia de eventos é a perda de néfrons, as unidades remanescentes sofrem uma sobrecarga hemodinâmica adicional, já que são forçadas a aumentar sua taxa de ultrafiltração. Fecha-se assim um círculo vicioso, perpetuando o processo e fazendo-o progredir até a instalação de uma IRCT.

PERDA DA FUNÇÃO DE BARREIRA GLOMERULAR

As nefropatias crônicas associam-se freqüentemente à perda parcial da função de barreira do glomérulo, o que obriga as células do túbulo proximal a aumentar demasiadamente sua taxa de absorção de proteínas filtradas. Como essa taxa tem um limite, as glomerulopatias progressivas fazem-se acompanhar, com freqüência, de proteinúria clinicamente detectável, a qual atinge níveis nefróticos. A observação clínica de que, nesses pacientes, o prognóstico é tanto pior quanto maior a intensidade da proteinúria e a de que esta pode até anteceder o aparecimento de lesões glomerulares levou à formulação da hipótese de que a perda de função de barreira do glomérulo pode, por si só, iniciar uma glomerulopatia progressiva. A simples associação ou mesmo a correlação estatística entre aumento da permeabilidade glomerular e glomerulopatias progressivas não prova uma relação de causalidade entre os dois eventos, uma vez que proteinúria mais intensa pode estar simplesmente refletindo a maior gravidade da doença de base. Há, no entanto, evidências menos circunstanciais de que essa relação de causalidade pode realmente existir. É possível determinar, em muitos pacientes com GESF, a presença de um fator circulante, cuja composição química não foi ainda determinada, capaz de aumentar fortemente a permeabilidade glomerular em animais de laboratório. A presença desse fator pode ajudar a explicar a conhecida observação clínica de que uma parcela substancial dos pacientes com GESF sofre recidiva da moléstia após a implantação bem-sucedida de aloenxerto. Portadores da síndrome nefrótica finlandesa, que não conseguem sintetizar a nefrina, uma proteína essencial à integridade da membrana interpodocítica, desenvolvem uma forma particularmente grave e progressiva de GESF. Há ainda fortes evidências experimentais de que a intensa atividade absortiva imposta às células do túbulo proximal, a qual envolve a formação de endossomos e a digestão intracelular da proteína absorvida, pode estimular a produção local de citocinas e quimiocinas, capazes de atrair ao interstício peritubular um grande número de células inflamatórias, como linfócitos e macrófagos. Dessa maneira, uma lesão da barreira glomerular pode propagar-se ao interstício, resultando em atrofia tubular e facilitando a progressão da doença.

LESÃO NÃO-MECÂNICA DE PODÓCITOS

Mesmo na ausência de uma agressão mecânica, os podócitos podem ser lesados e provocar glomerulopatia crônica, como descrito anteriormente. A lesão experimental de podócitos por meios farmacológicos que não afetam a hemodinâmica glomerular leva à formação de sinéquias e ao desenvolvimento de um quadro de GESF à encontrada em pacientes e em outros modelos experimentais. Em alguns casos de GESF humana, é possível observar, mesmo à microscopia simples, a presença de alterações morfológicas de uma parte dos podócitos, sugerindo a associação de uma possível disfunção podocítica com o desenvolvimento de lesões esclerosantes e até mesmo com a formação de sinéquias com o folheto visceral da cápsula de Bowman. Na glomerulosclerose colapsante, uma forma particularmente grave de esclerose glomerular que se associa freqüente mas não invariavelmente à infecção pelo HIV, os podócitos sofrem várias alterações fenotípicas, alguns deles adquirindo características morfológicas e funcionais típicas de macrófagos, outros desprendendo-se da MBG e ganhando o espaço urinário. Acredita-se que essas alterações estejam relacionadas ao desabamento da estrutura do tufo glomerular (origem do nome "colapsante") e ao processo inflamatório crônico que se segue.

ISQUEMIA CRÔNICA

Em pacientes com dislipidemia e aterosclerose avançada, os rins podem sofrer um processo de isquemia crônica devido à estenose das artérias renais ou da maior parte de seus ramos. Nesses casos, os glomérulos apresentam características morfológicas típicas, como diminuição de volume e enrugamento da MBG. Na nefrosclerose hipertensiva, uma parte dos glomérulos pode apresentar aspecto semelhante, possivelmente devido a uma vasoconstrição e/ou hipertrofia exagerada de suas arteríolas aferentes. Nas regiões em que ocorre atrofia grave de glomérulos e túbulos, desenvolve-se fibrose reparadora análoga à observada na cicatrização de um ferimento.

GLICAÇÃO NÃO-ENZIMÁTICA DE PROTEÍNAS

A glicação não-enzimática de proteínas, como o nome indica, consiste na alteração química de proteínas estruturais e/ou circulantes devido à exposição constante à glicose, dando origem aos AGE (*advanced glycation endproducts*). Acredita-se que a produção acelerada de AGE seja um dos mecanismos envolvidos na patogênese da nefropatia diabética. Mesmo em pacientes não-diabéticos, a exposição prolongada aos

AGE, ainda que em baixo nível, pode exercer um efeito deletério, contribuindo, por exemplo, para a patogênese da nefropatia do envelhecimento. É provável que os AGE exerçam um efeito pró-inflamatório, uma vez que receptores para os AGE (conhecidos como RAGE) podem ser observados em macrófagos, bem como em podócitos e células do túbulo proximal.

DA AGRESSÃO INICIAL À GLOMERULOPATIA PROGRESSIVA: O PAPEL CRUCIAL DOS LINFÓCITOS T E DOS MACRÓFAGOS

Os eventos que iniciam as glomerulopatias progressivas de origem não-imunológica teriam um efeito extremamente limitado se não se conectassem de alguma maneira a fenômenos inflamatórios muito semelhantes àqueles associados às glomerulopatias de natureza imunológica. Inúmeras evidências obtidas a partir dos anos 90 em nefropatias humanas e principalmente experimentais indicam a importância patogênica desses fenômenos inflamatórios. Verifica-se a ocorrência de células inflamatórias em vários modelos de lesão renal progressiva, tais como o *diabetes mellitus*, o envelhecimento e a inibição crônica do óxido nítrico. No modelo de ablação renal de 5/6, de longe o mais utilizado em estudos de nefropatia progressiva experimental, é possível observar a presença de um infiltrado linfocítico no interstício renal uma semana após a retirada de massa renal, quando a freqüência de lesões esclerosantes nos glomérulos é ainda insignificante. Nos dias subseqüentes, aparece um infiltrado de macrófagos, também situado na região intersticial, o qual aumenta continuamente em intensidade com o passar do tempo, enquanto decai a infiltração de linfócitos. É possível ainda detectar nesse modelo a presença, mais uma vez no interstício renal, de miofibroblastos, em boa parte originários da transdiferenciação de células do túbulo proximal. Ao final de algumas semanas, tornam-se evidentes as lesões características da glomerulosclerose, com depósitos de componentes da matriz extracelular ocluindo as alças capilares, e a presença de fibrose de parte dos glomérulos e do interstício renal. É inevitável observar que essa seqüência é fortemente remanescente da observada nas fases tardias do processo de reparo de um ferimento e no desenvolvimento de granulomas de corpo estranho, os quais, como vimos, desenvolvem-se na ausência de uma resposta imune específica. Há outro paralelo instigante entre essas duas respostas inflamatórias: a cutânea e a renal; os indivíduos propensos a desenvolver reações inflamatórias cutâneas exageradas, como os quelóides, tendem a apresentar exuberância semelhante em suas respostas inflamatórias renais, progredindo mais rapidamente à IRCT quando acometidos de uma glomerulopatia crônica.

Considerando em conjunto o que ocorre nas glomerulopatias progressivas de origem imunológica e não-imunológica, emerge o conceito de que umas e outras constituem resposta imprópria de cicatrização, que se desenvolve em local igualmente impróprio. Essa resposta pode ser deflagrada tanto por ativação do sistema imune quanto por alterações mecânicas ou bioquímicas inteiramente alheias àquele sistema. Em ambos os casos, são acionadas células inflamatórias, principalmente linfócitos T, macrófagos, fibroblastos e miofibroblastos. Em ambos os casos, o processo tende a evoluir para fibrose renal progressiva, ou seja, para cicatrização do parênquima renal. Em ambos os casos, finalmente, a remoção ou inativação de um ou mais desses tipos celulares é capaz de deter ou atrasar essa cicatrização imprópria: sabe-se, há décadas, que a administração de imunossupressores, como os corticosteróides, a ciclofosfamida, a ciclosporina e o micofenolato mofetil (MMF), é o único procedimento eficaz no tratamento das glomerulopatias crônicas de origem imune; além disso, começa a tornar-se comum o uso desses compostos também no tratamento de nefropatias de origem não-imunológica. A depleção prévia de macrófagos, por irradiação ou administração de dietas especiais, previne o desenvolvimento da glomerulopatia progressiva associada à adriamicina, um modelo de nefropatia de origem não-imunológica. No modelo de ablação renal de 5/6 e no de inibição crônica de óxido nítrico, também de origem não-imunológica, o tratamento com o MMF ou com inibidores da cicloxigenase tem efeito igualmente protetor.

MEDIADORES QUÍMICOS DA INFLAMAÇÃO: CITOCINAS, QUIMIOCINAS, ANGIOTENSINA II

Embora a participação de células como linfócitos e macrófagos seja decisiva para a cicatrização correta de ferimentos e para a instalação e progressão dos processos inflamatórios crônicos, é também indispensável que essas células possam proliferar e produzir matriz mesangial, e que novas células inflamatórias sejam atraídas para a região e orientadas rumo ao local exato da conflagração. Para tanto, as células inflamatórias e as do próprio parênquima renal utilizam-se de diversas citocinas, quimiocinas, fatores de crescimento e compostos vasoativos, que em conjunto exercem uma gama extremamente ampla e variada de efeitos biológicos. Fugiria ao escopo deste capítulo o detalhamento desses compostos e de seus efeitos. Limitamo-nos, portanto, à enumeração sumária e necessariamente incompleta, exposto no quadro 11.1 dos efeitos celulares de algumas das principais moléculas que atuam nesses processos. Destacamos apenas a

Quadro 11.1 – Descrição sumária e simplificada dos principais efeitos celulares de algumas das citocinas, quimiocinas, fatores de crescimento e compostos vasoativos que atuam como mediadores e sinalizadores nas inflamações crônicas e nas glomerulopatias progressivas.

	Principais células-alvo	Efeitos biológicos
TGF-β	Fibroblastos, miofibroblastos, células mesangiais	↑Produção de matriz extracelular
Ang II	Linfócitos, macrófagos, fibroblastos etc.	Ativação, ↑Proliferação, migração
PDGF	Macrófagos, células mesangiais, fibroblastos	↑Proliferação celular, migração
EGF	Fibroblastos, células epiteliais	↑Proliferação celular
FGF	Fibroblastos, macrófagos	↑Proliferação celular, migração
IL-1	Células endoteliais	↑Expressão de moléculas de adesão
IL-2	Linfócitos T e B	↑Proliferação
IL-5	Linfócitos B	↑Proliferação
MCP-1	Macrófagos	↑Migração
TxA₂	Plaquetas, células endoteliais	↑Proliferação
PG	Linfócitos	Ativação, ↑Proliferação

Ang II = angiotensina; PDGF = fator de crescimento derivado de plaquetas; EGF fator de crescimento de células epiteliais; FGF = fator de crescimento de fibroblastos; IL = interleucina; MCP = proteína quimiotática para macrófagos; TXA₂ = tromboxano A₂; PG = prostaglandina.

importância do fator de crescimento transformador beta (TGF-β, essencial à biossíntese de colágeno e outros componentes da matriz extracelular, e da *angiotensina II* (Ang II), possivelmente o mais versátil de todos esses fatores. A Ang II é um vasoconstritor e retentor de sódio, além de estimular a proliferação e a síntese de quimiocinas em células tubulares, mesangiais, endoteliais, macrófagos e miofibroblastos, ajudando a amplificar demasiadamente a resposta inflamatória. Um efeito igualmente importante da Ang II é o estímulo à síntese de matriz extracelular, efeito esse mediado pelo TGF-β. Não chega assim a surpreender que a supressão dos efeitos da Ang II, por meio da administração de IECA ou de antagonistas de seu principal receptor, o AT-1, tenha um efeito protetor tão nítido nas glomerulopatias crônicas.

Fica evidente, mesmo ao exame de um quadro tão simplificado, a natureza extremamente intrincada desse sistema de sinalização, com várias das moléculas sinalizadoras exercendo múltiplos efeitos em mais de um tipo celular. É evidente também que todo esse emaranhado de sinais funciona de modo *redundante*, ou seja, várias moléculas podem exercer o mesmo efeito sobre uma mesma célula. O desenvolvimento dessa redundância pode ter representado uma importante vantagem ao longo da evolução, tornando mais segura a resposta inflamatória, vital à sobrevivência, e impedindo que ela dependesse de uma única molécula sinalizadora.

BASES RACIONAIS PARA A TERAPÊUTICA DAS NEFROPATIAS CRÔNICAS

Com base na discussão acima, mecanismos envolvidos nas nefropatias progressivas de origem não-imunológica podem ser representados como na figura 11.3. Como visto na figura 11.3, fica claro que: 1. os mecanismos inflamatórios enumerados são semelhantes aos envolvidos na progressão das nefropatias de origem imunológica; 2. a progressão da agressão mecânica ao estágio de inflamação crônica pode ocorrer direta (lesão de podócitos, extravasamento de filtrado glomerular ao interstício etc.) ou indiretamente por meio da ativação de linfócitos T e conseqüente interação com os macrófagos. Em comparação com os processos imunológicos, há aqui um ramo adicional, representando o círculo vicioso que se estabelece após um número substancial de néfrons ter sido destruído, o que sobrecarrega as unidades remanescentes e agrava a agressão mecânica. A complementaridade evidente entre as figuras 11.2 e 11.3 instiga a combiná-las em um único esquema, representado na figura 11.4. Por meio dele, fica mais fácil entender, por exemplo, por que uma nefropatia de origem puramente imunológica, como a nefropatia crônica do aloenxerto ou a nefropatia por IgA, pode continuar progredindo mesmo após haver cessado a agressão inicial.

A figura 11.4 ajuda também a estruturar uma base racional para a terapêutica das nefropatias progressivas, cuja finalidade principal é a de atrasar ao máximo a progressão para a IRCT, adiando a necessidade

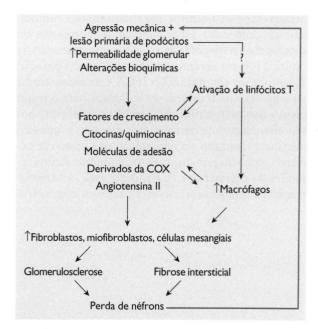

Figura 11.3 – Representação esquemática dos mecanismos envolvidos na patogênese das glomerulopatias de origem não-imunológica. COX = cicloxigenase.

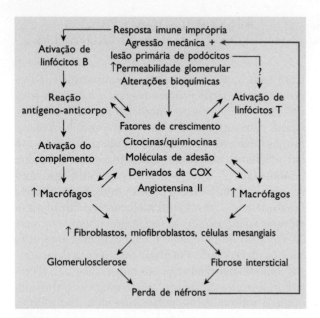

Figura 11.4 – Representação combinada dos mecanismos imunes e não-imunes envolvidos nas nefropatias progressivas. COX = cicloxigenase.

de TRS. Observe-se que as terapias tradicionalmente propostas para as nefropatias de origem imunológica consistem basicamente na administração de imunossupressores, como os corticosteróides, os citostáticos e, mais recentemente, a ciclosporina, o tacrolimus e o MMF. Por outro lado, e tendo em vista a importância da hipertensão e hipertrofia glomerulares na patogênese das glomerulopatias de origem não-imunológica, o tratamento destas últimas deveria, em princípio, consistir basicamente na administração de drogas ou procedimentos que atuam sobre a hemodinâmica glomerular, especialmente os supressores do sistema renina-angiotensina. O esquema delineado na figura 11.4, no entanto, mostra que essa separação deixou de ser tão nítida. Os IECA e os antagonistas da angiotensina II podem ser indicados para o tratamento das nefropatias de origem imunológica, por seu efeito anti-hipertensivo, por atenuar a agressão mecânica resultante da diminuição do número de néfrons e também por combater os inúmeros efeitos celulares da angiotensina II. Por outro lado, a administração de imunossupressores a pacientes com nefropatias de origem não-imunológica pode ajudar, como vimos, a reduzir o processo inflamatório e a progressão da lesão, ainda que esta tenha origem em uma agressão mecânica. Finalmente, o esquema representado na figura 11.4 sugere a possibilidade de se combinarem duas ou mais drogas com mecanismos de ação diferentes. Vários estudos experimentais recentes sugerem que essa estratégia, combinando por exemplo imunossupressores e supressores do sistema renina-angiotensina, pode ser mais eficiente que o tratamento com um único medicamento.

SUMÁRIO E CONCLUSÕES

As glomerulopatias progressivas, de origem imunológica ou não, resultam de complexa interação entre fatores mecânicos e fenômenos inflamatórios, nos quais citocinas, quimiocinas, fatores de crescimento e compostos vasoativos, com a angiotensina II à frente, desempenham papel central. Para deter esses processos e tentar tornar mais favorável a história natural das nefropatias progressivas, é necessário combater em múltiplas frentes, utilizando associações entre duas ou mais drogas, procurando neutralizar a um tempo a agressão inicial, imunológica ou não, os eventos inflamatórios e, particularmente, os múltiplos efeitos da angiotensina II.

BIBLIOGRAFIA

ALBERTS B, JOHNSON A, LEWIS J, RAFF M, ROBERTS K, WALTER P (eds): The adaptive immune system, in *Molecular Biology of the Cell* (4th ed), New York, Garland Science, 2002, pp 1363-1421.

BRENNER BM: Nephron adaptation to renal injury or ablation. *Am J Physiol* 249:F324-F337, 1985.

HOSTETTER TH, OLSON JL, RENNKE HG, VENKATACHALAM MA, BRENNER BM: Hyperfiltration in remnant nephrons: a potentially adverse response to renal ablation. *Am J Physiol* 241:F85-F93, 1981.

NORONHA IL, FUJIHARA CK, ZATZ R: The inflammatory component in progressive renal disease—are interventions possible? *Nephrol Dial Transplant* 17:363-368, 2002.

ZATZ R, NORONHA IL, FUJIHARA CK: Experimental and clinical rationale for use of MMF in nontransplant progressive nephropathies. *Am J Physiol Renal Physiol* 283:F1167-F1175, 2003.

12 Classificação das Glomerulopatias

Jenner Cruz

INTRODUÇÃO

Embora Bright não fosse o primeiro, poderíamos dizer que o estudo das glomerulopatias se iniciou em 1827, com o primeiro volume do trabalho *Reports of Medical Care*, de Richard Bright.

Ele estudou minuciosamente 24 pacientes com doença renal, edema e urina albuminúrica, 18 dos quais com necropsia acuradamente detalhada, diferenciando três grupos clínicos (Quadro 12.1).

Passaram-se quase 100 anos para que surgisse outra importante classificação clínico-patológica das doenças de Bright, idealizada por dois importantes professores alemães: Frans Volhard (clínico) e Theodor Fahr (anatomopatologista), em 1914 (Quadro 12.2).

Em 1936, Longcope salientou que as glomerulopatias poderiam assumir duas formas mais ou menos distintas, que denominou de A e B. Essa divisão das glomerulopatias em duas formas seria mais bem desenvolvida por Arthur Ellis em 1942, com o nome de tipos I e II (Quadro 12.3).

Embora essas antigas classificações de glomerulopatias tivessem interesse apenas histórico, elas são importantes para demonstrar a evolução de nossos conhecimentos.

Atualmente existem várias classificações, umas clínicas, outras imunológicas ou anatomopatológicas, conforme a formação médica de seu criador.

Sabe-se hoje que, como o glomérulo é uma estrutura que possui poucas formas de reagir a uma agres-

Quadro 12.1 – Classificação de Richard Bright (1827).

Grupo 1 – Doença renal caracterizada por um certo grau de degenerescência, considerado atualmente como amiloidose renal
Grupo 2 – Onde foram agrupados casos clínicos de glomerulonefrite em diferentes graus, sendo um deles típico de glomerulonefrite difusa aguda
Grupo 3 – Onde foram agrupados casos clínicos sugestivos de glomerulonefrite crônica, com rins contraídos

Quadro 12.2 – Classificação de Volhard e Fahr (1914).

A) Doenças degenerativas ou nefroses, com ou sem degeneração amilóide dos vasos. Subvariedade: nefrose necrotizante
B) Doenças inflamatórias ou nefrites
1. Nefrites focais
a) glomerulonefrite focal sem hipertensão (estágio agudo e crônico)
b) nefrite focal séptica (intersticial)
c) nefrite focal embólica
2. Glomerulonefrite difusa (cinco anos após dividida por Volhard em: aguda, subaguda, subcrônica e crônica)
C) Doenças arterioscleróticas ou escleroses
1. Hipertensão benigna
2. Forma de combinação: esclerose mais nefrite, denominada nefrosclerose maligna, por Fahr, em 1919

Quadro 12.3 – Classificação de Arthur Ellis (1942).

Glomerulonefrite tipo I – caracteriza-se por início abrupto, acompanhado de sintomas como mal-estar, vômitos e cefaléias, hematúria presente desde o início, história de processo infeccioso prévio, em geral da garganta, em 84% dos casos, edema de curta duração, hipertensão transitória, 60% dos casos ocorre até os 20 anos de idade e evolução para cura em 82% dos casos. Dos restantes, 4% evoluem, de maneira rapidamente progressiva, para insuficiência renal e óbito, 4% morrem agudamente da infecção original, insuficiência cardíaca aguda ou insuficiência renal e 10% evoluem para a cronicidade, morrendo de uremia após muitos anos de proteinúria assintomática (o estágio latente de Addis)
Glomerulonefrite tipo II – caracteriza-se por início insidioso, sem os sintomas gerais descritos no tipo I, hematúria ausente ou discreta, história de infecção prévia obtida em menos de 5% dos casos, edema persistente dominando o quadro clínico, incidência igual em todas as idades e menos de 5% de evolução para cura. A proteinúria é grave, podendo atingir 25 a 30g em alguns pacientes. A maioria dos pacientes morre em cinco anos e poucos sobrevivem mais de 10 anos. O nível de pressão arterial afeta o prognóstico, quanto mais alta, menor a sobrevida (o tipo I de Ellis ou A de Longcope constituiria a síndrome nefrítica; o tipo II de Ellis ou B de Longcope, a síndrome nefrótica; e a maneira rapidamente progressiva, a glomerulonefrite difusa subaguda de Volhard. Os poucos casos de cura do tipo II constituem a nefrose lipóide ou genuína, posteriormente denominada doença glomerular de alterações mínimas, por Jean Hamburger)

Nefrologia

são, qualquer que seja esta (imunológica, física, química, farnacológica, metabólica etc.), ele pode apresentar apenas cerca de quatro tipos de resposta anatomopatológica.

LESÃO OU ALTERAÇÃO MÍNIMA

Nesta doença, o glomérulo parece normal, podendo apresentar apenas mínimas alterações.

LESÃO FOCAL E SEGMENTAR

Alguns a incluem com a anterior. Como o nome diz, é uma lesão que atinge apenas alguns glomérulos profundos, justamedulares e nestes apenas parte ou segmentos.

LESÃO MEMBRANOSA

A membrana basal apresenta-se espessada e/ou desdobrada.

LESÃO PROLIFERATIVA

Há aumento do número de células do glomérulo, sejam elas endoteliais, epiteliais, mesangiais ou de origem sangüínea. Os glomérulos apresentam cerca de 140 células visíveis em seu diâmetro maior. Para se saber o número de células de um glomérulo, costuma-se dividi-lo em quatro quadrantes, contando-se em cada um o número de núcleos. Havendo proliferação, deve existir mais de 35 núcleos por quadrante. A proliferação pode ser **difusa**, nos quatro quadrantes, ou **local** ou **segmentar**, quando atinge apenas parte do glomérulo.

Histologicamente, as lesões glomerulares podem ser ainda **generalizadas** ou **globais**, quando comprometem todos os glomérulos, e **focais**, quando envolvem só alguns glomérulos.

Os autores denominam glomerulopatia primária aquela que afeta apenas o rim, ou cujo antígeno é desconhecido, e glomerulopatia secundária aquela que provém de uma doença sistêmica ou de causa conhecida.

Qualquer que seja a causa da glomerulopatia, sua descrição anatômica se encaixa em uma das quatro lesões já citadas, existindo doenças como o lúpus eritematoso disseminado, que pode assumir todos os tipos de lesão.

No início da década de 1970, Renée Habib, de Paris, Jacob Churg, de Nova Yorque, e John Stewart Cameron, de Londres, fizeram o que denominaram Classificação Internacional das Glomerulopatias, baseada em critérios morfológicos e clínicos, ficando

bastante conhecido um resumo de Wrong, baseado em padrões de lesões estruturais (Quadro 12.4).

A classificação das glomerulopatias apresentada neste livro é mais a enumeração das doenças a serem estudadas e apresentadas pelos diferentes autores (Quadro 12.5).

Estas glomerulopatias serão estudadas principalmente no próximo capítulo, com algumas exceções.

Quadro 12.4 – Classificação das glomerulopatias de Wrong, modificada.

1. Doença glomerular por alterações mínimas
2. Nefropatia membranosa
3. Glomerulosclerose focal e segmentar
4. Glomerulonefrite proliferativa
   a) glomerulonefrite aguda pós-infecciosa
   b) glomerulonefrite da endocardite infecciosa
   c) glomerulonefrite mesangial
   d) glomerulonefrite mesangiocapilar (membranoproliferativa)
   e) glomerulonefrite com crescentes extensos
   f) glomerulonefrite focal
   g) outras variedades
5. Participação renal nas doenças do tecido conjuntivo

Quadro 12.5 – Classificação das glomorulopatias.

1. Síndromes nefríticas agudas
   A) Pós-infecciosas
      Glomerulonefrite difusa aguda pós-estreptocócica
      Outras glomerulonefrites agudas pós-infecciosas
      Endocardite infecciosa
      Glomerulonefrite associada a *shunts*
      Glomerulonefrite associada a abscessos viscerais
      Glomerulonefrite associada a infecções virais
      Glomerulonefrite associada à pneumonia pneumocócica
   B) Não-infecciosas
      a) Doenças sistêmicas, vasculites, heredofamiliares
         Lúpus eritematoso sistêmico
         Púrpura de Henoch-Schönlein
         Poliartrite nodosa
         Granulomatose de Wegener
         Síndrome de Goodpasture
         Síndrome de Alport
      b) Doenças glomerulares não-sistêmicas
         Nefropatia por IgA
2. Glomerulonefrite rapidamente progressiva tipos I, II e III
3. Síndromes nefróticas
   Doença glomerular por alterações mínimas
   Glomerulonefrite proliferativa mesangial e/ou nefropatia por IgM
   Glomerulosclerose focal e segmentar
   Nefropatia do C1q
   Doença glomerular membranosa idiopática
   Glomerulonefrite membranoproliferativa (três tipos)
   Glomerulonefrite fibrilar e glomerulonefrite imunotactóide
4. Glomerulonefrite crônica
5. Proteinúria e/ou hematúria assintomáticas

As doenças sistêmicas, vasculites, heredofamiliares, classificadas entre as síndromes nefríticas agudas não-infecciosas, serão estudadas em outros capítulos deste livro, especialmente no capítulo 14.

A glomerulonefrite membranoproliferativa e a glomerulonefrite proliferativa mesangial, por apresentarem também síndrome nefrótica, serão estudadas entre elas e não entre as síndromes nefríticas agudas.

A glomerulonefrite crônica será vista nos capítulos 13 e 19.

BIBLIOGRAFIA

FISHBERG AM: *Hypertension and Nephritis* (5th ed), Philadelphia, Lea & Febiger, 1954.

KINCAID-SMITH P, MATHEW TH, BECKER EL: *Glomerulonephritis: Morphology, Natural Hystory, and Treatment*, New York, John Wiley & Sons, 1973.

WRONG OM: Doença glomerular, em *Tratado de Medicina Interna de Cecil-Loeb* (14th ed), editado por Beeson PB, McDermott W, Rio de Janeiro, Interamericana, 1977, vol 2, pp 1427-1432.

13 Glomerulopatias

Israel Nussenzveig

INTRODUÇÃO

Os distúrbios morfológicos e funcionais que afetam primariamente os glomérulos encontram poucas maneiras de se manifestar do ponto de vista clínico. Em última análise, as alterações clínicas e laboratoriais que caracterizam as glomerulopatias resultam direta ou indiretamente de alguns distúrbios principais:

1. Modificação da permeabilidade das paredes dos capilares glomerulares, acarretando a filtração de quantidades anormais de proteínas do plasma para o espaço de Bowman e daí para a urina, sob a forma de proteinúria.
2. Passagem de número aumentado de elementos figurados do sangue para a luz tubular, expressando-se no sedimento urinário sob a forma de hematúria, leucocitúria e cilindrúria.
3. Queda da superfície filtrante e/ou da condutividade hidráulica intrínseca da parede capilar, levando à redução da filtração glomerular.
4. Diminuição da excreção urinária de sal e água, com sua retenção no organismo produzindo a expansão do volume fluido extracelular, a qual se manifesta sob forma de edemas e/ou hipertensão arterial.

Essas quatro alterações básicas reúnem-se de múltiplas maneiras, com intensidades variáveis, para dar origem às síndromes clínicas básicas das glomerulopatias (Quadro 13.1). É necessário ressaltar que a estruturação dessas síndromes obedece a critérios e objetivos didáticos e que elas não constituem compartimentos estanques. Ao contrário, as síndromes entrosam-se e imbricam de várias maneiras, e, de modo

Quadro 13.1 – Síndromes clínicas básicas das glomerulopatias.

| Síndrome nefrítica aguda |
| Glomerulonefrite rapidamente progressiva |
| Síndrome nefrótica |
| Glomerulonefrite crônica |
| Proteinúria e/ou hematúria assintomáticas |

geral, as doenças glomerulares, no decorrer de sua evolução, freqüentemente passam de uma síndrome para outra.

SÍNDROME NEFRÍTICA AGUDA

Israel Nussenzveig

INTRODUÇÃO

A síndrome nefrítica aguda ou glomerulonefrite aguda caracteriza-se pelo aparecimento súbito de proteinúria, hematúria, edemas, hipertensão arterial, queda da filtração glomerular e eventualmente oligúria. É típica também dessa síndrome a tendência à cura espontânea.

Do ponto de vista histológico, a glomerulonefrite aguda corresponde à inflamação dos glomérulos, em que eles são vistos à microscopia óptica com aumento do número de células e/ou com expansão da matriz mesangial (glomerulonefrite proliferativa). A hipercelularidade glomerular pode ser devida à proliferação das células endógenas do glomérulo ou à sua infiltração por células exógenas ou resultar de ambos os processos. As células exógenas que infiltram os glomérulos podem incluir os leucócitos, os macrófagos, os plasmócitos, os linfócitos e os eosinófilos. Quando a hipercelularidade ocorre à custa das células do tufo glomerular, isto é, endoteliais, mesangiais e epiteliais, a proliferação é dita endocapilar. A proliferação que atinge a cápsula de Bowman, dando origem aos crescentes, é denominada extracapilar.

As lesões que afetam a totalidade do glomérulo são denominadas *globais* e aquelas que atingem apenas partes do glomérulo recebem o nome de *segmentares*. Quando a glomerulonefrite compromete todos os glomérulos ela é dita difusa. Nos casos em que o processo patológico lesa apenas parcela dos glomérulos, mantendo-se os restantes normais, a glomerulonefrite é chamada focal. Tanto a glomerulonefrite difusa como a focal podem ser segmentar ou global.

O quadro 13.2 relaciona as causas mais freqüentes de síndrome nefrítica aguda.

Quadro 13.2 – Causas de síndrome nefrítica aguda.

Pós-infecciosas
1. Glomerulonefrite difusa aguda pós-estreptocócica
2. Outras glomerulonefrites agudas pós-infecciosas
   Endocardite infecciosa
   Glomerulonefrite associada a *shunts*
   Glomerulonefrite associada a abscessos viscerais
   Glomerulonefrite associada a infecções virais
   Glomerulonefrite associada à pneumonia pneumocócica

Não-infecciosas
1. Doenças sistêmicas, vasculites, heredofamiliares
   Lúpus eritematoso sistêmico
   Púrpura de Henoch-Schönlein
   Poliarterite nodosa
   Granulomatose de Wegener
   Síndrome de Goodpasture
   Síndrome de Alport
2. Doenças glomerulares não-sistêmicas
   Nefropatia por IgA
   Glomerulonefrite proliferativa mesangial
   Glomerulonefrite membranoproliferativa

GLOMERULONEFRITE DIFUSA AGUDA PÓS-ESTREPTOCÓCICA

Epidemiologia

A glomerulonefrite difusa aguda pós-estreptocócica (GNDAPE) é mais freqüente em crianças e adolescentes, sobretudo na faixa dos 2 aos 12 anos. Entretanto, ela tem sido descrita igualmente antes dos 2 anos de idade e, em adultos, até acima de 80 anos. O sexo masculino é o mais atingido, aproximadamente na proporção de 2:1.

Na sua publicação de 1827, Richard Bright, considerado o pai da Nefrologia, descreveu a relação entre a escarlatina e a glomerulonefrite aguda que se manifestava na convalescência. No início do século XX, estabeleceu-se que o estreptococo beta-hemolítico era o agente etiológico da escarlatina. Em 1929, Longcope relatou a associação entre glomerulonefrite aguda e infecções do trato respiratório superior, das quais cultivou o estreptococo beta-hemolítico do grupo A de Lancefield.

Esse estreptococo associa-se não apenas à GNDAPE, como também à febre reumática, mas são excepcionais os casos em que ambas as doenças coexistem. Dessa observação derivou o conceito de que apenas alguns tipos de estreptococo eram capazes de produzir a GNDAPE. Esses tipos foram denominados estreptococos nefritogênicos. Em contraposição, a febre reumática pode ser desencadeada por qualquer tipo de estreptococo.

Os estreptococos nefritogênicos são aqueles cultivados de pacientes com GNDAPE. Os tipos de estreptococos são caracterizados a partir da proteína M, localizada na parede bacteriana. O principal estreptococo nefritogênico é o tipo 12, mas também os tipos 1, 4, 18 e 25 se associam à GNDAPE que se segue a infecções do trato respiratório superior. O tipo 49 e ainda os tipos 2, 57 e 60 são os mais encontrados na GNDAPE precedida de piodermite. Nem todos os indivíduos acometidos por um estreptococo nefritogênico desenvolvem GNDAPE: a probabilidade é de 10 a 15%. A GNDAPE manifesta-se habitualmente de forma esporádica, mas epidemias também podem eclodir em instituições comunitárias, como escolas e orfanatos e ainda em áreas densamente povoadas, com populações vivendo em condições higiênicas precárias. A incidência de GNDAPE também foi descrita em famílias com múltiplos casos ocorrendo no intervalo de semanas, sugerindo a existência de um componente genético na suscetibilidade à doença.

Manifestações clínicas

Em cerca de 10 a 20% dos casos não se consegue detectar a infecção precedente. Nas fases de clima frio e nas populações mais abonadas, a infecção estreptocócica assenta-se com maior freqüência na garganta, sob forma de faringite ou tonsilite, ou, em crianças, podendo ter como sintoma dominante a rinorréia. Nas populações de condição higiênica precária e nos climas quente e temperado, a estreptococcia predominante é a cutânea, superpondo-se muitas vezes o impetigo à escabiose. Um intervalo assintomático, denominado período de latência, medeia entre o início da infecção e a eclosão da síndrome nefrítica. Nas infecções de tonsilas, o período de latência costuma variar entre sete dias e três semanas, com a média de 10 dias. Quando a estreptococcia desencadeante é a piodermite, o período de latência tende a ser mais longo, de duas a quatro semanas, com a média de 21 dias.

A GNDAPE caracteriza-se pelo aparecimento brusco das manifestações clínicas de um dia para o outro. Quando completas, elas abrangem edemas, hematúria, hipertensão arterial, proteinúria e olúria. Entretanto, apenas cerca de metade dos pacientes apresenta o quadro clínico completo. A hematúria costuma estar presente em praticamente todos os casos, sendo macroscópica em cerca de um terço dos pacientes, podendo a urina assumir coloração de Coca-Cola ou de água de lavagem de carne.

Os edemas também se manifestam em quase todos os pacientes, com marcada predileção pela face, sobretudo pelas pálpebras. Esses edemas são mais acentuados no período matutino e diminuem de intensidade no decorrer do dia. Também costumam ser encontrados edemas moderados de pés e pernas. Algumas vezes, principalmente em crianças, os edemas são generalizados, assumindo a feição de anasarca.

Hipertensão arterial ocorre em cerca de três quartos dos pacientes, em geral moderada. Mesmo nos casos em que a hipertensão é mais grave, o fundo de olho não costuma apresentar alterações importantes.

A maioria dos pacientes observa redução do volume urinário no início da doença, mas oligoanúria é encontrada apenas em alguns casos.

Mal-estar geral, fraqueza, anorexia, náuseas e vômitos também são descritos. Alguns pacientes apresentam dores lombares bilaterais de pequena intensidade.

Algumas complicações podem agravar o início da GNDAPE. Os sintomas que afetam o sistema nervoso central constituem a encefalopatia hipertensiva, manifestando-se sob forma de cefaléia, sonolência, convulsões, coma e amaurose. Em alguns pacientes a grande retenção de sódio e água pode resultar em sintomas de congestão circulatória, como dispnéia, tosse, estase jugular, cardiomegalia, ritmo de galope e até mesmo edema pulmonar agudo. Em pacientes idosos, a GNDAPE pode apresentar-se com o quadro de edema pulmonar dominante.

Existe ainda a GNDAPE *subclínica*, que se diferencia da forma clínica por ser inteiramente assintomática. O diagnóstico é feito em indivíduos que tiveram infecção estreptocócica precedente e nos quais se detectam hematúria microscópica e queda transitória do complemento. Esses casos, muito mais freqüentes que a forma clínica, são identificados quando pesquisados ativamente durante as epidemias ou entre os moradores das residências dos pacientes reconhecidos.

Alterações laboratoriais

Por definição, o diagnóstico de GNDAPE depende da comprovação da infecção estreptocócica precedente. No entanto, isso nem sempre é possível. A cultura do estreptococo beta-hemolítico a partir de secreções das tonsilas ou da pele tem fornecido resultados positivos, mas em geral em pequena proporção de casos. O exame mais utilizado para esse fim é a pesquisa do anticorpo antiestreptolisina-O (ASLO) no soro dos pacientes. Os títulos de ASLO elevam-se três a cinco semanas após a infecção estreptocócica das vias aéreas superiores e assim permanecem por vários meses em cerca de 90% dos pacientes. Entretanto, quando a faringite é tratada precocemente com antibióticos, a porcentagem de positividade do exame decai para 20%. Quando a infecção estreptocócica é cutânea, o título de ASLO eleva-se em poucos casos, devendo ser substituído pela pesquisa da anti-hialuronidase, que se mostra elevada em cerca de 90% dos pacientes.

O exame de urina é de grande importância para o diagnóstico de GNDAPE. Proteinúria está presente em praticamente todos os pacientes, em geral pequena ou moderada. Proteinúria maciça, resultando em síndrome nefrótica, é encontrada em cerca de 20% dos casos, quase sempre persistindo por poucos dias. Hematúria e leucocitúria também são praticamente constantes. As hemácias dismórficas predominam ao exame microscópico, o que atesta sua origem glomerular. O achado de cilindros hemáticos é freqüente, ao lado de cilindros hialinos e granulosos, quando o sedimento urinário é tratado com técnica adequada.

Queda transitória da função glomerular é bastante comum. Quase a metade dos pacientes evidencia elevação da creatinina sérica acima 2mg/dL nos primeiros dias da doença. Redução da depuração de creatinina é quase sempre encontrada. O fluxo plasmático renal sofre diminuição inferior à da filtração glomerular, o que acarreta queda da fração de filtração.

O complemento total CH50 e a fração C3 estão diminuídos na quase totalidade dos pacientes, constituindo-se em elementos importantes para o diagnóstico de GNDAPE. Outras frações do complemento também estão reduzidas, sugerindo que, embora a ativação do complemento se faça principalmente pela via alternativa, a via clássica também esteja envolvida em alguns casos. No início da doença, a síntese de C3 está deprimida e seu catabolismo elevado. A queda do C3 é transitória e seus níveis retornam ao normal em seis a oito semanas.

No início da GNDAPE, imunocomplexos circulantes são encontrados em cerca de dois terços dos pacientes, e crioglobulinas séricas, em cerca de três quartos dos casos. Quase todos os pacientes evidenciam elevação das imunoglobulinas séricas IgG e IgM. A expansão de volume extracelular, resultante da retenção de sódio e água, acarreta a depressão do sistema renina-angiotensina-aldosterona e constitui a causa da anemia por diluição, a qual desaparece com a eliminação dos edemas. A concentração urinária de sódio é muito baixa, sendo a excreção fracionada de sódio (FENa) inferior a 1%. A relação U/P (urina/plasma) de creatinina costuma ser superior a 40.

Patologia

Microscopia óptica (Fig. 13.1) – as alterações afetam a totalidade dos glomérulos com certa uniformidade. Os glomérulos apresentam-se aumentados, preenchen-

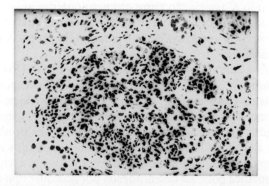

Figura 13.1 – GNDA pós-estreptocócica. Microscopia óptica de um glomérulo. Observa-se aumento acentuado da celularidade, predominantemente endotelial e mesangial, oduindo a quase totalidade das luzes capilares. Há ainda a presença de numerosos leucócitos polimorfonudeares esparsos pelo glomérulo. O interstício periglomerular encontra-se edemaciado e infiltrado por algumas células inflamatórias (hematoxilina-eosina, 36x).

do o espaço de Bowman. As células mesangiais e endoteliais encontram-se proliferadas, ocluindo as luzes dos capilares glomerulares. Além disso, as luzes capilares e o mesângio estão infiltrados por leucócitos, monócitos/macrófagos e eosinófilos com intensidade variável. Assim, os glomérulos apresentam-se com aspecto hipercelular. A membrana basal glomerular permanece normal. Ocasionalmente alguns glomérulos podem exibir formação de crescentes. A forma rapidamente progressiva, rara, pode exibir até 100% de crescentes. O interstício mostra-se muitas vezes edemaciado e infiltrado por neutrófilos e monócitos. Os túbulos e os vasos sangüíneos em geral não evidenciam lesões. Nas biópsias renais efetuadas mais tardiamente o infiltrado celular tende a desaparecer por completo e a proliferação endotelial regride, deixando as luzes capilares novamente patentes. Persiste por mais tempo certo grau de proliferação mesangial, difuso ou focal.

Imunofluorescência (Fig. 13.2) – os depósitos são granulosos, difusos e globais, basicamente de IgG e C3, por vezes acompanhados de pequenas quantidades de IgM e IgA. Três padrões diferentes de imunofluorescência são descritos na GNDAPE:

1. Padrão de "céu estrelado" – caracteriza-se por depósitos finamente granulares ao longo das paredes capilares e no mesângio.
2. Padrão "mesangial" – os depósitos predominam nas regiões axiais dos glomérulos.
3. Padrão "em grinalda" – as paredes capilares evidenciam depósitos grosseiros de IgG e C3, com escassos depósitos mesangiais.

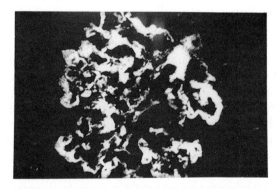

Figura 13.2 – GNDA pós-estreptocócica. Microscopia de imunofluorescência de um glomérulo. Depósitos granulares grosseiros e abundantes de IgG predominando ao longo das alças glomerulares. Depósitos mesangiais escassos. Padrão "em grinalda" (230x).

Com a evolução da doença, os depósitos de IgG não são mais encontrados, provavelmente porque se acham recobertos por C3. Os depósitos de C3 podem persistir por meses e até por anos, apesar da cura clínica da doença.

Microscopia eletrônica (Fig. 13.3) – este exame confirma a proliferação de células mesangiais e endoteliais, bem como a infiltração de leucócitos e monócitos. O achado mais típico é constituído pelos depósitos eletrodensos em forma de cone ou corcova (*humps*) no lado epitelial da membrana basal glomerular. Os *humps* são encontrados com freqüência no início da doença e tendem a desaparecer após seis a oito semanas. Eles não são patognomônicos de GNDAPE, pois podem estar presentes em várias outras nefropatias.

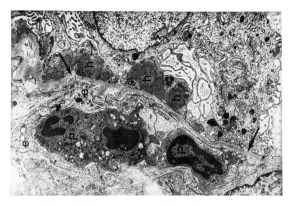

Figura 13.3 – GNDA pós-estreptocócica. Microscopia eletrônica de um segmento glomerular. A membrana basal glomerular, assinalada por duas setas, encontra-se normal. No lado epitelial da membrana basal são vistos vários depósitos eletrodensos em corcova (*hump*-h). O citoplasma da célula endotelial (e) está espessado. Na luz do capilar glomerular situam-se dois leucócitos (P) (12.000x).

Fisiopatologia

O processo imunológico lesa a parede capilar dos glomérulos, alterando a superfície filtrante e trazendo em conseqüência a queda da filtração glomerular. Forma-se assim menor volume de filtrado glomerular, o que resulta em chegada de volume menor de fluido ao túbulo distal. A reabsorção tubular distal de sódio e água permanece constante ou se eleva. Como o paciente continua ingerindo sal até a ocasião do diagnóstico, o balanço de sódio torna-se positivo, acarretando expansão do volume extracelular.

As manifestações clínicas daí derivadas são a formação de edemas, a hipertensão arterial e o estado circulatório congestivo. A expansão extracelular reduz a atividade de renina e a aldosterona plasmáticas.

Patogênese

A GNDAPE parece representar o protótipo da glomerulopatia mediada por imunocomplexos. Ela se assemelha pelas manifestações clínicas e patológicas ao modelo experimental de glomerulonefrite da doença de soro aguda, provocada em coelhos pela administração de proteínas heterólogas.

Embora se encontrem imunocomplexos circulantes em boa parte dos pacientes, admite-se que o antígeno estreptocócico se deposita livre nos glomérulos, em virtude de apresentar determinantes antigênicos com afinidade particular para os sítios dos glomérulos normais. Ligando-se a esses sítios afins, servem como antígenos "plantados", atraindo properdina e ativando o complemento pela via alternativa e estando prontos para receber os anticorpos estreptocócicos circulantes para formar imunocomplexos. Segue-se o recrutamento de células inflamatórias e a estimulação de mediadores inflamatórios. Assim, a formação de imunocomplexos se daria *in situ* na GNDAPE. Admite-se que antígeno e anticorpo se uniriam e formariam depósitos subendoteliais transitórios, que ocasionariam a resposta inflamatória. Depois, esses depósitos se dissolveriam e os componentes migrariam para o lado subepitelial da membrana basal lesada. Refazendo-se nessa nova localização, acumular-se-iam sob a forma de *humps*.

Quanto à natureza do antígeno nefritogênico, três frações diferentes foram isoladas de estreptococos nefritogênicos. A quarta hipótese atribui a doença a um auto-antígeno.

1. *Endoestreptosina* é uma fração isolada do sobrenadante obtido após centrifugação de estreptococos que sofreram ruptura prévia. Da endoestreptosina foi separado a *preabsorbing antigen*, com 43.000 dáltons, que foi identificado no mesângio e na região subendotelial glomerular, juntamente com o anticorpo específico, em pacientes com GNDAPE. Proporção elevada de pacientes apresenta anticorpos circulantes a esse antígeno e ele é capaz de ativar o complemento pela via alternativa.

2. Outra proteína, isolada do sobrenadante de culturas de estreptococos nefritogênicos, é o *zimogênio*, encontrado nas biópsias renais de pacientes com GNDAPE. O soro desses pacientes também evidencia atividade antizimogênica.

3. Antígeno catiônico: a proteinase catiônica também foi isolada do sobrenadante de culturas. O soro de todos os pacientes tratados evidenciou a presença de anticorpos contra essa fração.

4. Antígeno autólogo: de acordo com essa hipótese, a enzima neuraminidase dos estreptococos removeria moléculas de ácido siálico da imunoglobulina G sérica dos pacientes, que assim se tornaria auto-antigênica. Dessa maneira, a GNDAPE seria doença auto-imune, produzida por imunocomplexos IgG imunogênica/anticorpos anti-IgG.

Curiosamente, nem a endoestreptosina nem outro antígeno estreptocócico foram identificados nos *humps*, que correpondem aos depósitos de imunocomplexos.

Evolução e prognóstico

A evolução da *fase aguda* da GNDAPE é muito favorável, menos de 1% dos casos vindo a falecer, na maior parte de uremia, quando a oligoanúria se torna prolongada. Outras causas de óbito infreqüentes são edema pulmonar agudo e encefalopatia hipertensiva. As manifestações clínicas da doença, isto é, os edemas, a hematúria macroscópica, a hipertensão arterial e a oligúria cedem em uma a duas semanas, na maioria dos pacientes. Hematúria microscópica prolonga-se por mais tempo, podendo levar um a dois anos para seu completo desaparecimento, sem que isso constitua obrigatoriamente sinal de cronificação. Proteinúria leve pode também persistir por longos meses.

O prognóstico a longo prazo da GNDAPE é motivo de controvérsia. Classicamente, ela é considerada doença que termina pela cura completa na grande maioria dos casos. Entretanto, mais recentemente, o acompanhamento de pacientes a longo prazo, enriquecido com biópsias renais iniciais e iterativas, vem demonstrando que o prognóstico difere para subgrupos específicos de pacientes. Assim, de modo geral, as crianças têm melhor evolução que os adultos e os casos epidêmicos parecem ser mais benignos que os esporádicos.

No que se refere a *crianças*, Herbert acompanhou 27 crianças durante períodos de 19 a 27 anos, após GNDAPE. Ao fim do estudo, todos se mostravam sadios, com exame de urina e pressão arterial normais. Sanjäd observou 103 crianças até o máximo de 10 anos, encontrando 10 com alterações urinárias; realizou seis biópsias renais e todas mostraram lesões glomerulares. Sessenta e uma crianças que tiveram GNDAPE na epidemia ocorrida em Red Lake, reserva de índios norte-americanos, foram acompanhadas durante 10 anos. O exame de urina, a função renal e a pressão arterial estavam normais em todas. Dezesseis casos foram submetidos a biópsia renal, encontrando-se 12 normais e quatro com pequenas alterações mesangiais. Potter et al. avaliaram 534 pacientes de Trinidad, na sua maioria crianças, das formas epidêmica e esporádica, após 12 a 17 anos de evolução. Dezesseis pacientes evidenciaram anormalidades urinárias, mas a creatinina plasmática estava normal em todos os casos.

Quanto aos *adultos*, de um grupo de 25 casos esporádicos reestudados após dois anos, sete ainda apresentavam proteinúria. Outra série de 52 casos esporádicos, todos com biópsia inicial, foi reavaliada após o intervalo médio de sete anos. Trinta e três pacientes foram rebiopsiados ao fim do período de observação. Dois faleceram com função renal rebaixada, quatro apresentavam hipertensão arterial e, das rebiópsias realizadas, 11 evidenciavam sinais de lesão renal. Estudo de grande repercussão, de Baldwin et al., refere-se a 168 pacientes, dos quais 92 adultos, acompanhados durante 1 a 18 anos. Todos esses casos, da forma esporádica, foram hospitalizados no início da GNDAPE. Os fatos de que 18% deles apresentavam síndrome nefrótica e 41% tinham creatinina sérica acima de 2mg/dL atestam que se tratava de formas graves da doença. Em 35 pacientes, a filtração glomerular foi avaliada pela depuração de inulina após

1 a 11 anos de evolução e mostrou-se rebaixada em 17 casos. Seis meses após o início da doença, 5% dos pacientes haviam evoluído para uremia terminal. Seis outros evoluíram para insuficiência renal crônica terminal no prazo de 2 a 12 anos. De 24 pacientes examinados, 11 a 18 anos após o quadro agudo, a metade evidenciava proteinúria e hipertensão arterial e 13 tinham creatinina sérica acima de 2mg/dL. Dentre 36 pacientes rebiopsiados com 3 a 18 anos de evolução, 56% mostravam esclerose glomerular segmentar ou global em mais de 10% dos glomérulos. De acordo com Baldwin, alguns pacientes podem apresentar cura clínica e laboratorial completa do quadro agudo para voltar a manifestar proteinúria, hipertensão arterial e redução da função renal uma década mais tarde.

Contrastando com esses resultados pessimistas, Rodriguez-Iturbe adicionou os dados de seis séries diferentes, mostrando que apenas nove de 953 pacientes evoluíram para uremia terminal ao fim de 10 a 12 anos de observação.

De modo geral, pode-se afirmar que a presença de síndrome nefrótica ou de oligoanúria grave e prolongada implicam maiores possibilidades de evolução da GNDAPE para a cronicidade. Quando a biópsia renal é feita na fase aguda, o achado de proliferação mesangial muito intensa, de numerosos crescentes epiteliais, sobretudo quando envolvem mais de 40% dos glomérulos, de *humps* exageradamente volumosos e confluentes ou de imunofluorescência "em grinalda" sugere prognóstico mais reservado.

Tratamento

O tratamento da GNDAPE é em grande parte sintomático. Repouso absoluto e dieta pobre em sal constituem as principais medidas na fase aguda. Como com freqüência existe insuficiência renal, a dieta de arroz é a mais adequada, por ser a mais pobre em sódio e permitir a mais rápida regressão dos edemas e da hipertensão. Essa dieta é mantida por 10 a 15 dias, até o desaparecimento dessas manifestações clínicas, quando o regime alimentar pode ser gradualmente liberado. O repouso também deve ter a duração limitada a duas a três semanas, até a resolução dos sinais clínicos já mencionados. A manutenção do repouso por tempo mais prolongado não melhora o prognóstico.

Edemas mais volumosos podem exigir o uso de diuréticos, devendo-se dar preferência à furosemida. Quando a hipertensão arterial é grave e persistente, hipotensores podem ser associados às medidas já preconizadas. Bloqueadores dos canais de cálcio, como a nifedipina, ou bloqueadores da enzima de conversão, como o captopril, devem ser prescritos nas doses usuais. A infecção estreptocócica é erradicada com o emprego de penicilina. A penicilina V é usada por via oral, na dose de 500.000U a cada 12 horas, durante 10 dias. Outra alternativa é a penicilina benzatina, na dose única de 1.200.000U, por via intramuscular. Nos casos de alergia à penicilina, ela pode ser substituída pela eritromicina.

Os pacientes com complicações necessitam ser hospitalizados. O edema pulmonar agudo deve ser tratado com garroteamento de membros, furosemida por via endoflébica e opiáceos. A utilização de digitálicos não está indicada. Na encefalopatia hipertensiva, as convulsões são combatidas com a administração de benzodiazepínicos por via intravenosa, sendo ainda indispensável normalizar a pressão arterial com rapidez, fazendo uso de nitroprussiato de sódio diluído em soro, gota a gota na veia. A oligoanúria prolongada deve ser tratada como qualquer caso de insuficiência renal aguda, podendo ser necessário o uso de diálise peritoneal ou de hemodiálise.

Passada a fase aguda, os pacientes nos quais persistem proteinúria e/ou hematúria e qualquer grau de insuficiência renal devem ser cuidadosamente acompanhados, até o eventual desaparecimento dessas anormalidades.

OUTRAS GLOMERULONEFRITES AGUDAS PÓS-INFECCIOSAS

Glomerulonefrite da endocardite infecciosa

Epidemiologia – a da endocardite infecciosa e da sua complicação renal sofreu grandes modificações no transcurso do século XX. Nas primeiras décadas deste século, a endocardite bacteriana subaguda era a mais freqüente, assestando-se em geral sobre válvulas cardíacas lesadas pela febre reumática, e o germe cultivado com maior freqüência era o *Streptococcus viridans*. Na ausência de tratamento, a infecção se prolongava no tempo, propiciando a manifestação da glomerulonefrite, que complicava a endocardite bacteriana subaguda em 50 a 80% dos casos. A incidência de glomerulonefrite era bem menor na endocardite bacteriana aguda.

Mais recentemente, com o advento dos antibióticos e seu emprego curativo e profilático, a prevalência da febre reumática reduziu-se muito e a endocardite causada pelo *Streptococcus viridans* tornou-se infreqüente. Por outro lado, a disseminação do uso por via intravenosa de drogas ilícitas fez aumentar de modo dramático a incidência de endocardite bacteriana aguda por *Staphylococcus aureus*, freqüentemente complicada por glomerulonefrite. A endocardite bacteriana aguda, que, além do *Staphylococcus aureus*, pode ser causada por outras bactérias gram-positivas ou gram-negativas e por fungos, assesta-se em válvulas cardíacas normais.

Em estatística mais recente, obtida a partir de dados de necropsia, a glomerulonefrite ocorreu em 22% dos casos de endocardite infecciosa. O *Streptococcus viridans* passou a ser o agente etiológico menos freqüente que o *Staphylococcus aureus*. A glomerulonefrite passou a incidir com a mesma prevalência nas endocardites bacterianas subaguda e aguda. Revisões recentes encontraram glomerulonefrite em 40 a 78% dos pacientes que faziam uso endoflébico de drogas ilícitas e desenvolviam endocardite bacteriana aguda por *Staphylococcus aureus*.

Quadro clínico e laboratorial – três formas diferentes de endocardite podem ser encontradas, de acordo com a apresentação clínica:

1. Endocardites que se apresentam em válvulas cardíacas naturais previamente lesadas ou que complicam cardiopatias congênitas. A infecção é quase sempre do tipo subagudo e em dois terços dos casos o germe causador é um estreptococo.
2. Endocardites que incidem em indivíduos que usam drogas ilícitas injetáveis. Nesses casos, a endocardite é quase sempre aguda, na maioria dos casos se assesta em válvulas cardíacas normais e atinge com freqüência a válvula tricúspide. O agente etiológico principal é o *Staphylococcus aureus*.
3. Endocardites que atingem pacientes com material protético introduzido no coração através de cirurgia cardíaca a céu aberto, para corrigir defeitos congênitos ou adquiridos. A proporção de infecções agudas é elevada e os germes predominantes são os *Staphylococcus epidermidis* e *aureus* e os gram-negativos.

Em qualquer das formas de endocardite, a manifestação mais comum da glomerulonefrite é a hematúria, ocasionalmente macroscópica e com freqüência acompanhada de piúria. A proteinúria em geral é moderada e a síndrome nefrótica manifesta-se poucas vezes. A hipertensão arterial é infreqüente. Na maioria dos casos, a função renal mantém-se normal ou reduz-se pouco. Entretanto, em alguns pacientes pode ocorrer queda rápida e acentuada da função renal, necessitando de tratamento dialítico.

A endocardite infecciosa é capaz de determinar alterações imunológicas importantes. Assim, podem-se tornar positivos o fator reumatóide, o fator antinúcleo (FAN), o anticorpo anticitoplasma de neutrófilos (ANCA) e as crioglobulinas séricas. O complemento total e as frações Clq, C3 e C4 reduzem-se, caracterizando a ativação da via clássica. Conseqüentemente, alguns casos de endocardite infecciosa e glomerulonefrite são erroneamente diagnosticados como vasculite ou lúpus eritematoso sistêmico. A realização de múltiplas hemoculturas e de ecocardiograma, para pôr em evidência as vegetações valvulares, são elementos de importância para possibilitar o diagnóstico de endocardite infecciosa.

Patologia – as alterações renais associadas à endocardite bacteriana subaguda são de dois tipos histológicos: lesões focais e difusas.

As *lesões focais* são também segmentares e afetam em geral pequena proporção de glomérulos, consistindo em áreas de necrose, com perda total de estrutura, atingindo apenas alguns lóbulos do glomérulo. O restante da estrutura do glomérulo em geral se mostra inteiramente normal. Os focos de necrose unem-se à cápsula de Bowman por sinéquias ou por pequenos crescentes. Com a evolução do processo, as áreas de necrose transformam-se em segmentos de esclerose.

As *lesões difusas* são globais e evidenciam proliferação de células, sobretudo mesangiais, com infiltração de pequeno número de leucócitos. A proliferação atinge todos os glomérulos, embora com intensidade irregular. Crescentes podem ser encontrados, geralmente afetando menos da metade dos glomérulos.

Tanto na glomerulonefrite focal como na difusa, a imunofluorescência mostra depósitos granulares difusos e globais de imunoglobulinas e componentes do complemento. Os depósitos mais freqüentes são de IgG, IgM e C3 e localizam-se no mesângio e nas paredes capilares.

Nas lesões focais, a microscopia eletrônica revela a existência de depósitos densos no mesângio. Os glomérulos afetados podem demonstrar certo grau de expansão da matriz e de proliferação das células mesangiais. Nas lesões difusas, os depósitos densos ocupam o mesângio e o espaço subendotelial.

Na endocardite bacteriana *aguda*, as lesões renais são proliferativas difusas e globais, com pequena infiltração dos glomérulos por leucócitos. Essas alterações são idênticas às encontradas na GNDAPE. A imunofluorescência mostra depósitos granulares no mesângio e nas paredes capilares de IgG e C3. A microscopia eletrônica revela depósitos subepiteliais em forma de *humps*.

Patogênese – os achados laboratoriais e patológicos permitem a conclusão de que a manifestação renal da endocardite infecciosa é uma doença imunológica, produzida por imunocomplexos depositados nos glomérulos. Em alguns poucos casos, foi possível identificar nos depósitos glomerulares antígenos bacterianos de *Staphylococcus aureus* e de *Streptococcus hemolyticus* em endocardites causadas por esses germes. Não se sabe ao certo se os depósitos se formam a partir de imunocomplexos circulantes ou se eles são formados *in situ*, com o depósito prévio dos antígenos nos glomérulos, aos quais viriam se reunir os anticorpos circulantes.

Evolução e tratamento – na era pré-antibiótica, a mortalidade decorrente de uremia alcançava cerca de 10% dos pacientes com endocardite infecciosa. Com o advento da antibioticoterapia, essa cifra reduziu-se para 3 a 4%.

De modo geral, o prognóstico da glomerulonefrite associada à endocardite bacteriana depende do sucesso do tratamento da infecção. Com o controle do processo infeccioso pelo emprego do antibiótico adequado, as alterações urinárias costumam normalizar em dias ou semanas. Ocasionalmente, hematúria e proteinúria podem persistir por meses ou anos após a cura bacteriológica. A insuficiência renal leve ou moderada também costuma regredir com rapidez. Mesmo quando a insuficiência renal é grave, necessitando de tratamento dialítico, pode ocorrer a recuperação completa da função renal. Entretanto, na maior parte dos casos, esses pacientes permanecem com graus variáveis de disfunção renal e podem evoluir subseqüentemente para a uremia. Algumas publicações recentes sugerem que nas formas crescênticas de glomerulonefrite, além de tratamento antibiótico da endocardite, sejam utilizadas a plasmaférese e a corticoterapia, com o objetivo de promover a recuperação da função renal. Não há, porém, provas de que tal terapia seja realmente eficaz.

Glomerulonefrite associada a *shunts*
Dentre os *shunts* utilizados para o tratamento da hidrocefalia, o ventriculoatrial e o ventriculojugular costumam sofrer colonização bateriana em 6 a 27% dos casos. A complicação infecciosa apresenta incidência muito menor no *shunt* ventriculoperitoneal, mais utilizado atualmente. Em cerca de 4% dos pacientes com *shunt* infectado se desenvolve glomerulonefrite. Em geral, os germes responsáveis pela infecção são de baixa virulência, predominando os estafilococos coagulase-negativos.

A glomerulonefrite em geral ocorre em pacientes com infecção prolongada, de vários anos de duração. A infecção acarreta febre, emagrecimento, anemia, adenopatias, hepatoesplenomegalia e artralgias. A glomerulonefrite manifesta-se por hematúria macro ou microscópica, proteinúria, hipertensão arterial e, com freqüência, síndrome nefrótica. O grau de insuficiência renal é variável, podendo ser grave, a ponto de exigir o emprego de diálise.

A histologia renal revela, com maior freqüência, lesão membranoproliferativa tipo I, por vezes com crescentes. À imunofluorescência, depósitos granulares de imunoglobulinas e C3 são encontrados ao longo das paredes capilares glomerulares e também no mesângio, sendo a mais freqüente a IgM e, depois, a IgG. A microscopia eletrônica evidencia depósitos eletrodensos em posição subendotelial e no mesângio. Esses achados de doença, ao lado do encontro de imunocomplexos circulantes, de crioglobulinas séricas e da redução das frações C3 e C4 do complemento sugerem que a patogênese da glomerulonefrite do *shunt* seja por imunocomplexos.

A erradicação do processo infeccioso por meio de antibióticos adequados leva à remissão da glomerulonefrite. Entretanto, na grande maioria dos casos, a cura da nefropatia só pode ser obtida após a retirada do *shunt*.

Glomerulonefrite associada a abscessos viscerais
Glomerulonefrite associada a abscessos viscerais foi descrita recentemente. Predominam os abscessos torácicos, principalmente pulmonares, seguidos pelos abdominais, como subfrênicos e apendiculares, e ainda abortamento séptico e osteomielite. Os germes implicados variaram muito, sendo tanto gram-positivos como gram-negativos.

A nefropatia manifesta-se por hematúria macro ou microscópica, proteinúria intensa, hipertensão arterial, insuficiência renal aguda em cerca de metade dos casos, e por vezes síndrome nefrótica. Em alguns pacientes foram descritas artralgias e púrpura dos membros inferiores. Freqüentemente, encontram-se crioglobulinas no soro e imunocomplexos circulantes. Os níveis séricos de complemento e suas frações quase sempre estão normais.

A histologia renal mostra, com maior freqüência, glomerulonefrite proliferativa mesangial difusa, seguida de glomerulonefrite membranoproliferativa, com adição de número variável de crescentes na maioria dos casos. A imunofluorescência revela em todos os pacientes depósitos granulares de C3 difusos no mesângio e ao longo da membrana basal glomerular. Em cerca da metade dos pacientes os depósitos de C3 se encontram isolados e, nos restantes, estão associados a depósitos granulares de IgG e IgM, com a mesma distribuição. A microscopia eletrônica evidencia depósitos eletrodensos no mesângio e em posição subendotelial. Em alguns casos, foi também observada a presença de *humps* subepiteliais.

A patogênese dessas lesões obedece a mecanismos imunológicos e é atribuída a imunocomplexos.

A cura completa e precoce da infecção pela antibioticoterapia ou sua erradicação por métodos cirúrgicos leva à regressão total do quadro clínico e das lesões renais. Quando o tratamento é atrasado, podem permanecer seqüelas renais.

Glomerulonefrites associadas a infecções virais
Os vírus constituem a etiologia de múltiplas glomerulonefrites que ocorrem naturalmente em animais e também de vários modelos experimentais. As infecções virais podem lesar os glomérulos por três mecanismos diferentes:

1. Os vírus podem apresentar um efeito citopático direto sobre os glomérulos. Quando se inocula o peritônio de camundongos com o citomegalovírus murino, alguns dias após surgem inclusões virais nas células mesangiais e a hiperplasia dessas células apresenta-se associada à replicação do vírus nos núcleos celulares.
2. Glomerulonefrite mediada por imunocomplexos desenvolve-se em camundongos recém-nascidos infectados pelo vírus da coriomeningite linfocitária.

3. Admitiu-se a possibilidade de os vírus darem início a um processo auto-imune. Assim, é sabido que os camundongos da raça NZB/NZW, que desenvolvem espontaneamente um quadro semelhante ao lúpus eritematoso sistêmico, são infectados por oncornavírus. Tornou-se tentador ligar a ocorrência da doença auto-imune à presença dos oncornavírus, porém existem dados que tornam essa hipótese controversa.

Em seres humanos, durante o transcurso de infecções virais, ocorre com grande freqüência virúria, como manifestação de doença aguda generalizada. Além disso, os vírus podem multiplicar-se nas células tubulares e ser excretados na urina como inclusões nas células descamadas. Entretanto, infecções virais dos rins em seres humanos raramente produzem lesões inflamatórias agudas virais e desencadeiam sintomas clínicos que levam ao reconhecimento de uma glomerulonefrite. Quando isso acontece, a coincidência no tempo entre o início da virose e o aparecimento da nefropatia constitui a evidência mais forte de uma relação causal entre ambas.

Glomerulonefrite aguda foi descrita em alguns casos de sarampo, com proteinúria, hematúria e redução transitória dos níveis de complemento sérico. O antígeno do vírus do sarampo, a imunoglobulina e o complemento foram evidenciados nos glomérulos. Também se descreveu uma síndrome nefrítica aguda na parotidite epidêmica, acarretando queda da filtração glomerular, proteinúria e hamatúria. Essas alterações regrediram com a cura da parotidite. Em dois pacientes que faleceram em uremia encontrou-se glomerulonefrite proliferativa difusa ou focal. A varicela muito raramente pode apresentar complicações renais, caracterizadas por proteinúria e hematúria. Síndromes nefríticas agudas benignas foram também relatadas em associação com a influenza, a mononucleose infecciosa e a citomegalovirose.

Glomerulonefrite associada à pneumonia pneumocócica

Alguns poucos casos de síndrome nefrítica aguda foram descritos no decurso da pneumonia pneumocócica. Em um paciente a principal manifestação consistiu em hematúria, sem queda da função renal. Havia evidências de ativação de complemento por via alternativa e a forma histológica era uma glomerulonefrite proliferativa mesangial, com depósitos glomerulares de antígeno pneumocócico. Em outro paciente ocorreram hematúria, proteinúria e insuficiência renal. O complemento havia sido ativado pelas vias clássica e alternativa. A glomerulonefrite era proliferativa difusa endocapilar e também foi encontrado antígeno pneumocócico nos glomérulos.

NEFROPATIA MESANGIAL PRIMÁRIA POR IGA (DOENÇA DE BERGER)

Israel Nussenzveig

CONCEITO

Descrita em 1968, a doença de Berger vem ganhando notoriedade crescente nos últimos anos. Ela é uma nefropatia glomerular crônica com proliferação mesangial, isto é, uma das formas de glomerulonefrite mesangial, e distingue-se pela imunofluorescência do tecido renal, que evidencia a presença de depósitos granulosos de IgA dominantes no mesângio, com distribuição global e difusa. Com a mesma distribuição, porém com menor intensidade, a imunofluorescência identifica depósitos mesangiais de C3 em praticamente todos os pacientes e, em proporção variável de casos, de pequenas quantidades de IgG e IgM. Essa doença é também denominada nefropatia mesangial primária ou idiopática por IgA, ou simplesmente nefropatia por IgA (NIgA), levando-se em conta a predominância dessa imunoglobulina nos depósitos mesangiais.

A presença de IgA dominante no mesângio ocorre também na púrpura de Henoch-Schönlein, no lúpus eritematoso sistêmico e na cirrose hepática alcoólica, sendo, pois, indispensável fazer o diagnóstico diferencial entre essas entidades e a NIgA.

A púrpura de Henoch-Schönlein é considerada a forma sistêmica da NIgA, incluindo, além do quadro renal, manifestações cutâneas, articulares e abdominais. O achado de qualquer dessas manifestações exclui o diagnóstico de doença de Berger, que é monossintomática, limitando-se à nefropatia.

Na nefropatia lúpica muito raramente a IgA é a imunoglobulina dominante no mesângio; em geral, trata-se da IgG. Além disso, via de regra, os quadros clínico e laboratorial são exuberantes no lúpus eritematoso sistêmico, tornando fácil o diagnóstico diferencial.

No caso da cirrose hepática, os sintomas e sinais correspondentes e a história de etilismo tornam o diagnóstico óbvio. Ao exame histológico (biópsia renal ou necropsia), entre 60 e 90% dos pacientes com cirrose alcoólica evidenciam lesões glomerulares. Entretanto, apenas 10 a 20% dessas glomerulopatias têm tradução clínica, manifestada por proteinúria em 80% dos casos, hematúria microscópica em 90% e hematúria macroscópica nos 10% restantes. Muito raramente há progressão para insuficiência renal.

Em síntese, dentre as nefropatias mesangiais com depósitos de IgA dominantes, cerca de 80% dos casos correspondem à doença de Berger, 10% à púrpura de Henoch-Schönlein e 10% à glomerulopatia da cirrose alcoólica.

DISTRIBUIÇÃO GEOGRÁFICA

A NIgA é a nefropatia mais comum em escala mundial, mas as variações na sua distribuição geográfica são muito grandes. No Japão e em Cingapura, países em que a prevalência de NIgA é a maior do mundo, ela alcança cerca de 50% dos pacientes com doença glomerular primária. Na França, Itália, Espanha, Alemanha, Finlândia e Holanda, essa proporção varia entre 22,4 e 34%. Nos Estados Unidos e Canadá a prevalência da NIgA atinge de 7,5 a 9,5% do total de biópsias renais. No Hospital das Clínicas da Faculdade de Medicina da Universidade de São Paulo, a doença de Berger representou 11,5% das glomerulopatias primárias no período de 1979 a 1999.

Essas discrepâncias na prevalência de NIgA podem refletir diferenças na ocorrência da doença ou então na seleção dos pacientes ou ainda na indicação da biópsia renal. De fato, no Japão e em Cingapura, onde a freqüência da NIgA é a mais elevada, são realizados exames de urina sistemáticos, no Japão a partir da idade escolar e, em Cingapura, por ocasião do serviço militar. Os pacientes com alterações urinárias são investigados do ponto de vista nefrológico e submetidos a biópsia renal. Por outro lado, nos EUA e no Canadá, onde a proporção de pacientes com NIgA não alcança 10%, os nefrologistas têm por norma não biopsiar pacientes com proteinúria e hematúria assintomáticas.

A heterogeneidade geográfica da NIgA parece ser muito mais devida a fatores raciais que ambientais. Assim, nos EUA a doença é freqüente em algumas tribos de índios, ao passo que é bastante rara na raça negra. Ela também é infreqüente entre os pretos da África do Sul. Por fim, existe uma relação ainda não esclarecida entre a doença de Berger e os antígenos HLA.

QUADRO CLÍNICO E LABORATORIAL

A NIgA incide em crianças com idade superior a 3 anos e apresenta sua freqüência máxima dos 10 aos 30 anos. A partir da quarta década da vida, sua ocorrência torna-se cada vez mais incomum. O sexo masculino é o mais atingido, na proporção aproximada de 2:1.

O *quadro clínico* com que se apresentam os pacientes é extremamente variável. Os dois primeiros modos de apresentação são os mais comuns, existindo outros mais raros:

a) A apresentação mais típica da doença, sugestiva do diagnóstico, consiste em episódios recorrentes de hematúria macroscópica, associados a infecções das vias aéreas superiores ou gastrintestinais, em geral consideradas como de natureza viral. Bastante indicativo do diagnóstico de NIgA, do ponto de vista clínico, é o fato de o episódio de hematúria macroscópica ter início apenas algumas horas ou um ou dois dias após a instalação do processo infeccioso desencadeante. Em alguns pacientes, o surto de hematúria pode manifestar-se após esforços físicos.

b) O segundo modo de apresentação da doença consiste em hematúria microscópica assintomática, quase sempre associada a proteinúria pequena ou moderada.

As demais apresentações clínicas são encontradas poucas vezes.

c) Síndrome nefrítica aguda, com edemas e hipertensão arterial, simulando glomerulonefrite difusa aguda.

d) Insuficiência renal crônica, tendo passado despercebidas as fases prévias da doença.

e) Insuficiência renal aguda, com redução da diurese, podendo estar ligada a uma forma crescêntica.

f) Hipertensão maligna, em geral acompanhada de queda da função renal.

g) Síndrome nefrótica, com edemas, proteinúria maciça e hipoalbuminemia.

O *quadro laboratorial* da NIgA é bastante incaracterístico. A concentração sérica de IgA encontra-se elevada em proporção de pacientes variável entre 20 e 50%. Essa alteração, quando presente, deve ser considerada apenas como sugestiva do diagnóstico de doença de Berger, pois pode manifestar-se em outras nefropatias. Os níveis séricos do complemento total e de suas frações rotineiramente determinadas, C3, C4 e C3 ativador, via de regra, acham-se na faixa da normalidade. Com a utilização de técnicas sensíveis e específicas para IgA, a presença de imunocomplexos circulantes de IgA tem sido detectada, em proporção apreciável de pacientes, alcançando até 68% de positividade. O exame de urina, na maioria dos casos, mostra as modificações habitualmente encontradas nas nefropatias glomerulares, a saber: proteinúria quase sempre moderada, inferior a 1g nas 24 horas, e hematúria de intensidade variável com o grau de atividade de doença. Cilindros hialinos, granulares e hemáticos também costumam estar presentes. A observação de hemácias dismórficas no sedimento urinário constitui elemento a ser valorizado no diagnóstico diferencial com as hematúrias não-glomerulares.

Inúmeras doenças foram descritas em *associação* com a NIgA, entre as quais ressaltam a doença celíaca, a dermatite herpetiforme, a esclerite, a espondiloartropatia soronegativa, a artrite reumatóide, o carcinoma brônquico, a hemossiderose pulmonar e outros processos inflamatórios crônicos pulmonares. Várias dessas doenças, à maneira do que sucede na NIgA, podem acompanhar-se de níveis elevados de IgA sérica. Atualmente é impossível decidir se se trata de mera concomitância de doenças ou se algumas dessas entidades guardam relação etiopatogênica com a NIgA.

PATOLOGIA

Sendo a apresentação clínica da NIgA tão variável e os dados laboratoriais incaracterísticos, o diagnóstico deve ser confirmado pelo exame patológico.

A *microscopia de luz* evidencia largo espectro de alterações morfológicas. As lesões fundamentais consistem em gradações variáveis de proliferação de células mesangiais e expansão da matriz mesangial. Essa proliferação e expansão podem ser segmentar ou global e focal ou difusa. Parte das células mesangiais proliferadas parece ser originária da população de leucócitos periféricos (monócitos, granulócitos e linfócitos). Em cerca de 15% dos casos, os glomérulos mostram-se normais à microscopia óptica (lesões mínimas). Às lesões mesangiais acima descritas podem-se adicionar proporções diversas de hialinização parcial ou total dos glomérulos e formação de crescentes epiteliais, cuja freqüência confere grau maior ou menor de gravidade ao quadro.

A característica básica da doença surge à *microscopia de imunofluorescência*, que revela sempre a presença dominante, porém de intensidade variável, de depósitos granulosos de IgA no mesângio de todos os glomérulos, com distribuição global e difusa (Fig. 13.4). Quase sempre, com a mesma localização da IgA, o mesângio apresenta depósitos de C3, podendo aí estar presentes também as imunoglobulinas G e M, em quantidades menores ou traços apenas.

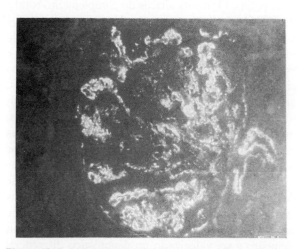

Figura 13.4 – Nefropatia por IgA: imunofluorescência para IgA, com positividade em padrão granular, no mesângio, com distribuição global e difusa (aumento 160x).

O exame ao *microscópio eletrônico* demonstra a ocorrência de depósitos eletrodensos ocupando o mesângio e podendo estender-se para as áreas subendoteliais contíguas (Fig. 13.5).

O achado das lesões descritas ao exame anatomopatológico, ao lado da exclusão pelo quadro clínico-laboratorial da púrpura de Henoch-Schönlein, do lúpus eritematoso sistêmico e da cirrose hepática alcoólica, permite fazer com segurança o diagnóstico de NIgA.

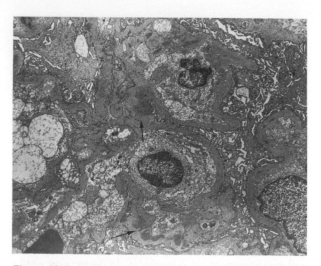

Figura 13.5 – Nefropatia por IgA: microscopia eletrônica com depósitos densos em mesângio e no espaço subendotelial, em área de reflexão da membrana basal glomerular (setas maiores). Seta menor: membrana basal (aumento 4.900x).

ETIOPATOGENIA

Algumas considerações sobre a imunobiologia da IgA tornam-se indispensáveis à compreensão da patogênese da doença de Berger. Nos seres humanos, a IgA encontra-se distribuída em dois compartimentos: o *sérico* e o *secretor*. A IgA *secretora* é encontrada nas secreções externas dos tratos gastrintestinal, respiratório e geniturinário e das glândulas salivares, lacrimais e mamárias. Nessas secreções, a IgA impede os microrganismos e as proteínas estranhas de aderirem e penetrarem nas superfícies mucosas, além de neutralizar toxinas e agentes infecciosos.

A IgA ocorre sob várias formas moleculares: monomérica e poliméricas.

A IgA polimérica é constituída por dímeros e tetrâmeros, em que dois ou quatro monômeros são unidos por pontes S2 e pela cadeia J, presente sempre na proporção de uma por molécula de imunoglobulina. A IgA secretora é produzida pelos linfócitos localizados sob as superfícies mucosas dos aparelhos e glândulas anteriormente mencionados. A cadeia J também é sintetizada pelos mesmos linfócitos e unida à IgA antes ou no momento da secreção. Depois de sintetizada e unida à cadeia J, a IgA polimérica passa através das células epiteliais das áreas mucosas, onde recebe a adição do componente secretor, uma glicoproteína rica em hidratos de carbono. Assim, a molécula completa de IgA secretora encontrada nos fluidos orgânicos compõe-se de dois ou quatro monômeros, uma molécula de cadeia J e uma molécula de componente secretor.

A IgA do compartimento sérico origina-se dos linfócitos B da *medula óssea*, do baço e dos gânglios linfáticos. Ela é predominantemente monomérica e apenas 10 a 15% ocorre sob a forma de polímeros provenientes das superfícies mucosas.

Estudos sorológicos e estruturais identificaram duas subclasses de IgA, denominadas IgA$_1$ e IgA$_2$. A IgA sérica corresponde à IgA$_1$ na proporção de 90%, ao passo que a IgA$_2$ está presente em 40 a 60% da composição da IgA secretora. As células que produzem IgA$_1$ e IgA$_2$ também possuem distribuição tecidual característica. Na medula óssea, cerca de 90% das células são IgA$_1$-positivas só produzem IgA$_1$. Por outro lado, os tecidos mucosos e as glândulas contêm proporções variáveis de células IgA$_1$ e IgA$_2$, em geral com predominância das primeiras. Em toda a série animal, a IgA$_1$ só existe em seres humanos, no orangotango e no chimpanzé.

A cadeia leve da IgA, monomérica, é composta pela região variável VL e pela constante CL (Fig. 13.6). A cadeia pesada compreende quatro regiões, a variável VH e as constantes CH$_1$, CH$_2$ e CH$_3$. A dobradiça da IgA$_1$, situada entre as regiões CH$_1$ e CH$_2$ da cadeia pesada, consiste de 18 aminoácidos. Cinco dentre eles são moléculas de serina e quatro de treonina, que são locais potenciais de glicosilação pela ligação O (Fig. 13.7). Essas ligações fazem-se com cadeias laterais de oligossacarídeos, compostos de N-acetilgalactosamina (GalNAc) e galactose mais ácido siálico em quatro ou cinco das moléculas de serina ou treonina. Esse fenômeno recebe o nome de O-glicosilação. As ligações O são muito raras em glicoproteínas humanas, cujas cadeias laterais se fazem quase sempre por meio de ligações –N. A fixação da galactose à molécula de GalNAc é mediada pela enzima β-1,3-galactosiltransferase.

A IgA$_2$ não possui dobradiça.

A IgA$_1$ é catabolizada pelos hepatócitos, que possuem o receptor assialoglicoproteína, capaz de reconhecer a galactose unida à GalNAc na cadeia lateral da dobradiça de IgA$_1$.

Quanto à etiopatogenia da doença de Berger, parece haver consenso na literatura no que concerne à hipótese de ela ser causada por mecanismo imunológico e mediada por meio dos imunocomplexos depositados no mesângio, quer a partir de complexos circulantes, quer por complexos formados *in situ*. Os argumentos a seguir alinham-se em favor de tal assertiva.

1. As exacerbações clínicas da doença freqüentemente se manifestam algumas horas a alguns dias após o início de episódios infecciosos das vias aéreas superiores ou gastrintestinais.
2. A presença de depósitos granulosos de IgA e de C3 no mesângio glomerular é consistente com uma das características patológicas das doenças causadas por imunocomplexos. Depósitos similares foram encontrados por imunofluorescência e microscopia eletrônica nas paredes de vasos da pele e de músculos de pacientes com doença de Berger. Depósitos eletrodensos são observados nas áreas mesangiais glomerulares.
3. A concentração sérica de IgA está elevada em cerca de 50% dos pacientes (21% dos casos em nosso meio). Esta elevação deve-se à presença de grande quantidade de polímeros de IgA no soro, parcialmente sob a forma de imunocomplexos.
4. A doença recidiva, com freqüência, em pacientes com NIgA que receberam rins transplantados de doadores relacionados ou não. Por outro lado, quando rins com doença de Berger foram inadvertidamente transplantados em urêmicos de outras etiologias, os depósitos mesangiais de IgA desapareceram em pouco tempo.
5. Com a utilização de metodologia adequada, imunocomplexos circulantes têm sido detectados em proporção significativa de indivíduos com NIgA, chegando a alcançar 68% dos casos pesquisados. Tais complexos foram encontrados com maior freqüência nos pacientes que evidenciavam atividade clínica da doença.
6. A administração de imunocomplexos de IgA, formados *in vitro* ou *in vivo*, a camundongos é capaz de determinar alterações histológicas e imunopa-

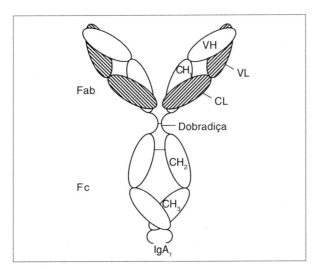

Figura 13.6 – Molécula da IgA$_1$ monomérica. As cadeias leves, representadas em tracejado, compõem-se das regiões VL e CL. As cadeias pesadas apresentam as regiões VH, CH$_1$, CH$_2$ e CH$_3$. As regiões CH$_1$ e CH$_2$ delimitam a dobradiça.

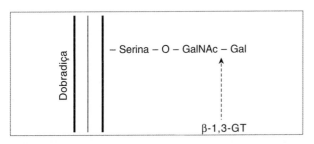

Figura 13.7 – Região da dobradiça da IgA$_1$, colocando em relevo uma das moléculas de serina. A serina exibe uma ligação O com N-acetilgalactosamina (GalNAc). A linha interrompida evidencia o local de atuação da enzima β-1,3-galactosiltransferase para fixar a galactose (Gal) à GalNAc.

tológicas renais semelhantes às da NIgA humana. A presença de IgA polimérica nesses imunocomplexos é essencial para seu depósito no tecido renal e produção de lesões histológicas, pois imunocomplexos formados a partir de IgA monomérica são incapazes de se depositar no rim. Outro modelo experimental de NIgA consiste na imunização oral prolongada de camundongos com antígeno protéico inerte, a gamaglobulina bovina, adicionada à água ingerida. Anticorpos do tipo IgA aparecem no soro e depósitos imunológicos contendo IgA são encontrados no mesângio glomerular dos animais imunizados.

Já foi comentada a relação temporal existente entre infecções agudas dos tratos respiratório e gastrintestinal e os episódios de exacerbação da NIgA, com desencadeamento de hematúria macroscópica, sugerindo que essas áreas mucosas sejam os locais de estimulação imunológica. Assim sendo, seria de se esperar que a IgA depositada no mesângio fosse secretora e constituída por mistura de IgA$_1$ e IgA$_2$. Entretanto, os estudos demonstraram que a subclasse IgA$_1$ é dominante nos depósitos mesangiais, embora pequena proporção de IgA$_2$ possa ser encontrada em alguns casos. Além disso, a IgA mesangial contém a cadeia J, confirmando sua natureza polimérica. O componente secretor não foi identificado no mesângio, mas a IgA mesangial é capaz de fixar o componente secretor quando adicionado aos cortes de tecido renal dos pacientes. A dissolução ácida da IgA mesangial de biópsias renais percutâneas de pacientes com NIgA demonstrou que pelo menos 64% da IgA dissolvida era constituída de dímeros e polímeros. Em suma, a quase totalidade da IgA mesangial é constituída de IgA$_1$ polimérica, mais aniônica que a IgA circulante e com excesso de cadeias leves *lambda*, o que facilita o depósito no mesângio em comparação com a IgA$_1$ *kappa*.

Sabe-se que os níveis séricos de IgA estão elevados nos pacientes com NIgA. Esse aumento da IgA na circulação compõe-se de IgA$_1$ monomérica, IgA$_1$ polimérica e imunocomplexos contendo IgA$_1$. Esses imunocomplexos, além de IgA$_1$, contêm IgG, estando excluída a presença de IgA$_2$ e IgM.

A elevação sérica de IgA$_1$ poderia ser atribuída a três mecanismos: síntese excessiva, depuração reduzida ou somatório de ambos os fatores.

A produção de IgA$_1$ apresenta-se diminuída nas mucosas e a síntese de IgA$_1$ polimérica está aumentada na medula óssea. Em culturas da medula óssea de pacientes com NIgA constatou-se que havia produção aumentada de IgA$_1$, tanto monomérica como polimérica.

No que se refere à depuração diminuída de IgA$_1$, grandes progressos foram realizados nos últimos anos. Várias pesquisas comprovaram existir defeito na glicosilação da IgA$_1$ na dobradiça, com deficiência de galactose (Fig. 13.8). Assim, em vez de haver 8 a 10 moléculas de galactose na dobradiça, esse número encontra-se variavelmente reduzido, de modo que a GalNAc se transforma no açúcar terminal, na falta de galactose. Essa galactosilação defeituosa é devida à deficiência da enzima β-1,3-galactosiltransferase. Essa deficiência poderia ser genética ou adquirida.

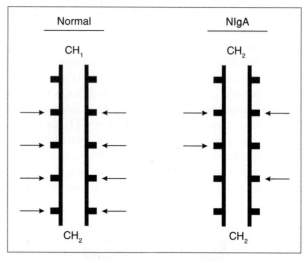

Figura 13.8 – Anormalidade da dobradiça na NIgA. À esquerda está representada a região da dobradiça IgA$_1$ normal. Cada retângulo preto representa uma molécula de N-acetilgalactosamina (GalNAc) unida à serina. As setas representam as moléculas de galactose ligadas à GalNAc. À direita, a molécula de IgA$_1$ da NIgA, com defeito de glicosilação, exibindo apenas quatro moléculas de galactose.

O fígado é um dos órgãos principais responsáveis pela remoção da IgA$_1$ circulante. A depuração é feita por meio da união da IgA$_1$ com o receptor assialoglicoproteína, presente nos hepatócitos. A *galactose* constitui o ligante preferido desse receptor. Assim, a redução da galactose da IgA$_1$, na doença de Berger, dificulta sua eliminação do soro, contribuindo para a concentração sérica elevada referida.

Em conclusão, a elevação sérica da IgA$_1$ na NIgA seria devida tanto ao aumento de sua síntese quanto à dificuldade de sua remoção do soro.

Estudos recentes demonstraram que a IgA$_1$, com galactosilação defeituosa, constitui a maior parte da IgA$_1$ sérica e dos imunocomplexos circulantes de IgA$_1$ na NIgA.

No mesângio glomerular existiriam receptores específicos suscetíveis à fixação da IgA$_1$ com glicosilação defeituosa. Entretanto, esses receptores ainda não foram definitivamente identificados. Comprovou-se em pesquisa recente que a IgA$_1$ depositada no mesângio possui a glicosilação deficiente.

A presença de IgA$_1$ no mesângio glomerular poderia resultar do depósito de imunocomplexos circulantes ou de sua formação *in situ*.

A fixação de imunocomplexos de IgA_1 no mesângio traria, em conseqüência, a ativação das células mesangiais, com sua proliferação, e síntese aumentada de matriz mesangial. As células mesangiais ativadas também são estimuladas a produzir citocinas e fatores de crescimento. A produção aumentada de fator do crescimento derivado das plaquetas-beta (PDGF-β) e do fator de crescimento transfomador-beta (TGF-β) desempenha papel de relevo na proliferação e expansão do mesângio na NIgA. São também mediadores da inflamação a interleucina-1 (IL-1), a IL-6 e o fator de necrose tumoral-alfa (TNF-α).

Outra conseqüência importante da presença de imunocomplexos no mesângio é a ativação *in situ* do complemento. Como o C3 constitui presença quase constante juntamente com a IgA no mesângio, considera-se relevante a ativação do complemento na patogênese da NIgA. C3 e properdina foram identificados nos depósitos mesangiais, com a mesma distribuição da IgA, ao passo que os componentes Clq e C4 da via clássica raramente estão presentes. Esses dados são compatíveis com a ativação *in situ* da via alternativa. O complexo de ataque à membrana C5b-9 também foi encontrado em todas as biópsias renais de pacientes com NIgA. O C5b-9 poderia atuar como ativador das lesões mesangiais por meio da produção de radicais livres de oxigênio e de peróxido de hidrogênio.

Outros fatores patogenéticos da NIgA merecem ser mencionados. Foi descrita na doença de Berger uma relação aumentada de células circulantes CD4/CD8, conseqüente ao aumento dos linfócitos T auxiliares CD4 e à redução dos linfócitos T supressores CD8. Como a síntese de IgA é fortemente dependente das células T, é possível que as anormalidades antes descritas influenciem a ativação das células B produtoras de IgA nos pacientes com NIgA.

Múltiplas evidências apontam para a existência de fatores genéticos que influenciam o risco de desenvolvimento de NIgA. Constituem argumentos favoráveis a incidência familiar da doença e sua distribuição racial, poupando os negros e mostrando predileção por algumas populações orientais e de índios norte-americanos. Anormalidades na síntese de IgA também são descritas em familiares sadios. Associações foram descritas com genes do complemento e com o polimorfismo do gene da enzima conversora da angiotensina, mas os estudos genéticos apresentam resultados contraditórios.

A busca do(s) antígeno(s) causador(es) da NIgA tem dado origem a múltiplos trabalhos, sem que se tenha conseguido identificá-lo(s). A correlação temporal com processos infecciosos agudos tem levado à tentativa de incriminar antígenos bacterianos ou virais, como *Escherichia coli* e vários tipos de vírus DNA ou RNA, como adenovírus, herpes simples, varicela-zoster e influenza. Em alguns pacientes com NIgA, a ativação de antígenos alimentares tem sido evocada, como proteínas de glúten e da soja, soroalbumina bovina, ovalbumina e lactoglobulina.

PROGNÓSTICO E TRATAMENTO

Vários estudos sobre a história natural da NIgA comprovaram que não se trata de nefropatia benigna e que parcela ponderável dos pacientes evolui para insuficiência renal crônica, sendo que a velocidade da progressão varia muito de um caso para outro. Diante disso, tornou-se muito importante a identificação de índices de prognóstico, que permitam prever o sentido da evolução em cada caso individual.

Os seguintes parâmetros clínicos são considerados indicadores de mau prognóstico:

a) sexo masculino;
b) idade acima de 35 anos ao se iniciar a doença;
c) apresentação clínica de proteinúria e hematúria assintomáticas (episódios repetidos de hematúria macroscópica indicam melhor prognóstico);
d) proteinúria superior a 1g/dia;
e) presença de hipertensão arterial.

Entretanto, o melhor indicador de prognóstico é fornecido pela intensidade das alterações histológicas encontradas à biópsia renal. Os seguintes achados indicam prognóstico desfavorável: esclerose glomerular, grande número de crescentes, fibrose intersticial, atrofia tubular e arteriolosclerose.

Não existe tratamento específico eficaz para a NIgA capaz de determinar sua cura. Dentre as drogas experimentadas, a indometacina, a fenitoína, a dapsona, o danazol e o ácido eicosapentaenóico não se mostraram benéficos.

Nos poucos casos publicados de pacientes com lesões mínimas ao exame histológico e síndrome nefrótica, o uso de corticosteróides pode ocasionar remissão completa, embora, algumas vezes, a evolução se faça com recidivas múltiplas. Pacientes com lesões histológicas leves e indicadores clínicos de prognóstico favoráveis não necessitam de tratamento medicamentoso. Quando as alterações histológicas são moderadas e os indicadores clínicos de prognóstico favoráveis, recomenda-se o emprego de antiagregantes plaquetários a longo prazo: dipiridamol, 300mg ao dia, e aspirina, 100mg ao dia. Alguns autores usam dipiridamol e doses baixas do anticoagulante warfarina. A hipertensão arterial deve ser sempre rigorosamente controlada com drogas anti-hipertensivas, mantendo-se os níveis tensionais próximos de 125 × 75mmHg e dando prioridade ao uso de bloqueadores da enzima de conversão e/ou bloqueadores dos receptores da angiotensina. Quando os indicadores de prognóstico são desfavoráveis, a administração de corticosteróides pelo prazo mínimo de seis meses evidenciou resposta com redução da proteinúria e elevação mais lenta dos níveis de creatinina sérica. Outros autores associam a ciclofosfamida aos corticosteróides nesses casos. Publicação recente descreve resultados favoráveis após 10 anos de acompanhamento em pacientes com proteinúria acima de 3g/24 horas e creatinina sérica acima do normal com o emprego de corticosteróides e azatioprina. Pacientes com insuficiência renal avançada devem receber apenas tratamento sintomático.

O estudo da história natural da NIgA mostra que sua evolução, na maioria dos casos, faz-se de forma lenta e progressiva para insuficiência renal crônica. A sobrevivência renal ao fim de 10 anos de evolução é avaliada em cerca de 90% dos casos, e a de 20 anos, em 75 a 80%. Os episódios de hematúria macroscópica tendem a tornar-se progressivamente mais espaçados com o correr dos anos, ao passo que a hematúria microscópica e a proteinúria diminuem e podem mesmo desaparecer. Entretanto, não há registro na literatura de ocorrência espontânea do desaparecimento dos depósitos de IgA à imunofluorescência, com cura das lesões histológicas, mesmo nos casos em que se verificou remissão clínica completa prolongada.

A NIgA recidiva em cerca de 50% dos rins transplantados, mas essa recorrência não constitui contra-indicação para o transplante, pois as manifestações clínicas correspondentes são em geral muito benignas, consistindo em proteinúria moderada e hematúria microscópica, sem perda de função renal. Entretanto, cerca de 5 anos após o transplante a doença recorrente pode tornar-se problema sério, resultando na perda do enxerto.

GLOMERULONEFRITE RAPIDAMENTE PROGRESSIVA

Israel Nussenzveig

CONCEITO

A glomerulonefrite rapidamente progressiva (GNRP) constitui entidade infreqüente, mas sua importância decorre da gravidade de que se reveste o quadro clínico, com instalação e evolução rápida para insuficiência renal. Em virtude dessa evolução, ela representa verdadeira emergência nefrológica e deve ser diagnosticada o mais rapidamente possível, para que se possam obter benefícios da terapêutica.

A definição de GNRP varia muito na literatura e a que adotamos é a de Couser, que apresenta um componente clínico e outro patológico:

1. Clinicamente, trata-se de glomerulopatia capaz de reduzir a filtração glomerular pelo menos à metade no prazo de três meses.

2. Do ponto de vista patológico, o principal achado é a presença de crescentes em 50% ou mais dos glomérulos, podendo chegar até a 100%. Esse conceito implica a necessidade de fazer biópsia renal para confirmar o diagnóstico, uma vez que outros tipos de nefropatia, como necrose tubular aguda e nefrite intersticial aguda, também podem conduzir a rápido declínio da função renal.

Conceituada desse modo, a GNRP pode também ser denominada glomerulonefrite crescêntica ou glomerulonefrite proliferativa extracapilar. Todos os casos em que os crescentes comprometerem menos de 50% dos glomérulos devem ser excluídos da designação de GNRP. Entretanto, convém frisar que glomerulonefrites com proporção de crescentes inferior a 50% dos glomérulos podem eventualmente evoluir com perda rápida e grave da função renal.

CLASSIFICAÇÃO

A GNRP constitui uma síndrome, de causas múltiplas e heterogêneas, cuja classificação é apresentada no quadro 13.3. Essa classificação é baseada em critérios etiopatogênicos e patológicos, sobretudo nos resultados da microscopia de imunofluorescência. Quatro grandes grupos podem ser assim separados: as doenças glomerulares primárias ou idiopáticas, as de origem infecciosa, as sistêmicas e vasculites e as causadas por drogas.

Quadro 13.3 – Classificação das doenças causadoras de glomerulonefrite rapidamente progressiva (adaptado de Glassock et al., 1991).

A) Doenças glomerulares primárias
  1. Glomerulonefrite crescêntica primária
    Tipo I: doença por anticorpos antimembrana basal glomerular sem hemorragia pulmonar
    Tipo II: doenças produzidas por imunocomplexos
    Tipo III: pauciimune
  2. Glomerulonefrite crescêntica superposta a outras glomerulopatias primárias
    Glomerulonefrite membranoproliferativa
    Glomerulonefrite membranosa
    Nefropatia por IgA (doença de Berger)
B) Doenças de origem infecciosa
  Glomerulonefrite difusa aguda pós-estreptocócica
  Endocardite infecciosa
  Abscessos viscerais
  Doença do *shunt*
C) Doenças sistêmicas e vasculites
  Lúpus eritematoso sistêmico
  Síndrome de Goodpasture
  Poliangiite microscópica
  Granulomatose de Wegener
  Púrpura de Henoch-Schönlein
  Crioglobulinemia mista essencial
D) Doenças causadas por drogas
  Alopurinol
  Penicilamina
  Rifampicina
  Hidralazina

As doenças glomerulares primárias (primeiro grupo), por sua vez, podem ser divididas em dois subgrupos: a glomerulonefrite crescêntica primária e aquela superposta a outras glomerulopatias primárias, como a glomerulonefrite membranoproliferativa, a glomerulonefrite membranosa e a doença de Berger. A glomerulonefrite crescêntica primária ou idiopática reconhece três tipos. O tipo I é a doença por anticorpos antimembrana basal, sem hemorragia pulmonar, caracterizada pela presença, à imunofluorescência, de depósitos lineares de IgG e C3 ao longo das paredes capilares glomerulares e pelo achado de anticorpos antimembrana basal glomerular circulantes. O tipo II corresponde às doenças causadas por imunocomplexos, que podem ser identificadas, à imunofluorescência, pelo encontro de depósitos granulosos ao longo da membrana basal glomerular e/ou no mesângio, os quais resultam do depósito nos rins de imunocomplexos circulantes ou da formação *in situ* dos imunocomplexos. No tipo III estão as glomerulonefrites paucimunes, identificadas pela ausência de depósitos de imunoglobulinas e de complemento nos glomérulos ou pelo encontro de depósitos escassos, segmentares e focais.

O segundo grupo corresponde às glomerulonefrites de origem infecciosa, como a glomerulonefrite difusa aguda pós-estreptocócica, a glomerulonefrite da endocardite infecciosa, a glomerulonefrite associada a abscessos viscerais e a glomerulonefrite associada a *shunts*.

No terceiro grupo estão as nefropatias associadas a doenças sistêmicas e a vasculites, como o lúpus eritematoso sistêmico e a granulomatose de Wegener.

No quarto grupo estão as glomerulonefrites crescênticas que muito raramente se associam ao uso de drogas, como a rifampicina e a penicilamina.

MECANISMOS DE FORMAÇÃO DE CRESCENTES GLOMERULARES

Nos últimos anos, grandes progressos foram obtidos na elucidação da patogênese dos crescentes.

São múltiplos os fatores etiológicos aos quais se atribui a possibilidade de causar a GNRP, entre os quais podem ser mencionados solventes hidrocarbonados, infecções virais e bacterianas, drogas, mecanismos auto-imunes, processos malignos e fatores imunogenéticos.

Agredido por um desses fatores etiológicos, o glomérulo reage inicialmente aumentando de tamanho e evidenciando maior número de neutrófilos, monócitos/macrófagos e linfócitos T. Agindo em conjunto, essas células lesam as células glomerulares intrínsecas e as estruturas macromoleculares, daí resultando a formação de orifícios na membrana basal glomerular. Por meio dessas rupturas da parede capilar se processa a passagem de plasma e de células da circulação para o espaço de Bowman. O conteúdo do espaço de Bowman é composto de fibrina, fibronectina, plasminogênio, trombospondina e outras proteínas. Essa massa protéica resulta da ação de sinais pró-coagulantes derivados das células endoteliais e dos monócitos/macrófagos, auxiliados pela inibição da fibrinólise. Em poucos dias, forma-se no espaço de Bowman o crescente celular, composto basicamente por macrófagos e pela proliferação das células epiteliais da cápsula de Bowman. Ao mesmo tempo, o espaço periglomerular é infiltrado por células mononucleares, parecendo ser primariamente linfócitos T. A cápsula de Bowman também sofre rupturas, permitindo a livre passagem de células para dentro e para fora do glomérulo. Nessa fase, células produtoras de matriz podem ser encontradas no espaço de Bowman e na zona periglomerular e a quantidade de matriz presente no glomérulo e ao redor dele está aumentada. Admite-se que fibroblastos migram para o interior do glomérulo através dos orifícios na cápsula de Bowman. A invasão de fibroblastos, com o correr do tempo, transforma os crescentes celulares em fibrocelulares. Finalmente, os glomérulos mais comprometidos sofrem processo de esclerose, sendo substituídos por tecido fibroso cicatricial.

O macrófago desempenha papel central na formação do crescente. Pode lesar diretamente os glomérulos por meio da liberação de enzimas proteolíticas e de agentes oxidantes. O macrófago também causa lesão indiretamente por meio de secreção de citocinas inflamatórias, como o fator de necrose tumoral α (TNF-α) e a interleucina-1β (IL-1β). Além disso, o macrófago desempenha papel fundamental na geração de atividade pró-coagulante no glomérulo, essencial para iniciar a formação da massa proteinácea no espaço de Bowman, que dá início à formação do crescente. Finalmente, o macrófago participa da produção do fator de crescimento transformador-beta (TGF-β), capaz de estimular células para produzir a matriz extracelular, que pode levar o glomérulo à esclerose.

Outro fator essencial à formação do crescente é o depósito de fibrina no espaço de Bowman. Isso pode ser demonstrado por meio da produção de glomerulonefrite crescêntica experimental: administrando-se aos animais simultaneamente o ancrod, substância que determina a desfibrinação, impede-se o desenvolvimento de crescentes. A formação do coágulo de fibrina no espaço de Bowman exige a presença de sinalização pró-coagulante, que ativa a via extrínseca de coagulação.

Com a evolução do crescente, a proliferação da matriz extracelular implica a síntese e o acúmulo de colágeno no seu interior. Nos modelos experimentais, a colagenização ocorre precocemente e pode estar estabelecida em duas semanas, período em que a creatinina sérica começa a se elevar, denotando o desenvolvimento de insuficiência renal. Entretanto, é importante frisar que a evolução dos crescentes para a fibrose não é obrigatória. Eles podem desaparecer por completo, quer espontaneamente, quer por intervenção terapêutica. A rapidez com que se inicia o processo de colagenização indica a importância de se instituir o tratamento o mais precocemente possível, para que ele possa ser bem-sucedido.

Percorrendo a classificação das GNRP (Quadro 13.3), aquelas associadas a doenças de origem infecciosa, a doenças sistêmicas e a vasculites e as causadas por drogas são estudadas em outros capítulos. Dentre as doenças glomerulares primárias, as superpostas a outras glomerulopatias primárias e as crescênticas primárias dos tipos I e II também são analisadas à parte.

GLOMERULONEFRITE CRESCÊNTICA PRIMÁRIA PAUCIIMUNE OU DO TIPO III

A GNRP primária ou idiopática do tipo III é a mais freqüente dos três tipos, respondendo em algumas séries pela metade dos casos. Atualmente, essa entidade vem sendo relacionada a vasculites sistêmicas, como a poliangiite microscópica, podendo ser considerada como uma vasculite limitada exclusivamente ao rim.

Quadro clínico e laboratorial

A doença tem preferência pelo sexo masculino e atinge sobretudo indivíduos de meia-idade e idosos. Sintomas constitucionais são encontrados com freqüência, tais como febre, emagrecimento, artralgias, mialgias, dores abdominais, fraqueza, mal-estar, anorexia e náuseas. Em geral, essa sintomatologia não-específica precede a doença em algumas semanas, tornando seu início insidioso. O quadro renal pode também ser precedido de um processo infeccioso das vias aéreas superiores, com febre. Outras vezes, o início da doença é súbito, sob forma de síndrome nefrítica aguda, com hematúria macroscópica, edemas e oligoanúria. Hipertensão arterial moderada está presente em parte dos casos. Menos de um terço dos pacientes desenvolve síndrome nefrótica.

Nos casos em que não há hematúria macroscópica, o exame de urina revela hematúria microscópica, com hemácias dismórficas e presença de cilindros hemáticos e granulosos. Proteinúria é evidenciada em todos os pacientes, podendo alcançar níveis nefróticos. A elevação das concentrações séricas de creatinina e uréia traduz os níveis de insuficiência renal. A depuração de creatinina encontra-se diminuída em todos os casos e fortemente rebaixada nos pacientes com oligoanúria. Anemia normocítica normocrômica é freqüente, e o complemento total no soro e suas frações costumam estar normais. A ultra-sonografia revela rins de tamanho normal.

O exame fundamental para o diagnóstico de glomerulonefrite crescêntica primária do tipo III é a pesquisa de auto-anticorpos anticitoplasma de neutrófilos – ANCA (sigla da denominação em inglês *antineutrophil cytoplasmic autoantibodies*), que é positiva em 80% dos casos. Essa nova classe de auto-anticorpos, recentemente descoberta, constitui também um marcador sorológico para vasculites sistêmicas, como a poliangiite microscópica e a granulomatose de Wegener. Trata-se de anticorpos específicos para constituintes citoplasmáticos de neutrófilos e monócitos. Sua pesquisa é efetuada por meio de imunofluorescência indireta, usando como substrato neutrófilos de indivíduos normais fixados pelo álcool. Existem dois padrões de imunofluorescência para esses auto-anticorpos: o padrão citoplasmático (C-ANCA) e o padrão perinuclear (P-ANCA). O padrão perinuclear é causado por anticorpos específicos para antígenos citoplasmáticos que se redistribuem artificialmente ao redor do núcleo durante a preparação do substrato. O C-ANCA reage especificamente com a proteinase 3 e o P-ANCA é específico para a mieloperoxidase. Essas enzimas estão presentes nos grânulos lisossômicos dos neutrófilos e monócitos.

Mais de 80% dos pacientes com glomerulonefrite crescêntica primária do tipo III são ANCA-positivos. Desses pacientes, com a pesquisa positiva, 83% apresentam o P-ANCA, e somente 17%, o C-ANCA. O achado de ANCA-positivo obriga ao diagnóstico diferencial com a poliangiíte microscópica e a granulomatose de Wegener, que são doenças sistêmicas, ao passo que a glomerulonefrite crescêntica do tipo III se caracteriza por atingir exclusivamente os rins.

Patologia

À *microscopia de luz*, a principal característica é a presença de crescentes em mais de 50% dos glomérulos, podendo atingir sua totalidade (Fig. 13.9). Em alguns casos, o tufo glomerular mostra-se inteiramente normal, sem proliferação endocapilar. Em outros pacientes, observa-se leve proliferação de células mesangiais e endoteliais, bem como infiltrado de neutrófilos e macrófagos. Grande número de biópsias evidencia necrose segmentar de alças capilares em seus glomérulos (Fig. 13.10).

A *imunofluorescência* costuma ser totalmente negativa ou então revela depósitos escassos, segmentares e focais, de IgM e C3. O fibrinogênio é encontrado sempre nos crescentes e pode estar presente também no mesângio e nas alças capilares.

A *microscopia eletrônica* caracteriza-se, por definição, pela ausência total de depósitos densos nos glomérulos.

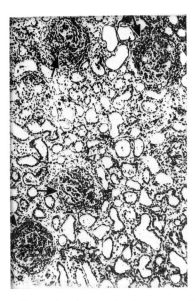

Figura 13.9 – Glomerulonefrite rapidamente progressiva idiopática do tipo III, com crescentes em 90% dos glomérulos. Notam-se quatro glomérulos apresentando crescentes (setas). Coloração pela hematoxilina-eosina (90x). Reproduzido com permissão de Zollinger HV, Mihatsch MJ – Renal Pathology in Biopsy, Berlin, Springer Verlag, 1978.

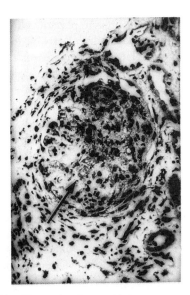

Figura 13.10 – Glomerulonefrite rapidamente progressiva idiopática do tipo III. O glomérulo focalizado, além de estar envolvido por crescente delgado, mostra necrose capilar segmentar (seta). Coloração pela hematoxilina-eosina (157x). Reproduzido com permissão de Beirne GJ et al – Idiopathic crescentic glomerulonephritis. Medicine 56:349-381, 1977.

Patogênese

A ausência de quantidades significativas de imunoglobulinas depositadas nos glomérulos na glomerulonefrite crescêntica pauciimune torna difícil atribuir a mecanismos imunológicos humorais a patogenia dessa doença. Os escassos depósitos de imunoglobulinas nos glomérulos com caráter focal e segmentar encontrados em alguns casos podem representar aprisionamento não-específico dessas imunoglobulinas pelos glomérulos lesados.

É possível atribuir a mecanismos não-imunológicos a glomerulonefrite crescêntica idiopática. No entanto, existem evidências em favor da participação da imunidade celular. Assim, monócitos e linfócitos T são encontrados nos glomérulos nessa afecção. A detecção de grande número de macrófagos nos glomérulos e no interstício, bem como a infiltração acentuada de células T no interstício seriam compatíveis com a reação de hipersensibilidade tardia mediada por células.

Pesquisas recentes fornecem apoio à hipótese de que o ANCA não constitui mero marcador da doença, mas participa da sua patogênese. ANCA é auto-anticorpo específico para antígenos situados no interior dos neutrófilos. Sob a influência de uma infecção ou outro processo inflamatório, os neutrófilos poderiam sofrer ativação inicial, que acarretaria a transferência desses antígenos do citoplasma para a superfície dos neutrófilos, onde eles reagiriam com o ANCA. Dessa reação resultaria a ativação completa dos neutrófilos, que levaria à liberação de H_2O_2 e de cloramina, compostos altamente tóxicos para os tecidos. Apoio clínico a essa teoria é fornecido pela observação de que é freqüente os pacientes apresentarem quadro gripal na fase prodrômica da doença.

Prognóstico e tratamento

A glomerulonefrite crescêntica pauciimune é doença grave, que, se tratada pelos métodos convencionais utilizados há alguns anos, evoluía para o óbito ou insuficiência renal crônica em cerca de 63% dos casos, com melhora observada nos restantes 37%.

O melhor indicador prognóstico é a concentração de creatinina sérica por ocasião da internação. Níveis séricos de creatinina acima de 6mg/dL por ocasião da apresentação, que se acompanham, em geral, de oligoanúria, constituem parâmetros confiáveis de evolução desfavorável em mais de 90% dos casos. Em geral, essa forma de doença acompanha-se da presença de crescentes em mais de 80% dos glomérulos. Nos pacientes que se internam com valores de creatinina sérica mais baixos e mantendo boa diurese, a evolução costuma ser mais benigna.

Como já mencionado, os crescentes podem evoluir para fibrose em poucas semanas, de modo que o tratamento deve ser instituído o mais precocemente possível, visando encontrar os crescentes em fase ainda reversível. Por isso, a biópsia renal deve ser efetuada de imediato, uma vez estabelecida a suspeita clínica.

O tratamento da GNRP pauciimune implica o emprego de corticoterapia e de imunossupressão pela ciclofosfamida. Inicia-se o corticosteróide pela pulsoterapia de metilprednisolona, pelo esquema de Bolton, com a infusão intravenosa de 30mg/kg de peso/dose, em 20 minutos, em dias alternados, no total de três doses. Continua-se com a prednisona por via oral, na dose de 1mg/kg de peso/dia, em dose única, após o café da manhã. Essa dosagem é reduzida gradualmente após a obtenção de resposta favorável. Após a pulsoterapia de metilprednisolona, administra-se um pulso intravenoso de ciclofosfamida, na dose de 0,5 a $0,7g/m^2$ de superfície corpórea. Esse pulso é repetido mensalmente, até seis meses. Em seguida, os pulsos são administrados a cada três meses, até completar dois anos de tratamento.

Os títulos de ANCA no soro são úteis para acompanhar a evolução do tratamento. Os níveis de ANCA em geral se reduzem durante o tratamento, à medida que a atividade da doença declina, e podem elevar-se novamente por ocasião das recidivas.

Com a terapêutica agressiva anteriormente descrita para os casos mais graves, o prognóstico da glomerulonefrite crescêntica do tipo III melhorou muito, descrevendo-se sobrevida de cinco anos em 75% dos pacientes.

GLOMERULONEFRITES MEDIADAS POR ANTICORPOS ANTIMEMBRANA BASAL GLOMERULAR

Israel Nussenzveig
Maria Socorro Custódio Pestalozzi

INTRODUÇÃO

Com base em trabalhos experimentais e clínicos, as glomerulonefrites imunologicamente mediadas foram classificadas, há cerca de duas décadas, em dois grupos principais:

1. glomerulonefrites devidas à presença de imunocomplexos nos glomérulos, cuja contrapartida experimental é a nefrite da doença do soro;
2. glomerulonefrites produzidas por anticorpos antimembrana basal glomerular (GN anti-MBG), das quais o equivalente experimental é a nefrite do soro nefrotóxico de Masugi.

As GN anti-MBG, embora de ocorrência rara, são importantes porque geralmente se manifestam de forma grave, com elevado índice de mortalidade. Apresentam-se mais comumente como a síndrome de Goodpasture (GP), caracterizada por quadro de glomerulonefrite acompanhado de hemorragia pulmonar, e, outras vezes, sob a forma de glomerulonefrite apenas, sem acometimento pulmonar. Em ambas as variedades clínicas, isto é, quer na renal isolada, quer naquela acompanhada de manifestações pulmonares, a glomerulonefrite, na maioria dos casos, é do tipo rapidamente progressivo (GNRP).

EPIDEMIOLOGIA

De acordo com as grandes séries publicadas na Europa e nos USA, a GN anti-MBG é encontrada em 1 a 2% do total de biópsias renais. Na experiência dos autores, a doença é muito mais rara em nosso meio. Ela atinge pacientes em qualquer idade, entre 4 e 80 anos, mas os dois picos de maior incidência ocorrem nas segunda e terceira décadas e nas sexta e sétima décadas. Os pacientes jovens têm mais tendência a apresentar a síndrome de GP, ao passo que os idosos desenvolvem quase sempre a nefrite isolada. A doença é rara na raça negra e acomete com maior freqüência o sexo masculino.

QUADRO CLÍNICO E LABORATORIAL

A intensidade das manifestações clínicas da GN anti-MBG é extremamente variável. Alguns poucos pacientes se apresentam com alterações renais leves ou mesmo ausentes, acompanhadas de episódios recorrentes de hemoptise moderada, com infiltrados pulmonares transitórios. Esses casos podem ser confundidos com a hemossiderose pulmonar idiopática. Entretanto, a maioria dos pacientes desenvolve insuficiência renal grave, com rápida progressão para oligoanúria, necessitando do emprego de diálise. Entre os dois extremos descritos, foram relatados alguns casos com quadro clínico renal de intensidade intermediária. A proteinúria é discreta ou moderada, e a síndrome nefrótica, infreqüente. O sedimento urinário evidencia hemácias dismórficas e cilindros hemáticos. Hipertensão arterial leve ou moderada pode ser encontrada em menos de 20% dos casos.

O quadro pulmonar pode preceder as manifestações renais de vários meses. O principal sintoma consiste em hemorragia pulmonar, cuja extensão pode variar desde alguns laivos de sangue no escarro até hemorragia alveolar maciça, acarretando a morte por insuficiência respiratória em poucas horas ou alguns dias. A radiografia de tórax evidencia infiltrados alveolares bilaterais, que se disseminam a partir dos hilos pulmonares e atingem as bases. Dispnéia e tosse constituem sintomas freqüentes. Várias nefropatias podem evoluir com hemorragia pulmonar, como o lúpus eritematoso sistêmico, a granulomatose de Wegener, a vasculite de hipersensibilidade, a púrpura de Henoch-Schönlein e a crioglobulinemia mista IgG-IgM. É indispensável, por conseguinte, efetuar o diagnóstico diferencial entre essas doenças e a síndrome de GP, quando em presença de pacientes com glomerulonefrite e hemorragia pulmonar.

Na doença anti-MBG, o complemento total e as frações C3 e C4 encontram-se normais e os imunocomplexos circulantes estão ausentes. O achado de anemia intensa é freqüente, presumivelmente em conseqüência da perda de sangue com as hemoptises. O elemento de laboratório fundamental para o diagnóstico dessa doença é a detecção de anticorpos anti-MBG no soro dos pacientes. A presença desses anticorpos circulantes pode ser pesquisada pela técnica da imunofluorescência indireta ou por meio de radioimunoensaio, que é muito mais sensível e específico, alcançando mais de 90% de positividade. Como esse ensaio é quantitativo, pode ser repetido ao longo da evolução, a fim de se avaliar a eficácia do tratamento, a qual implicará a redução dos níveis de anticorpos no soro.

Em alguns pacientes, a doença por anticorpos anti-MBG é precedida de alguns meses por sintomas vagos, como mal-estar, cefaléia e perda de peso. Parte dos pacientes descreve quadro de infecção das vias aéreas superiores, com febre, antecedendo a doença. Entre os sintomas prodrômicos podem ser encontradas ainda artralgias e mialgias.

PATOLOGIA

Correspondendo à variabilidade das manifestações clínicas, a microscopia óptica pode evidenciar amplo espectro de alterações renais na doença por anticorpos anti-MBG. Assim, em presença de quadro clínico benigno, alguns casos podem exibir glomérulos normais ou, então, lesões proliferativas segmentares e focais. Poucas vezes se encontra hipercelularidade mesangial leve, focal ou difusa. Entretanto, na grande maioria dos pacientes, evoluindo com o quadro clínico da GNRP, encontram-se as lesões renais graves da glomerulonefrite crescêntica, com a presença de crescentes epiteliais em grande parte ou na totalidade dos glomérulos. Os crescentes, que podem assumir extensão anular, comprimem e distorcem as alças capilares glomerulares, acarretando rupturas na membrana basal. Interrupções também se formam na membrana basal da cápsula de Bowman, colocando em comunicação o espaço urinário e o interstício renal. É freqüente o achado de células gigantes multinucleadas nos crescentes e no interstício adjacente. O interstício apresenta-se edemaciado e infiltrado por células inflamatórias, em particular linfócitos e monócitos. Os túbulos encontram-se infiltrados por leucócitos, com ruptura da sua membrana basal e destruição de porções tubulares.

A microscopia de imunofluorescência é indispensável para o diagnóstico de GN anti-MBG. É típica a presença de depósitos lisos lineares de IgG ao longo das alças capilares de todos os glomérulos, isto é, com distribuição difusa e global (Fig. 13.11). Em cerca de dois terços dos casos a IgG é acompanhada de depósitos de C3 com o mesmo padrão e distribuição idêntica. Em cerca de 70% dos casos, os mesmos depósitos lineares são identificados também ao longo da membrana basal tubular.

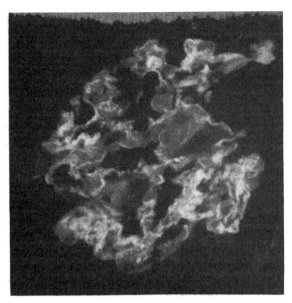

Figura 13.11 – GN por anticorpos anti-MBG: a imunofluorescência mostra depósitos lineares de IgG, com distribuição global, ao longo da membrana basal do glomérulo (cortesia do Dr. Luís B. Saldanha).

Apesar desse padrão característico, o diagnóstico de GN anti-MBG necessita ser confirmado pela pesquisa dos anticorpos circulantes no soro, pois outras doenças podem apresentar depósitos lineares glomerulares à imunofluorescência. Assim, depósitos lineares de albumina e IgG são encontrados na glomerulosclerose diabética, e depósitos lisos de IgG foram descritos na nefropatia lúpica. Falso depósito linear de imunoglobulinas pode ser encontrado em rins normais de necropsia ou em biópsias de rim de cadáver obtidas antes do transplante, parecendo ser decorrente de mecanismos isquêmicos.

A microscopia eletrônica comprova a ausência de depósitos eletrodensos e demonstra o alargamento da espessura e o aumento da transparência da lâmina rara interna da MBG em todas as alças capilares.

Na síndrome de GP, os pulmões também estão comprometidos. A lesão principal consiste na hemorragia intra-alveolar difusa. Os septos alveolares mostram-se espessados por edema e inflamação. A imunofluorescência evidencia depósitos lisos de IgG ao longo das membranas basais alveolares, mas os depósitos de C3 estão habitualmente ausentes. Os depósitos de IgG não são difusos, localizando-se mais nas áreas centrais e faltando nas regiões periféricas dos pulmões.

ETIOPATOGENIA

O antígeno responsável pela doença anti-MBG, denominado antígeno de Goodpasture, foi identificado na membrana basal glomerular. A MBG é composta de moléculas de colágeno tipo IV, laminina, entactina e sulfatos de heparana proteoglicanos. As extremidades das cadeias de colágeno tipo IV consistem no território globular conhecido como porção não-colágeno-I (NC-I). Essa região não apresenta as propriedades do tecido colágeno. O antígeno de GP está situado no território NC-I e sua molécula tem a massa de 25 a 27kD (Fig. 13.12). Além da MBG, o antígeno de GP está presente na membrana basal dos alvéolos pulmonares, no plexo coróide, nos capilares coróides e na membrana basal da cóclea.

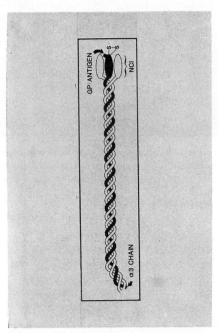

Figura 13.12 – Estrutura supramolecular do colágeno IV da membrana basal glomerular. O colágeno IV é formado por unidades, denominadas protômeros, que se unem pelos extremos formando figuras que no plano frontal se assemelham a losangos, embora a estrutura tridimensional da matriz colágena seja desconhecida. Cada protômero é uma molécula helicoidal tripla, compreendendo três cadeias de polipeptídeos. Existem vários subtipos de protômeros, constituídos por diversos tipos de cadeia helicoidal. Representada em preto no protômero da figura está a cadeia alfa-3. Em um dos extremos da cadeia está situado o território globular NC-I. O antígeno de Goodpasture está fixado nesse NC-I por meio da ligação S2 (reproduzido com permissão de Hudson et al., Lab. Invest. 61:256-269, 1989).

No rim normal, o antígeno de GP encontra-se seqüestrado no interior do NC-1, fora do contato com a circulação. Entretanto, em conseqüência de agressões mal determinadas à MBG, o antígeno de GP pode ficar exposto, dando início à produção do auto-anticorpo anti-MBG circulante, que é quase sempre do tipo IgG. No início da doença, os níveis séricos do anticorpo elevam-se com rapidez e reduzem-se progressivamente durante a evolução. O tratamento adequado acelera a queda dos títulos de anticorpos circulantes. Na maioria dos pacientes, os anticorpos desaparecem da circulação ao fim de seis meses. As lesões glomerulares são mediadas por meio da interação do auto-anticorpo com o antígeno de GP, resultando na ativação da cascata do complemento, a qual, por sua vez, acarreta a infiltração dos glomérulos por leucócitos e monócitos.

A etiologia da doença por anticorpos anti-MBG é desconhecida, embora vários fatores tenham sido incriminados. Assim, os pródromos infecciosos que ocorrem em alguns casos sugerem possível etiologia viral, como, por exemplo, a infecção pela influenza A2. Embora esta e algumas outras viroses tenham precedido a doença ocasionalmente, é impossível estabelecer uma relação de causa e efeito. Os indivíduos fumantes são mais sujeitos ao desenvolvimento de hemoptise que os não-fumantes. Também favorecem o aparecimento e a recidiva das manifestações pulmonares da doença a inalação de hidrocarbonetos voláteis, como a gasolina e o querosene. Existe suscetibilidade genética à produção de anticorpos anti-MBG: a freqüência do HLA-DR2 está muito aumentada nos pacientes (88% contra 26% nos controles).

É de interesse assinalar que os pacientes com nefrite de Alport não possuem o antígeno de GP (embora o gene correspondente pareça estar presente), em conseqüência de distúrbio bioquímico hereditário da síntese de MBG. Alguns desses pacientes, ao serem transplantados, desenvolvem a doença anti-MBG pelo fato de receberem um rim contendo o antígeno GP, que falta no receptor.

Como já foi dito, há cerca de 20 anos estabeleceu-se a dicotomia nas glomerulonefrites imunologicamente mediadas entre a GN por anticorpos anti-MBG e as GN produzidas por imunocomplexos. Entretanto, estudos recentes demonstram que a linha de demarcação entre esses dois grupos de doença não é tão nítida, e a dicotomia tende a desaparecer. Assim, os dois mecanismos imunogênicos podem suceder-se na evolução da mesma doença. Experimentalmente, na GN induzida em ratos pelo cloreto de mercúrio, há na fase inicial a fixação de auto-anticorpos com imunofluorescência linear ao longo da MBG, seguida posteriormente pela formação de agregados densos de imunocomplexos. Em seres humanos, há alguns relatos de pacientes com GN membranosa, doença típica de imunocomplexos, e que no decorrer da evolução desenvolveram o quadro clínico da GN rapidamente progressiva, com formação de crescentes. Nessa fase, foram detectados anticorpos anti-MBG nos glomérulos. Também nas fases iniciais da nefropatia lúpica com lesões glomerulares leves pode-se encontrar o padrão linear de depósito de IgG ao longo das paredes capilares. Os achados dos últimos anos indicam que a doença por anticorpos anti-MBG e a GN por imunocomplexos não devem ser consideradas como duas entidades separadas, mas, antes, como dois pólos extremos de uma gradação de doenças.

PROGNÓSTICO E TRATAMENTO

As formas mais benignas, sem alteração funcional, não necessitam de tratamento, tendendo a evoluir espontaneamente para a remissão. O oposto sucede nas formas rapidamente progressivas, com insuficiência renal grave, as quais, quando não tratadas, evoluem para a perda funcional total dos rins. Nesses casos, a instituição da terapêutica deve ser precoce e agressiva. A hemorragia pulmonar constitui também grande limitante da sobrevida e exige intervenção imediata. O tratamento iniciado, enquanto o paciente mantém diurese adequada e os níveis séricos da creatinina se encontram abaixo de 6mg/dL, produz resposta favorável em mais da metade dos pacientes. Ao contrário, a terapêutica raramente é eficaz nos oligúricos, necessitando de diálise.

O esquema terapêutico é triplo: 1. corticosteróides em dose elevada, por via intravenosa, cujo efeito antiinflamatório limita o acúmulo de células inflamatórias e acarreta regressão rápida da hemorragia pulmonar; 2. drogas imunossupressoras, a fim de suprimir a síntese de anticorpos anti-MBG; 3. plasmaférese, com o objetivo de retirar da circulação os anticorpos anti-MBG.

A pulsoterapia é feita pelo esquema de Bolton, com a infusão intravenosa de metilprednisolona, 30mg/kg/dose/dia, em exatos 20 minutos, em dias alternados, até completar três doses. O esquema é continuado com prednisona, na dose de1mg/kg de peso/dia, durante algumas semanas, até se obter resposta favorável, quando a dosagem poderá ser reduzida gradualmente. A ciclofosfamida deve ser administrada por via oral, na dose de 2 a 3mg/kg de peso/dia, durante oito semanas. A plasmaférese deve ser instituída precoce e intensamente, com troca de 4L de plasma diariamente, pelo período mínimo de duas semanas. Daí por diante, a plasmaférese será monitorizada pelos níveis séricos de anticorpos anti-MBG.

Com o esquema exposto, iniciado precocemente, a maioria dos pacientes responde de forma favorável, com cessação da hemorragia pulmonar e recuperação substancial da função renal.

Nos pacientes com perda definitiva da função renal, deve-se aguardar o desaparecimento dos anticorpos anti-MBG circulantes para realizar o transplante de rim.

SÍNDROME NEFRÓTICA

Jenner Cruz, Luís Balthazar Saldanha

HISTÓRIA E DEFINIÇÃO

Richard Bright descreveu, pela primeira vez, em 1827, a associação de hidropisia proteinúria e doença renal. A estes achados foram adicionadas hipoalbumi-nemia e hiperlipidemia, mas o nome nefrose seria criado apenas em 1905, por Friedrich Müller, para denominar as doenças degenerativas dos túbulos renais, em oposição às nefrites, que se reportariam às doenças inflamatórias. No século passado, o sufixo "ose" era empregado em sentido contrário ao sufixo "ite", como miocardose e miocardite.

Alguns anos após, em 1913, Munk reuniu uma série de casos que apresentavam edema, grande albuminúria e lipóides birrefringentes na urina. Sabendo que em grego "ose" significava "cheio de", ele criou o termo "nefrose lipóide" para essa doença, onde os rins estariam cheios de lípides.

Até a década de 1930, muitos autores acreditavam que esta entidade era uma doença dos túbulos e não primariamente glomerular, como já fora ensinado por Löhlein em 1918. O conceito de síndrome foi-se desenvolvendo à medida que se descobria um número cada vez maior de causas capazes de desencadeá-la.

A síndrome nefrótica foi caracterizada classicamente pela associação de edema generalizado, proteinúria abundante, hipoalbuminemia e hipercolesterolemia. A eles foi adicionada uma sensibilidade especial às infecções. Porém, como a hipercolesterolemia mostrou-se variável e por vezes ausente, ela passou a ser eliminada deste conceito. O termo nefrose foi tido como um absurdo etmológico, tentando-se substituí-lo por "hipoproteinemia proteinúrica". Kark et al. generalizaram a síndrome, definindo-a como as conseqüências metabólicas, nutritivas e clínicas de uma proteinúria maciça e contínua. Berman e Schreiner consideraram que o diagnóstico só seria possível se houvesse uma proteinúria superior a 3,5g/24h/1,73m^2 de superfície corpórea, além da presença de lipidúria, ou seja, corpúsculos ovais, birrefringentes, na urina.

A experiência foi demonstrando a importância fundamental da proteinúria na gênese da síndrome, enquanto a lipidúria podia estar ausente, embora, quando presente, fizesse o diagnóstico, motivo pelo qual optamos pelo conceito de Earley e Forland, adaptado: Síndrome nefrótica é uma entidade clínica, de muitas causas, caracterizada por albuminúria em quantidade suficiente para ocasionar hipoalbuminemia e suas conseqüências clínicas, metabólicas e nutricionais.

CAUSAS

A partir de Kark, foram descritas mais de 100 causas capazes de se enquadrar no conceito atual de síndrome nefrótica (Quadro 13.4). Estas podem ser divididas em dois grandes grupos:

a) Doenças renais primárias, reunindo três quartos dos casos.

b) Doenças renais secundárias, englobando o quarto restante.

Nefrologia

Quadro 13.4 – Causas de síndrome nefrótica.

Doenças renais primárias
 Doença glomerular por alterações
  mínimas
 Glomerulonefrite proliferativa mesangial
 Glomerulosclerose focal e segmentar
 Doença glomerular membranosa
  idiopática
 Glomerulonefrite membranoproliferativa
  (3 tipos)
 Glomerulonefrite proliferativa
  endocapilar ou crescêntica (forma
  difusa e forma focal e segmentar)
 Outras

Doenças renais secundárias
1. Congênitas ou hereditárias
 Cistinose (forma adulta)
 Deficiência de alfa-1-antitripsina
 Desautonomia familial
 Diabetes mellitus hereditário
 Doença da anemia falciforme
 Doença de Graves
 Doença de von Gierke
 Febre familial do Mediterrâneo
 Glomerulopatia de lipoproteínas
 Síndrome de Alport
 Síndrome de Charcot-Marie-Tooth
 Síndrome de Drash
 Síndrome de Fabry
 Síndrome de Galloway-Mowat
 Síndrome de Hurler
 Síndrome de Jeune ou distrofia torácica
  asfixiante
 Síndrome de Muckle-Wells
 Síndrome de Weber-Christian
 Síndrome nefrótica congênita (tipo
  finlandês)
 Síndrome nefrótica familial
 Síndrome unha-patela
2. Desencadeada por alérgenos
 Carvalho venenoso
 Doença do soro
 Hera venenosa
 Mofo
 Picada de abelhas
 Pólens
 Vacinação
 Vacina tríplice (difteria, tétano,
  coqueluche)
 Veneno de cobra
3. Medicamentos e agentes químicos
 Agentes antiinflamatórios não-esteróides
 Bismuto
 Bucilamina
 Captopril
 Clonidina
 Clorpropamida
 Diatrizoato de meglumina
 Fenindiona
 Heroína de rua
 Hidantoína
 Interferon-alfa
 Lítio
 Mefenitoína
 Meios de contraste

Mercúrio elemento orgânico ou
 inorgânico
Mesantoína
Ouro orgânico
Paradiona
Parametadiona
Penicilamina
Perclorato
Prata
Probenecid
Repelente de insetos
Rifampicina
Tiopronina
Tolbutamida
Tricloroetileno
Tridiona
Trimetadiona
Warfarina
4. Agentes infecciosos
 a) Bacterianos
  Endocardite infecciosa
  Glomerulonefrite aguda pós-
   estreptocócica
  Hanseníase
  Infecção por *Mycoplasma*
  Nefrite por *shunt*
  Pielonefrite crônica bacteriana com
   refluxo vesicoureteral
  Sífilis congênita
  Sífilis secundária
  Tuberculose
 b) Helmintos
  Filariose
  Esquistossomose por *Shistosoma
   mansoni* ou *Shistosoma haematobium*
  Tripanossomíase
 c) Protozoários
  Malária quartã
  Malária terçã
  Toxoplasmose
 d) Vírus
  AIDS (vírus tipo 1)
  Citomegalovírus
  Hepatite B
  Hepatite C
  Herpes zoster
  Mononucleose infecciosa (vírus
   Epstein-Barr)
  Retrovírus
  Vírus da vacina
5. Neoplasias
 a) Tumores sólidos (carcinomas e
  sarcomas)
  Carcinoma de células basais
  Colo do útero
  Cólon
  Corpo carotídeo
  Estômago
  Feocromocitoma
  Mama
  Melanoma
  Mesotelioma
  Oncocitoma
  Orofaringe

Ovário
Próstata
Pulmão
Rim
Sarcoma de células reticulares
Supra-renal
Tireóide
Tumor de Wilms
 b) Leucemias e linfomas
  Doença de Hodgkin
  Leucemia linfática crônica
  Linfoma
  Linfossarcoma
  Macroglobulenemia de Waldenström
  Mieloma múltiplo (amiloidose)
6. Doenças sistêmicas
 Amiloidose primária e secundária
 Arterite de Takayasu
 Artrite reumatóide
 Colite ulcerosa
 Crioglobulinemia mista
 Dermatite herpetiforme
 Dermatomiosite
 Diabetes mellitus
 Doença de Berger ou nefropatia por IgA
 Doença de cadeias leves e pesadas (tipo
  Randall)
 Doença mista do tecido conjuntivo
 Epidermólise tóxica
 Granulomatose de Wegener (vasculites
  sistêmicas)
 Lipodistrofia parcial
 Lúpus eritematoso disseminado
 Mixedema
 Poliarterite nodosa
 Púrpura de Henoch-Schönlein
 Sarcoidose
 Síndrome de Goodpasture
 Síndrome de Sjögren
7. Causas mistas
 Antígeno tubular renal
 Doença cardíaca congênita cianótica
 Doença de Castleman
 Doença de Kimura
 Esferocitose
 Estenose da artéria renal
 Exposição à sílica
 Hipertensão arterial renal unilateral
 Insuficiência cardíaca congestiva grave
 Insuficiência tricúspide
 Jejunoileíte crônica
 Linfangiectasia intestinal
 Nefropatia do refluxo vesicoureteral
 Nefrosclerose maligna ou acelerada
 Obesidade maciça
 Papilite necrosante
 Pericardite constritiva
 Pré-eclâmpsia e outras síndromes
  associadas à gravidez
 Rejeição crônica de transplante renal
 Síndrome de Buckley
 Síndrome de Gardner-Diamond
 Síndrome de Kartagener

As doenças renais primárias ou intrínsecas dos rins são aquelas cuja etiopatogenia e agente antigênico são ainda mal compreendidos e/ou desconhecidos, enquanto as doenças renais secundárias dependem de uma doença sistêmica que pode afetar os rins, ou cujo antígeno é conhecido.

No grupo de doenças hereditárias, além de a síndrome poder ocorrer em diferentes membros da família, ela pode manifestar-se desde os primeiros dias de vida ou ser de aparecimento mais tardio. Elas podem coexistir, quer entre as doenças renais primárias, quer nas secundárias. As síndromes decorrentes de alérgenos, agentes químicos ou medicamentosos e causas neoplásicas costumam desaparecer quando a causa desencadeante é afastada. O mesmo não ocorre nas causas infecciosas, em que a resposta é variável. Costuma desaparecer com a cura da sífilis, mas raramente o faz com a cura da esquistossomose mansônica. As outras causas sistêmicas e mistas, algumas delas estudadas em outros capítulos deste livro, também admitem comportamento distinto.

A síndrome pode ocorrer em qualquer idade, qualquer sexo e qualquer raça, sendo mais comum nos mais jovens e no sexo masculino e rara após os 60 anos.

A prevalência das causas varia com o sexo e a idade. Na primeira década de vida, as causas mais freqüentes pertencem ao grupo das doenças renais primárias, especialmente a doença glomerular por alterações mínimas e o sexo masculino. Dos 20 aos 40 anos, deve-se pensar sempre no lúpus eritematoso disseminado quando o paciente for do sexo feminino, que algumas vezes pode se iniciar nos rins, sob a forma de uma síndrome nefrótica. Após os 40 anos, em ambos sexos, aumenta a incidência de neoplasias, amiloidose e glomerulosclerose diabética (síndrome de Kimmelstiel-Wilson).

Considerando-se apenas as doenças renais primárias, a doença glomerular por alterações mínimas é a forma mais comum de síndrome nefrótica em adultos e crianças.

QUADRO CLÍNICO E LABORATORIAL

O edema caracteriza a doença. Inicia-se, em geral, gradual e intermitentemente. Um dia o tornozelo está edemaciado à tarde ou à noite e em outro o rosto amanhece inchado, normalizando-se no decorrer do dia. Como no dia seguinte o edema não reaparece e o paciente está assintomático, ele não procura o médico, porém, se o fizer, nem sempre este pesquisa a proteinúria na urina, que poderia sugerir o diagnóstico. Este quadro insidioso pode durar semanas ou meses. De repente, uma infecção ou alguma causa desconhecida pode desencadear uma anasarca. A anasarca ou hidropisia consiste em edema generalizado, imenso, limitado unicamente pela capacidade da pele em se

distender. O edema é mole, frio e facilmente depressível, quando deixa a marca do dedo que o comprimiu, denominado godê. Ele pode formar balões ou lobulações pálidas e brilhantes nos braços, pernas e dorso das mãos e dos pés. O abdômen apresenta-se protuberante por ascite e edema subcutâneo, comprometendo enormemente o escroto nos homens ou os grandes lábios na mulher. Os edemas sofrem a ação da gravidade. De manhã, ao levantar, todo o subcutâneo em contato com o leito está inchado e, à tarde, se o paciente ficou em pé o dia todo a maior parte da água deslocou-se para os membros inferiores. O rosto é redondo, em lua cheia, desfigurado pelo inchaço dominante ao redor dos olhos, meras frestas róseas dispostas horizontalmente na face. Com grandes hipoalbuminemias, inferiores a 1,5g/dL, o edema pode atingir a pleura e o pericárdio.

Com a instalação e o aprofundamento da retenção hídrica, aparecem letargia, fadiga, anorexia e depressão mental.

Tosse, dispnéia, dor de garganta, obstrução nasal, cefaléia e expectoração são comuns, dando a sensação de que o paciente está sofrendo de resfriados contínuos.

Como há diminuição da imunidade às infecções, bacterianas ou não, são freqüentes, principalmente na pele, pulmões, garganta e peritônio. Na era pré-antibiótica era comum a infecção do líquido ascítico, simulando um abdômen agudo, com dor, descompressão brusca dolorosa, rigidez muscular e, por vezes, eritema cutâneo abdominal. Esse quadro de peritonite transitória, denominado *crise nefrótica*, mas raro hoje em dia, muitas vezes terminava em sala de cirurgias, em que uma laparotomia iria mostrar apenas filamentos de fibrina e líquido, habitualmente estéril. Devido à dificuldade em se estabelecer o agente etiológico, muitas teorias foram formuladas para explicar a síndrome aparentemente infecciosa. Porém, a introdução de antibióticos veio confirmar a natureza bacteriana do quadro clínico, com sua remissão rápida e completa. Mas, na vigência dessa doença, é importante a realização de exames minuciosos, pois nada impede de o nefrótico apresentar apendicite aguda ou ruptura de úlcera péptica, especialmente sob tratamento com corticóide, em que a não realização da cirurgia pode ser fatal ao paciente. O corticóide pode mascarar o quadro cirúrgico e dificultar o diagnóstico e, como há hipoalbuminemia intensa e dificuldade em fechar a sutura cirúrgica, o ato operatório deve ser rápido, com apenas fechamento da úlcera rota e administração de albumina humana isenta de sódio, no pós-operatório, sempre que possível.

Com a piora do quadro, aparecem diarréia e anorexia, talvez decorrentes de edema da mucosa do estômago e do intestino, que em um círculo vicioso agravam a desnutrição, piorando a anorexia. A desnutrição contribui para diminuir o metabolismo basal, simulando hipotireoidismo, diagnosticado no início do século XX, quando se chegou a implicar a tireóide na gênese da síndrome, o que se provou mais tarde não ser real.

As linhas de Muehrcke (faixas transversas largas e brancas) e a linha de Mee (quando a faixa é única) são tiras transversais que podem aparecer nas unhas das mãos e dos pés, simetricamente, em portadores de síndrome nefrótica e de insuficiência renal crônica, correspondendo, cada uma, ao número de recidivas da síndrome. Dependem de desnutrição, afetando a formação da unha. As linhas são decorrentes de bolhas de ar.

Outro problema é a depleção de potássio, que pode acarretar diversas conseqüências, inclusive diminuição da velocidade de filtração glomerular e vacuolização dos túbulos, com perda reversível de suas funções. A hipocalemia depende da desnutrição, anorexia, hiperaldosteronismo secundário e medicação com corticóides e diuréticos.

A proteinúria maciça é a pedra fundamental da síndrome. Ela é usualmente superior a 5g por dia, podendo atingir níveis superiores a 50g/dia, sendo extremamente variável dia a dia, aumentando com o exercício e com a posição em pé em cerca de quatro quintos dos casos. O volume urinário é também variável, sendo muito pequeno quando o edema está em formação. Como a absorção aumentada de proteínas pode comprometer outras funções tubulares, pode-se encontrar glicosúria renal, com normoglicemia. A presença de cilindros gordurosos e de lipóides birrefringentes, à luz polarizada, embora possam faltar, fazem o diagnóstico da síndrome quando presentes.

A proteinúria leva à hipoproteinemia devida essencialmente à queda da albuminemia. A hipoalbuminemia é responsável pela queda da pressão osmótica e oncótica do plasma, bem como pelo aparecimento do edema, que se inicia quando ela cai a 2,5 a 3g/dL. Ela pode cair abaixo de 1g/dL, enquanto o total das globulinas permanece estável, embora variem as suas frações.

A alfa-1-globulina permanece normal ou diminuída, pois algumas de suas frações se elevam, enquanto outras diminuem; a alfa-2 e a betaglobulina elevam-se, pois são responsáveis pelo transporte sangüíneo do colesterol e de outros lípides que se encontram, geralmente, elevados; enquanto a gamaglobulina está significativamente reduzida nas glomerulopatias primárias, especialmente devido à fração IgG, pois as frações IgA, IgM e IgE costumam estar normais ou elevadas. Em algumas glomerulopatias secundárias, como a do lúpus eritematoso disseminado, costuma estar alta ou elevar-se progressivamente, à custa da fração IgG. Em alguns casos iniciais, pode estar baixa como se fosse uma glomerulopatia primária.

O fator B, um dos responsáveis pela ativação do complemento pela via alternada, está baixo no soro, o que poderia dificultar a opsonização de bactérias e contribuir para um aumento da suscetibilidade às infecções. Outras frações do complemento como Clq, C2, C8 e C9 podem estar diminuídas. A fração C3 pode estar alta no soro, embora possa ser perdida na urina. As frações C1, C1s e C4 estão normais.

Os fatores de coagulação V, VII, VIII-von Willebrand e X, além do número de plaquetas circulantes, estão, em geral, elevados. Os fatores IX e XII estão diminuídos por perda renal. Os níveis de antitrombina III (cofator da heparina) caem proporcionalmente à queda de albumina sérica, provavelmente também por saírem da urina. Os níveis de proteína C e S estão normais ou elevados, mas sua atividade funcional pode estar diminuída, contribuindo para o estado de hipercoagulabilidade, juntamente com um aumento da agregação plaquetária e níveis elevados de beta-tromboglobinúria. Há evidências sugestivas de ativação do fator Hageman e aumento da velocidade catabólica do fibrinogênio, bem como de sua síntese.

A proteinúria também compromete as funções hormonais.

A deficiência de zinco está associada à disgeusia ou distúrbio do paladar, além de deficiência na cicatrização, impotência e diminuição da imunidade mediada por células. A deficiência acentuada de transferrina ou siderofilina está associada à anemia microcítica hipocrômica, resistente ao tratamento com ferro. A deficiência de transcortina pode ocasionar alterações no cortisol em pacientes recebendo doses farmacológicas de glicocorticóides, alterando o metabolismo e a resposta tecidual a esses agentes. A deficiência da globulina ligada à tiroxina pode alterar os testes funcionais da tireóide e simular hipotireoidismo, por causar queda sérica de T_4 (tiroxina total) e de T_3 (triiodotironina). Pode haver também perda renal da globulina ligada a 25-hidroxicolecalciferol, produzindo deficiência adquirida dessa vitamina D_3, com baixos níveis plasmáticos de 1,25-hidroxicolecalciferol, menor absorção intestinal de cálcio, diminuição do cálcio ionizável circulante, aumento do hormônio das paratireóides, hiperparatireoidismo secundário, osteomalacia e osteíte fibrosa cística. O substrato de renina plasmático pode estar reduzido ou aumentado na síndrome nefrótica. A hipoproteinemia pode causar também alcalose metabólica persistente. Finalmente, a perda renal da lecitina colesterol-aciltransferase e da orosomucóide, esta última impedindo a ativação da lipoproteína lipase, pode alterar o metabolismo lipídico. A hipercolesterolemia é variável, desde inexistente em algumas poucas síndromes nefróticas, como a do lúpus eritematoso disseminado, a amiloidose e alguns casos de evolução da síndrome para a cronicidade, até níveis superiores a 1.000mg/dL. Ela costuma ser inversamente proporcional à albuminemia, variando habitualmente de 400 a 600mg/dL. Nas remissões da síndrome, mesmo após a normalização da proteinemia e mesmo sem o uso de corticóides, o colesterol demora a normalizar, desde semanas a meses. O colesterol total costuma subir juntamente com os fosfolípides e os triglicérides. Estes últimos e a fração VLDL-colesterol aumentam regularmente apenas quando a albuminemia atinge 1 a 2g/dL, ocasião em que o soro fica lactescente. A fração HDL-colesterol pode estar normal, alta ou baixa, conforme diferentes fatores. Pode ser eliminada pela urina, em casos de grandes proteinúrias, produzindo sua queda no plasma; outras causas podem provocar sua elevação. A fração LDL-colesterol aumenta menos, pois os defeitos enzimáticos da atividade da lipoproteína lipase e da lecitina colesterol-aciltransferase, a deficiência do co-fator orosomucóide e altos graus de hipoalbuminemia contribuem para impedir a conversão periférica de VLDL em IDL e LDL-colesterol. Pela classificação de Fredrickson, os portadores de síndrome nefrótica poderiam ser classificados em tipo V (30%) e tipos III ou IV (10%).

CONCEITO DE SELETIVIDADE

Descobriu-se que em determinadas síndromes nefróticas havia uma correlação negativa entre o peso molecular das proteínas plasmáticas excretadas pelos rins e a resposta ao tratamento imunossupressor. Era como se o glomérulo selecionasse as proteínas a serem excretadas pelo tamanho ou pelo peso.

Cameron e Blanford criaram um método rápido e fácil de se medir esta capacidade de seleção, denominando-o índice de seletividade (IS) ou permeabilidade glomerular seletiva.

O IS seria medido pela divisão do *clearance* de IgG pelo de transferrina, ou seja, uma proteína de alto peso molecular por uma de baixo:

$$IS = \frac{C_{IgG}}{C_T} = \frac{(U_{IgG} \times V)}{P_{IgG}} \div \frac{(U_T \times V)}{P_T} = U_{IgG} \times P_T \div U_T \times P_{IgG}$$

onde C = *clearance* de IgG ou de transferrina (T); V = volume urinário por minuto; U = concentração urinária de IgG ou de transferrina (T); P = concentração plasmática de IgG ou de transferrina (T).

Como se vê, nessa determinação o volume urinário (V) é anulado e desnecessário, diminuindo as causas de erro dependentes de perda de parte desse volume.

Nas síndromes nefróticas que selecionam as proteínas excretadas na urina pelo peso ou tamanho, a excreção de IgG é muito baixa ou zero, anulando a fração. Considera-se alta seletividade em adultos valores de 0 a 0,2 e, em crianças, de 0 a 0,1. A seletividade seria baixa quando acima de 0,5 e moderada entre esses valores. Na doença glomerular por alterações míni-

mas, o mecanismo imunológico desencadeante altera a carga elétrica da membrana basal do glomérulo, levando a um grande aumento da excreção urinária de albumina, sem mudar significativamente a excreção de outras proteínas do soro. Nessa doença haveria alta seletividade. Nas outras nefropatias primárias, com grandes alterações histológicas, haveria aumento de todas as proteínas do soro na urina, ou proteinúria não-seletiva e baixa seletividade. O IS relaciona-se mal com o achado anatomopatológico e com a resposta ao tratamento, principalmente em adultos, motivo pelo qual vem sendo menos utilizado ultimamente.

FISIOPATOLOGIA DO EDEMA E DA HIPERLIPIDEMIA

Um adulto normal elimina pela urina 50 a 150mg de proteína constituída de albumina plasmática, imunoglobulinas, cadeias leves, transferrina e pequena quantidade de glicoproteínas de origem tubular, entre as quais a de Tamm-Horsfall. Na síndrome nefrótica, por diferentes causas, há aumento da filtração glomerular às proteínas do plasma, especialmente à albumina, por mecanismos ainda não completamente entendidos.

Grande parte dessas proteínas filtradas é reabsorvida pelos túbulos, principalmente proximais. Esse aumento de reabsorção de proteínas plasmáticas pode ocasionar comprometimento da capacidade de reabsorção de outras substâncias como a glicose, o fósforo e os grupos de aminoácidos, chegando a desencadear uma síndrome semelhante à de Fanconi. As proteínas reabsorvidas são catabolizadas nos túbulos até aminoácidos, correspondendo a 5 a 10% da albumina intravascular. Essa perda renal é contrabalanceada por maior síntese de proteínas pelo fígado. Provavelmente, o mesmo estímulo que origina a maior síntese de proteínas condiciona também maior síntese de lipoproteínas. Em alguns casos há evidências de perda intestinal de proteínas contribuindo para seu balanço negativo. A maior permeabilidade glomerular e a hiperlipidemia decorrente de maior síntese de lípides e sua menor catabolização condicionam lipidúria. A albuminúria conduz à desnutrição e à hipoalbuminemia. A albuminemia correlaciona-se inversamente com o colesterol total, os fosfolípides e os triglicérides, contribuindo para o aumento dos lípides e lipidúria.

A tendência à hipercolesterolemia, com aumento das frações LDL e VLDL-colesterol e à hipertrigliceridemia é um fator separado para doença cardiovascular aterosclerótica.

Várias teorias foram propostas para explicar a origem do edema nefrótico. A hipovolemia, com respectiva redução da pressão oncótica do plasma, tem sido considerada causa da retenção de água e sal pelos rins. O aumento da reabsorção de sódio é considerada função de muitos sistemas mediadores que informam estar havendo depleção de volume. Há, portanto, ativação do sistema renina-angiotensina-aldosterona, sistema nervoso simpático e sistemas vasopressores.

A hipoproteinemia acarreta diminuição da pressão oncótica do plasma com saída de líquidos para o espaço intersticial. Vários fatores opõem-se a isso: a pressão oncótica intersticial, posterior queda de até um quinto da pressão oncótica intersticial e aumento do fluxo linfático.

Outros fatores contribuem para a retenção de sódio: menor liberação do peptídeo natriurético atrial e maior atividade da renina plasmática. Porém, a inibição da aldosterona, elo final do sistema renina-angiotensina-aldosterona, com espironolactona, tem habitualmente pequeno efeito na anasarca, embora elevem os níveis de potássio do plasma.

A soma de todos esses fatores é responsável pelo edema nefrótico (Fig. 13.13).

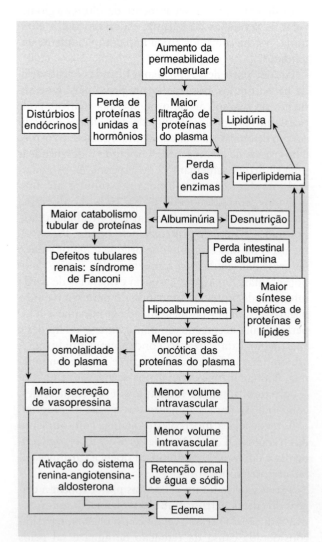

Figura 13.13 – Fisiopatologia da síndrome nefrótica.

Provavelmente, de todos esses fatores responsáveis pela gênese do edema, os mais importantes são a hipoalbuminemia e a diminuição da pressão oncótica das proteínas do plasma, pois a administração criteriosa de albumina humana isenta de sódio, por via intravenosa, é seguida de farta diurese, redução do edema e aumento da albuminemia. Nem todos nefróticos apresentam hipovolemia, aumento do sistema renina-angiotensina-aldosterona, da vasopressina e do sistema nervoso simpático e diminuição do peptídeo natriurético atrial.

COMPLICAÇÕES

Edema

Pode ser imenso e generalizado, em algumas condições, ultrapassando 50% do peso corpóreo. Se a ascite e o derrame pleural são comuns, o mesmo não se aplica às efusões pericárdicas, que são raras em síndromes nefróticas não complicadas.

Hipovolemia e insuficiência renal aguda

Os portadores de síndrome nefrótica podem apresentar diferentes graus de volemia, desde alta até baixa. Os estados hipovolêmicos são os mais raros. Estes, quando são muito intensos, acompanhados de hipoalbuminemia grave, inferior a 1g/dL, hipotensão postural intensa, colapso circulatório e instabilidade cardiovascular, podem levar à insuficiência renal aguda e/ou ao óbito. Esse quadro drástico era freqüente na era pré-diurética e é mais raro atualmente, embora o uso de diuréticos possa também ser perigoso. Se o colapso circulatório tornou-se mais raro, o mesmo não se diz da insuficiência renal aguda precipitada pelo uso de agentes antiinflamatórios não-esteróides, trombose venosa renal bilateral e nefrite intersticial aguda induzida por drogas.

Desnutrição protéica

Os portadores de síndrome nefrótica apresentam desnutrição protéica decorrente de proteinúria maciça, anorexia, menor absorção intestinal, tratamento com corticóides e menor funcionamento das glândulas endócrinas. É tanto mais grave quanto mais demorados e mais intensos esses fatores. Em crianças, pode afetar o crescimento e o desenvolvimento.

Aceleração da aterosclerose cardiovascular

A hiperlipidemia prolongada, com aumento do colesterol total e de suas frações LDL e VLDL-colesterol, com diminuição da fração HDL-colesterol, associada a aumento inconstante da trigliceridemia, da renina, da angiotensina II e da pressão arterial devem contribuir para acelerar a aterosclerose vascular, particularmente coronariana, aumentando o risco de infarto agudo do miocárdio. O tratamento diurético, que aumenta a atividade do sistema renina-angiotensina-aldosterona e a administração de corticóides, também deve contribuir para esse evento.

Maior sensibilidade às infecções

Como já foi relatado anteriormente, os portadores de síndrome nefrótica apresentam diminuição da imunidade humoral e celular, aliadas a uma deficiência adquirida da IgG, menor opsonização por deficiência do fator B, tendência à diminuição dos complementos C3, C1q, C2, C8 e inibidor do C1, além de tratamento com corticóides. Por esse motivo, na era pré-antibiótica as infecções bacterianas eram a principal causa de morte em crianças nefróticas.

Comprometimento das funções tubulares

Os pacientes que apresentam proteinúria maciça costumam exibir glicosúria renal, hiperfosfatúria, aminoacidúria generalizada e aumento da bicabonatúria e da caliúria, isoladas ou constituindo a síndrome de Fanconi. Encontram-se também acidose renal tubular, raquitismo e/ou osteomalacia e hiponatremia por retenção de água devido ao aumento de secreção de vasopressina, especialmente em portadores de nefrite intersticial crônica.

Hipercoagulabilidade e trombose da veia renal

Os portadores de síndrome nefrótica apresentam grande tendência à trombose, quer da veia renal, quer de artérias e veias pulmonares e periféricas, como de embolias pulmonares. Desde Rayer, em 1840, sabe-se da associação de trombose da veia renal e síndrome nefrótica. Atualmente, acredita-se que geralmente a trombose é causada pela síndrome e não sua causa. Por motivos desconhecidos, é mais rara em síndromes nefróticas decorrentes de *diabetes mellitus*, glomerulosclerose focal e segmentar e doença glomerular por alterações mínimas.

No nefrótico podemos encontrar diminuição dos fatores XI, XII, inibidor da calicreína, antiplasmina, alfa-1-antitripsina, ativador do plasminogênio e estimulante da prostaciclina endotelial, com aumento da betatromboglobulina e de procoagulantes.

Alterações imunológicas

Os portadores de síndrome nefrótica podem apresentar vários distúrbios da imunidade humoral e daquela mediada por células. Freqüentemente, encontra-se anormalidade em testes que medem *in vitro* a imunidade celular, como o da fito-hemaglutinina, blastogênese induzida por antígeno e cultura mista de linfócitos. Nos nefróticos, a relação entre T4 (linfócitos auxiliadores) e T8 (linfócitos supressores e citotóxicos) costuma estar alterada, podendo produzir fatores capazes de alterar a permeabilidade vascular.

Hipertensão arterial

Não faz parte da definição de síndrome nefrótica, pois ocorre em menos da metade dos casos. Está ausente na maioria dos casos de alterações mínimas e, naqueles em que está presente, costuma ser de evolução benigna leve.

PATOLOGIA E DIAGNÓSTICO

O diagnóstico de síndrome nefrótica é fácil. São dados altamente sugestivos o edema de início insidioso, sua intensidade, sua mobilidade com o decúbito, o fato de poder atingir o escroto no homem e a vulva na mulher e a urina clara que forma espuma ao entrar em contato com o vaso sanitário.

Para sua confirmação basta provar-se a existência de proteinúria maciça, o que pode ser feito no consultório ou na casa do paciente. Os testes mais comuns são: teste do papel (Albustix®, Combistix®, Dipstick®, Labstix®, Multistix® etc.), do ácido sulfossalicílico e do calor com acidificação.

O primeiro é o mais simples, tendo a vantagem da rapidez (no máximo um minuto para todas as leituras) e de poder fazer, simultaneamente, várias dosagens: pH, densidade, glicosúria, corpos cetônicos, proteinúria, hematúria, leucocitúria, nitritos, bilirrubina, urobilinogênio etc., conforme a marca utilizada. No caso da proteinúria, basta mergulhar a tira que contém o reativo na urina. É de leitura imediata: negativo, traços e de + a ++++. A desvantagem é que ++++ corresponde a proteinúrias iguais ou superiores a 500mg/L, não diferenciando proteinúrias nefríticas de nefróticas e que + corresponde a 30mg/L, podendo ser positiva em pacientes normais.

O teste do ácido sulfossalicílico é feito pingando-se algumas gotas da solução deste ácido, 3g/100mL, em um tubo de ensaio contendo a urina a ser examinada. As gotas ficarão fortemente leitosas ao entrarem em contato com a urina nefrótica. Usando-se doses padronizadas da urina e do ácido, pode-se avaliar quantitativamente a proteinúria, fazendo-se a leitura do grau de turbidez contra padrões ou por meio de um fotômetro calibrado. Essas soluções podem ser adquiridas em farmácias de manipulação, na dose já indicada.

O teste mais acessível e muito eficiente consiste apenas em ferver a urina em um tubo de urina transparente, de preferência refratário. Pode-se usar qualquer vidro transparente e incolor, tendo-se o cuidado de agitá-lo, para não estourar ao ferver. Se a urina ficar leitosa com a fervura, o teste é positivo. Quanto maior a turvação maior a proteinúria. Para se ter a certeza que foi a albumina que se transformou de sol para gel e não uma eventual fosfatúria, basta acidificar a urina com algumas gotas de vinagre (ácido acético) ou limão (ácido cítrico). A fosfatúria precipita-se em urina alcalina, e se desfaz com a acidificação.

Se o diagnóstico sindrômico é fácil, sua causa precisa nem sempre o é, a menos que se faça biópsia renal analisada por microscopia óptica, utilizando

Nefrologia

colorações diversas, imunofluorescência e microscopia eletrônica. Como essa manobra não é isenta de risco e poucos serviços no Brasil podem fazer o exame anatomopatológico completo, muitas vezes o exame é feito e o diagnóstico é inconclusivo. Como nem sempre a precisão do diagnóstico é essencial para o tratamento, discute-se da necessidade em se biopsiar todos os portadores dessa síndrome, especialmente se não se dispuser de um bom laboratório.

As alterações patológicas encontradas em biópsias renais de portadores de síndrome nefrótica podem ser divididas em seis categorias (Quadro 13.5). Embora estejam relacionadas entre as doenças renais primárias, também são comuns entre as doenças renais secundárias. Serão descritas apenas as cinco primeiras, o sexto grupo (glomerulonefrites proliferativas crescênticas) já foi visto entre as síndromes nefríticas no início deste capítulo.

Quadro 13.5 – Causas de hematúria (adaptado de Glassock).

I – DOENÇAS RENAIS PARENQUIMATOSAS
 	
A) Glomerulopatias
  1. Primárias
    Nefropatia por IgA
    Glomerulonefrite crescêntica
    Glomerulonefrite membranoproliferativa
    Glomerulosclerose focal
    Nefropatia por IgM
    Doença glomerular membranosa idiopática (< 20%)
    Doença glomerular por alterações mínimas (< 20%)
  2. Agressões renais em doenças multissistêmicas
    Lúpus eritematoso sistêmico
    Poliarterite nodosa
    Vasculites necrosantes
    Granulomatose de Wegener
    Púrpura de Henoch-Schönlein
    Síndrome de Goodpasture
    Síndrome hemolítico-urêmica
    Púrpura trombocitopênica trombótica
    Esclerodermia
    Glomerulosclerose intercapilar diabética
    Amiloidose (rara)
  3. Doenças infecciosas
    Glomerulonefrite aguda pós-estreptocócica
    Glomerulonefrite da endocardite infecciosa
    Nefrite por *shunt*
    Outras glomerulonefrites pós-infecciosas
  4. Doenças hereditárias
    Síndrome de Alport
    Doença da membrana basal fina
    Doença de Fabry
    Síndrome unha-patela
B) Doenças vasculares e tubulointersticiais
  1. Por hipersensibilidade
    Nefrite intersticial aguda por hipersensibilidade
	2. Neoplasias
	    Tumores primários (hipernefroma, tumor de Wilms, angiomiolipoma)
	    Tumores metastáticos (raros)
	3. Doenças hereditárias
	    Doença renal policística
	    Rim medular em esponja
	4. Vascular
	    Hipertensão maligna
	    Trombose ou embolia da artéria renal
	    Síndrome da dor lombar-hematúria
	    Depósito de C3 em arteríola aferente
	    Malformações arteriovenosas
	5. Necrose papilar
	    Nefropatia por abuso de analgésicos
	    Estigma anemia falciforme
	    Diabetes mellitus
	    Etilismo
	    Espondilite anquilosante
	    Uropatia obstrutiva
	    Amiloidose
	6. Traumatismo
	7. Pielonefrite aguda
	
	II – DOENÇAS DAS VIAS RENAIS EXCRETORAS
	
	A) Pelve renal
	    Carcinoma de células transicionais
	    Varizes da pelve renal
	    Cálculos
	    Traumatismo
	    Hidronefrose grave
	B) Ureteres
	    Cálculos
	    Carcinoma de células transicionais
	    Periuretrites (apendicite, ileocolite, abscessos)
	    Fibrose retroperitoneal
	    Ureterocele
	    Uretrite cística
	    Varizes
	C) Bexiga
	    Carcinoma da bexiga
	    Cistite cística
	    Cistite da mostarda nitrogenada ou da ciclofosfamida
		Cistite de hipersensibilidade (alérgica)
		    Cistite de radiação
		    Cistite intersticial crônica (úlceras de Hunner)
		    Cistite por corpos estranhos
		    Cálculos da bexiga
		    Schistosoma haematobium
		    Anomalias vasculares
		    Descompressão brusca
		    Superdistensão grave
		    Traumatismo
		    Hematúria dos corredores da maratona
		D) Próstata
		    Hipertrofia benigna da próstata
		    Carcinoma da próstata
		    Prostatite aguda
		    Prostatite crônica
		E) Uretra
		    Úlceras do meato
		    Prolapso uretral
		    Carúncula uretral
		    Uretrite aguda
		    Uretrite crônica
		    Carcinoma da uretra
		    Carcinoma do pênis
		    Anomalias vasculares
		    Traumatismo
		    Corpos estranhos
		    Condiloma acuminado
		    Endometriose
		
		III – DISTÚRBIOS DA COAGULAÇÃO
		
		A) Defeito das plaquetas
		    Induzido por drogas
		    Idiopático
		    Púrpura trombocitopênica
		    Tromboastenia
		    Doenças da medula óssea
		B) Deficiência de fatores da coagulação
		    Hemofilia A ou B
		    Terapia com heparina
		    Terapia com warfarina e outros anticoagulantes orais
		    Defeitos congênitos da coagulação
		    Defeitos adquiridos da coagulação
		
		IV – OUTROS
		    Escorbuto
		    Telangiectasia hereditária

Doença glomerular ou glomerulopatia por alterações mínimas

Foi denominada nefrose lipóide ou nefrose lipoídica pura ou genuína até receber do Prof. Jean Hamburger a denominação atual. Este nome provém do fato de que, à microscopia óptica, os glomérulos parecem normais ou apresentam apenas mínimas alterações. Também é denominada glomerulopatia por lesões mínimas.

Pode ocorrer em qualquer idade, mas predominantemente em crianças de 2 a 6 anos de idade. É a causa mais comum entre as síndromes nefróticas primárias (Tabela 13.1), incidindo de 1,8 a 5 casos/1.000.000 de crianças até 10 anos de idade/ano; 70 a 90% das síndromes nefróticas de crianças até 10 anos de idade e 50% das outras e 10 a 15% de adultos, com predominância do sexo masculino. É mais comum na Ásia que na América ou Europa. Pode ocorrer em gêmeos, após virose do trato respiratório superior, em crianças alérgicas, atópicas ou imunizadas recentemente.

Tabela 13.1 – Prevalência de glomerulopatias conforme a idade (adaptado de vários autores).

Glomerulopatias	Crianças (%)	Adultos (%)
Alterações mínimas	85	26
Glomerulosclerose focal	10	16
Glomerulonefrite membranosa	0,5	23
Glomerulonefrite membranoproliferativa	2,5	10
Outras	2	25

Quadro clínico – é de uma síndrome nefrótica completa com grande proteinúria, hipoalbuminemia e hiperlipidemia, com hematúria rara e discreta na infância e hipertensão arterial em pouco mais de 10% dos pacientes jovens. Em adultos e idosos, a hipertensão pode ser grave e a insuficiência renal presente, embora rara e discreta. As recidivas ou reativações da doença são freqüentes, bem como fenômenos trombóticos e infecções bacterianas sérias. A proteinúria pode exceder 40mg/kg/m² em crianças, sendo altamente seletiva. Hematúria microscópica pode ser encontrada em 15 a 20% dos casos, sendo extremamente rara a sua forma macroscópica. A creatinina está levemente aumentada em um terço dos casos, no início do processo, provavelmente por insuficiência renal funcional hipovolêmica. A fração de filtração está quase sempre reduzida. Hiponatremia é em geral falsa, decorrente de hiperlipidemia. A hemoglobina, o hematócrito, a velocidade de hemossedimentação, o colesterol total e suas frações HDL, LDL e VLDL-colesterol, os triglicérides, a atividade de renina plasmática e a aldosterona estão geralmente elevados. As frações do complemento C3 e C4 e a properdina estão um pouco elevadas ou geralmente normais. A IgG está muito

diminuída, enquanto a IgE e a IgM podem elevar-se. A IgA pode elevar-se bastante em comparação com outras nefroses. Remissão total pode ocorrer após algumas infecções por vírus, especialmente após sarampo, talvez por diminuir transitoriamente a hipersensibilidade mediada por células.

Transmissão genética – a doença é mais comum em crianças atópicas HLA-B12, sendo também encontrada, em maior número, em HLA-DR7, DQw3, DRw8, 88 e B13.

Este padrão anatômico também pode ocorrer em síndromes nefróticas secundárias a doença de Hodgkin, linfomas, leucemia, tumores sólidos, sífilis, AIDS, outras viroses, nefrite intersticial linfocítica e após o uso demorado de agentes antiinflamatórios não-esteróides, principalmente indometacina, ibuprofeno e fenoprofeno, assim como ouro, lítio, interferon, ampicilina, rifampicina, trimetadione e tiopronina.

Patogênese – é desconhecida. Sabe-se porém que a anormalidade básica deve residir na membrana basal glomerular ou nas células epiteliais, resultante de alteração nas funções dos linfócitos T, produzindo inversão na carga elétrica da membrana basal, tornando-a mais permeável às proteínas do plasma. As células T produzem, aparentemente, uma linfocina que aumenta a permeabilidade glomerular à proteína.

A perda da carga negativa da parede capilar inverte-se prontamente com o transplante renal, sugerindo a existência de um fator circulante responsável pela neutralização ou destruição do poliânion glomerular.

Prognóstico – é bom. A sobrevida em 10 anos é superior a 95%, sendo maior em crianças que em adultos. Até hoje, a principal causa de morte é a iatrogenia, relacionada às medicações utilizadas para reverter a síndrome.

Diagnóstico anatomopatológico – requer a ausência de anormalidades glomerulares à **microscopia óptica**. Em poucos casos pode-se encontrar aumento da celularidade do mesângio, capaz de confundi-la com a glomerulonefrite mesangial.

As células epiteliais dos túbulos podem conter pequenas gotas lipídicas birrefringentes, quadro anatômico conhecido anteriormente como degeneração gordurosa, inchação turva ou ambas. A glomerulosclerose focal e a doença glomerular membranosa idiopática, em fases precoces, podem mimetizar o quadro atual, pois também podem apresentar lesões mínimas.

Imunofluorescência – apresenta-se negativa. Alguns pacientes podem apresentar pequenos depósitos de IgM e de C3 no mesângio.

Quando eles são muito abundantes e difusos, podem constituir a nefropatia por IgM, nefropatia que permanece duvidosa e controvertida, resistente ao tratamento com corticóides e com tendência a evoluir para a cronicidade.

Microscopia eletrônica – encontra-se, na quase totalidade dos capilares glomerulares, fusão dos prolongamentos viscerais ou pedicelos das células epiteliais ou podócitos (Fig. 13.14). Esse achado é típico, mas pode ser encontrado em qualquer proteinúria grave.

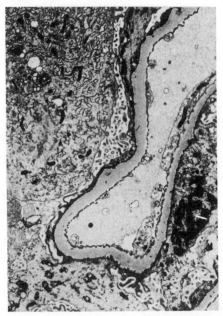

Figura 13.14 – Doença glomerular por lesões mínimas, fusão difusa dos pedicelos dos podócitos.

Tratamento – é feito com prednisona, 60mg/m²/dia para crianças ou 1mg/kg de peso para adultos, com teto de 80mg/dia. Com essa dose, obtém-se remissão completa da síndrome, com normalização da proteinúria durante três dias seguidos, em 90% das crianças, após quatro a seis semanas de tratamento.

Após a cessação da proteinúria, a albuminemia volta ao normal em poucos dias, mas a hiperlipidemia demora muito mais para reverter.

A dose diária de prednisona é dada de uma só vez de manhã, em crianças pode-se usar o dobro da dose em dias alternados com o mesmo resultado. Havendo remissão total, a dose é diminuída para 40mg/m²/dia para crianças. Em adultos, a remissão pode demorar até 8 ou 16 semanas para ocorrer. Se a remissão não ocorre em 16 semanas ou se a síndrome recidiva associa-se ciclofosfamida, 2 a 3mg/kg/dia, por no máximo 12 semanas. A ciclofosfamida aumenta o número de remissões completas e diminui o número de recidivas. Clorambucil, na dose de 0,1 a 0,2mg/kg/dia pode substituir a ciclofosfamida, mas tem toxicidade equivalente e maior incidência de malignidade. Ambas favorecem infecções secundárias, promovem disfunção gonadal, cistite hemorrágica, depressão medular e potencial efeito mutagênico, além de alopecia com ciclofosfamida.

A prednisona pode provocar síndrome de Cushing, infecções secundárias, hipocalemia, osteoporose, víbices etc.

Nos casos de resistência ao tratamento com prednisona, pode-se tentar ciclosporina 5mg/kg/dia, com a dose total diária dividida em duas, por dois a quatro meses; prolongar o tratamento com prednisona ou associar levamisol, 2,5mg/kg em dias alternados ou três vezes por semana, durante três a quatro meses. O levamisol pode acarretar citopenia transitória e com a retirada da ciclosporina o número de recidivas é grande.

Glomerulonefrite proliferativa mesangial ou nefropatia por IgM

É uma forma relativamente rara de síndrome nefrótica encontrada em menos de 10% dos casos, diagnosticada apenas pela biópsia renal. Pode ser confundida com a anterior, glomerulonefrite aguda pós-estreptocócica, lúpus eritematoso disseminado, púrpura de Henoch-Schönlein, nefropatia por IgA e outras.

Quadro clínico – compreende presença de síndrome nefrótica, hematúria de vários graus, presente na quase totalidade dos casos, e hipertensão leve em 30%. Ocorre mais em homens e em crianças de mais idade.

Patogênese – é desconhecida.

Exames de laboratório – em relação à anterior, encontra-se diminuição da função renal em um quarto dos casos, menor redução da IgG, proteinúria não-seletiva e nenhuma relação com antígenos HLA.

Prognóstico – é ruim, mais da metade dos casos não responde ao tratamento clínico com corticóides. Podem existir remissões espontâneas, recidivas e evolução para a cronicidade.

Patologia – faz o diagnóstico. À microscopia óptica, encontra-se aumento difuso da celularidade do mesângio. As paredes capilares são finas e delicadas, e os lumens, capilares livres (Fig. 13.15). O tricrômico de Masson evidencia depósitos fuccinoeosinofílicos no mesângio, na metade dos casos. A imunofluorescência constata que esses depósitos são de IgM no mesângio e também, em pequena quantidade, nas paredes capilares. No mesmo local e em menor intensidade, pode-se encontrar C3. Raramente se encontram IgG e IgA. Quando o depósito de IgA é dominante, deve ser feito o diagnóstico de nefropatia por IgA. A microscopia eletrônica constata depósitos finos, granulares ou homogêneos, eletrodensos, no mesângio, na maior parte dos casos. Encontra-se também fusão dos pedicelos dos podócitos.

Glomerulopatias

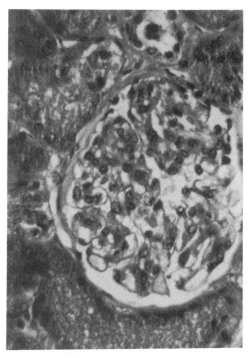

Figura 13.15 – Glomerulonefrite proliferativa mesangial, proliferação de células mesangiais, com membrana basal preservada.

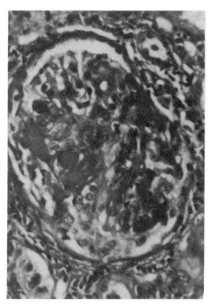

Figura 13.16 – Glomerulosclerose focal e segmentar, expansão acentuada, segmentar, da matriz mesangial, com depósitos fuccinófilos subendoteliais.

Tratamento – é igual ao anterior, com muito maior número de respostas parciais ou apenas discretas ao tratamento corticóide.

Glomerulosclerose focal e segmentar

Essa entidade foi descrita pela primeira vez em 1957, por Arnold Rich, em 20 pacientes tidos como portadores de lesões mínimas. É encontrada em 7 a 15% das crianças e em 15 a 20% dos adultos com síndrome nefrótica idiopática. Atualmente, ela não deve ser mais considerada uma doença isolada e sim uma síndrome com muitas etiologias e vários mecanismos patogênicos.

Epidemiologia – a incidência dessa síndrome vem crescendo nos últimos anos.

Patologia – encontramos, à microscopia óptica, esclerose glomerular focal e segmentar, que se inicia nos glomérulos profundos, justamedulares, com aumento da matriz do colágeno e com três variantes estruturais:

1. Considerada típica, caracteriza-se por lesões escleróticas, com predileção para os segmentos peri-hilares do glomérulo. Esse quadro anatômico não é específico, sendo encontrado em nefrite hereditária, nefropatia por IgA, nefrite do lúpus e glomerulonefrite por ANCA (anticorpo anticitoplasma de neutrófilos) (Fig. 13.16).

2. É a variante colapsante, principal quadro clínico da nefropatia por HIV, mas também pode ser encontrada em nefropatias por abuso de drogas intravenosas e em algumas formas idiopáticas. Caracteriza-se por um colapso, segmentar ou global, dos capilares do glomérulo, com obliteração de seus lúmens. Algumas vezes há hiperplasia das células epiteliais viscerais e formação de crescentes.

3. Lesão apical do glomérulo, foi descrita por Howie, caracterizada por consolidação do segmento glomerular colocado na saída do túbulo proximal, no lado oposto ao hilo, com obliteração dos lumens capilares por células espumosas (*foam cells*), células endoteliais inchadas e aumento da matriz do colágeno (esclerose).

A imunofluorescência é geralmente negativa. A minoria apresenta leves depósitos de IgM, depósitos menores de C3 e muito raros de IgG e IgA em glomérulos não esclerosados. Os glomérulos esclerosados apresentam depósitos irregulares de C3, C1q e IgM.

A microscopia eletrônica apresenta lesões inespecíficas, fusão dos pedicelos dos podócitos, às vezes focal e ausência de depósitos eletrodensos (Fig. 13.17).

Patogênese – é mal explicada.

Lesões inflamatórias agudas dos glomérulos, por mecanismos diferentes, podem liberar grande quantidade de fator de crescimento transformador-beta1 (TGF-β1), iniciando a esclerose.

Perda de néfrons pode causar hipertensão intraglomerular compensatória e hipertrofia dos glomérulos restantes, com lesão de células endoteliais e epiteliais

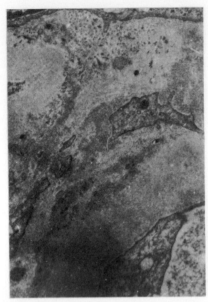

Figura 13.17 – Glomerulosclerose focal e segmentar, expansão da matriz mesangial.

e alterações do mesângio. Dietas hiperprotéicas acelerariam o aparecimento da esclerose.

Agressões isquêmicas, encontradas na anemia falciforme, doença pulmonar congênita e doença cardíaca cianótica congênita poderiam desencadear fenômeno semelhante. Apnéia do sono e obesidade também?

Alguns pacientes apresentam um fator sangüíneo, de 50.000 dáltons, removível por plasmaférese, capaz de ocasionar glomerulosclerose focal e segmentar recorrente, após transplante renal bem-sucedido, de causa desconhecida.

A nefropatia por HIV pode ocasionar sua forma colapsante.

Existem formas familiares da doença associadas a genes localizados no cromossomo 19q13, encontrados em portadores de HLA-DR4, HLA-B12, HLA-DRw8 e HLA-DRw5.

Quadro clínico – comum a todas, caracteriza-se por proteinúria nefrótica ou não, 10 a 30% dos pacientes podem apresentar apenas 1 a 2g de proteinúria ou síndrome nefrítica (hematúria, hipertensão e edema discreto). Hematúria ocorre na metade dos casos, podendo ser macroscópica. Hipertensão ocorre em um terço dos casos. A proteinúria é maior em crianças, e a hipertensão, mais comum em adultos. Os casos que não se iniciam como síndrome nefrótica podem evoluir para essa síndrome posteriormente. A doença evolui com exacerbações e remissões. Embora habitualmente seja corticóide-resistente, costuma responder a essa medicação nos primeiros surtos da doença.

A glomerulosclerose focal pode ser encontrada superimposta à doença glomerular por alterações mínimas, glomerulonefrite membranoproliferativa, nefropatia por IgA, nefropatia por abuso de analgésicos, nefropatia por refluxo, nefropatia por abuso de heroína, nefropatia por ablação (por nefrectomia parcial, nefrectomia unilateral, agenesia unilateral, hipoplasia segmentar, necrose cortical bilateral etc.), obesidade maciça, anemia falciforme, síndrome de Alport, rejeição crônica de transplante renal, sarcoidose durante a evolução crônica de várias glomerulopatias, inclusive a pós-infecciosa (seria nefropatia por ablação?) e certos tumores (linfoma e carcinoma).

Exames de laboratório – diferencia-se da doença glomerular por lesões mínimas por ter proteinúria não-seletiva; maior incidência de anormalidades tubulares: glicosúria, fosfatúria, aminoacidúria e piúria estéril; maior prevalência genética ou não de HLA-DRw8; eritrocitose e presença de imunocomplexos circulantes em 10 a 30% dos casos.

Prognóstico – é pior que os anteriores. A sobrevida em cinco anos é de 70 e de 40% em 10 anos, com todos os pacientes evoluindo para insuficiência renal crônica, sendo essa progressão bem mais lenta nos pacientes que apresentam proteinúria não-nefrótica.

Tratamento – não há tratamento padronizado. Menos da metade (30 a 45%) responde à prednisona, 60mg/m^2/dia, até um máximo de 80mg/dia, durante quatro semanas, seguida de 40mg/m^2/dia, até um máximo de 60mg/dia, em dias alternados, por quatro semanas, e quase 50% não respondem ao tratamento. Os outros apresentam resposta parcial, melhoram mas não normalizam a proteinúria. A adição de ciclofosfamida, 2mg/kg/dia, ou de ciclosporina, 5mg/kg/dia, aumenta a porcentagem de remissões completas. Infelizmente, essas remissões não são definitivas, seu tratamento acompanha-se de inúmeros efeitos colaterais, numerosas recidivas, e evoluem para insuficiência renal crônica e tratamento hemodialítico. A doença pode reincidir após transplante renal, como já foi ventilado.

Havendo recidivas freqüentes, doses baixas de prednisona, 0,1 a 0,5mg/kg/48h, por quatro a seis meses, aparentemente atrasam o aparecimento da insuficiência renal. O mesmo ocorre com o uso de inibidores da enzima conversora da angiotensina.

Nefropatia do C1q

É causa rara de proteinúria ou de síndrome nefrótica, que pode imitar a glomerulosclerose focal e segmentar.

Uma das diferenças é que sua imunofuorescência é positiva para IgG, IgM e C3. É mais comum em homens, da raça negra, com 15 a 30 anos de idade. Em tais pacientes deve-se afastar o diagnóstico de lúpus eritematoso sistêmico.

O tratamento é semelhante ao anterior, com grande porcentagem de pacientes resistentes à prednisona.

Doença glomerular membranosa idiopática

É a causa mais comum de síndrome nefrótica em adultos (20 a 25%), sendo muito rara em crianças. Também é conhecida como glomerulonefrite membranosa e glomerulonefrite epimembranosa ou perimembranosa, devido ao fato de os imunocomplexos estarem localizados no espaço subepitelial, entre a membrana e as células epiteliais.

Foi descrita pela primeira vez por Bell, em 1950, que a considerava uma fase evolutiva da nefrose lipoídica. Ela pode ser primária ou idiopática e secundária. A glomerulonefrite membranosa idiopática é causada por doenças auto-imunes (artrite reumatóide, dermatomiosite, doença mista do tecido conjuntivo, esquistossomose mansônica, lúpus eritematoso sistêmico, sarcoidose, síndrome de Sjögren), infecções (cisto hidático, filariose, glomerulonefrite aguda pós-estreptocócica, hanseníase, hepatites B e/ou C, sífilis congênita ou secundária), drogas (captopril, mercúrio, ouro orgânico, penicilamina, probenecida, trimetadiona) e neoplasias (cânceres de cólon, de estômago, de mama, de pulmão, leucemia, linfoma), doenças heredofamiliares ou metabólicas (anemia falciforme, *diabetes mellitus*, tireoidite auto-imune), outras (doença de Ximura, pênfigo bolhoso, rejeição crônica de transplante renal, síndromes de Fanconi, de Gardner-Diamond e de Weber-Christian). Para seu diagnóstico, é importante afastar-se quer uma doença sistêmica, quer fatores precipitantes conhecidos.

Essa doença incide em indivíduos de mais idade em relação às anteriores, pois a grande maioria dos casos inicia-se após os 30 anos, com um pico na quarta ou na quinta década e predomínio no sexo masculino (2:1). É mais rara na Ásia e na Oceania e mais freqüente nos Estados Unidos e na Europa.

Patologia (microscopia óptica) – nas fases iniciais da doença, os glomérulos podem parecer normais, mas em seguida caracterizam-se por espessamento uniforme da parede capilar (Fig. 13.18), geralmente sem nenhuma proliferação celular, endotelial, mesangial ou epitelial. A técnica de impregnação pela prata pode evidenciar a presença de espículas (*spikes*), de material argirófiro, na face externa da membrana basal (Fig. 13.19), decorrentes da presença de depósitos de complexos imunes subepiteliais.

O espaço entre as espículas é PAS-negativo e fracamente eosinofílico. Com o passar do tempo, as espículas crescem, formando círculos PAS-positivos, englobando os depósitos eosinofílicos, PAS-negativos, de forma que, em estágios avançados, a parede capilar fica espessada e duplicada aos corantes PAS ou prata.

Havendo trombose renal associada, aguda ou crônica, associa-se edema e alterações fibróticas do interstício. Alterações vasculares estão presentes apenas nos graus avançados da nefropatia.

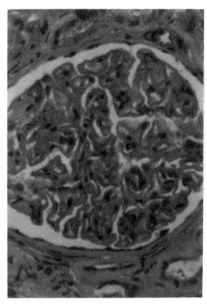

Figura 13.18 – Glomerulonefrite membranosa idiopática, espessamento difuso e segmentar da membrana basal do glomérulo.

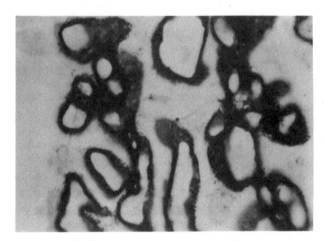

Figura 11.19 – Doença glomerular membranosa idiopática, presença de espículas na face externa da membrana basal do glomérulo. Corresponde à fase 2.

Ehrenreich e Churg estadiaram a doença em quatro fases:

Fase 1 – a membrana basal parece normal, com apenas pequenos depósitos distorcendo a estrutura dos prolongamentos das células epiteliais.

Fase 2 – projeções de material semelhante à membrana basal, correspondentes às espículas, envolvem os depósitos subepiteliais. A membrana fica irregular, embora ainda de espessura normal.

Fase 3 – os depósitos crescem, ficam mais heterogêneos em tamanho e distribuição, cercados pelas espículas, com aparência em forma de cúpula, distorcendo completamente os prolongamentos das células epiteliais. Uma nova membrana basal, formada por essas células, circunda os depósitos.

Fase 4 – finalmente, os depósitos englobados perdem sua eletrodensidade, espessam a membrana basal, deixando-a com a aparência de queijo suíço (Fig. 13.20). No mesângio, os depósitos são espaçados, exceto nos casos de nefropatia secundária, como o lúpus eritematoso sistêmico. Em casos de remissão total, os depósitos tendem a diminuir em número e intensidade.

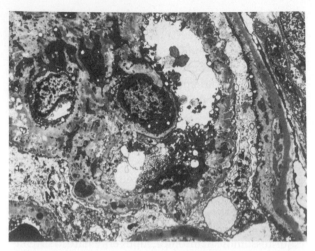

Figura 13.21 – Doença glomerular membranosa idiopática, imunofluorescência mostrando depósitos de IgG em alças capilares glomerulares.

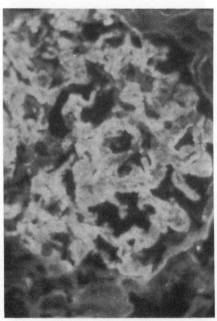

Figura 13.20 – Doença glomerular membranosa idiopática, grau 4, com depósitos de imunocomplexos subepiteliais e intramembranosos.

Alguns autores descrevem uma fase 5 com reparação da membrana basal externa.

A imunofluorescência é típica. A IgG está quase sempre presente, em distribuição granular e homogênea, nas alças capilares e esparsamente no mesângio (Fig. 13.21), em geral acompanhada de C3. IgM, IgA, C1q, C4 e fibrinogênio também podem ser encontrados em menor quantidade, principalmente no lúpus e em algumas causas secundárias da nefropatia.

Patogênese – é mal explicada. Três mecanismos patogênicos foram sugeridos para essa forma de síndrome nefrótica em humanos: 1. localização subepitelial de imuncomplexos circulantes pré-formados, compostos de anticorpo IgG de baixa afinidade e um antígeno oligovalente de baixo peso molecular, de origem desconhecida; 2. formação de imunocomplexos *in situ*, de uma IgG com antígeno glomerular intrínseco da lâmina rara externa da membrana basal do glomérulo; 3. ao contrário da anterior, neste caso o antígeno seria extrínseco e "plantado" neste local por alguma afinidade bioquímica ou eletrostática à membrana basal glomerular.

Geneticamente, o HDL classe DR3 tem sido associado à glomerulonefrite membranosa. Também o HDL-DR2 (principalmente no Japão), HDL-DQw1 e HDL-B18.

Quadro clínico – é o de uma síndrome nefrótica em 80% dos casos, e de proteinúria assintomática, não-nefrótica, nos 20% restantes. No início, a função renal costuma ser normal, com hematúria microscópica, sem hipertensão e sem cilindros hemáticos em 60% dos casos. A síndrome costuma apresentar remissões parciais (desaparecimento do edema, aumento da albuminemia, mas presença de leve proteinúria não-nefrótica) ou completas (desaparecimento de todos os sinais e sintomas), espontaneamente, embora muitas vezes induzida, aparentemente, por tratamento com corticóides ou não. Após muitos anos de "cura completa", a doença pode sofrer recidiva, dessa vez acompanhada de insuficiência renal e hipertensão, com o paciente evoluindo para tratamento dialítico crônico ou transplante renal. A recidiva da doença no enxerto é baixa, exceto se complicada pela presença de crescentes epiteliais.

Duas formas de complicações são descritas: aparecimento de anticorpos contra a membrana basal do glomérulo, glomerulonefrite com formação de crescentes nos glomérulos e evolução para a morte em pequeno espaço de tempo, com alta incidência de trombose da veia renal, maior que 50%, que deve ser acompanhada com anticoagulantes, por longo tempo, para reduzir outras complicações tromboembólicas.

Exame de laboratório – não existe nenhum específico da glomerulonefrite membranosa. A proteinúria é nefrótica e não-seletiva na maioria dos casos, quase sempre acompanhada de hematúria microscópica, sendo rara a hematúria macroscópica. Os níveis de complemento costumam ser normais, embora seja descrita a presença de anticorpos circulantes por vários autores, a maioria em nefropatias secundárias. A imunidade celular costuma estar reduzida, bem como a síntese de imunoglobulinas. A elevação do colesterol é menor em relação à doença glomerular por lesões mínimas.

Tratamento – devido ao curso benigno da doença, com menos de 50% evoluindo para insuficiência renal crônica terminal em 15 anos e baixa resposta ao tratamento com corticóides e/ou agentes imunossupressores, muitos pesquisadores contra-indicam seu uso, julgando-o desnecessário e iatrogênico.

As causas secundárias da glomerulonefrite membranosa são erradicadas com a cura, total ou não, do agente desencadeante. Há relatos na literatura de síndrome nefrótica por carcinoma, com remissão completa após cirurgia e recidiva, pouco tempo depois, com a regeneração do tumor.

Pacientes com doença idiopática e função renal normal persistente, por três anos, têm prognóstico favorável e pouco benefício com o tratamento.

Pacientes do sexo feminino, com biópsia renal não evidenciando cicatrizes glomerulares, sem lesões tubulointersticiais e com proteinúria não-nefrótica apresentam bom prognóstico.

Proteinúria por tempo prolongado tem mau prognóstico.

Ponticelli et al., em 1995, publicaram seu famoso estudo de 10 anos de observação, sugerindo: prednisona 0,5mg/kg/dia e clorambucil 0,2mg/kg/dia, por seis meses (alguns autores substituíram o clorambucil por ciclofosfamida, 1,5mg/kg/dia, com igual resultado e menos efeitos colaterais), alternando-se mensalmente com pulsos de 1g de metilprednisona por via intravenosa por três dias seguidos. Após prednisona 60 a 100mg em dias alternados mais ciclofosfamida 1,5mg/kg/dia por até 12 meses. Finalmente, ciclofosfamida 1,5mg/kg/dia mais warfarina e dipiridamol por dois anos.

O atraso do início do tratamento diminui o prognóstico da síndrome.

A ciclosporina em dose de 4 a 5mg/kg/dia, em geral associada à prednisona, diminui a proteinúria, mas tem pouca importância na sua evolução.

O controle adequado de eventuais hipertensões arteriais e dislipidemias também faz parte importante do tratamento.

Outras drogas como o micofenolato de mofetil e a azatioprina foram usadas, com sucesso, em alguns casos.

Glomerulonefrite membranoproliferativa

Também conhecida por mesangiocapilar, lobular, hipocomplementêmica ou mista. Foi descrita pela primeira vez por West et al. em 1965, caracterizando-se, como os seus nomes dizem, por uma proliferação mesangial associada a espessamento da membrana basal, conferindo uma aparência lobular ao glomérulo e, muitas vezes, acompanhada de hipocomplementemia acentuada e persistente, ao contrário da que ocorre em casos de glomerulonefrite aguda pós-infecciosa, de duração transitória.

Incide mais em jovens, de 5 a 30 anos de idade.

Conhece-se pelo menos três tipos de glomerulonefrite membranoproliferativa. No tipo I, sua forma mais comum, os imunocomplexos ficam depositados no subendotélio. No tipo II, também conhecida como doença dos depósitos densos ou DDD, ficam na membrana basal ou no subepitélio, sendo que neste último caso podem imitar as corcovas (*humps*) da glomerulonefrite aguda pós-infecciosa. No tipo III, mais raro, os imuncomplexos ficam nos dois locais, sendo uma superposição dos tipos I e II.

Glomerulonefrite membranoproliferativa tipo I

Microscopia óptica – caracteriza-se por espessamento difuso da membrana basal e hipercelularidade endocapilar, dando aos glomérulos uma arquitetura lobular (Fig. 13.22), razão de sua outra denominação, mas em outros isso não acontece, seria a forma não-lobular da glomerulonefrite membranoproliferativa. O mesângio costuma estar infiltrado por células do sangue, mormente neutrófilos. As paredes capilares estão geralmente espessadas, evidenciando um duplo contorno por interposição de células e de matriz mesangial de um lado e a membrana basal glomerular do outro. Este artefato já foi denominado de falsa dupli-

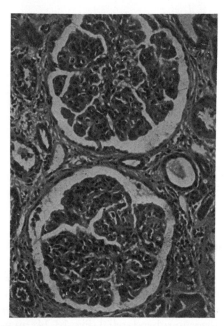

Figura 13.22 – Glomerulonefrite membranoproliferativa tipo I, proliferação das células mesangiais, com espessamento irregular da membrana basal do glomérulo.

cação da membrana basal, em oposição à glomerulonefrite membranosa, na qual a duplicação serial real. Em algumas formas iniciais da doença, as lesões podem ser focais e segmentares. Em 10% das biópsias encontram-se crescentes, em pequeno número, em geral menos da metade dos glomérulos focais, segmentares, difusos ou englobando toda a circunferência do glomérulo. O aparecimento de esclerose focal e global é indício de evolução para a cronicidade. Quando se encontram trombos hialinos, sugere a possibilidade de lúpus ou de crioglobulinemia. Os túbulos e o interstício não apresentam habitualmente alterações de realce. Como em outras glomerulopatias, podem-se encontrar *foam cells* ou células espumosas.

Imunofluorescência – os achados são iguais, quer nas formas lobulares quer nas não-lobulares. Encontra-se depósito de C3, de distribuição granular e irregular, na periferia dos lóbulos e no mesângio juntamente com properdina e fator B, em menor número de casos. Da mesma forma, em menor grau e em distribuição semelhante encontram-se, na ordem de freqüência, IgM, IgG (Fig. 13.23), IgA, Clq e C4, dependendo da etiologia da glomerulonefrite. A presença concomitante de IgG, IgM, IgA, C3, Clq e C4 é sugestiva de lúpus eritematoso disseminado.

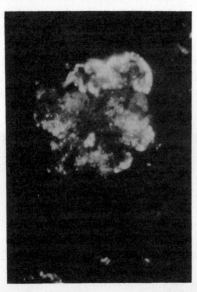

Figura 13.23 – Glomerulonefrite membranoproliferativa tipo I, imunofluorescência mostrando IgG em padrão granular, em alças capilares e mesângio.

Microscopia eletrônica – demonstra aumento das células e da matriz mesangial, que se interpõe entre a membrana basal dos capilares glomerulares e as células endoteliais, em forma característica, mas não diagnóstica. Depósitos eletrodensos são encontrados em localização subendotelial (Fig. 13.24) ou na lâmina interna da membrana basal glomerular, denominados depósitos endomembranosos.

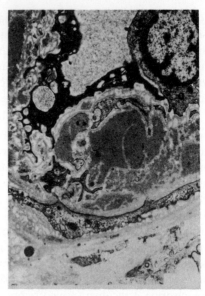

Figura 13.24 – Glomerulonefrite membranoproliferativa tipo I mostrando depósitos de imunocomplexos subendoteliais.

Glomerulonefrite membranoproliferativa tipo II ou doença de depósitos densos (DDD)

Microscopia óptica – todos os glomérulos apresentam proliferação mesangial, quanto à matriz e à celularidade, muitas vezes conferindo-os um padrão lobular. A membrana basal glomerular apresenta-se alterada, modificação mais visível à microscopia eletrônica, mas também evidente e típica à microscopia óptica.

Conforme o método de coloração, as membranas basais lesadas coram-se mais que as membranas normais. Com o tricrômico de Masson, demonstra-se a presença de depósitos arredondados fuccinofílicos no mesângio. Em um terço dos casos, encontram-se depósitos que lembram corcovas (*humps*), no espaço subepitelial. Formações de crescentes celulares ou fibrocelulares são bastante comuns, com numerosos neutrófilos e outros leucócitos nos lúmens capilares. Podem-se encontrar também alterações intersticiais, com infiltração de leucócitos e fibrose.

Imunofluorescência – caracteriza-se por depósito intenso de C3, em geral de forma linear, descontínua, às vezes em linhas paralelas, em trilhos de estrada de ferro, nas paredes capilares, cápsula de Bowman, túbulos e, algumas vezes, nas arteríolas. Também podem ser encontrados depósitos granulares. No mesângio, podem surgir depósitos em forma redonda, os anéis mesangiais. Em menos da metade dos casos encontram-se C4, Clq, properdina e IgM.

Microscopia eletrônica – faz o diagnóstico com certeza. Há grande espessamento da membrana basal pela presença de depósitos eletrodensos, homogêneos, fusiformes, globulares ou em forma de salsicha, intercalados com membrana basal normal (Fig. 13.25). Es-

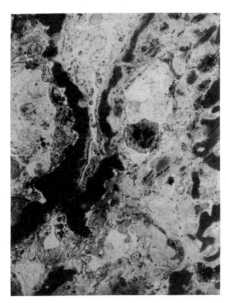

Figura 13.25 – Glomerulonefrite membranoproliferativa tipo II ou doença dos depósitos densos (DDD), mostrando alargamento da lâmina densa da membrana basal do glomérulo por depósitos densos e contínuos.

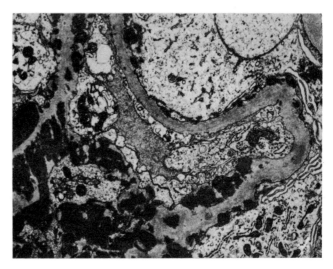

Figura 13.26 – Glomerulonefrite membranoproliferativa tipo III, de Burkholder, depósitos de imunocomplexos mesangiais, subendoteliais e subepiteliais.

tes depósitos também são encontrados no subepitélio, algumas vezes em forma de corcovas (*humps*), como em outros locais: mesângio, cápsula de Bowman, túbulos proximais, capilares intersticiais, arteríolas e até fora dos rins, em tecidos esplênicos. Há aumento da celularidade e da matriz mesangial, já visto à microscopia óptica.

Glomerulonefrite membranoproliferativa tipo III ou glomerulonefrite mista membranosa e proliferativa

Proposta por Burkholder em 1974, caracterizada por depósitos epimembranosos isolados, separados por projeções de material da membrana basal, igual à glomerulonefrite membranosa, associados a um quadro anatômico semelhante à glomerulonefrite membranoproliferativa tipo I (Fig. 13.26). É rara e incide em crianças e adolescentes. Quando os depósitos eletrodensos são muito numerosos, deve-se pensar em lúpus eritematoso disseminado.

Patogênese – diferentes tipos de glomerulonefrite membranoproliferativa são deconhecidos. O tipo I depende, geralmente, de imunocomplexos circulantes, cujo antígeno é desconhecido. Essa doença foi também tida como característica de qualquer antigenemia crônica com imunocomplexos circulantes, até exaustão dos mecanismos mesangiais de remoção ou saturação.

A DDD, por sua vez, não parece ser uma doença de complexos imunes. É fundamentalmente uma alteração estrutural das membranas basais glomerulares, devido à presença de um anticorpo (IgG) denominado *fator nefritogênico*, que estabiliza a convertase do C3 (C3bBb), ativa o complemento por via alternada, cin-

de a fração C3 em C3a e C3b e provoca um colapso perpétuo do C3, ocasionando hipocomplementemia intensa. Esse fator também foi encontrado em outras glomerulonefrites agudas e no lúpus. A suscetibilidade a essa forma de nefrite talvez deva ser transmitida geneticamente, podendo ocorrer em irmãos (experiência própria) e no haplotipo HLA-87.

Prognóstico – é mau, a pior evolução entre as síndromes nefróticas. A sobrevida de 10 anos é de 40% para os portadores de síndrome nefrótica e de 85% para aqueles com proteinúria não-nefrótica, sendo pior no tipo II em relação ao tipo I. Há casos de remissões clínicas espontâneas e completas, algumas destas sem recidivas após muitos anos de seguimento e outras, aparentemente, decorrentes de tratamento com corticóides ou não. O prognóstico não parece ser melhor entre os mais jovens e, logicamente, piora sensivelmente com o aparecimento de crescentes glomerulares.

Quadro clínico – é variável, metade dos pacientes apresenta síndrome nefrótica exuberante, porém com maior índice de hipertensão arterial que as anteriores. Mesmo quando a hipertensão é leve, costuma ser sintomática. O mesmo ocorre com a hematúria, havendo maior incidência de hematúrias macroscópicas ou de urinas escuras, com pesquisa de hemoglobina positiva. Um quarto apresenta síndrome nefrítica, e os restantes, proteinúria e hematúria assintomáticas. A doença pode iniciar-se como uma glomerulonefrite aguda pós-estreptocócica, em quase metade dos casos, precedida por infecção das vias aéreas superiores e aumento dos títulos de antiestreptolisina O (ASLO). A função renal costuma estar freqüentemente diminuída, o que é um sinal de mau prognóstico.

A glomerulonefrite membranoproliferativa pode ocorrer secundariamente por causas infecciosas (hepatites C e B, abscessos viscerais, osteomielite, endocardite infecciosa, nefrite do *shunt*, malária quartã, nefropatia da esquistossomose, infecção por *Mycoplasma*), doenças reumatológicas (lúpus eritematoso disseminado, síndrome de Sjögren, esclerodermia, sarcoidose, crioglobulinemia mista essencial com ou sem infecção por hepatite C, síndrome antimúsculo liso), neoplasia (carcinoma, linfoma, leucemia), doenças hereditárias (deficiência de alfa-1-antitripsina, deficiência de complemento C2 ou C3, com ou sem lipodistrofia parcial, com transmissão associada ao cromossomo X).

Exames de laboratório – vão demonstrar que a hematúria está quase sempre presente, associada a proteinúrias de diferentes graus, 90% não-seletivas, metade das quais superiores a 3g/dia.

A diminuição da terceira fração do complemento (C3) é muitas vezes acentuada e prolongada, fato esse que caracterizou a doença desde a sua descoberta em 1965. Ocorre em 70% dos casos, sendo acentuada em 10%, predominantemente no chamado tipo II da doença. As frações Clq e C4, ao contrário, costumam ser normais nesse tipo e diminuídas mais vezes no tipo I, evidenciando ativação direta ou clássica do complemento no tipo I e por via alternada no tipo II.

Costuma ser acompanhada de anemia normocítica normocrômica, que se acentua com o aparecimento de uremia, diminuição do tempo de sobrevida das plaquetas e aumento do *turnover* de fibrinogênio, responsável pela diminuição da velocidade de hemossedimentação.

Prognóstico – não parece ser melhor entre os mais jovens e, logicamente, piora sensivelmente com o aparecimento de crescentes glomerulares.

Tratamento – é pouco encorajador. Um terço dos pacientes com glomerulonefrite membranoproliferativa tipo I apresentam remissão espontânea, um terço evoluem progressivamente e um terço tem sintomas que aumentam ou diminuem, mas que nunca desaparecem. Quando a causa é conhecida, esta deve ser tratada o que, muitas vezes, provoca a remissão completa da síndrome. Segundo West et al., as formas idiopáticas, principalmente em crianças, beneficiam-se com doses baixas de prednisona, em dias alternados, por muitos meses. Outros autores referem bons resultados, com aumento do tempo de sobrevida e/ou remissões com a associação de warfarina, dipiridamol e ciclofosfamida. A ciclosporina também foi usada, com melhora significativa, na variante do tipo I, conhecida como síndrome de Buckley. A glomerulonefrite membranoproliferativa tipo I pode recorrer, em muitos casos, mas não sempre, após transplante renal. Porém, não existe adequado tratamento para a DDD, tipo II, além de ela recorrer, quase sempre, após transplante renal.

Glomerulonefrite fibrilar e glomerulonefrite imunotactóide

Glomerulonefrite fibrilar, glomerulonefrite imunotactóide, glomerulopatia *amyloid-like* ou glomerulopatia fibrilar não-amiloidótica são doenças glomerulares caracterizadas por depósitos diagnosticados por microscopia eletrônica. Diferenciam-se entre si porque a primeira apresenta fibrilas de cerca de 20nm de diâmetro, e a segunda, microtúbulos, mais largos, de 30 a 50nm de diâmetro. As fibrilas depositam-se nas paredes dos capilares glomerulares, quer no subepitélio, quer no subendotélio, e quer na intramembrana.

Os depósitos glomerulares organizados, eletrodensos, dividem-se em dois grupos, conforme sua resposta ao corante vermelho-congo: os vermelho-congos positivos são de natureza amilóide (amiloidose AL ou AA), com fibrilas de 8 a 15nm. Os vermelho-congos negativos dividem-se também em dois grupos: a) derivados de imunoglobulinas; e b) não-derivados de imunoglobulinas.

Os derivados de imunoglobulinas, por sua vez, dividem-se em quatro grupos:

1. crioglobulinas (microtúbulos de 25 a 35nm);
2. lúpus eritematoso sistêmico (configuração em impressão digital);
3. glomerulonefrite imunotactóide (microtúbulos de 20 a 50nm);
4. glomerulonefrite fibrilar (fibrilas de 15 a 30nm).

Os não-derivados de imunoglobulinas reúnem três tipos:

1. glomerulosclerose diabética (fibrilas de 5 a 20nm);
2. glomerulopatia colagenofibrótica (fibras unidas ao colágeno);
3. glomerulopatia fibronectínica (fibrilas de 10 a 15nm).

À microscopia óptica, a glomerulonefrite fibrilar caracteriza-se por espessamento da membrana basal, aumento do mesângio e da celularidade mesangial, podendo ser confundida com a glomerulonefrite membranoproliferativa, glomerulonefrite proliferativa mesangial ou glomerulonefrite membranosa. Seus depósitos distinguem-se de amiloidose por serem vermelho-congo negativos. Pode evoluir com crescentes. À imunofluorescência, apresenta em geral IgG e C3+++ e, às vezes, IgM e IgA+, em padrão misto e irregular, não-granular, nem linear. Na glomerulonefrite imunotactóide encontra-se IgG+++, IgM+, C3+, C4+ e cadeias leve κ e λ.

Patogenia – é desconhecida. As glomerulonefrites fibrilar e imunotactóide costumam associar-se com doenças linfoproliferativas como leucemia linfática crônica e linfoma de células B. A incidência é de 0,8%, mais comum na forma fibrilar. Os pacientes com glomerulonefrite fibrilar são mais jovens que os com glomerulonefrite imunotactóide.

Quadro clínico – a proteinúria é encontrada em quase todos os pacientes, evoluindo para síndrome nefrótica em 80% dos casos, com hematúria microscópica, hipertensão arterial e evolução para insuficiência renal crônica na maioria das vezes. Raros pacientes apresentam sintomas extra-renais: hemorragia pulmonar e depósitos no fígado e em ossos.

Tratamento – não há tratamento específico, exceto da doença associada, como leucemia linfocítica crônica e linfoma de células B.

Nefropatia por IgA

Já foi estudada entre as síndromes nefríticas.

Glomerulonefrite proliferativa endocapilar ou crescêntica

Já foi estudada entre as síndromes nefríticas.

TRATAMENTO GERAL DA SÍNDROME NEFRÓTICA

Repouso

A síndrome nefrótica é uma doença crônica, de longa duração. Geralmente quando o paciente chega ao médico não necessita de repouso para obter cura ou melhoria de seu quadro clínico. Porém o repouso ou a internação pode ser importante em várias situações:

1. Quando o paciente se encontra em péssimas condições gerais, hipovolêmico, desnutrido, em choque, urêmico etc., o que é raro acontecer atualmente, excetuando-se o quadro urêmico terminal ou não.
2. Quando o paciente vai receber doses altas de corticóides ou não, em função dos efeitos colaterais produzidos pelo tratamento.
3. Quando o paciente apresentar quadro infeccioso grave ou septicêmico.
4. Por período curto, para o diagnóstico e/ou biópsia renal.

Dieta

O tratamento dietético sofreu oscilações. Epstein, em 1917, sugeriu que a dieta deveria ser hiperprotéica, com 80 a 200g/dia para adultos, com menor quantidade de hidratos de carbono e de lípides, devido à albuminúria e à desnutrição. Há cerca de 50 anos, Kempner introduziu a dieta de arroz para o tratamento da hipertensão arterial, que se mostrou também muito eficiente no tratamento da síndrome nefrótica. Embora fosse uma dieta altamente hipoprotéica, contendo apenas proteínas vegetais, as crianças, portadoras de doença glomerular por alterações mínimas, não só experimentavam remissão completa da síndrome, quando submetidas à dieta de arroz, como também cresciam durante o tratamento. Apesar desse fato, com a introdução dos corticóides, as dietas hiperprotéicas, com 3 a 4g/dia de proteína por quilo de peso

corpóreo, foram reintroduzidas. Porém, a impressão que se tem é que os pacientes evoluem melhor com dietas hipoprotéicas, não tão rigorosas como a dieta de arroz, mas inferiores a 1g/dia/kg de peso. Provavelmente, a explicação desse aparente paradoxo é que as proteínas aumentam o trabalho renal e a pressão intraglomerular e as dietas hipoprotéicas devem facilitar a recuperação desses órgãos.

Sal

Deve-se retirar o sal da dieta, desde o início do edema, inclusive durante o tratamento com corticóides. Em alguns casos, dependendo do grau do edema, a restrição pode e deve ser menos rigorosa. Havendo remissão completa, não há mais necessidade de se manter a restrição, mas a reintrodução do sal deve ser preferencialmente gradual, em dois a cinco dias. Os corticóides aumentam o apetite, facilitando a ingestão da alimentação insossa.

Diuréticos

Após a primeira consulta, enquanto o paciente aguarda o diagnóstico preciso, avaliação de sua função renal e estado nutritivo, deve ser submetido à dieta hipoprotéica, sem sal e diuréticos. O diurético recomendado é a furosemida, 1 a 2 comprimidos de 40mg/dia. Em geral, nessa dose e com a dieta há resposta diurética e melhora física e psíquica do paciente. Essa conduta é contestada por alguns autores que usam dieta hiperprotéica e não usam diuréticos.

Alguns casos, que não respondem a nenhum tratamento específico, podem ser seguidos unicamente com dieta e diurético. Nestes, o papel do medicamento é apenas estético, pois o paciente permanece sem edemas, embora continue com proteinúria. Como a maior parte dos pacientes vai ser submetida, a seguir, à terapêutica com corticóides, medicamento que retém água e sódio, é importante que iniciem a corticoidoterapia desinchados, ou com melhor estado hemodinâmico.

Potássio

No início do tratamento os pacientes podem apresentar hipercalemia discreta, geralmente inferior a 6mEq/L, que não necessitam de tratamento diferenciado, pois os portadores de síndrome nefrótica costumam estar depletados de potássio por desnutrição, aumento da aldosterona e, na fase terapêutica, pelo uso de diuréticos e corticóides. Nesse momento, o potássio tende a cair, necessitando ser reposto de várias formas:

1. Por dietas ricas em potássio, como frutas, legumes, caldos de carne etc.
2. Pela administração de espironolactona, 100 a 300mg/dia, um inibidor hormonal da aldosterona, ou de amilorida, 5 a 10mg/dia, ou de triantereno, 50 a 100mg/dia, diuréticos retentores de potássio não-hormonais.
3. Pela administração oral de sais de potássio.

É preferível usar dietas ricas em potássio e/ou amilorida associadas à furosemida. Os pacientes acompanhados desde o início não costumam apresentar hipocalemias graves ou fatais.

Antibióticos

Não é recomendável usar antibióticos profilaticamente. Estes devem ser usados apenas na vigência de infecção e, sempre que possível, em dose adequada após cultura com antibiograma. Enquanto se espera o resultado da cultura, usa-se um antibiótico de largo espectro. Os pacientes nefróticos vão receber corticóides em altas doses, que provocam o aparecimento de acnes após certo tempo de tratamento. Caso o paciente esteja recebendo antibiótico profilaticamente, desenvolverá acnes, que são infecções estafilocócicas, resistentes ao tratamento usado. Em muitos casos, os acnes evoluem para abscessos confluentes, furúnculos, abscessos a distância, abscesso cerebral, pneumonia estafilocócica etc. São infecções graves que podem evoluir para o óbito ou deixar seqüelas.

Tratamento da hipovolemia

A hipovolemia está presente em metade dos portadores de síndrome nefrótica e muitas vezes não é tão intensa que necessite de tratamento diferenciado. Porém, em alguns casos, o uso de diuréticos de alça, como a furosemida, pode aumentá-la, induzindo uma deterioração rápida da função renal. Em hipovolemias graves, com uremia extra-renal e perigo iminente de colapso cardiovascular, o melhor tratamento é a administração por via intravenosa de albumina humana pobre em sódio, a 20%. A dose individual dependerá da gravidade, sendo em geral suficiente 1mL/kg de peso, lentamente na veia, nunca ultrapassando 2mL/minuto. A rapidez da administração pode produzir intoxicação aquosa, com efeitos secundários perigosos para a circulação. Em pacientes em choque, a correção do pulso e da pressão arterial indica a velocidade adequada. O tratamento é caro e poucas vezes foi necessário seu uso. Sangue, plasma e até papas de hemácias podem ser utilizados, mas, além do perigo de AIDS e de hepatite, o nefrótico é muito sensível a reações alérgicas.

Hipotensores

Habitualmente, em especial em crianças, a diminuição do sal na dieta e o uso de diuréticos são suficientes para manter a pressão arterial nos limites da normalidade. Porém, em adultos, principalmente nos portadores de glomerulonefrite aguda membranoproliferativa ou hipertensão essencial associada e na vigência de corticóides, pode haver necessidade de outros hipotensores em maior número ou doses. Os inibidores da enzima conversora da angiotensina ou os

antagonistas do receptor AT_1 da angiotensina II são os mais indicados. Em alguns poucos casos há necessidade de outros hipotensores. Para mais detalhes ver o capítulo 37.

Corticóides

A administração de esteróides da supra-renal proporciona, na maioria dos pacientes, especialmente em crianças, diminuição da proteinúria, elevação da proteinemia, grande diurese e eliminação dos edemas. Isso é o que se chama de remissão. Não se fala em cura, pois o paciente pode apresentar recidivas, ou reaparecimento dos sintomas, com retorno aos níveis altos de proteinúria e suas conseqüências. A remissão é completa quando a proteinúria volta a ser normal, inferior a 0,09g/L, por três dias seguidos, e é parcial quando o edema desaparece, a albuminemia fica superior a 3g/dL, mas a proteinúria permanece superior aos limites da normalidade, mas inferior a 3g/L.

O medicamento mais utilizado é a prednisona ou prednisolona, por ser de farmacologia mais conhecida e proporcionar maior porcentagem de sucessos terapêuticos, com menor incidência de efeitos colaterais.

Usam-se 40 a 60mg/m²/dia em crianças ou 1mg/kg/dia em adultos, não existindo uma dose padronizada, variando de um autor para outro. A dose total diária deve ser administrada de uma só vez, pela manhã, não havendo necessidade de jejum. Em crianças, pode-se usar o dobro da dose, em dias alternados, com igual resposta terapêutica e melhor tolerabilidade. Quanto maior for o fracionamento da dose, por dia, maior a eficiência, mas maiores os efeitos colaterais. Esses são mais numerosos e mais perigosos em adultos, motivo pelo qual não se recomenda o fracionamento da dose. Deve ser mantida nesse nível por três a oito semanas, pois três semanas é o tempo habitual para se obter remissão completa da síndrome nefrótica por lesões mínimas em crianças e oito semanas o prazo médio máximo para se julgar se um paciente é resistente ao tratamento. Mais de 95% das crianças com síndrome nefrótica negativam sua proteinúria com esse esquema, o mesmo acontecendo com um número um pouco menor de adultos. Havendo remissão completa, a dose de prednisona pode e deve ser reduzida. A maneira de reduzir também não está padronizada. Pode ser rápida, com suspensão total em uma semana, sem risco de insuficiência supra-renal sintomática e com cura total em 2/5 dos casos, ou lentamente progressiva, levando-se três a seis meses para sua interrupção, aumentando-se a porcentagem de cura e de reações colaterais.

Com o uso de corticóides, tem-se uma série de possíveis respostas terapêuticas: remissão completa com ou sem recidivas; remissão parcial com melhoria dos sintomas mas persistência da proteinúria; corticóidedependente, em que a resposta permanece somente sob o uso de prednisona ou equivalente etc., até ausência de resposta. Neste último caso, após oito semanas de tratamento deve-se interrompê-lo. Acredita-se que alguns pacientes que não responderam ao tratamento por oito semanas, em altas doses, poderão fazê-lo, com doses baixas, por longo tempo (meses ou anos), e que essa forma de tratamento pode prolongar a vida de portadores de síndrome nefrótica resistentes ao tratamento com corticóide, atrasando o aparecimento da uremia.

O tratamento com corticóides não é isento de risco. Todos desenvolvem um certo grau de síndrome de Cushing: face de lua cheia, obesidade, aumento do apetite, hirsutismo, osteoporose, hipertensão, diabetes, parada do crescimento, víbices, acnes e tromboembolismo; úlcera duodenal aguda, principalmente em adultos, cujo primeiro sintoma pode ser sua perfuração, abdômen agudo, sepse e óbito, se o diagnóstico não for feito e a úlcera não for suturada cirurgicamente; imunossupressão, com reativação de infecções anteriores, como tuberculose, infecções oportunistas, abscessos e pneumonias estafilocócicas a partir de acnes etc., que necessitam diagnóstico precoce, medicação eficiente, com doses adequadas de antibióticos; psicose pelo corticóide, que exige parada da medicação e troca do corticóide; catarata etc. Em adultos, especialmente nos que já tiveram passado ulceroso, ou com azias freqüentes, indica-se prevenção com antiácidos e inibidores da secreção ácida. A prednisona não deve ser usada em dose alta na vigência de infecção, devendo-se controlá-la inicialmente. Os ex-tuberculosos devem receber medicação específica profilática.

Metilprednisona, 1g/dia, administrada por via intravenosa, em "pulso", três dias seguidos, também pode produzir remissões, mas é pouco usada em tratamento inicial de síndrome nefrótica simples.

Citostáticos

São reservados para aqueles que não responderam adequadamente à prednisona, mostraram-se corticóide-dependentes ou experimentaram freqüentes recidivas.

A ciclofosfamida, dose de 2 a 3mg/kg/dia, de uma só vez pela manhã, por sete semanas no máximo, parece-nos a mais eficiente. Pode apresentar vários efeitos colaterais: leucopenia (inibida pelo uso concomitante de prednisona a ponto de poder dispensar o controle semanal com hemograma); alopecia (reversível, mesmo sem interrupção da droga e rara nesta dose e tempo de tratamento); cistite hemorrágica (também rara nesta dose e tempo de tratamento, mas que obriga interrompê-lo); distúrbios gastrintestinais (náuseas e vômitos, mais freqüentes quando a droga é administrada por via intravenosa, "em pulso"); e imu-

nossupressão (potencializando aquela induzida pela prednisona). Azospermia não costuma ocorrer nesta dose e tempo de tratamento.

Alguns preferem o clorambucil à ciclofosfamida, dose de 0,2 a 0,3mg/kg/dia, mas, conforme nossa experiência, além de ser menos tolerado, nas doses recomendadas, não costuma produzir melhores resultados terapêuticos. Seu principal efeito colateral é a hipoplasia da medula óssea, em geral moderada, gradual e reversível, seguida de freqüente mal-estar gastrintestinal, azospermia, amenorréia, fibrose pulmonar, convulsões, dermatite, hepatotoxicidade e maior incidência de leucemia e outros tumores.

A azatioprina, o micofenolato de mofetil e a ciclosporina também mostraram-se eficientes no manuseio de síndromes nefróticas corticóide-resistentes, especialmente a ciclosporina, mas são mais utilizadas no controle de rejeição de transplantes.

Agentes antiinflamatórios

O mais usado é a indometacina. Esta droga e outros agentes antiinflamatórios, talvez por inibirem a síntese de prostaglandinas, diminuem a proteinúria de pacientes nefróticos e, aparentemente por coincidência e ocorrência de remissões espontâneas, podem produzir remissões completas em diferentes formas de síndrome nefrótica primária. Deve ser considerada uma droga de terceira escolha. A dose recomendada é de 25 a 50mg, duas a três vezes por dia, iniciando-se com doses menores, para tatear a sensibilidade. A resposta inicia-se em quatro a seis dias, mas a remissão é tardia, podendo ocorrer até após dois anos de tratamento. Os efeitos colaterais são numerosos e freqüentes: complicações gastrintestinais (anorexia, náuseas, dor abdominal, ulcerações do trato gastrintestinal superior, perfurações, perda de sangue oculto nas fezes com anemia secundária, pancreatite aguda, diarréia e hepatotoxicidade); cefaléia frontal, vertigens, tonturas, psicose, depressão mental, alucinações, suicídio; reações hematopoéticas (neutropenia, trombocitopenia, anemia aplástica); sepse; reações de hipersensibilidade; erupções, prurido, urticária e crise asmática. Porém, apesar deste grande número de complicações, é uma forma de tratamento a ser tentada, quando outros falharam e o paciente ainda não apresenta sinais de cronificação.

Anticoagulantes

O uso de anticoagulantes e inibidores da agregação plaquetária, associados à prednisona e aos agentes citotóxicos, parece ter sido útil em alguns casos de glomerulosclerose focal, glomerulonefrite membranosa, glomerulonefrite membranoproliferativa e síndrome nefrótica, complicadas com o aparecimento de crescentes glomerulares.

Dipiridamol isolado parece reduzir a proteinúria em número absoluto e relativo. Os pacientes que não respondem ao tratamento podem ficar em seguimento tomando doses baixas de prednisona, com ou sem dipiridamol, ou de agentes antiinflamatórios, até o aparecimento de insuficiência renal irreversível. Havendo alguma contra-indicação a esse tratamento, deve-se mantê-lo com diuréticos, em dose pequena, apenas para combater o edema. É aconselhável controlar também a hipertensão arterial, de modo a tornar o paciente tão normotenso quanto possível. Recomenda-se a diminuição do sal na dieta, que deve ser pobre em proteínas animais.

GLOMERULONEFRITE CRÔNICA
Jenner Cruz

Glomerulonefrite crônica (GNC) é a via final comum de todas as glomerulopatias que evoluem para a cronicidade e insuficiência renal terminal, várias destas decorrentes de agressões imunológicas como glomerulonefrite difusa aguda pós-estreptocócica, lúpus eritematoso sistêmico, nefropatia por IgA etc., mas também de origem idiopática. Portanto, a GNC não deve ser considerada como uma doença à parte.

O quadro clínico e as bases fisiopatológicas da GNC são semelhantes aos de outras uremias crônicas e serão mais estudados no capítulo 19.

O tempo de evolução para insuficiência renal terminal depende da causa desencadeante e de outros fatores agravantes, com a intensidade da hipertensão arterial.

O diagnóstico da doença primária, que desencadeou a insuficiência renal crônica, só é possível ser feito por meio de exame anatomopatológico de biópsia renal quando o rim não está muito contraído. Quando a lesão é muito avançada, não é possível saber se se iniciou nos glomérulos, nos túbulos, nos vasos ou no interstício.

Anatomopatologicamente, encontra-se um rim contraído, podendo pesar menos de 30g, com atrofia do córtex, que se apresenta fino, com glomérulos esclerosados ou hialinizados e acelulares, túbulos atrofiados, com lúmen amplo e fibrose intersticial com infiltrado celular espalhado.

O motivo pelo qual algumas agressões glomerulares evoluem para a cronicidade e outras para a cura é desconhecido, bem como se ignora por que muitas glomerulonefrites crônicas parecem surgir do nada, sem que se descubra no passado nenhuma causa desencadeante.

Quando a causa é conhecida, por exemplo uma glomerulonefrite pós-estreptocócica que não sarou, o paciente pode evoluir silenciosamente por 2 a 30 anos ou mais, cujo único sinal seja uma proteinúria assintomática e discreta, geralmente inferior a 1g/L, raras vezes indosável, em alguns períodos do dia. Após tempos variáveis, inclusive de vários anos, a pressão arterial vai lentamente se elevando, podendo permanecer leve e sem sintomas, até o início da retenção de creatinina, o que pode levar até quase 40 anos. Nesses casos, a nefropatia pode evolver em surtos de reagudização, sendo confundidos com novas glomerulonefrites, inclusive, muitas delas relacionadas a processos infecciosos, porém, sem o período típico de latência, de duas semanas em média. Nesses casos, o mecanismo de cronificação envolvido poderia ser explicado pela permanência da agressão imunológica, mesmo que seja em surtos.

Em algumas glomerulopatias, como na dos portadores de glomerulonefrites crescênticas, a evolução é muito rápida, cerca de dois anos, e os glomérulos são destruídos por isquemia, necrose e trombose, produzindo insuficiência renal aguda e parada de funcionamento renal, sem tempo para haver contração renal. Em outras, acompanhadas de síndrome nefrótica, a evolução para rim contraído e óbito é intermediária, 10 a 20 anos em média, sem que os rins fiquem tão pequenos como no primeiro caso.

Porém, os casos idiopáticos devem ter outra explicação. Não há surtos. A doença muitas vezes é descoberta quando o paciente já está urêmico, em alguns casos com mais de 400mg/dL de uréia sangüínea!

Há pouco mais de 20 anos, uma nova teoria vem surgindo. No primeiro caso, a lesão glomerular discreta diminuiria a superfície de filtração glomerular acarretando aumento da pressão intraglomerular e de seu fluxo que, por sua vez, aumentaria a lesão primária, em um círculo vicioso progressivo, até a destruição do glomérulo. No último caso, idiopático, o aumento da pressão hidráulica transcapilar poderia ser desencadeado por dietas hiperprotéicas. A elevação da proteína da dieta aumenta proporcionalmente o trabalho do glomérulo produzindo hiperfiltração glomerular. Portanto, o controle da pressão arterial, especialmente por drogas que diminuem a pressão na arteríola eferente e, secundariamente, dentro do glomérulo, como os inibidores da enzima de conversão da angiotensina, pode atrasar o processo de cronificação e, tavez, removê-lo. Seria semelhante ao mecanismo de ablação relatado entre as causas desencadeantes de glomerulosclerose focal e segmentar. A diminuição da massa renal faria com que mesmo dietas não muito ricas em proteínas poderiam sobrecarregar os rins e desencadear o início do processo de cronificação.

Portanto, o perfeito controle da pressão arterial e o uso de dietas hipoprotéicas melhoram a evolução de portadores de glomerulonefrite crônica, aumentando o tempo de sobrevida e o bem-estar geral do paciente.

PROTEINÚRIA E/OU HEMATÚRIA ASSINTOMÁTICAS

Jenner Cruz

Esta é uma das grandes síndromes nefrológicas, também conhecida como "anormalidades urinárias assintomáticas" ou "anormalidades urinárias persistentes com poucos ou nenhum sintomas". Foi criada para reunir os casos de exames de urina anormais, descobertos por acaso, por rotina, admissão em emprego, *checkup*, ou outro motivo.

PROTEINÚRIA ASSINTOMÁTICA

Proteinúria pode ser definida como a eliminação renal de quantidades superiores a 0,09g/L ou 0,15g/dia. Quando não muito intensa, é em geral assintomática. Somente as proteinúrias nefróticas são sempre evidentes, pois se acompanham invariavelmente de edema.

As proteinúrias podem ser de origem glomerular e tubular. Ambas podem ser divididas em funcionais e patológicas.

A proteinúria glomerular funcional é aquela que ocorre quando o glomérulo está normal, e a proteína patológica, como no mieloma múltiplo, proteína de Bence Jones, β_2-microglobulinemia, hemoglobinúria, processos tumorais malignos (restos de células necróticas ou histúrias). São proteínas de baixo peso molecular.

A proteinúria glomerular patológica ocorre nas glomerulopatias em geral. A membrana basal glomerular apresenta-se lesada, deixando passar proteínas de alto peso molecular.

A proteinúria tubular funcional reúne as proteínas secretadas habitualmente pelos túbulos normais, como a IgA e a proteína de Tamm-Horsfall, protetoras do epitélio tubular e de alto peso molecular.

A proteinúria tubular patológica ocorre nas tubulopatias e é constituída por proteínas de baixo peso molecular.

O filtrado glomerular é constituído principalmente de plasma isento de proteínas. A proteinemia normal varia de 6 a 8g/dL; já o filtrado glomerular contém apenas 0,02 a 0,03g/L, mas, como os rins filtram cerca de 180L de plasma por dia, deixam passar até 2,4 a 3,6g de proteína por dia, cuja maior parte é reabsorvida pelos túbulos, para que a verdadeira excreção seja quase nula. Túbulos lesados deixam de reabsorver normalmente, produzindo uma proteinúria constituída de lisozima, β_2-microglobulina, α_1-microglobulina, proteína transportadora de retinol (RBP), entre outras, que podem ser dosadas na urina. Essa proteinúria, portanto, é quase sempre inferior a 2g/dia.

Para fins de diagnóstico e prognóstico, as proteinúrias podem ser divididas ainda em: intermitentes, posturais e persistentes.

A proteinúria intermitente ou recorrente é aquela que aparece transitoriamente com exercício, febre, insuficiência cardíaca congestiva etc.

Pode ser superior a 1g/L nos exercícios violentos, como após saltos de esqui na neve e diferentes disputas esportivas profissionais. São denominadas também proteinúrias funcionais e tidas como incapazes de produzir insuficiência renal, embora algumas biópsias renais revelem certas anormalidades, tidas como glomerulonefiites focais, e vários esportistas morrem de glomerulonefrite crônica idiopática. Esta proteinúria é de baixa seletividade.

A proteinúria postural ou ortostática é uma condição benigna que aparece apenas quando o paciente fica em pé ou assume certas posições. Descreve-se que 2 a 5% dos jovens, quando colocados em lordose extrema, podem apresentar proteinúria, provavelmente porque, dessa forma, o fígado gire para a frente e para baixo, torcendo a veia cava inferior, aumentando sua pressão, com reflexos para as veias renais e produzindo proteinúria. Quando adultos com mais de 30 anos assumem posição idêntica, pouquíssimos apresentam proteinúria.

O diagnóstico diferencial deve ser feito com proteinúrias de glomerulopatias evoluindo lentamente para a cronicidade, que podem ser eventualmente negativas durante o repouso noturno e aumentar com o exercício e a posição em pé, bem como com a proteinúria de uretrites não-gonocócicas, que são matutinas, desaparecendo no decorrer do dia. Alguns pacientes, tidos como portadores de proteinúria postural, acabam evoluindo para a cronicidade, com a sua proteinúria ficando persistente, pois biópsias renais desses pacientes revelam que apenas 47% possuem glomérulos normais, 45% já apresentam anormalidades glomerulares inespecíficas discretas e 8% glomerulonefrites primárias evidentes.

A proteinúria persistente costuma estar presente em todas as amostras de urina, podendo aumentar com o exercício, a posição em pé e diminuir com o repouso noturno. É altamente sugestiva de doença renal, evoluindo para a cronicidade, especialmente se acompanhada de hematúria microscópica e/ou de algum grau de hipertensão arterial. Apenas uma biópsia renal poderá determinar se se trata de glomerulopatia ou de nefrite intersticial crônica, mas este esclarecimento em geral não conduz a nenhuma mudança terapêutica, nem traz nenhum benefício ao paciente. Pacientes com proteinúra persistente devem ser avaliados periodicamente.

HEMATÚRIA RECORRENTE OU PERSISTENTE BENIGNA

Hematúria é a eliminação pela urina de mais de 10 hemácias por campo ou mais de 2.800 hemácias por mL ou mais de 1.500 hemácias por minuto ou tanto

Nefrologia

quanto 10^5 hemácias eliminadas pela urina em um período de 12 horas. Só 10% dos pacientes tidos como normais excretam até 10 hemácias por campo, a grande maioria excreta apenas até 1 por campo.

A hematúria pode ser de origem glomerular ou não. Desde Addis, tenta-se um método fácil capaz de identificar sua origem. Em geral, aquelas de origem glomerular acompanham-se de maior número de hemácias deformadas, chamadas dismórficas, talvez por atravessarem a membrana basal glomerular por diapedese. Os cilindros hemáticos, comuns nas grandes hematúrias, não são patognomônicos de hematúria glomerular, podendo aparecer também nas hematúrias de origem tubular, especialmente dos túbulos proximais, sendo patognomônicos, portanto, de hematúrias do parênquima renal. A hematúria dos carcinomas renais também são exemplos de hematúrias não-glomerulares. A presença de proteinúria também indica sua origem parenquimatosa. Se ela for superior a 3,5g/L, do tipo nefrótico, sua origem deve ser glomerular.

As hematúrias podem ser classificadas em três categorias:

a) Quanto à cor da urina, em microscópica ou encoberta, quando ela só é visível à microscopia óptica, e macroscópica ou grosseira, quando é visível a olho nu. Nesse caso, a cor assumida pela urina varia conforme seu pH. Quando a urina é ácida, pode tornar-se de cor marrom a castanho-avermelhada esfumaçada, ou cor de café, ou cor de chá. Quando é alcalina apresenta-se vermelho-rutilante.

b) Quanto à duração, pode ser persistente ou constante e intermitente ou recorrente.

c) Quanto à sintomatologia do trato urinário, pode ser emitida com ou sem dor nas vias excretoras. Uma causa freqüente de hematúria dolorosa, macro ou microscópica, é a calculose renal, que deve ser sempre afastada nessas eventualidades. Os coágulos de grandes hematúrias também podem produzir cólica renal, sem a presença de litíase.

As principais causas de hematúria estão relacionadas no quadro 13.5. A maioria das hematúrias de adultos é devido a anormalidades do trato urinário inferior, como uretra, bexiga e próstata, e as dos idosos são por neoplasias. Várias doenças do parênquima renal que se acompanham de hematúria poderiam formar um grupo à parte das hematúrias recorrentes benignas.

Hematúrias recorrentes benignas

Glomerulonefrite focal é aquela que se caracteriza por atingir apenas alguns glomérulos. Volhard e Fahr, em 1914, dividiram as glomerulonefrites focais em três formas:

1. Glomerulonefrite focal, modalidades aguda e crônica.
2. Nefrite intersticial.
3. Nefrite focal embólica da endocardite bacteriana.

O primeiro grupo dessas nefrites caracterizava-se por hematúria abundante, em geral macroscópica, que se iniciava freqüentemente logo após uma infecção aguda e tinha evolução benigna, salvo alguns casos que evoluíam para a cronicidade. Aqueles que tinham boa evolução passaram a ser conhecidos como portadores de hematúria recorrente benigna ou hematúria isolada, pelo caráter intermitente dessa hematúria e por não se acompanharem de proteinúria ou por essa ser inferior a 1g/L.

A dificuldade em se classificar essa entidade foi elucidada com o decorrer do tempo e com o avanço de novos meios semiológicos. Na realidade, hematúria recorrente benigna seria uma síndrome que englobaria várias entidades distintas: lúpus eritematoso sistêmico, púrpura de Henoch-Schönlein, síndrome de Alport, síndrome da membrana delgada, doença de Fabry, estigma anemia falciforme, nefropatia por IgA, nefropatia por IgM, síndrome da dor lombar-hematúria, hematúria dos corredores da maratona, depósito de C3 em arteríola aferente etc.

Como as outras entidades já foram comentadas em outros capítulos deste livro, descreve-se sumariamente apenas as três últimas.

Síndrome da dor lombar-hematúria

Trata-se de uma síndrome descrita por Little et al., em 1967, principalmente em mulheres jovens que tomam pílula anticoncepcional, caracterizada por hematúria recorrente, macro ou microscópica, com ou sem disúria, febre e acompanhada, quase sempre, por dor lombar, uni ou bilateral, por vezes muito intensa. Como se sabe, as glomerulopatias acompanham-se muitas vezes de dor lombar, desde a glomerulonefrite aguda pós-infecciosa, a nefropatia por IgA, a pielonefrite aguda até a calculose renal. As causas dessa dor lombar são várias: crescimento súbito dos rins, infecção pericapsular, cólica renal, até a presença de arterites, com ou sem microtromboses, que caracterizam a síndrome descrita por Little.

O estudo das artérias renais pela arteriografia é importante para o dignóstico. Ela vai demonstrar desorganização focal das artérias renais periféricas, estreitamento e tortuosidade, com áreas relativamente avasculares do parênquima renal, caracterizando pequenos infartos corticais. Não há hipertensão arterial sistêmica. A proteinúria é leve, inferior a 1g/L, ou negativa. A urografia excretora, a cistoscopia e a função renal são normais.

Biópsias renais estudadas à microscopia óptica costumam mostrar aumento da matriz mesangial, com leve aumento de sua celularidade. As alterações arteriolares e arteriais são comuns em algumas descrições, mas em outras mostram modificações "arterioscleróticas" das grandes artérias, até as artérias arqueadas ou arciformes. As artérias interlobulares podem estar ocluídas, formando pequenas áreas infartadas, com fibrose intersticial e atrofia glomerulotubular.

À imunofluorescência podem-se encontrar, às vezes, depósitos de C3 nas arteríolas, caracterizando a síndrome de depósito de C3 em arteríola aferente.

O diagnóstico diferencial é feito com a pielonefrite aguda e a calculose renal.

Se a sintomatologia persistir por muito tempo, indica-se a administração por via oral de anticoagulantes. Quando a dor é lancinante, o que ocorre em poucos casos, o autotransplante renal tem-se mostrado o tratamento mais efetivo.

Hematúria dos corredores da maratona ou de Jogger

Trata-se de uma hematúria grosseira que ocorre após grandes corridas, superiores a 15km/semana, em ambos os sexos, mais predominante no sexo masculino. A pressão arterial e a função renal são normais. A hematúria é tão grande que pode formar coágulos, com pequenas cólicas, desconforto suprapúbico e perianal. A proteinúria é discreta ou negativa. A hematúria deve ser baixa, predominantemente da bexiga, não se encontrando cilindros hemáticos.

A cistoscopia pode revelar, durante o quadro agudo, equimoses e congestão dos capilares da parede posterior da bexiga e crista intra-ureteral.

Tal forma de hematúria pode aparecer em outros esportes violentos, como saltos de esqui na neve, lutas de boxe profissional etc.

O tratamento é repouso e diminuição da intensidade esportiva. Fazer esporte com a bexiga vazia parece prevenir o quadro clínico.

Depósito de C3 em arteríola aferente

Trata-se de uma variante da síndrome de dor lombar e hematúria, descrita pela primeira vez por Naish et al., em 1975, e recentemente encontrada em nosso meio.

O depósito da terceira fração do complemento em arteríolas renais aferentes ou doença arteriolar C3 é uma forma benigna de hematúria caracterizada por lombalgia inconstante, uni ou bilateral, com função renal, urografia excretora e cistoscopias normais. A angiografia renal pode demonstrar anormalidades nos vasos intra-renais. Parece haver um traço hereditário no desencadeamento dessa síndrome, bem como uma interligação da doença com a síndrome da dor lombar e hematúria e a síndrome da membrana basal fina. Alguns portadores de depósitos de C3 também apresentam a membrana basal fina.

Todos os casos descritos estão evoluindo de forma benigna. O tratamento seria o mesmo descrito na síndrome da dor lombar-hematúria.

BIBLIOGRAFIA

FALK RJ, JENNETTE JC, NACHMAN PH: Primary glomerular disease, in: Brenner & Rector's The Kidney (6th ed), edited by Brenner BM, Philadelphia, WB Saunders Co, 2000, vol 2, pp 1263-1349.

JENNETTE JC, OLSON JL, SCHWARTZ MM, SILVA FG (eds): Heptinstall's Pathology of lhe Kidney (5th ed), Philadelphia, Lippincott-Raven,1998, 2 vols.

SCHRIER RW, GOTTSCHALK CW (eds): Diseases of the Kidney (6th ed), Boston, Little, Brown & Co, 1997, 3 vols.

SELDIN DW, GIEBISCH G (eds): The Kidney: Physiology and Pathophysiology (3rd ed), Philadelphia, Lippincott, Williams & Wilkins, 2000, 2 vols.

SOARES V, ALVES MAR, BARROS RT (eds): Glomerulopatias: Patogenia, Clínica, Tratamento, São Paulo, Sarvier, 1999.

TISHER CC, BRENNER BM (eds): Renal Pathology with Clinical and Functional Correlations (2nd ed), Philadelphia, Lippincott Co, 1994, 2 vols.

14 Glomerulopatias Secundárias: Envolvimento Glomerular em Doenças Sistêmicas

Rui Toledo Barros
Viktoria Woronik
José Mauro Vieira Júnior
Irina Antunes

INTRODUÇÃO

Neste capítulo serão estudadas algumas entidades nas quais a doença glomerular está inserida em um contexto de agressões sistêmicas as mais variadas, com importantes destaques para as doenças auto-imunes, infecciosas, disproteinêmicas e neoplásicas (Quadro 14.1). O envolvimento renal no *diabetes mellitus*, pela sua importância, será abordado em outro capítulo.

Quadro 14.1 – Principais doenças sistêmicas com envolvimento glomerular.

Lúpus eritematoso sistêmico
Vasculites sistêmicas necrotizantes
Púrpura de Henoch-Schönlein
Síndrome de Goodpasture
Doenças infecciosas
Paraproteinemias e disproteinemias
Neoplasias
Doenças hepáticas

LÚPUS ERITEMATOSO SISTÊMICO

A doença renal é uma manifestação clínica freqüente no lúpus eritematoso sistêmico (LES) e desenvolve-se por ocasião do diagnóstico ou durante seguimento clínico a médio prazo. A prevalência real da nefropatia, entretanto, deve ser maior que 90%, uma vez que a biópsia renal em pacientes sem nenhuma evidência clínica dessa complicação pode revelar alterações glomerulares, especialmente depósitos de imunoagregados à microscopia de imunofluorescência.

O diagnóstico de LES é definido pelo preenchimento de critérios clínicos e laboratoriais estabelecidos pela American Rheumatism Association (ARA), que definiu uma relação de 11 características principais (Quadro 14.2).

Quadro 14.2 – Critérios para a classificação do lúpus eritematoso sistêmico.

Erupção na região malar
Erupção discóide
Fotossensibilidade
Úlceras da mucosa oral
Artrite
Serosite (pleurite, pericardite)
Nefropatia (proteinúria > 500mg/dia ou cilindros celulares)
Neuropatia (crises convulsivas ou psicose)
Hematopatia (anemia hemolítica, leucopenia ou plaquetopenia)
Alterações imunológicas (células LE positivas, anticorpos anti-DNA positivos, anticorpos anti-Sm positivos ou VDRL-colesterol falso-positivo)
Anticorpos antinucleares positivos

O preenchimento de no mínimo quatro destes critérios, de modo simultâneo ou seqüencial, confere 96% de sensibilidade e especificidade para o diagnóstico de LES. O envolvimento renal, com o propósito de atender aos critérios da ARA, é definido pela presença de proteinúria persistente acima de 500mg/dia e/ou presença de cilindros celulares no sedimento urinário, desde que outras causas de alterações na urinálise estejam afastadas (infecções do trato urinário e efeito de drogas, por exemplo).

Em várias séries da literatura mundial, a prevalência do LES na população varia de 14,6 a 50,8 casos por 100.000 habitantes, acometendo principalmente mulheres jovens. Vários fatores têm sido relatados para poderem influir na prevalência do LES e de suas manifestações renais. Fatores genéticos são importantes, tendo em vista os relatos do predomínio do LES na raça negra nos Estados Unidos, da freqüência aumentada de alguns haplótipos do sistema HLA, do encontro de auto-anticorpos em familiares de pacientes com LES e da maior suscetibilidade ao lúpus dentre pacientes com deficiências congênitas de frações do sistema complemento.

PATOGÊNESE

Múltiplos distúrbios imunológicos têm sido descritos em pacientes com LES, porém, os fatores iniciantes ainda são desconhecidos. A patogênese da doença renal no LES é similarmente complexa e com vários mecanismos envolvidos, os quais produzem amplo espectro de lesão renal. O envolvimento glomerular no LES tem sido considerado um exemplo de nefropatia humana induzida por imunocomplexos.

A formação de auto-anticorpos no LES é conseqüência direta da hiperatividade de linfócitos B. Tal hiperatividade, por sua vez, acredita-se que possa decorrer de distúrbios regulatórios de subpopulações de linfócitos T, de ativação autógena dos linfócitos B, ou mesmo ser causada por disfunções mais complexas da imunorregulação. Os auto-anticorpos produzidos incluem aqueles contra o ácido desoxirribonucléico (DNA) de hélice simples (SS-DNA) ou hélice dupla (DS-DNA), contra ribonucleoproteínas, histonas e, em certas circunstâncias, contra proteínas da matriz extracelular (laminina, colágeno IV, sulfato de heparana). O depósito crônico de imunocomplexos circulantes, em parte constituídos pelos complexos DNA-anti-DNA, provavelmente assume grau de importância em certos padrões histológicos de nefrite lúpica, representados pelas lesões mesangiais e proliferativas endocapilares. A localização dos imunocomplexos nos glomérulos, por sua vez, é influenciada por vários fatores: tamanho, carga elétrica e avidez dos complexos, capacidade de clareamento do mesângio, ou ainda fatores hemodinâmicos locais. Uma vez depositados, os complexos ativam a cascata do sistema complemento e toda a série de eventos que daí decorre: ativação de fatores procoagulantes, infiltração de leucócitos, liberação de enzimas proteolíticas e liberação de citocinas reguladoras da proliferação glomerular e da síntese de matriz extracelular. Tem sido também demonstrado que outros auto-anticorpos circulantes podem ligar-se a antígenos intrínsecos da membrana basal (por exemplo, laminina) ou ainda a antígenos "plantados" (por exemplo, histonas, IgG catiônica, DNA), contribuindo para a patogênese da lesão glomerular do LES. Estas alterações manifestam-se histologicamente pelo quadro de glomerulonefrite proliferativa (focal ou difusa) e, clinicamente, por um sedimento urinário ativo, proteinúria e, freqüentemente, redução aguda da função renal. Na glomerulopatia membranosa, a agressão imunológica provavelmente decorre da formação *in situ* de imunocomplexos no espaço subepitelial do capilar glomerular. Tais imunocomplexos seriam formados pela ligação de auto-anticorpos com antígenos relacionados às nucleoproteínas, previamente localizados no referido espaço. Esta forma de lesão também ativa o sistema complemento, com a formação do complexo de ataque à membrana C5b-C9; não ocorre, entretanto, influxo de células inflamatórias, já que a membrana basal se interpõe para impedir o acesso de mediadores celulares ao espaço subepitelial.

A lesão glomerular e vascular no LES pode ser ampliada pelos fenômenos locais decorrentes da coagulação intravascular. Nesse sentido, a participação dos anticorpos antifosfolípides poderia potencializar a agressão imunológica descrita, provocando alterações nas funções endoteliais e plaquetárias. Em pacientes com insuficiência renal aguda, hipertensão grave e anemia hemolítica com esquizócitos circulantes, não é incomum o encontro de microangiopatia trombótica associada à lesão glomerular do LES.

PATOLOGIA

A nefropatia do LES se caracteriza pela heterogeneidade no modo de apresentação histológica, pela freqüente superposição das várias lesões e pelo potencial de transformação de uma determinada classe em outra, que, em diferentes relatos, atingem de 15 a 40% dos pacientes. O envolvimento renal no LES se dá, em sua grande maioria, por meio de lesões glomerulares causadas pelo depósito de imunocomplexos e que se traduzem em quatro padrões característicos: mesangial, proliferativo focal, proliferativo difuso e membranoso. A variabilidade histológica da nefropatia lúpica tem como principal implicação uma certa dificuldade na escolha da classificação morfológica que seja reproduzível e clinicamente relevante. Por este motivo, tem sido adotada internacionalmente a classificação da Organização Mundial da Saúde (OMS), revista e modificada em 1994 (Quadro 14.3).

Quadro 14.3 – Classificação da nefropatia lúpica de acordo com a OMS – Organização Mundial da Saúde (modificada em 1994).

I – Glomérulo normal (por MO, IF, ME)

II – Alterações mesangiais puras
   a) MO normal, depósitos mesangiais à IF ou ME
   b) Hipercelularidade mesangial e depósitos à IF ou ME

III – Glomerulonefrite segmentar e focal
   a) Lesões ativas necrotizantes
   b) Lesões ativas e esclerosantes
   c) Lesões esclerosantes

IV – Glomerulonefrite difusa (mesangial grave, proliferação endocapilar ou mesangiocapilar e/ou depósitos subendoteliais extensos)

V – Glomerulonefrite membranosa
   a) Glomerulonefrite membranosa pura
   b) Associada a lesões da classe II (a ou b)

VI – Glomerulonefrite esclerosante avançada

MO = microscopia óptica; IF = imunofluorescência; ME = microscopia eletrônica.

CLASSES HISTOLÓGICAS DA NEFROPATIA LÚPICA

Classe I: biópsia normal – os rins são completamente normais, tanto à microscopia óptica quanto à imunofluorescência e à microscopia eletrônica. Na prática clínica e nos relatos de literatura, a classe I é raramente observada, uma vez que depósitos mesangiais são freqüentes mesmo em pacientes sem quadro clínico renal e também porque, habitualmente, não se indica biópsia nesses casos.

Classe II: alterações mesangiais puras – pacientes com biópsias da classe II têm lesões glomerulares restritas ao mesângio. Na classe IIa os glomérulos são normais à microscopia óptica (MO), porém com depósitos imunes detectáveis pela imunofluorescência (IF) ou pela microscopia eletrônica (ME). Na classe IIb, além dos depósitos referidos, ocorre também hipercelularidade mesangial, definida pela presença de mais de três células em regiões do mesângio distantes do pólo vascular. A nefropatia lúpica mesangial é relativamente comum em pacientes ambulatoriais com função renal normal, proteinúria e hematúria discretas. As alterações histológicas em geral permanecem estáveis na maioria dos pacientes; em aproximadamente 20% dos casos pode haver transformação para a glomerulonefrite difusa.

Classe III: glomerulonefrite focal e segmentar – caracteriza-se pela proliferação endocapilar à custa de células mesangiais, endoteliais, além de neutrófilos e monócitos que podem infiltrar o glomérulo. A denominação focal e segmentar é definida arbitrariamente pelo envolvimento de até 50% do total de capilares glomerulares com processo inflamatório. As lesões podem ser focais ou segmentares, ou focais e globais, desde que o total da área glomerular envolvida seja menor que 50%. As lesões ativas da classe III freqüentemente incluem necrose fibrinóide, picnose nuclear e ruptura da membrana basal glomerular com infiltração de neutrófilos. Crescentes epiteliais podem acompanhar as lesões mais ativas. A imunofluorescência mostra depósitos de imunoglobulinas e frações do complemento, distribuídos difusamente no mesângio e nas alças capilares, de modo segmentar. Depósitos eletrodensos à microscopia eletrônica são visualizados no espaço subendotelial e na matriz mesangial. Existe uma forte tendência entre os pesquisadores desta área em considerar a classe III da nefrite lúpica com os mesmos critérios prognósticos da classe IV, proliferativa difusa, uma vez que as diferenças entre estas lesões são apenas quantitativas, sendo freqüentemente difícil a separação entre elas (Fig. 14.1).

Classe IV: glomerulonefrite proliferativa difusa – o processo inflamatório nesta classe histológica acomete mais de 50% da superfície dos capilares glomeru-

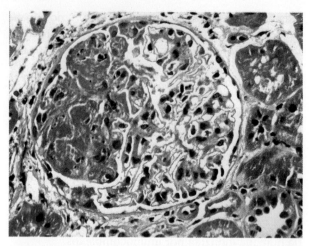

Figura 14.1 – Glomerulonefrite segmentar e focal (classe III – OMS). Glomérulo parcialmente ocupado por lesão inflamatória necrotizante. Coloração HE (450x).

lares, com distribuição difusa e global. As lesões ativas incluem necrose fibrinóide, infiltração de neutrófilos, depósitos subendoteliais em "alça de arame", corpos hematoxilínicos e crescentes epiteliais. Por meio da imunofluorescência e da microscopia eletrônica, são detectados extensos imunodepósitos ao longo do espaço subendotelial do capilar glomerular e também no mesângio. Além desses depósitos eletrodensos, na nefrite lúpica ativa podem ser observadas inclusões tubulorreticulares no citoplasma de células glomerulares e do endotélio vascular. Estas estruturas não são específicas do LES, sendo também encontradas em biópsias renais de pacientes com o vírus da imunodeficiência humana (HIV) e com outras infecções virais. Os depósitos eletrodensos ocasionalmente assumem a característica forma de impressão digital (*finger print*), com linhas curvas paralelas medindo de 10 a 15nm de diâmetro. A IF é habitualmente rica, com presença de IgG, IgA, IgM e frações do complemento: C1q, C4, C3, properdina e o complexo de ataque à membrana C5b-C9. A glomerulonefrite proliferativa difusa é a classe histológica mais freqüentemente encontrada no LES, manifestando-se habitualmente por proteinúria nefrótica, hematúria e perda de função renal. Em alguns pacientes, o quadro clínico é o de insuficiência renal rapidamente progressiva, que histologicamente corresponde a lesões glomerulares necrotizantes e com extensa formação de crescentes epiteliais (Figs. 14.2 e 14.3).

Classe V: glomerulonefrite membranosa – este padrão histológico é caracterizado pelos depósitos imunes predominantes no espaço subepitelial do glomérulo, em geral associados a hipercelularidade mesangial, com depósitos de imunoglobulinas e complemento nessa região. Nas fases iniciais do envolvimento renal, a membrana basal pode parecer normal à microscopia óptica; com a evolução da doença, a mem-

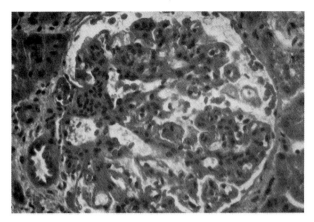

Figura 14.2 – Glomerulonefrite proliferativa difusa (Classe IV – OMS). Glomérulo com intensa reação inflamatória e infiltrado neutrofílico. Coloração HE (450x).

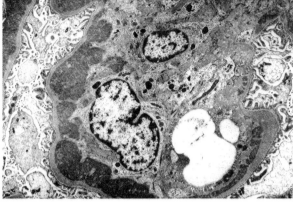

Figura 14.3 – Glomerulonefrite proliferativa difusa (Classe IV – OMS). Microscopia eletrônica com depósitos eletrodensos na região subendotelial (10.000x).

brana basal torna-se espessada e revela a típica formação de espículas (*spikes*) quando se usa a coloração pela prata. Pacientes com glomerulonefrite membranosa habitualmente se apresentam com síndrome nefrótica e função renal preservada, mesmo na evolução a longo prazo.

Classe VI: glomerulonefrite esclerosante avançada – na classificação da OMS, este padrão caracteriza-se pela presença de lesões cicatriciais e esclerosantes avançadas, que correspondem ao quadro clínico da insuficiência renal crônica.

Outras formas de envolvimento renal no LES – além das glomerulopatias, ocorrem outras lesões renais menos comuns em pacientes com LES: a nefrite intersticial e as vasculopatias. O envolvimento tubulointersticial constitui um importante componente da lesão renal global, sendo freqüente sua associação com as lesões glomerulares mais ativas e graves. Em casos mais raros, a nefrite intersticial isolada pode ser a única manifestação de nefropatia lúpica. Esta possibilidade deve ser lembrada sempre que pacientes com LES se apresentarem com insuficiência renal, exame de urina normal e eventualmente com alterações da função tubular, tais como acidose tubular renal do tipo distal e hipo ou hiperpotassemia.

As lesões vasculares renais do LES incluem os depósitos vasculares imunes, a vasculopatia necrotizante não-inflamatória, a microangiopatia trombótica e a arterite necrotizante. Os depósitos imunes são vistos apenas à imunofluorescência e à microscopia eletrônica, não alterando a estrutura morfológica do vaso. A vasculopatia não-inflamatória caracteriza-se pela necrose fibrinóide de arteríolas pré-glomerulares na nefrite lúpica ativa da classe IV. Em outras situações mais raras, pode ocorrer arterite necrotizante, semelhante à poliangiite microscópica sistêmica, ou limitada ao parênquima renal.

Microangiopatia trombótica tem sido ocasionalmente descrita no LES, levando a uma síndrome semelhante à da púrpura trombocitopênica trombótica (PTT). Em outros pacientes, portadores do anticoagulante lúpico, podem ser demonstrados trombos de fibrina nas pequenas artérias e nos capilares glomerulares. Estas lesões microvasculares podem ocorrer como doença primária ou superpondo-se às formas de nefrite lúpica por imunocomplexos anteriormente descritas, independentes dos fatores etiopatogênicos envolvidos. A vasculopatia necrotizante do LES geralmente se acompanha de hipertensão grave e forte tendência à perda progressiva da função renal.

QUADRO CLÍNICO

As manifestações clínicas do envolvimento renal no LES dependem da natureza e da gravidade das lesões histológicas renais. De modo geral, as alterações urinárias ou funcionais são concomitantes com outros sintomas sistêmicos do LES e, raramente, sinais de nefrite apresentam-se como manifestação inicial nessa doença. Na tabela 14.1, pode-se notar que existe uma boa correlação entre as classes histológicas da nefrite lúpica e os principais parâmetros do envolvimento renal.

Pacientes com as formas mais leves de lesões histológicas, confinadas à região mesangial (classe II – OMS), em geral apresentam sedimento urinário inativo e a proteinúria, presente em um terço destes pacientes, é menor que 1g ao dia, nunca atingindo níveis nefróticos. Os testes sorológicos, entretanto, podem estar alterados: é comum a ocorrência de títulos elevados de anti-DNA e baixo nível de complemento sérico, mesmo não havendo comprometimento da função renal.

As alterações clínicas renais são mais evidentes entre os pacientes com a glomerulonefrite proliferativa focal (classe III – OMS), constatando-se hematúria e

Tabela 14.1 – Classes histológicas e quadro clínico-laboratorial da nefrite lúpica.

Classe/OMS	Sedimento urinário ativo (%)	Proteinúria (%)	Síndrome nefrótica (%)	Disfunção renal (%)
Normal	0	0	0	0
Mesangial	< 25	25-50	0	< 15
Proliferação focal	50	65	25-30	10-25
Proliferação difusa	75	95-100	50	> 50
Membranosa	50	95-100	90	10-20

cilindros hemáticos em metade desse grupo; a proteinúria está sempre presente, com características nefróticas em aproximadamente 30% dos casos. Hipertensão arterial é muito freqüente e a sorologia para LES costuma estar positiva no momento da biópsia renal.

Pacientes com glomerulonefrite proliferativa difusa (classe IV – OMS) apresentam-se com a forma mais ativa, e freqüentemente grave, de envolvimento renal. Aproximadamente 75% dos casos apresentam sedimento urinário alterado, e mais da metade, síndrome nefrótica franca. Insuficiência renal moderada é bastante comum, podendo, entretanto, ocorrer perda rápida de função, até níveis dialíticos.

Na glomerulonefrite membranosa do LES (classe V – OMS), o quadro clínico habitual é o da síndrome nefrótica com função renal preservada. Sedimento urinário ativo e hipertensão arterial podem estar presentes de modo inconstante. A nefropatia membranosa lúpica pode estar associada à trombose da veia renal, como complicação da síndrome nefrótica e/ou por defeitos de coagulação da própria doença de base, como, por exemplo, a presença de anticorpos antifosfolipídicos. A trombose da veia renal pode ocorrer sem nenhuma manifestação clínica ou, então, acompanhar-se de aumento da proteinúria, de redução do ritmo de filtração glomerular, ou mesmo de tromboembolismo pulmonar.

No seguimento a médio e a longo prazo de pacientes com nefropatia lúpica, é freqüente a transformação de uma classe histológica para outra. As alterações mesangiais podem evoluir para lesões mais graves (classe III ou IV) e, quando isso ocorre, muda também o perfil laboratorial, que passa a se apresentar com sorologia positiva, sedimento urinário ativo, aumento da proteinúria e até certo grau de disfunção renal.

AVALIAÇÃO LABORATORIAL

A nefrite lúpica é tipicamente uma doença de evolução a longo prazo, caracterizada por episódios de recidiva e períodos de remissão. Um dos aspectos mais importantes no seguimento desses pacientes é, portanto, a detecção precoce dos surtos de atividade renal, para o uso judicioso das drogas imunossupressoras. Uma série de testes sorológicos sabidamente está alterada na atividade lúpica: velocidade de hemossedimentação, proteína C reativa, frações do complemen-

to, auto-anticorpos, imunocomplexos e várias citocinas. Do ponto de vista da atividade nefrítica lúpica, entretanto, os testes com maior valor preditivo são os níveis séricos do complemento total (CH50), da fração C3 e dos títulos de anti-DNA. Hipocomplementemia persistente tem sido associada com progressão da doença renal no LES em alguns estudos prospectivos, porém esta correlação nem sempre está presente. De qualquer forma, no seguimento de pacientes que se encontram em remissão, as alterações sorológicas têm grande importância prognóstica porque podem preceder de meses as demais evidências de envolvimento clínico renal. O exame cuidadoso do sedimento urinário é extremamente útil, especialmente quando suas características podem ser comparadas com exames anteriores, em situações basais.

Os exames que avaliam a função renal, tais como creatinina sérica e depuração de creatinina endógena, são considerados indicadores pouco sensíveis das mudanças que ocorrem na filtração glomerular e, freqüentemente, subestimam a gravidade das lesões. A correlação entre lesões histológicas e alterações clínico-laboratoriais pode ser vista na tabela 14.1.

PROGNÓSTICO E TRATAMENTO

O prognóstico e o tratamento da nefropatia do LES dependem da lesão histológica subjacente, do grau de comprometimento da filtração glomerular e, possivelmente, das notas atribuídas aos índices de atividade e cronicidade avaliados pela biópsia renal.

Pacientes com alterações renais mínimas ou leves, como ocorrem habitualmente nas alterações mesangiais (classe II da OMS), não necessitam de tratamento específico para a nefropatia, mas apenas de suporte terapêutico direcionado para as manifestações extra-renais. Assim, corticosteróides em doses baixas, salicilatos ou antimaláricos geralmente controlam bem os surtos de atividade sistêmica que não acometem os órgãos vitais. Deve-se tomar cuidado com o uso de antiinflamatórios não-esteróides em doses altas, pelo risco de piora da função renal, mesmo que a nefropatia tenha evolução estável. A longo prazo, os pacientes com alterações urinárias leves (proteinúria < 1g/dia, creatinina sérica normal) têm bom prognóstico, com sobrevida renal superior a 85% em 10 anos. Em 20 a 30% dos casos o quadro clínico da classe II pode sofrer transformação para doença renal mais ativa, acompanhando também a transformação da lesão histológica, uma das mais marcantes características do envolvimento renal no LES.

Pacientes com glomerulonefrite membranosa geralmente se apresentam com o quadro da síndrome nefrótica com função renal estável. O prognóstico a longo prazo é muito bom, havendo forte tendência à remissão total ou parcial da proteinúria nefrótica em mais de 50% dos pacientes em cinco anos. A conduta terapêutica para a classe V do LES é bastante controversa, mas, habitualmente, os pacientes com essa lesão não necessitam de terapêutica imunossupressora agressiva. Na experiência relatada de vários Serviços, utiliza-se a prednisona em doses de 0,5 a 1mg/kg/dia durante oito semanas, com retirada progressiva de 20mg a cada dois meses. Nos pacientes com resposta irregular ao corticosteróide e manutenção do estado nefrótico muito sintomático, pode ser associada a ciclofosfamida na forma de pulsos intravenosos mensais, na dose de 1g/m^2 de superfície corpórea, por três a seis meses. Relatos recentes da literatura têm mostrado bons resultados com o uso prolongado de ciclosporina na nefropatia membranosa lúpica refratária às medidas convencionais; a maior limitação ao uso desse agente refere-se à elevada taxa de recidiva da proteinúria, após sua suspensão.

As glomerulonefrites proliferativas focal grave (classe III) e difusa (classe IV) devem ser consideradas em conjunto, já que têm o mesmo prognóstico e manifestações clínicas semelhantes. Nesses casos, a forma de tratamento será mais agressiva, com corticosteróides em doses elevadas e drogas citostáticas administradas a longo prazo. O uso de metilprednisolona sob forma de pulsos intravenosos (1g ao dia, por três dias) estará indicado para reverter as atividades sistêmica e renal mais graves, especialmente se ocorrer disfunção renal. A corticoterapia por via oral é habitualmente feita com prednisona, 60 a 80mg ao dia durante seis a oito semanas, seguida da redução lenta, na dependência do controle clínico adequado da atividade da doença. O uso de drogas citostáticas provavelmente estará indicado na maioria dos pacientes com classe IV, uma vez que tem sido demonstrado serem eficazes no controle das recidivas, na prevenção da insuficiência renal crônica e na redução da dose total de corticosteróides. O esquema ideal ainda não está bem estabelecido; um dos mais utilizados é o da administração por via intravenosa de ciclofosfamida na dose de 0,75g por m^2 de superfície corpórea, sob forma de pulsos mensais e trimestrais, em 18 a 24 meses, se a atividade renal estiver bem controlada. O uso da ciclofosfamida exige, evidentemente, rigoroso seguimento dos pacientes, para se detectar qualquer efeito colateral mais sério, tal como leucopenia, infecções e cistite hemorrágica.

Outros esquemas de tratamento da nefrite lúpica (classe IV) incluem a ciclofosfamida na fase de indução (três a seis meses iniciais), substituída posteriormente, na fase de manutenção, por drogas alternativas menos tóxicas, como a azatioprina e o micofenolato mofetil. Este último agente tem-se revelado como opção bastante eficaz na nefrite lúpica, porém seu custo elevado limita o uso corrente.

A terapêutica adjuvante da nefrite lúpica tem também importante papel na prevenção da cronificação renal e da morbidade cardiovascular. Dessa forma, o controle da hipertensão, da obesidade e da dislipidemia, a interrupção do tabagismo constituem medidas saudáveis nesse contexto de atuação multifatorial. As drogas inibidoras da enzima conversora da angiotensina têm efeitos antiproteinúricos e outros efeitos antiproliferativos, admitindo-se que possam atuar como moduladoras negativas da reação inflamatória e como inidoras da síntese de citocinas fibrogênicas.

O prognóstico dos portadores das lesões proliferativas das classes III e IV têm melhorado muito nos últimos anos. A sobrevida acima de 10 anos é atualmente maior que 80%, isso devido ao diagnóstico mais precoce do envolvimento renal, ao controle da hipertensão e dos fatores de risco cardiovascular e à instituição de esquemas imunossupressores mais eficazes.

VASCULITES SISTÊMICAS NECROTIZANTES

O termo vasculite renal tem sido empregado na literatura médica em duas situações: 1. para descrever o envolvimento dos rins nas vasculites sistêmicas; e 2. para descrever a presença de glomerulonefrites crescênticas e necrotizantes, sem depósitos imunes, com lesões glomerulares idênticas às vasculites microscópicas. Esse padrão de glomerulonefrite crescêntica pauciimune tem sido incluído no grupo das vasculites renais não só pela semelhança histológica com as demais vasculites, mas também pelo fato de os pródromos clínicos serem da mesma ordem (febre, anemia, mialgias) e, em certas ocasiões, ocorrer a sistematização da doença, constatada até mesmo em necropsias. A glomerulonefrite crescêntica e necrotizante, que ocorre sem evidência de vasculite sistêmica, tem sido chamada de "glomerulonefrite crescêntica idiopática" ou crescêntica pauciimune porque não pertence às categorias imunopatológicas conhecidas de glomerulonefrites crescênticas, quais sejam, as decorrentes da localização tecidual de imunocomplexos e aquelas que resultam da lesão pelo anticorpo antimembrana basal glomerular (anti-GBM).

As vasculites renais podem ser causadas por uma série de entidades que se caracterizam por processo inflamatório em vasos de praticamente todos os calibres, incluindo artérias, arteríolas, capilares glomerulares e vasos retos da medula renal. Um dos maiores problemas no estudo das vasculites sistêmicas é sua classificação: essas doenças podem ser descritas de acordo com o calibre do vaso envolvido, o calibre do vaso envolvido, as síndromes orgânicas, os achados histopatológicos ou, ainda, conforme supostos mecanismos etiopatogênicos. Com o objetivo de superar essas dificuldades, a Conferência Internacional de Chappel Hill propôs uma classificação de consenso, em que diversas vasculites conhecidas foram agrupadas conforme o calibre dos vasos predominantemente acometidos (Quadro 14.4).

Quadro 14.4 – Classificação das vasculites (de acordo com a Conferência Internacional de Chappel Hill).

1. Vasculites de grandes vasos
   - Arterite temporal
   - Arterite de Takayasu
     Envolvimento renal infreqüente: hipertensão renovascular, nefropatia isquêmica

2. Vasculites de vasos de médio calibre
   - Poliarterite nodosa clássica
     Envolvimento renal infreqüente: hipertensão renovascular, nefropatia isquêmica
   - Doença de Kawasaki
     Envolvimento renal extremamente raro

3. Vasculites de pequenos vasos
   - Granulomatose de Wegener
     Afeta capilares, vênulas e arteríolas: comum ocorrência de glomerulonefrite necrotizante e positividade do ANCA
   - Poliangeíte microscópica
     Afeta capilares, vênulas e arteríolas: comum ocorrência de glomerulonefrite necrotizante e positividade do ANCA
   - Síndrome de Churg-Strauss
     Afeta capilares, vênulas e arteríolas: envolvimento renal infreqüente; positividade do ANCA
   - Púrpura de Henoch-Schönlein
     Comum ocorrência de glomerulonefrite mesangial com depósitos de IgA
   - Vasculite da crioglobulinemia
     Comum ocorrência de glomerulonefrite membranoproliferativa
   - Angiite cutânea leucocitoclástica
     Envolvimento renal muito raro

ANCA = auto-anticorpo anticitoplasma de neutrófilos.

ETIOLOGIA E PREVALÊNCIA

A etiologia das vasculites sistêmicas é desconhecida. Em certas circunstâncias, tem sido possível identificar agentes causais representados por drogas, tais como propiltiouracil, alopurinol, penicilamina, hidralazina e sulfas. Em outras situações, agentes infecciosos têm sido incriminados: vírus da hepatite B, parvovírus B19, infecções bacterianas. Parece existir predisposição genética em alguns casos de vasculites; em pacientes com deficiências hereditárias de alfa-1-antitripsina, tem sido descrita vasculite ANCA-positiva com anticorpo anti-proteinase-3 (ANCA-C). Demonstrou-se recentemente que o antígeno de histocompatibilidade HLA-DQw7 está associado à vasculite ANCA-positiva, sugerindo forte caráter genético-hereditário nessas doenças.

A prevalência de doença renal nas vasculites sistêmicas ocorre em 50 a 90% dos casos. A forma de glomerulonefrite crescêntica necrotizante pauciimune corresponde a aproximadamente 50% de todas as glomerulonefrites rapidamente progressivas. Na nefrite pauciimune, ao redor de 80% dos pacientes apresentam vasculites sistêmicas, e até 85%, sorologia positiva para o ANCA. Na população geral, vasculites dos vasos de pequeno calibre afetam principalmente a faixa etária acima dos 50 anos, mas podem também atingir pessoas mais jovens.

PATOGÊNESE

O mecanismo mais freqüentemente envolvido na lesão vascular renal é o do processo inflamatório mediado por anticorpos; a imunopatogênese das vaculites, entretanto, ainda não é bem conhecida. A via final comum da inflamação inclui o recrutamento de neutrófilos e macrófagos junto à parede vascular, à qual essas células se aderem, penetram-na e liberam os radicais livres de oxigênio e as enzimas proteolíticas, tais como elastase, catepsinas, proteinase-3 (PR3) e mieloperoxidase (MPO). Vários mecanismos imunológicos têm sido propostos para explicar a reação inflamatória vascular: 1. depósito de imunocomplexos circulantes; 2. formação *in situ* de imunocomplexos; 3. interação de anticorpos com antígenos do endotélio; e 4. ativação de neutrófilos mediada pelo ANCA. Os três primeiros mecanismos são os mais conhecidos e mais bem documentados e envolvem basicamente a ativação de mediadores humorais, especialmente o sistema complemento e estão presentes em doenças mediadas por complexos antígeno-anticorpo. O quarto mecanismo, ainda não totalmente esclarecido, estaria presente nas vasculites ANCA-relacionadas.

A participação do ANCA como fator determinante da etiopatogênese das vasculites renais, de acordo com estudos recentes, comporta algumas possíveis explicações documentadas em estudos experimentais. Uma primeira possibilidade seria o efeito direto do ANCA na ativação de neutrófilos circulantes, promovendo sua adesão ao endotélio e lesão vascular. Já foi demonstrado que *in vitro* o ANCA ativa neutrófilos e estes, por sua vez, produzem radicais livres de oxigênio e liberam enzimas proteolíticas de seus grânulos. Esse processo de ativação de neutrófilos pode estar facilitado quando essas células são previamente expostas à ação de citocinas, como o fator de necrose tumoral (TNF) e o interferon-alfa. Um segundo mecanismo proposto para as vasculites mediadas pelo ANCA seria a ligação deste anticorpo a antígenos depositados no endotélio, com a formação de imunocomplexos *in situ*. De acordo com esta hipótese, quando os neutrófilos fossem ativados por algum agente (drogas, vírus, bactérias), os antígenos reconhecidos pelo ANCA (MPO e PR3) seriam liberados e, em vista de sua forte carga catiônica, localizados no endotélio vascular. O ANCA poderia, então, ligar-se a esses antígenos e formar imunocomplexos. Um dos argumentos contra esta hipótese é o fato de os depósitos de imunoglobulinas e complemento não serem detectados por tecidos envolvidos na agressão inflamatória (daí, portanto, a denominação de vasculites pauciimunes).

Uma terceira hipótese na imunopatogênese das vasculites necrotizantes propõe que as células endoteliais têm a capacidade de expressar antígenos-alvo para o ANCA que, em presença do efeito ativador de citocinas, poderia ligar-se a esses antígenos e formar imunocomplexos *in situ*. Neste caso, mais uma vez, seria de se esperar a demonstração de imunoglobulinas na parede vascular. Não se pode, entretanto, afastar a possibilidade de que uma pequena concentração de anticorpos patogênicos, não detectável pelas técnicas habituais, possa estar presente no local da lesão inflamatória.

QUADRO CLÍNICO

A maioria dos pacientes com vasculites ANCA-positivas e envolvimento renal grave enquadram-se nos diagnósticos de poliangiite microscópica, granulomatose de Wegener, ou então, é portadora de glomerulonefrite crescêntica necrotizante pauciimune, sem evidências de vasculite extra-renal. A síndrome de Churg-Strauss é bastante rara; poucos pacientes com esta síndrome apresentam envolvimento renal importante.

As vasculites associadas ao ANCA acometem indistintamente ambos os sexos, com maior prevalência por volta dos 55 anos de idade, com predileção para indivíduos da raça branca. Tipicamente, os pacientes apresentam-se com febre, anorexia, emagrecimento e astenia, freqüentemente precedidos por pródromos que simulam um quadro viral, com artralgias e mialgias.

As manifestações renais nas vasculites ANCA-positivas são polimórficas e incluem desde hematúria e proteinúria assintomáticas, até quadro grave da glomerulonefrite rapidamente progressiva. A maioria dos pacientes tem hematúria micro ou macroscópica, proteinúria de 1 a 3g/dia, cilindrúria hemática e creatinina sérica elevada. Hipertensão arterial está presente em 25 a 50% dos pacientes, podendo ser grave ou mesmo ter características de hipertensão maligna. Outra forma de quadro clínico menos freqüente é o da perda lenta e progressiva da função renal em meses ou anos, geralmente se acompanhando de hematúria e proteinúria. A biópsia renal pode ser extremamente útil nestes casos, quando se torna importante diferen-

ciar os pacientes que têm a forma aguda rapidamente progressiva daqueles portadores de lesões renais cronificadas de modo irreversível, que não irão se beneficiar em nada do tratamento imunossupressor.

O envolvimento extra-renal é bastante comum nas vasculites ANCA-positivas. Aproximadamente 50% dos pacientes com glomerulonefrite necrotizante têm acometimento do trato respiratório, com padrões histopatológicos da granulomatose de Wegener ou da poliangiite microscópica. Nesses pacientes, as manifestações do trato respiratório alto incluem: sinusites, otite média, ulcerações nasais e rinorréia; o quadro pulmonar traduz-se por hemoptise, infiltrados evanescentes e nódulos com transformação cavitária. Alterações gastrintestinais são encontradas em um terço dos pacientes com nefropatia associada ao ANCA. O quadro mais comum é o da gastrite, com sintomas semelhantes ao da úlcera péptica. As manifestações mais graves incluem ulcerações decorrentes de isquemia da mucosa digestória, perfurações e pancreatite aguda.

Outras manifestações extra-renais das vasculites necrotizantes estão relacionadas à pele (púrpura palpável), sistema nervoso periférico (mononeurites), sistema nervoso central (encefalopatia, convulsões), aparelho ocular (episclerite, uveíte) e sistema musculoesquelético (artrite, miosite).

O exame laboratorial mais específico para as vasculites renais microscópicas é o teste do ANCA (anticorpo anticitoplasma de neutrófilos), encontrado em 80 a 90% dos pacientes. Achados menos específicos incluem: velocidade de hemossedimentação e proteína C reativa elevadas, anemia, leucocitose e, ocasionalmente, trombocitose. Eosinofilia é observada em pacientes com a síndrome de Churg-Strauss e, menos freqüentemente, em pacientes com granulomatose de Wegener e poliangiite microscópica. O padrão de ANCA mais encontrado nas vasculites renais é o perinuclear (p-ANCA), geralmente específico para a mieloperoxidase (MPO-ANCA) e relacionado de modo predominante à poliangiite microscópica, à glomerulonefrite crescêntica necrotizante e a alguns casos de granulomatose de Wegener. O padrão de ANCA citoplasmático (c-ANCA), relacionado ao antígeno proteinase-3 (PR3-ANCA), é o mais freqüente em pacientes com granulomatose de Wegener, ocorrendo em 90% dos casos na fase ativa dessa doença.

O anticorpo p-ANCA pode estar presente em 10 a 20% dos pacientes com glomerulonefrite crescêntica associada ao anticorpo antimembrana basal glomerular (anti-GBM). Pacientes com p-ANCA e anti-GBM têm predisposição a apresentar vasculite extra-renal, habitualmente não descrita na síndrome de Goodpasture clássica. Em 10 a 15% de doenças renais mediadas por imunocomplexos, o ANCA pode ser positivo, podendo-se tomar como exemplos a transformação crescêntica de glomerulopatia primária (nefropatia membranosa) e o lúpus eritematoso sistêmico, em que 15% dos pacientes apresentam p-ANCA que reage com os antígenos citoplasmáticos elastase e lactoferrina.

DIAGNÓSTICO DIFERENCIAL

As manifestações clínicas das vasculites renais associadas ao ANCA são similares às vasculites mediadas por imunocomplexos, tais como a púrpura de Henoch-Schönlein, a vasculite da crioglobulinemia essencial, a vasculite lúpica e as vasculites secundárias às infecções virais e bacterianas (vírus B, estreptococos). A análise sorológica adequada pode ser útil na diferenciação entre essas doenças. A síndrome renal-pulmonar pode ser causada pelas vasculites associadas ao ANCA, pela doença anti-GBM (síndrome de Goodpasture) ou pelas doenças mediadas por imunocomplexos (lúpus, púrpura de Henoch-Schönlein, crioglobulinemia). Novamente a sorologia será muito importante no diagnóstico diferencial.

O quadro clínico da vasculite sistêmica pode também se confundir com doenças renais sem vasculite e que levam à insuficiência renal rapidamente progressiva, tais como a microangiopatia trombótica e a nefropatia ateroembólica. Neste caso, a biópsia renal pode levar ao diagnóstico definitivo.

A documentação histológica é imprescindível para o diagnóstico de vasculite necrotizante. Apesar do elevado grau de especificidade do ANCA, sabe-se hoje que este anticorpo pode ser positivo em doenças infecciosas (por exemplo, endocardite), hepatopatias auto-imunes e em algumas formas de enterocolopatias inflamatórias, sem nenhuma relação com o envolvimento vascular. A biópsia renal está indicada, portanto, para se estabelecer o diagnóstico definitivo da vasculite renal e para se avaliar o grau de reversibilidade das lesões.

PATOLOGIA

O aspecto histológico dominante no parênquima renal de pacientes com vasculites é o da glomerulonefrite necrotizante focal e segmentar, sem depósitos de imunoagregados ou evidências de proliferação celular intraglomerular. Em 80% dos casos ocorre a formação de crescentes epiteliais agudos ou em vários estágios de evolução. Em geral, existe boa correlação entre a creatinina sérica inicial e o percentual de glomérulos comprometidos com os crescentes (Fig. 14.4).

Nas doenças por imunocomplexos, o aspecto histológico inclui a proliferação mesangial, o infiltrado celular à custa de neutrófilos e monócitos e a típica imunofluorescência nas diferentes entidades: o predomínio de IgA na púrpura de Henoch-Schönlein, os depósitos maciços de agregados de IgM na crioglobulinemia e a fluorescência rica com todos os isótipos de imunoglobulinas e componentes do complemento

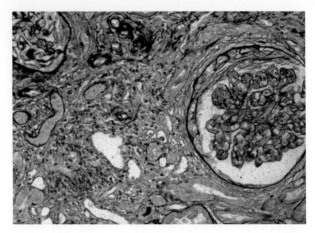

Figura 14.4 – Glomerulonefrite crescêntica em paciente com poliangiite microscópica e ANCA positivo (impregnação pela prata 450x).

no lúpus eritematoso sistêmico. Na granulomatose de Wegener, pode ser encontrada ocasionalmente formação de granuloma periglomerular.

Infiltrado intersticial é achado freqüente na vasculite renal e geralmente acompanha a nefrite crescêntica grave. Granulomas necrotizantes intersticiais, com células gigantes multinucleadas, podem ser observados na granulomatose de Wegener.

O envolvimento vascular extraglomerular é pouco freqüente: em apenas 30 a 50% das biópsias as arteríolas podem estar envolvidas pela vasculite. Este fato provavelmente decorre de um erro de amostragem da biópsia renal, uma vez que vasculite arteriolar pode ser encontrada em praticamente todos os casos que vão para a necropsia.

A lesão vascular renal predominante é a da inflamação dos pequenos vasos com infiltrado perivascular à custa de neutrófilos, linfócitos e monócitos. Ocorre também necrose fibrinóide da parede, ruptura das lâminas internas e externas, com acúmulo de proteínas no interior da parede vascular e no tecido perivascular. Alguns pacientes com vasculites ANCA-positivas, especialmente granulomatose de Wegener, apresentam lesões necrotizantes segmentares nos capilares peritubulares e nos vasos retos da medula renal. Granuloma de células gigantes e monócitos também podem ser observados em situação perivascular (Fig. 14.5).

TRATAMENTO

A sobrevida média dos pacientes com vasculite necrotizante, antes do advento da terapêutica imunossupressora, era no máximo de seis meses. Atualmente, várias séries da literatura têm apontado para sobrevida de até 70% em cinco anos, com o uso intensivo de corticosteróides e ciclofosfamida. A corticoterapia isolada não previne as recidivas que freqüentemente ocorrem nas vasculites necrotizantes, especialmente no que se refere à granulomatose de Wegener.

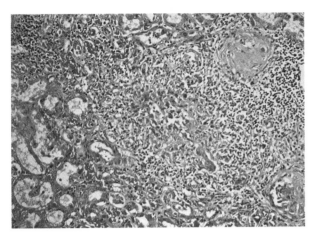

Figura 14.5 – Granulomatose de Wegener. Nota-se presença de intenso infiltrado inflamatório perivascular, com células gigantes e monócitos (HE 250x).

O tratamento das vasculites renais inclui duas importantes fases: a da indução e a da manutenção terapêutica a longo prazo. Nas fases de indução, a droga de escolha é a metilprednisolona, administrada sob forma de pulsos intravenosos (1g por três dias consecutivos), seguida de prednisona por via oral na dose de 0,5-1mg/kg/dia. A ciclofosfamida deve ser acrescentada a este esquema, preferencialmente por via oral, na dose de 1 a 3mg/kg/dia, dependendo da função renal e da contagem de leucócitos. Em casos de vasculite extra-renal grave, ou mesmo na perda rápida da função renal até o nível dialítico, tem sido proposto o uso de plasmaférese intensiva, com 7 a 10 trocas diárias de 4 litros de plasma e substituição por albumina. Este método envolve alto custo e não está isento de complicações de ordem infecciosa. Após a fase da indução terapêutica da doença aguda, que dura até 8 a 12 semanas, inicia-se a fase do tratamento de manutenção (12 a 24 meses) com ciclofosfamida por via oral, 1 a 2mg/kg/dia, acompanhada de prednisona, 10 a 20mg/dia. Uma forma alternativa de tratamento na fase de manutenção é o uso da ciclofosfamida por via intravenosa sob forma de pulsos mensais na dose de $0,75$-$1g/m^2$ de superfície corpórea, por um período variável, de 6 a 12 meses. Azatioprina na dose de 2mg/kg/dia também tem sido proposta como droga eficaz e menos tóxica que os agentes alquilantes na fase de manutenção, associada a doses baixas de prednisona. Também o micofenolato mofetil (MMF) na dose de 1 a 2g/dia pode ser usado nessa fase.

Na avaliação da resposta terapêutica a longo prazo, devem ser cuidadosamente pesquisados os sinais e sintomas clínicos da atividade sistêmica e renal. Dentre os testes de laboratório usuais, a proteína C reativa, a velocidade de hemossedimentação, o sedimento urinário, a proteinúria quantitativa e a creatinina sérica devem ser habitualmente solicitados no seguimento. Na granulomatose de Wegener, a negativação do ANCA tem boa correlação com as fases inativas da doença, se bem que ANCA positivo pode ocorrer em até 25% dos pacientes que estão evoluindo assintomáticos.

PÚRPURA DE HENOCH-SCHÖNLEIN

A púrpura de Henoch-Schönlein é definida como síndrome que habitualmente se manifesta como vasculite de pequenos vasos da pele, do trato gastrintestinal, das articulações e do tecido renal. As principais manifestações clínicas dessa síndrome incluem púrpura dos membros inferiores, artralgias, dor abdominal, sangramentos gastrintestinais e glomerulonefrite.

Existem poucos estudos sobre a prevalência da púrpura da Henoch-Schönlein na população. Trabalhos realizados por autores escandinavos relatam ocorrência de 18 casos por 100.000 crianças com até 14 anos de idade e 0,8 caso por 100.000 habitantes, com idade de 15 anos em diante. Trata-se, portanto, de uma afecção que atinge especialmente crianças com menos de 10 anos de idade, sendo incomum em adultos. O sexo masculino é mais acometido, na proporção de 2:1 em relação ao feminino.

ETIOLOGIA E PATOGÊNESE

A maioria dos pacientes com púrpura de Henoch-Schönlein relata antecedente de infecção do trato respiratório, precedendo o quadro clínico típico dessa síndrome. Vários agentes patogênicos têm sido implicados na etiologia da púrpura de Henoch-Schönlein, sendo citados estreptococos beta-hemolíticos, estafilococos, micobactérias, *Haemophilus*, *Yersinia* e numerosos vírus. Mais raramente, os episódios de vasculite podem surgir após a ingestão de drogas ou de alimentos.

Evidências clínicas e laboratoriais sugerem fortemente que fatores imunológicos estejam envolvidos na púrpura de Henoch-Schönlein. Além dos antecedentes de exposição a antígenos já citados, depósitos de imunoglobulinas e frações do complemento estão invariavelmente presentes na pele e nos glomérulos renais. Devido às semelhanças histológicas com a nefropatia por IgA (doença de Berger), muitos pesquisadores admitem que a púrpura de Henoch-Schönlein seja a forma de manifestação sistêmica daquela nefropatia. Nas duas entidades em questão, podemos detectar aumento na concentração sérica de IgA-fibronectina, imunocomplexos e fatores reumatóides da classe IgA, além de maior número de linfócitos B secretores de IgA. Estudos recentes também têm demonstrado que na nefropatia por IgA e, possivelmente, na púrpura de Henoch-Schönlein a estrutura da molécula da IgA estaria alterada quanto a sua composição de resíduos de carboidratos, via defeito genético. Essa alteração estrutural levaria a uma menor ligação aos receptores hepáticos, responsáveis por seu clareamento da circulação e, conseqüentemente, maior depósito em outros tecidos, tais como o mesângio glomerular. Apesar de inúmeras outras evidências de desregulação imunológica na púrpura de Henoch-Schönlein, sua patogênese ainda continua desconhecida.

QUADRO CLÍNICO

A púrpura de Henoch-Schönlein pode ocorrer em qualquer faixa etária, porém, a maior prevalência se situa em crianças com menos de 10 anos de idade e, preferencialmente, no sexo masculino, na proporção de 2:1 em relação ao feminino. O antecedente mais comum costuma ser um episódio recente de infecção das vias aéreas superiores, seguindo-se então o típico *rash* purpúrico na face de extensão dos membros inferiores, artralgias, dores abdominais, hematúria e proteinúria. Em geral, os sinais e os sintomas de cada surto purpúrico duram até três meses, exceto a nefrite, que pode ser evolutiva e se cronificar. Habitualmente, ocorrem duas a três recidivas da síndrome durante o primeiro ano, com tendência a remissões prolongadas, no seguimento a longo prazo.

A hematúria macroscópica é a manifestação mais comum do envolvimento renal na púrpura de Henoch-Schönlein, ocorrendo em até 80% dos pacientes. Hematúria microscópica e síndrome nefrótica são bem menos freqüentes. Ocasionalmente, as manifestações renais têm as características da síndrome nefrítica com edema, hipertensão e redução da filtração glomerular. Em pacientes adultos, tem sido descrita a variante da glomerulonefrite rapidamente progressiva, que evolui quase sempre para a insuficiência renal terminal.

ALTERAÇÕES LABORATORIAIS E DIAGNÓSTICO DIFERENCIAL

O diagnóstico da púrpura de Henoch-Schönlein é essencialmente clínico. O *rash* cutâneo, associado a artralgias, dor abdominal e hematúria, sugere fortemente o diagnóstico. Os testes laboratoriais podem ser vitais na exclusão de outros diagnósticos. Contagem de plaquetas e provas de coagulação habitualmente são normais, e o complemento sérico raramente está diminuído; fator antinúcleo e fator reumatóide clássico são negativos, assim como o anticorpo anticitoplasma de neutrófilo (ANCA). A IgA sérica está elevada em aproximadamente 50% dos pacientes e crioglobulinas podem estar presentes. Imunocomplexos circulantes contendo IgA polimérica ou IgA ligada à fibronectina podem ser demonstrados, especialmente nos períodos de atividade da doença.

Dentre as manifestações renais, as mais características são a hematúria microscópica com dismorfismo moderado, cilindros granulosos e/ou hemáticos, e a proteinúria menor que 2g nas 24 horas. O diagnósti-

co diferencial deve ser feito com a glomerulonefrite aguda pós-estreptocócica, com o lúpus eritematoso sistêmico e com a crioglobulinemia mista, que podem ser afastados pelo estudo sorológico adequado.

PATOLOGIA

A biópsia de pele nas áreas afetadas pelo quadro purpúrico mostra o aspecto típico de vasculite leucocitoclástica de pequenos vasos, com depósito de IgA. O infiltrado inflamatório habitualmente inclui neutrófilos, histiócitos e eosinófilos, com localização perivascular. Podem também estar presentes necrose fibrinóide da parede vascular, extravasamento de eritrócitos e resíduos nucleares, que resultam da desintegração de neutrófilos.

A biópsia renal de pacientes com a púrpura de Henoch-Schönlein pode revelar desde proliferação mesangial leve até lesões mais graves de glomerulonefrite endocapilar difusa, com ou sem crescentes epiteliais. A presença de IgA no mesângio, demonstrada pela imunofluorescência, é o mais importante critério diagnóstico de envolvimento renal na púrpura de Henoch-Schönlein. Tendo em vista a semelhança dos achados histológicos nesta entidade e na nefropatia por IgA, pode-se supor que estas doenças tenham mesma base etiopatogênica.

TRATAMENTO E PROGNÓSTICO

Não há tratamento específico e eficaz para a púrpura de Henoch-Schönlein. Tendo em vista que a maioria dos casos se resolve espontaneamente, recomenda-se, preferencialmente, a terapêutica de suporte, que inclui o balanço hidroeletrolítico adequado, a pesquisa de eventual sangramento do trato digestório, o tratamento das infecções associadas e a monitorização da função renal.

A maioria dos pacientes tem envolvimento renal de pouca repercussão clínica, com hematúria microscópica, proteinúria leve e função renal conservada. Nestes casos, recomenda-se apenas o tratamento de suporte. Pacientes com insuficiência renal ou síndrome nefrótica devem ser biopsiados e, tendo lesões proliferativas mais graves, podem ser tratados com prednisona (1mg/kg/dia), ciclofosfamida e/ou gamaglobulina intravenosa. A eficácia destes esquemas imunossupressores, no entanto, é bastante discutível.

O prognóstico renal da púrpura de Henoch-Schönlein depende basicamente do quadro clínico inicial e das lesões histológicas subjacentes. Pacientes com hematúria microscópica e proliferação mesangial evoluem muito bem, com morbidade menor que 10% ao final de 10 anos. Pacientes com síndrome nefrótica persistente, elevação da creatinina sérica e presença de nefrite grave com mais de 50% de crescentes evoluem para insuficiência renal crônica. O transplante renal tem sido indicado para os pacientes que chegam ao estágio de falência renal terminal, sendo freqüente a recidiva da doença original. A perda do enxerto, entretanto, costuma ocorrer somente nos casos em que a doença inicial foi muito agressiva, caracterizada pela evolução para insuficiência renal em menos de três anos após o diagnóstico da síndrome.

SÍNDROME DE GOODPASTURE

A síndrome de Goodpasture, ou glomerulonefrite antimembrana basal glomerular (GN anti-MBG), embora rara, é importante causa de uma forma grave de nefropatia que se manifesta com alto índice de morbidade e mortalidade. Em sua forma completa, o quadro clínico é caracterizado por insuficiência renal rapidamente progressiva, associada à hemorragia pulmonar. Formas leves de hematúria microscópica, sem manifestações clínicas e sem hemoptise, são ocasionalmente vistas. A síndrome de Goodpasture acomete indivíduos em qualquer idade, com dois picos diferentes de prevalência, na segunda e na quinta décadas de vida. Esta síndrome predomina em jovens do sexo masculino, enquanto em mulheres acima de 50 anos a forma de glomerulonefrite crescêntica, sem acometimento pulmonar, é mais freqüente. Nos países do hemisfério norte, ocorre uma típica distribuição sazonal (mais comum na primavera) e racial, com acometimento quase que exclusivo da raça branca.

QUADRO CLÍNICO

Exceto quando há hemorragia pulmonar, sugerindo a síndrome de Goodpasture, o quadro clínico difere de outras formas de glomerulonefrite rapidamente progressiva (GNRP). A oligúria é quase uma constante, a insuficiência renal habitualmente se instala em poucos dias e 75% dos pacientes necessitam de diálise. A anemia do tipo ferropriva é muito comum, provavelmente devida ao sangramento intra-alveolar. O tabaco e os inalantes hidrocarbonados podem precipitar a hemorragia pulmonar. A queda de função renal habitualmente acompanha esses fenômenos hemorrágicos. A hematúria microscópica, com dismorfismo eritrocitário, é a alteração precoce mais freqüente, podendo, raramente, ser a única manifestação da doença. A proteinúria é discreta, sendo incomuns a síndrome nefrótica e a hipertensão. Alguns pacientes com envolvimento pulmonar exclusivo foram descritos, exigindo um diagnóstico diferencial com a hemossiderose pulmonar idiopática.

Outras glomerulonefrites, acompanhando doenças sistêmicas, podem cursar com hemorragia pulmonar. Entre elas, o lúpus eritematoso sistêmico (LES) e as vasculites (granulomatose de Wegener, púrpura de Henoch-Schönlein). O diagnóstico diferencial da glomerulonefrite antimembrana basal glomerular com as vasculites compreende a detecção de anticorpo anti-

membrana basal no soro de pacientes com GN anti-MBG, e do anticorpo anticitoplasma de neutrófilos (ANCA) em pacientes com granulomatose de Wegener e poliangiite microscópica. No entanto, em alguns pacientes, a diferenciação pode não ser tão simples, uma vez que tem sido descrita vasculite extra-renal na GN anti-MBG, com o ANCA positivo em aproximadamente 10 a 20% dos casos.

PATOLOGIA

Do ponto de vista anatomopatológico, a imunofluorescência (IF) é o principal indicador do diagnóstico da GN anti-MBG pelo característico padrão linear do depósito de IgG ao longo da parede capilar glomerular. As imunoglobulinas IgA e IgM são raramente vistas. O mesmo padrão linear de IgG pode ser encontrado em membrana basal tubular. Depósito de C3 ocorre em dois terços dos pacientes, sendo geralmente linear, às vezes descontínuo ou de aspecto granular. Depósitos de fibrina são vistos nos crescentes epiteliais e em alças capilares. Outras doenças podem apresentar o padrão linear à IF, como é o caso de depósito de albumina e IgG no *diabetes mellitus* e de IgG no LES. Falso depósito linear de imunoglobulinas pode ser verificado em material de necropsia, e após perfusão renal do doador durante o transplante, sendo possível que a isquemia exerça um papel nessa forma de apresentação da IF. Deve-se ressaltar que, nos estágios muito avançados da doença, o depósito fluorescente poderá ser irregular, devido à fragmentação da alça capilar.

A microscopia óptica revela, geralmente, uma glomerulonefrite proliferativa com crescentes epiteliais, sendo habitual estarem os glomérulos no mesmo estágio de lesão. A presença de leucócitos e macrófagos pode ser abundante na luz capilar e, raramente, há proliferação de células mesangiais. Edema e infiltrado inflamatório no interstício freqüentemente são vistos.

PATOGÊNESE

A partir do modelo experimental da nefrite nefrotóxica auto-imune de Masugi, caracterizou-se a GN anti-MBG humana como imunologicamente mediada. A presença dos anticorpos anti-MBG pode ser demonstrada tanto no soro como em eluatos de rim de animais e seres humanos portadores da doença, sendo este anticorpo capaz de produzir a lesão renal quando injetado em animais sadios.

O fator que desencadeia a formação do anticorpo não é conhecido. O primeiro paciente descrito por Goodpasture era portador de influenza, mas posteriormente essa associação não foi verificada. A doença ocorre, ocasionalmente, em pintores e em pessoas que têm contato com poluentes orgânicos. Os indivíduos HLA-DR2 são mais suscetíveis a desenvolver essa doença, porém não existe uma relação nítida com sua ocorrência em grupos familiares.

A MBG é composta por colágeno IV, laminina, entactina, glicosaminoglicanos e sulfatos de heparana. No colágeno tipo IV foram identificadas seis cadeias alfa; sua estrutura básica manomérica é formada por três cadeias arranjadas de forma helicoidal, com as tríplices cadeias se associando entre si para formar a supra-estrutura do colágeno IV. Cada cadeia apresenta um longo domínio colágeno, alternado seqüencialmente por curtos segmentos não-colágenos. A fração antigênica da GN anti-MBG encontra-se na porção não-colágena da cadeia alfa-3, e o anticorpo contra esta fração é habitualmente uma IgG com predomínio da subclasse IgG_1. Pacientes com síndrome de Alport apresentam mutação genética na cadeia alfa-3. Alguns desses indivíduos, quando submetidos a transplante renal, desenvolvem anticorpos contra a cadeia alfa-3, ocasionando a glomerulonefrite da síndrome de Goodpasture.

Concluindo, é possível que uma agressão de qualquer natureza (infecciosa, traumática, química), que possa lesar à MBG, exponha o antígeno de GP, desencadeando o processo em indivíduos geneticamente predispostos à doença. A interação antígeno-anticorpo ocasionará a ativação do complemento, acúmulo de leucócitos e macrófagos, liberação de mediadores (leucotrienos, citocinas), resultando em intensa lesão inflamatória (Fig. 14.6).

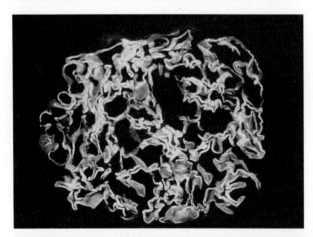

Figura 14.6 – Síndrome de Goodpasture. Imunofluorescência com IgG ++ em alças capilares, padrão linear.

PROGNÓSTICO E TRATAMENTO

O tratamento da glomerulonefrite anti-MBG depende da precocidade do diagnóstico e da gravidade da lesão à biópsia renal. Os casos leves, sem deficiência de função renal, podem prescindir de uma terapêutica específica. Diversos autores são unânimes em afirmar que pacientes anúricos com creatinina > 6mg/dL dificilmente poderão se beneficiar com a medicação imunossupressora, dado o caráter de rápida colagenização dos crescentes glomerulares.

A plasmaférese é a terapêutica de escolha, especialmente quando ocorrer hemorragia alveolar, e tem a finalidade de remover o auto-anticorpo circulante. A troca de plasma diária (4L/dia) deve ser mantida por um período mínimo de 10 dias. Geralmente, em oito semanas de tratamento, o anticorpo torna-se indetectável. A prednisona, como antiinflamatório, e a ciclofosfamida (2mg/kg/dia), que tem o efeito de inibir a síntese de anticorpo, devem ser associadas, a fim de se manter a remissão. Na fase inicial do tratamento, poderá ser utilizada a metilprednisolona (MP) por via intravenosa na dose 15 a 20mg/kg/dia, em três dias consecutivos. Após a terceira dose, a corticoterapia deve ser mantida por via oral, com dose inicial de 1mg/kg/dia, e redução de acordo com a resposta terapêutica.

A hemorragia pulmonar é também um grande limitante da sobrevida. Quando isolada, poderá ser tratada com pulsos intravenosos de MP e plasmaférese. Não há contra-indicação ao transplante para pacientes com síndrome de Goodpasture que evoluem para insuficiência renal crônica terminal, devendo-se tomar o cuidado de não realizá-lo enquanto houver o anticorpo anti-MBG detectado na circulação.

DOENÇAS INFECCIOSAS

GLOMERULONEFRITE DA ENDOCARDITE BACTERIANA

A endocardite bacteriana pode comprometer o rim de várias maneiras: 1. ocorrendo sepse, pode instalar-se insuficiência renal aguda, abscessos ou infartos renais por embolia séptica; 2. pode ocorrer glomerulonefrite por depósito de imunocomplexos; 3. pode ocorrer nefrite intersticial aguda devido à ação de medicamentos.

A glomerulonefrite da endocardite, bem como a nefrite do *shunt* atrioventricular, segue o padrão das síndromes nefríticas pós-infecciosas, cujo quadro clínico é caracterizado por hematúria microscópica, edema, grau variável de hipertensão arterial e de redução da função renal, tendo um curso evolutivo para a cura, na maioria dos casos. O exame de urina mostra hematúria com hemácias dismórficas e cilindros hemáticos, leucocitúria e proteinúria. A síndrome nefrótica não é comum na endocardite e ocorre em até 30% dos pacientes com nefrite por *shunt*. A natureza imunológica é bem determinada: em 90% dos pacientes encontram-se imunocomplexos circulantes, a crioglobulinemia é achado freqüente e ocorre hipocomplementemia de CH50, C3 e C4, indicando ativação pela via clássica.

Os principais agentes infecciosos são o *Staphylococcus viridans*, na endocardite subaguda, o *Staphylococcus aureus* na endocardite aguda e o *Staphylococcus epidermidis* na nefrite por *shunt*. A prevalência da glomerulonefrite por endocardite bacteriana vem diminuindo em função do uso adequado e precoce de antibióticos.

A lesão histológica habitual é do padrão proliferativo, que pode ser focal ou difuso. Este último está comumente associado à etiologia estafilocócica. Quando presentes, os crescentes não atingem mais que 50% dos glomérulos. A imunofluorescência é sempre difusa, positiva para a IgG, IgM e C3. A microscopia eletrônica revela a presença dos imunodepósitos subepiteliais (*humps*) e menores depósitos em posição subendotelial ou mesangial.

Não há necessidade de tratamento específico para a glomerulonefrite da endocardite. A maioria dos casos reverte com o tratamento antimicrobiano, ocorrendo, entretanto, perda da função renal de modo irreversível, se a terapêutica antibiótica for instituída muito tardiamente, ou se as próteses valvares infectadas não forem prontamente removidas.

NEFROPATIA POR VÍRUS DA IMUNODEFICIÊNCIA HUMANA

O vírus da imunodeficiência humana disseminou-se muito rapidamente nas décadas de 1980 e 1990, promovendo um acúmulo de novas informações e novas entidades patológicas em diferentes especialidades médicas. Com a introdução da terapia antiviral efetiva, na segunda metade da década de 1990 houve grande melhora da sobrevida desses pacientes e com isso o crescimento de pacientes HIV-positivos e sem outros acometimentos. A nefrotoxicidade da terapêutica e as alterações hemodinâmicas e eletrolíticas, muito freqüentes nos pacientes com AIDS, foram responsáveis pelas primeiras descrições de insuficiência renal aguda, que freqüentemente era irreversível.

A nefropatia associada ao vírus HIV (HIVAN) é a forma mais comum de doença renal crônica em pacientes HIV-positivos e vem constituindo-se em grande problema epidemiológico nos Estados Unidos, onde já é a terceira causa de insuficiência renal crônica dialítica na população negra dos 20 aos 64 anos. Este tipo de lesão glomerular se refere a uma forma especial de glomerulosclerose segmentar e focal, geralmente associada à síndrome nefrótica e perda progressiva da função renal. Glomerulonefrites proliferativas por imunocomplexos também podem estar asssociadas ao HIV.

Quadro clínico

O quadro clínico do paciente com nefropatia por HIV (HIVAN) é semelhante, seja ele portador da forma clássica de glomerulosclerose, seja das formas proliferativas. O paciente apresenta-se, comumente, já com deficiência da função renal e com a síndrome nefrótica instalada. O edema pode ser insidioso ou abrupto, mas sua presença não é constante. Casos com hematúria microscópica e proteinúria não-nefrótica, com ou sem insuficiência renal, são ocasionais; geralmente, não há hipertensão arterial, ainda que a progressão para uremia ocorra inevitavelmente. Os níveis séricos do complemento e de suas frações estão normais e as imunoglobulinas podem estar aumentadas, com padrão policlonal. A HIVAN é normalmente uma complicação tardia da infecção pelo HIV, sendo isso evidenciado pela diminuição dos linfócitos CD4 circulantes ou por uma história de infecção oportunística prévia. A imagem por ultra-sonografia não é específica, mostrando rins hiperecogênicos no estado nefrótico. As dimensões renais podem permanecer aumentadas, mesmo na fase de insuficiência renal crônica.

Alterações patológicas

As lesões renais associadas ao HIV habitualmente podem ser descritas dentro dos seguintes tipos: 1. glomerulosclerose focal, forma colapsante; 2. glomerulonefrites proliferativas, mediadas por imunocomplexos; 3. nefropatia tubulointersticial, mais freqüentemente relacionada ao envolvimento glomerular.

O termo "nefropatia associada ao HIV" é reservado para a forma típica da glomerulosclerose focal colapsante, com oclusão da luz capilar, segmentar ou global, cujos achados mais comuns são os seguintes: 1. acentuada hipertrofia das células epiteliais e endoteliais do glomérulo, com formação de "coroa" podocitária; 2. dilatação microcística dos túbulos, com presença de cilindros protéicos, degeneração celular e necrose; 3. alterações tubulointersticiais graves, sem relação com o grau de glomerulosclerose, com infiltrado de linfócitos CD8, monócitos e linfócitos B.

À imunofluorescência observa-se depósito segmentar de IgM e C3 em mesângio e alça capilar. Imunoglobulinas e albumina podem ser vistas nos cilindros, no espaço de Bowman e nos vacúolos citoplasmáticos das células epiteliais. A microscopia eletrônica traz, como colaboração ao diagnóstico, a presença de inclusões tubulorreticulares no interior de células endoteliais que, embora não específicas, são muito sugestivas de infecção viral. Depósitos eletrodensos são infreqüentes e, quando presentes, pequenos e esparsos. Notam-se os vacúolos citoplasmáticos nas células epiteliais com numerosos lisossomos, fusão de pedicelos e espessamento de membrana basal glomerular à custa de neoformação de membrana, ocupando o espaço subepitelial. Nos túbulos, os precipitados são pouco densos, homogêneos, finamente granulares, contrastando com os verdadeiros cilindros, que contêm a proteína de Tamm-Horsfall.

As alterações anatomopatológicas descritas, quando isoladas, apresentam pouco significado diagnóstico, mas a combinação de glomerulosclerose segmentar e focal colapsante, com alterações importantes nas células epiteliais glomerulares, dilatação tubular, infiltrado intersticial com fibrose e presença de estruturas tubulorreticulares intracitoplasmáticas sugerem fortemente o diagnóstico de HIVAN.

A ocorrência de glomerulonefrites por imunocomplexos, durante a infecção por HIV, é variável, de acordo com as regiões e a população acometida, podendo ocorrer em até 35% dos pacientes com HIV-positivo e doença renal. Dentre estas lesões devem ser destacadas a glomerulonefrite membranoproliferativa, a glomerulonefrite membranosa e a nefropatia por IgA. Não existe nenhuma comprovação que vincule diretamente esses tipos histológicos à infecção por HIV. Deve ser destacado que pacientes com infecção pelo HIV são muito suscetíveis a infecções virais, bacterianas e parasitárias e que poderiam desencadear reações de hipersensibilidade com formação de imunocomplexos solúveis e conseqüente fixação nos glomérulos renais (Fig.14.7).

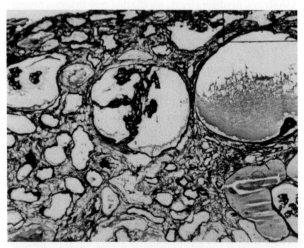

Figura 14.7 – Nefropatia do HIV. Glomerulosclerose segmentar e focal colapsante, notando-se também dilatação tubulocística e fibrose do interstício (PAS 100x).

Patogênese
A lesão histológica renal mais freqüente na infecção pelo HIV é a glomerulosclerose segmentar e focal. Como se sabe, esta lesão ocorre associada a muitas outras situações clínicas e em nenhuma delas a etiopatogenia está esclarecida. Com o grande acúmulo de conhecimentos adquiridos sobre os efeitos das infecções virais nos tecidos, podemos admitir atualmente que a nefropatia por HIV decorre de uma desregulação na interação entre vírus e hospedeiro, com algumas conseqüências já identificadas: 1. o HIV pode infectar diretamente as células mesangiais e epiteliais, exercendo efeito citopático e estimulando a expressão de citocinas e fatores de crescimento, propiciando a produção de matriz e a esclerose mesangial; 2. a infecção por HIV pode alterar a regulação do ciclo celular com intensificação da apoptose, desdiferenciação e alterações da polaridade celular, o que poderia explicar a dilatação tubular microcística característica dessa nefropatia.

Tratamento
O tratamento da nefropatia associada ao HIV está exclusivamente baseado na terapêutica múltipla anti-retroviral, que teve grandes progressos na última década. No passado, foram relatadas algumas tentativas de remissão da proteinúria com corticosteróides, inibidores da enzima conversora de angiotensina, ciclosporina, porém todas falharam e não mudaram a sobrevida renal. A negativação da carga viral, propiciada pelas drogas combinadas, mudou inteiramente a história natural da HIVAN, ao ponto de ser muito raro nos dias atuais o encontro de pacientes com proteinúrias elevadíssimas e rápida evolução para a insuficiência renal. Pacientes com nefropatia e tratados tardiamente habitualmente têm remissão parcial da proteinúria e, devido às lesões esclerosantes mesangiais já instaladas, podem evoluir de modo lento para insuficiência renal crônica, em tudo semelhante a outros pacientes com essa síndrome. Nessas circunstâncias, será necessário o tratamento de suporte e, eventualmente, o posterior encaminhamento para a terapêutica dialítica e o transplante renal.

NEFROPATIA POR ESQUISTOSSOMOSE
Dentre as cepas de esquistossomo patogênicas para o homem, três delas têm sido mais freqüentemente referidas, em diferentes regiões: o *Schistosoma japonicum*, na Ásia, que pode causar doença gastrintestinal e acometer o sistema nervoso central, o *Schistosoma haematobium*, na África, que afeta o trato urinário inferior, e o *Schistosoma mansoni* na América do Sul. A Região Nordeste do Brasil é zona endêmica de esquistossomose mansônica, mas focos vêm sendo descritos em outras regiões do País. Os primeiros casos de nefropatia secundária à esquistossomose foram referidos no Brasil, na década de 1960, por pesquisadores da Bahia, que descreveram as manifestações clínicas, laboratoriais e histológicas.

Quadro clínico
A forma clínica mais comum de apresentação do paciente com nefropatia esquistossomótica é a síndrome nefrótica, que pode acompanhar-se de graus variáveis de insuficiência renal. A hematúria microscópica está quase sempre presente e pode ocorrer hipertensão arterial. Pacientes com esse quadro costumam apresentar hepatomegalia, esplenomegalia e sinais de hipertensão portal. Na fase inicial da nefropatia, o paciente habitualmente é assintomático e o envolvimento renal constata-se pelo achado de hematúria e proteinúria, em exame de urina.

O diagnóstico da esquistossomose é feito por meio da pesquisa de ovos nas fezes ou por biópsia da mucosa retal. A concomitância de proteinúria, hematúria, hipertensão arterial, baixos níveis de C3 e gamaglobulina sérica elevada, em adultos jovens com hepatoesplenomegalia, provenientes de área endêmica de esquistossomose, faz sugerir o diagnóstico de nefropatia esquistossomótica, principalmente se a biópsia renal revelar glomerulonefrite membranoproliferativa, ou mesmo glomerulonefrite proliferativa mesangial, com imunofluorescência positiva para IgM e C3 em mesângio e alças capilares. A detecção do antígeno no tecido renal, naturalmente, reforça o diagnóstico. A nefropatia, em geral, tem curso progressivo, independente da presença do parasita e das tentativas terapêuticas com imunossupressores.

Alterações patológicas e patogênese
Três tipos de lesão glomerular são mais comumente descritos na nefropatia por esquistossomose: 1. glomerulonefrite membranoproliferativa (GNMP); 2. glomerulonefrite proliferativa mesangial (PM); 3. glomerulosclerose segmentar e focal (GESF).

À microscopia óptica, todas as lesões apresentam o mesmo padrão das formas idiopáticas. A GNMP é a lesão renal mais comumente descrita, sobretudo no estágio hepatoesplênico da doença. A glomerulonefrite mesangial é mais comum na fase hepatointestinal, podendo ser encontrada em indivíduos assintomáticos. A GESF é considerada por alguns autores como a segunda forma mais freqüente da nefropatia esquistossomótica, tendo sido também descrita em modelos experimentais. Deve ser ressaltado, no entanto, que a prevalência de GESF idiopática é bastante elevada, e essa associação com a esquistossomose poderia ser apenas fortuita.

A imunofluorescência (IF) revela, mais freqüentemente, depósitos de IgM e C3 no mesângio, nos três tipos de lesão glomerular anteriormente descritos, o que coincide com o padrão da forma idiopática da GESF, mas não coincide com o padrão das formas idiopáticas da glomerulonefrite mesangial e da GNMP, nas quais a IgG é a imunoglobulina mais freqüentemente depositada. Nestas últimas, há também depósitos imunes em alça capilar. A IF pode ser utilizada para detectar a presença de antígeno esquistossomótico do verme adulto.

A microscopia eletrônica revela proliferação mesangial e, de modo variável, fusão segmentar e difusa de pedicelos, expansão de matriz mesangial, "duplo contorno" da membrana basal glomerular, depósitos eletrodensos subendoteliais, mesangiais e, ocasionalmente, subepiteliais.

O antígeno do *Schistosoma* está situado no intestino do verme adulto e, quando regurgitado, atinge a circulação do hospedeiro, dando origem aos anticorpos, à formação de imunocomplexos solúveis e ao depósito com lesão glomerular. Em modelos experimentais, as lesões renais podem ser exacerbadas quando se faz previamente a esplenectomia ou a ligadura da veia porta, ressaltando, nessa situação, a importância do bloqueio do sistema reticuloendotelial, facilitando o depósito de imunocomplexos no tecido renal.

Tratamento
Uma vez instalada a nefropatia, esta segue um curso progressivo, independente da presença do parasita. Tentativas de reverter a lesão, quer tratando a parasitose, quer tentando a remissão da síndrome nefrótica com corticóide e imunossupressores, não mostram bons resultados. O controle rigoroso da pressão arterial e a redução da proteinúria podem contribuir para o atraso da insuficiência renal. Alguns pacientes podem permanecer estáveis por vários anos, com proteinúria não-nefrótica e disfunção renal moderada.

OUTRAS DOENÇAS INFECTOPARASITÁRIAS
Glomerulopatias secundárias a outras etiologias infecciosas ou parasitárias devem ser destacadas pela sua importância no contexto médico: a glomerulonefrite pós-estreptocócica, apresentada em detalhe em outro capítulo deste livro, e as glomerulonefrites associadas às infecções pelos vírus da hepatite B e C, que foram incluídas no subtítulo das doenças hepáticas, neste mesmo capítulo. No quadro 14.5 estão relacionadas outras infecções que, de modo menos comum, estão implicadas na etiologia de doenças glomerulares.

Quadro 14.6 – Glomerulopatias associadas a outros agentes infectoparasitários.

> *Mycobacterium leprae* – a lesão histológica mais comum é a amiloidose; ocasionalmente tem sido observado quadro de síndrome nefrítica semelhante à glomerulonefrite pós-estreptocócica.
>
> *Treponema pallidum* – síndrome nefrótica pode ocorrer em 0,5% dos pacientes com sífilis secundária e em até 8% dos pacientes com sífilis congênita; as lesões mais descritas são de nefropatia membranosa e, mais raramente, glomerulonefrites proliferativas.
>
> *Plasmodium malariae* – manifesta-se por síndrome nefrótica em crianças que residem em áreas endêmicas; as lesões histológicas são heterogêneas, incluindo formas proliferativas mesangiais ou membranoproliferativas; a proteinúria pode persistir, mesmo após a erradicação da parasitose.
>
> *Outras* – relatos isolados de glomerulopatias associadas a infecções bacterianas (*Pneumococcus*, *Klebsiella*, *Staphylococcus*), virais (citomegalovírus, varicela, sarampo) e parasitárias (*Filaria*, *Toxoplasma*).

PARAPROTEINEMIAS E DISPROTEINEMIAS
Constituem um grupo de doenças que se acompanham da produção de proteínas monoclonais ou de depósito de macromoléculas de composição complexa no glomérulo.

Destacam-se, pela freqüência e gravidade, o mieloma múltiplo, a macroglobulinemia de Waldenström, as discrasias plasmocitárias associadas à amiloidose AL e as doenças de cadeia leve e pesada.

Ocasionalmente, indivíduos normais acima de 25 anos podem apresentar um componente M sem que se detecte doença subjacente. Para estes casos foi sugerido o nome "gamopatia monoclonal de significado indeterminado".

Neste capítulo, abordaremos o envolvimento glomerular, sem nos determos nas lesões tubulointersticiais, que são mais freqüentes no mieloma múltiplo e mais relacionadas ao comprometimento da função tubular.

MIELOMA MÚLTIPLO E DOENÇA DE DEPÓSITO DE CADEIAS LEVES

Aproximadamente 65% dos pacientes com mieloma múltiplo excretam proteínas de Bence Jones, que são filtradas pelo glomérulo, relacionando-se com a alta incidência de comprometimento tubulointersticial. Proteinúria ocorre em 90% dos pacientes e 55% apresentam insuficiência renal ao diagnóstico. A causa do envolvimento renal é multifatorial e inclui hipercalcemia e hipercalciúria, hiperuricemia, infecção do trato urinário, infiltração renal por células plasmáticas e o chamado "rim do mieloma".

Em 15% dos casos, a porção variável da cadeia leve monoclonal, ou esta mais a cadeia leve intacta, deposita-se no rim como substância amilóide, constituindo a amiloidose AL. Nesses depósitos, as proteínas adquirem conformação betapregueada, característica das fibrilas amilóides, com predomínio da cadeia leve lambda, sendo indistinguível da amiloidose primária e recebendo a denominação de proteína amilóide AL.

À microscopia óptica, pode haver aumento na quantidade de matriz mesangial, com ou sem hipercelularidade concomitante, e discreto espessamento uniforme da membrana basal glomerular. Essas lesões foram descritas antes do reconhecimento da doença de depósito de cadeias leves. Há casos isolados de descrição de crescentes e glomerulonefrite mebranoproliferativa. Lesões glomerulares isquêmicas de caráter crônico podem ocorrer, com enrugamento da membrana basal e, ocasionalmente, tufos obsolescentes, vistos em pacientes com anormalidades vasculares devidas ao envelhecimento, não se relacionando, provavelmente, com o mieloma múltiplo. Pode haver a presença de exsudatos de material proteináceo, semelhante aos cilindros intratubulares, no espaço de Bowman. Este material cora-se com anticorpo antiproteína de Tamm-Horsfall, demonstrado em alguns pacientes com insuficiência renal aguda e mieloma múltiplo.

Outro tipo de comprometimento glomerular é a doença de depósito de cadeias leves, onde o depósito glomerular é de cadeia leve intacta e, às vezes, de cadeia pesada. Esses depósitos são mais freqüentemente de cadeias leves *kappa* e não assumem a estrutura fibrilar do amilóide AL, não apresentando, também, a birrefringência verde-maçã quando corado com vermelho-congo e visto por luz polarizada.

Em uma das séries estudadas, a doença de depósito de cadeias leves ocorreu em 13% dos pacientes com mieloma múltiplo. As cadeias leves depositam-se na membrana basal glomerular e tubular, assim como no mesângio, resultando em lesão glomerular e tubular. A lesão glomerular mais característica é a glomerulosclerose nodular, em 50% dos pacientes, muito semelhante à da nefropatia diabética. Os glomérulos apresentam-se grandes, com espaços vasculares marcadamente reduzidos. Quase todos os glomérulos apresentam nódulos, que se diferenciam dos da nefropatia diabética por maior uniformidade de tamanho. Os pacientes que não apresentam lesões glomerulares de tipo nodular têm, com freqüência, esclerose e hipercelularidade mesangiais discretas e/ou alterações da membrana basal, como rigidez e eosinofilia. As lesões devem ser diferenciadas da glomerulonefrite membranoproliferativa tipo II.

À imunofluorescência, os depósitos são caraterizados como cadeia leve, sendo mais freqüente a cadeia leve *kappa* e, ocasionalmente, pode-se detectar C3 no mesângio. Por microscopia eletrônica, notam-se depósitos eletrodensos não fibrilares nos nódulos mesangiais. Embora os depósitos possam ocorrer em todos os órgãos, a maioria dos pacientes apresenta envolvimento renal isolado.

A doença de depósito de cadeias leves pode ocorrer em pacientes com gamopatia monoclonal de significado indeterminado e em pacientes sem componente monoclonal sérico ou urinário. Tem sido observado que o alto teor de glicosilação (11-15% de carboidratos, com N-glicosilação) favorece a polimerização e o depósito tecidual maciça, o que dificulta sua detecção na corrente sangüínea ou na urina.

Quando o mieloma múltiplo se apresenta apenas com produção de cadeias leves (10 a 20% dos casos), há tendência para que a doença seja mais agressiva e com pior prognóstico. A única anormalidade sérica na apresentação pode ser a hipogamaglobulinemia, sem componente M circulante, sendo este detectável

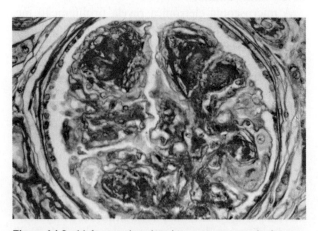

Figura 14.8 – Nefropatia de cadeias leves, com aspecto de glomerulosclerose nodular, semelhante à nefropatia diabética (PAS 400x).

algumas vezes na urina, como proteína de Bence Jones. Assim, hipogamaglobulinemia não explicada, em adultos, deve levar à pesquisa de proteína urinária de Bence Jones. Quando se instala a insuficiência renal, é mais freqüente o achado da paraproteína no soro.

MACROGLOBULINEMIA DE WALDENSTRÖM

Nesta entidade, a proteína monoclonal patogênica é a IgM, sendo o quadro clínico diferente do mieloma múltiplo e relacionado à hiperviscosidade sangüínea, com fadiga, perda de peso, sangramentos e distúrbios visuais em indivíduos com idade média de 67 anos. Seu curso é lento e progressivo, com anemia, hepatomegalia e linfoadenopatia. O envolvimento renal é raro, sendo o achado mais freqüente o depósito de material eosinofílico nas luzes capilares, que, à imunofluorescência, mostra ser a IgM. Alguns autores observam que 10 a 20% dos pacientes apresentam proteinúria de Bence Jones, sendo a quantidade excretada em geral menor que 500mg/dia. Há pacientes ocasionais com glomerulosclerose nodular, semelhante à da doença de depósito de cadeias leves, além de glomerulonefrite mesangiocapilar e doença de lesões mínimas, que se acompanha de síndrome nefrótica.

CRIOGLOBULINEMIA

O envolvimento renal na crioglobulinemia mista ocorre em 20 a 25% dos pacientes, freqüentemente após vários anos do início das manifestações extra-renais. O quadro clínico mais freqüente é o da síndrome nefrítica, com proteinúria moderada, hipertensão grave e disfunção renal. Em outras situações, entretanto, a evolução pode ser mais protraída, caracterizada por proteinúria persistente, hipertensão e hematúria. O diagnóstico laboratorial pode ser firmado pela demonstração de crioglobulinas circulantes do tipo IgM monoclonal-IgG policlonal, pela presença de fator reumatóide (IgM) e por hipocomplementemia, à custa de consumo dos componentes iniciais da via clássica.

O vírus da hepatite C tem sido considerado o principal fator etiológico da vasculite associada à crioglobulinemia mista, antigamente rotulada de "essencial". Em pacientes com a doença ativa, tem sido relatada positividade de até 80% nos testes de replicação para o vírus C, sendo igualmente detectados antígenos e anticorpos específicos no crioprecipitado. As lesões glomerulares da crioglobulinemia podem ter vários padrões de glomerulonefrites: aguda e exsudativa, membranoproliferativa focal e segmentar, sendo freqüente o encontro de depósitos eosinofílicos sob forma de "trombos" na luz dos capilares glomerulares e que correspondem a crioglobulinas precipitadas. Tendo em vista a freqüente ocorrência de remissões espontâneas do envolvimento clínico renal, torna-se difícil avaliar a eficácia de esquemas terapêuticos a longo prazo. Corticosteróides, agentes alquilantes e plasmaférese têm sido indicados nos surtos de reagudização, com resultados aparentemente favoráveis no que se refere à reversão da insuficiência renal provocada pelo depósito maciço de agregados de IgG-IgM em capilares glomerulares.

AMILOIDOSE

Trata-se de uma doença caracterizada pelo depósito de substância amorfa, com aspecto fibrilar betapregueado à microscopia eletrônica, corando-se com vermelho-congo e tioflavina T, resultando cor verde-maçã sob luz polarizada com o primeiro corante e intensa fluorescência verde-amarelada com o segundo. A amiloidogênese é vista como um processo em que determinado estímulo provoca alteração na concentração e/ou na estrutura de uma proteína sérica que, após clivagem proteolítica anômala, passa por uma seqüência de polimerização e depósito tecidual.

Dentre as proteínas envolvidas na gênese do depósito amilóide podemos incluir:

- Cadeia leve de imunoglobulina: proteína amilóide AL; a proteína precursora é uma cadeia leve de imunoglobulina, geralmente do tipo lambda. Podem ocorrer discrasias de células plasmáticas (especialmente mieloma múltiplo e amiloidose sistêmica primária).
- Amilóide A: proteína amilóide A (AA); a proteína precursora é a SAA. Acompanha as formas de amiloidose secundária (doenças infecciosas e inflamatórias crônicas, neoplasias, febre familial do Mediterrâneo e síndrome de Muckle-Wells).
- Outras proteínas: transtirretina, gelsolina, apolipoproteína, beta-2-microglobulina, calcitonina, polipeptídeo amilóide da ilhota de Langerhans, fator atrial natriurético, proteína Scrapie, cistatina C, todas estas proteínas acompanhando diversas doenças de menor freqüência.

No rim, os depósitos geralmente se iniciam no mesângio, de forma segmentar e focal, com os seguintes padrões de depósito: nodular mesangial, mesangiocapilar, perimembranoso e hilar.

Amiloidose primária

É assim considerada quando não se associa a outra doença sistêmica. A proteinúria está presente em 80% dos casos, sendo nefrótica em 30% destes. Os rins estão geralmente aumentados de tamanho. O diagnóstico de amiloidose primária deve ser considerado em paciente com síndrome nefrótica ou insuficiência renal de causa não definida, na faixa etária acima 40 anos, pesquisando-se a presença de proteína monoclonal em soro e urina por imunoeletroforese. Praticamente dois terços dos pacientes com amiloidose primária apresentam proteína monoclonal no soro, e em

20% dos casos se detectam proteínas de Bence Jones. Cadeias leves do tipo lambda (65%) são mais comuns que as do tipo *kappa* (35%), e o inverso ocorre no mieloma múltiplo. Os depósitos teciduais podem ser revelados por reatividade com anticorpos anticadeia leve, sendo negativos quando se utiliza anticorpo antiproteína amilóide A (AA). Além do rim, há depósitos no coração, língua, nervos periféricos, vasos sangüíneos e trato digestório (Fig. 14.9).

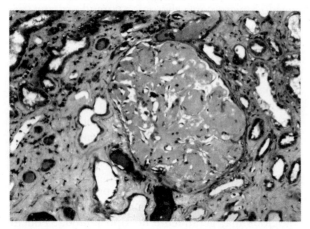

Figura 14.9 – Amiloidose renal, com extensos depósitos de substância amorfa na região mesangial e em alças capilares (tricrômico de Masson 260x).

Amiloidose secundária

Geralmente está associada a estímulo inflamatório crônico, acompanhando doenças infecciosas, inflamatórias e neoplasias. Gertz e Kyle, analisando um grupo de 64 pacientes com amiloidose secundária sistêmica, encontraram depósitos em biópsias renais em 100% dos casos. A proteína AA tem sido demonstrada como um polipeptídeo de 76 aminoácidos e peso molecular de 8.500 dáltons, que possui um componente sérico antigenicamente relacionado à proteína sérica amilóide A (SAA); esta se apresenta de forma solúvel, ligada à lipoproteína HDL-colesterol 3, com peso molecular de 12.500 dáltons, exibindo terminal NH2 homólogo à proteína AA. Esta proteína é sintetizada no fígado, elevando-se seu nível cerca de 1.000 vezes o valor basal em resposta a determinado estímulo inflamatório agudo ou necrose tecidual. A regulação da síntese de SAA é altamente complexa, estando envolvidos, sob certas circunstâncias, interleucina-6 e 1, fator de necrose tumoral e corticosteróides em várias combinações.

Na artrite reumatóide, níveis séricos de SAA estão igualmente aumentados em pacientes com e sem amiloidose, indicando que algum fator adicional necessita intervir para seu depósito. Uma possibilidade explicativa seria a diferença na degradação de SAA para AA. O tipo e o tamanho dos fragmentos podem determinar o potencial amiloidogênico e o local do depósito. Estudos preliminares mostram que fragmentos menores tendem a se depositar em glomérulos, enquanto fragmentos maiores se depositam nos vasos sangüíneos.

Amiloidose renal hereditária

É uma doença rara, em que o depósito de amilóide é preferencial no rim, mas também ocorre com freqüência o acometimento do sistema nervoso periférico, levando a neuropatias motoras e sensoriais. Uma das variantes bem conhecidas da amiloidose hereditária é aquela decorrente de mutação na molécula da transtirretina, que é produzida no fígado. A doença acomete pacientes originários de algumas regiões de Portugal, mas já foi descrita em outros países. Em outra forma de amiloidose hereditária, a proteína implicada é uma mutação na molécula da apolipoproteína A, a principal apolipoproteína da HDL-colesterol. Nessa forma, o depósito é preferencialmente peritubular e intersticial, poupando-se os glomérulos; não ocorre, portanto, proteinúria patológica de origem glomerular.

GLOMERULONEFRITES FIBRILARES

As glomerulonefrites fibrilares caracterizam-se histologicamente pelo depósito de fibrilas que não se coram como o depósito amilóide (vermelho-congo negativas); estas lesões têm sido relatadas com freqüência crescente nas biópsias renais, especialmente quando se realiza de rotina o estudo dos fragmentos por microscopia eletrônica, já que estas estruturas são dificilmente diagnosticadas apenas pela microscopia óptica. Nesse tipo de exame, os achados são inespecíficos e freqüentemente podem simular qualquer forma de glomerulopatia primária (proliferativa mesangial, nodular, membranoproliferativa ou membranosa).

Os pacientes apresentam-se com proteinúria geralmente nefrótica, hematúria microscópica, hipertensão e insuficiência renal. A alteração típica dessa entidade é vista à microscopia eletrônica, que mostra fibrilas no mesângio e na parede capilar glomerular, claramente distintas da amiloidose, uma vez que são maiores (20 a 40nm de diâmetro) e não se coram com o vermelho-congo ou com a tioflavina-T. Tem sido sugerido que neste grupo podem ser consideradas duas doenças: a glomerulonefrite fibrilar propriamente dita e a glomerulopatia imunotactóide. Na glomerulonefrite fibrilar (65% dos casos), a imunofluorescência é freqüentemente positiva para IgG, C3 e cadeias leves. Os depósitos podem ser tão intensos que chegam a simular um quadro de glomerulonefrite antimembrana basal glomerular. Em alguns casos, não se detectam imunoglobulinas nos depósitos, o que sugere caráter heterogêneo para essa doença. Na glomerulopatia imunotactóide, as fibrilas são ainda maiores (30 a

40nm de diâmetro), com aspecto de microtúbulos dispostos de modo ordenado. Em algumas casuísticas, a glomerulopatia imunotactóide tem sido associada a doenças linfoproliferativas e/ou a paraproteínas circulantes, porém os mecanismos envolvidos nessas associações são desconhecidos (Fig. 14.10).

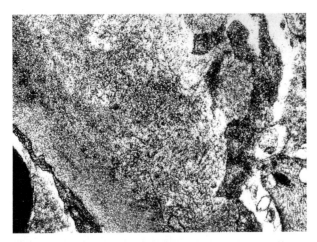

Figura 14.10 – Microscopia eletrônica de glomerulonefrite fibrilar, notando-se numerosas microfibrilas de 18nm na região intramembranosa do capilar glomerular (14.000x).

NEOPLASIAS

A glomerulonefrite, associada ou não à síndrome nefrótica, ocorre em alguns pacientes com doenças malignas, especialmente tumores sólidos dos tratos respiratório, gastrintestinal e urogenital e também em algumas doenças linfoproliferativas.

As neoplasias que mais freqüentemente se acompanham de glomerulopatias, sobretudo a glomerulonefrite membranosa, são os carcinomas boncogênicos, de cólon e reto, rim, mama e estômago. De modo geral, a síndrome nefrótica manifesta-se ao mesmo tempo de instalação da neoplasia, mas, em algumas ocasiões, ela ocorre precedendo o diagnóstico clínico do tumor, especialmente nos linfomas. Como já foi referido, a lesão glomerular subjacente é a glomerulonefrite membranosa, em mais de 60% dos pacientes com tumores sólidos. Em contrapartida, a lesão renal mais comumente associada à doença de Hodgkin é a nefropatia de lesões mínimas, sendo a glomerulonefrite membranoproliferativa a forma mais encontrada na leucemia linfocítica crônica.

O mecanismo envolvido nas lesões glomerulares associadas às neoplasias não é totalmente conhecido, tendo sido propostas algumas teorias explicativas. Antígenos associados a tumores foram incriminados como integrantes de imunocomplexos nefritogênicos. Existem relatos isolados nos quais são descritos pacientes com carcinoma broncogênico que apresentavam reatividade do antígeno tumoral com anticorpos eluídos do tecido renal. Antígenos de adenocarcinoma de cólon e antígenos derivados de células tubulares renais também foram descritos no mesângio e nas alças capilares dos glomérulos.

Todos estes relatos, infelizmente, não constituem ainda prova conclusiva desta associação entre carcinomas e glomerulopatias, uma vez que nos tumores existe antigenemia circulante e estas proteínas podem depositar-se de modo inespecífico em vários tecidos. Deve também ser lembrado que a nefropatia membranosa é o tipo de lesão glomerular idiopática mais comum na população acima de 50 anos, que constitui também a faixa etária de maior ocorrência destas neoplasias.

O tratamento das glomerulopatias associadas às neoplasias depende do tipo e do estadiamento da condição maligna. A remissão da proteinúria pode ocorrer em pacientes com neoplasias sólidas tratadas cirurgicamente, porém não se pode afastar, nesses casos, uma remissão espontânea da própria doença glomerular, fato bastante conhecido na evolução da glomerulonefrite membranosa. Em relação à doença de Hodgkin com síndrome nefrótica, o tratamento radioterápico e/ou quimioterápico guarda uma boa correlação de ordem temporal com a remissão da proteinúria. A recidiva da síndrome nefrótica, nesses casos, pode ser entendida como um parâmetro precoce de recidiva da neoplasia.

GLOMERULOPATIAS EM DOENÇAS HEPÁTICAS

INFECÇÃO POR VÍRUS C

É relativamente recente na literatura o conhecimento da associação entre infecção por vírus C e o desenvolvimento de glomerulopatias. Estudos epidemiológicos mostram que, enquanto em 1.244 doadores de sangue normais a sorologia para o vírus da hepatite C (HCV) foi positiva em 1%, em 226 pacientes renais, não-dialíticos, foi de 7,9%. Nessa mesma amostra, quando considerados apenas os glomerulopatas (excluídos pacientes com nefrite intersticial, rins policísticos etc.), a prevalência foi de 16,6%.

Quando são considerados os grupos de riscos para infecção por vírus C (homossexuais 4 a 8% e consumidores de droga injetável 60%), também serão estes os grupos com maior prevalência da doença glomerular. Esta pode ocorrer mesmo sem doença hepática evidente, assim como algumas casuísticas têm mostrado, em pacientes com glomerulonefrite membranoproliferativa (GNMP) e vírus C positivo, que apenas 20% deles apresentam manifestações clínicas de hepatite, mas 60 a 70% mostram transaminases elevadas. Na história natural da infecção pelos vírus C, após 10 a 15 anos de replicação viral persistente, mais de 50% dos indivíduos infectados evoluem com quadro de hepatite crônica ativa e, ocasionalmente, podem-se instalar manifestações de auto-imunidade e de outras formas de hipersensibilidade humoral, tais como artrite, síndrome *sicca* e crioglobulinemia mista tipo II, que se manifesta por vasculite cutânea e glomerulonefrite. O achado de crioglobulinemia também traz repercussões laboratoriais importantes, tais como a presença de fator reumatóide e hipocomplementemia à custa de consumo de fatores da via clássica (consumo de complemento total, C3 e C4).

As manifestações renais predominantes são de síndrome nefrótica com insuficiência renal leve a moderada. O achado histológico mais freqüente é de glomerulonefrite membranoproliferativa tipo I, que se distingue da forma idiopática pela representatividade maior de imunoglobulinas – IgG, IgM e C3. Quando ocorre crioglobulinemia, a forma histológica pode ser a da GNMP crioglobulinêmica, que se caracteriza pela presença de pseudotrombos hialinos nos capilares glomerulares e pela infiltração de monócitos. Outras formas menos freqüentes de nefropatia por vírus C são a glomerulonefrite membranosa e a glomerulonefrite proliferativa mesangial. A patogênese da lesão é explicada pelo depósito renal de imunocomplexos contendo antígeno HCV-anticorpo anti-HCV e fator reumatóide, nos casos de crioglobulinemia. É possível, portanto, nesta última situação, a detecção de HCV-RNA no crioprecipitado.

O tratamento proposto é ainda muito discutível, porque seus resultados não são constantes. Esquemas com corticosteróides e/ou imunossupressores não são eficazes na doença renal e podem, por outro lado, agravar a viremia e a hepatopatia. O esquema terapêutico para a glomerulopatia associada ao HCV tem por objetivo negativar a carga viral, para reduzir a produção de crioglobulinas e, portanto, a formação dos crioprecipitados nefritogênicos. Para tanto, ultimamente tem sido utilizada a associação de interferon-alfa com ribavirina, que resulta em negativação da carga viral em 60 a 70% dos pacientes infectados pelo HCV. As maiores limitações dessa associação referem-se aos seus efeitos colaterais e à elevada taxa de recidiva quando as drogas são suspensas.

INFECÇÃO POR VÍRUS B

A glomerulonefrite associada ao vírus da hepatite B é uma entidade bem reconhecida desde seu relato inicial há mais de 20 anos. A maioria dos pacientes descritos são crianças, em que predomina o sexo masculino (4:1). A doença ocorre predominantemente em algumas regiões da Europa, Ásia e África, com maior prevalência de infecção por vírus B (África do Sul 5-10%, Hong-Kong 9,5% e Coréia 11-15%), em contraste com outras regiões, como América do Norte e Europa Ocidental, onde a presença do vírus B é baixa, por volta de 0,3%. A exata incidência da glomerulonefrite nas diversas áreas geográficas ainda é pouco conhecida.

Em áreas andêmicas, 20 a 50% das crianças com síndrome nefrótica mostram sorologia positiva para vírus B. Esta positividade é ainda maior, ao redor de 85%, quando destacados os casos de glomerulonefrite membranosa (GNM) com comprovação histológica. De modo geral, a população pediátrica que apresenta essa lesão glomerular evolui de forma benigna, com remissão em 64% dos pacientes em quatro anos e mais de 80% em 10 anos. Tal remissão ocorre habitualmente em seis meses do clareamento do HBeAg (viragem espontânea). Esta constatação sugere uma forte associação causal entre o vírus e a doença renal mediada por imunocomplexos, já que, uma vez depurado o agente viral, a doença renal pode remitir.

Em adultos, a evolução costuma ser arrastada, não havendo dados precisos sobre remissão, mesmo após a viragem sorológica. Manifestações extra-hepáticas e extra-renais, como a artrite e a crioglobulinemia, são descritas, porém pouco freqüentes. A doença hepática, com ou sem hipertensão portal, habitualmente é sintomática, porém lesões glomerulares já foram descritas sem nenhuma evidência de lesão hepatocelular.

A manifestação clínica da nefropatia do vírus B é a proteinúria, com ou sem síndrome nefrótica. Várias séries da literatura associam a hepatite crônica ativa do vírus B com a glomerulonefrite membranosa e, raramente, com a forma membranoproliferativa. Os achados de imunofluorescência mostram presença de IgG, IgM, C3 e, ocasionalmente, IgA. Lai, estudando 100 pacientes com glomerulonefrite e sorologia positiva para vírus B, usando anticorpos monoclonais contra vários antígenos (HBsAg, HBcAg e HBeAg) em tecido renal, detectou 39% dos casos positivos para pelo menos um dos antígenos estudados, tendo ocorrido também boa correlação entre HBeAg glomerular e no soro. Quando se demonstrou a presença de antígenos de hepatite no glomérulo, a lesão morfológica mais freqüente foi a glomerulonefrite membranosa.

O tratamento da nefropatia por vírus B é controverso. Em crianças, diante do alto índice de remissão, o tratamento é sintomático. Em adultos, os corticóides e imunossupressores estariam contra-indicados, pela possibilidade de predisporem à maior replicação viral. Aventou-se recentemente o uso de interferon-alfa e/ou lamivudina, porém os dados disponíveis não são consistentes. Alguns casos esporádicos tratados com esquemas antivirais apontam para possível melhora da nefropatia, porém não se pode descartar, nessa situação, a possibilidade de ocorrerem remissões espontâneas da proteinúria.

CIRROSE HEPÁTICA

O depósito glomerular de IgA é um achado comum em cirrose hepática pós-alcoólica e ocorre em até um terço dos pacientes. Aventa-se que a predisposição para o depósito de IgA renal seja secundário a uma remoção deficiente dos complexos contendo IgA pelas células hepáticas de Kupffer. A observação de que a IgA pode estar também depositada na pele e nos sinusóides hepáticos é compatível com essa hipótese. Apesar da alta freqüência dos depósitos de IgA glomerular, a maioria dos adultos não demonstra sinais de doença glomerular, sendo a suspeita clínica feita pelo achado de hematúria e proteinúria discretas. Não há síndrome nefrótica nem hematúria macroscópica. O acometimento histológico mais freqüente ocorre sob forma de lesão proliferativa mesangial, com depósitos de IgA. A dissociação entre achados e as manifestações clínicas pode estar relacionada à falta de depósito concomitante de IgG, minimizando, portanto, a ativação do complemento e a inflamação local.

Outro acometimento renal na cirrose alcoólica, menos freqüente, é o da glomerulosclerose cirrótica, em que ocorre lesão esclerótica difusa glomerular, obrigando a um diagnóstico diferencial com outras formas de glomerulosclerose (diabetes, amiloidose, nefropatia por cadeia leve etc.). Esta lesão glomerular é geralmente silenciosa, manifestando-se apenas por proteinúria leve. A imunofluorescência, freqüentemente, revela IgA em mesângio, além de IgM e IgG. Outras glomerulopatias podem estar incidentalmente presentes em pacientes com cirrose alcoólica. Já foram descritas glomerulonefrite membranoproliferativa, glomerulonefrite membranosa e glomerulonefrites focais. Casuísticas em crianças mostram uma associação entre glomerulopatias e doença hepática avançada secundária à deficiência do alfa-1-antitripsina ou atresia biliar. Pacientes acometidos por cirroses de outras etiologias, como as pós-hepatites, poderão desenvolver glomerulopatias secundárias aos vírus B e C, como já foi abordado anteriormente.

BIBLIOGRAFIA

APPEL GB, RADHAKRISHNAM J, D'ÁGATI VD: Secondary glomerular diseases, in *Brenner and Rector's The Kidney*, (7th ed), edited by Brenner BM, Philadelphia, WB Saunders Co, 2004, vol 1, pp 1381-1481.

COHEN BA, CLARK WF: Pauci-immune renal vasculitis: natural history, prognostic factors and impact of therapy. *Am J Kidney Dis* 36:914-924, 2000.

CONTRERAS G, ROTH D, PANDO V, et al: Lupus nephritis: a clinical review for the practicing nephrologist. *Clin Nephrol* 57:95-107, 2002.

D'AMICO G, FERRARIO F: Cryoglobulinemic glomerulonephritis: a MPGN induced by hepatitis C virus. *Am J Kidney Dis* 25:361-369, 1995.

GERTZ MA, LACY MQ, DISPENZIERI A: Immunoglobulin light chain amyloidosis and the kidney. *Kidney Int* 61:1-9, 2002.

MAJUMDAR A, CHOWDHARY S, FERREIRA MAS, et al: Renal pathological findings in infective endocarditis. *Nephrol Dial Transplant* 15:1782-1787, 2000.

NUSSENZVEIG I, BRITO T, CARNEIRO CRW, et al: Human *Schistosoma mansoni*-associated glomerulopathy in Brazil. *Nephrol Dial Transplant* 17:4-7, 2002.

ROSS MJ, KLOTMAN PE: Recent progress in HIV-associated nephropathy. *J Am Soc Nephrol* 13:2997-3004, 2002.

15 Nefropatia Diabética

Ricardo Utimura
Viktoria Woronik

INTRODUÇÃO

O *diabetes mellitus* (DM) é uma doença metabólica crônica bastante freqüente nos países industrializados. Estima-se que existam nos Estados Unidos (EUA) 17 milhões de diabéticos, ou cerca de 6% da população; dados da OMS estimam para o Brasil a prevalência de 4,5 milhões de portadores de DM (3% da população). Para cada caso diagnosticado, presume-se que exista pelo menos outro sem diagnóstico (para o DM tipo II).

As complicações do DM podem ser macrovasculares (acidente vascular cerebral, síndromes isquêmicas coronarianas e vasculopatias periféricas) e microvasculares (retinopatia, nefropatia e neuropatia).

A nefropatia diabética (ND) é uma complicação freqüente do DM e causa importante de insuficiência renal crônica terminal (IRCT), ou seja, aquela que necessita de algum tipo de tratamento de substituição renal (diálise ou transplante). Nos Estados Unidos, quatro em cada dez pacientes que entram em programa de diálise são diabéticos; no Brasil, a incidência de ND como causa de entrada em programa de diálise é de 20%.

Estudos epidemiológicos conduzidos nos EUA indicam que a população "não-branca" americana (afroamericanos, hispânicos e nativos) são particularmente suscetíveis ao desenvolvimento da ND. Postula-se que a qualidade do tratamento médico oferecido, barreiras do idioma, bem como particularidades metabólicas (diferenças no metabolismo da glicose e insulina) e genéticas (concomitância de hipertensão arterial no DM tipo II) sejam as responsáveis pela maior freqüência observada de ND nesses grupos étnicos.

Como será visto em detalhes adiante, a evidência clínico-laboratorial mais precocemente observada é o desenvolvimento da chamada microalbuminúria (excreção urinária de albumina, U_{alb}, entre 30 e 300mg/dia); se não for adequadamente tratada, 80% dos pacientes diabéticos do tipo I que se encontram nessa fase desenvolverão macroalbuminúria ($U_{alb} > 300$mg/dia) entre 10 e 15 anos. Destes, aproximadamente metade poderão evoluir para IRCT em até 10 anos e mais de 75% em 20 anos.

No caso de DM tipo II, pode-se observar uma freqüência significativa de pacientes com micro ou mesmo macroalbuminúria já no diagnóstico do DM, pois uma parcela destes pode estar com a doença há vários anos antes do seu diagnóstico. Da mesma forma que o DM tipo I, se não tratado, o diabético tipo II com microalbuminúria pode evoluir para macroalbuminúria, se bem que em proporção menor (em torno de 20 a 40%), e, destes, 20% com ND clinicamente estabelecida evoluem para a IRCT. Apesar da porcentagem menor, em números absolutos, a prevalência de ND nos pacientes DM tipo II é esmagadoramente maior (90% dos pacientes diabéticos em diálise são tipo II).

Nas últimas duas décadas verificou-se a universalização do acesso da população aos recursos médicos, aliado à maior conscientização sobre os riscos e a necessidade de prevenção e controle das doenças cardiovasculares e seus fatores de risco. Como o desenvolvimento da ND demanda pelo menos 25 anos de história da doença, antigamente o diabético apresentava alta mortalidade devido às complicações cardiovasculares (infarto agudo do miocárdio, acidente vascular cerebral e doença vascular periférica) antes de desenvolver a ND. Com a já citada melhoria no acesso da população à informação e aos recursos, essa mesma população passou a apresentar maior sobrevida, o suficiente para desenvolver a ND; atualmente, continuam a morrer das mesmas complicações, no entanto mais tardiamente e agora com complicações renais.

Diversos são os fatores que contribuem para o desenvolvimento e progressão da nefropatia diabética: o (des)controle glicêmico, a hipertensão arterial sistêmica (HAS), a dislipidemia, o tabagismo, os aspectos familiares e genéticos. Com o conhecimento adquirido até o momento sobre os mecanismos fisiopatológicos (história natural e fatores de risco), as estratégias racionais de prevenção e tratamento da ND podem der instituídas, permitindo o controle de tão devastadora doença.

PATOGÊNESE

Os mecanismos patogênicos envolvidos na ND são complexos, influenciam-se mutuamente e estão longe de estar completamente elucidados, porém pode-se dividi-los basicamente em três: alterações metabólicas, hemodinâmicas e inflamatórias (Fig. 15.1).

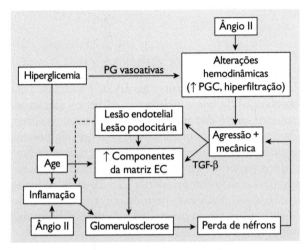

Figura 15.1 – Patogênese da nefropatia diabética. PG = prostaglandina; PGC = pressão glomerular; Ângio II, AGE = produtos de glicação avançada; EC = extracelular; TGF-β = fator de crescimento transformador-beta.

ALTERAÇÕES METABÓLICAS

A alteração metabólica que melhor caracteriza o DM é a hiperglicemia. Clinicamente, a hiperglicemia persistente é reconhecida como um fator de progressão da ND. Os mecanismos pelos quais a hiperglicemia pode participar da patogênese da ND são complexos e ainda mal compreendidos. Diversos mecanismos bioquímicos têm sido propostos e a formação dos chamados produtos finais de glicação avançada (AGE) talvez seja o mais implicado na patogênese da ND.

Os AGE são moléculas resultantes da combinação de proteínas (por meio do seu grupamento amino) com açúcares reduzidos, passando por vários processos intermediários de rearranjo da sua conformação molecular de forma não-enzimática para então formar os AGE. Esses compostos são estáveis quimicamente e de difícil metabolização. O principal mecanismo de ação é a glicação dos componentes protéicos da matriz mesangial, resultando no acúmulo desses produtos devido à sua lenta metabolização, levando à expansão mesangial.

Além disso, foram identificados vários receptores específicos para os AGE, distribuídos por vários tipos celulares, como por exemplo os endoteliais, os macrófagos e os mesangiais. A ativação desses receptores pelos AGE resulta no aumento da permeabilidade vascular, produção de citocinas e fatores de crescimento pelos macrófagos ou na produção de fibronectina, colágeno e fatores de crescimento pelas células mesangiais. Esses eventos em conjunto contribuem para a amplificação do processo de nefrosclerose observado na ND.

Outras alterações metabólicas causadas pela hiperglicemia persistente também podem estar envolvidas na patogênese da ND, dentre elas a ativação da via diacilglicerol-proteína cinase C e o aumento da expressão do fator de crescimento transformador-beta (TGF-β), ambos relacionados à síntese de matriz extracelular.

ALTERAÇÕES HEMODINÂMICAS

Os fatores hemodinâmicos exercem um papel fundamental na patogênese da ND. A hiperfiltração renal, a hipertensão capilar glomerular e a hipertensão arterial sistêmica são as alterações hemodinâmicas de maior relevância para o desenvolvimento da ND.

A hiperfiltração renal pode ser observada tanto em modelos animais de DM quanto na prática clínica e tem valor prognóstico com relação ao desenvolvimento da ND. A patogênese da hiperfiltração é multifatorial, mas podem-se destacar os mediadores principais: a própria hiperglicemia, uma vez que o controle glicêmico determina a normalização da filtração, as catecolaminas, as prostaglandinas vasodilatadoras e a angiotensina II.

Paralelamente à hiperfiltração, observa-se a hipertensão capilar glomerular, apesar da detecção de tal alteração ser possível somente em modelos animais. Estudos conduzidos em meados da década de 1980 mostraram evidências do papel fundamental que a hipertensão glomerular exerce no desenvolvimento e na progressão da nefropatia no modelo de DM. Nesses estudos, foi observada diminuição preferencial da resistência da arteríola aferente em comparação à eferente; tal efeito poderia ser responsável pela maior transmissão da pressão sistêmica para o capilar glomerular. As causas desse desbalanço entre as resistências não são claras, porém a resposta miogênica alterada às prostaglandinas poderia ser uma possível explicação.

Os mecanismos pelos quais a hipertensão glomerular pode deflagrar os processos que levam ao acúmulo de componentes da matriz extracelular e conseqüentemente à esclerose glomerular ainda não são inteiramente compreendidos. No entanto, evidências experimentais indicam que o estiramento das estruturas glomerulares, causada pela hipertensão intracapilar, resulta na produção aumentada de componentes da matriz extracelular, tais como colágeno tipo IV, laminina, fibronectina e TGF-β.

A elevação da pressão glomerular pode ocasionar uma lesão ao podócito, estrutura responsável pela formação da barreira de ultrafiltração e sustentação do glomérulo. O podócito, por ser uma célula diferenciada e de capacidade proliferativa limitada, não permite uma flexibilidade que possa acomodar o aumento do tufo glomerular resultante do aumento da pressão intracapilar, o que pode ocasionar a formação de sinéquias entre o tufo glomerular e o folheto parietal da cápsula de Bowman. Essa aderência pode facilitar o extravasamento de macromoléculas originárias do plasma para o espaço periglomerular, iniciando um processo inflamatório local que poderia estender-se para outras áreas do parênquima renal.

A elevação da pressão glomerular pode ainda ocasionar lesão na célula endotelial, separando-se da membrana basal e expondo o colágeno, levando à ativação e à agregação plaquetárias. Essa ativação pode levar à formação de microtrombos, resultando na oclusão do capilar.

Um importante mediador envolvido nas alterações hemodinâmicas da ND é a angiotensina II. Esse mediador promove vasoconstrição arteriolar tanto aferente quanto eferente; no entanto, seu efeito é mais proeminente na arteríola eferente, o que contribui para a elevação da pressão capilar glomerular.

A hipertensão arterial sistêmica é outro fator hemodinâmico de grande impacto no desenvolvimento e progressão da ND. Como as evidências experimentais indicam um estado de vasodilatação da arteríola aferente no DM, a microcirculação glomerular não conta com a proteção necessária às variações da pressão arterial, intensificando a transmissibilidade desta para o capilar glomerular. Como conseqüência, tem-se a elevação da pressão glomerular, com progressão da esclerose e piora dos níveis pressóricos.

ALTERAÇÕES INFLAMATÓRIAS

Na década de 90, estudos experimentais e clínicos evidenciaram a participação de fenômenos inflamatórios em modelos animais de DM e pacientes diabéticos.

Infiltração aumentada de macrófagos foi observada em tecido renal de diabéticos portadores de ND; foi observada também expressão exagerada de moléculas de adesão, proteínas importantes para a infiltração de células inflamatórias.

Além dos efeitos hemodinâmicos da angiotensina II, evidências de efeitos não-hemodinâmicos têm-se acumulado, sugerindo uma participação pró-inflamatória e pró-fibrótica desse mediador na patogênese da ND. A angiotensina II pode estar envolvida na indução de fatores de crescimento e na ativação de macrófagos, fazendo com que essas células produzam fatores quimiotáticos, óxido nítrico e citocinas.

As evidências disponíveis atualmente sugerem uma participação importante do processo inflamatório no desenvolvimento da ND. No entanto, a real dimensão desses eventos na patogênese da ND somente pode ser avaliada por meio de manobras destinadas a bloquear tais processos. Se essas manobras resultarem em um efeito protetor, essa hipótese será reforçada.

O que se depreende do estudo dos mecanismos descritos acima é que as alterações não são estáticas, isto é, elas agem em concerto e influenciam-se mutuamente; em um primeiro momento, os fenômenos inflamatórios constituem a via final comum que leva ao desenvolvimento da esclerose glomerular, perda de néfrons e sobrecarga das unidades remanescentes, fechando um círculo vicioso de lesão renal e agressão mecânica.

FATORES GENÉTICOS

A participação dos fatores genéticos é sugerida pela observação de que a nefropatia diabética afeta apenas uma parte dos pacientes com *diabetes mellitus*. Os estudos epidemiológicos sugerem que, na presença de hiperglicemia, os indivíduos geneticamente suscetíveis para o desenvolvimento da nefropatia diabética irão fazê-lo nos primeiros 15 a 20 anos do início do diabetes. Após esse período, os novos casos são raros e a incidência acumulada de nefropatia atinge um platô.

Estudos em famílias mostram que, havendo um indivíduo acometido, a chance de um irmão apresentar nefropatia diabética triplica, tanto em diabetes tipo I como tipo II.

Estudos que utilizam a técnica de genoma *wide scan* que tenta identificar regiões cromossômicas associadas à nefropatia diabética mostram em índios Pima com diabetes tipo II uma associação entre o braço longo do cromossomo 7 e esta doença. Três outros cromossomos ainda em fase de análise também apresentam associações positivas com a nefropatia diabética, porém as tentativas de isolamento dos genes responsáveis por essas associações foram sem sucesso.

MICROALBUMINÚRIA E PROTEINÚRIA

A microalbuminúria (MA), entendida como a albumina excretada na urina e detectável apenas por métodos especiais (radioimunoensaio, imunofixação), está elevada na nefropatia diabética incipiente. De início, pode ser positiva apenas nas fases de descompensação do diabetes ou estimulada pelo exercício. A seguir torna-se fixa. Para a interpretação adequada dos resultados, é necessário que duas ou mais amostras de urina, em dias diferentes, mostrem resultados alterados em paciente estável, ou seja, sem infecções, com controle adequado dos níveis glicêmicos e pressão arterial e sem sinais de insuficiência cardíaca. Os valores de MA considerados elevados, aceitos mundialmente, são de 30 a 300mg/dia em urina coletada em 24 horas ou 20 a 200µg/min ou µg/mL em amostra de urina isolada. Recentemente, têm-se usado em literatura o valor da microalbuminúria corrigida pela creatinina urinária cujo valor é de 2,5 a 25mg/mmol de creatinina. Valores acima dos referidos definem proteinúria clínica.

A fisiopatologia da MA, assim como da proteinúria clínica, envolve fenômenos glomerulares e possivelmente tubulares. Assim, admite-se que pacientes com nefropatia diabética e microalbuminúria apresentem alterações glomerulares de espessamento de membrana basal, perda de cargas negativas e diminuição do número e função dos podócitos. Por outro lado, evidências em diabetes experimental comprovam expressão reduzida de nefrina entre os podócitos.

As alterações tubulares envolvidas no mecanismo de microalbuminúria, apesar de pouco estudadas, são pouco expressivas, já que o aumento da excreção de proteínas de baixo peso molecular como o *retinol binding protein* (RBP) ocorre em fases mais tardias da nefropatia.

Do ponto de vista clínico, a microalbuminúria em diabetes tipo I é preditor de nefropatia, ocorrendo em 30 a 40% dos pacientes em doença de duração com mais de 10 anos. Por outro lado, em diabetes tipo II, a microalbuminúria, que ocorre em 13 a 26% dos pacientes, é pobre marcador de nefropatia, porém eficiente marcador de eventos cardiovasculares. Pacientes com diabetes tipo II e MA já apresentam perfil aterogênico, níveis pressóricos freqüentemente elevados com perda do descenso noturno e alterações da função endotelial e de fatores de coagulação caracterizados por aumento do fator plasmático VII, do inibidor-1 do ativador do plasminogênio e do fibrinogênio.

A doença renal dos pacientes com MA é de rim normal ou pouco expressiva para lesões diabéticas. Assim, nos diabéticos tipo I pode haver espessamento da membrana basal glomerular e aumento do volume do mesângio, porém, no diabetes tipo II a heterogeneidade das lesões é maior e, muito freqüentemente, apenas com lesões de hipertensão.

Em resumo, a MA para diabetes tipo II é marcador para lesão endotelial, risco cardiovascular e mortalidade, enquanto para o tipo I é, também, preditor de nefropatia diabética.

A proteinúria, detectável por métodos clínicos habituais (fita ou técnicas de laboratório usuais), é um marco importante na evolução da nefropatia, pois define uma progressão rápida para insuficiência renal, aproximadamente em 5 a 10 anos. Durante essa fase, é muito importante o controle adequado da pressão arterial e a manutenção de dieta rigorosamente hipoprotéica para atenuação da velocidade de progressão da doença; o controle glicêmico parece não ser mais tão importante quanto os outros dois fatores citados.

Com a progressão da nefropatia e diminuição da filtração glomerular, pode existir queda concomitante da proteinúria.

ESTÁGIOS CLÍNICOS DA NEFROPATIA DIABÉTICA

A história natural do envolvimento renal é mais bem definida no diabetes tipo I, em que a maioria dos autores identifica cinco estágios evolutivos de acometimento renal na nefropatia diabética (Fig. 15.2).

Estágio 1 – no seu início, o diabetes tipo I acompanha-se de hipertrofia e sua filtração glomerular estará aumentada em 20 a 40%, assim como o fluxo plasmático renal em menor intensidade (9 a 14%). Nesse momento, a microalbuminúria pode estar ocasionalmente presente, porém é revertida com o tratamento insulínico adequado.

Estágio 2 – é clinicamente silencioso. A filtração glomerular permanece elevada com excreção urinária normal de proteínas, assim como a pressão arterial normal. O tempo de duração desse estágio é variável, entre 5 e 15 anos. O bom controle glicêmico diminui a hiperfiltração e provavelmente a evolução da doença.

Estágio 3 – também chamada de nefropatia incipiente, é definida pela presença de microalbuminúria entre 30 e 300mg/24h ou 20 a 200µg/min e ocorre, geralmente, após 6 a 15 anos de diabetes. O ritmo de

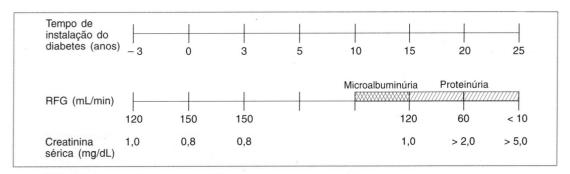

Figura 15.2 – Evolução da nefropatia diabética: relação entre tempo de diabetes, ritmo de filtração glomerular e creatinina plasmática.

filtração glomerular (RFG) já está normal, porém alguns pacientes são ainda hiperfiltrantes. Existe uma pequena elevação da pressão arterial em relação ao estágio anterior, porém, na maioria dos pacientes, seus valores ainda estão dentro dos normais para a idade. Surgem alterações histológicas iniciais como espessamento da membrana basal e aumento do volume glomerular à custa do mesângio.

Estágio 4 – é o da nefropatia estabelecida com instalação da proteinúria clínica com evolução para síndrome nefrótica e redução da filtração glomerular em 1mL/min/mês ou 10mL/min/ano. A perda de função nessa etapa é fortemente relacionada a níveis pressóricos e a hipertensão está presente em 70 a 80% dos casos. A evolução para a perda da função renal é irreversível.

Estágio 5 – segue-se ao estágio 4 após dois a cinco anos da instalação da proteinúria clínica e corresponde à fase de insuficiência renal dependente de tratamento substitutivo (diálise, transplante renal). Nesse momento, o paciente está hipertenso, proteinúrico e geralmente com manifestações de hipervolemia e uremia dependentes da grande queda da filtração glomerular. Admite-se que a história natural da nefropatia no diabetes tipo II seja semelhante à do tipo I apesar do achado clínico de que nos primeiros a hiperfiltração é encontrada apenas em 30 a 40% dos pacientes. Isso talvez ocorra pela imprecisão clínica da marcação do início do diabetes nesses pacientes, de tal forma que seu diagnóstico somente é feito após longas evoluções subclínicas.

A taxa de declínio do RFG do diabetes tipo II com nefropatia diabética instalada é geralmente menor que no tipo I, por volta de 5 a 10mL/min/ano, porém, é muito dependente dos níveis pressóricos, particularmente da pressão sistólica. Assim, a hipertensão que ocorre precocemente na nefropatia diabética no paciente do tipo II, podendo inclusive preceder a própria nefropatia, é um importante fator de progressão da doença.

A nefropatia é considerada uma complicação diabética, assim como a retinopatia e a neuropatia. Assim, sua instalação e evolução estão inseridas no paciente junto a essas outras manifestações com cronologia bem estabelecida, permitindo até raciocínios de diagnóstico da nefropatia pela presença desses outros sinais (Tabela 15.1).

DIAGNÓSTICO DE NEFROPATIA DIABÉTICA – NECESSIDADE DE BIÓPSIA RENAL?

Quando a glomerulopatia se instala no paciente diabético obedecendo a cronologia da sua história natural, pouco se tem dúvida do diagnóstico de nefropatia diabética. Um dado importante de raciocínio é a presença de retinopatia, que é concordante com nefropatia diabética em 85 a 99% dos pacientes do tipo I e 63% do tipo II. Portanto, o achado de retinopatia em paciente com alterações glomerulares renais sugere nefropatia diabética. A hematúria microscópica, de baixa intensidade, pode ser encontrada em até 50% dos pacientes com nefropatia diabética.

No entanto, a biópsia renal deve ser indicada quando dados clínicos ou laboratoriais são discordantes dos habitualmente encontrados em paciente com nefropatia diabética, como listados a seguir.

- História de diabetes menor que cinco anos.
- Aumento rápido da proteinúria (em semanas).
- Albuminúria na ausência de retinopatia.
- Perda de função renal na ausência de proteinúria.
- Sedimento urinário com hematúria.
- Perda de função sem explicações.

Em casuísticas de pacientes diabéticos que foram biopsiados constatou-se outra glomerulopatia que não a diabética em 12% dos pacientes do tipo I e 27% dos pacientes do tipo II.

As glomerulopatias mais freqüentemente encontradas foram: GESF, membranosa e lesão mínima. Não foi possível associar nenhuma dessas glomerulopatias com o estado diabético, permanecendo ainda uma relação ocasional.

OUTRAS COMPLICAÇÕES RENAIS NO *DIABETES MELLITUS*

HIPOALDOSTERONISMO HIPORRENINÊMICO

A nefropatia diabética é comumente associada com hipoaldosteronismo hiporreninêmico. Este defeito é evidente logo no início da queda de função renal, devendo ser suspeitado quando houver acidose metabólica associada à hiperpotassemia, desproporcional à redução do *clearance* de creatinina.

Tabela 15.1 – Albuminúria em diabéticos do tipo I e desenvolvimento de hipertensão, retinopatia e neuropatia.

Excreção de albumina	Hipertensão (%)	Retinopatia proliferativa (%)	Neuropatia (%)
Normoalbuminúria	20	12	21
Microalbuminúria	40	28	31
Macroalbuminúria	80	58	50

Alguns autores acham que pacientes diabéticos têm tendência ao hiporreninismo e diminuição de excreção de ácidos livres já nos estágios iniciais da doença, sendo evidenciados quando começa a haver perda da função renal.

DISFUNÇÃO VESICAL

Os efeitos da neuropatia autonômica e periférica podem ocasionar paresia parcial da bexiga, com retenção urinária progressiva. Essa retenção pode resultar em nefropatia obstrutiva, que predispõe à pielonefrite ascendente e/ou necrose isquêmica de papila, tudo isso comprometendo ainda mais a função renal.

PIELONEFRITE

Bacteriúria assintomática é encontrada em 45% dos diabéticos, duas a três vezes mais freqüente em diabéticos que na população geral, porém, a incidência de pielonefrite em diabéticos não está determinada.

NECROSE PAPILAR

É um infarto isquêmico da medular e da papila renal, mais freqüente em diabéticos, que se manifesta clinicamente com febre, disúria, calafrios, dor lombar e cólica renal. Nos casos graves, podem aparecer oligúria e choque. Geralmente, apresenta-se associada com ou secundária a uma infecção grave. Na urina aparecem hematúria, leucocitúria, bacteriúria, com identificação de fragmentos de tecido necrótico proveniente da papila.

DIABETES E INSUFICIÊNCIA RENAL AGUDA INDUZIDA POR CONTRASTE IODADO

Diabetes mellitus é um fator de risco para uso de contraste. A incidência e a gravidade da insuficiência renal aguda induzida por contraste aumentam com os vários graus de insuficiência renal preexistente. Em diabéticos com insuficiência renal grave (creatinina maior que 4,5mg/dL), o benefício de um estudo contrastado deve ser confrontado com o risco, e meios alternativos para o diagnóstico devem ser empregados prioritariamente.

PATOLOGIA

A nefropatia diabética apresenta a doença bem definida. Macroscopicamente, os rins são aumentados de tamanho. Ocorrem hiperplasia e hipertrofia do parênquima renal. O aumento de volume pode persistir mesmo após se instalar a insuficiência renal, um diagnóstico a se pensar quando um paciente em uremia apresenta rins de tamanho normal.

Microscopicamente, a lesão mais comumente encontrada é a glomerulosclerose difusa, caracterizada por extenso e difuso aumento da matriz mesangial.

Surge quando o diabetes foi diagnosticado por mais de cinco anos e não costuma se iniciar após os 30 anos de doença. Acomete cerca de 40% da população diabética e guarda boa correlação com as manifestações clínicas da nefropatia.

O mesângio, além de dar suporte estrutural para as alças capilares, é parte integrante da parede capilar glomerular, separado da luz capilar apenas por células endoteliais. Experimentalmente, demonstrou-se que: 1. o mesângio age como parte do filtro glomerular; 2. as células mesangiais guardam muitas semelhanças com as células musculares lisas vasculares, em que se infere uma capacidade de elas se hiperplasiarem quando estimuladas; 3. são produtoras de matriz mesangial e aumentam a produção sob estímulo; 4. uma população das células mesangiais é derivada da medula óssea com funções semelhantes a macrófagos.

Diante dessas características, pode-se inferir que alterações hemodinâmicas e bioquímicas, ocorrendo no *diabetes mellitus* e implicadas na gênese da nefropatia, afetam diretamente o mesângio. São conseqüências de sua reação: a formação aneurismática do capilar glomerular, a hiperplasia das células mesangiais, o aumento de matriz mesangial, difuso ou nodular, a obliteração de luzes capilares, por fim a glomerulosclerose. A hiperlipidemia, uma alteração comum em diabéticos, é também um fator que contribui para o aparecimento dessa lesão.

O espessamento da membrana basal capilar é uma complicação sistêmica do *diabetes mellitus*. A membrana basal do capilar glomerular chega a alcançar uma espessura 10 vezes o seu normal. O espessamento da membrana basal parece ter mecanismo patogênico distinto do da glomerulosclerose, pois não se verifica reversão quando medidas terapêuticas são utilizadas na correção do estado hiperglicêmico. As alterações devem ser mais devidas às modificações bioquímicas que às dinâmicas. A glicosilação da membrana basal glomerular poderá facilitar a oferta de outras proteínas ao local, bem como modificar o processo de renovação da membrana basal, tornando-o mais lento. Sua correlação com a proteinúria, a hipertensão arterial e a função renal não guarda as mesmas proporções verificadas com a glomerulosclerose.

Em alguns pacientes, a glomerulosclerose assume a forma de nódulos (glomerulosclerose nodular), com distribuição segmentar (no glomérulo) e focal (no rim). Esses nódulos são distais ao hilo glomerular e comumente circundados por microaneurismas. A forma nodular é bem menos freqüente que a difusa e quase sempre ocorre na sua presença. É considerada uma expansão da glomerulosclerose difusa. No entanto, há a hipótese de que a esclerose possa ter origem no próprio segmento a partir de um processo de mesangiólise. Foi descrita pela primeira vez por Kimmelstiel e

Wilson e por muito tempo considerada patognomônica da nefropatia diabética. Lesões nodulares são vistas em outras doenças, não só por expansão do mesângio, como também por depósitos de proteínas anômalas ao glomérulo.

Alterações glomerulares traduzidas por espessamento da membrana basal e aumento do volume mesangial ocorrem em alguns pacientes antes que se detecte a microalbuminúria.

A arteriosclerose renal também é manifestação local de um comprometimento vascular sistêmico do *diabetes mellitus*. A hialinização das arteríolas aferente e eferente são achados comuns e importantes no diagnóstico da nefropatia diabética. O envolvimento da arteríola eferente é considerado patognomônico. No entanto, casos de lesão arteriolar semelhantes foram vistos na arterite de Takayasu.

A lesão vascular não se restringe apenas à microcirculação. Mogensen descreve comprometimento segmentar do glomérulo, perpendicular à cápsula renal, sugerindo trajeto vascular para o que ele aventa a possibilidade de obstrução vascular por aterosclerose do segmento que irrigaria a área comprometida. Este tipo de lesão explicaria a insuficiência renal na ausência de glomerulosclerose difusa acentuada. Ocorre com mais freqüência em pacientes com hialinose mais grave da microcirculação.

Grande parte dos pacientes diabéticos não desenvolve a nefropatia, mesmo exposto por décadas, aos fatores bioquímicos e hemodinâmicos do meio diabético. Por outro lado, histologia típica de nefropatia diabética com formação nodular e comprometimento arteriolar, incluindo a eferente, são descritos na ausência de *diabetes mellitus*.

As alterações morfológicas da nefropatia diabética em pacientes não insulino-dependentes são indistinguíveis daquelas encontradas nos pacientes insulino-dependentes, embora nos primeiros a hiperfiltração não seja constante.

Em rins transplantados, as alterações estruturais também surgem no decorrer da evolução. Pacientes diabéticos que receberam transplante de rim já com sinais de lesão diabética incipiente estrutural no enxerto, ao receberem transplante de pâncreas, não apresentaram progressão da lesão, ao contrário dos que não foram submetidos a transplante de pâncreas.

Duas outras lesões são descritas na nefropatia diabética: a gota capsular e a *fibrin cap lesion*. São lesões exsudativas. A primeira surge na cápsula de Bowman, entre a membrana basal e as células parietais. A chamada *fibrin cap lesion* localiza-se no lado endotelial da alça capilar, em sua periferia, e seu nome deriva da forma assumida. Não são específicas do diabetes, encontrando-se em várias formas de glomerulonefrites, sobretudo em pacientes com arteriolosclerose.

A matriz mesangial apresenta características morfológicas semelhantes às da membrana basal. As áreas de expansão difusa e nodular coram-se com hematoxilina-eosina, PAS (ácido periódico de Schift) e prata. A imunofluorescência revela a presença de IgG e IgM em alça capilar, ocasionalmente no nódulo. A IgG pode ser vista em membrana basal tubular. A presença de C3 em alça capilar é menos freqüente que a das imunoglobulinas. Alguns pacientes apresentam imunofluorescência positiva para albumina em alça capilar e membrana basal tubular. Nas lesões exsudativas, encontram-se imunoglobulinas, fibrinogênio e lipoproteínas. A imunofluorescência, comumente, tem padrão de distribuição linear. A microscopia eletrônica revela número aumentado de células mesangiais, membrana basal glomerular e tubular espessadas e aumento da matriz mesangial.

PREVENÇÃO E TRATAMENTO DA NEFROPATIA DIABÉTICA

As ações terapêuticas mais estudadas tanto na prevenção (fase de normoalbuminúria) como na nefropatia diabética incipiente (fase de microalbuminúria) ou doença clínica instalada (fase de proteinúria clínica) estão baseadas em controle glicêmico intensivo, tratamento anti-hipertensivo e restrição protéica.

CONTROLE GLICÊMICO EM DIABETES COM NORMOALBUMINÚRIA

A importância do controle glicêmico intensivo (Hb A1c < 7) na prevenção da microalbuminúria em diabetes tipo I foi constatada em protocolo multicêntrico americano com seguimento de 9 anos – o DCCT, em que pacientes submetidos a tratamento intensivo mostraram 35 a 45% menos risco de desenvolver microalbuminúria. Resultados semelhantes foram confirmados em outros protocolos. Também no diabetes tipo II, apesar de existirem menos protocolos visando ao seu estrito controle glicêmico, os resultados são semelhantes. Assim, o multicêntrico UKPDS realizado na Inglaterra mostrou diminuição de 25 a 30% de desenvolvimento de microalbuminúria em pacientes com diabetes tipo II e controle glicêmico intensivo, em seguimento de 9 anos.

CONTROLE GLICÊMICO EM NEFROPATIA DIABÉTICA INCIPIENTE E CLÍNICA

A evidência de que o tratamento insulínico intensivo diminui a progressão da nefropatia diabética em pacientes dos tipos I e II com microalbuminúria é ainda controverso na literatura. Assim, no protocolo do DCCT, não houve diferença estatística entre os grupos de tratamento intensivo e convencional, talvez pelo pequeno número de pacientes com microalbuminúria alocados neste protocolo. Entretanto, vários estudos escandinavos com menor número de pacientes sugerem o papel protetor do estrito controle glicêmico na evolução da nefropatia diabética.

Já em pacientes com nefropatia clínica instalada, o papel da hiperglicemia fica ainda mais difícil de ser analisado pela superposição da hipertensão arterial que domina o cenário. Assim, nessa situação, a evolução da nefropatia é mais dependente da hipertensão do que da hiperglicemia.

TRATAMENTO ANTI-HIPERTENSIVO

A hipertensão ocorre classicamente dois a cinco anos após a instalação da microalbuminúria, sendo associada, freqüentemente, à expansão de volume. Numerosos estudos mostram o benefício da redução da pressão arterial sobre a microalbuminúria e proteinúria clínicas, assim como progressão da doença renal tanto em diabetes tipo I como II. A questão que se coloca é sobre o valor de pressão arterial a ser atingido nesse controle. Assim, o *Seven Joint National Committee* (INC-VII) recomenda um tratamento agressivo com alvo pressórico desejado inicial de 130/80mmHg principalmente em pacientes proteinúricos.

Outra questão proposta é com relação ao uso da classe de hipotensores propondo-se a escolha dos mais eficazes na preservação da função renal. Para tanto, dois grupos de drogas são considerados: os que atuam no sistema renina-angiotensina (inibidores da enzima conversora ou bloqueadores de receptor) e outros. A seguir, estudaremos o uso das várias drogas nos diferentes estágios clínicos da nefropatia diabética.

Tratamento anti-hipertensivo em normoalbuminúricos

A indicação do tratamento anti-hipertensivo em pacientes normoalbuminúricos seria restrita aos poucos pacientes hipertensos nessa classe. No entanto, estudos com inibidores de enzima de conversão da angiotensina (IECA) em pacientes microalbuminúricos comprovando o atraso da progressão da nefropatia motivaram o estudo de possível benefício de seu uso em pacientes normoalbuminúricos. Entretanto, o protocolo EUCLID (European Controlled Trial of Lisinopril in Insulin Dependent Diabetes) usando lisinopril em diabéticos do tipo I normoalbuminúricos não comprovou benefício.

Tratamento anti-hipertensivo em pacientes microalbuminúricos com pressão normal

Estudos do grupo de Brenner et al. em modelos animais diabéticos com nefropatia comprovam que inibidores de enzima de conversão baixam a pressão intraglomerular e previnem a lesão glomerular independente de seus efeitos sistêmicos sobre a pressão por meio de mecanismos de renoproteção, como mostrado no quadro 15.1. Estes achados levaram a estudos

Quadro 15.1 – Mecanismos de renoproteção dos inibidores de enzima de conversão da angiotensina (IECA).

Queda da pressão arterial sistêmica
Queda da pressão intraglomerular
Aumento do fluxo sangüíneo renal
Redução da proteinúria (entre 30 e 50%)
Natriurese
Inibição de efeitos não-hemodinâmicos da angiotensina II
Menor proliferação
Menor hipertrofia
Menor expansão da matriz
Menor síntese de fatores de proliferação

de protocolos clínicos multicêntricos que comprovaram a ação dos IECA em reduzir a incidência de microalbuminúria e diminuir a excreção urinária de proteína em diabetes tipo I com nefropatia e função renal abaixo de 3mg/dL, como demonstraram Lewis et al. Para diabetes tipo II, a casuística é muito escassa, já que é incomum em paciente com microalbuminúria e pressão normal, pois a maioria já é hipertensa nesse momento. No entanto, podemos extrapolar os mesmo resultados dos obtidos no tipo I.

Tratamento anti-hipertensivo em pacientes microalbuminúricos ou proteinúricos com hipertensão

A maioria dos estudos mostram que os IECA podem reduzir a proteinúria em 30 a 50% por diminuição da pressão intraglomerular por meio da dilatação preferencial da arteríola eferente. Este efeito antiproteinúrico é maior que de qualquer outro anti-hipertensivo convencional comparando-se a mesma queda da pressão sistêmica.

Em adição ao efeito antiproteinúrico, os IECA e também mais recentemente os bloqueadores dos receptores AT_1 atuam diminuindo a velocidade de progressão da nefropatia diabética. Estudo colaborativo usando captopril (25mg três vezes) contra o controle em diabetes tipo I com proteinúria clínica mostrou redução da proteinúria e desaceleração da progressão da nefropatia.

Em diabetes tipo II com proteinúria clínica quando a hipertensão se torna relevante no quadro clínico do paciente, é menos evidente a ação dos inibidores de enzima isolados, porém esta se torna clara quando associada a um potente vasodilatador, como testado em alguns protocolos em associação com bloqueadores de canais de cálcio. Portanto, é importante o conceito de que a pressão arterial deva ser reduzida e, se os IECA não o fizeram adequadamente, devemos procurar dentro do arsenal terapêutico a associação mais eficaz. Uma preocupação adicional na indicação do anti-hipertensivo ao nosso paciente é o risco cardiovascular que sabemos que ele possui. Assim, o estudo multicêntrico FACET (*fosinopril versus anlodipine*

Quadro 15.2 – Estratégias para o controle clínico do diabetes tipo I.

Estágio	Avaliação	Condutas
Normo albuminúria/normotenso	Microalbuminúria anual Riscos cardiovasculares	Otimizar controle glicemia (HbA1C < 7%)
Microalbuminúria/normotenso	Pressão arterial, lípides Controle glicêmico, microalbuminúria	Adicionar IECA
Microalbuminúria/hipertensão	Microalbuminúria Pressão arterial *Clearance* de creatinina	Titular IECA para PA < 130/85mmHg Adicionar: diurético, outro anti-hipertensivo
Proteinúria	Proteinúria Pressão arterial, lípides *Clearance* de creatinina	Controle PA < 125/75mmHg Estatinas Dieta hipoprotéica (0,8g/kg/dia)
Declínio do RFG	Preparar para diálise ou transplante	Tratamento da IRC pré-dialítica Encaminhar para diálise RFG < 15mL/min

RFG = ritmo da filtração glomerular; PA = pressão arterial; IRC = insuficiência renal crônica; IECA = inibidores da enzima de conversão da angiotensina.

cardiovascular events randomized trial) mostrou que o fosinopril reduziu a mortalidade cardiovascular nesses pacientes quando comparado à anlodipino. Já o estudo HOT (*hypertension optimal treatment*) mostrou redução na mortalidade cardiovascular com o uso da felodipina associado à aspirina.

DIETA HIPOPROTÉICA

Existe muita controvérsia sobre o uso de dietas hipoprotéicas para atrasar a progressão das nefropatias em geral. Na nefropatia diabética incipiente, que se acompanha de microalbuminúria e hiperfiltração glomerular, a redução da ingestão protéica faz reduzir o ritmo de filtração e a excreção urinária de albumina, em estudos de curta duração, apontando para um possível efeito benéfico ou protetor, por meio de mecanismos ainda não definidos. A Associação Americana de Diabetes, em comunicado recente, recomenda que a ingestão protéica em diabéticos adultos não deva exceder 0,8g/kg de peso.

Em pacientes com nefropatia clinicamente manifesta, a dieta hipoprotéica instituída precocemente parece ter efeitos benéficos para atrasar a progressão para insuficiência renal. As medidas de caráter dietético devem ser conduzidas, contudo, com muito critério, para que não ocorram prejuízos no estado nutricional e no controle glicêmico dos pacientes diabéticos.

ESTRATÉGIAS DO CONTROLE CLÍNICO DO PACIENTE DIABÉTICO

Existem vários consensos de diferentes associações médicas visando normatizar o controle clínico do paciente diabético pré e durante a fase de nefropatia. Os pontos enfatizados e comuns a todos devem ser: controle metabólico, controle pressórico e detecção e tratamento de co-morbidades.

No quadro 15.2 está simplificada a abordagem de tratamento de diabetes tipo I, semelhante ao tipo II, dando-se maior ênfase neste último para os riscos cardiovasculares.

BIBLIOGRAFIA

BRENNER BM, COOPER ME, de ZEEUW D, et al: Effects of losartan on renal and cardiovascular outcomes in patients with type 2 diabetes and nephropathy. *N Engl J Med* 345:861-869, 2001.

CARAMORI ML, FIORETTO P, MAUER M: The need for early predictors of diabetic nephropathy risk: is albumin excretion rate sufficient? *Diabetes* 49:1399-1408, 2000.

Joint National Committee on Prevention, Detection, Evaluation, and Treatment of High Blood Pressure. *Arch Intern Med* 157:2413-2445, 1997.

LEWIS EJ, HUNSICKER LG, CLARKE WR, et al: Renoprotective effect of the angiotensin-receptor antagonist irbesartan in patients with nephropathy due to type 2 diabetes. *N Engl J Med* 345:851-860, 2001.

TATTI P, PAHOR M, BYINGTON RP, et al: Outcome result of the fosinopril versus Amilodipine Cardiovascular Events Trial (FACET) in patients with hypertension and NIDDM. *Diabetes Care* 21:597-603, 1998.

The EUCLID study group. Randomised placebo-controlled trial of lisinopril in normotensive patients with insulin-dependent diabetes and normoalbuminuria or microalbuminuria. *Lancet* 349:1787-1792, 1997.

UK Prospective Diabetes Study (UKPDS) Group. Intensive blood-glucose control with sulphonylureas or insulin compared with conventional treatment and risk of complications in patients with type 2 diabetes. *Lancet* 352:837-853, 1998.

WOLF G and RITZ E: Diabetic nephropathy in type 2 diabetes prevention and patients management. *JASN* 14:1396-1405, 2003.

ZATZ R, MEYER TW, RENNKE HG, BRENNER BM: Predominance of hemodynamic rather than metabolic factors in the pathogenesis of diabetic glomerulopathy. *Proc Natl Acad Sci USA* 82:5963-5967, 1985.

16 Gamopatias Monoclonais

Paulo Sergio Leme Quintaes

INTRODUÇÃO

As gamopatias monoclonais (paraproteinemias ou disproteinemias) são um grupo de doenças que se caracterizam pela proliferação anormal de um clone de células plasmáticas, as quais produzem, de forma descontrolada, uma imunoglobulina monoclonal denominada paraproteína ou proteína M.

A proteína M é composta por duas cadeias polipeptídicas pesadas da mesma classe (gama – IgG; alfa – IgA; mu – IgM; delta – IgD; epsilo – IgE), associadas a duas cadeias leves do mesmo tipo (*kappa* ou lambda).

A detecção da proteína M, seja no soro ou urina é feita por meio de técnica de eletroforese, sendo as proteínas classificadas de acordo com sua posição final, após o término da eletroforese, em cinco regiões: albumina, alfa-1, alfa-2, beta e gama. Estas regiões não se referem à classe da imunoglobulina à qual a proteína M possa pertencer, mas sim à mobilidade da imunoglobulina na eletroforese. As várias classes de imunoglobulinas são geralmente de mobilidade gama, embora também possam se apresentar em posição betagama, beta ou mais raramente alfa-2. Caso seja detectada a presença de alguma proteína anômala na eletroforese, estaria indicada a realização de imunoeletroforese ou imunofixação para a especificação da classe da imunoglobulina e do tipo de cadeia leve.

O depósito tecidual das paraproteínas podem assumir a forma de cilindros (nefropatia por cilindros no mieloma múltiplo), cristais (síndrome de Fanconi associada ao mieloma), fibrilas (amiloidose de cadeia leve e excepcionalmente cadeia pesada) ou precipitado granular (doença de depósito de imunoglobulina). Nas paraproteinemias, as manifestações clínicas e a mortalidade estão intimamente relacionadas aos depósitos teciduais de proteínas anômalas e não a proliferação clonal de células plasmáticas.

GAMOPATIAS MONOCLONAIS

MIELOMA MÚLTIPLO

Mieloma múltiplo (MM) é uma doença de etiologia desconhecida que se caracteriza pela proliferação neoplásica de células plasmáticas na medula óssea e con-

seqüente produção de imunoglobulinas monoclonais, usualmente IgG ou IgA. Os pacientes com MM constituem cerca de 18% dos que apresentam gamopatias monoclonais. A incidência anual de MM está em torno de 4 em 100.000, sendo responsável por cerca de 2% das causas de óbito por câncer. A média de idade dos pacientes com mieloma no momento do diagnóstico é de 60 a 65 anos, e menos de 2% dos casos ocorre em pacientes com idade inferior a 40 anos.

A proteína monoclonal mais freqüente é a IgG (60%), seguida de IgA (27%), cadeia leve sem cadeia pesada (10%). Raramente se encontram casos associados à IgD.

As manifestações clínicas do mieloma são variadas, inclusive alguns pacientes podem apresentar-se de forma assintomática. A apresentação mais comum do mieloma inclui lesões osteolíticas, anemia, insuficiência renal e infecções bacterianas recorrentes.

O comprometimento renal no mieloma é multifatorial e inclui hipercalcemia e hipercalciúria, hiperuricemia, infecção do trato urinário, infiltração renal por células plasmáticas e o chamado "rim do mieloma". As cadeias leves de imunoglobulinas são livremente filtradas no capilar glomerular, podendo ser reabsorvidas no túbulo proximal ou acumular-se na luz tubular distal após interagir com as proteínas de Tamm-Horsfall (MPTH), resultando nos dois principais mecanismos de lesão renal: nefrotoxicidade proximal (manifestando-se clinicamente com síndrome de Fanconi) ou obstrução tubular. A hipercalcemia é um achado relativamente comum no mieloma, podendo contribuir para o desenvolvimento de insuficiência renal por meio de seu efeito vasoconstritor renal, por depósito intratubular e talvez por aumentar a toxicidade das cadeias leves filtradas. Os pacientes com mieloma apresentam maior probabilidade de desenvolver nefrotoxicidade quando expostos a contrastes iodados.

Nefropatia por cilindros ou "rim do mieloma"

O "rim do mieloma" refere-se ao comprometimento renal agudo ou crônico, resultado da filtração de imunoglobulinas de cadeia leve, denominada proteína de Bence Jones, precipitação intratubular, reação inflamatória gigantocelular e finalmente obstrução tubular. Além de cadeias leves, os cilindros intratubulares contêm outras proteínas, em especial a mucoproteína de Tamm-Horsfall, que é secretada pelas células tubulares da porção ascendente da alça de Henle.

Alguns fatores estão relacionados com potencial tubulotóxico das imunoglobulinas de cadeia leve, em especial o tipo de cadeia leve presente. Pacientes com mieloma *kappa* apresentam maior probabilidade de desenvolver nefropatia por cilindros, enquanto os pacientes com mieloma lambda tendem a apresentar amiloidose ou doença de depósito de cadeia leve. Alem disso, a afinidade da MPTH com a cadeia leve e seu ponto isoelétrico (pI) também estariam relacionados com o potencial de formação dos cilindros intratubulares. Outro fator determinante da nefrotoxicidade da cadeia leve seria sua capacidade de formação de macroagregados, cadeias leves de pacientes sem doença renal normalmente não formam agregados. A própria disfunção tubular proximal decorrente da absorção das cadeias leves poderia colaborar com a formação dos cilindros distais, aumentando a oferta de cadeias leves a essas porções do néfron. O aumento na concentração de cloreto de sódio no fluido tubular também pode facilitar a formação de cilindros intratubulares por aumentar a agregação das cadeias leves com a MPTH.

Diagnóstico e tratamento do mieloma múltiplo

O diagnóstico de mieloma é freqüentemente suspeitado diante de alguns achados clínicos:

- Lesões ósseas osteolíticas.
- Hiperproteinemia monoclonal.
- Hipercalcemia.
- Insuficiência renal aguda com presença de proteínas de cadeias leves na urina ou síndrome nefrótica no caso de amiloidose primária.
- Sinais e sintomas sugestivos de doença maligna, como anemia inexplicável.

O critério mínimo para o diagnóstico de mieloma inclui a presença de mais de 10% de plasmócitos na medula óssea (ou a presença de plasmocitoma) e no mínimo um dos seguintes achados:

- Presença de proteína monoclonal no soro (usualmente > 3g/dL).
- Proteína monoclonal na urina.
- Lesões osteolíticas.

As proteínas monoclonais são detectadas por meio de técnicas de eletroforese e imunoeletroforese. A pesquisa de proteína de Bence Jones é positiva em 50 a 70% dos casos. A determinação quantitativa das proteínas de cadeia leve na urina não podem ser realizadas utilizando-se fitas urinárias em virtude de estas reagirem apenas diante da albumina; neste caso, tor-

na-se necessário utilizar-se de outra metodologia para a dosagem de proteinúria.

O tratamento do mieloma múltiplo envolve não somente o tratamento quimioterápico e recentemente o transplante autólogo de medula óssea, mas também cuidados gerais que incluem:

1. Hidratação adequada e evitar-se o uso de drogas potencialmente nefrotóxicas.
2. Tratamento da hipercalcemia com bifosfonatos e em alguns casos diuréticos de alça.
3. Uso de analgésicos para o controle da dor óssea, evitar imobilização.
4. Pacientes com hiperviscosidade sintomática devem ser tratados com plasmaférese.
5. Tratamento rápido e adequado das possíveis complicações infecciosas.

GAMOPATIA MONOCLONAL DE SIGNIFICADO INDETERMINADO

A gamopatia monoclonal de significado indeterminado (GMSI) denota a presença de proteína monoclonal em paciente sem evidência de mieloma múltiplo, macroglobulinemia, amiloidose ou outra alteração linfoproliferativa relacionada a células plasmáticas. A GMSI foi descrita inicialmente por Waldenström em 1952 com a denominação de hiperglobulinemia essencial, caracterizando-se pelos seguintes achados: presença no sangue de proteína monoclonal (IgA, IgG ou IgM), em concentração inferior a 3g/dL; menos de 10% de plasmócitos na medula óssea; ausência ou pequena quantidade de proteína M na urina; ausência de lesões osteolíticas, anemia, hipercalcemia ou insuficiência renal; estabilidade da proteína M ao longo do tempo e baixa probabilidade de progressão.

A GMSI compromete cerca de 2% dos indivíduos com 50 anos ou mais e 3% dos idosos acima de 70 anos. Vários autores concluíram que a GMSI tem baixo risco de progressão quando a quantidade de proteína M no sangue for inferior a 1,5g/dL, plasmócitos < 5% na medula óssea, ausência de redução nos níveis de imunoglobulinas policlonais no sangue, ausência de proteína de cadeia leve na urina e velocidade de hemossedimentação (VHS) < 40mm/h.

Levantamento realizado em 1.384 portadores de GMSI demonstraram que o principal fator de risco relacionado com a progressão da GMSI para mieloma ou outra doença maligna seria a concentração sérica de proteína monoclonal no momento do diagnóstico, ou seja, após 10 anos de seguimento, o risco de progressão foi de:

- proteína M < 0,5g/dL, 6%;
- proteína M de 1g/dL, 7%;
- proteína M de 1,5g/dL, 11%;
- proteína M de 2g/dL, 20%;
- proteína M de 2,5g/dL, 24%;
- proteína M de 3g/dL, 34%.

Embora ainda não haja evidências de que a monitorização dos pacientes com GMSI melhore sua sobreviva, a orientação geral seria a monitorização anual por meio da realização de eletroforese de proteína sérica para a detecção precoce de mieloma múltiplo, evitando assim maiores complicações.

MACROGLOBULINEMIA DE WALDENSTRÖM

A macroglobulinemia de Waldenström (MW) é uma doença linfoproliferativa monoclonal caracterizada pela proliferação neoplásica de linfócitos B infiltrando a medula óssea e outros órgãos linfóides com a capacidade de sintetizar e secretar grandes quantidades de imunoglobulina monoclonal do tipo IgM.

A MW é uma doença rara, de etiologia desconhecida, com incidência pouco maior no sexo masculino e após a quinta década de vida.

As manifestações clínicas mais comuns nos pacientes com MW seriam: fraqueza, fadiga, emagrecimento e fenômenos hemorrágicos, principalmente epistaxe e sangramento digestório. Uma variedade de outros achados foram descritos, muitos relacionados à hiperviscosidade decorrente do excesso de macromoléculas circulantes. Os pacientes com MW também se apresentam mais suscetíveis a processos infecciosos e manifestações neurológicas, sendo as mais freqüentes as neuropatias sensitivomotora, distal, simétrica e lentamente progressiva, causando parestesia e fraqueza, comprometendo preferencialmente os membros inferiores.

Embora os depósitos de IgM na membrana basal glomerular possam ser proeminentes e a infiltração de células linfoplasmocitárias malignas possam ocorrer, a insuficiência renal é incomum na MW. A detecção de cadeia leve monoclonal na urina é freqüente, em torno de 70%, embora em quantidade muito inferior à encontrada nos pacientes com mieloma múltiplo. A síndrome nefrótica é rara e quando presente é usualmente causada pelo depósito de substância amilóide. Também é descrita a ocorrência de glomerulonefrite imunomediada, secundária a depósito de IgM ou crioglobulinemia. Laboratorialmente, encontra-se anemia em cerca de 80% dos pacientes e o exame do sangue periférico demonstra a formação de *rouleaux*. Linfocitose ou monocitose são achados comuns. Leucopenia e trombocitopenia podem estar presentes devido à infiltração medular.

O diagnóstico de MW pode ser confirmado por meio da seguinte tríade:

1. Achados clínicos típicos.
2. Concentração sérica de IgM > 3g/dL.
3. Infiltração de células linfoplasmocitárias na medula óssea.

O tratamento da MW tem como objetivo inicial o controle da hiperviscosidade; dessa maneira, a plasmaférese acaba sendo uma valiosa estratégia terapêutica. Quanto ao tratamento quimioterápico, o clorambucil é a droga de escolha, podendo ser utilizado isoladamente ou associado a corticosteróides.

O prognóstico é pobre, sendo a sobrevida em cinco anos de aproximadamente 50%.

DOENÇA DE DEPÓSITO DE CADEIA PESADA

As doenças de depósito de cadeia pesada (DDCP) são um grupo raro e heterogêneo de neoplasias linfoplasmocitárias que se caracterizam pela produção de cadeias pesadas monoclonais ou fragmentos de cadeias pesadas, sem a presença de cadeias leves.

Já foram descritas DDCP para as principais classes de imunoglobulinas, a forma mais comum seria a doença de depósito de cadeias pesadas alfa, seguida pelas cadeias gama e mais raramente o depósito de cadeias pesadas *mu*.

As manifestações clínicas são bastante heterogêneas, podendo variar de acordo com o tipo de cadeia pesada.

As doenças das cadeias alfa podem apresentar-se de duas formas clínicas: intestinal (com diarréia crônica, síndrome de má absorção e infiltração linfoplasmocitária difusa do intestino) e respiratória (com infiltração linfoplasmocitária limitada ao trato respiratório).

A gama acompanha-se de linfoadenopatia, anemia, febre, fraqueza, indisposição, hepatoesplenomegalia e, às vezes, de amiloidose.

A *mu* acompanha-se, invariavelmente, de leucemia linfocítica crônica e, em vários casos, de cadeia *kappa* na urina.

As manifestações renais nas DDCP são raras. Pode-se detectar proteinúria monoclonal de grau variado. À microscopia eletrônica foi descrito espessamento focal da membrana basal glomerular e depósitos subendoteliais.

O diagnóstico depende da documentação por meio de imunoeletroforese ou imunofixação da presença da cadeia pesada respectiva em urina ou sangue, biópsia de gânglio e mielograma.

DOENÇA DE DEPÓSITO DE CADEIA LEVE

A primeira descrição da doença de depósito de cadeia leve (DDCL) foi feita em 1973 por Antonovych et al. e confirmada por Randall et al. em sua publicação em 1976. A DDCL foi inicialmente descrita como uma glomerulonefrite nodular, semelhante às lesões encontradas na glomerulosclerose diabética, porém com presença de depósitos granulares eletrodensos com características não-amilóide.

Nessa rara nefropatia, os depósitos de cadeias leves de imunoglobulinas monoclonais fazem-se principalmente nas membranas basais de túbulos, glomérulos e vasos renais, sendo a glomerulonefrite nodular a principal manifestação histológica.

O envolvimento renal na DDCL manifesta-se clinicamente com proteinúria e insuficiência renal. A proteinúria pode variar tanto em grau quanto na sua composição, podendo ser detectada além da cadeia leve, albumina e outras globulinas. Síndrome nefrótica pode estar presente em 23 a 67% dos pacientes.

Além dos depósitos renais, as cadeias leves podem depositar-se em outros tecidos, levando a manifestações clínicas extra-renais. O envolvimento cardíaco e hepático são os mais comuns, embora sejam descritos envolvimento de nervos, plexo coróide, baço, tireóide, supra-renais, trato digestório e grandes vasos.

A história natural da DDCL continua incerta, principalmente pelo fato de as manifestações extra-renais apresentarem-se desde formas assintomáticas até comprometimentos graves dos órgãos-alvo, podendo explicar o porquê do tempo de sobrevida poder variar de 1 mês a 10 anos.

O tratamento pode ser feito com drogas citostáticas, com melhora do quadro clínico geral, desde que ainda não se tenha instalado insuficiência renal grave ou terminal. O transplante renal vem sendo realizado em alguns casos isolados, embora a recorrência da doença seja usualmente observada.

AMILOIDOSE RENAL

Amiloidose é um termo genérico para uma entidade morfológica, definida pelo depósito tecidual extracelular de material protéico, com propriedades tintoriais e ultra-estruturais características. As fibrilas amilóides caracterizam-se pelo seu aspecto beta-pregueado à microscopia eletrônica e sua habilidade de ligar-se aos corantes vermelho-congo (dando uma cor verdemaçã sob luz polarizada) e tioflavina T (dando uma cor verde-amarelada na fluorescência).

A amiloidose pode ser primária (AL), quando não se associa a outra doença sistêmica, ou secundária (AA), associada e estímulo inflamatório crônico, acompanhando doenças infecciosas, inflamatórias e neoplásicas.

Várias proteínas de baixo peso molecular podem sofrer processo de transformação e formar fibrilas amilóides, dentre elas: cadeia leve de imunoglobulina (AL), geralmente lambda, acompanhando mieloma múltiplo ou amiloidose sistêmica primária; proteína amilóide A (AA), nas formas de amiloidose secundárias; beta-2-microglobulina, relacionada à amiloidose do paciente dialítico; entre outras. Dependendo da proteína envolvida na formação do material amilóide, o depósito pode ser localizado (amiloidose pancreática em paciente com insulinoma ou *diabetes mellitus* tipo II) ou sistêmico (derivado de precursores circulantes), resultando em manifestações clínicas bastante heterogêneas.

Embora menos freqüente, a amiloidose AL tem grande importância clínica devido à abundância de depósitos, especialmente em certos órgãos (rim, fígado, coração, baço). A incidência estimada de amiloidose AL é de 9 milhões/ano. Semelhante ao mieloma múltiplo, é mais freqüente no sexo masculino. A média de idade no momento do diagnóstico é de 65 anos. Aproximadamente 10% dos pacientes com mieloma evoluem com amiloidose AL.

Os principais sintomas gerais são fraqueza e perda de peso. Exceto pelas queixas de dores ósseas, não há diferença quanto à apresentação inicial nos pacientes com ou sem mieloma. Síndrome nefrótica, hipotensão ortostática e neuropatia periférica são mais freqüentes nos pacientes com amiloidose AL sem mieloma que nos pacientes com mieloma associado. Cerca de 45% dos pacientes apresentam-se com insuficiência renal, usualmente sem hipertensão arterial e com rins de tamanho aumentado.

O diagnóstico de certeza da amiloidose AL é feito por biópsia. Atualmente, a aspiração de gordura abdominal por agulha, corada adequadamente, tem-se mostrado superior à biópsia retal e mais segura e menos agressiva que a biópsia renal.

O prognóstico dos pacientes com amiloidose AL é ruim, o tempo médio de sobrevida é de 12 meses e menos de 25% dos pacientes encontram-se vivos após três anos de seguimento. Quanto ao tratamento quimioterápico, os resultados são de difícil avaliação, principalmente nos casos de amiloidose AL "primária".

BIBLIOGRAFIA

GARCIA-SANZ R, MONTOTO S, TORREQUEBRADA A, et al: Waldenström macroglobulinemia: presenting features and outcome in a serie with 217 cases. *Br J Haematol* 115:575-582, 2001.

GERTZ MA, LACY MQ, DISPENZIERI A: Immnoglobulin light chain amyloidosis and the kidney. *Kidney Int* 61:1-9, 2002.

HAROUSSEAU JL: Management of multiple myeloma. *Rev Clin Exp Hematol* 6:253-275, 2002.

KYLE RA, RAJKUMAR SV: Monoclonal gammopathies of undertermined significance. *Rev Clin Exp Hematol* 6:225-252, 2002.

KYLE RA, THERNEAU TM, RAJKUMAR SV, et al: A longterm study of prognosis in monoclonal gammopathy of undetermined significance. *N Engl J Med* 346:564-569, 2002.

RONCO PM, AUCOUTURIER P, MOUGENOT B: Monoclonal gammopathies: multiple myeloma, amyloidoses, and related disorders, in *Kidney Diseases* (6th ed), edited by Schrier RW, Gottschalk CW, 1997, vol 2, pp 2129-2174.

17 Nefropatias Crônicas Hereditárias

Jenner Cruz

INTRODUÇÃO

As nefropatias transmitidas geneticamente são citadas em vários capítulos deste livro. Neste estão reunidas síndromes não citadas em outros locais, são omitidas outras já comentadas, mas incluídas algumas, já esmiuçadas em outros capítulos, porém de forma diferente, como a anemia falciforme e o *diabetes mellitus*.

AMILOIDOSES HEREDITÁRIAS

O termo amilóide foi criado por Virchow em 1854 para descrever a natureza cérea e eosinofílica dessa substância. Amiloidoses sistêmicas são um grupo de doenças causadas pelo depósito extracelular de proteínas fibrilares insolúveis entrelaçadas (amilóides), em vários tecidos do corpo, e devidas a diferentes mecanismos patogênicos. Essas fibrilas agregadas, de 7,5 a 10nm de largura e de comprimento indefinido, são rígidas, lineares, coram-se pelo vermelho-congo e produzem uma birrefringência de cor verde-maçã sob a luz polarizada.

Acumulando-se nos tecidos, as fibrilas comprimem as células, interferem em suas funções metabólicas normais, atrofiando-as e matando-as, afetando órgãos vitais como o coração, o fígado e os rins. Até 1970 pensava-se que todos os depósitos amilóides fossem quimicamente idênticos. Novas técnicas utilizadas a partir desta data demonstraram a existência de várias proteínas amilóides (Quadro 17.1).

Desde 1854, as amiloidoses já tiveram várias classificações, como primárias e secundárias e hereditárias e adquiridas, mas os conhecimentos atuais das fibrilas tornaram quase impossível uma classificação clínica satisfatória.

PREVALÊNCIA

A prevalência varia conforme se trate de regiões endêmicas, como as de Portugal, Finlândia, Japão, ou não. As formas decorrentes de inflamação crônica estão em declínio.

PROGNÓSTICO

Varia conforme o tipo. Os portadores de amiloidose AL vivem em média 13 meses, quando produzem insuficiência cardíaca vivem apenas quatro meses após o início da afecção cardíaca e dois anos se comprometem apenas os nervos periféricos.

TRANSMISSÃO GENÉTICA

As formas hereditárias são transmitidas como um traço autossômico dominante, com exceção da febre familial do Mediterrâneo, que é herdada como um traço autossômico recessivo.

FORMAS DE AMILOIDOSE HEREDITÁRIA

Febre familial do Mediterrâneo (proteína AA) – descrita em 1945, é a forma mais comum de nefropatia por amiloidose, ocorrendo principalmente em judeus sefardins, árabes e armênios, caracterizando-se por febre, serosite (peritonite e pleurite e mais raramente pericardite), artrite, erupção erisipelóide, hepatoesplenomegalia, macroglossia, neuropatia e mais raramente lesões cardíacas. Nos rins, há extensos depósitos de amilóide nos glomérulos e arteríolas, levando à síndrome nefrótica e à insuficiência renal, geralmente antes dos 40 anos de idade.

Síndrome de Muck-Jewells (proteína AA) – descrita em 1967. Nesta forma, o quadro clínico inicia-se na adolescência com erupções urticariformes recorrentes, febre, mal-estar, parestesias das extremidades, infertilidade, hiperglobulinemia, dores nos membros e surdez neurossensorial.

Nos rins, a substância amilóide deposita-se nas membranas basais glomerulares e tubulares, condicionando proteinúria, síndrome nefrótica e insuficiência renal.

A mutação genética responsável pela síndrome localiza-se na região 1q44 do cromossomo 1.

Nefropatia amilóide tipo Ostertag – descrita em 1932, com depósitos extensos de substância amilóide nos glomérulos renais, baço, fígado e supra-renais, associados a células espumosas (*foam cells*) e células gigantes.

Quadro 17.1 – Nomenclatura e classificação das amiloidoses (1990).

	Proteína amilóide	Quadros clínicos	Principais órgãos e tecidos envolvidos
Principais amiloidoses sistêmicas	AA	Condições inflamatórias crônicas	R,F,B,TGI,TS
		Infecciosas: tuberculose, osteomielite etc.	C, incomum
		Não-infecciosas: artrite reumatóide juvenil, espondilite anquilosante, doença de Crohn etc.	N, rara
		Febre familial do Mediterrâneo	
	AL	Discrasia de células plasmáticas 10% mieloma múltiplo, macroglobulinemia 90% idiopática, "primária"	C,F,B,L N,GI,TS
	ATTR	Várias cardiomiopatias e polineuropatias familiais	N,C,R,O,GI,TS
Principais amiloidoses localizadas	Aβ_2M	Diálise crônica, em geral por mais de oito anos	Os,Si,Ts
	Aβ	Doença de Alzheimer Síndrome de Down	
		Hemorragia cerebral hereditária holandesa	Ce,VC
		Hemorragia cerebral não-traumática do idoso	
Amiloidoses mistas	A Apo AI	Polineuropatia familial, tipo Iowa	N,R
	A Gel	Amiloidose familial, tipo finlandesa	NC,O,P
	A Cys	Hemorragia cerebral hereditária, tipo islandesa	Ce,VC
	A Scr	Doença de Creutzfeldt-Jakob	Ce
	A Cal	Carcinoma medular da tireóide	Ti
	AANF	Amilóide atrial	C
	AIAPP	*Diabetes mellitus*, insulinomas	Pa

R = rim; F = fígado; B = baço; TGI = trato gastrintestinal; TS = tecido subcutâneo; C = coração; N = nervo; L = língua; O = olho; Os = osso; Si = sinóvia; Ts = tenossinóvia; Ce = cérebro; VC = vasos cerebrais; NC = nervos cranianos; P = pele; Ti = tireóide; Pa = pâncreas.

O quadro clínico começa no início da idade adulta com hematúria, proteinúria e hepatoesplenomegalia, de progressão lenta para uremia e óbito da quarta à sexta décadas.

Nefropatia com osteólise hereditária – inicia-se com inflamação aguda dos pulsos e tornozelos, na infância, seguida de esclerose progressiva com focos de lise dos ossos envolvidos, evoluindo para deformações ósseas graves.

Nos rins encontram-se glomerulonefrite crônica progressiva, síndrome nefrótica e hipertensão arterial sistêmica.

Hemorragia cerebral hereditária do tipo holandês – angiopatia dos vasos cerebrais levando à hemorragia intracraniana, às vezes associada à demência senil, como a doença de Alzheimer.

Formas neuropáticas – foram descritas pelo menos quatro síndromes neuropáticas com envolvimento renal:

1. *Tipo português ou neuropatia portuguesa* – aparece na terceira ou quarta década de vida, com neuropatia sensorial que se inicia nas extremidades, com perda da sensação de dor, da sensação de temperatura e da noção de posição. Com o avanço da doença, pode aparecer impotência, hipotensão ortostática, hipo-hidrose e distúrbios da motilidade gastrintestinal.

Nos rins, os depósitos localizam-se especialmente nos túbulos e interstício e em menor grau nos glomérulos. O quadro renal restringe-se apenas em proteinúria sem síndrome nefrótica.

2. *Variedade sueca* – semelhante à anterior. Diferencia-se por apresentar anormalidades geniturinárias freqüentes, com retenção urinária e hematúria secundária ao envolvimento vesical. Há proteinúria, mas só raramente insuficiência renal.

3. *Tipo finlandês* – descrita em 1969, caracteriza-se por distrofia da córnea e espessamento da pele. Nos rins, encontra-se apenas proteinúria discreta, sem síndrome nefrótica e em insuficiência renal.

4. *Variedade Iowa* – descrita neste estado norte-americano, em 1969, em uma família de ancestrais ingleses, irlandeses e escoceses. É a forma mais grave de neuropatia, com dores fulminantes e fraqueza que se iniciam nas extremidades inferiores, seguida das superiores, e comprometimento do sistema nervoso autônomo. Pode apresentar surdez e mais freqüentemente cataratas e úlcera duodenal. Nos rins são descritas alterações do sedimento urinário, hematúria e leucocitúria, com proteinúria discreta, sem síndrome nefrótica.

DIAGNÓSTICO

O diagnóstico é feito pela biópsia de gengiva, reto, tecido gorduroso ou rim. Não há teste bioquímico para diferenciar cada forma de amiloidose hereditária entre si.

QUADRO CLÍNICO

A doença inicia-se na terceira idade, aos 64 anos em média, sendo que só 1% dos casos ocorre antes dos 40 anos. É mais comum em homens. Os sinais e os sintomas variam conforme os órgãos ou tecidos envolvidos. Anemia, proteinúria e hemorragia gastrintestinal são freqüentes. Insuficiência renal ocorre na metade dos casos. Descreveremos apenas as síndromes renais mais comuns.

Síndrome do túnel do carpo – costuma instalar-se em portadores de insuficiência renal crônica, após 8 a 10 anos de tratamento dialítico, por depósito de fibrilas $A\beta_2M$ na tenossinóvia do túnel do carpo.

Amiloidose renal por fibrilas AA ou AL – inicia-se com albuminúria progressiva até síndrome nefrótica e insuficiência renal de crescimento lento. Por este motivo pode ser diagnosticada apenas quando aparece insuficiência renal terminal. As fibrilas depositam-se nos glomérulos em forma de nódulos extracelulares eosinofílicos. A amiloidose AL costuma agredir os rins em 80% dos casos.

TRATAMENTO

A amiloidose AL deve ser tratada com quimioterapia, bem como a neoplasia de células plasmáticas, mesmo quando em estágio avançado. O protocolo mais usado é melfalano, 0,15mg/kg/dia em duas doses, e prednisona, 0,8mg/kg/dia em quatro doses, por sete dias, em ciclos repetidos a cada seis semanas. Retenção líquida é tratada com diuréticos. As dores devem ser tratadas com antiinflamatórios não-hormonais.

A febre familiar do Mediterrâneo deve ser prevenida, com sucesso, com 0,6mg de colchicina, uma ou duas vezes ao dia, melhorando o quadro clínico e doloroso.

Quando a amiloidose é secundária a um processo infeccioso, como a tuberculose, deve ser tratada agressivamente.

A amiloidose ATTR está sendo tratada com transplante de fígado, com desaparecimento da proteína anormal transtirretina do sangue circulante.

As novas e custosas membranas sintéticas de diálise (de policarbonato, poliacrilonitrila e polimetilmetacrilato), alto fluxo e alta permeabilidade devem prevenir a amiloidose $A\beta_2M$.

Ainda não há medida preventiva da doença de Alzheimer.

SÍNDROME DE ALPORT, NEFRITE HEREDITÁRIA OU HEMATÚRIA FAMILIAL IDIOPÁTICA

Conforme descrição original de Alport, em 1927, dos membros de uma família que já fora estudada desde 1875, por Dickinson e posteriormente por outros, o diagnóstico desta síndrome é baseado na presença de hematúria, com ou sem proteinúria e hipertensão, freqüentemente em associação a surdez neurossensorial e insuficiência renal progressiva presentes no paciente ou em um parente. Os achados anatomopatológicos antigos eram confusos: glomerulonefrite, pielonefrite e nefrite intersticial crônicas.

A partir de biópsias renais e estudos ultra-estruturais com microscopia eletrônica associados ao quadro clínico e laboratorial, estão sendo evidenciados três grupos da síndrome:

Nefropatia da membrana basal tipo 1 – caracterizada por espessamento irregular e habitualmente marcado da membrana basal glomerular com distorção grave da estrutura.

Nefropatia da membrana basal tipo 2 – caracterizada por atenuação difusa, extensa e uniforme da membrana basal glomerular.

Hematúria idiopática com alteração mínima da membrana basal – na qual não se encontra lamelação nem atenuação da membrana basal glomerular, embora possa haver leve variação da espessura.

PREVALÊNCIA

A doença é difundida universalmente, havendo vários troncos familiares descritos em diferentes estados brasileiros, é mais rara na raça negra e muito mais grave no sexo masculino. Incide em 1 para 5.000 pessoas, respondendo por 5% das insuficiências renais crônicas terminais.

TRANSMISSÃO GENÉTICA

A transmissão, na maioria dos consangüíneos (85%), faz-se por meio de herança dominante, com penetrância e expressividade variável, ligada ao cromossomo X, através de mutação em COL4A5, um gene localizado em Xq22, que codifica a cadeia $\alpha5$ do colágeno tipo IV. Em 15% dos consangüíneos, a herança é autossômica dominante e raramente autossômica recessiva. Nota interessante é que na família original, seguida desde 1875, não surgiu mais nenhum caso novo de nefrite.

ETIOPATOGENIA

Deve ser por uma biossíntese anormal da membrana, ou seja, um defeito na composição do colágeno, com ausência do componente peptídeo 28kD da cadeia $\alpha3$ do colágeno tipo IV, da membrana basal glomerular.

Esse peptídeo é denominado antígeno de Goodpasture. A membrana fica muito fina ou laminada, por incapacidade de as células glomerulares sintetizarem glicoproteínas, próprias do adulto. O mesmo pode ocorrer em outras membranas basais do corpo.

Na urina de portadores dessa síndrome, foram encontrados constituintes da membrana basal glomerular.

PATOLOGIA

À microscopia óptica, a síndrome é inespecífica, tendo sido descrita como glomerulonefrite, nefrite intersticial, pielonefrite ou mesmo rim normal.

Em 25% das biópsias de crianças, encontram-se glomérulos fetais persistentes. Com a evolução da doença, os glomérulos apresentam proliferação mesangial focal, focos de hialinose, adesões capsulares, esclerose segmentar ou completa e lesões tubulointersticiais secundárias às glomerulares. Raramente se encontram crescentes e formas de glomerulonefrite rapidamente progressiva em jovens.

Chama a atenção a presença, em 40% dos casos, de células espumosas (foam cells), macrófagos fagocitando gorduras neutras, mucopolissacarídeos, colesterol e fosfolípides. Estas células não são patognomônicas da doença.

A imunofluorescência pode ser negativa ou apresentar depósitos de C3 e/ou IgM nos capilares periféricos dos glomérulos em padrão focal e granular. Importante foi a descoberta de que os glomérulos de pacientes com síndrome de Alport não reagem com anticorpos anti-MBG (membrana basal glomerular) e que, após transplante renal por insuficiência renal, podem desenvolver anticorpos anti-MBG.

À microscopia eletrônica encontram-se na membrana basal alterações importantes: espessamento com divisão ou laminação longitudinal, reticulação, fragmentação e irregularidade do contorno, em forma de "cesta de palha", que, embora consideradas típicas por alguns, não são encontradas em todos os casos. Às vezes, uma primeira biópsia é normal, e a alteração é encontrada posteriormente. Ainda não há identidade de pontos de vista entre clínicos e patologistas.

QUADRO CLÍNICO

A doença inicia-se, em 70% das vezes, em crianças ao redor dos 6 anos de idade; outros casos são descobertos mais tarde, sendo raro seu início após os 40 anos. Alguns dividem a síndrome em forma juvenil e forma adulta. Nesta última, a insuficiência renal aparece tardiamente. Começa com hematúria recorrente macro ou microscópica, com hemácias dismórficas, exacerbada pelo exercício ou "gripes", às vezes com dor no flanco ou desconforto abdominal vago. A proteinúria pode ser desde inconstante até discreta a maciça, com síndrome nefrótica, o que é mais raro. Trom-

bocitopenia é rara, com plaquetas gigantes, equimoses, epistaxes, sangramento gastrintestinal, tempo de sangramento prolongado e leiomiomatose. Tanto a incidência como a gravidade da doença é mais comum em homens que em mulheres, com evolução lenta para insuficiência renal crônica e hipertensão leve, presentes na maioria dos casos do sexo masculino e na minoria do feminino. Na mulher, o quadro clínico pode iniciar-se durante a gravidez.

A ocorrência de bacteriúria e de infecção do trato urinário parece ser igual a de qualquer nefropatia crônica.

Surdez neurossensorial é encontrada em 40% dos pacientes, detectada no começo apenas com audiometria, podendo transformar-se em surdez global com o tempo. Alguns familiares podem apresentar apenas surdez, e outros, nefropatia sem surdez.

Anormalidades oculares são menos comuns: esferofaquia, lenticone, miopia, retinite pigmentosa e amaurose, bem como megatrombocitopenia, hiperprolinemia, disfunção cerebral, hipoparatireoidismo, hiperaminoacidúria e anticorpos antitireóide presentes no sangue circulante. Os níveis de complemento e de imunoglobulinas são normais.

DIAGNÓSTICO

O diagnóstico inicialmente é clínico, a partir do encontro de hematúria recorrente, incidência familiar e surdez neurossensorial no paciente ou na família. Há necessidade de se afastar nefropatia por IgA (doença de Berger), síndrome nail-patella e hematúria recorrente familial benigna (ver a seguir), entre outras. A biópsia renal muitas vezes é essencial para a confirmação do diagnóstico.

TRATAMENTO

Não há tratamento satisfatório e específico. A hipertensão e a insuficiência renal devem ser controladas pelos métodos comuns: hipotensores, hemodiálise ou diálise peritoneal e transplante renal. Nos casos transplantados, não houve recidiva da síndrome, mas foram descritos casos de glomerulonefrite crescêntica, pós-transplante, iguais às nefrites anti-MBG ou síndrome de Goodpasture, por aparecimento de anticorpos circulantes contra a membrana basal glomerular do enxerto renal, uma vez que a membrana original não era antigênica.

HEMATÚRIA RECORRENTE FAMILIAL BENIGNA, HEMATÚRIA ESSENCIAL FAMILIAL BENIGNA OU DOENÇA DA MEMBRANA BASAL FINA OU DELGADA

Para alguns autores, trata-se de uma variante da síndrome de Alport, também hereditária, e classificada como nefropatia tipo 2 da membrana basal, caracterizada por surtos de hematúria macro ou microscópica, de evolução benigna, sem surdez, sem síndrome nefrótica e quase sem evolução para insuficiência renal.

PREVALÊNCIA
Desconhecida e rara.

TRANSMISSÃO GENÉTICA
Herança: autossômica recessiva.

ETIOPATOGENIA
A causa é uma maturação incompleta da membrana basal, que pode ser familial e não-familial, por persistência da forma fetal da membrana basal na idade adulta. A membrana basal costuma ser fina nos prematuros e até os 2 anos de idade aproximadamente.

PATOLOGIA
Para os autores que defendem ser este quadro diferente da síndrome de Alport, a principal diferença estaria na microscopia eletrônica, que revelaria uma membrana basal glomerular uniformemente fina, sem laminações, fragmentações e irregularidades de contorno, origem do nome doença da membrana basal fina. Em certos casos, encontram-se também alguns glomérulos imaturos. A microscopia óptica é normal ou mostra apenas hemácias no espaço de Bowman. A imunofluorescência é negativa. Outra diferença é que na membrana basal há uma modificação da glicina por ácido glutâmico.

QUADRO CLÍNICO
Caracterizado por surtos de hematúria (100%), na infância ou adolescência, descobertos por acaso ou por meio de exame de urina ou por serem macroscópicos. Nesses casos, não haveria perda da audição, nem evolução para a síndrome nefrótica ou insuficiência renal. A urografia excretora, a pressão arterial e o *clearance* de creatinina são normais. A proteinúria, que ocorre em 60 a 70% dos casos, costuma ser inferior a 0,5g/L. Os portadores podem apresentar anemia hipocrômica carencial, especialmente no sexo feminino.

Em um caso nosso, confirmado por microscopia eletrônica, não publicado, não conseguimos história familiar, mas havia casos de daltonismo nos familiares.

DIAGNÓSTICO DIFERENCIAL
O diagnóstico diferencial é feito com doenças sistêmicas como púrpura de Henoch-Schönlein, lúpus eritematoso sistêmico, granulomatose de Wegener, poliarterite nodosa, síndrome de Goodpasture, síndrome de Alport, endocardite infecciosa, glomerulonefrite focal secundária a várias doenças infecciosas, hematúria assintomática não-familial e outras.

É possível que alguns casos de hematúria assintomática não-familial seja familial, com parentes desconhecidos.

TRATAMENTO
Repouso nos casos de hematúria intensa com cólicas, caso contrário não há necessidade de tratamento.

SÍNDROME *NAIL-PATELLA*, SÍNDROME UNHA-PATELA OU OSTEONICODISPLASIA HEREDITÁRIA

A osteonicodisplasia hereditária ou síndrome unha-patela é uma entidade rara, que ocorre em crianças ou adultos jovens e caracteriza-se por anormalidades ósseas (patelas menores ou ausentes e unhas displásicas, hipotróficas ou ausentes, nas mãos e pés) e renais. É classificada como nefropatia tipo 3 da membrana basal.

TRANSMISSÃO GENÉTICA
A doença é transmitida por um traço autossômico dominante, ligado aos antígenos eritrocitários ABO. O gene COL5A1, que codifica a cadeia pró-α1 (V) do colágeno fibrilar tipo V, localizado no segmento 9q34.2 a 9q34.3, com ausência da enzima adenilato-cinase.

ETIOLOGIA
A falta da enzima adenilato-cinase produz um distúrbio do mesênquima causando a enfermidade.

QUADRO CLÍNICO
A doença incide igualmente em ambos os sexos. Além das anormalidades ósseas nas patelas e nas unhas, encontram-se também deformidades nos cotovelos, com impossibilidade do paciente em fazer a extensão completa do membro superior, esporões ósseos projetando-se posteriormente das asas dos ilíacos ou chifres ilíacos, além de outras mais raras. As deformidades das unhas são mais evidentes no polegar e grande artelho que nos outros dedos. Há heterocromia das íris (sinal de Lester) e ausência de defeitos no sistema nervoso central.

Nos rins, encontram-se proteinúria moderada, não-seletiva (42%), e micro-hematúria (33%) desde a infância em menos da metade dos casos, de evolução benigna.

Apenas cerca de 10% dos portadores da moléstia evoluem para síndrome nefrótica, hipertensão arterial leve, insuficiência renal e óbito. Os níveis de complemento permanecem normais no soro.

PATOLOGIA RENAL
À microscopia óptica, os glomérulos mostram graus variáveis de esclerose segmentar e focal inespecífica, hipercelularidade mesangial e espessamento focal da parede capilar.

À imunofluorescência encontram-se depósitos inespecíficos de IgM e C3 nos locais esclerosados.

À microscopia eletrônica, constatam-se pontos luminescentes na membrana basal glomerular, como roídos de traça, que são áreas características de rarefação.

TRATAMENTO

A doença é deformante, mas benigna, e não existe tratamento para as alterações osteoungueais. Os poucos casos que evoluem para insuficiência renal seriam tratados com diálise e principalmente com transplante renal. Nos casos transplantados, não só não houve recidiva das lesões renais como também a enzima adenilato-cinase reapareceu e as unhas dismórficas voltaram a crescer completamente.

DOENÇA DE FABRY, GLICOESFINGOLIPIDOSE OU ANGIOQUERATOMA UNIVERSAL DIFUSO DO CORPO

A doença de Fabry é um erro inato do metabolismo dos glicoesfingolípides, ligado ao cromossomo X, conhecido desde 1898, caracterizado por telangiectasias cutâneas denominadas angioqueratomas, hipo-hidrose, opacidade da córnea e da lentícula, dores intensas, parestesias, febres intermitentes e alterações vasculares dos rins, do coração, do trato gastrintestinal e do sistema nervoso central.

PREVALÊNCIA

A doença tem incidência média de 1:40.000 nascimentos do sexo masculino. Sua incidência, em portadores de insuficiência renal crônica terminal, é baixa na Itália (0,22%) e mais alta nos Estados Unidos (1,2%) e em São Paulo (1,1%).

TRANSMISSÃO GENÉTICA

A transmissão é decorrente de um traço recessivo ligado ao cromossomo X, com o gene localizado em pequena região do seu braço longo Xq22, que se manifesta no homem hemizigoto e na mulher homozigota, que apresentam precocemente a doença completa, sendo que a mulher heterozigota é normal ou exibe a doença muito atenuada. Existem muitas mutações responsáveis pela doença.

ETIOLOGIA

Caracteriza-se pela grande redução (menor que 2,5U/mL no plasma) ou ausência familial da hidrolase lisossômica: α-galactosidase A, ocasionando não-metabolização e depósito progressivo de glicoesfingolípides neutros (globotriaossilceramida e galabiosilceramida), na maioria dos tecidos viscerais e líquidos do corpo, especialmente nos lisossomos do sistema cardiovasculor-

renal. Alguns homens hemizigotos têm alguma atividade α-galactosidade residual e são assintomáticos, apresentando apenas manifestações limitadas ao coração.

PATOLOGIA

As lesões são decorrentes dos depósitos destes glicoesfingolípides nos lisossomos de endotélio, peritélio e células musculares lisas dos vasos sangüíneos, células epiteliais da córnea, células dos glomérulos e dos túbulos renais, fibras musculares do coração e células ganglionares do sistema nervoso autonômico e do corpo. Parece que haveria duas variantes, uma limitada ao coração e outra ao rim, sem a presença de angioqueratomas e opacidades oculares.

Nos rins, os glicoesfingolípides cristalinos localizam-se nas células epiteliais viscerais dos glomérulos, que ficam cheias de vacúolos uniformes, com aspecto espumoso (*foam cells*), birrefringentes à luz polarizada, o que facilita sua identificação. As células endoteliais, mesangiais e epiteliais parietais também podem apresentar vacúolos menos proeminentes. Esses glomérulos repletos de células espumosas são característicos mas não patognomônicos da doença de Fabry. Nos túbulos também ocorrem depósitos, mais discretos nos túbulos proximais que em outros túbulos.

Os lípides podem ser encontrados, outrossim, nas células vasculares musculares e endoteliais dos rins.

Com o passar do tempo, as membranas basais glomerulares sofrem lesões, provavelmente isquêmicas, evoluindo para esclerose glomerular global.

Os depósitos na parte superior da derme são elevados, achatados, com hipertrofia do epitélio e queratose, origem do termo empregado: angioqueratoma.

QUADRO CLÍNICO

Os angioqueratomas aparecem precocemente, desde a infância, e podem levar ao diagnóstico. Com a idade, eles aumentam em número e em tamanho. Ocorrem em qualquer parte, isolados ou agrupados, desde a mucosa oral até o pênis, passando pelos quadris, tronco, coxas, umbigo, regiões glúteas etc., mais ou menos simetricamente. Podem ser só viscerais, só cutâneos ou mistos. Podem atingir todas as camadas dos olhos e até comprometer a visão.

As telangiectasias são pontilhadas, chatas ou um pouco elevadas, vermelhas ou azul-escuras, podendo doer. As dores duram minutos ou dias, com queimação das mãos e pés, parestesias e febre, piorando com exercício, fadiga ou febre. São debilitantes, aumentam com a idade, mas podem desaparecer, ficando menos freqüentes após a terceira ou quarta década de vida. Pode haver cólicas abdominais ou dores nos flancos.

Os sintomas renais iniciam-se com perda da capacidade de concentração, poliúria e polidipsia, proteinúria discreta, hipertensão arterial tardia, com células espumosas e/ou lipóides birrefringentes no sedimento urinário, sem aparecimento de síndrome nefrótica. A insuficiência renal aparece dos 20 aos 40 anos de idade, sendo progressiva e fatal.

Pode haver angina de peito, infarto do miocárdio, insuficiência cardíaca congestiva, bronquite crônica, linfoedema, diarréia, osteoporose, atraso do crescimento, puberdade tardia, infertilidade e atrofia testicular.

A morte ocorre por lesões renais, cardíacas ou cerebrovasculares.

DIAGNÓSTICO

Feito pela história de dores, acroparestesias, hipo-hidrose e presença das lesões cutâneas e da opacidades da córnea e da lentícula. A confirmação do diagnóstico é feita por meio da dosagem da α-galactosidase A no plasma.

O diagnóstico pré-natal pode ser feito pela amniocentese desde a 14ª semana, demonstrando-se a deficiência da enzima α-galactosidase A e um cariótipo XY nas células amnióticas cultivadas.

O diagnóstico diferencial é feito com febre reumática, eritromelalgia, neurose, angioqueratoma benigno do escroto (doença de Fordyce), angioqueratoma circunscrito ou por fucosidose, galactossialidose, sialidose e deficiência de α-N-acetilgalactosaminidase.

TRATAMENTO

O tratamento ideal é feito pela terapia de reposição enzimática iniciada na década de 1970. Atualmente, a enzima α-galactosidase A recombinante humana está sendo produzida comercialmente, sendo administrada a cada duas semanas, inicialmente em hospital. Quanto mais cedo o tratamento for iniciado, menos as lesões graves nas células nervosas, renais, cardíacas e vasculares existirão. Plasma total também é eficiente, mas sua administração diária é complicada.

Fenitoína, difenil-hidantoína, fenoxibenzamina, carbamazepina e corticóides podem aliviar os sintomas, principalmente os dolorosos. O tratamento da insuficiência renal com manobras dialíticas e transplante renal é importante, especialmente o transplante que se acompanha de grande melhoria clínica, provavelmente pelo rim novo poder provir α-galactosidase normal e não haver recidiva da lesão nos casos transplantados.

DEFICIÊNCIA FAMILIAL DE LECITINA-COLESTEROL ACILTRANSFERASE E DOENÇA DO OLHO DE PEIXE

Lecitina-colesterol aciltransferase (LCAT) é uma enzima do plasma que esterifica o colesterol livre presente nas lipoproteínas plasmáticas circulantes. Sua deficiência ocasiona uma combinação de anormalidades clínicas, teciduais e das lipoproteínas do plasma.

PREVALÊNCIA

De 1967 a 1983 foram descritos 26 pacientes de 12 famílias. Outras foram descritas após, mas a real prevalência é desconhecida.

TRANSMISSÃO GENÉTICA

A doença é herdada como um traço autossômico recessivo. O defeito está localizado no braço longo do cromossomo 16, na região 16q22.1, havendo cerca de 40 mutações diferentes descritas até esta data.

ETIOLOGIA

Há deficiência genética da enzima lecitina-colesterol aciltransferase ou, em alguns casos, síntese de uma enzima inativa, o que impede a catalisação da conversão de lecitina e de colesterol em lisolecitina e ésteres de colesterol, provocando acúmulo de colesterol não-esterificado e fosfatidilcolina no plasma e nos tecidos.

QUADRO CLÍNICO

A deficiência de LCAT produz duas síndromes: deficiência familial de lecitina-colesterol aciltransferase e doença do olho de peixe.

A primeira caracteriza-se por opacidade da córnea, anemia e proteinúria que evolui para insuficiência renal. *Foam cells* e vesículas ligadas à membrana, que contêm colesterol e fosfolípides, acumulam-se em muitos tecidos, incluindo córnea, rins, fígado, baço, medula óssea e artérias.

No plasma encontram-se altos níveis de colesterol não-esterificado e fosfolípides e baixa concentração de ésteres de colesterol e de lisofosfatidilcolina. Os triglicérides são normais ou diminuídos, a fração LDL-colesterol reduzida e a fração HDL-colesterol muito diminuída.

A doença do olho de peixe também apresenta opacidade da córnea, razão de seu nome, triglicérides normais ou reduzidos e HDL-colesterol muito diminuído.

A lesão renal, responsável pela maior causa de mortalidade e de morbidade, compreende hematúria, proteinúria não-seletiva e insuficiência renal lentamente progressiva, terminando em insuficiência renal terminal na terceira ou quarta década de vida. Anemia hemolítica normocítica normocrômica, com aumento do número de hemácias em alvo, anemia hemolítica, esplenomegalia, opacidades da córnea, hiperuricemia, coronariopatia e aterosclerose precoces.

PATOLOGIA

Aparecem células espumosas (*foam cells*) na medula óssea e no tufo glomerular, além de inclusões lamelares nas células do baço e eritrócitos em alvo, por conterem colesterol não-esterificado e fosfatidilcolina em altas doses.

Nos rins encontram-se, à microscopia óptica, espessamento da cápsula de Bowman, hialinização dos glomérulos e aspecto semelhante à glomerulonefrite membranoproliferativa. A imunofluorescência é positiva para C3, C1q e fibrinogênio.

TRATAMENTO
Dietas muito pobres em lípides ajudam e a administração de plasma ou de sangue por via intravenosa corrige transitoriamente o defeito enzimático. Em casos de insuficiência renal terminal, o transplante corrige apenas o quadro renal crônico.

O transplante de córnea é útil, melhorando a visão. Terapia genética é o tratamento do futuro.

LIPODISTROFIA PARCIAL OU TOTAL OU DOENÇA DE BARRAQUER-SIMONS

Lipodistrofia parcial é uma síndrome caracterizada por perda da gordura subcutânea ou lipoatrofia da face, do tronco e das extremidades superiores, associada a hirsutismo, estatura alta, macroglossia, pigmentação cutânea (acantose *nigricans*), atrofia cerebral, cardiomegalia, hepatoesplenomegalia, cirrose hepática, hipertensão arterial, *diabetes mellitus* insulino-dependente ou resistente e doença renal.

Na forma total, muito rara, não existe gordura no subcutâneo de todo o corpo, podendo aparecer desde o nascimento ou posteriormente.

PREVALÊNCIA
Doença rara de prevalência desconhecida.

TRANSMISSÃO GENÉTICA
A doença é transmitida por um traço autossômico recessivo.

ETIOPATOGENIA
A etiopatogenia é mal entendida.

QUADRO CLÍNICO
A doença inicia-se na infância ou na adolescência, às vezes após quadro infeccioso, sendo mais comum em meninas de 5 a 15 anos de idade.

Existem casos de lipodistrofia associados a diferentes graus de agressão renal, desde ausência de manifestações clínicas até proteinúria assintomática, síndrome nefrótica, até glomerulonefrite membranoproliferativa tipo I ou II, a forma mais comum, com incidência em 20 a 50% dos pacientes (doença de depósitos densos), em geral hipocomplementêmica, com presença de fator nefritogênico C3 circulante, baixos níveis de C3 séricos, com C1q, C2 e C4 normais e ativação do complemento por via alternada. Evolui rapidamente para insuficiência renal crônica terminal.

TRATAMENTO
Não há tratamento clínico satisfatório.

ANEMIA FALCIFORME OU DOENÇA FALCIFORME

As síndromes falciformes são alterações multissistêmicas hereditárias decorrentes da herança de um gene para uma cadeia β-globina estruturalmente anormal, uma subunidade da hemoglobina adulta, a cadeia ris da hemoglobina S (Hb S). Ela foi descrita pela primeira vez na África, em 1910, pelo Dr. James Herrick.

PREVALÊNCIA
As síndromes falciformes são prevalentes em negros, quer da África, quer de seus descendentes em diferentes partes do mundo. Porém, o gene também pode ser encontrado mais raramente em povos do Mediterrâneo (italianos do sul, sicilianos e gregos), na Arábia Saudita e na Índia. A maior incidência é na África Equatorial, talvez porque o traço falciforme (Hb S heterozigoto ou Hb SA) confira proteção contra a malária *falciparum*, endêmica nessa região.

Nos Estados Unidos, a freqüência de negros Hb S homozigotos (Hb SS) é de 8 a 10%, correspondendo a 1:400 nascimentos, e a freqüência do gene Hb C em negros é de 3%. Em Gana e na Nigéria, a freqüência de negros Hb SS atinge 25 a 30%.

TRANSMISSÃO GENÉTICA
A doença é transmitida por um traço autossômico dominante intermediário.

FISIOPATOLOGIA
O fenômeno da falcização decorre de agregação ou polimerização das moléculas de hemoglobina S causando:

a) anemia hemolítica crônica compensada; e
b) crises vasoclusivas, com infarto, dor e lesão tecidual.

MANIFESTAÇÃO RENAL
A principal manifestação do traço falciforme (Hb SA) é a hematúria recorrente, talvez por isquemia medular ou por falcização intravascular. Na doença falciforme (Hb SS), as lesões glomerulares são comuns: proteinúria discreta, hematúria microscópica e por vezes macroscópica ou associada à necrose da papila renal. A síndrome nefrótica é pouco freqüente e seguida de glomerulosclerose lentamente progressiva para insuficiência renal.

Foram descritas crises de insuficiência renal aguda mioglobinúrica, por hemoglobinopatia falciforme, reversível com tratamento adequado. Fisiologicamente, há sempre perda da capacidade de concentração urinária.

PATOLOGIA
Na biópsia renal, os glomérulos estão alargados, congestos, com hemácias falcizadas no lúmen capilar. Há certo grau de proliferação mesangial, espessamento e

duplicação da membrana celular, dando um aspecto de glomerulonefrite membranoproliferativa, principalmente quando há síndrome nefrótica clínica.

A imunofluorescência pode ser desde negativa até apresentar depósitos granulares de IgG e C3, na periferia dos capilares. Para alguns, seriam antígenos tubulares, liberados pela isquemia decorrente do fenômeno da falcização, os responsáveis pela formação de complexos antígeno-anticorpos que provocariam lesões glomerulares.

À microscopia eletrônica, há acúmulo de depósitos granulares no mesângio e no espaço subepitelial, com proliferação mesangial leve.

Esporadicamente, encontra-se trombose da veia renal.

TRATAMENTO

O tratamento é muito decepcionante, não havendo resposta clínica eficaz. As infecções devem ser tratadas com ceftriaxona enquanto não se tem o resultado de uma cultura com antibiograma. Os fenômenos dolorosos devem ser tratados com analgésicos potentes, desde a aspirina até a morfina, que é a droga de escolha para as dores lancinantes. A hidroxiuréia foi utilizada com bons resultados em casos isolados. Transplante renal não é contra-indicado, mas as crises falciformes continuam após o transplante. Transplante de medula óssea foi utilizado com sucesso, e a terapia genética com transferência de gene deve ser a futura terapêutica para essa doença.

Outras medidas incluem o óxido nítrico, surfactante artificial, anticoagulantes etc.

SÍNDROME NEFRÓTICA CONGÊNITA FAMILIAL, TIPO FINLANDÊS OU DOENÇA RENAL MICROCÍSTICA

Chama-se síndrome nefrótica congênita toda aquela que se desenvolve até os 3 anos de idade. Nem todas as síndromes que preenchem essa definição são hereditárias. Pode ocorrer por toxinas, infecções (sífilis congênita, toxoplasmose, citomegalovírus, malária), tumor de Wilms*, lúpus eritematoso disseminado infantil, síndrome hemolítico-urêmica, glomerulopatias primárias (esclerose mesangial difusa, glomerulonefrite membranosa e doença glomerular por alterações mínimas) e outra doença hereditária apresentada neste capítulo, a síndrome unha-patela. Neste capítulo será abordada somente esta forma hereditária. A esclerose mesangial difusa também é herdada como um traço autossômico recessivo, evoluindo para IRC em cerca de três anos.

---

* A associação de tumor de Wilms, esclerose mesangial difusa e pseudo-hermafroditismo masculino constitui a síndrome de Drash.

PREVALÊNCIA

A doença é rara, atingindo porém até 0,2% em algumas áreas da Finlândia, ou 1:10.000 nascimentos, podendo ocorrer em outras regiões, principalmente em descendentes de finlandeses.

TRANSMISSÃO GENÉTICA

A doença é herdada como um traço autossômico recessivo, em que os heterozigotos são clinicamente normais. O gene afetado foi localizado no cromossomo 19, região 19q13.1, sendo denominado NPHS1.

QUADRO CLÍNICO

Inicia-se com proteinúria, em geral, desde a vida intra-uterina, que se torna maciça e se transforma em síndrome nefrótica. A gravidez costuma ser normal, mas o parto prematuro. Freqüentemente, os recémnascidos (RN) são pequenos para a idade gestacional, nascem em apresentação pélvica, com placenta grande, asfixia fetal, sofrimento respiratório nos primeiros dias de vida, Apgar com escore baixo, presença de mecônio no líquido amniótico, fontanelas abertas por atraso de ossificação, grande atraso no crescimento e desenvolvimento, edema nas primeiras semanas de vida, seguido de anasarca, com ascite a partir da segunda semana, policitemia, hiperviscosidade e hipercoagulabilidade.

Outras anormalidades são estenose pilórica, refluxo gastroesofágico, pneumonia aspirativa e complicações infecciosas recorrentes.

A proteinúria não responde aos corticóides e imunossupressores.

O prognóstico é mau, há morte precoce por infecção, antes de o paciente entrar em uremia. A maioria morre no primeiro ano de vida e poucos sobrevivem até os 4 anos de idade.

QUADRO LABORATORIAL

Proteinúria maciça fortemente seletiva, hipoalbuminemia, hiperlipidemia, complementos séricos normais e ausência de insuficiência renal, no início do quadro clínico e às vezes até o óbito. Quando se instala a insuficiência renal, a seletividade da proteinúria vai diminuindo lentamente. Em alguns casos, foi encontrada IgM alta no soro.

PATOLOGIA

Os glomérulos parecem normais, apenas com fusão dos prolongamentos das células epiteliais, como ocorre nas grandes proteinúrias, mas pode-se encontrar certa proliferação mesangial com aumento da matriz mesangial. As lesões glomerulares evoluem para hialinização e obliteração das alças glomerulares.

Na imunofluorescência foram descritos depósitos granulares de IgG e C3 nos glomérulos. Na microscopia eletrônica foram encontrados alguns depósitos imunes no mesângio glomerular. Porém, o exame macroscópico do rim revela desde o início uma aparência microcística do córtex, por dilatação difusa dos túbulos contorneados proximais. Portanto, embora não fosse catalogada na classificação de Bernstein, no capítulo 34, a síndrome nefrótica congênita familial deveria estar no grupo IV, entre os cistos renais corticais.

DIAGNÓSTICO INTRA-UTERINO

A partir da 20ª semana de gestação, pode-se encontrar um aumento da alfafetoproteína no líquido amniótico, não-patognomônico. O mesmo pode-se dar na síndrome de Turner, parto gemelar etc. O exame do cariótipo e a ultra-sonografia podem eliminar essas causas. Esses exames são úteis em certas regiões da Finlândia, onde a síndrome é endêmica.

TRATAMENTO

Alguns autores descreveram aumento da resistência às infecções com injeções intramusculares de gamaglobulina. O tratamento com corticóides e imunossupressores, além de ser inteiramente ineficaz, pode aumentar o perigo de infecções. O tratamento com inibidores da enzima conversora da angiotensina, com antagonistas do receptor AT_1 da angiotensina II e com indometacina reduzem a proteinúria e melhoram o quadro clínico.

O tratamento dialítico e principalmente os transplantes, indicados ao redor dos 2 anos de idade, são muito úteis, pois a doença não recidiva no enxerto renal, mas as infecções e a hipercoagulabilidade podem dificultar o êxito do transplante.

PORFIRIAS

Porfiria é um distúrbio, muitas vezes hereditário, por defeito parcial das enzimas envolvidas na biossíntese do heme, parte da molécula da hemoglobina, ocasionando anormalidades na pele, no trato gastrintestinal, no sistema nervoso central e, nas exacerbações agudas, também nos rins. Existem oito enzimas responsáveis: ácido α-aminolevulínico-sintetase, ácido δ-aminolevulínico-deidratase, porfobilinogênio-deaminase, uroporfirinogênio-co-sintetase, uroporfirinogênio-decarboxilase, coproporfirinogênio-oxidase, protoporfirinogênio-oxidase e ferroquelatase.

As porfirias hereditárias podem ser divididas em eritropoéticas e hepáticas.

PORFIRIAS ERITROPOÉTICAS

As eritropoéticas são duas:

1. *Porfiria eritropoética congênita ou doença de Günther* – causada por falta da enzima uroporfirinogênio-co-sintetase. Existem apenas cerca de 100 casos descritos. Inicia-se na infância com urina vermelho-brilhante, hemólise e lesões cutâneas. Estas começam com bolhas, vesículas e úlceras em áreas expostas ao sol. Com o tempo, aparecem hipertricose, escaras e deformidades no nariz, orelhas, dedos e pálpebras.
2. *Protoporfiria eritropoética ou êntero-hepática* – é uma das porfirias mais comuns, causada por falta parcial da enzima ferroquelatase. Manifesta-se por fotossensibilidade moderada, prurido, eritema e edema que pode durar horas. Ora não produz seqüelas, ora se acompanha de espessamento da pele, conhecido como eczema solar. Evolui com lesão hepática progressiva, sendo, portanto, uma forma mista, eritro-hepática.

PORFIRIAS HEPÁTICAS

As hepáticas são quatro:

1. *Porfiria aguda intermitente* ou *piloroporfiria* – causada por deficiência parcial, da ordem de 50%, da enzima porfobilinogênio-deaminase. Manifesta-se por ataques agudos neuroviscerais após a puberdade. É induzida por drogas, afeta mais as mulheres e não se acompanha de fotossensibilidade. A maioria dos portadores desse defeito genético permanece clinicamente latente.
2. *Coproporfiria hereditária* – causada por deficiência parcial da enzima coproporfirinogênio-oxidase. Manifesta-se por ataques neuroviscerais agudos, menos graves que os anteriores, mas com reações cutâneas de fotossensibilidade em um terço dos casos.
3. *Porfiria variegada* ou *porfiria sul-africana* – causada por deficiência parcial da enzima protoporfirinogênio-oxidase ou de ferroquelatase. Manifesta-se também por ataques neuroviscerais agudos e fotossensibilidade. Diferencia-se por se acompanhar de excreção excessiva de todos os precursores do heme e de altas taxas de protoporfirinas nas fezes. É comum na África do Sul.
4. *Porfiria cutânea tardia* ou *porfiria sintomática* – causada por falta da enzima uroporfirinogênio-descarboxilase. É a forma mais comum de porfiria. Inicia-se na idade adulta ou na meia-idade, mais comum em homens, de início insidioso, sem lesões neurológicas e com lesões cutâneas nem sempre sol-dependentes.

TRANSMISSÃO GENÉTICA

Todas as porfirias são transmitidas por meio de um traço autossômico dominante, com exceção da primeira, doença de Günther, que é por um traço autossômico recessivo.

PATOLOGIA

Porfirinas são produtos colaterais da biossíntese do heme, parte da molécula da hemoglobina, derivadas do ácido succínico e da glicina. Nas diferentes porfirias já descritas, por falta ou deficiência de enzimas necessárias para as diferentes etapas da biossíntese, suas frações aumentam no sangue e aparecem elevadas na urina e nas fezes. Destas, somente o porfobilinogênio estaria aumentado nos seis tipos hereditários de porfiria.

O porfobilinogênio é um pigmento incolor que se compõe na urina, dando-lhe uma cor alaranjada, que pode ser confundida com urina concentrada e não ser considerada patológica. Na porfiria aguda, outras porfirinas podem ser eliminadas na urina, dando-lhe uma coloração vermelho-escura. O porfobilinogênio é facilmente detectável na urina com o reagente de Ehrlich, o mesmo que detecta o urobilinogênio. A adição de clorofórmio faz o diagnóstico diferencial. Se a cor vermelha causada pelo reagente de Ehrlich não desaparecer com a adição de clorofórmio, está confirmada a presença de porfobilinogênio.

QUADRO CLÍNICO RENAL DA PORFIRIA AGUDA

Porfiria aguda intermitente é causa de secreção inadequada de hormônio antidiurético. Pode ser desencadeada por uma droga como álcool, barbitúricos, clordiazepóxido, clorpropamida, estrógenos, hidantoína, meprobamato, metildopa, sulfonamidas e outras e caracteriza-se por dor abdominal, constipação, taquicardia, hipertensão arterial e neurite periférica, podendo seguir-se com paralisia flácida generalizada, icterícia e coma.

As alterações renais são tardias e inconstantes, com perda de água, sódio, potássio, magnésio e cloretos, podendo prosseguir para colapso circulatório, insuficiência renal e morte.

TRATAMENTO

Inicialmente, o paciente é afastado da exposição ao sol, das drogas e de outros agentes desencadeantes. Destes, um dos principais são os barbitúricos. Segue-se um tratamento sintomático, incluindo-se todas as infecções secundárias. Os ataques agudos, com dores intensas, náuseas e vômitos, requerem hospitalização, analgésicos-narcóticos para as dores, hidrato de cloral ou baixas doses de diazepam para insônia e administração de glicose e de 3 a 4mg de heme/kg de peso por via intravenosa, ou de hematina liofilizada.

Algumas vezes há necessidade de cateterização vesical.

A hemodiálise é útil no tratamento da porfiria aguda por diminuir a concentração das porfirinas circulantes, mesmo na ausência de insuficiência renal. Nos casos de colapso e de poliúria, é importante repor rapidamente a água e os eletrólitos perdidos para prevenir o pior.

NEFROPATIA DIABÉTICA

Diabetes mellitus é uma síndrome caracterizada por deficiência relativa ou absoluta de insulina ou por excesso relativo ou absoluto de glucagon.

Há duas formas principais da síndrome: *diabetes mellitus* tipo I, insulino-dependente, antes denominado de juvenil e tipo II, não-insulino-dependente, antes conhecido como adulto.

O tipo I depende de uma tendência hereditária e de um fator externo, talvez infeccioso, especialmente viral. Estes agentes, agredindo as células β do pâncreas, liberariam antígenos com formação de anticorpos contra estas células, detectáveis no início da doença.

O tipo II seria induzido quase apenas por fatores genéticos.

A nefropatia diabética é responsável por 40% das insuficiências renais crônicas terminais, nos Estado Unidos.

PREVALÊNCIA

A prevalência de diabetes na população geral é alta e apresenta-se elevada, juntamente com o aumento da obesidade e da imobilidade. Um quarto dos diabéticos pertence ao tipo I e três quartos ao tipo II.

TRANSMISSÃO GENÉTICA

Trata-se de uma forma peculiar de herança. No tipo I há somente dois *loci* conhecidos: IDDM1 (*locus* 1 do *diabetes mellitus* insulino-dependente), localizado no complexo maior de histocompatibilidade do antígeno leucocitário humano (HLA), no cromossomo 6, região 6p21 e IDDM2 (*locus* 2 do *diabetes mellitus* insulino-dependente), no gene da insulina (INS), no cromossomo 11, região 11p15. No tipo II a função das células β está prejudicada e a transmissão genética não está ligada ao sistema HLA, existindo vários genes envolvidos, distribuídos em diferentes partes do mundo, em diferentes cromossomos.

FISIOPATOLOGIA

As principais anormalidades do diabetes são a hiperglicemia e a cetogênese. A hiperglicemia depende de produção excessiva de glicose pelo fígado e pouco consumo de glicose pelos tecidos periféricos e a cetogênese de retirada excessiva de ácidos gordurosos livres do tecido adiposo e maior oxidação de ácidos gordurosos pelo fígado, ambos decorrentes de falta de insulina e/ou de excesso de glucagon.

PATOLOGIA DA GLOMERULOPATIA DIABÉTICA

As principais alterações glomerulares do diabetes são duas: glomerulosclerose difusa e nodular.

As lesões difusas consistem em aumento generalizado da matriz mesangial, com espessamento difuso da membrana capilar glomerular.

As lesões nodulares são mais conhecidas como síndrome de Kimmelstiel-Wilson ou glomerulosclerose intercapilar e, embora consideradas patognomônicas da lesão renal do diabetes, podem ser confundidas com glomerulopatia de cadeia leve, glomerulonefrite membranoproliferativa tipo 1 e amiloidose. Colorações especiais da peça anatômica a ser examinada podem tirar as dúvidas entre as quatro doenças.

QUADRO CLÍNICO

A nefropatia diabética ocorria em 40 a 50% dos portadores de diabetes tipo I e em 10% dos de tipo II, mas atualmente ocorre em 30%, igualmente nos dois tipos.

A glomerulopatia diabética aparece após 10 a 20 anos de diabetes doença, quando decorrente de diabetes tipo I e muitas vezes menos no tipo II, iniciando-se com proteinúria discreta, durante alguns anos, até se transformar em síndrome nefrótica, com colesterol pouco aumentado ou normal, edema grave e albuminemia em disparidade com a intensidade do edema, porque este depende também de certo grau de insuficiência cardíaca congestiva, por miocardiosclerose e capilarite diabética difusa.

A incidência de nefropatia diabética tem um pico na quarta ou quinta década de vida e evolui com insuficiência renal progressiva, levando à morte em dois a três anos, se tratada apenas clinicamente, sem que haja tempo para os rins ficarem contraídos de volume, como acontece na glomerulonefrite crônica.

Mais de 90% dos pacientes que apresentam retinopatia diabética ao exame de fundo de olho, isto é, com a presença de microaneurismas, apresentam também glomerulopatia diabética, porém existem lesões típicas de glomerulopatia nodular diabética, sem as lesões concomitantes de retinopatia e até sem teste positivo de intolerância à glicose. Este fato ainda não foi explicado convincentemente na literatura médica. Em alguns diabéticos do tipo II a nefropatia urêmica é o primeiro sintoma da doença. Não esquecer que um paciente diabético pode ter, outrossim, glomerulopatia de outra causa.

Os glomérulos dos diabéticos sofrem hiperfiltração por aumento da pressão e do fluxo glomerular, o que pode ser uma das causas de sua lesão, a qual é prevenida, em geral, pelo uso profilático de inibidores da enzima conversora da angiotensina (IECA), como captopril e enalapril, ou de antagonistas do receptor AT_1 da angiotensina II, como losartano ou valsartano, que dilatariam as arteríolas eferentes, aliviando a hiperfiltração.

As causas das complicações degenerativas tardias do diabetes ainda são motivo de controvérsia.

TRATAMENTO

O tratamento é baseado em algumas medidas muito importantes, descritas a seguir.

Está provado que o **controle rigoroso da glicemia** diminui, atrasa ou mesmo impede o risco de nefropatia em diabéticos. Em alguns diabéticos, infelizmente, é muito difícil manter a glicemia normal, principalmente quando o paciente não colabora.

Outra medida importante é **reduzir a pressão arterial para abaixo de 130/80mmHg**, com medicamentos hipotensores, incluindo obrigatoriamente entre eles os inibidores da enzima conversora da angiotensina (IECA) ou os antagonistas do receptor AT_1 da angiotensina II. Um deles deve ser administrado, em geral um comprimido por dia, mesmo que a pressão arterial esteja normal. Os diuréticos tiazídicos são importantes para normalizar a pressão e seu uso não deve ser proibido. Quando o paciente procura tardiamente o conselho médico, já pode ter lesões vasculares periféricas e aórticas avançadas e a normalização da pressão é difícil ou impossível de ser conseguida. Após o início dos hipotensores, a creatininemia deve ser monitorada nas primeiras duas semanas de tratamento. Sua elevação é sugestiva de estenose da artéria renal. O potássio sérico também deve ser medido nos primeiros dias de tratamento pelo risco de hipercalemia após o uso de IECA ou antagonistas. Suplementações de potássio podem ser muito perigosas.

A **dieta** deve ser **hipogordurosa**, pobre em **proteínas animais**, especialmente carne vermelha e **sem doces ou glicose.**

Eventuais dislipidemias devem ser controladas com dieta e medicamentos antilipemiantes (estatinas ou fibratos de preferência). Hiperuricemias, sintomáticas ou não, devem ser tratadas com alopurinol e/ou benzobromarona (ver adiante).

O uso do fumo deve ser totalmente contra-indicado, bem como o abuso de bebidas alcoólicas.

Métodos dialíticos, em especial a diálise peritoneal ambulatorial contínua (CAPD), representaram um grande avanço no tratamento crônico.

Finalmente, o transplante renal precoce, antes que a retinopatia diminua significativamente a visão e antes que a capilarite universal comprometa demais outros órgãos vitais, como o coração e os vasos, o transplante de pâncreas, o transplante duplo rim e pâncreas e o advento da ciclosporina A, permitindo o enxerto de órgãos de cadáver, sem necessidade do uso de corticosteróides, que poderiam piorar o diabetes, parece ser o tratamento ideal no momento. O transplante de células β pancreáticas e a terapia genética são medidas para um breve futuro.

Antes que a diminuição da visão se torne irreversível e o paciente fique cego, a aplicação de raios laser sobre os microaneurismas coreorretinianos é parte importante do tratamento.

NEFROPATIA HIPERURICÊMICA OU RIM DA GOTA

Gota é um termo que engloba um grupo heterogêneo de doenças herdadas ou adquiridas, que se manifesta por hiperuricemia (ácido úrico elevado no soro) aguda ou crônica, artrite inflamatória aguda (por depósito de cristais de urato), tofos (agrupamento desses cristais nas articulações), nefrite intersticial crônica (depósito de cristais de urato no parênquima renal) e calculose renal úrica.

A maior parte do ácido úrico do sangue circulante está sob a forma de sais de urato. Isto é facilmente explicável, uma vez que o equilíbrio urato/ácido úrico segue a equação de Henderson-Hasselbalch, onde o pH do soro é 7,4, e o pK do ácido úrico, 5,345.

Por essa equação: $pH = PK + \log = \dfrac{urato}{\text{ácido úrico}}$

Substituindo-se pH e pK pelos seus valores teremos:

$$7,4 = 5,345 + \log = \dfrac{urato}{\text{ácido úrico}}$$

$$\text{ou } \log = \dfrac{urato}{\text{ácido úrico}} = 2,055$$

O mesmo raciocínio feito em urina de pH igual ao pK do ácido úrico (o pH matutino da urina de um indivíduo normal é de aproximadamente 5,0) levaria à fórmula:

$\log = \dfrac{urato}{\text{ácido úrico}} = 0$, e como antilogaritmo de zero é 1, teríamos que:

1mol de urato = 1mol de ácido úrico.

Os sais de urato, forma habitual no sangue circulante, são bastante solúveis na temperatura de 37°C, enquanto o ácido úrico, forma habitual na urina, é pouco solúvel na água. Por isso os sais de urato se depositam nos tecidos, especialmente os que têm temperatura menor, como joelhos, cotovelos e grande artelho, e o ácido úrico deposita-se nas vias urinárias, formando cálculos radiolúcidos.

PREVALÊNCIA

A prevalência da gota é alta, varia de 0,13% na Europa a 0,5 a 0,7% nos Estados Unidos e a 10% nos Maoris da Nova Zelândia, sendo considerada uma doença do homem adulto, embora ocorra também em mulheres em cerca de um sexto dos casos. Como Hipócrates ensinou, a gota é rara em homens antes da puberdade e em mulheres antes da menopausa.

TRANSMISSÃO GENÉTICA

A quase totalidade das hiperuricemias idiopáticas familiais é transmitida por um traço poligênico e multifatorial, estando relacionada com o sexo masculino, obesidade, ingestão protéica, estado social e nível educacional. Uma minoria depende de defeito enzimático parcial de hipoxantina-guanina fosforribosiltransferase ou de fosforribosil pirofosfato-sintetase, com transmissão genética ligada ao cromossomo X, ou de falta completa da enzima hipoxantina-guanina fosforribosiltransferase (síndrome de Lesch-Nyhan), ou de deficiência da enzima glicose-6-fosfatase (doença de von Gierke, hepatonefromegalia glicogênica ou doença de armazenamento de glicogênio tipo 1a). A transmissão da síndrome de Lesch-Nyhan faz-se por um traço autossômico recessivo ligado ao cromossomo X, cujo gene foi mapeado na região Xq26q27. A transmissão da doença de von Gierke faz-se por um traço autossômico recessivo, por uma mutação no cromossomo 17, região 17q21 ou por uma translocação do cromossomo 11, região 11q23.

Há dúvidas se a nefrite intersticial crônica familial, descrita desde 1960, seja causada por hiperuricemia primária ou cause hiperuricemia secundária (Quadro 17.1).

Quadro 17.1 – Classificação das hiperuricemias hereditárias.

Hiperuricemias primárias	
Idiopática (99% das hiperuricemias)	Excreção urinária normal de ácido úrico (80 a 90%)
Herança poligênica	Excreção urinária aumentada de ácido úrico (10 a 20%)
Associada a defeito enzimático (1%) – herança ligada ao cromossomo X	
Nefrite intersticial crônica familial – herança autossômica dominante	
Hiperuricemias secundárias	
Síndrome de Lesch-Nyhan – herança ligada ao cromossomo X	
Doença de von Gierke – herança autossômica recessiva	

Noções de fisiologia renal do ácido úrico – nos rins, os sais de urato são filtrados pelos glomérulos e reabsorvidos e secretados pelos túbulos. Esses sais são completamente filtrados pelos glomérulos, salvo pequena parte que circula ligada à proteína. O túbulo proximal reabsorve praticamente todo o urato filtrado (98 a 99%), é a reabsorção pré-secretora. A secreção já se inicia no túbulo proximal, de forma que na parte final deste já há reabsorção de parte do urato secretado.

Há também reabsorção na alça ascendente de Henle e túbulo coletor, esta última é a reabsorção pós-secretora. Praticamente quase todo urato/ácido úrico urinário é proveniente da secreção tubular.

Na insuficiência renal aguda, quando a filtração glomerular cai subitamente, o ácido úrico se eleva por falta de excreção.

Na insuficiência renal crônica, em paciente previamente com metabolismo normal de ácido úrico, em que há tempo para o organismo se adaptar e há diurese, o ácido úrico pode demorar para se elevar, pois a secreção tubular de ácido úrico aumenta e compensa a diminuição progressiva da filtração. Geralmente, só quando a filtração glomerular cai abaixo de 10mL/min é que começa a hiperuricemia, enquanto a uremia se inicia em 32mL/min. Já a reabsorção tubular de ácido úrico atinge o máximo com 15mL/min de filtração glomerular.

Na síndrome de Fanconi, há hipouricemia, pois o *clearance* de ácido úrico está aumentado, por menor reabsorção tubular proximal.

Na toxemia da gravidez, há redução desproporcional do *clearance* de urato, de modo que, ao contrário da insuficiência renal crônica, a hiperuricemia precede a uremia.

O urato sérico reflete o balanço entre sua síntese e sua eliminação. Embora a excreção fecal seja alta, 9 a 45% do total, o urato fecal é metabolizado pelas bactérias intestinais e não tem relação com a hiperuricemia, ao contrário da eliminação renal. As primeiras investigações sugeriam que a retenção renal de uratos dependia da diminuição de secreção, mas outros estudos demonstraram que o aumento de reabsorção tubular também contribui para a hiperuricemia.

O risco da gota aumenta com o grau de hiperuricemia e com a idade. Quinze a trinta por cento dos gotosos são obesos, 75% apresentam hipertrigliceridemia, e 3 a 5%, diabetes. Porém, como a maioria dos defeitos que condicionam hiperuricemia são parciais, as dietas rigorosas e as carências alimentares podem reverter a hiperuricemia, a hipertrigliceridemia, a obesidade e o diabetes. Na Europa, tanto na Primeira como na Segunda Grande Guerra Mundial, diminuiu significativamente a população de gotosos.

Os diuréticos podem produzir hiperuricemia por hemoconcentração e por aumentarem a reabsorção proximal de uratos.

Do ponto de vista da excreção renal, um terço das gotas é por hiperprodução, um terço por defeito no transporte tubular e um terço por ambos os motivos. Do ponto de vista da quantidade de ácido úrico eliminada na urina, dois terços são normossecretores, quase um terço hiperexcretores, e pequena parcela, hipoexcretores.

Neste capítulo será estudada apenas a parte que afeta a nefrologia, e não a artrite e os tofos.

NEFROPATIA HIPERURICÊMICA

A nefropatia hiperuricêmica compreende três grandes síndromes:

1. **Nefropatia hiperuricêmica aguda** – de início abrupto, causada por obstrução intra e extra-renal, por depósitos de cristais de ácido úrico nos ductos coletores, pelve renal e ureter. Em modelos animais, os cristais de ácido úrico são encontrados nos túbulos, desde a junção corticomedular até a extremidade da papila, com aumento da pressão tubular proximal, diminuição ou parada da filtração e obstrução da vasculatura renal distal, produzindo, portanto, insuficiência renal aguda. Ocorre por destruição maciça de células, por alterações linfo e mieloproliferativas, quimioterapia e radioterapia por processos tumorais, sempre com níveis muito altos de urato no soro ou plasma.

O diagnóstico diferencial é feito com outras causas de insuficiência renal aguda, especialmente as nefrotóxicas e o mieloma múltiplo.

2. **Nefropatia hiperuricêmica crônica** – é a forma mais comum, extra-articular da gota, sendo definida como uma nefrite intersticial crônica por depósito prolongado de cristais de urato de sódio no parênquima renal. Trabalhos recentes duvidam da existência da nefropatia gotosa, considerando-a resultado de hipertensão arterial, doença vascular, idade, intoxicação por chumbo, em alguns casos, e uma nefropatia hereditária transmitida por um traço autossômico dominante, com algumas famílias descritas desde 1960, em que há dúvidas se a hiperuricemia seria primária ou secundária à insuficiência renal.

O dado histológico característico da nefropatia hiperuricêmica crônica é a presença de cristais de urato de sódio na medula ou pirâmides, circundados por células redondas e células gigantes. Nas biópsias renais de gotosos crônicos nem sempre se consegue encontrar esses cristais, que muitas vezes são vistos em menos da metade dos casos. Porém, nem sempre e até poucas vezes uma biópsia renal atinge a região medular profunda. O estudo cuidadoso dos rins, em necropsias, embora nem sempre demonstrem os cristais, evidencia 100% de anormalidades. Confirmando a lesão medular, esses pacientes apresentam redução variável da capacidade de concentração urinária, muitas vezes isostenúria, ou seja, perda total dessa capacidade, com eliminação de urina com densidade fixa em 1,010. Encontram-se também diminuição da velocidade de filtração glomerular, proteinúria discreta e leucocitúria. Um quarto dos pacientes falece de insuficiência renal, e outros 15%, embora faleçam de outra causa, também apresentam algum grau de insuficiência renal.

Portanto, embora tenha sido demonstrado por alguns que a hiperuricemia pura não lesa o rim, a hiperuricemia crônica, talvez complicada com hipertensão, idade avançada, infecção urinária, *diabetes mellitus*, envenenamento pelo chumbo, medicamentos nefrotóxicos, tendência hereditária, calculose e outros, acaba por comprometer o rim, sendo causa importante de óbito em alta porcentagem de casos.

3. **Calculose renal úrica** – a calculose úrica depende de altos níveis de ácido úrico no soro ou plasma, acima de 11mg/dL, maior quantidade de ácido úrico

na urina, acima de 1.100mg/dia e também de fatores locais e individuais comuns a qualquer calculose. Um fator também considerado é que os gotosos têm suas funções tubulares reduzidas, como diminuição da capacidade de concentração urinária, já referida, e menor produção e secreção de amônia, que fazem com que o pH urinário desses pacientes permaneça todo o dia abaixo de 5,5, aumentando a transformação de urato em ácido úrico, ao contrário dos normais, no quais o pH urinário se eleva após as refeições. Portanto, pode haver calculose úrica mesmo sem hiperuricemia ou comprovação de hiperexcreção urinária.

A formação de cálculos associa-se a cólica renal, hematúria, proteinúria discreta, leucocitúria, infecção do trato urinário, pielonefrite aguda e crônica e obstrução do trato urinário.

A pedra pode ser só de ácido úrico, com camadas de sais de cálcio, especialmente com infecção secundária e outros. Raramente o cálculo pode ser de adenina, por defeito congênito da enzima adenina fosforribosiltransferase e freqüentemente de oxalato e fosfato de cálcio, sem ácido úrico (10%).

TRATAMENTO

O tratamento compreende alívio e prevenção de crises agudas e prevenção de complicações e manutenção da taxa sérica de ácido úrico abaixo de 6mg/dL.

As crises agudas de artrite e os tofos devem ser tratados com antiinflamatórios não-esteróides. Preferimos os diclofenatos de sódio ou de potássio, por vias intramuscular ou oral. As dores costumam ceder em 24 a 72 horas. Os salicilatos não devem ser usados.

A colchicina deve ser utilizada com cuidado por ser tóxica ao trato gastrintestinal, poder produzir lesão hepatocelular, alopecia e aplasia ou hipoplasia medular, ter meia-vida de 30 horas e não ser dialisável. Ela é util em pequenas doses, um a dois comprimidos de 0,5mg por dia, após remissão do quadro agudo, por seis meses no máximo.

A longo prazo, é importante normalizar a uricemia para níveis inferiores a 6mg/dL, com 100 a 300mg de alopurinol, um inibidor da síntese de ácido úrico. A sua associação com benzobromarona, na dose de 100 a 300mg/dia, ajuda a manter a uricemia normal e a diminuir a dosagem de alopurinol, ou até tornar seu uso desnecessário.

A hiperuricemia assintomática deve ser tratada, especialmente se alta ou em parentes de portadores de gota clínica.

Alguns autores tratam apenas pacientes do sexo masculino e/ou uricemia superior ou igual a 11mg/dL, outros, qualquer uricemia superior ao normal.

O tratamento compreende também dieta com pouca gordura, pobre em purinas (feijão, ervilha, lentilha, grão-de-bico, carne vermelha, frutos do mar etc.),

emagrecimento, evitar abuso de bebidas alcoólicas e terapia de doenças concomitantes como hipertensão, distúrbios lipídicos e *diabetes mellitus*.

Quando não há calculose nem insuficiência renal, os agentes uricosúricos, que aumentam a excreção urinária de ácido úrico inibindo sua reabsorção tubular proximal, são muito úteis, especialmente a benzobromarona (100 a 300mg/dia) e o losartano, um hipotensor, antagonista dos receptores AT_1 da angiotensina II, muito bem tolerados. Já o alopurinol, bem tolerado por muitos pacientes, pode desencadear reações de hipersensitividade, mesmo após meses ou anos de uso, com prurido cutâneo, eritema, erupção maculopapular, lesão esfoliativa, febre, mal-estar, dores musculares, além de leucopenia, eosinofilia, hepatomegalia, alteração de enzimas hepáticas, gastrite, neurite periférica, catarata etc.

As calculoses podem ser prevenidas com o aumento da ingestão de líquidos e, portanto, da diurese e alcalinização da urina com bicarbonato de sódio ou 250mg de acetazolamida, à noite.

OUTRAS GLOMERULOPATIAS HEREDITÁRIAS

Deficiência de alfa-1-antitripsina – é uma glicoproteína circulante, cuja principal função é inibir a elastase dos neutrófilos. A síndrome é transmitida por herança autossômica intermediária ou dominante que ocasiona mutações no gene A_1AT e caracteriza-se por enfisema crônico que aparece, em geral, na quarta ou quinta década de vida, por uma rara hepatite em crianças, por acúmulo anormal de A_1AT nos hepatócitos com evolução para cirrose, por vasculites e por uma glomerulonefrite membranoproliferativa, com hematúria e proteinúria. O tratamento da cirrose hepática é feito pelo transplante de fígado.

Deficiência parcial ou total de várias frações do complemento associada ao lúpus eritematoso disseminado atípico – as deficiências do complemento são herdadas como traços autossômicos recessivos, com duas exceções: a deficiência do C1 inibidor é herdada como um traço autossômico dominante e a deficiência de P é herdada como um traço ligado ao cromossomo X. Deficiências de C1q, C1r, C1s, C2 e C4 estão associadas a doenças imunes como lúpus eritematoso disseminado, glomerulonefrites e vasculites inespecíficas. Deficiências de C3, H, I ou P predispõem a infecções. As doenças são encontradas nos haplotipos A 10, A 25, B 5, B 8, B 18, DRw2, e DRw3.

Distrofia torácica asfixiante ou síndrome de Jeune – a síndrome de Jeune é uma das inúmeras síndromes associadas à doença de Hirschsprung ou aganglionose congênita, transmitida por uma herança autossômica recessiva letal e caracterizada por deformidades graves do tórax, dificuldade respiratória progressiva e mortal, membros curtos e anormalidades da pelve. Encontram-se nos rins lesões glomerulares, intersticiais, tubulares e doenças císticas: doença medular cística e doença policística infantil. Do ponto de vista funcional, é freqüente o encontro de síndrome de Fanconi.

Esferocitose hereditária – doença transmitida por uma herança autossômica recessiva. Trata-se de uma anemia hemolítica congênita por um defeito intrínseco da hemácia, que se manifesta no heterozigoto. As hemácias anômalas são destruídas no baço. Associa-se a icterícia neonatal, crises aplásticas e doença da vesícula biliar. Nos rins, apresenta-se como glomerulonefrite focal.

Forma de nefrite crônica hereditária associada à doença de Charcot-Marie-Tooth – esta doença é transmitida, em geral, por um traço autossômica dominante, por uma mutação localizada no gene 1q22 e caracterizada por neuropatia periférica lentamente progressiva, envolvendo mãos e pés, com queda dos pés, às vezes com surdez neurossensorial idêntica à da síndrome de Alport, com proteinúria, síndrome nefrótica, atrofia tubular, fibrose intersticial e espessamento da membrana basal glomerular. A queda dos pés é aliviada por meio de correção ortopédica.

Má absorção intestinal de vitamina B_{12} juvenil ou síndrome de Imerslund – transmitida por uma herança autossômica recessiva, caracterizada por anemia megaloblástica na infância ou na juventude, por má absorção ileal da vitamina B_{12}. Produz nos rins proteinúria isolada e lesões glomerulares discretas. Trata-se com vitamina B_{12} injetável.

Síndrome de Laurence-Moon-Biedl-Bardet – transmitida por herança autossômica recessiva, apresenta-se com retinite pigmentosa, obesidade hipotalâmica, hipogonadismo, retardo mental e polidactilia. Nas obesidades decorrentes de lesão mediobasal do hipotálamo, há inibição da saciedade, hiperfagia e obesidade hipotalâmica. Nos pacientes com esta síndrome nenhuma lesão hipotalâmica foi encontrada.

Manifesta-se com proteinúria, que pode evoluir para síndrome nefrótica e insuficiência renal. Podem-se encontrar nos rins doença medular cística, hipoplasia renal, nefrosclerose e glomerulosclerose focal e segmentar.

BIBLIOGRAFIA

BECK LH: Requiem for gouty nephropathy (Nephrology Forum). *Kidney Int* 30:280-287, 1986.

BRENNER BM (eds): *Brenner & Rector's The Kidney* (6th ed), Philadelphia, WB Saunders Co, 2002, 2 vols.

GOLDMAN L, BENNETT JC (eds): *Cecil Textbook of Medicine* (21th ed), Philadelphia, WB Saunders Co, 2000, 2 vols.

JENNETTE JC, OLSON JL, SCHWARTZ MM, SILVA FG (eds): *Pathology of the Kidney* (5th ed), Philadelphia, Lippincott-Raven, 1998, 2 vols.

SCRIVER CR, BEAUDET AL, SLY WS, VALLE D (eds): *The Metabolic & Molecular Basis of Inherited Disease* (8th ed), New York, McGraw-Hill, 2001, 4 vols.

TISHER CC, BRENNER BM (eds): *Renal Pathology with Clinical and Functional Correlations* (2nd ed), Philadelphia, JB Lippincott Co, 1994, 2 vols.

18 Insuficiência Renal Aguda

Emerson Quintino de Lima
Emmanuel de Almeida Burdmann

INTRODUÇÃO

A insuficiência renal aguda (IRA) é uma síndrome caracterizada por deterioração súbita da função renal resultando em incapacidade do rim em excretar escórias nitrogenadas e manter o equilíbrio hidroeletrolítico e acidobásico. Apresenta abrangência multidisciplinar, é desencadeada por diversos fatores, ocorre em todos os setores do hospital ou na comunidade e possui elevada mortalidade. Além disso, os pacientes que desenvolvem IRA permanecem no hospital por tempo prolongado, necessitando de terapêuticas de custos elevados.

Pode ocorrer algum grau de piora na função renal em até 7% das internações hospitalares. Essa incidência é mais elevada que as anteriormente relatadas, possivelmente devido ao surgimento da síndrome de imunodeficiência adquirida (AIDS), ao advento de novas drogas nefrotóxicas, ao maior acesso a transplantes de órgãos e às terapêuticas invasivas. A IRA ocorre em todas as áreas do hospital e pode acometer até 30% dos pacientes internados em unidades de terapia intensiva (UTI). No Brasil, a incidência de IRA hospitalar varia de 0,17 a 4,45%. É provável que esse valor subestime a incidência real de IRA, pois o nefrologista é chamado para atender apenas os casos mais graves de insuficiência renal.

Observou-se grande desenvolvimento no entendimento dos mecanismos envolvidos no desencadeamento e manutenção da IRA experimental nas últimas décadas. Entretanto, pouco desse conhecimento foi traduzido em medidas clínicas com capacidade de prevenir, tratar ou acelerar a recuperação da função renal em IRA. A mortalidade dos pacientes com IRA permanece invariavelmente elevada apesar dos avanços nas técnicas dialíticas e das práticas de terapia intensiva. A mortalidade da IRA permanece em torno de 50%, podendo atingir mais de 70% quando são analisados apenas pacientes de UTI. Acredita-se que a mudança no perfil epidemiológico do paciente com IRA seja um dos fatores responsáveis pela manutenção dessa elevada mortalidade. No passado, os pacientes eram mais jovens, muitos provenientes do cenário de guerras, mulheres vítimas de abortamento infectado ou pacientes com IRA após transfusão de sangue incompatível. Na atualidade, os pacientes são mais idosos, com várias co-morbidades, internados em sua maioria em UTI, com disfunção de múltiplos órgãos e etiologia da disfunção renal diferente daquela do passado.

ETIOLOGIA

As causas de IRA podem ser classificadas didaticamente como de origem pré-renal, renal e pós-renal (Quadro 18.1). Embora esta classificação seja útil para o diagnóstico diferencial, deve-se ressaltar que muitas características fisiopatológicas podem ser compartilhadas entre as diversas categorias de IRA. Freqüentemente, a IRA é multifatorial, particularmente nos pacientes internados em UTI.

IRA PRÉ-RENAL

Na IRA pré-renal, o fluxo plasmático renal está bastante reduzido devido à vasoconstrição da arteríola aferente. Com a diminuição do fluxo plasmático renal ocorre queda da filtração glomerular e desencadeamento da insuficiência renal. Todas as situações que geram redução do volume circulante efetivo podem ocasionar IRA do tipo pré-renal. Dentre as mais comuns encontram-se hipotensão de qualquer etiologia, insuficiência cardíaca, desidratações por vômitos ou diarréia, perdas de volume para o "terceiro espaço" (queimados, pancreatite, peritonites, insuficiência hepática, síndrome nefrótica, por exemplo).

A vasoconstrição da arteríola também pode ser desencadeada por drogas. Em algumas situações clínicas, a contribuição da prostaglandina para a manutenção do fluxo plasmático renal é muito importante. Em pacientes cirróticos, com insuficiência cardíaca ou com redução da reserva funcional renal, o bloqueio da produção de prostaglandinas pelos antiinflamatórios não-hormonais pode desencadear insuficiência renal.

Quadro 18.1 – Etiologia da IRA.

Pré-renal
- Diminuição do débito cardíaco
  Infarto agudo do miocárdio
  Insuficiência cardíaca congestiva
  Arritmias
  Tamponamento pericárdico
- Hipovolemia
  Perdas gastrintestinais: vômitos, diarréia, fístulas
  Perdas renais: diurese osmótica, diuréticos, nefropatias perdedoras de sal
- Redistribuição, perdas internas ou para o "terceiro espaço"
  Hipoalbuminemia
  Cirrose hepática
  Síndrome nefrótica
  Pancreatite
  Peritonite
  Queimadura
- Vasodilatação periférica
  Hipotensão arterial
  Choque
  Sepse
  Agentes anti-hipertensivos
  Intoxicação por drogas

- Oclusão ou constrição grave da vasculatura renal
  Aterosclerose, trombose, embolia
  Vasculite
  Aneurisma dissecante da aorta
  Ciclosporina A, tacrolimus
  Antiinflamatórios não-hormonais

Renal
- Necrose tubular aguda (NTA)
  Isquêmica: todas as causas de IRA pré-renal
  Tóxica: aminoglicosídeos, anfotericina B, ciclosporina, tacrolimus, contraste radiológico, peçonhas, pigmentos (hemoglobina, mioglobina) etc.
- Nefrite intersticial aguda (NIA)
  Drogas: penicilinas, cefalosporinas, antiinflamatórios não-hormonais, diuréticos, rifampicina, analgésicos, alopurinol etc.
  Infecções: vírus, fungos, leptospirose, bactérias gram-positivas e negativas
  Doenças infiltrativas: leucemia, linfoma, sarcoidose

- Doenças vasculares
  Hipertensão maligna
  Vasculites
  Síndrome hemolítico-urêmica
  Púrpura trombocitopênica trombótica
  Embolia por cristais de colesterol
  Pré-eclâmpsia
- Doenças glomerulares
  Glomerulonefrite pós-infecciosa
  Glomerulonefrite rapidamente progressiva
  Lúpus eritematoso sistêmico

Pós-renal
- Obstrução intraureteral: coágulos, cálculo, infecções fúngicas, cristais
- Obstrução extra-ureteral: tumores, fibrose retroperitoneal, ligadura dos ureteres
- Obstrução do trato urinário baixo: estreitamento uretral, neoplasia e hipertrofia prostática, neoplasia do colo uterino, bexiga neurogênica

Doenças vasculares podem também desencadear IRA pré-renal por reduzir o fluxo plasmático renal. Oclusão parcial da artéria renal por trombo ou êmbolo ou estenose da artéria renal seriam algumas das possibilidades.

Apesar da redução do fluxo plasmático renal e queda da filtração glomerular, a estrutura glomerular e tubular permanecem normais na IRA pré-renal. Assim, a insuficiência renal é reversível com o restabelecimento da volemia e correção do fator desencadeante da vasoconstrição. A redução do fluxo plasmático renal provoca aumento da reabsorção tubular de sódio e água na tentativa de restabelecimento da volemia. Assim, a dosagem do sódio urinário e de outros parâmetros urinários podem auxiliar no diagnóstico diferencial do tipo de IRA (Tabela 18.1).

Tabela 18.1 – Índices urinários em IRA.

	Pré-renal	NTA
Sedimento	Normal	Cilindros granulosos
Densidade urinária	> 1.020	~ 1.010
Osmolaridade (mOsm/kg/H_2O)	> 500	< 350
Sódio (mEq/L)	< 20	> 40
FeNa (%)	< 1	> 3
CrU/CrP	> 40	< 20

FeNa = fração de excreção de sódio; CrU = creatinina urinária; CrP = creatinina plasmática.

IRA RENAL

A causa mais comum de IRA intrínseca ou renal é a necrose tubular aguda (NTA). Na NTA, a perda súbita e sustentada da função renal ocorre após agressão isquêmica ou nefrotóxica. É o tipo mais freqüente de IRA entre pacientes hospitalizados. Uma causa de NTA é a isquemia resultante da IRA pré-renal prolongada. É difícil estabelecer uma única causa para NTA em pacientes hospitalizados, pois freqüentemente se encontram fenômenos nefrotóxicos e isquêmicos associados no desencadeamento da IRA. Antibióticos aminoglicosídeos, anfotericina B, quimioterápicos, contraste radiológico, drogas imunossupressoras, como ciclosporina e tacrolimus, antiinflamatórios não-hormonais, inibidores da enzima de conversão da angiotensina e pigmentos (mioglobina e hemoglobina) são as principais nefrotoxinas encontradas no ambiente hospitalar.

Outras causas de IRA renal incluem as doenças glomerulares, as doenças vasculares e a nefrite intersticial aguda. Na nefrite intersticial aguda, causada por drogas ou infecções, a inflamação intersticial leva à lesão tubular e necrose. Entre as doenças glomerulares destacam-se as glomerulonefrites agudas, especialmente as de comportamento rapidamente progressivo com formação de crescentes. Síndrome hemolítico-urêmica, vasculite e doença ateroembólica são alguns exemplos de doenças vasculares que levam à IRA do tipo renal (Quadro 18.1).

IRA PÓS-RENAL

Obstrução do trato urinário em qualquer nível pode ocasionar IRA do tipo pós-renal. Para o desencadeamento de IRA, a obstrução deve ser bilateral ou, mais raramente, pode ocorrer em pacientes com rim único. As causas de obstrução podem ser intrínsecas ou extrínsecas ao trato urinário. Distúrbios funcionais também podem ocasionar IRA pós-renal. Dentre as causas intrínsecas destacam-se obstrução por cálculo renal bilateral, necrose de papila renal, coágulos, tumores de bexiga ou ureter e precipitação de cristais de ácido úrico ou medicamentos (sulfas, aciclovir ou indinavir, por exemplo).

As principais causas extrínsecas de IRA pós-renal são obstrução por hiperplasia prostática benigna, adenocarcinoma prostático, neoplasia de colo uterino, neoplasia colorretal, fibrose ou tumores retroperitoneais.

A obstrução funcional resulta de alguma alteração na dinâmica do trato urinário. Em alguns distúrbios neurológicos em que ocorre lesão de neurônios motores, a bexiga torna-se flácida e atônica. Assim, ocorre aumento do volume residual resultando em uropatia obstrutiva com refluxo vesicoureteral. Pacientes com esclerose múltipla, diabéticos e vítimas de acidentes cerebrovasculares podem ser acometidos por esse tipo de lesão, comumente descrita como bexiga neurogênica.

Em geral, a insuficiência renal aguda pós-renal é reversível após a desobstrução do trato urinário, que pode resultar em poliúria intensa. Diversos fatores contribuem para a poliúria pós-desobstrutiva, como retenção de sódio e água, acúmulo de uréia e outros solutos, diminuição da reabsorção tubular de sódio, incapacidade de concentrar a urina e diminuição da resposta ao hormônio antidiurético. Na fase poliúrica, o estado de hidratação e os eletrólitos devem ser monitorados e repostos conforme a necessidade. A poliúria costuma durar poucos dias e o retorno à função renal prévia depende do grau e da duração da obstrução. Recuperação completa da função renal costuma ocorrer em casos de obstrução não complicada de curta duração (uma a duas semanas) e melhora pequena ou não-recuperação nos casos em que ocorre obstrução prolongada (> 12 semanas).

FISIOPATOLOGIA

A fisiopatologia da IRA isquêmica e nefrotóxica envolve alterações vasculares e tubulares que, em última análise, levam à alteração do funcionamento celular e à morte celular (Figs. 18.1 e 18.2). O desequilíbrio entre fatores vasoconstritores (angiotensina II, endotelina, catecolaminas, vasopressina) e vasodilatadores (prostaglandinas, óxido nítrico, fator natriurético atrial) gera vasoconstrição da microcirculação renal, particularmente das arteríolas aferentes, contração da célula mesangial e redução do coeficiente de ultrafiltração (Kf) glomerular. Na IRA pré-renal, a restauração da perfusão renal corrige essas alterações vasculares.

Se a situação que levou à hipoperfusão se mantiver, a vasoconstrição se agrava, ocorre redução mais acentuada do Kf e instalação de lesão renal em sua estrutura. Por que os rins são tão afetados em situações de

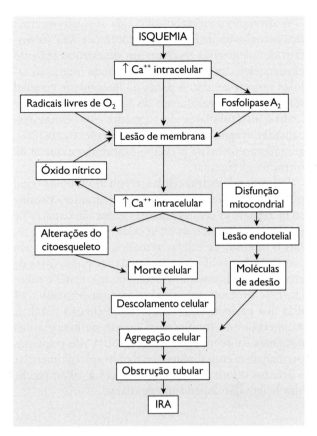

Figura 18.1 – Fisiopatologia da lesão isquêmica.

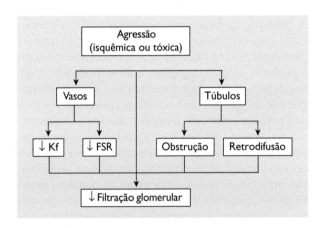

Figura 18.2 – Fisiopatologia da NTA. FSR = fluxo sangüíneo renal; Kf = coeficiente de ultrafiltração.

isquemia? Normalmente, os rins filtram por dia o equivalente a 30 vezes o volume plasmático e, para isso, recebem o equivalente a 25% do débito cardíaco. O fluxo sangüíneo intra-renal é heterogêneo com o córtex recebendo a maior parte desse fluxo. Após a isquemia, o fluxo sangüíneo diminui para 60% dos níveis basais no córtex superficial e para 16% na medula externa. O resultado desse fenômeno é a diminuição da oferta de oxigênio e conseqüente lesão dos túbulos dessa última região (túbulo proximal e alça ascendente espessa de Henle).

A alteração do metabolismo e da ativação enzimática decorrentes da hipóxia e depleção de ATP (trifosfato de adenosina) resultam em desestruturação do citoesqueleto, perda da polaridade e da interação celular e morte celular. A perda da integridade epitelial resulta em retrovazamento de água e eletrólitos. Cilindros intratubulares são formados por células descamadas, fragmentos de microvilosidades e proteínas, gerando aumento da pressão intratubular e queda da filtração glomerular.

Diferente de outras células, o epitélio tubular renal possui capacidade de regeneração. Durante o processo de reparo, as células remanescentes são capazes de migrar preenchendo os espaços vazios. Quando a lesão é intensa, as células remanescentes entram em processo de proliferação, estimuladas por fatores de crescimento e hormônios, recompondo o epitélio tubular. Esse processo fisiopatológico dura em média 14 dias nos pacientes que recuperam a função renal. A recuperação da função renal ocorre na maioria dos pacientes sobreviventes. Cerca de 30% dos pacientes permanecem com diminuição da filtração glomerular e defeitos tubulares e uma minoria (5 a 10%) recebe alta hospitalar dependente de diálise.

DIAGNÓSTICO

HISTÓRIA E EXAME CLÍNICO

A obtenção de história clínica detalhada e a revisão cuidadosa do prontuário do paciente são essenciais para determinar a causa da IRA. Fatores que reduzem a perfusão renal e exposição a potenciais nefrotoxinas devem ser pesquisados. Pacientes com desidratação por diarréia e vômitos podem apresentar história de lipotimia e síncope. Dispnéia causada por congestão pulmonar e edema por expansão do volume extracelular podem estar presentes em pacientes com IRA devido à insuficiência cardíaca congestiva. Hipotensão ortostática, distensão de veias do pescoço, ritmo de galope, presença de crepitações pulmonares devem ser pesquisados. A presença de edema periférico não significa necessariamente aumento do volume intravascular. O edema representa expansão do compartimento intersticial e o volume intravascular pode estar normal, aumentado ou até mesmo reduzido. A medida da pressão venosa central ou da pressão de oclusão da artéria pulmonar pode auxiliar na avaliação da volemia.

Pacientes politraumatizados e com história de grande sangramento podem apresentar IRA desencadeada por isquemia e/ou nefrotoxicidade por mioglobina (rabdomiólise). A exposição a drogas nefrotóxicas, muitas vezes desconhecidas ou não valorizadas pelo médico do paciente, deve ser cuidadosamente pesquisada no prontuário. Por outro lado, o desenvolvimento de rabdomiólise sem causa aparente deve levantar a suspeita do uso de drogas ilícitas (cocaína), infecções ou doenças neurológicas.

A presença de febre, artralgia e erupção cutânea sugere IRA causada por doença sistêmica, como lúpus eritematoso sistêmico ou nefrite intersticial aguda do tipo alérgico. A presença de livedo reticular e lesão isquêmica em membros inferiores associada a IRA pode sugerir doença ateroembólica. A presença de púrpura palpável pode estar presente em pacientes com vasculites. Sintomas não específicos como febre pouco elevada, emagrecimento e fadiga podem estar presentes em pacientes com glomerulonefrite rapidamente progressiva ou em IRA associada a tumores, como mieloma múltiplo ou linfoma.

Devem-se excluir causas de obstrução facilmente por meio da história clínica e do exame físico. A presença de bexiga palpável ao exame físico evidencia obstrução como causa da IRA. História de anúria súbita sugere obstrução do trato urinário aguda, obstrução das duas artérias renais (embólica ou trombótica), necrose cortical bilateral ou glomerulonefrite grave.

Outro ponto essencial é diferenciar se o paciente apresenta insuficiência renal aguda ou crônica. Em geral, a história clínica da insuficiência renal crônica (IRC) é pobre e os pacientes são oligossintomáticos até estágios avançados de insuficiência renal. As causas mais freqüentes de IRC são glomerulonefrites, *diabetes mellitus*, hipertensão arterial e doença renal policística. Palidez, adinamia, náuseas e vômitos, nictúria, amenorréia, prurido, redução do volume urinário e parestesias são sintomas inespecíficos que podem sugerir IRC. O achado ultra-sonográfico de rins pequenos e com perda de relação corticomedular sugere IRC.

AVALIAÇÃO DA FILTRAÇÃO GLOMERULAR

Na prática clínica, a estimativa da taxa de filtração glomerular é realizada pela dosagem da creatinina sérica que pode induzir a erros de interpretação da função renal real. A creatinina é gerada pelo metabolismo muscular e, em pacientes com massa muscular reduzida (mulheres e idosos, por exemplo), valores normais podem estar presentes mesmo com acentuada perda de função renal. A creatinina é excretada pela filtração glomerular e cerca de 10 a 15% é secretada pelos túbulos renais. A filtração glomerular deve estar reduzida em aproximadamente 50% para ocorrer aumento significativo da creatinina sérica. A creatinina sérica usualmente aumenta cerca de 0,5mg/dL por dia em pacientes com IRA. Aumentos mais acentuados sugerem processos hipercatabólicos como causa ou associados à insuficiência renal.

A medida da depuração de creatinina necessita da coleta de urina de 24 horas e dosagem da creatinina sérica para avaliação da filtração glomerular. Alternativamente, pode calcular-se a depuração de creatinina por meio de várias fórmulas existentes, das quais a mais utilizada é a de Cockroft e Gault:

$$\text{Filtração glomerular (mL/min)} = \frac{(140 - \text{idade}) \times \text{peso}}{72 \times \text{creatinina sérica}}$$

(Em mulheres o resultado deve ser multiplicado por 0,85)

Este cálculo pode ser útil para estimativas rápidas da função renal, mas as mudanças diárias da creatinina sérica dificultam sua utilização e validade em pacientes com IRA.

Várias situações podem causar interferências no método laboratorial habitualmente utilizado para a determinação da creatinina (colorimétrico, reação de Jaffé). Pacientes ictéricos apresentam creatinina falsamente reduzida e a presença de corpos cetônicos e cefalosporinas pode induzir superestimação da creatinina sérica. Cimetidina e sulfametoxazol-trimetoprima bloqueiam a secreção tubular de creatinina, resultando em aumento na creatinina sérica independente de queda da filtração glomerular.

A uréia é o principal metabólito nitrogenado do catabolismo protéico e é excretada pelos rins. Em condições normais, 35 a 50% da uréia filtrada é reabsorvida pelos túbulos. Em condições de hipoperfusão renal, ocorre aumento da reabsorção tubular de uréia. Como a creatinina não é reabsorvida, na IRA pré-renal pode ocorrer aumento desproporcional da uréia em relação à creatinina (relação de 40:1). Os níveis de uréia também sofrem influência da ingestão e catabolismo protéico. Em condições de hipercatabolismo, ingestão calórica inadequada ou administração de corticosteróides, o catabolismo protéico resulta em aumento da produção de uréia. Sangramento gastrintestinal e reabsorção de proteínas do sangue também originam aumento da geração de uréia, independente da queda da filtração glomerular.

ALTERAÇÕES DO EQUILÍBRIO ACIDOBÁSICO E ELETROLÍTICO

Alterações dos níveis plasmáticos de sódio, potássio, bicarbonato, cálcio, fósforo e magnésio são comuns na IRA. A dosagem e o monitoramento destes eletrólitos fazem parte do diagnóstico e tratamento da IRA.

A produção diária de ácidos é de aproximadamente 1mEq/kg/dia em indivíduos com função renal normal. Para manter o equilíbrio acidobásico, os rins excretam a carga ácida produzida, reabsorvem o bicarbonato filtrado e regeneram o bicarbonato utilizado no tamponamento de ácidos fixos. Na vigência de insuficiência renal, em que existe incapacidade de excreção de ácidos e regeneração de bicarbonato, ocorre redução do bicarbonato sérico e acidose metabóli-

ca caracterizada por *anion gap* aumentado. O *anion gap* é a diferença entre a concentração de sódio e a soma das concentrações plasmáticas de bicarbonato e cloro [$Na^+ - (Cl^- + HCO_3^-)$]. O valor normal varia entre 8 e 16mEq/L. A ocorrência de acidose metabólica com *ânion gap* elevado na IRA deve-se à retenção de ânions não-mensuráveis, como sulfato, fosfato e urato, além da eventual presença de ânions com concentração muito baixa em condições normais, como o lactato. A ocorrência de alcalose metabólica na IRA é rara e pode ocorrer devido a politransfusão, infusão excessiva de bicarbonato ou aumento da drenagem de secreção gástrica.

Na IRA ocorre retenção de potássio, pois os rins são responsáveis pela eliminação de cerca de 90% da carga filtrada de potássio. Outro fator responsável pela hipercalemia é a acidose presente na IRA. Os sintomas de hipercalemia são fraqueza muscular e alterações na condução cardíaca. O aparecimento de alterações eletrocardiográficas é um sinal de gravidade da hipercalemia. Onda T apiculada, aumento da duração do QRS, redução e desaparecimento da onda P, aumento do intervalo PR e fibrilação ventricular são alterações eletrocardiográficas decorrentes da hipercalemia. Certas drogas podem acentuar a hipercalemia da IRA, como beta-bloqueadores, inibidores da enzima de conversão da angiotensina ou bloqueadores de receptores da angiotensina II, heparina, trimetoprima e diuréticos poupadores de potássio (espironolactona e amilorida). Em algumas situações (nefrotoxicidade por aminoglicosídeos, anfotericina B, cisplatina e leptospirose), a IRA é não-oligúrica e acompanha-se de hipocalemia.

Na IRA, os rins perdem a capacidade de regular o equilíbrio de sódio e água, provocando expansão do volume plasmático, edema, hipertensão e até mesmo hiponatremia. Eventualmente, hiponatremia pode estar associada à hipovolemia, como nas deficiências excessivas de sódio e água causadas por perdas gastrintestinais (vômitos e diarréia), renais (drogas, leptospirose) ou para o "terceiro espaço" (queimaduras, pancreatite). Hipernatremia pode ocorrer na fase de recuperação da IRA, após desobstrução do fluxo urinário na IRA pós-renal, administração excessiva de bicarbonato de sódio e perdas de fluidos hipotônicos. Hiperfosfatemia, hipocalcemia e hipermagnesemia são outros distúrbios eletrolíticos freqüentes na IRA. A incapacidade de excreção de fósforo resulta em hiperfosfatemia, que raramente excede níveis séricos de 7-8mg/dL. Níveis séricos maiores que 8mg/dL podem ser encontrados em IRA associados a processos catabólicos ou destruição celular, como na rabdomiólise e na síndrome de lise tumoral. Essas situações são acompanhadas de hiperuricemia, hipercalemia e aumento dos níveis de desidrogenase láctica (DHL). Hipocalcemia é achado comum e raramente é sintomática. Entretanto, espasmos musculares e agravamento dos efeitos cardiotóxicos da hipercalemia podem acontecer. A redução de produção de vitamina D devido à disfunção tubular presente na IRA resulta em diminuição da absorção intestinal de cálcio e conseqüente hipocalcemia. Hipercalcemia na presença de IRA pode ocorrer no mieloma múltiplo e em doenças linfoproliferativas.

AVALIAÇÃO DA DIURESE E ANÁLISE DA URINA

A avaliação do volume urinário é importante não apenas para o diagnóstico, mas também para o tratamento e avaliação prognóstica. Anúria é definida como diurese menor que 100mL/dia. Pacientes com diurese entre 100 e 400mL/dia são classificados como oligúricos e IRA não-oligúrica ocorre quando o volume de diurese é maior que 400mL/dia. IRA anúrica, como já comentado, sugere obstrução do trato urinário, obstrução das artérias renais, necrose cortical bilateral ou glomerulonefrite grave. A IRA pré-renal é, em geral, oligúrica, mas formas não-oligúricas também são encontradas na prática clínica. Na necrose tubular aguda, os pacientes podem ser oligúricos ou não-oligúricos, predominando na atualidade a última forma de apresentação.

A análise do sedimento urinário é essencial no diagnóstico diferencial da IRA. A presença de hematúria, macro ou microscópica, sugere etiologia glomerular, intersticial, vascular ou lesão anatômica (tumor, traumatismo ou cálculo). O encontro de cilindros hemáticos reforça a possibilidade de glomerulopatias como causa da insuficiência renal. Ausência de hematúria ao exame microscópico quando esta é presente na análise pelo exame de fita sugere mioglobinúria ou hemoglobinúria. Leucocitúria ocorre nos casos de pielonefrite e nefrite intersticial aguda. Eosinofilúria é um achado inespecífico, mas pode ser útil para o diagnóstico quando associada a quadro sugestivo de nefrite intersticial aguda (febre, erupção cutânea e eosinofilia) ou doença ateroembólica (história de cateterização vascular, anticoagulação, *livedo reticularis* e sinais de isquemia periférica). Cilindros granulosos e celulares estão presentes na NTA. Na IRA pré-renal, o sedimento urinário é geralmente normal. Proteinúria significante (> 2g/24h) sugere etiologia glomerular, mas proteinúria de pouca intensidade pode ocorrer em doenças intersticiais. A análise de proteína pela fita detecta apenas a presença de albumina, enquanto a precipitação ácida detecta todas as proteínas. Quando a análise pela fita é negativa e a análise quantitativa mostra proteinúria elevada, deve-se pensar em doença de cadeia leve como causa da insuficiência renal.

O encontro de cristais no sedimento urinário pode ser a chave para o diagnóstico em alguns casos de IRA. A presença de muitos cristais de ácido úrico na vigência de IRA sugere nefropatia úrica ou síndrome de lise tumoral. Algumas drogas (sulfas, aciclovir, indinavir) podem precipitar nos túbulos e desencadear IRA.

ÍNDICES URINÁRIOS

Em pacientes com IRA, os índices urinários (Tabela 18.1) servem de indicadores da integridade funcional dos túbulos. Na IRA pré-renal, a função tubular está preservada e ocorre reabsorção intensa de água e eletrólitos, levando à excreção de urina com baixa concentração de sódio e alta osmolalidade. Já na NTA, a lesão tubular prejudica a reabsorção de sódio e o mecanismo de concentração urinária. A fração de excreção de sódio (FeNa) é útil para diferenciar IRA pré-renal de NTA. A FeNa é calculada pela fórmula:

$$FeNa = \frac{(Na\ urinário/Na\ plasmático)}{(Creatinina\ urinária/Creatinina\ plasmática)} \times 100$$

Em pacientes com IRA pré-renal a FeNa é menor que 1% e na NTA geralmente é maior que 3%. Entretanto, na NTA por queimaduras, contraste radiológico, e nos hepatopatas a FeNa pode ser menor do que 1%. A eficácia deste teste é prejudicada com o uso de diuréticos antes da coleta da amostra de urina. O papel da fração de excreção de uréia (FeUr) foi descrita recentemente em pacientes com IRA. É calculada de maneira semelhante a FeNa e não sofre influência do uso prévio de diuréticos.

$$FeUr = \frac{(Uréia\ urinária/uréia\ plasmática)}{(Creatinina\ urinária/Creatinina\ plasmática)} \times 100$$

Os valores normais em indivíduos bem hidratados encontram-se entre 50 e 65%. Valores menores que 35% sugerem fortemente estado de hipoperfusão renal, mesmo em pacientes usando diuréticos. Nenhum dos índices urinários é muito sensível ou específico para diferenciar IRA pré-renal de NTA.

AVALIAÇÃO RADIOLÓGICA

A ultra-sonografia renal é exame não-invasivo, baixo custo, amplamente disponível e extremamente útil no diagnóstico diferencial entre IRA e IRC. Rins pequenos e hiperecogênicos indicam que o paciente é portador de IRC. Além de avaliar o tamanho, a ecogenicidade e a relação córtico-medular (que estão normais na IRA pré-renal e NTA), a ultra-sonografia permite avaliar se existem sinais de uropatia obstrutiva, manifestada por dilatação do sistema pielocalicinal e ureteral. Entretanto, em alguns casos de obstrução inicial ou fibrose perirrenal e retroperitoneal, dilatação ureteral e pielocalicinal podem não ser visualizadas.

A radiografia simples do abdômen pode demonstrar a presença de cálculos renais radiopacos ou nefrocalcinose. A urografia excretora é de pouca utilidade em casos de IRA obstrutiva, mas a pielografia retrógrada, ao visualizar a bexiga e os ureteres, pode determinar o local exato da obstrução do trato urinário. A pielografia percutânea pode ser uma alternativa para os casos em que a pielografia retrógrada não obteve resultado.

O estudo das artérias renais pela ultra-sonografia com Doppler pode ser útil nos casos de estenose vascular. A arteriografia renal é o método alternativo. Entretanto, a nefrotoxicidade do contraste radiológico deve ser sempre considerada ao indicar-se a realização de arteriografia. A angiorressonância magnética das artérias renais pode ser indicada quando se suspeita de estenose ou oclusão das artérias renais, sem os riscos da cateterização e do uso de contraste radiológico.

A cintilografia renal com gálio pode auxiliar no diagnóstico de casos suspeitos de nefrite intersticial aguda. Como os rins captam o gálio em processos inflamatórios, a cintilografia renal com gálio positiva não exclui a possibilidade de glomerulonefrites como causa da IRA. O estudo cintilográfico com os radioisótopos DTPA (ácido dietilenotriamina pentacítico) e Hipuran pode ser utilizado para avaliar o fluxo sangüíneo renal e a função tubular. Como os radioisótopos são excretados pelo rim, essa técnica é de pouca utilidade em pacientes com IRA.

BIÓPSIA RENAL
Nos casos em que a investigação clínica e laboratorial não conduz ao diagnóstico e naqueles com evolução atípica, a biópsia renal deve ser considerada. As principais indicações de biópsia renal em IRA são:

1. oligúria ou filtração glomerular rebaixada por mais de quatro semanas;
2. suspeita de nefrite intersticial aguda;
3. evidências de doenças sistêmicas;
4. proteinúria importante e hematúria persistente;
5. anúria na ausência de uropatia obstrutiva.

A realização de biópsia renal em IRA pode revelar diagnósticos não esperados em até 40% das ocasiões, permitindo a utilização de terapêuticas específicas.

TRATAMENTO
TRATAMENTO NÃO-DIALÍTICO
A correção dos fatores desencadeantes da IRA pré e pós-renais é o suficiente para a reversão da disfunção renal nesses casos. Uma vez instalada a necrose tubular aguda, não existe medida clínica capaz de acelerar a recuperação da função renal. Assim, todos os esforços devem ser dirigidos na prevenção primária da IRA.

O tratamento não-dialítico da IRA engloba os seguintes aspectos:

Manutenção da volemia
A manutenção do estado ideal de hidratação em pacientes com IRA envolve um dilema: oferecer líquidos o suficiente para assegurar perfusão renal adequada e evitar hiper-hidratação com conseqüente congestão pulmonar. Na fase inicial, se o paciente apresenta oligúria e suspeita-se de hipovolemia, a expansão do volume circulante efetivo por meio de soluções cristalóides e/ou colóides pode prevenir ou atenuar a lesão isquêmica. Na fase oligúrica da IRA, o paciente necessita, especialmente aqueles em UTI, de grandes quantidades de volume para a alimentação adequada, infusão de drogas vasoativas e de antibióticos, bem como infusões de outras drogas. Todos os esforços devem ser realizados para minimizar o volume dessas infusões. A medida ideal de oferta hídrica deve ser norteada pelo uso de parâmetros como peso, balanço hídrico (diferença entre infusões e perdas hídricas), freqüência cardíaca, pressão arterial, ausculta pulmonar, pesquisa de edema. As perdas insensíveis, normalmente em torno de 800mL/dia, podem estar aumentadas na presença de febre, ventilação mecânica ou queimaduras. A produção de água endógena é em torno de 400mL/dia. Assim, a não ser que existam grandes perdas insensíveis, um paciente anúrico pode necessitar de apenas 400-500mL/dia de líquidos. Levando-se em consideração que a IRA é um processo catabólico, o paciente pode perder até 0,5kg/dia do seu peso. Logo, ganho ponderal denota expansão volêmica, mesmo na ausência de edemas.

Diuréticos
Caso a oligúria persista depois de expansão volêmica adequada, devem-se usar diuréticos na tentativa de aumentar o débito urinário. Pacientes com IRA não-oligúrica são de mais fácil condução clínica e apresentam melhor prognóstico que aqueles com IRA oligúrica ou anúrica. Entretanto, a conversão de um paciente oligúrico em não-oligúrico pelo uso de diuréticos não muda o prognóstico dessa população. Em geral, inicia-se com furosemida 40mg por via intravenosa, aumentando-se até 200mg/dose, conforme a resposta diurética. Doses acima de 1g/dia dificilmente são eficazes e podem estar associadas a ototoxicidade. O manitol, 50-100g por via intravenosa, é utilizado na profilaxia da IRA associada à hemoglobinúria, mioglobinúria e em cirurgias de pacientes com icterícia grave. Doses baixas de dopamina (0,3-2µg/kg/min) já foram utilizadas para promover aumento do débito urinário em pacientes com IRA. Em função das potenciais complicações de seu uso (taquiarritmias, isquemia intestinal e periférica etc.) e a ausência de eficácia constatada em trabalhos randomizados e contro-

Nefrologia

lados, recomenda-se que a dopamina não deve ser utilizada na profilaxia ou como agente diurético em pacientes com IRA.

Correção da acidose e dos distúrbios eletrolíticos

Acidose metabólica de pouca intensidade pode ser tratada com bicarbonato de sódio por via oral e restrição protéica em pacientes com IRA não-complicada. Quando o pH se encontra menor que 7,2 (acidose grave), pode ocorrer resistência à ação de drogas vasoativas, depressão miocárdica e arritmias. Nessa situação, utiliza-se bicarbonato de sódio por via intravenosa. A quantidade de bicarbonato a ser administrada pode ser estimada pela seguinte fórmula:

$$\text{Dose de } HCO_3^- \text{ (mEq/L)} = \text{peso} \times 0,7 \times (HCO_3^- \text{ desejado} - \text{atual})$$

O espaço de distribuição do bicarbonato aumenta na acidose grave (motivo para utilizar 0,7 na fórmula acima), ocasionando necessidade de administração de maiores doses de bicarbonato. A correção deve ser realizada para aumentar o pH para valores acima de 7,2 e/ou manter o HCO_3^- em torno de 10 a 15mEq/L. Administra-se metade da dose calculada agudamente e o restante em 8-12 horas. A infusão de bicarbonato não é isenta de riscos. Pode ocasionar sobrecarga de volume, hipernatremia, piora da acidose láctica e hipocalcemia. Sua infusão em pacientes com comprometimento do estado respiratório deve ser cuidadosa, já que a combinação do HCO_3^- com H^+ gera H_2O e CO_2. Devido ao aumento transitório da PCO_2, a hipoventilação pode ocorrer após administração de bicarbonato.

A hipercalemia é o mais grave dos distúrbios eletrolíticos em pacientes com IRA. A cardiotoxicidade não se correlaciona com os níveis de potássio e é potencializada pela acidose e pela hipocalcemia. As medidas clínicas para o tratamento da hipercalemia são descritas no quadro 18.2.

Suporte nutricional

A IRA está associada a um estado de catabolismo, principalmente em pacientes em UTI. Muitos pacientes já se encontram desnutridos quando da instalação da insuficiência renal. As alterações metabólicas encontradas na IRA são várias: aumento do catabolismo protéico, resistência à insulina, aumento da gliconeogênese etc. O propósito do suporte nutricional na IRA é tentar reduzir o catabolismo protéico. Algumas regras devem ser seguidas:

- Início precoce da nutrição, dando-se preferência à via gastrintestinal.
- Restrição de sal, potássio e hídrica.
- Administração calórica de acordo com o requerimento energético do paciente considerando a doença de base. Em pacientes sem doenças hipercatabólicas, preconiza-se 30kCal/kg/dia.

Quadro 18.2 – Tratamento de hipercalemia.

Diminuir a excitabilidade das células miocárdicas
- Gluconato de cálcio a 10% – 10mL, por via intravenosa em 10 minutos. Ação em 3 minutos e duração por 30 minutos. Pode ser repetido. Cuidado com pacientes em uso de digital (predispõe à intoxicação)

Desviar o potássio para o intracelular
- Solução de glicose/insulina – 10UI de insulina regular + 50g de glicose (200mL de glicose a 25%), por via intravenosa em 1 hora. Início de ação em 15 minutos e duração de até 4 horas.

Cuidado com hipoglicemia tardia
- Bicarbonato de sódio – 100mEq (100mL de $NaHCO_3$ a 8,4%), por via intravenosa em 30 minutos. Usar somente se o paciente apresentar acidose. Pode ser repetido. Atenção para hipernatremia e hipervolemia
- Inalação com β2-adrenérgico – 10 a 20mg de salbutamol em 5mL de solução salina. Pico de ação em 90 minutos. Pode ser repetido. Atenção para taquicardia

Remoção de potássio do corpo
- Diuréticos de alça – furosemida, por via intravenosa
- Resina trocadora de cátions – Sorcal® (poliestirenossulfonato de cálcio) – 15 a 30g por via oral ou enema de retenção de 6/6h. Atenção: constipação intestinal – administrar laxante concomitantemente (diluir em 50mL de manitol)
- Hemodiálise

- Oferta protéica em torno de 1g/kg/dia. Pacientes hipercatabólicos podem necessitar até de 1,5g/kg/dia de proteína para tornar o balanço nitrogenado menos negativo.

Ajuste da dose de drogas

Uma revisão completa da prescrição médica deve ser realizada à procura de drogas com potencial nefrotóxico ou que sejam excretadas pelo rim. Muitas drogas são eliminadas durante a diálise e suas doses devem ser reajustadas. A descrição do ajuste das diversas drogas está fora da finalidade deste capítulo e pode ser encontrada em vários livros que relatam as doses de medicações para pacientes com insuficiência renal e em diálise.

TRATAMENTO DIALÍTICO

O papel da diálise é prevenir as complicações associadas à IRA e são seu tratamento de suporte até que ocorra resolução da insuficiência renal. A decisão pelo início da diálise e sua freqüência devem ser baseadas nas condições clínicas do paciente e não apenas em critérios laboratoriais. Evidências recentes sugerem que doses elevadas de diálise (maior freqüência) estão associadas à maior sobrevida em pacientes com IRA.

As indicações clássicas de diálise são: hiperpotassemia, hipervolemia e acidose metabólica não-responsivas ao tratamento clínico e uremia (Quadro 18.3).

A diálise consiste na depuração sangüínea de líquidos e substâncias tóxicas através de membranas semipermeáveis (peritônio ou filtros de hemodiálise). Basicamente, existem dois tipos de diálise: hemodiá-

246

Quadro 18.3 – Indicações de diálise.

Hiperpotassemia
Hipervolemia: edema periférico, hipertensão, congestão pulmonar, insuficiência cardíaca, ascite, derrame pleural e pericárdico
Acidose Metabólica
Uremia: sonolência, tremores, convulsão, coma, pericardite, sangramentos, náuseas e vômitos
Outras: hipo ou hipernatremia, hipo ou hipercalcemia, hiperuricemia, hiperfosfatemia, insuficiência cardíaca congestiva não-responsiva ao tratamento habitual, hipotermia e intoxicações exógenas

lise e diálise peritoneal. A diálise peritoneal é realizada por meio de cateteres implantados na cavidade peritoneal e com infusão de solução com concentrações específicas de eletrólitos e glicose. A ultrafiltração ocorre pela força osmótica da glicose em altas concentrações na cavidade peritoneal e o transporte de solutos acontece por difusão. Existem vários tipos de hemodiálise que podem ser empregados em pacientes com IRA, mas em todos existe a necessidade de um circuito extracorpóreo e dialisador. O transporte de solutos ocorre por difusão (gradiente de concentração) ou por convecção (transferência de solutos arrastados pelo fluxo de água) através do dialisador. Pacientes com estabilidade hemodinâmica são submetidos à hemodiálise convencional 3 a 4 horas com freqüência de acordo com as necessidades do paciente. Técnicas contínuas de diálise são preferidas nos pacientes com instabilidade hemodinâmica em uso de drogas vasoativas.

BIBLIOGRAFIA

BURDMANN EA, YU L: Metabolic and electrolyte disturbances: secondary manifestations, in *Acute Renal Failure – A Companion to Brenner & Rector's The Kidney*, edited by Molitoris BA, Finn WF, Philadelphia, WB Saunders Co, 2001, pp 169-191.

COSTA MC, BURDMANN EA, YU L: Insuficiência renal aguda isquêmica, em *Insuficiência Renal Aguda em UTI*, editado por Homsi E, São Paulo, Ateneu, 1998, pp 69-82.

ZATZ R, HELOU CMB, SEGURO AC, BURDMANN EA, YU L: Insuficiência renal aguda, em *Fisiopatologia Renal* (2ª ed), editado por Zatz R, São Paulo, Ateneu, 2002, pp 261-282.

19 Insuficiência Renal Crônica

João Egidio Romão Júnior

INTRODUÇÃO

A doença renal crônica consiste em lesão renal e perda progressiva e irreversível da função dos rins (glomerular, tubular e endócrina). Em sua fase mais avançada, chamada de insuficiência renal crônica (IRC) ou impropriamente de insuficiência renal crônica *terminal*, os rins não mais conseguem manter a normalidade do meio interno do paciente e a sua sobrevida passa a depender de uma das modalidades de tratamento de substituição extra-renal da IRC: a diálise e/ou o transplante renal.

A DOENÇA RENAL CRÔNICA É UM IMPORTANTE PROBLEMA DE SAÚDE PÚBLICA

Atualmente, a doença renal crônica (DRC) constitui em um importante problema médico e de saúde pública. Levando-se em conta dados epidemiológicos de que para cada paciente mantido em programa de diálise crônica haveria cerca de 20-25 pacientes com algum grau de disfunção renal (creatinina sérica elevada), existiria atualmente cerca de 1,3 a 1,6 milhão de brasileiros com doença renal crônica. Ao mesmo tempo, trabalho populacional recente na cidade de Bambuí – MG mostrou que a prevalência de creatinina sérica elevada foi de 0,48% em adultos da cidade, chegando a 5,1% na população mais idosa (> 60 anos), o que projetaria a população brasileira com doença renal crônica a cerca de 1.840.000 pessoas.

A cada ano, cerca de 19.000 pacientes brasileiros desenvolvem insuficiência renal crônica e iniciam programa de terapia de substituição renal (TSR). A incidência de novos pacientes cresce cerca de 8% ao ano e, na população pediátrica (até 15 anos de idade), situa-se entre 3 e 8 novos casos de insuficiência renal crônica dialítica por milhão de crianças, a cada ano. Essa incidência de pacientes com IRC iniciando programa de TSR no Brasil de cerca de 100 pacientes novos por milhão de habitantes (pmp) corresponde, estima-se, à metade do número de brasileiros que realmente apresentam IRC a cada ano.

No Brasil existem mais de 62.000 pacientes em tratamento dialítico, com a prevalência de pacientes com IRC mantidos em programa de TSR de 338 pacientes pmp, que é inferior àquela descrita no Japão (1.700pmp), nos Estados Unidos (1.200pmp), países europeus (900pmp) e mesmo em diversos países latino-americanos (600pmp). No Brasil, a prevalência de pacientes mantidos em programa crônico de diálise dobrou nos últimos 10 anos. De 24.000 pacientes mantidos em programa dialítico em 1994, alcançamos valores superiores a 62.500 pacientes em 2004 (Fig. 19.1). O custo deste programa de TSR é extremamente elevado, alcançando valores anuais superiores a um bilhão e meio de reais (diálise, transplante renal, acessos e medicamentos de alto custo), sendo que mais de 90% do tratamento é realizado sob as expensas do Sistema Único de Saúde, tornando os nefrologistas dependentes de um único sistema público pagador.

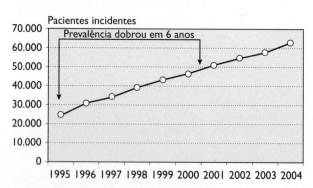

Figura 19.1 – Prevalência de pacientes mantidos em programa de diálise no Brasil no período de 1999 a 2004.

FATORES DE RISCO PARA DRC

Uma série de fatores de risco para o desenvolvimento da DRC tem sido descrita (Quadro 19.1). Destes, os dois mais importantes são a hipertensão arterial e o *diabetes mellitus*. Outros fatores identificados são: história familiar de hipertensão arterial, de *diabetes*

Quadro 19.1 – Risco para doença renal crônica (DRC).

> **Elevado**
> Hipertensão arterial
> *Diabetes mellitus*
> História familiar de DRC
>
> **Médio**
> Enfermidades sistêmicas
> Infecções urinárias de repetição
> Litíase urinária repetida
> Uropatias
>
> **Baixo**
> Crianças com idade inferior a 5 anos
> Adultos com idade superior a 60 anos
> Grávidas

mellitus ou de doença renal, litíase urinária, uropatias (obstrução urinária, refluxo vesicoureteral, infecção urinária freqüente), transplante renal e uso de drogas nefrotóxicas. Além destes, alguns autores consideram como fatores de risco: idade avançada, tabagismo, proteinúria persistente, dislipidemia, hiperfosfatemia e hiperparatireoidismo, estado inflamatório, infecções sistêmicas e doenças auto-imunes.

PROMOÇÃO DE SAÚDE RENAL

Todo paciente de grupo de risco para doença renal, mesmo as pessoas que sejam de grupo de risco para doença renal crônica mas que não apresentem doença renal, deve ser orientado para um programa de redução de risco (Programa de Promoção de Saúde Renal) e para avaliação periódica de marcadores de lesão renal, como parte de uma rotina clínica anual. Orientações clínicas específicas sugeridas são aquelas direcionadas a: obesidade (manutenção de peso corpóreo adequado: índice de massa corporal – IMC entre 20 e 25kg/m^2), tabagismo (orientar eliminação do fumo), sedentarismo (manter exercícios físicos rotineiros), excesso de sal (ingestão inferior a 7g/dia) e excesso de gorduras.

DIAGNÓSTICO

O diagnóstico da insuficiência renal crônica faz-se com a presença de ritmo de filtração glomerular inferior a 75mL/min/1,73m^2, por três meses ou mais. O uso de ultra-som ou de métodos radiográficos pode ajudar na detecção de lesões renais em portadores de doença renal crônica ainda com filtração glomerular dentro da normalidade.

DETECÇÃO PRECOCE

Por ser uma doença insidiosa, sem sintomas marcados em suas fases iniciais e de evolução inexorável, a DRC deve ter busca ativa para um diagnóstico precoce. Por se tratar de uma doença de baixa prevalência na população geral brasileira, as ações visando à identificação deveriam, em um primeiro momento, diri-

gir-se aos chamados grupos de risco para DRC (Quadro 19.1). A primeira abordagem seria para a identificação de doença renal, visando ao diagnóstico clínico de doença renal progressiva. Os pacientes de grupos de riscos deveriam ser avaliados para a presença possível de DRC: avaliação clínica (anamnese cuidadosa), exame sumário de urina (EAS), dosagem de creatinina sérica e estimação da função renal. Para hipertensos e diabéticos, sugere-se a dosagem de microalbuminúria.

Evidências mostram claramente que a identificação precoce e as intervenções ativas em portadores de insuficiência renal crônica podem melhorar a evolução desses pacientes. Assim, todo paciente considerado integrante de grupos de risco para doença renal crônica deve ser avaliado com os marcadores de lesão e disfunção renal.

Pacientes em estágios mais avançados de doença renal crônica têm menor potencial para reverter ou melhorar a disfunção renal, embora para eles um controle adequado da pressão arterial e dieta tragam benefícios. A identificação precoce da doença renal crônica apresenta uma série de vantagens óbvias: maior possibilidade de reverter fatores causais e/ou agravantes da disfunção renal; maior possibilidade de sucesso no atraso da progressão da doença renal crônica; prevenir complicações relacionadas à uremia; modificar evolução de co-morbidades já presentes nos pacientes, prevenção de uso de drogas nefrotóxicas e/ou fatores de agressão renal; possibilidade de tratamento conservador definitivo; maior possibilidade de decisão sobre o melhor tratamento de substituição renal; tempo adequado para o preparo de paciente e familiares para o tratamento, principalmente na instalação do acesso vascular ou peritoneal definitivo; possibilidade maior para transplante renal prévio à necessidade de diálise.

DEFINIÇÃO DO GRAU DE DISFUNÇÃO RENAL

A definição acurada do grau de função renal é importante para determinar o início, a gravidade e a progressão da doença renal crônica, para ajustar doses de medicamentos excretados pelos rins, para interpretar sintomas e sinais que podem acompanhar a síndrome urêmica e para auxiliar na decisão de quando iniciar o tratamento dialítico ou indicar o transplante renal.

O valor da creatinina sérica tem sido o marcador usado para avaliar a função renal, sendo anormal para valores acima de 1,5mg/dL em mulheres e 1,8mg/dL em homens. Especialmente nas fases iniciais de DRC, não é bom indicativo da disfunção renal por ser influenciado por fatores como idade, sexo, massa muscular, dieta, medicamentos, métodos laboratoriais de dosagem e substâncias cromógenas (Fig. 19.2).

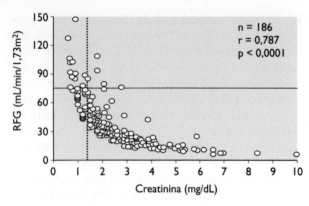

Figura 19.2 – Relação entre o percentual de função renal (ritmo de filtração glomerular) e os níveis de creatinina plasmática correspondentes, nos diversos estágios da doença renal crônica, em 186 pacientes.

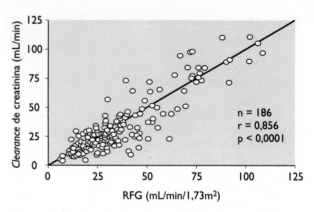

Figura 19.3 – Correlação entre os valores do ritmo de filtração glomerular e o *clearance* calculado de creatinina pela equação de Cockcroft-Gault.

A depuração (*clearance*) de creatinina em urina de 4 ou 24 horas é um exame muito preciso, porém, inconveniente na prática clínica diária, por grandes possibilidades de erros, dificuldade de coleta adequada da urina, pelo custo e pelo grande tempo despendido. Além disso, com a redução da função renal, o *clearance* de creatinina passa a superestimar cada vez mais a função renal real. Para compensar este último fenômeno, pode-se lançar mão do uso da média aritmética dos *clearances* de creatinina e de uréia (*clearance* de creatinina + *clearance* de uréia/2) que se aproxima da função renal real.

Na prática clínica diária, a depuração calculada de creatinina (DCC) pode ser usada no diagnóstico e estadiamento da disfunção renal (Fig. 19.3). A DCC tem boa correlação com o ritmo de filtração de creatinina. A fórmula de Cockcroft-Gault é a mais usada para adultos:

Equação de Cockcroft-Gault

$$DCC\ (mL/min/1,73^2) = \frac{(140 - \text{idade em anos}) \times (\text{peso em kg})}{72 \times \text{creatinina plasmática em mg/dL}}$$

Para mulheres, multiplicar o valor obtido por 0,85

O ritmo de filtração glomerular (RFG) pode ser determinado pelo *clearance* de inulina ou por métodos radioisotópicos. Em ambos os casos, sua realização se aplica a pesquisas e não à rotina clínica por serem trabalhosos, consomem tempo, são caros e sujeitam o paciente à exposição radioativa. O uso de equações derivadas do RFG tem sido útil e muito aplicado na prática clínica. Destas equações, a mais citada é denominada MDRD-7 (descrita por Levey em 2000), usada para adultos, e a fórmula de Counahan-Barratt usada para crianças.

Equação de Levey – MDRD-7 (para adultos)

RFG (mL/min/1,73m^2) = 186,3 × (Pcr)$^{-1,154}$ × (idade)$^{-0,203}$ × × 1,212 (se negro) × 0,742 (se mulher)

Equação de Counahan-Barratt (para crianças)

RFG (mL/min/1,73m^2) = 0,43 × altura (m)/creatinina (mg/dL)

onde:

Pcr = creatinina plasmática
RFG = ritmo de filtração glomerular

MARCADORES DE LESÃO E DISFUNÇÃO RENAL

Uma vez constatada a presença de doença renal, passa-se à caracterização e ao estadiamento da doença renal. Uma avaliação inicial sugerida seria, além de história clínica dirigida e exame físico com verificação dos níveis de pressão arterial, os exames de urina I (EAS), creatinina sérica e depuração calculada de creatinina, além de microalbuminúria quantitativa em portadores de *diabetes mellitus*. Os exames que poderiam ser realizados, de acordo com a indicação clínica de cada caso, seriam: proteinúria de 24 horas, *clearance* de creatinina, ultra-sonografia de rins e vias urinárias, urografia excretora, pesquisa de dismorfismo eritrocitário, bioquímica de sangue (uréia, creatinina, sódio, potássio, bicarbonato plasmático, colesterol total e frações, proteína total e frações, glicemia, hemoglobina glicosilada), hemograma completo, FAN (fator antinúcleo), urocultura e antibiograma. Para pacientes com diagnóstico de DRC, deve-se introduzir uma avaliação mais completa, visando identificar etiologia da DRC, fatores reversíveis, estadiamento da disfunção renal e co-morbidades presentes.

ESTADIAMENTO DA DOENÇA RENAL CRÔNICA

Para efeitos clínicos, epidemiológicos, didáticos e conceituais, a DRC é dividida em seis estágios funcionais, de acordo com o grau de função renal do paciente (Fig. 19.4 e Tabela 19.1):

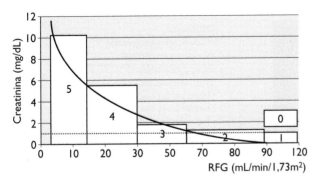

Figura 19.4 – Estágios da doença renal crônica e a relação entre a creatinina plasmática e o ritmo de filtração glomerular (RFG). Para interpretação dos estágios 0 a 5, ver tabela 19.1.

Tabela 19.1 – Estadiamento e classificação da doença renal crônica.

Estágio	Filtração glomerular (mL/min)	Creatinina (mg/dL)	Grau de DRC
0	≥ 90	0,6-1,4	Grupo de risco para DRC
			Ausência de lesão renal
1	≥ 90	0,6-1,4	Função renal normal
			Presença de lesão renal
2	60-89	1,5-2,0	IR leve ou funcional
3	30-59	2,1-6,0	IR moderada ou laboratorial
4	15-29	6,1-9,0	IR grave ou clínica
5	< 15	> 9,0	IR terminal ou pré-dialítica

DRC = doença renal crônica; IR = insuficiência renal

Estágio 0: fase de função renal normal sem lesão renal – importante do ponto de vista epidemiológico, pois inclui indivíduos integrantes dos chamados grupos de risco para o desenvolvimento da doença renal crônica (Quadro 19.1), que ainda não desenvolveram lesão renal e conseqüente perda de função dos rins.

Estágio 1: fase de lesão com função renal normal – corresponde às fases iniciais de lesão renal ainda com filtração glomerular preservada, ou seja, o ritmo de filtração glomerular está acima de 90mL/min/1,73m².

Estágio 2: fase de insuficiência renal funcional ou leve – ocorre no início da perda de função dos rins. Nessa fase, os níveis de uréia e creatinina plasmáticos ainda são normais, não há sinais ou sintomas clínicos importantes de insuficiência renal e somente métodos acurados de avaliação da função do rim (métodos de depuração, por exemplo) irão detectar essas anormalidades. Os rins conseguem manter controle razoável do meio interno. Compreende a um ritmo de filtração glomerular entre 60 e 89mL/min/1,73m².

Estágio 3: fase de insuficiência renal laboratorial ou moderada – nessa fase, embora os sinais e sintomas da uremia possam estar presentes de maneira discreta, o paciente mantém-se clinicamente bem. Na maioria das vezes, apresenta somente sinais e sintomas ligados à causa básica (lúpus, hipertensão arterial, *diabetes mellitus*, infecções urinárias etc.). Avaliação laboratorial simples já nos mostra níveis elevados de uréia e de creatinina plasmáticos. Corresponde a uma faixa de ritmo de filtração glomerular compreendido entre 30 e 59mL/min/1,73m².

Estágio 4: fase de insuficiência renal clínica ou grave – o paciente já se ressente da disfunção renal. Apresenta sinais e sintomas marcados de uremia. Dentre estes, a anemia, a hipertensão arterial, o edema, a fraqueza, o mal-estar e os sintomas digestórios são os mais precoces e comuns. Corresponde à faixa de ritmo de filtração glomerular entre 15 e 29mL/min/1,73m².

Estágio 5: fase de insuficiência renal crônica – como o próprio nome indica, corresponde à faixa de função renal na qual os rins perderam o controle do meio interno, tornando-se este bastante alterado para ser incompatível com a vida. Nessa fase, o paciente encontra-se intensamente sintomático. Suas opções terapêuticas são os métodos de depuração artificial do sangue (diálise peritoneal ou hemodiálise) ou o transplante renal. Compreende a um ritmo de filtração glomerular inferior a 15mL/min/1,73m².

Assim, o paciente com insuficiência renal crônica apresenta múltiplas e sérias alterações clínico-laboratoriais, que devem ser prontamente diagnosticadas, corrigidas ou atenuadas. Com o deterioramento da função renal, literalmente todos os demais órgãos e sistemas orgânicos são envolvidos e passam a funcionar de maneira anormal. Chega-se a uma situação em que somente com a diálise ou com o transplante renal há possibilidade de sobrevivência do paciente. A essa constelação de sinais, sintomas e alterações físico-químicas, que ocorrem nesse momento, dá-se o nome de *uremia* ou *síndrome urêmica* (Fig. 19.5). Tais achados são menos relacionados aos níveis elevados de uréia, como anteriormente queria se dizer, e mais intensamente ligados ao não-funcionamento adequado de todas as funções renais descritas, incluindo o acúmulo de toxinas urêmicas no organismo.

ETIOLOGIA

As causas de insuficiência renal crônica são múltiplas, variando de região para região, e dependentes da fase de insuficiência renal crônica analisada (Tabela 19.2).

Dentre os pacientes mantidos em tratamento conservador, o predomínio de doenças de causa sistêmica (nefropatia diabética e nefrosclerose hipertensiva) tende a ser maior, enquanto em populações em programa de diálise e transplante renal há predomínio de doen-

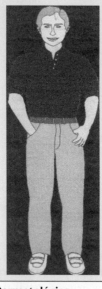

Neurológica central
- Sonolência, coma
- Distúrbios da atividade congestiva
- Perda da memória
- Tremores, mioclonias
- Convulsão
- Desorientação, confusão
- Apnéia do sono

Cardiovascular
- Hipertensão arterial
- Aterosclerose acelerada
- Miocardiopatia
- Pericardite

Hematológica
- Anemia
- Alteração da função de leucócitos
- Diátese hemorágica
- Disfunção plaquetária

Neurológica periférica
- Neuropatia sensoriomotora
- Disestesias
- Soluço
- Pernas inquietas
- Fadiga muscular

Dermatológica
- Prurido
- Calcificação distrófica
- Alteração da pigmentação
- Cabelo seco, quebradiço

Oftálmica
- Calcificação conjuntival
- Calcificação corneal

Endocrinológica
- Hiperparatireoidismo secundário
- Intolerância aos carboidratos
- Resistência insulínica
- Dislipidemias
- Metabolismo tireóideo periférico alterado
- Atrofia testicular
- Disfunção ovariana
- Amenorréia, dismenorréia

Pulmonar
- Edema agudo de pulmão
- Pneumonite
- Pleurite fibrinosa

Gastrintestinal
- Anorexia, náuseas e vômitos
- Estomatite, gengivite
- Parotidite
- Gastrite, duodenite
- Úlcera péptica

Figura 19.5 – Manifestações clínicas da síndrome urêmica.

Tabela 19.2 – Etiologia da doença renal crônica em levantamentos realizados nos anos de 1987, 1997 e 2004, notando-se a mudança do perfil das causas de disfunção renal crônica no Brasil.

Diagnóstico	Sabbaga (1987)	Sec. Saúde SP (1997)	Romão Jr. (2004)
Glomerulonefrite crônica	36,5%	27,5%	13,0%
NTIC/PNC	16,5%	11,0%	9,0%
Nefrosclerose	10,8%	16,8%	27,1%
Diabetes mellitus	8,1%	13,0%	22,3%
Doença renal policística	6,7%	3,0%	5,4%
Nefropatia lúpica	4,7%	1,3%	2,1%
Outros	1,7%	4,6%	12,1%
Indeterminado	15,0%	22,8%	9,0%

ças renais primárias (glomerulonefrites, doença renal policística, por exemplo) e daquelas causadas por anormalidades de aparelho urinário (uropatias obstrutivas, por exemplo).

Didaticamente, as causas de insuficiência renal podem ser classificadas em três grupos:

1. Causas parenquimatosas renais ou primárias renais.
2. Doenças do aparelho urinário ou causas urológicas.
3. Doenças sistêmicas com comprometimento renal ou causas secundárias.

CAUSAS PARENQUIMATOSAS RENAIS

São doenças próprias dos rins, na maioria das vezes de origem imunológica, congênita ou infecciosa. Ao longo dos últimos anos, deixou de ser o principal grupo causador de DRC, perdendo o posto para as doenças sistêmicas com acometimento renal. Os principais exemplos são:

Glomerulopatia

Geralmente de origem imunológica; leva à insuficiência renal crônica por lesão primária do glomérulo renal. Com a perda da capacidade de funcionamento de uma população grande de glomérulos e conseqüente comprometimento tubulointersticial e vascular, a função renal fica comprometida e há retenção de catabólitos no sangue. Uma classificação das principais glomerulopatias idiopáticas e secundárias está apresentada no quadro 19.2.

Quadro 19.2 – Calssificação das glomerulopatias.

Lesões mínimas
Membranosa
Membranoproliferativa tipo I
Membranoproliferativa tipo II
Proliferativa mesangial
Glomerulosclerose focal
Rapidamente progressiva
Glomerulonefrite crônica

Nefropatia tubulointersticial

Corresponde às doenças que lesam predominantemente a região tubulointersticial do rim. Dentre estas, a pielonefrite e a nefrite intersticial crônica são as mais comuns. A pielonefrite crônica quase sempre está associada a malformações do aparelho urinário e geralmente a infecções urinárias. As nefrites intersticiais crônicas podem ser causadas por drogas (antibióticos, analgésicos, contrastes radiográficos etc.), infecções virais ou ter sua causa desconhecida. Outros exemplos de uremia por doença tubulointersticial são a nefropatia da gota e a tuberculose renal.

Doença renal policística

É uma doença hereditária, de caráter autossômico, com penetrância variável, mais grave no homem que na mulher e que leva à uremia terminal por volta da quarta-quinta décadas de vida. O gene responsável pela doença está localizado no braço curto do cromossomo 6. No adulto, apresenta caráter dominante; uma variante infantil recessiva tem pior evolução e leva à insuficiência renal crônica antes do quarto ou quinto ano de vida. Caracteriza-se pela presença de múltiplos cistos renais que fazem os rins aumentarem muito de volume, chegando a pesar 8-12kg. Além dos cistos renais, podem aparecer cistos hepáticos e pulmonares, sendo comum a presença de aneurisma de artérias cerebrais.

Síndrome de Alport

Doença de caráter hereditário familiar, com característica autossômica dominante, penetrância variável e mais grave em pacientes do sexo masculino. Caracteriza-se por apresentar, ao lado da nefropatia, comprometimento ocular (diminuição da acuidade visual, lenticônus, esferofaquia) e diminuição de acuidade auditiva, podendo chegar à surdez. Evidências recentes sugerem que a anormalidade básica na síndrome de Alport consistiria na presença de uma membrana basal glomerular deficiente em sua porção não-colágena. Geralmente, a uremia terminal ocorre no homem jovem antes dos 30 anos de idade.

Displasia e hipoplasia renal

Defeito congênito do desenvolvimento renal que pode variar desde inexistência completa de um ou dos dois rins (agenesia unilateral e/ou bilateral) até displasia (malformação histológica e estrutural) ou hipoplasia (rim histologicamente normal mas com número pequeno de unidades funcionantes). A displasia e a hipoplasia renal bilateral levam à insuficiência renal crônica terminal crianças e adultos jovens (idade inferior a 30 anos).

DOENÇAS DO TRATO URINÁRIO

Como o próprio nome indica, são doenças urológicas que, secundariamente, comprometem os rins. O paciente apresenta inicialmente sintomas e sinais da uropatia e, com o passar do tempo, quadro clínico de insuficiência renal. As causas mais comuns evoluem com obstrução do trato urinário e na maioria das uropatias coexiste a infecção urinária. As causas mais comuns dessas doenças estão relacionadas no quadro 19.3.

Quadro 19.3 – Principais causas de doenças do trato urinário.

Obstruções urinárias
Cálculos urinários
Refluxo vesicoureteral
Válvula de uretra posterior

DOENÇAS SISTÊMICAS COM COMPROMETIMENTO RENAL

Diversas são as doenças sistêmicas que, direta ou indiretamente, comprometem a função renal, são muito comuns e hoje representam o maior contigente de causas que levam à uremia terminal. Dentre os exemplos citados, deve destacar a nefropatia diabética, quer por suas características peculiares, quer por sua importância epidemiológica.

A nefropatia diabética é um exemplo de glomerulopatia, caracterizando-se histologicamente pela presença de glomerulonefrite nodular (lesão de Kimmelstiel-Wilson) ou glomerulonefrite difusa. Acomete cerca de 30% dos pacientes portadores de *diabetes mellitus* e hoje constitui na maior causa isolada de insuficiência renal crônica terminal em muitos países. No Brasil, corresponde a 15-25% dos novos pacientes aceitos em programa dialítico. O aparecimento e a evolução da nefropatia diabética têm característica monótona. Normalmente, após cinco a seis anos de diabetes conhecido (tipos I ou II), o paciente começa a apresentar sinais de comprometimento renal (microalbuminúria e hiperfiltração glomerular); no 10º-12º anos de diabetes aparecem a hipertensão arterial e a proteinúria maciça; cerca de três a quatro anos após já apresenta níveis elevados de uréia e creatinina no plasma, chegando à insuficiência renal crônica terminal pouco tempo depois (dois a quatro anos).

A nefrosclerose hipertensiva constitui a maior causa de DRC entre nós, sendo responsável por cerca de 25-35% dos novos casos de insuficiência renal crônica. Alguns portadores de hipertensão arterial moderada ou grave podem desenvolver insuficiência renal crônica, caso os níveis pressóricos não sejam controlados adequadamente. Em alguns casos, há presença de hipertensão maligna (pressão diastólica superior a 130mmHg, emagrecimento, hipertensão de difícil controle, edema de papila no fundo do olho, comprometimento cardíaco), e a evolução da insuficiência renal é rápida para a uremia terminal.

ALTERAÇÕES FISIOPATOLÓGICAS

Conforme assinalado anteriormente, a presença de insuficiência renal crônica significa o aparecimento de múltiplas e sérias alterações clínico-laboratoriais decorrentes não só de falência deste órgão, como também de sobrecargas e comprometimento funcional de, literalmente, todos os demais órgãos e sistemas orgânicos. Tais alterações fisiopatológicas tornam-se mais marcadas quando a função renal fica abaixo de 30% da normalidade (fase de insuficiência renal crônica clínica).

A insuficiência renal crônica acompanha uma série de condições que lesam os rins. Suas características clínicas, uremia ou síndrome urêmica (Fig. 19.4), são muito uniformes, visto que a lesão renal final sempre consiste em destruição dos néfrons.

QUADRO CLÍNICO

Nas fases iniciais da insuficiência renal, o quadro clínico tende a ser muito discreto; quase sempre, o paciente apresenta nictúria e poliúria devido à perda da capacidade de concentração urinária precoce; nas mulheres são freqüentes as alterações menstruais. Anemia tem desenvolvimento insidioso e precoce. Nesta fase, predominam sinais e sintomas da doença sistêmica que está afetando a função renal (*diabetes mellitus*, lúpus eritematoso sistêmico etc.).

Com o desenvolvimento do quadro urêmico, surgem mal-estar, fadiga, sintomas digestórios (anorexia, náuseas e vômitos matinais) e distúrbios neurológicos mínimos. Como este quadro é inespecífico na maioria das vezes, não é incomum que sua relação com doença renal não seja prontamente estabelecida. Nas fases mais avançadas da insuficiência renal crônica, incluindo o período dialítico, a síndrome urêmica aflora em toda a sua plenitude.

ALTERAÇÕES ESPECÍFICAS

Procurando facilitar uma exposição resumida de toda a síndrome urêmica, nos itens seguintes as alterações observadas serão divididas de acordo com os órgãos e sistemas acometidos.

Tegumento

A pele do paciente tende a ser pálida (amarelo-palha), seca e descamativa. Em alguns pacientes em diálise, pode tornar-se escura (cinza-bronzeado). Esta alteração de coloração é causada por pigmentos retidos pela insuficiência renal e pela anemia quase sempre presente. A pele seca e descamativa deve-se à atividade diminuída das glândulas sebáceas e sudoríparas. A combinação de pele seca, de depósitos de sais de fosfato e o hiperparatireoidismo causam prurido, muitas vezes intenso e insuportável. Alterações de coagulação e fragilidade capilar podem, após pe-

quenos traumatismos, levar ao aparecimento de hematomas e equimoses. A formação de neve urêmica (poeira esbranquiçada composta principalmente por urato) na face do paciente é ocorrência muito rara nos dias atuais.

Hipertensão arterial

É o mais comum problema cardiovascular presente na insuficiência renal crônica. Acomete cerca de 80% dos pacientes urêmicos, quando não é a própria causa de insuficiência renal crônica (como na hipertensão arterial maligna primária). Por outro lado, sua presença é um dos fatores sabidamente implicado na progressão da perda de função renal. Suas causas principais estão relacionadas à retenção de sódio e água com conseqüente hipervolemia (hipertensão volume-dependente), funcionamento do sistema renina-angiotensina-aldosterona com hipersecreção de renina (hipertensão renina-dependente) ou deficiência de produção de substâncias hipotensoras renais como bradicinina e prostaglandinas (hipertensão renopriva).

Cardiovasculares

O sistema cardiovascular é o mais atingido na insuficiência renal, quer pela uremia em si, quer pela presença de outras alterações como hipertensão arterial, alterações hidroeletrolíticas e acidobásico, anemia e dislipidemia. Constituem a principal causa de morte deste pacientes.

As principais alterações encontradas são:

Pericardite

Ocorre aproximadamente em 30 a 50% dos pacientes com insuficiência renal crônica. Se não tratada, pode levar à efusão hemorrágica (derrame pericárdico) e ao tamponamento cardíaco, com insuficiência cardíaca restritiva. Os sinais clínicos mais comuns são o atrito pericárdico, a dor precordial e a febre baixa. A pericardite não é infreqüente em pacientes urêmicos em situações de estresse (pós-operatórios, presença de processos infecciosos etc.).

Derrame pericárdico

O processo inflamatório do pericárdio pode precipitar a efusão de líquido sanguinolento no saco pericárdico. A presença de pequena quantidade de líquido no espaço pericárdico é freqüente (volumes inferiores a 50mL). Quando este volume se torna excessivo, pode levar a comprometimento da função cardíaca.

O primeiro sinal de derrame pericárdico é o desaparecimento de atrito pericárdico existente. Com o aumento do derrame, pode haver restrição cardíaca e suas conseqüências hemodinâmicas. Abafamento de bulhas cardíacas à ausculta precordial, estase jugular (às vezes, presença de pulso venoso), queda importante da pressão arterial, pulsos periféricos finos, hepatomegalia dolorosa e marcada queda na pressão arterial na inspiração (pulso paradoxal) são sinais de derrame pericárdico e tamponamento cardíaco. São importantes no diagnóstico o eletrocardiograma (atenuação acentuada no traçado gráfico), a radiografia do tórax (aumento importante da área cardíaca e coração em "moringa") e o ecocardiograma (confirma e dimensiona o volume do derrame e suas conseqüências sobre a função ventricular).

Miocardiopatia

As alterações miocárdicas são secundárias a muitos fatores não específicos existentes na insuficiência renal crônica já citados e à própria uremia. A doença ventricular hipertensiva é muito freqüente na uremia, tendo a hipertrofia concêntrica de ventrículo esquerdo sido encontrada na metade dos pacientes iniciando programa de diálise.

A arteriosclerose apresenta-se acelerada em portadores de insuficiência renal crônica, e a doença coronariana aparece com freqüência. Distúrbios vasculares periféricos são observados, embora ocorram apenas em pacientes com predisposição, como os diabéticos e os dislipêmicos graves.

Alterações eletrolíticas como a hipocalcemia, a hiperpotassemia, a hiponatremia, a hipermagnesemia e a hiperfosfatemia podem causar disfunção miocárdica, arritmias cardíacas e morte súbita. O hiperparatireoidismo, muitas vezes presente, tem sido apontado com um dos fatores depressores da função do miocárdio.

Freqüentes canulações de vasos sangüíneos estão relacionadas à maior freqüência de endocardite infecciosa e às valvulopatias nos urêmicos. A presença de fístula arteriovenosa, como via de acesso vascular à hemodiálise, contribui para o aparecimento de insuficiência cardíaca congestiva.

Fatores urêmicos, como os depressores miocárdicos dialisáveis, experimentalmente, têm sido relacionados à miocardite e à cardiopatia. Calcificações metastáticas no coração são observadas em alguns pacientes.

Pulmonares

Os principais problemas encontrados na insuficiência renal crônica são edema pulmonar, atrito pleural, dor pleurítica e derrame pleural. Os sintomas respiratórios agudos estão relacionados à sobrecarga volêmica. O "pulmão urêmico" antigo parece ser decorrente de edema intersticial e é reversível com diálise eficiente. Os pacientes urêmicos têm predisposição a infecções respiratórias, e as pneumonias bacterianas representam um grande fator de morbidade e mortalidade. Calcificações metastáticas pulmonares são raras e secundárias a distúrbios do metabolismo do cálcio e fósforo.

Hematológicas

As alterações hematológicas na uremia incluem anemia, alterações qualitativas plaquetárias e de glóbulos brancos e tendência ao sangramento. A anemia é do tipo normocrômica normocítica, e suas causas são: produção diminuída de hemácias secundária e deficiência de produção renal de eritropoetina e falta de outros elementos importantes na hematogênese; meia-vida das hemácias diminuída, perda excessiva de sangue por sangramentos (principalmente gastrintestinais) e em exames laboratoriais. A anemia não traz grandes transtornos clínicos aos pacientes com DRC nos estágios 1 a 4, e sua correção faz-se necessária em poucos casos. O número de plaquetas é normal ou ligeiramente diminuído. Alterações qualitativas tendem a levar a um tempo de sangramento prolongado; a agregação plaquetária está diminuída em cerca de 40% dos pacientes. Púrpura, hematomas e sangramento em mucosas podem estar presentes. A contagem global e diferencial de leucócitos é geralmente normal. Entretanto, a função dos glóbulos brancos parece ser marginal, e portadores de insuficiência renal crônica são predispostos a infecções virais e bacterianas.

Gastrintestinais e hepáticas

As alterações gastrintestinais mais comuns na uremia são a anorexia, as náuseas e os vômitos matutinos e um gosto amargo ("metálico") na boca. Devido à hipergastrinemia, alterações locais na mucosa gastrintestinal, hiperatividade vagal e ulcerações são freqüentes nos portadores de insuficiência renal crônica, bem como muito sangramento. São responsáveis pela perda sangüínea gastrintestinal crônica. Obstipação intestinal é um sintoma comum, agravada pelo uso constante de hidróxido de alumínio e/ou carbonato de cálcio (quelantes de fósforo).

É bem conhecida a associação entre disfunção hepática e insuficiência renal crônica. Fibrose hepática, doença cística, hepatite pelo vírus B e esquistossomose estão relacionadas a diversas doenças renais específicas. Outras doenças não-específicas são também vistas em urêmicos crônicos (hemossiderose, esteatose e peliose hepática). As viroses, principalmente a hepatite B e a pelo citomegalovírus (CMV), são freqüentes em portadores de insuficiência renal crônica. Por outro lado, o fígado tem sido mostrado ser o alvo primário de lesões medicamentosas em pacientes com função renal comprometida. Um exemplo é o uso crônico da alfa-metildopa levando à hepatotoxicidade.

Osteodistrofia

O termo "osteodistrofia renal" é amplamente usado para caracterizar as alterações do esqueleto que ocorrem na uremia. Compreende alterações do metabolismo do cálcio e do fósforo, alterações osteoarticulares e calcificações ectópicas. A freqüência com que essa complicação é diagnosticada está relacionada à forma de investigação usada. Assim, somente 5 a 10% dos pacientes com insuficiência renal avançada desenvolvem sintomas relacionados à osteodistrofia, enquanto uma avaliação radiográfica pode demonstrá-la em cerca de 40% dos urêmicos e a análise histológica (biópsia óssea) pode chegar a diagnosticar osteopatia em quase 100% dos pacientes urêmicos crônicos.

O quadro histopatológico da osteodistrofia renal pode ser subdividido em quatro grupos: osteíte fibrosa, osteomalacia, doença mista e doença óssea adinâmica.

Osteíte fibrosa – tem seu aparecimento conseqüente a uma hipersecreção de hormônio das glândulas paratireóides. A elevação do paratormônio sangüíneo é decorrente principalmente de hipocalcemia e/ou hiperfosfatemia comuns no curso da insuficiência renal crônica. Histologicamente, é caracterizada por atividade osteoblástica/osteoclástica intensas, presença de fibrose medular e mineralização (marcada pela tetraciclina) normal ou aumentada. O quadro clínico prevalece nos casos de hiperparatireoidismo e compreende dor óssea, prurido intenso, calcificações em córnea (síndrome do olho vermelho), pseudogota, fraturas espontâneas e calcificações de partes moles. O tratamento consiste de restrição de fosfato dietético, quelantes orais e fosfato (carbonato de cálcio, acetato de cálcio etc.), suplementação de cálcio e de vitamina D, podendo, em raras ocasiões, haver necessidade de paratireoidectomia.

Osteomalacia – é caracterizada por acúmulo de matriz osteóide (aumento de sua espessura), recoberta por osteoblastos sem atividade celular. A marcação pela tetraciclina revela atraso e até mesmo ausência de mineralização. As possíveis causas desse defeito na formação e/ou mineralização da matriz osteóide decorre de depleção de fosfato e deficiência de cálcio (hipofosfatemia e hipocalcemia), síntese reduzida de vitamina D ou intoxicação óssea por alumínio. No quadro clínico da osteomalacia predominam fraqueza muscular, dores ósseas e deformidades esqueléticas.

Doença mista – resulta da associação entre as duas entidades descritas e, no momento, não parece ter especificidade fisiopatológica.

Doença óssea adinâmica (ou aplástica) – padrão histológico ósseo caracterizado primariamente por defeito na formação de matriz óssea, não sendo encontrado aumento da espessura osteóide (em algumas ocasiões ela pode estar até reduzida), embora a superfície osteóide esteja geralmente aumentada. A fisiopatogênese dessa alteração não está bem clara, e as hipóteses atuais variam desde rotulá-la como idiopática até imputar seu aparecimento presença de diabetes, hipotireoidismo, intoxicação pelo ferro e fluoreto, hipofosfatemia, acidose e intoxicação pelo alumínio.

As *calcificações metastáticas* podem ser classificadas em viscerais (pulmão, coração, rins) e não-viscerais (principalmente em vasos sangüíneos e regiões periarticulares) e trazer graves intercorrências clínicas. A patogênese dessas calcificações parece estar relacionada à presença de produto cálcio x fósforo plasmático muito elevado.

A presença de *amiloidose osteoarticular* é caracterizada clinicamente por artralgias e síndrome do túnel do carpio. Trata-se de uma complicação mais recente, descrita em portadores de insuficiência renal crônica mantidos a longo tempo em programa de hemodiálise. Crê-se que esteja relacionada a depósitos de beta-2-microglobulina em articulações e tendões.

Artropatia

Artropatias são freqüentes em portadores de insuficiência renal crônica. Uma artrite aguda pode resultar de pseudogota, gerada pelo depósito periarticular de hidroxiapatita resultante de um produto cálcio x fósforo elevado. Ocasionalmente, a hiperuricemia, presente em todos os pacientes com insuficiência renal crônica, pode precipitar artropatia gotosa aguda. Não é rara a presença de artrites infecciosas, inclusive tuberculose articular.

Neurológicas

Encefalopatia – ocorre de maneira marcada somente quando de uremia grave (níveis plasmáticos de uréia acima de 400mg/dL), embora distúrbios neurológicos mínimos possam estar presentes quando de valores menores de uréia plasmática. Alterações sensoriais e distúrbios da função cognitiva estão presentes em graus variáveis na insuficiência renal crônica. Alterações motoras podem aparecer no início (abalos musculares, fasciculações, fraqueza muscular proximal). Crises convulsivas não são incomuns no adulto e são freqüentes em crianças urêmicas; as causas parecem estar mais relacionadas às alterações hidroeletrolíticas e às mudanças súbitas dos níveis pressóricos dos pacientes. O liquor de urêmicos "normais" mostra pressões elevadas, proteínas em níveis acima da normalidade e citometria normal. Alterações no eletroencefalograma estão associadas à intensidade e/ou à gravidade da uremia. Demência está associada à intoxicação por alumínio.

Neuropatia periférica – é do tipo polineuropatia mista simétrica sensoriomotora que tende a envolver as porções mais distais das extremidades. Em alguns casos, seu aparecimento é precoce e intenso, indicando início de programa de diálise. Seus sintomas iniciais estão relacionados a distúrbios sensitivos e motores: parestesias em região plantar e extremidades das mãos e síndrome da perna inquieta (*restless legs*). As características histológicas dos nervos periféricos acometidos são a desmielinização segmentar paranodal e a degeneração axonal em proporções variadas. Tais alterações têm sido imputadas a "toxinas" urêmicas circulantes.

Imunológicas

A uremia foi denominada por Lawrence de "mecanismo imunossupressor da natureza", pois ela está associada a várias anormalidades imunológicas: linfocitopenia, redução da imunidade celular, redução menos acentuada da imunidade humoral e agravamento da imunossupressão pelo uso de drogas como prednisona, azatioprina e outras.

A diminuição da contagem global de leucócitos da uremia é mais evidente quando a uremia é crônica, não sendo correlacionada com o uso de corticóides em dose alta, nem corrigida com a hemodiálise. Os linfócitos B e T estão reduzidos no sangue, especialmente os primeiros, responsáveis pela imunidade celular.

Endocrinometabólicas

Alterações endocrinometabólicas, como seria esperado, são muito freqüentes na insuficiência renal crônica. As que merecem um enfoque sumário específico são:

Crescimento – a concentração de hormônio do crescimento imunorreativo circulante é normal ou elevada na insuficiência renal crônica; o grau de elevação tende a ser paralelo ao aumento da creatinina plasmática. As causas desse aumento permanecem desconhecidas. As somatomedinas, peptídeos que têm sido postulados como mediadores entre o hormônio do crescimento pituitário e o tecido esquelético, têm suas concentrações séricas baixas, normais ou elevadas, dependendo do método de dosagem utilizado. É provável que eles tenham suas ações sobre o órgão-alvo bloqueadas por fatores inibidores dialisáveis. Mais da metade das crianças urêmicas apresenta atraso importante no crescimento, quando chegam à uremia terminal. As crianças com doença renal congênita e aquelas com disfunção tubular renal predominante (pielonefrite crônica, doença renal policística e nefropatia de refluxo ou obstrutivas) apresentam atraso de crescimento mais acentuado quando comparadas com as crianças portadoras de doenças renais de evolução mais rápida e lesão glomerular predominante.

Os principais fatores mais relacionados ao atraso no crescimento de crianças urêmicas são: acidose metabólica, osteodistrofia renal, anemia e uso de corticosteróides.

Dislipidemia – a hipertrigliceridemia e, menos comumente, a hipercolesterolemia ocorrem na insuficiência renal crônica. A causa da hipertrigliceridemia parece estar relacionada à atividade da lipase lipoprotéica plasmática diminuída. Isto poderia estar relacionado à intolerância à glicose existente no urêmico. Outro fator relacionado à hipertrigliceridemia seria o desvio dietético para uma maior ingestão de carboidratos.

Função gonadal – na insuficiência renal crônica avançada, a infertilidade geralmente ocorre nos homens e nas mulheres. Amenorréia e cessação da ovulação são alterações muito precoces na evolução da uremia. A libido está diminuída ou ausente em ambos os sexos, e a impotência não é infreqüente no homem urêmico. Estas provavelmente tenham origem psicogênica tanto quanto uma base fisiopatológica. Alterações hormonais são freqüentes, destacando-se a hiperprolactinemia e os níveis diminuídos de testosterona. Gravidez na insuficiência renal crônica avançada é rara e considerada de alto risco.

Tireóide – pacientes com insuficiência renal crônica apresentam algumas características clínicas confundíveis com mixedema: hipotermia, pele seca, face cérea e edema, associados a letargia, fadiga e anorexia. Freqüentemente, apresentam alterações nas concentrações séricas de hormônios tireoidianos, sugestivas de hipotireoidismo. As concentrações de T_3 estão diminuídas na maioria dos casos, o T_4 em cerca de 50% dos pacientes está abaixo do normal; a concentração da tireoglobulina (TBG) é normal; T_4 livre e TSH estão dentro dos valores normais, mesmo quando o T_3 e o T_4 estão abaixo dos seus limites normais. Apesar dessas anormalidades clínicas e bioquímicas, geralmente não há hipotireoidismo necessitando da terapêutica de reposição hormonal.

Vasopressina – os valores basais normais do hormônio antidiurético estão elevados na insuficiência renal crônica. O aumento da osmolalidade sérica poderia explicar esse achado; vasopressina tem sido implicada também na patogênese da hipertensão arterial do urêmico.

Paratormônio – o hiperparatireodismo secundário ocorre precocemente no curso da insuficiência renal crônica, devido principalmente a retenção de fósforo, hipocalcemia e níveis baixos de calcitriol. Estas alterações associadas à resistência óssea à ação do paratormônio (PTH) levam à hipertrofia e à hiperplasia da glândula paratireóide. Dentre os fatores citados, a retenção de fósforo parece ser o principal fator na gênese do hiperparatireoidismo, no desenvolvimento da osteodistrofia e na instalação de calcificações teciduais, inclusive cardiocirculatórias. Analisando os níveis de PTH intacto em pacientes com DRC, encontra-se uma elevação progressiva à medida que a depuração de creatinina se reduz (Fig. 19.6).

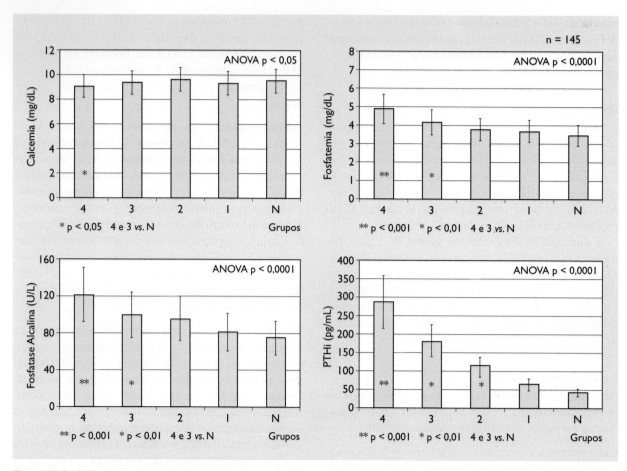

Figura 19.6 – Relação entre as médias dos níveis sangüíneos de cálcio, fósforo, fosfatase alcalina e paratormônio intacto (PTHi) em pacientes estratificados de acordo com os estágios da doença renal crônica.

TRATAMENTO

TRATAMENTO CONSERVADOR

O curso natural da doença renal crônica, qualquer que seja sua causa, quase sempre é progressão até a insuficiência renal crônica. Grande parte dos nossos pacientes apresenta progressão linear do inverso da creatinina em função do tempo. A rapidez dessa deterioração parece estar relacionada principalmente aos níveis de pressão arterial, ao controle da proteinúria, da normalização da glicemia em diabéticos e à natureza da nefropatia.

As intervenções para o tratamento das condições co-mórbidas, para o atraso da evolução da doença renal e para a redução do risco de doença cardiovascular, devem começar assim que for feito o diagnóstico de doença renal crônica. A doença renal crônica em geral é silenciosa. Por isso, a avaliação clínica baseia-se em grande parte no estudo laboratorial e nos exames de diagnóstico por imagem. Assim mesmo, anamnese cuidadosa freqüentemente revelará indícios para um diagnóstico correto. Os exames que poderiam ser realizados, de acordo com a indicação clínica de cada caso, estão relacionados no quadro 19.4.

Quadro 19.4 – Rotina de exames em portadores de doença renal crônica em tratamento.

Exames mensais	Sangue = uréia, creatinina, sódio, potássio, hemograma, glicemia e hemoglobina glicosilada (para diabéticos)
	Urina = sumário de urina
Exames bimensais	Sangue = cálcio, fósforo, fosfatase alcalina, gasometria venosa (bicarbonato)
Exames trimestrais	Sangue = ferro, saturação da transferrina, ferritina, eletroforese de proteínas
	Urina = creatinina, uréia, sódio, potássio, proteinúria de 24 horas
Exames semestrais	Sangue = colesterol total e frações, triglicérides, ácido úrico, proteína C reativa, TGO, TGP
Exames anuais	Sangue = PTH
	ECG, ecocardiograma, MAPA, radiografia de tórax
Outros	Sorologia viral (HBV, HCV, HIV)
	Ultra-sonografia de rins e vias urinárias
	Biópsia renal

TGO = transaminase glutâmico-oxalacética; TGP = transaminase glutâmico-pirúvica; PTH = hormônio da paratireóide; ECG = eletrocardiograma; MAPA = monitorização ambulatorial da pressão arterial; HBV = vírus da hepatite B; HCV = vírus da hepatite C; HIV = vírus da imunodeficiência humana.

Avaliação da função renal

A fase inicial dos princípios de avaliação do paciente urêmico não difere daquela empregada na investigação de qualquer paciente: história clínica e exame físico acurados seguidos de exames laboratoriais mínimos fornecem subsídios esclarecedores. Estudos adicionais devem ser realizados para esclarecer se o paciente com disfunção renal é portador de insuficiência renal aguda reversível ou de agudização de insuficiência renal crônica com possibilidade de reversão parcial da disfunção, ou ainda de doença renal crônica progressiva e avançada.

Determinação do tamanho renal, quer por estudo radiográfico, quer por ultra-sonografia, é de extrema importância na determinação da cronicidade da doença renal. Rim reduzido de tamanho, com desaparecimento do limite corticomedular e hiperecogenicidade cortical, indica presença de insuficiência renal crônica em estágio avançado. Por outro lado, rim de tamanho normal tende a favorecer o diagnóstico de processo agudo, embora haja exceções. Casos de insuficiência renal crônica com rim de tamanho normal ou aumentado incluem nefropatia diabética, amiloidose renal, nefrosclerose maligna primária e doença renal policística. Caracteristicamente, na nefropatia diabética encontramos um rim de tamanho normal e a com ecogenicidade do parênquima renal preservada à ultra-sonografia, até mesmo naqueles pacientes iniciando tratamento dialítico crônico.

Biópsia renal pode dar o diagnóstico definitivo da nefropatia se realizada antes da fase dialítica e em fases iniciais de insuficiência renal crônica. Além de selar o diagnóstico histológico da nefropatia, pode contribuir para o seu tratamento (casos de nefrite intersticial agudizada, nefropatia lúpica, vasculites e glomerulonefrites crescênticas, por exemplo) e determinar o prognóstico evolutivo da doença renal e seu comportamento após um possível transplante de rim.

Fatores reversíveis

É muito importante, diante do portador de doença renal crônica, tentar identificar a causa primária dessa disfunção e/ou identificar fatores reversíveis superajuntados à uremia que estejam contribuindo para uma piora da função renal. Em algumas ocasiões, é possível tratar a causa imediata da falência dos rins ou as doenças associadas a ela (Quadro 19.5) e assim prevenir deterioração futura da função renal. Em alguns casos, é até possível se obter grande melhora da disfunção renal. Infelizmente, na maioria dos pacientes urêmicos, a causa da insuficiência renal crônica não é tratável. As situações mais comuns relacionadas a uma potencial reversibilidade da disfunção renal são: depleção de volume circulatório efetivo, secundário a desidratação, insuficiência cardíaca, sepse, sangramentos etc.; obstrução do trato urinário; uso de drogas nefrotóxicas, contraste radiográficos e inibidores de ECA; hipertensão arterial grave; glomerulopatias rapidamente progressivas.

Quadro 19.5 – Causas reversíveis de insuficiência renal crônica.

Obstrução urinária
Infecção do parênquima renal
Nefropatia por analgésicos
Hipertensão arterial grave
Hipercalcemia
Hipocalemia
Hiperuricemia
Endocardite infecciosa
Nefrotoxicidade por drogas
Lúpus eritematoso sistêmico
Poliarterite nodosa

ESTRATÉGIA TERAPÊUTICA

Após a caracterização e o estadiamento da DRC, passa-se à fase de tratamento conservador do paciente com DRC (Fig. 19.7). Visa instituir medidas que visem a atrasar a progressão da DRC, prevenir complicações relacionadas à uremia, modificar evolução de co-morbidades já presentes nos pacientes, educar pacientes e familiares, apoio multiprofissional aos portadores e preparar adequadamente o paciente para a terapia renal substutiva (TRS).

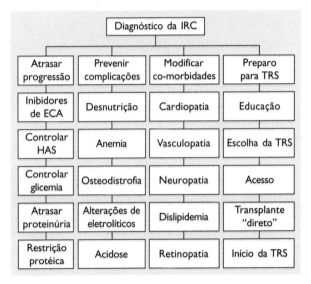

Figura 19.7 – Diagrama esquemático do planejamento do tratamento conservador da doença renal crônica em seus estágios pré-dialíticos.

Atrasar a progressão da insuficiência renal

Diversos trabalhos experimentais em animais e clínicos em humanos mostram que essa progressão da insuficiência renal crônica pode ser atrasada por intervenções terapêuticas, tais como o uso de inibidores de ECA e dos bloqueadores de receptores da angiotensina II, a redução e o controle adequado da pressão arterial (sistêmica e/ou intra-renal), o controle rigoroso da glicemia em pacientes diabéticos, a redução da proteinúria e a restrição dietética protéica.

Uso de inibidores de enzima conversora de angiotensina – os bloqueadores de receptores da angiotensina II, em algumas situações, e os inibidores da enzima conversora da angiotensina (IECA) reduzem a velocidade de progressão da disfunção renal de portadores de DRC, especialmente no paciente diabético e/ou com proteinúria. O uso dos IECA tem sido mais eficaz na desaceleração da perda de função renal em portadores de doença renal crônica que outras drogas anti-hipertensivas. Isso tem sido demonstrado tanto para diabéticos como para pacientes com outras nefropatias, em especial naqueles portadores de proteinúria importante. Os IECA devem ser usados com cautela nos pacientes com creatinina acima de 3mg/dL e naqueles propensos a desenvolverem hiperpotassemia, nos quais o controle freqüente dos níveis de creatinina e potássio deve ser realizado. Os efeitos dos bloqueadores do receptor da angiotensina II na progressão da doença renal, embora não totalmente elucidados, parecem ser semelhantes àqueles mostrados com os IECA. Existem indícios de que o uso de IECA possa estar relacionado também a agravo da anemia de portadores de doença renal crônica.

Controle da hipertensão arterial – o controle ótimo da hipertensão arterial, anormalidade comum no portador de doença renal crônica, é um elemento crítico na estratégia de desacelerar a progressão da insuficiência renal. É a única intervenção de consenso que atrasa a progressão da disfunção renal, além dos tratamentos específicos para a causa da doença renal. O tratamento adequado da pressão arterial de hipertensos reduz o risco de aparecimento de DRC, atrasa a progressão da insuficiência renal e reduz a incidência de doenças cardiovasculares nesses pacientes.

O recomendado para esses pacientes é verificar a pressão arterial a cada consulta e a manutenção dos níveis pressóricos abaixo de 130 × 85mmHg, sendo que para pacientes com proteinúria acima de 3g/dia e/ou diabéticos a redução na progressão da disfunção renal ocorre com pressões arteriais inferiores a 125 × 80mmHg. Como existem críticas importantes para a avaliação da pressão arterial, sugerem-se rotinas rígidas na verificação dos níveis pressóricos intra-hospitalar e orientação para que o próprio paciente verifique sua pressão arterial domiciliar e traga os resultados à clínica.

No esquema anti-hipertensivo deve-se associar um IECA. Bloqueadores de canais de cálcio não-hidropiridínicos e simpatolíticos podem ser benéficos na preservação da função renal; os vasodilatadores não apresentam bons resultados, devendo o minoxidil ser reservado apenas para casos de hipertensão arterial grave. Os

diuréticos são úteis no controle da hiper-hidratação e da hipertensão arterial. Os diuréticos tiazídicos e a clortalidona podem ser úteis nas fases iniciais da insuficiência renal crônica; entretanto, à medida que a insuficiência renal progride, em uso isolado tendem a perder a eficácia. Quando a creatinina do paciente ascende a valores anormais (acima de 2mg/dL), somente os diuréticos de ação em alça (furosemida e bumetanida) apresentam boa ação. A reposição de potássio e o uso de diuréticos poupadores de potássio não devem ser empregados de rotina nesses pacientes sob o risco de se ter quadros graves de hiperpotassemia.

A restrição dietética de sal traz benefícios no controle da hipertensão arterial em portadores de doença renal crônica. Recomenda-se manter a ingestão de sal abaixo de 6-7g por dia, fazendo o controle de excreção urinária de sódio.

Controle da glicemia – o diabetes é uma das principais causas de doença renal crônica, e o controle estrito da glicemia e da hemoglobina glicosilada, mantendo-as o mais próximo de valores de referência, mostrou ser conclusivo na redução do desenvolvimento de microalbuminúria em diabéticos dos tipos I e II (prevenção primária). Outros estudos mostraram que o controle da glicemia também reduziu a progressão da nefropatia diabética já instalada (prevenção secundária).

Reduzir proteinúria – evidências recentes mostram que a proteinúria tem papel importante na patogênese da doença renal e constitui o marcador isolado mais importante na progressão da doença renal crônica. A redução da proteinúria correlaciona-se com o desacelerar da progressão da doença renal crônica, tanto em diabéticos como em não-diabéticos. A análise secundária de estudos em pacientes diabéticos e os resultados do MDRD sugeriram que, mesmo em casos com proteinúria mínima, a velocidade de perda de função renal foi maior que em pacientes sem proteinúria. E, mais ainda, uma redução do grau de proteinúria, pelo menos em pacientes não-diabéticos, parece estar associada à redução da taxa de perda de função renal. As principais condutas visando reduzir a proteinúria desses pacientes são o controle adequado da hipertensão arterial e o uso de IECA. Esse grupo de medicamento e os bloqueadores do receptor da angiotensina são mais efetivos que drogas anti-hipertensivas convencionais na redução da proteinúria, redução do ritmo de filtração glomerular e progressão para a insuficiência renal crônica.

Dieta hipoprotéica – deve-se realizar regularmente controle da ingestão protéica e orientação sobre a dieta adequada ao paciente. O papel da restrição protéica na evolução da doença renal crônica é controverso no momento. Um grande estudo controlado não evidenciou papel protetor relevante da dieta hipoprotéica na perda de função renal de nefropatas. Entretanto, análise secundária e metanálise sugerem que dieta hipoprotéica reduz ou desacelera a progressão da doença renal crônica. Deve-se lembrar que o progredir da perda da função renal tem sido associada a uma menor ingestão de proteínas por esses pacientes (Fig. 19.8) e que cuidados maiores devem ser observados para evitar desnutrição do paciente renal crônico. Uma redução da ingestão protéica está relacionada à desejável menor ingestão de fosfato e de íons de hidrogênio (controle de acidose metabólica).

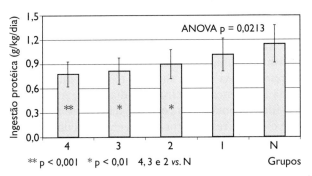

Figura 19.8 – Relação entre a média da ingestão protéica em pacientes estratificados de acordo com os estágios da doença renal crônica.

O controle da ingestão protéica (IPn ou PCRn) pode ser realizado por meio de inquérito alimentar ou, mais facilmente, pelo cálculo indireto usando-se a excreção urinária diária de uréia (uréia urinária em gramas por dia) e o peso (em quilogramas), em pacientes estáveis:

$$\text{IPn ou PCRn (g/kg/dia)} = \frac{\left\{\left[\left(\frac{\text{uréia}}{2,14}\right) + \left(0,031 \times \text{peso}\right)\right] \times 6,25\right\}}{\text{Peso}}$$

PREVENÇÃO DE COMPLICAÇÕES DA DRC

A presença da doença renal crônica está relacionada a uma série de complicações clínicas que aparecem principalmente nas fases mais avançadas da insuficiência renal crônica e que devem ser diagnosticadas prontamente e tratadas. Destas, as mais relevantes são: desnutrição, anemia, osteodistrofia, alterações eletrolíticas e acidose metabólica.

DESNUTRIÇÃO

Pacientes com disfunção renal devem ter avaliação de seu estado nutricional e da albumina sérica. O peso seco atual deve ser analisado a cada visita ambulatorial. A avaliação subjetiva global (SGA) e a ingestão de proteínas podem ser úteis. A presença de perda de peso não-intencional (> 5%) e de hipoalbuminemia (albumina < 4g/dL) pode ocorrer em portadores de DRC, é de origem multifatorial e está associada a morbidade e mortalidade elevadas desses pacientes. Assim, deve-se procurar identificar a causa dessas alterações rapidamente. A terapêutica dietética para a insuficiência renal tem quatro objetivos: prover nutrição adequada ao paciente, limitar a formação e acúmulo de toxinas urêmicas, desacelerar a progressão da disfunção renal, prevenir ou minimizar distúrbios no balanço hidroeletrolítico corpóreo, principalmente a hiper-hidratação e a hiperpotassemia.

Uma oferta calórico-protéica adequada tem mostrado ser importante na manutenção clínica de portadores de insuficiência renal crônica. A restrição protéica sempre foi a pedra angular da terapêutica dietética nesses pacientes. Entretanto, o grau e o momento de início da restrição protéica ainda são motivos de estudos. Acredita-se que o uso de dietas com 0,5 a 0,8g/kg de peso/dia de proteína em pacientes com RFG inferior a 20ml/min, suplementada se necessário com o uso adequado de aminoácidos essenciais ou cetoanálogos, traz benefícios a esses pacientes. Essa oferta protéica deve ser realizada com um teor predominante de proteínas de alto valor biológico, ou seja, ricas em aminoácidos essenciais. Assim, ovos e carnes devem ser priorizados em detrimento de proteínas vegetais. Quando do início do programa dialítico, introduzem-se dietas mais ricas em proteínas (0,8 a 1,2g/kg de peso/dia), e a ingestão calórica adequada deve ser observada, já que na sua ausência o catabolismo de proteínas endógenas se acentua e a proteína dietética será usada mais como fonte energética que incorporada na síntese de novas proteínas. Na tentativa de se criar condições nas quais ocorra balanço nitrogenado, a ingestão calórica diária deve exceder 35-40cal/kg de peso/dia. Dietas com 50-60cal/kg/dia parecem trazer melhores efeitos no balanço nitrogenado, porém torna-se muito difícil pacientes aderirem a elas. Finalmente, deve-se lembrar que o estado urêmico está acompanhado de anorexia, náuseas e vômitos, o que atenua a oferta calórico-protéica adequada, e observações e orientações constantes devem ser feitas para se evitar problemas nutricionais mais graves e suas conseqüências.

A restrição protéica, como dito, sempre foi colocada como fundamental na terapêutica dietética do paciente urêmico. O racional para essa conduta está baseado no fato de que muito das ditas toxinas urêmicas, como a uréia, a creatinina, o ácido guanidinossuccínico e a metilguanidina, são produtos resultantes do metabolismo protéico. Assim, a restrição na ingestão de proteínas poderia reduzir a formação dessas substâncias. Além disso, a redução na ingestão de proteínas diminui a ingestão de fosfato, útil na prevenção e controle da hiperfosfatemia, hipocalcemia, hiperparatireoidismo secundário e osteodistrofia renal.

Ao mesmo tempo, sabe-se que a redução da ingestão de fosfato está diretamente relacionada à diminuição da velocidade de perda da função renal residual desses pacientes. Quando na presença de uremia avançada, a restrição protéica é muito útil na prevenção de sintomas comuns da insuficiência renal crônica, como as alterações gastrintestinais, a fraqueza e a letargia. Em adição à melhora dos sintomas urêmicos, a dieta hipoprotéica, rica em aminoácidos essenciais, pode promover melhora nutricional nesses pacientes.

Diversos trabalhos têm demonstrado que modificações dietéticas podem desacelerar o ritmo de progressão da doença renal crônica. Uma relação muito íntima entre dieta hiperprotéica, hiperperfusão glomerular, hiperfiltração e alterações estruturais glomerulares tem sido encontrada em estudos envolvendo restrição protéica. Ao lado disso, a restrição dietética de fósforo promove diminuição na velocidade de perda da função renal residual, havendo autores que consideram que a proteção observada com dieta hipoprotéica seria decorrente mais da restrição de fósforo (existente em grande quantidade nos alimentos ricos em proteínas) que de proteínas propriamente.

A suplementação de vitaminas hidrossolúveis pode ser necessária em urêmicos, principalmente quando em programa de diálise; pacientes renais crônicos podem ter necessidade de reposição de ácido ascórbico, ácido fólico e de piridoxina. Os níveis de vitamina A em urêmicos geralmente é elevado e sua administração rotineira deve ser evitada. A deficiência de vitamina D nesses pacientes é freqüente, e quantidades adequadas de derivados desta (calcitriol, alfacalcidol, calciferol) devem ser administradas aos pacientes com insuficiência renal crônica.

Por último, a orientação dietética visa prevenir ou minimizar os distúrbios hidroeletrolíticos. A habilidade renal na manutenção do balanço de sódio e água é variável, mesmo nas fases avançadas de insuficiência renal. Assim, orientação individualizada torna-se obrigatória. Nas fases iniciais de insuficiência renal crônica, geralmente a diurese é adequada (em algumas ocasiões tem-se poliúria) e a restrição hídrica não é necessária; em portadores de nefropatias tubulointerticiais primárias (pielonefrite crônica, doença renal policística e doença medular cística, por exemplo), essa diurese mantém-se mesmo nas fases mais avançadas da insuficiência renal crônica. Ao contrário, nos portadores de glomerulopatias, a retenção hídrica e suas conseqüências são fenômenos freqüentes. Assim, a restrição hídrica e de sódio deve ser individualizada e faz-se necessária quando na presença de hipervolemia, hipertensão arterial, edema, insuficiência cardíaca e edema agudo de pulmão. O uso de furosemida nessas ocasiões pode ser útil na tentativa de remover o excesso de líquidos e manter um débito urinário relativamente alto. Finalmente, deve-se lembrar que no paciente renal crônico é preferível manter um estado relativo de hiper-hidratação que de hipovolemia; esta pode provocar queda no fluxo sangüíneo renal, diminuindo ainda mais o RFG, levando a agravamento da uremia.

A hiperpotassemia é uma situação crítica na insuficiência renal crônica. Na maioria dos pacientes, a capacidade de excretar o potássio normalmente ingerido é preservada, estando a diurese em valores adequados. Enquanto a fase de oligúria não advém, hiperpotassemia só aparecerá de maneira marcada se houver excesso de ingestão de potássio, acidose metabólica, uso de medicamentos sabidamente indutores de hiperpotassemia (diuréticos poupadores de potássio e sais de potássio) ou na presença de hipoaldosteronismo, muitas vezes associado à reduzida secreção de renina. Esta última situação tem sido muito associada à presença da nefropatia diabética. A restrição dietética de potássio, a correção da acidose metabólica e o uso de resinas trocadoras entéricas de potássio (Sorcal®, Kayexalate® ou Sorbisterit®) são úteis no tratamento dos estados de hiperpotassemia.

ANEMIA

Anemia é uma alteração freqüente e precoce em portadores de doença renal crônica (Fig. 19.9), especialmente em pacientes com RFG < 35mL/min, sendo normocrômica e normocítica. A causa primária é uma produção inadequada de eritropoetina pelos rins doentes. A rotina de diagnóstico e avaliação de anemia inclui hemograma, ferro sérico, saturação da transferrina, ferritina, ácido fólico e vitamina B_{12}. A correção da anemia na DRC está relacionada a uma melhora da qualidade de vida, na redução da hipertrofia ventricular esquerda, na redução da mortalidade e na incidência em hospitalização. A correção da anemia

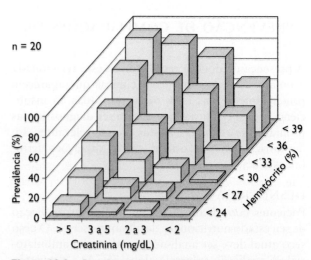

Figura 19.9 – Prevalência de anemia em portadores de doença renal crônica, estratificados de acordo com o grau de disfunção renal e o hematócrito.

tem sido relacionada à redução na velocidade de progressão da DRC. Uma rotina de análise e correção da anemia deve ser instituída se os níveis de hemoglobina estiverem abaixo de 12g/dL. Deve-se manter a ferritina > 100µg/L e saturação da transferrina > 20%. Em caso de ferropenia, deve-se fazer suplementação com sais de ferro. O uso de eritropoetina recombinante humana deve ser considerado quando da persistência de hemoglobina < 11g/dL. Trabalhos mostram que seu uso melhora os níveis de hemoglobina e de hematócrito e o estado clínico do paciente, sem trazer agravamento maior da disfunção renal. Hipertensão arterial tem sido a intercorrência mais comum em pacientes em uso de eritropoetina exógena. Em algumas ocasiões, pode-se encontrar deficiência de vitamina B_{12} e de ácido fólico, e a reposição destes pode ser importante no controle da anemia.

OSTEODISTROFIA

O hiperparatireoidismo é uma manifestação precoce na evolução da DRC, aparecendo já em fases precoces de disfunção renal. Sugere-se a rotina mínima de dosagem de cálcio, fósforo, bicarbonato e fosfatase alcalina a cada consulta e paratormônio a cada ano. O fósforo sérico deve ser mantido abaixo de 5,5mg/dL, a calcemia na faixa da normalidade, o produto cálcio × fósforo abaixo de 55mg/dL, o bicarbonato plasmático nos limites da normalidade e o paratormônio abaixo de 2,5 vezes o valor-limite superior da normalidade. A redução da fosfatemia, por meio da redução da ingestão de fosfato (dieta com < 800mg/dia) e do uso de quelantes intestinais de fósforo, pode ser a conduta mais efetiva no controle da hiperfosforemia e do hiperparatireodismo da DRC. O hidróxido de alumínio é o mais efetivo deles, mas seu uso é criticado, pois tende a elevar os níveis plasmáticos de alumínio do paciente, com conseqüente distúrbio no metabolismo ósseo. O uso de sais de cálcio, como o carbonato, o lactobionato e o acetato, é recomendado, pois, além de serem quelantes de fósforo, aumentam a oferta de cálcio ao paciente. O sevelamer está indicado em pacientes com insuficiência renal crônica avançada e que apresentem fatores que contra-indiquem suplementação de cálcio.

Os pacientes com hipocalcemia (calcemia corrigida < 8,5mg/dL) devem receber cálcio por via oral (1g/dia de cálcio) em horário entre as refeições e ao deitar. O uso de derivados sintéticos da vitamina D (calcitriol ou alfacalcidol, 0,25µg/dia) é útil no tratamento do hiperparatireoidismo secundário, reduzindo sua gravidade e melhorando as alterações histológicas ósseas. Não há evidências de que o uso de vitamina D altere a progressão da doença renal crônica. Quelantes de fósforo devem ser usados em casos de hiperfosforemia, quando a orientação dietética falhar.

ALTERAÇÕES ELETROLÍTICAS

O controle adequado dos níveis sangüíneos de eletrólitos como potássio, sódio e magnésio é importante e pode ter impacto na morbidade e mesmo na mortalidade de pacientes com doença renal crônica, especialmente em suas fases mais avançada de disfunção renal. Esses eletrólitos devem ter seus níveis sangüíneos mantidos dentro da faixa de valor de referência.

ACIDOSE METABÓLICA

O bicarbonato sérico deve ser analisado de rotina e mantido acima de 21mEq/L. A acidose metabólica crônica está relacionada a uma reabsorção intestinal de cálcio reduzida e a uma reabsorção óssea aumentada. Uma correção adequada da acidose metabólica reduz o desenvolvimento do hiperparatireodismo secundário à DRC.

DISLIPIDEMIAS

Pacientes com DRC, mesmo em sua fase inicial, podem apresentar dislipidemias. Anormalidades de lípides contribuem para a progressão da doença renal crônica e para a alta mortalidade cardiovascular presente nesses doentes. Recomenda-se a rotina de avaliação dos lípides séricos a cada 6-12 meses. Deve-se manter uma rotina de avaliação do perfil lipídico sangüíneo em portadores de DRC, incluindo colesterol total e frações (LDL e HDL-colesterol) e triglicérides. Pacientes com colesterol total > 200mg/dL, LDL-colesterol > 100mg/dL, HDL-colesterol < 40mg/dL ou triglicérides > 200mg/dL devem ser orientados para terapêutica dietética e atividade física. Caso não haja resultados adequados, deve-se instituir o uso de medicamentos específicos antilipêmicos. O uso de estatinas também diminui a proteinúria e preserva o ritmo de filtração glomerular em portadores de DRC, efeito este não inteiramente relacionado à redução do colesterol sangüíneo.

TRATAMENTO MEDICAMENTOSO

Portadores de insuficiência crônica recebem uma variedade de agentes farmacológicos, quer para controlar o amplo espectro de alterações fisiopatológicas da uremia, quer para tratar intercorrências associadas à uremia. Nesses pacientes, a presença de insuficiência renal crônica impõe condições que podem exigir ajustes substanciais nas doses terapêuticas usuais dessas medicações (Quadro 19.6). Redução na excreção renal de drogas é somente a mais óbvia delas. Impacto igualmente importante na terapêutica e toxicidade por medicamentos podem estar associados ao metabolismo hepático da droga, sua distribuição nos tecidos e líquidos orgânicos e sua ligação protéica. Assim, a farmacocinética de todas as drogas a serem usadas no portador de insuficiência renal crônica deve ser cuidadosamente considerada. A disponibilidade de mé-

Quadro 19.6 – Indicações para o início da terapia dialítica.

Absolutas
- Pericardite
- Hipervolemia e edema agudo de pulmão refratários
- Hipertensão arterial grave
- Encefalopatia e/ou neuropatia urêmica avançada
- Diátese hemorrágica
- Hiperpotassemia não-controlável

Relativas
- Anorexia progressiva/náuseas/vômitos
- Prurido persistente e intenso
- Acidose metabólica
- Alterações de atenção/memória/depressão

todos analíticos para a dosagem da concentração sangüínea de diversos medicamentos tem aumentado o conhecimento da farmacocinética de diversas substâncias em urêmicos e facilitado a tarefa de prescrevê-las com segurança nesses doentes.

Alguns princípios para o uso clínico de drogas devem ser observados: 1. quando a terapêutica é instituída, sua dose inicial normal pode ser administrada para quase todas as drogas; 2. drogas eliminadas inteiramente por metabolismo hepático podem ser administradas sem modificação de dosagem quando metabólitos ativos não são produzidos; 3. drogas eliminadas total ou parcialmente pelos rins necessitam ter suas dosagens modificadas e ser monitorizadas cuidadosamente. Uma variedade de cálculos para as drogas mais usadas está disponível hoje, e a modificação consiste em redução de dosagens e/ou alargamento do intervalo de tempo entre as tomadas do medicamento.

PREPARO PARA TSR

EDUCAÇÃO DO PACIENTE E DE FAMILIARES

Tanto pacientes como seus familiares devem ser orientados quanto à doença renal crônica e suas implicações. Educação para o preparo para terapia de substituição renal deve ser iniciada quando a função renal estiver abaixo de $30mL/min/1,73m^2$. Evidências mostram que tais condutas estavam relacionadas a uma melhoria na qualidade de vida dos pacientes, ao preparo mais precoce para o tratamento dialítico e à maximização das oportunidades terapêuticas, incluindo o transplante renal direto sem diálise.

ESCOLHA DO TIPO DE TSR

Quando o paciente com DRC apresenta função renal inferior a $30mL/min/1,73m^2$, as modalidades de terapia de substituição renal devem ser apresentas e discutidas. O nefrologista deve informar ao paciente sobre seu diagnóstico, prognóstico e opções de tratamento de substituição renal possíveis. Tais informações devem ser esclarecidas e discutidas com o paciente, incluindo as conseqüências da decisão final. Para a

maioria dos pacientes e na ausência de contra-indicações, a escolha do método para tratamento de substituição renal pode basear-se na preferência do paciente. A diálise peritoneal deve ser o método de escolha no tratamento de crianças urêmicas, especialmente naquelas com menos de 20kg de peso, para pacientes com impossibilidade de acesso vascular e para aqueles que não toleram a hemodiálise. Recentes estudos observacionais envolvendo grande número de pacientes analisando a morbimortalidade de idosos, portadores de insuficiência cardíaca e/ou de *diabetes mellitus* mostraram melhor evolução naqueles mantidos em programa de hemodiálise quando comparados com os mantidos em diálise peritoneal.

INSTALAÇÃO DE ACESSO

O momento adequado para definir o tipo de TSR e a instalação do acesso vascular ou peritoneal definitivo é um dos mais importantes fatores para a qualidade e segurança do tratamento dialítico e do transplante renal. Sua observação correta traz grandes benefícios para o portador de doença renal crônica em estágios mais avançados. A via de acesso venosa definitiva deve ser instalada dois a quatro meses antes do início da TSR, quando a função renal estiver ao redor de $30mL/min/1,73m^2$. Deve-se dar preferência a uma fístula arteriovenosa nativa, instalada no antebraço (radiocefálica) não-dominante do paciente. O tempo mínimo requerido para a maturação de má fístula arteriovenosa nativa é de aproximadamente 30 dias. Para aqueles com opção de diálise peritoneal, o cateter peritoneal deve ser instalado cerca de um mês antes do início definitivo do tratamento.

As veias do antebraço devem ser preservadas para uma fístula arteriovenosa. As principais vantagens seriam: a criação e a maturação adequadas da fístula arteriovenosa nativa, evitando-se o indesejável uso de cateteres venosos centrais; a maior possibilidade de escolha da modalidade de diálise ou de transplante renal direto; um tempo adequado de preparo do paciente, familiares e logístico para o tratamento; um tempo menor ou mesmo não necessidade de hospitalização; menores custos do procedimento; e, finalmente, evidências descritas de menor morbidade e mortalidade.

TRANSPLANTE RENAL "DIRETO"

No Brasil, mais de 50% dos pacientes submetidos a um transplante renal obtiveram seus rins de doadores vivos (parentes). Uma parcela desses pacientes em fase pré-dialítica de insuficiência renal crônica (IRC) teriam possibilidade de ser submetida a um transplante renal (geralmente com rim de doador vivo) sem tratamento dialítico prévio. Para aqueles que desejarem um transplante renal, o preparo para a cirurgia deve ser iniciado quando o nível de função renal for inferior a $30mL/min/1,73m^2$.

INÍCIO DA TSR

O momento mais adequado para iniciar TSR é controverso. Não existe uma recomendação baseada apenas em um nível específico de função renal. A indicação do tratamento dialítico deve ser estabelecida principalmente a partir da identificação das manifestações de uremia (síndrome urêmica) associada à insuficiência renal crônica, que constituem indicações inequívocas de diálise (Quadro 19.6). Geralmente estas ocorrem em pacientes com função renal (o ritmo de filtração glomerular ou o *clearance* de creatinina) inferior a 10mL/min ou Kt/V semanal de aproximadamente 2,2). O tratamento dialítico deve ser indicado mais precocemente (função renal entre 12 e 18%) em portadores de *diabetes mellitus*, insuficiência cardíaca congestiva e naqueles que apresentarem sinais de desnutrição protéico-energética, como redução espontânea da ingestão protéica diária, hipoalbuminemia, redução da massa corpórea magra, sem resposta às medidas clínicas usuais.

TRANSPLANTE RENAL

O transplante renal é uma terapêutica amplamente aceita e utilizada com sucesso no tratamento de portadores de insuficiência renal crônica. No Brasil, mais de 62.000 portadores de IRC são mantidos em programa de diálise e mais da metade deles teria indicação para transplante de rins; entretanto, somente cerca de 3.100 cirurgias são realizadas a cada ano no País.

Realizado com sucesso, o transplante renal oferece ao portador de IRC a oportunidade de recuperar parcialmente a função renal e manter-se bem, com grande melhoria da qualidade de vida. Porém, ao lado desses benefícios, o transplante renal não está isento de intercorrências. Os problemas cirúrgicos envolvendo a remoção e a transferência de um rim do doador para o receptor estão resolvidos; entretanto, problemas relacionados ao estabelecimento e à manutenção da função do órgão transplantado, bem como as complicações potenciais com a imunossupressão ainda estão para serem equacionados.

Poucas são as contra-indicações para o transplante renal; as mais aceitas são: presença de neoplasia, infecções sistêmicas em atividade, incompatibilidade sangüínea ABO (e não do sistema Rh) e presença de anticorpos citotóxicos pré-formados contra o doador. Hoje, a moderna técnica de transplante superou as antigas contra-indicações dessa terapêutica, como idade, distúrbios urológicos graves e doenças sistêmicas. Assim, nos pacientes com indicação de transplante renal, este deveria ser realizado o mais rápido possível, mesmo antes da uremia terminal e da instituição da terapêutica dialítica. O grande óbice dessa desejável situação tem sido a dificuldade de obtenção de rins para transplante e o número pequeno de centros transplantadores ativos e interessados em realizar essa cirurgia.

Atualmente, as taxas de sobrevida do receptor de transplante recebido de doadores vivos situam-se acima de 90% no primeiro ano de acompanhamento, enquanto o receptor transplante de doador cadáver está acima de 80% nos primeiros 12 meses, nos melhores centros. Com a introdução de novas drogas imunossupressoras e um melhor conhecimento clínico e imunológico, tais valores tendem a crescer.

BIBLIOGRAFIA

BAKRIS GL, WILLIAMS M, DWORKIN L, et al: for the National Kidney Foundation Hypertension and Diabetes Executive Committee's Working Group. Preserving renal function in adults with hypertension and diabetes: a consensus approach. *Am J Kidney Dis* 36:646-661, 2000.

COCKCROFT DW, GAULT MH: Prediction of creatinine clearance from serum creatinine. *Nephron* 16:31-41, 1976.

Diabetes Control and Complications Trial (DCCT) Research Group. The effect of intensive treatment of diabetes on the development and progression of long-term complications in insulin-dependent diabetes mellitus. *N Engl J Med* 329:977-986, 1993.

K/DOQI clinical practice guidelines for chronic kidney disease. Kidney Outcome Quality Initiative. *Am J Kidney Dis* 39(Suppl 2):S1-S266, 2002.

KLAHR S, LEVEY AS, BECK GJ, et al: (Modification of Diet in Renal Disease Study Group). The effects of dietary protein restriction ond blood pressure control on the prognosis of chronic renal disease. *N Engl J Med* 330:877-884, 1994.

OBRADOR GT, PEREIRA BJG: Early referral to the nephrologist and timely initiation of renal replacement therapy: a paradigm shift in the management of patients with chronic renal failure. *Am J Kidney Dis* 31:398-417, 1998.

PEDRINI MT, LEVEY AS, LAU J, et al: The effect of dietary protein need different end points for renal disease clinical trials. Restriction on the progression of diabetic and nondiabetic renal diseases: a meta-analysis. *Ann Intern Med* 124:627-632, 1996.

ROMÃO Jr JE, PINTO SWL, CANZIANI ME, et al: Censo SBN 2002: informações epidemiológicas das unidades de diálise do Brasil. *J Bras Nefrol* 25:188-199, 2003.

Sociedade Brasileira de Nefrologia: Diretrizes Brasileiras de Doença Renal Crônica. *J Bras Nefrol* 3(Supl 1):1-87, 2004.

20 Osteodistrofia Renal

Carolina Lara Neves
Kátia Rodrigues Neves
Vanda Jorgetti

INTRODUÇÃO

Osteodistrofia renal (OR) é um termo genérico que engloba as complicações musculares e osteoarticulares dos pacientes com insuficiência renal crônica (IRC). As doenças ósseas desses pacientes são heterogêneas e podem ser divididas em três grupos: doença óssea de alta remodelação ou osteíte fibrosa, causada pelo hiperparatireoidismo secundário (HPT2), doença óssea de baixa remodelação, representada pela osteomalacia e doença adinâmica e um terceiro tipo intermediário entre as duas, conhecido como doença mista. As manifestações clínicas dessas doenças são amplas, variando desde quadros assintomáticos até lesões graves e incapacitantes, tais como deformidades ósseas e fraturas. A presença de OR contribui para elevar a morbidade nos pacientes com IRC.

Estima-se que cerca de 50% dos pacientes mantidos em diálise desenvolvem HPT2. Sua etiopatogenia é multifatorial, em que destacamos a participação da hipocalcemia, da retenção de fósforo, da diminuição dos níveis de calcitriol e da resistência esquelética à ação do paratormônio (PTH). A compreensão desses fatores faz-se necessária para o desenvolvimento de medidas terapêuticas que permitam o controle dessa importante patologia. De fato, o HPT2 associa-se com o aumento da morbidade e mortalidade dos pacientes em diálise, não apenas pelos efeitos deletérios do PTH no esqueleto, mas pelas conseqüências sistêmicas, principalmente no que se refere ao aparelho cardiovascular.

FISIOPATOLOGIA DO HPT2

HIPOCALCEMIA

Os pacientes com IRC freqüentemente desenvolvem hipocalcemia, o que é explicado por vários fatores. Entre eles, podemos destacar menor ingestão de cálcio, hiperfosfatemia, deficiência de calcitriol e resistência esquelética à ação calcêmica do PTH.

A concentração extracelular do cálcio é a maior determinante da secreção de PTH. Embora a hipercalcemia não seja capaz de suprimir completamente a secreção de PTH, uma correlação negativa entre o cálcio extracelular e o hormônio tem sido bem demonstrada de forma clínica e experimental. A expressão do RNA mensageiro do PTH também é regulada pelo cálcio, sendo a hipocalcemia um estímulo para seu aumento. A hipocalcemia estimula a produção de PTH respeitando três estágios: 1. secreção imediata do PTH estocado, o qual ocorre em fração de segundos, mediante a ação direta do cálcio nas células paratireoidianas; 2. síntese de PTH, deflagrada após várias horas de hipocalcemia persistente e finalmente; 3. síntese de PTH, decorrente da proliferação de células paratireoidianas, após dias de hipocalcemia. A ação do cálcio sobre as células paratireoidianas faz-se por meio de um receptor de membrana específico (*calcium sensor*), acoplado à proteína G que, por sua vez, modula os efeitos do cálcio sobre a síntese e secreção do PTH, por meio da via de ativação intracelular da fosfolipase C.

A relação cálcio-PTH obedece a uma curva sigmóide. Assim, uma discreta alteração da concentração de cálcio é suficiente para alterar significativamente a secreção de PTH. Percorrendo-se a curva, o nível sérico de cálcio capaz de reduzir a concentração de PTH pela metade é conhecida como *set point*. Os pacientes com IRC e HPT2 apresentam diminuição de sensibilidade ao cálcio, ou seja, para inibir a secreção de PTH é necessária maior concentração de cálcio, demonstrando o desvio da curva sigmóide para a direita (desvio do *set point* do cálcio para a direita). Isso se deve, entre outros fatores, à diminuição do número de receptores de cálcio nas paratireóides.

RETENÇÃO DE FÓSFORO

A retenção de fósforo na IRC, devido à diminuição da excreção renal, favorece a hipocalcemia, por meio de diversos mecanismos. Um deles seria uma interação físico-química entre cálcio e fósforo. Outra ação do fósforo seria mediada pela redução da síntese de calcitriol, visto que o fósforo inibe a atividade da enzima 1α-hidroxilase presente principalmente no túbulo proximal e responsável pela transformação da 25-OH-D$_3$ em calcitriol.

Além de uma atuação indireta do fósforo na secreção do PTH, várias evidências sugerem que ele atue diretamente, pois animais submetidos à dieta pobre em fósforo diminuem a secreção de PTH, independente de alterações do cálcio e do calcitriol. Acredita-se que o fósforo possa alterar a composição fosfolipídica da membrana celular paratireoidiana, modificando o fluxo de cálcio e também regulando os receptores de calcitriol nessas células.

DIMINUIÇÃO DOS NÍVEIS SÉRICOS DE CALCITRIOL

A progressão da IRC, e conseqüente redução da massa renal, leva à diminuição da secreção de calcitriol. Esse fato está bem estabelecido quando a filtração glomerular (RFG) está abaixo de 50mL/min. A diminuição da concentração de calcitriol leva à diminuição da absorção de cálcio no intestino e, conseqüentemente, à hipocalcemia. Além disso, o calcitriol diminui sua inibição sobre a secreção de PTH devido à redução do número de seus receptores nas células paratireoidianas.

RESISTÊNCIA ESQUELÉTICA À AÇÃO CALCÊMICA DO PTH

Nos pacientes com IRC, a resistência esquelética à ação calcêmica do PTH implica menor incremento do cálcio sérico diante das elevações do PTH, resultando, dessa forma, em hipocalcemia. Alguns fatores podem estar envolvidos nessa resistência, entre eles destacamos a hiperfosfatemia, as toxinas urêmicas, os distúrbios da vitamina D e a hiporregulação dos receptores de PTH. Dessa forma, para manter uma remodelação óssea normal são necessários níveis mais elevados de PTH, em torno de duas a três vezes o limite superior de referência.

FISIOPATOLOGIA DA OSTEOMALACIA

A osteomalacia caracteriza-se por um defeito na mineralização óssea com conseqüente lentidão do depósito de cálcio e/ou fósforo na matriz osteóide, levando ao acúmulo de osteóide.

A patogênese da osteomalacia em pacientes com IRC não está totalmente elucidada; vários fatores, como a deficiência de vitamina D, a hipofosfatemia, a acidose metabólica, a retenção de fatores inibitórios da mineralização e a intoxicação pelo alumínio e estrôncio, podem estar implicados.

O mecanismo pelo qual a deficiência de vitamina D provoca defeito na mineralização óssea é pouco compreendido. Ainda há dúvida se o calcitriol estimula diretamente a mineralização óssea ou favorece o depósito mineral por meio do aumento dos níveis de cálcio e fósforo no fluido extracelular circundante ao osso. Embora os níveis de calcitriol estejam reduzidos na IRC, a osteomalacia ocorre em pequena porcentagem de pacientes. Assim como o calcitriol, a deficiência do metabólito hepático da vitamina D, o calcidiol, ou 1,25 (OH)$_2$-D$_3$, poderia atuar, de maneira independente, como um fator de risco para o defeito de mineralização.

Assim como a matriz orgânica, a formação e o crescimento dos cristais de hidroxiapatita podem estar comprometidos pela presença de fatores inibitórios da mineralização óssea, como por exemplo o magnésio e o pirofosfato. A acidose metabólica é considerada outro importante fator etiológico de osteomalacia, por utilizar o carbonato do osso como tampão dos H+, provocando a desmineralização óssea. O acúmulo de H+ na frente de mineralização pode também interferir em importantes reações enzimáticas e no processo de formação da hidroxiapatita. Outros fatores etiológicos importantes na fase dialítica são as intoxicações pelo alumínio e estrôncio. A incidência de osteomalacia na IRC é variável, sendo rara nos países desenvolvidos (cerca de 4%). Em nosso meio, representa cerca de 12%.

FISIOPATOLOGIA DA DOENÇA ADINÂMICA

A doença adinâmica ou aplástica foi descrita em 1983 em pacientes dialisados que apresentavam fraturas e hipercalcemia, e cuja biópsia óssea não demonstrava os achados clássicos da osteíte fibrosa ou da osteomalacia. Os achados anatomopatológicos demonstravam que a matriz osteóide estava normal ou reduzida, o mesmo ocorrendo com o número de osteoblastos e osteoclastos. A medula óssea praticamente não apresentava fibrose e a taxa de formação óssea estava muito reduzida. Uma vez que todos os pacientes apresentavam coloração positiva para alumínio, a doença adinâmica teve como única causa a intoxicação por aquele metal. Posteriormente, a doença adinâmica foi observada também em pacientes assintomáticos, sem intoxicação alumínica. Essa mesma doença foi demonstrada em pacientes com IRC em tratamento conservador, revelando que ela pode estar presente em todas as fases da IRC, independentemente da intoxicação pelo alumínio.

A incidência da doença adinâmica varia, na literatura de 15 a 60%. Em nossa experiência, acomete cerca de 20% dos pacientes com sintomas osteoarticulares submetidos à biópsia óssea.

A fisiopatologia da doença adinâmica é controversa, embora a maioria dos estudos seja unânime acerca da associação entre doença adinâmica e níveis reduzidos de PTH (hipoparatireoidismo relativo).

Diferentes fatores associam-se a um maior risco de doença adinâmica e alguns desses são conhecidos por diminuir a função paratireoidiana. Dentre esses, sabemos que o alumínio suprime a secreção de PTH, o que reduziria a remodelação óssea, propiciando o depósito tecidual do metal nos tecidos.

O uso de calcitriol reduz a síntese de PTH e melhora o hiperparatireoidismo secundário. No entanto, quando empregado de forma excessiva, pode levar ao hipoparatireoidismo e à doença adinâmica.

O emprego de doses elevadas de sais de cálcio como quelantes de fósforo também tem sido apontado como fator desencadeante da doença adinâmica, pois altos níveis de cálcio sérico suprimem a atividade paratireoidiana.

A doença adinâmica tem sido associada ao *diabetes mellitus*. A associação entre *diabetes mellitus* e anormalidades do metabolismo ósseo e mineral é conhecida há vários anos. A deficiência de insulina interfere no metabolismo ósseo por meio da diminuição de hormônios sistêmicos e locais como o PTH, o hormônio de crescimento e a IGF-1 (fator de crescimento insulina-*símile*), responsáveis pelo recrutamento de osteoblastos, acarretando redução do número dessas células. A deficiência de insulina também pode alterar o metabolismo do calcitriol, quer diminuindo a atividade da 1α-hidroxilase renal, quer diminuindo a ação periférica do calcitriol, caracterizando um quadro de resistência à vitamina D.

Pacientes submetidos à corticoterapia prolongada poderiam apresentar redução da taxa de formação óssea e, conseqüentemente, osteoporose e doença adinâmica. Um exemplo disso são pacientes urêmicos que reiniciam diálise após perda do enxerto renal.

Em relação ao tipo de tratamento dialítico, a doença adinâmica é o tipo de OR mais freqüentemente observado nos pacientes em diálise peritoneal. Alguns fatores contribuem para esse achado, como o balanço positivo permanente de cálcio e o maior número de pacientes diabéticos e idosos tratados com essa modalidade dialítica.

Recentemente a doença adinâmica tem sido associada à desnutrição, cujos mecanismos não são conhecidos.

FISIOPATOLOGIA DA INTOXICAÇÃO ALUMÍNICA

A intoxicação alumínica pode provocar doença óssea, encefalopatia e anemia microcítica. Duas são as vias de intoxicação por esse metal: o uso de água para hemodiálise, inadequadamente tratada, e de quelantes de fósforo à base de alumínio.

A descrição clássica de intoxicação alumínica com encefalopatia e fraturas ósseas é atualmente rara. Contudo, em nossa experiência, aproximadamente 50% das biópsias ósseas, realizadas em pacientes em diálise, apresentam depósitos de alumínio no tecido ósseo.

Os mecanismos fisiopatológicos da intoxicação alumínica não estão completamente esclarecidos. A retenção de alumínio ocorre por meio da ligação do complexo alumínio-transferrina aos receptores de transferrina presentes na superfície das células de diferentes órgãos-alvo. Uma vez internalizado por endocitose, o alumínio passa a interferir no crescimento e na função celular, provocando alterações na atividade enzimática e na transcrição gênica.

O acúmulo de alumínio no tecido ósseo está associado principalmente às doenças de baixa remodelação, particularmente a osteomalacia. O metal é encontrado na interface do osso mineralizado com o osteóide, na região conhecida como frente de mineralização, onde os depósitos podem ser identificados por métodos histoquímicos e microanalíticos.

O alumínio, por si só, afeta diretamente a função das glândulas paratireoidianas, o que pode ser constatado pelos níveis reduzidos de PTH presentes nos pacientes intoxicados.

No sistema nervoso central, o alumínio inibe enzimas como a acetilcolina-transferase, a acetilcolinesterase e a monoaminoxidase, além de interferir na glicólise mitocondrial e aumentar a permeabilidade da barreira hematoencefálica.

O mecanismo pelo qual a intoxicação alumínica leva à anemia microcítica é pouco conhecido. Sabe-se que o alumínio diminui a síntese do heme, provavelmente por inibir enzimas que atuam nessa síntese, como a ferroquelatase ou a uroporfirinogênio-descarboxilase. O alumínio também interfere no metabolismo do ferro e da ferritina.

Outro metal, o estrôncio, tem sido implicado no desenvolvimento de osteomalacia. Semelhantemente ao alumínio, o metal deposita-se na frente de mineralização. Suas fontes de contaminação seriam a água de diálise, além de alimentos provenientes de solos com alto conteúdo de estrôncio.

DIAGNÓSTICO DA OSTEODISTROFIA RENAL

QUADRO CLÍNICO

O quadro clínico da OR é insidioso e a maioria dos pacientes na fase pré-dialítica é assintomática. As manifestações clínicas revelam-se após o início da diálise, tornam-se progressivas e a gravidade geralmente se relaciona com o tempo de doença renal. Os sinais e os sintomas são, na sua grande maioria, inespecíficos. O melhor exame para o diagnóstico ainda é a biópsia óssea.

Cerca de 20% dos pacientes apresentam dores ósseas geralmente difusas, progressivas, localizadas em coluna, joelhos, tornozelos, coxa, punho e mãos, que podem levar à incapacidade. Fraturas espontâneas ocorrem nos casos mais graves de hiperparatireoidismo ou osteomalacia. Artralgias são mais freqüentes na cintura pélvica, joelhos e tornozelos e mais observadas no HPT2. Sintomas musculares como dor e fraqueza são mais freqüentes nos quadros de osteomalacia e intoxicação alumínica. O HPT2 grave também favorece o aparecimento de calcificações periarticulares, ruptura de tendões e deformidades esqueléticas com aparecimento ou não de tumorações ósseas.

As calcificações vasculares, de tecidos moles e pele (calcifilaxia) são condições graves que põem risco de vida aos pacientes. A apresentação normalmente aguda surge com o aparecimento de áreas dolorosas, livedo reticular e nódulos violáceos em mãos, pés, coxas ou nádegas. Evolui para necrose isquêmica e posteriormente gangrena.

A "síndrome dos olhos vermelhos" ocorre pelo depósito de cálcio nas conjuntivas. O prurido está geralmente associado à hiperfosfatemia.

Os pacientes com intoxicação alumínica podem apresentar anemia e encefalopatia.

Em crianças, além dos sintomas anteriormente descritos, encontramos atraso de crescimento e deformidades ósseas. Na tabela 20.1 estão descritas as principais queixas clínicas e sua intensidade nas diferentes apresentações da OR.

A hiperfosforemia está relacionada à ingestão excessiva de alimentos ricos em fósforo, ao aumento ou à diminuição da remodelação óssea, podendo ser encontrada nas mesmas doenças anteriormente citadas. A hipofosforemia geralmente está presente nos casos de osteomalacia.

A fosfatase alcalina participa da formação e mineralização da matriz osteóide. A dosagem da isoenzima óssea é mais precisa e pode melhor discriminar os diferentes tipos de OR.

O PTH intacto é um dos parâmetros bioquímicos que melhor se correlaciona com os diferentes tipos de OR. De forma prática, o PTH está elevado nos casos de HPT2 e normal ou diminuído nos casos de doença adinâmica e intoxicação alumínica. Para vencer a resistência óssea e manter a remodelação óssea o mais normal possível, os níveis do PTH devem estar entre duas a três vezes o valor normal, ou seja, entre 150 e 300pg/mL nos pacientes em diálise.

O diagnóstico laboratorial da intoxicação alumínica inclui dosagens plasmáticas seriadas de alumínio e o teste à desferoxamina (Desferal®). Pacientes em hemodiálise não podem apresentar níveis séricos basais de alumínio acima de 30µg/L. O objetivo do teste ao Desferal® é determinar o incremento do alumínio em relação ao seu valor basal, após a infusão de 5mg/kg da droga. O teste é considerado positivo quando o incremento de alumínio for maior que 50µg/L. A tabela 20.2 resume os principais achados laboratoriais nas diferentes apresentações da OR.

Tabela 20.1 – Principais queixas clínicas nos diferentes tipos de OR.

Queixas clínicas	HPT2	OM	DA	Alumínio
Dores ósseas	+++	++	+	++
Fraqueza muscular	++	+++	+	+++
Fraturas	+++	+++	+	++
Artralgias	+++	–	–	+
Deformidades esqueléticas	+++	+++	–	–
Calcificações vasculares	+++	–	+++	+++
Anemia	+++	–	–	++
Prurido	+++	–	++	+++

OR = osteodistrofia renal; HPT2 = hiperparatireoidismo secundário; OM = osteomalacia; DA = doença adinâmica.

Tabela 20.2 – Principais achados laboratoriais nas diferentes apresentações de OR.

Exame laboratorial	HPT2	OM	DA	Alumínio
Cálcio	nl, ↑, ↓	↓	nl, ↑	nl, ↑
Fósforo	nl, ↑	↓	nl, ↑	nl, ↑
Produto Ca × P	nl, ↑	nl	nl, ↑	nl, ↑
Fosfatase alcalina	↑	↑	nl	nl
PTH	↑	↑	↓	nl, ↑, ↓

OR = osteodistrofia renal; HPT2 = hiperparatireoidismo secundário; OM = osteomalacia; DA = doença adinâmica; PTH = hormônio paratireóideo.

QUADRO LABORATORIAL

Os parâmetros bioquímicos são pouco sensíveis no diagnóstico diferencial dos tipos de OR.

A hipocalcemia geralmente está presente nos pacientes que iniciam a diálise. A hipercalcemia está associada tanto ao aumento como à diminuição da remodelação óssea e ao consumo excessivo de quelantes à base de cálcio e uso de calcitriol, podendo, portanto, ser encontrada nos quadros de HPT, doença adinâmica e intoxicação alumínica.

EXAMES COMPLEMENTARES DE IMAGEM

Exames radiográficos são pouco sensíveis para o diagnóstico de OR, visto que as alterações radiológicas surgem em fases avançadas da doença.

No HPT2 podemos encontrar as seguintes alterações à radiografia simples:

– osteopenia/diminuição difusa da espessura do osso cortical;
– reabsorção das falanges distais (acrosteólise);
– reabsorção subperiosteal das falanges médias;

Nefrologia

- rarefação óssea heterogênea na calota craniana, conhecida como aspecto de lesão em "sal e pimenta";
- alargamento da sínfise púbica;
- fechamento da articulação sacroilíaca;
- formações císticas (tumor marrom) em qualquer parte do esqueleto;
- calcificações vasculares.

A ultra-sonografia das paratireóides está indicada em todos os casos de HPT2 para avaliar o volume das glândulas e sua localização. A sensibilidade desse exame é de 43-78% e especificidade de 73-96%. A cintilografia das paratireóides com o Tc99m-sestamibi tem sido empregada na localização e visa afastar casos de glândulas ectópicas.

Na doença adinâmica, não encontramos alterações radiológicas específicas, sendo freqüente a presença de calcificações vasculares.

Na osteomalacia, chama a atenção as zonas de Looser, linhas radiopacas em arcos costais e bacia.

HISTOLOGIA ÓSSEA

Somente o estudo do tecido ósseo não-descalcificado, seguido de análise histomorfométrica, trará o diagnóstico de certeza do tipo de OR. O uso de tetraciclina pelo paciente, em dois momentos (duplas marcações pela tetraciclina), permite a visualização ao microscópio de fluorescência, de duas linhas separadas. A medida da distância entre essas duas linhas relacionada com a porcentagem de traves ósseas com duplas marcações pela tetraciclina permite o cálculo da taxa de formação óssea e a classificação da OR em doenças de alto e baixo remanejamento.

A osteíte fibrosa, forma histológica do HPT2, cursa com aumento do volume, superfície e espessura da matriz osteóide, da reabsorção óssea, do número de células (osteoclastos e osteoblastos) e presença de fibrose medular. A maior parte das trabéculas ósseas apresenta duplas marcações pela tetraciclina. Na osteomalacia encontramos aumento acentuado do volume, superfície e espessura da matriz osteóide com ausência ou confluência das marcações pela tetraciclina que revelam redução ou ausência da taxa de formação óssea.

Na doença adinâmica, encontramos diminuição importante da superfície, volume e espessura osteóide, com excassez de células (osteoclastos e osteoblastos), poucas áreas de reabsorção e poucas áreas com marcações pela tetraciclina.

Na intoxicação por alumínio, podemos encontrar qualquer um dos padrões histológicos já citados, além da presença do metal evidenciada por colorações específicas para o alumínio.

A doença mista apresenta características histológicas de osteíte fibrosa e osteomalacia.

PREVENÇÃO E TRATAMENTO DA OSTEODISTROFIA RENAL

QUELANTES DE FÓSFORO

A ingestão de fósforo no indivíduo adulto varia entre 800 e 1.500mg/dia. No paciente com IRC, a ingestão diária de fósforo associada à excreção reduzida de fósforo gera um balanço positivo desse íon com conseqüente hiperfosfatemia. O tratamento proposto baseia-se em:

Restrição dietética – a ingestão de fósforo deve ficar entre 800 e 1.000mg/dia, o que corresponde a uma ingestão protéica de 1 a 1,2g/kg/dia.

Uso de quelantes de fósforo – constituem-se na primeira escolha para o tratamento da hiperfosfatemia, devendo-se ter atenção para o risco do balanço positivo de cálcio com eventual desenvolvimento de hipercalcemia e calcificação vascular.

Os quelantes atualmente disponíveis são:

1. Sais de cálcio – acetato ou carbonato de cálcio (Tabela 20.3). Esses sais podem ser usados na fase pré-diálise tanto para prevenção como para tratamento da hiperfosfatemia ou, ainda, como fonte de cálcio. Nessa última opção os sais devem ser ingeridos longe das refeições. Para quelar fósforo, devem ser ingeridos juntamente com as refeições, e a dose é distribuída de acordo com a quantidade de fósforo presumida por refeição (por exemplo, usar a medicação no almoço e jantar omitindo-se a dose do desjejum matinal), caso o paciente não faça refeição rica em fósforo. A escolha entre os sais de cálcio dependerá da opção do médico, chamando a atenção que o custo do acetato de cálcio é habitualmente maior que o do carbonato de cálcio. Os níveis ideais de fósforo devem ser mantidos entre 4,5 e 5,5mg/dL. A dose total de cálcio-elemento (incluindo a dieta) não deve exceder 2g/dia. Contra-indicações para o uso de quelantes à base de cálcio: cálcio > 9,6mg/dL ou produto $Ca \times P > 55mg^2/dL2$.

Tabela 20.3 – Principais sais de cálcio empregados como quelantes de fósforo.

	Carbonato de cálcio	Acetato de cálcio
Quantidade de Ca elementar	40%	25%
Capacidade quelar/200mg do sal	9mg	17mg
Efeito colateral	Dispepsia, hipercalcemia	Dispepsia, hipercalcemia
Dose do quelante de P*	1-2g com a refeição protéica	0,7-1,4g com a refeição protéica
Dose de suplementação de Ca*	1-2g longe das refeições	0,7-1,4g longe das refeições

* A dose total de cálcio elementar (incluindo dieta) não deve exceder 2g/dia.

270

2. Quelantes à base de alumínio – são os mais potentes quelantes de fósforo, entretanto, devem ser evitados pelo alto risco de provocar intoxicação por alumínio.
3. Quelantes que não contêm cálcio ou alumínio:

- Hidrocloreto de sevelamer (Renagel®): essa medicação, recentemente aprovada para uso em nosso país, tem a característica de ser um quelante livre de cálcio e alumínio e com a vantagem adicional de reduzir os níveis de colesterol. A dose habitual é de 800-1.200mg/dia, devendo ser tomada durante a refeição.
- Cloreto de lantânio, sais trivalentes de ferro: essas drogas encontram-se em fase de estudos, não tendo sido aprovadas para uso terapêutico.

ANÁLOGOS DA VITAMINA D

O emprego de análogos da vitamina D tem sido preconizado desde a fase pré-dialítica, visando prevenir e/ou tratar o HPT2. O derivado mais usado é o calcitriol. O tratamento na fase pré-dialítica preconiza doses baixas e diárias de calcitriol, monitorizando-se o tratamento por meio da calciúria de 24 horas. Por outro lado, o tratamento do HPT2 na fase de IRC dialítica pode ser feito com doses baixas ou altas e de forma intermitente (pulsoterapia). A monitorização laboratorial freqüente do PTH, do cálcio, do fósforo e da fosfatase alcalina é imperiosa, para não ocorrer supressão excessiva das glândulas paratireoidianas, o que favorecer o desenvolvimento de doença adinâmica, hipercalcemia e calcificações metastáticas (Tabela 20.4).

Pré-requisito para pulsoterapia por via oral ou intravenosa:

– PTH intacto ≥ 400pg/mL.
– Cálcio < 9,5mg/dL.
– Fósforo < 5,5mg/dL.

Tabela 20.4 – Uso de calcitriol na prevenção e tratamento do HPT2.

	Prevenção do HPT2	Tratamento do HPT2
Dose	0,25-0,5µg/dia	I a 9µg/dose 3 vezes/semana
Freqüência	Diária	Intermitente
Via	Oral	Oral ou IV
Monitorização laboratorial	Calciúria de 24h	PTH, Ca, P, fosfatase alcalina

A dose de calcitriol para pulsoterapia depende dos níveis de PTH, ou seja:

– PTH 400-600pg/mL = 1µg 3 vezes por semana.
– PTH 600-1.200pg/mL = 2µg 3 vezes por semana.
– PTH > 1.200pg/mL = 3µg 3 vezes por semana.

O modo de administração pode ser por via oral ou intravenosa. A dose pode ser aumentada em 0,5µg/dose a cada quatro semanas. O objetivo do tratamento é manter o PTH intacto aproximadamente entre duas e três vezes o valor normal, ou seja, entre 150 e 300pg/mL. Novos análogos da vitamina D (alfa-calcidiol, paricalcitol e/ou oxacalcitol) ainda não estão disponíveis no Brasil. Esses análogos apresentam menor afinidade pelas proteínas carreadoras e, portanto, são mais acessíveis aos órgãos-alvo, além de serem mais rapidamente metabolizados.

CALCIMIMÉTICOS

A identificação do receptor extracelular de cálcio nas paratireóides representou um grande avanço científico, contribuindo para uma melhor compreensão do metabolismo do cálcio e do PTH. A identificação do receptor proporcionou o desenvolvimento de um grupo de compostos com afinidade para o receptor que, ao se ligar, determina uma redução da secreção do PTH com conseqüente queda do nível sérico do PTH. Essa classe de drogas encontra-se em fase de experimentação, devendo representar um promissor arsenal para o tratamento do HPT2.

PARATIREOIDECTOMIA

As indicações de paratireoidectomia são: hipercalcemia (> 9,6), hiperfosfatemia (> 6,0), elevação do produto Ca × P (> 55) e do PTH (> 500) de forma persistente, prurido intratável, calcificações ectópicas, dores ósseas intensas e incapacitantes, fraturas e calcifilaxia. A paratireoidectomia pode ser total, total seguida de auto-implante ou subtotal (Tabela 20.5). Não existe consenso quanto à escolha da modalidade. A experiência da equipe cirúrgica é importante e deve ser levada em consideração. Nos pacientes com intoxicação alumínica ou naqueles submetidos a transplante renal ou que estão próximos da realização do transplante, a paratireoidectomia total (sem auto-implante) não deve ser a modalidade de escolha. A paratireoidectomia total tem indicação plena nos pacientes com calcinose metastática fulminante. A monitorização do cálcio iôni-

Tabela 20.5 – Principais tipos de paratireoidectomia (PTX).

	PTX total	PTX total com implante	PTX subtotal
Paratireóide	Retirada total da glândula	Muitos fragmentos (20) da menor glândula são implantados (antebraço)	Deixa ± 100-300mg da menorglândula, retirando-se todas as outras
Recorrência do HPT2	Muito baixa	Baixa	Alta
Risco de hipoparatireoidismo	Alto	Baixo	Baixo

co no pós-operatório é imperiosa em virtude da "fome óssea", hipocalcemia com hipofosfatemia, presente com freqüência nesses pacientes. Os sinais e os sintomas decorrentes da hipocalcemia devem ser observados atentamente (parestesias, tetania, sinal de Trousseau, sinal de Chevostek, mioclonias e convulsão).

Tratamento da "fome óssea":

– Administrar gluconato de cálcio 2-4mg/kg/h ou 20mg/h nas primeiras 72 horas (por via intravenosa contínua com bomba de infusão através de veia calibrosa).
– Associar: a) calcitriol ou alfa-calcidol 1μg três vezes/dia, dose inicial, aumentada de acordo com os níveis de cálcio iônico; b) carbonato de cálcio, por via oral, 1g três vezes/dia, longe da refeição, tão logo o paciente tenha sua dieta oral reestabelecida (primeiro pós-operatório). Essa dose inicial pode ser aumentada de acordo com os níveis de cálcio iônico.
– Monitorizar o cálcio iônico duas vezes/dia, até a alta do paciente.

TRATAMENTO DA INTOXICAÇÃO POR ALUMÍNIO

Mais que tratar, a intoxicação por alumínio deve ser prevenida. O controle da qualidade da água de diálise e a descontinuidade de quelantes à base de alumínio são condutas obrigatórias. Uma vez estabelecido o diagnóstico, o tratamento é feito com desferoxamina (Desferal®), na dose de 5-10mg/kg, diluídos em 50 a 100mL de soro fisiológico ou glicosado a 5% por via intravenosa, lentamente, uma vez por semana, durante cerca de seis meses. A desferoxamina deve ser administrada na primeira ou na segunda diálise da semana e sempre após o término da sessão. Os efeitos colaterais incluem hipotensão, exacerbação ou precipitação de encefalopatia da diálise, neurotoxicidade auditiva e visual e *rash* cutâneo. O uso da desferoxamina também está associado ao desenvolvimento de infecções, sobretudo por germes oportunistas (*Yersinia enterocolitica* e mucormicose). Pode-se tentar minimizar os efeitos colaterais, principalmente nos casos de intoxicação maciça, administrando-se a desferoxamina 5 horas antes da sessão de diálise.

BIBLIOGRAFIA

ANDÍA JBC, LÓPES JBD, ALONSO CG: Advances in renal osteodystrophy. Second International Symposium, Oviedo, Spain, March 20-21, 1997. *Nephrol Dial Transplant* 13(Suppl 3):3-104,1998.

GOKAL R, HUTCHISON A, RITZ E, SLATOPOLSKY E: Renal bone disease. *Kidney Int* 56(Suppl 73):S1-S98, 1999.

CARVALHO AB, REIS LM, JORGETTI V: Biópsia e histomorfometria óssea, em *Osteoporose: Diagnóstico e Tratamento*, editado por Szejnfeld VL, São Paulo, Sarvier, 2000, pp 259-274.

21 Métodos Dialíticos

Hugo Abensur
Manuel Carlos Martins Castro

HEMODIÁLISE

INTRODUÇÃO

Os princípios físico-químicos que regem o tratamento dialítico são aqueles que se aplicam à condição de duas soluções separadas por uma membrana semipermeável. Nesse modelo, uma das soluções é representada pelo sangue do paciente (volume intravascular), e a outra, por uma solução de diálise (dialisato). Na diálise extracorpórea, a membrana semipermeável é sintética, e no caso da diálise peritoneal, ela é a membrana peritoneal.

O equilíbrio entre essas duas soluções permite que substâncias acumuladas no organismo, conseqüência da insuficiência renal, sejam depuradas (uréia, creatinina, potássio, fósforo, ácido úrico, moléculas médias etc.). Por outro lado, outras substâncias são transferidas do dialisato para o paciente (cálcio, bicarbonato). Essas trocas representam um processo de difusão mediado por diferenças de concentração.

Na maioria dos pacientes com insuficiência renal, ocorre acúmulo de volume no intervalo interdialítico, de modo que, durante a diálise, é necessário remover esse excesso de fluido. Na diálise peritoneal, isso é realizado por meio da adição de uma substância osmoticamente ativa na cavidade peritoneal (glicose ou icodextrina). Na hemodiálise, isso é conseguido por meio da diferença de pressão entre os dois lados da membrana semipermeável, sob influência do coeficiente de ultrafiltração da membrana (k_{UF}). Sendo assim, se o sangue flui ao longo da membrana com uma pressão positiva ou se o dialisato o faz com uma pressão negativa, criam-se condições para promover a ultrafiltração do sangue para o dialisato. A passagem desse fluido pela membrana semipermeável arrasta consigo moléculas de pequeno e médio peso molecular, o que caracteriza um processo de convecção.

Portanto, durante o procedimento dialítico a depuração de uma substância poderá ocorrer por difusão, por convecção ou por associação desses dois fenômenos. Quando a difusão predomina sobre a ultrafiltração, a qual é realizada apenas para a retirada do volume acumulado no período intradialítico, a técnica é denominada hemodiálise. Quando se realiza a ultrafiltração de grandes volumes associada à infusão de líquido de reposição, a técnica é denominada hemofiltração. Por outro lado, quando se realizam os dois procedimentos concomitantemente, a técnica é denominada hemodiafiltração.

Cada uma dessas técnicas apresenta vantagens e desvantagens tanto para o paciente com insuficiência renal crônica (IRC) quanto para aquele com insuficiência renal aguda (IRA). Caberá ao médico optar pela melhor técnica, levando em consideração a situação clínica de momento. A partir dessas características comuns a todo tipo de diálise, poderão se agregar diferenças na freqüência e tempo de tratamento, na via de acesso vascular, no tipo de membrana e na intensidade da ultrafiltração, o que definirá o tipo de diálise utilizada.

FREQÜÊNCIA DO TRATAMENTO

Com relação à freqüência, os tratamentos dialíticos poderão ser intermitentes ou contínuos. Para pacientes com IRC e estáveis, o tratamento é realizado três vezes por semana; entretanto, cada vez mais vem-se utilizando a hemodiálise diária (seis sessões por semana) como opção à hemodiálise convencional. Nos pacientes com IRA, o tratamento poderá ser intermitente nos indivíduos estáveis, três vezes por semana. Nos hipercatabólicos pode ser necessária a diálise diária. Por outro lado, nos indivíduos que necessitam de grande oferta de volume e hemodinamicamente instáveis, recebendo drogas vasoativas para o controle da hipotensão arterial, o procedimento dialítico poderá ser realizado de forma contínua para gerar menos instabilidade hemodinâmica e melhor manuseio volêmico.

DURAÇÃO DO TRATAMENTO

Para pacientes com IRC em programa de hemodiálise convencional, as sessões de diálise duram, em média, 4 a 5 horas, já para a hemodiálise diária o tempo de tratamento varia de 1,5 a 2 horas por sessão. Portanto, na primeira condição, 12 a 15 horas de diálise por semana e na segunda 9 a 12 horas por semana. A redução no tempo de tratamento é compensada pelo aumento na freqüência.

Para pacientes com IRA, a duração de cada tratamento dependerá da eficiência do método, da freqüência, da estabilidade hemodinâmica e do catabolismo do paciente. Em média, as sessões duram entre 4 e 5 horas, entretanto, poderá ser utilizada a hemodiálise lenta com sessões de 8 a 12 horas ou mesmo a forma contínua de tratamento.

Nas diálises de longa duração, o procedimento poderá ser realizado à noite, durante o sono, nos pacientes com IRC. Para os pacientes com IRA, as sessões de diálise à noite poderão facilitar o manuseio do paciente para a realização de exames e outros procedimentos durante o dia.

ACESSO VASCULAR

Para pacientes com IRC o acesso à circulação sangüínea é realizado, preferencialmente, por meio de uma fístula arteriovenosa, que pode ser construída com uma veia nativa (cefálica ou basílica), distal ou proximal, ou ainda por meio de prótese vascular naqueles pacientes com leito venoso ruim. Na impossibilidade de se construir uma fístula arteriovenosa, o acesso vascular poderá ser feito por meio de um cateter siliconizado de longa permanência com anel de vedação (Permcath®). Essa forma de acesso vascular é mais utilizada em crianças de baixo peso, em mulheres diabéticas e em pacientes com exaustão do leito vascular.

Para pacientes com IRA, o acesso à circulação é feito por meio de cateteres temporários. Esses cateteres são geralmente de dupla luz instalados em uma veia central, por isso o procedimento dialítico é denominado venovenoso. Devem-se evitar as punções na veia subclávia, pois elas estão associadas à trombose e à estenose desse vaso. É ainda possível utilizar dois cateteres durante uma diálise, um instalado em uma artéria e outro em uma veia. Neste método, denominado arteriovenoso, a pressão arterial do paciente é que impulsiona o sangue no circuito extracorpóreo.

TIPO DE MEMBRANA

As membranas para diálise são classificadas como sintéticas (poliacrilonitrila, polissulfona, polimetilmetacrilato) ou não (cuprofane, acetato, diacetato, triacetato de celulose). Basicamente, elas se diferenciam pela capacidade de ativar o sistema complemento, o que as torna mais ou menos biocompatíveis. As membranas sintéticas são mais biocompatíveis, todavia são mais caras.

Além disso, as membranas podem diferir quanto à capacidade de ultrafiltração, que é avaliada pelo coeficiente de ultrafiltração (K_{UF}) medido em mL/hora/mmHg de pressão transmembrana. As membranas são de alto fluxo quando o K_{UF} é maior que 10mL/hora/mmHg e usualmente maior que 20mL/hora/mmHg. Esses valores podem chegar a 60mL/hora/mmHg. Ao contrário, a membrana é de baixo fluxo quando o K_{UF} é inferior a 10mL/hora/mmHg. Entretanto, valores de K_{UF} na faixa de 7 a 10mL/hora/mmHg já necessitam de um módulo de ultrafiltração controlada acoplado à máquina de diálise. As membranas de alto fluxo possuem poros maiores, o que facilita a passagem de moléculas grandes como β_2-microglobulina e vitamina B_{12}.

A depuração de uréia de um dialisador dependerá da área de superfície do dialisador e dos fluxos de sangue e dialisato por meio do dialisador. A eficiência de um dialisador é avaliada pela constante de permeabilidade da membrana multiplicada pela área de superfície efetiva (KoA). Dialisador com KoA menor que 500mL/minuto é classificado como de baixa eficiência; entre 500 e 700, eficiência usual; e maior que 700; como dialisadores de alta eficiência.

Portanto, cruzando essas características, um dialisador poderá ser de alto fluxo e alta eficiência, alto fluxo e baixa eficiência, baixo fluxo e alta eficiência ou baixo fluxo e baixa eficiência. Essas características deverão ser consideradas quando se escolher o dialisador para uma determinada modalidade de diálise: hemodiálise, hemodiafiltração ou hemofiltração. Além disso, também o tempo e a freqüência do tratamento, bem como a superfície corpórea do paciente deverão ser considerados na escolha do dialisador.

COMPOSIÇÃO DO DIALISATO

Atualmente, o método mais utilizado para se produzir a solução de diálise é por meio de um sistema de proporção que mistura uma parte de uma solução de eletrólitos com 34 partes de água previamente tratada por um sistema de osmose reversa, acoplada, em algum caso, a um pré-tratamento de deionização. Desse modo, o dialisato é produzido continuamente durante a hemodiálise.

Nos primórdios da hemodiálise, o tampão utilizado para alcalinizar o paciente foi o acetato. Com o desenvolvimento dos sistemas de proporção, o bicarbonato passou a ser utilizado em substituição ao acetato, pois este induz instabilidade hemodinâmica devido à vasodilatação e à cardiodepressão.

Com as preparações comercialmente disponíveis, após a mistura final, a composição do dialisato é: sódio 135 a 140mEq/L, potássio 0 a 4mEq/L, cloro 98 a 124mEq/L, magnésio 0,5 a 0,75mEq/L, cálcio 2,5 a 3,5mEq/L e bicarbonato 30 a 35mEq/L. Alguns centros de diálise acrescentam glicose à solução de diálise em uma concentração de 200 a 250mg/dL, com o objetivo de aumentar a estabilidade hemodinâmica e impedir o desenvolvimento de hipoglicemia nos diabéticos.

Caberá ao médico prescrever a composição do dialisato mais adequada para o paciente e para o tipo de diálise utilizada. Nos pacientes que apresentam freqüentes episódios de hipotensão durante a diálise, o uso de concentração de sódio mais elevada está indicado, entretanto, isso tende a induzir sede no intervalo interdialítico.

Na tentativa de aumentar a estabilidade hemodinâmica durante a hemodiálise, algumas máquinas permitem acoplar um perfil variável de sódio e ultrafiltração. Como princípio, procura-se utilizar a associação sódio alto com ultrafiltração vigorosa. Concentrações de sódio no dialisato de 150 a 160mEq/L geram um gradiente osmótico entre o sangue e o interstício. Isso acelera a translocação de fluido para o intravascular, favorecendo o reenchimento vascular, o que disponibiliza líquido para a ultrafiltração. De modo geral, em direção ao final da hemodiálise, a concentração de sódio é reduzida para valores ao redor de 135 a 140mEq/L e a ultrafiltração é ajustada para valores próximos de zero.

Nos pacientes com hipercalemia grave está indicado o uso de dialisato com zero ou 1mEq/L de potássio. Usualmente, essa concentração é de 2mEq/L. Para pacientes com potássio pré-diálise normal e naqueles que apresentam arritmias ou estão em uso de digitálicos, é aconselhável utilizar concentração de potássio no dialisato entre 3 e 4mEq/L.

A concentração de cálcio no dialisato variará principalmente com o nível de cálcio no sangue. Para pacientes com hipercalcemia persistente, geralmente secundária ao uso de quelantes de fósforo à base de cálcio e vitamina D, é aconselhável diálise com cálcio de 2,5mEq/L. Nessa condição, a diálise terá como resultante balanço zero ou discretamente negativo de cálcio. Por outro lado, nas condições de hipocalcemia, é aconselhável que, durante a diálise, ocorra um balanço positivo de cálcio, com a finalidade de bloquear a secreção do hormônio da paratireóide. Para tanto, a concentração de cálcio no dialisato poderá ser tão alta quanto 3,5mEq/L.

A concentração de bicarbonato no dialisato será determinada, principalmente, pelo nível sérico de bicarbonato pré e pós-diálise. O objetivo será garantir uma concentração sérica de bicarbonato superior a 20mEq/L na pré-diálise.

Finalmente, a eficiência da hemodiálise apresenta uma relação direta com o fluxo do dialisato. Então, o fluxo de dialisato pode variar de valores tão baixos quanto 100mL/min nos processos de hemodiálise lenta contínua, até valores de 800mL/min nos processos de hemodiálise intermitente de alta eficiência. Na hemodiálise convencional, esse fluxo é de 500mL/min.

COMPOSIÇÃO DA SOLUÇÃO DE REPOSIÇÃO

Nos processos dialíticos, nos quais ocorre ultrafiltração pura (hemofiltração) ou sua associação com difusão (hemodiafiltração), o volume ultrafiltrado poderá ser tão alto quanto 50 litros por sessão de tratamento. Isso implica a necessidade da utilização de um fluido de reposição. Essa solução poderá ser infundida no circuito extracorpóreo antes do filtro (pré-dilucional) ou após o filtro (pós-dilucional). Principalmente para procedimentos contínuos usados em pacientes com IRA, alguns autores sugerem a utilização de uma mistura dessas técnicas, em que um terço da solução de reposição é infundida pré e dois terços pós-filtro. Com isso é possível aumentar a vida útil do filtro sem comprometer a eficiência da técnica, secundária à redução da depuração, conseqüência da diluição dos solutos.

Em geral a composição do fluido de reposição apresenta as seguintes concentrações: sódio 132 a 140mEq/L, potássio 0 a 2mEq/L, magnésio 1 a 3mEq/L, cloro 100 a 115mEq/L, cálcio 3,2 a 3,6mEq/L e lactato 30 a 45mEq/L. Soluções sem potássio devem ser acrescidas de potássio em concentração suficiente para manter a concentração sérica normal.

O tampão lactato pode ser substituído por bicarbonato, por meio da infusão de 20 a 40mL/hora de bicarbonato de sódio a 8,4% em uma veia central. Também, é possível substituir o lactato na solução de reposição por bicarbonato; nessa condição, é necessário que o cálcio seja infundido em veia periférica a uma velocidade de 0,6 a 1g de gluconato de cálcio por hora.

Para pacientes com doença hepática e acidose láctica preexistente, devem-se utilizar soluções de reposição sem lactato, tendo em vista a dificuldade que esses pacientes apresentam para metabolizar o lactato para bicarbonato. As soluções de bicarbonato permitem um bom controle da acidose e devem tornar-se as mais utilizadas.

Tanto a hemofiltração quanto a hemodiafiltração apresentam um custo bastante elevado, de modo que têm sido pouco utilizadas para o tratamento de pacientes com IRC. Entretanto, no tratamento de pacientes com IRA a aplicação da hemofiltração e da hemodiafiltração contínua vem crescendo muito. Acredita-se que esses métodos possibilitam maior remoção de mediadores inflamatórios, o que poderia contribuir para melhorar a sobrevida dos pacientes com IRA e sepse.

ANTICOAGULAÇÃO

O contato do sangue com o circuito extracorpóreo ativa a coagulação, através da via intrínseca, além de promover a aderência das plaquetas à superfície artificial. Fatores de risco para aumentar a coagulação no circuito extracorpóreo são: fluxo de sangue baixo, nível elevado de hemoglobina, ultrafiltração excessiva, transfusões de sangue intradialíticas e administração de nutrição parenteral contendo lipídeos. Diversos desses fatores estão presentes, isoladamente ou em associação, durante a realização de uma sessão de diálise, principalmente nos pacientes com IRA. Dessa maneira, a maioria das diálises requer anticoagulação.

A heparina é o anticoagulante mais utilizado, entretanto, a heparina de baixo peso molecular, a prostaciclina, a anticoagulação regional com citrato ou heparina-protamina, além da diálise sem heparina podem ser utilizadas. Cada uma dessas técnicas apresenta vantagens e desvantagens, o que deve ser considerado quando se escolher o método de anticoagulação. O médico deverá ainda considerar o tipo de diálise e as condições clínicas e de coagulação do paciente durante a escolha.

A utilização da heparina é um método simples e eficiente de anticoagulação, contudo pode favorecer o surgimento de sangramentos e plaquetopenia. Ela poderá ser administrada com um bolo inicial seguido de infusão contínua ou intermitente. A monitorização da dose é feita, mais freqüentemente, pelo tempo de coagulação ativado, embora possa ser utilizado o tempo de coagulação ou o tempo de tromboplastina parcial ativado.

Para pacientes com grande tendência a sangramentos, pode-se utilizar a heparinização regional com infusão de heparina antes do filtro e protamina após o filtro de diálise. A protamina se complexa à heparina na proporção de, aproximadamente, 1mg de protamina para cada 100UI de heparina. Sangramentos poderão ocorrer entre 2 e 4 horas após o término da diálise, quando a heparina se dissocia da protamina. Por outro lado, quando infundida rapidamente, a protamina pode causar hipotensão, bradicardia e anafilaxia.

A anticoagulação com citrato é eficiente, porém seu manuseio é mais complexo. Requer maior vigilância da enfermagem, disponibilidade de dialisato sem cálcio, além de necessitar da reposição de cálcio em uma veia periférica. Complicações freqüentes são hipo e hipercalcemia, hipernatremia e alcalose metabólica.

A anticoagulação com heparina de baixo peso molecular é eficiente no manuseio de pacientes em hemodiálise crônica. Entretanto, seu custo elevado e a dificuldade para monitorar o efeito anticoagulante, além de poucas vantagens em relação à heparina, têm reservado sua utilização para pacientes com trombocitopenia induzida pela heparina.

Um método eficiente para prevenir a coagulação do sangue no circuito extracorpóreo é a chamada diálise sem heparina. Está indicada nos pacientes com sangramento ativo e naqueles com pericardite, coagulopatia, trombocitopenia, acidente vascular cerebral e cirurgia recente. O procedimento pode ser utilizado isoladamente ou em associação com o uso de doses reduzidas de heparina. Essa técnica consiste na utilização de um fluxo de sangue tão alto quanto possível, associado à lavagem do circuito extracorpóreo,

a cada 15 ou 30 minutos, com 100 a 150mL de solução salina. Conseqüentemente, o médico deverá ajustar a ultrafiltração para remover o excesso de volume infundido. O método é eficiente, barato e sujeito a poucas complicações, exigindo apenas maior vigilância da equipe de enfermagem.

ADEQUAÇÃO DA DIÁLISE

Para pacientes com IRA ou IRC, a maneira mais adequada para avaliar a qualidade do tratamento dialítico é a quantificação direta da massa de uréia extraída durante a diálise. Entretanto, esse método é de difícil execução na prática clínica, pois requer a coleta do dialisato ou do ultrafiltrado produzidos durante a diálise.

Uma vez que a concentração sérica de uréia não é um bom parâmetro para a adequação da diálise, pois ela depende da oferta protéica e do catabolismo do paciente, métodos alternativos foram propostos para avaliar a qualidade do tratamento.

Para fins práticos, algumas equações, desenvolvidas a partir do modelo de cinética de uréia, têm sido propostas para quantificar a dose do tratamento dialítico. Esses estudos foram realizados principalmente em condições de hemodiálise crônica convencional, e os resultados têm sido aplicados não só para outras técnicas de diálise, mas também na avaliação da qualidade do tratamento oferecido a pacientes com IRA.

A redução percentual de uréia durante uma sessão de hemodiálise é o método mais simples para quantificar a dose de diálise. Esse índice é calculado por meio da variação da concentração de uréia pré e imediatamente pós-diálise dividido pela concentração pré-diálise, multiplicado por 100. Esse índice mede o componente difusional durante a hemodiálise, mas pode ser utilizado para quantificar a dose de diálise nos processos de hemofiltração e hemodiafiltração, quando a maior parte do volume ultrafiltrado é substituída por líquido de reposição. O objetivo é atingir uma redução percentual de uréia de pelo menos 65%.

Embora útil para quantificar a dose de tratamento quando ele é intermitente e de curta duração, esse índice não se aplica para avaliar a dose de tratamento nos processos contínuos. Nessas situações, a concentração sérica de uréia reduz-se e tende a se tornar estável, uma vez que a extração se iguale à produção de uréia.

Também, quando existe ultrafiltração sem reposição de volume, a redução percentual de uréia não avalia a massa de uréia extraída por convecção. Em função dessas limitações, tem sido proposta a equação abaixo para quantificar a dose de diálise:

$$Kt/V = -\ln\left[\frac{U_{pós}}{U_{pré}} - 0,008\, t\right] + \left[4 - 3,5\frac{U_{pós}}{U_{pré}}\right] \times \frac{V_{UF}}{peso\ pós}$$

Onde U é a concentração de uréia pré e imediatamente pós-diálise e t o tempo de tratamento em horas.

Nessa equação, o transporte convectivo é avaliado por meio do volume ultrafiltrado, que, em última análise, pode ser estimado pela diferença de peso pré e pós-diálise.

O resultado dessa equação traduz-se em um número denominado Kt/V, o qual representa o produto da depuração de uréia do dialisador (K) pelo tempo de tratamento (t) normalizado pelo volume de distribuição da uréia (V), o qual equivale à água corpórea total e representa, aproximadamente, 58 a 60% do peso corpóreo.

Para tratamentos intermitentes e de curta duração, o Kt/V deve ser superior a 1,2. Na condição de tratamento muito longo, essa equação não se aplica, pois esse índice é uma razão direta do tempo. Uma vez que nos tratamentos longos a uréia tende a uma concentração constante, o Kt/V poderá ser alto sem traduzir extração significativa de uréia.

Para avaliar a qualidade dos métodos de diálise contínua, talvez o melhor índice seja a evolução da concentração sérica de uréia durante o tratamento, a qual se associada à quantificação direta da diálise, por meio da medida da massa de uréia extraída, permite calcular a geração de uréia e, conseqüentemente, a taxa de catabolismo ou anabolismo do paciente. Embora não existam estudos prospectivos randomizados, parece desejável que, para melhorar a sobrevida dos pacientes com IRA, a concentração sérica de uréia seja mantida entre 100 e 120mg/dL e o Kt/V diário ao redor de 0,9 a 1.

As principais causas para que a dose de diálise oferecida seja menor que a prescrita são: 1. fluxo de sangue real menor que aquele registrado na bomba de sangue da hemodialisadora; 2. recirculação no acesso vascular, que ocorre quando, no circuito extracorpóreo, a pressão venosa é muito alta ou a pressão arterial é muito negativa, conseqüência do baixo fluxo de sangue no acesso vascular, ou ainda quando a posição das agulhas de punção é inadequada; 3. coagulação do dialisador; 4. tempo de tratamento inadvertidamente reduzido pela enfermagem ou por pressão do paciente; e 5. erros nas amostras de sangue – uréia pré-diálise muito baixa (diluição) ou uréia pós-diálise muito alta (amostra colhida antes do fim da diálise ou mais de 5 minutos pós-diálise).

A diferença entre o Kt/V prescrito e o Kt/V oferecido tende a ser maior na IRA que na IRC. As principais causas para isso são as dificuldades para se obter um fluxo de sangue adequado no acesso vascular, redução da pressão arterial e do débito cardíaco, hipercatabolismo e presença de edema com conseqüente aumento do volume de distribuição da uréia (V) nos pacientes com IRA.

Ainda no que se refere à adequação da diálise, vale lembrar que a anticoagulação inadequada resulta na formação de coágulos no interior do dialisador, o que tende a diminuir a eficiência do tratamento. Isso é mais importante nos pacientes com tendência a sangramentos e naqueles submetidos a procedimentos contínuos.

Estudos recentes têm mostrado que, para pacientes com IRA submetidos a hemofiltração contínua, taxas de ultrafiltração superiores a 35mL/kg/h estão associadas com melhora na sobrevida.

Finalmente, cabe ressaltar que, durante o tratamento, modificações poderão ser feitas no fluxo de sangue, fluxo de dialisato, volume ultrafiltrado, tipo de acesso vascular, tempo e freqüência do tratamento e no tipo e superfície da membrana semipermeável para aumentar a eficiência da diálise.

PRESCRIÇÃO DA DIÁLISE NA IRA

Uma vez que se inicie o tratamento dialítico no paciente com IRA, a tendência é que a equipe médica se preocupe com outros aspectos envolvidos no tratamento desses pacientes que, geralmente, estão internados em unidades de terapia intensiva. Entretanto, cada vez mais surgem evidências de que fatores relacionados à prescrição da diálise são importantes no prognóstico da IRA. O quadro 21.1 mostra os principais métodos dialíticos disponíveis para tratamento dos pacientes com IRA.

Algumas variáveis envolvidas na prescrição da diálise nesses pacientes merecem ser destacadas.

Quadro 21.1 – Métodos dialíticos para o tratamento de pacientes com insuficiência renal aguda.

Característica	Tipo	Freqüência	Duração	Acesso
Intermitente	HD convencional	3 vezes/sem	4 a 5	C_T VV
Intermitente	HD diária	6 vezes/sem	1,5 a 3	C_T VV
Intermitente	HD lenta	Variável	8 a 12	C_T VV
Intermitente	UF	Variável	Variável	C_T VV ou AV
Contínua	HD lenta	7 dias/sem	Contínua	C_T VV ou AV
Contínua	HF	7 dias/sem	Contínua	C_T VV ou AV
Contínua	HDF	7 dias/sem	Contínua	C_T VV ou AV

HD = hemodiálise; UF = ultrafiltração; HF = hemofiltração; HDF = hemodiafiltração; C_T = cateter temporário; VV = venovenoso; AV = arteriovenoso; sem = semana.

Tempo – o tempo de tratamento deverá ser ajustado freqüentemente. Para pacientes com uréia muito elevada, é conveniente que as primeiras sessões de diálise sejam de curta duração (2 horas) e baixo fluxo para evitar o aparecimento da síndrome do desequilíbrio. Progressivamente, o tempo deve ser aumentado para sessões de pelo menos 4 horas. Os pacientes maiores e aqueles que apresentam maior catabolismo são os que necessitam de maior tempo de tratamento. Com freqüência, o tempo de diálise tem de ser reduzido por causa de instabilidade hemodinâmica, problemas no acesso vascular, dificuldades na anticoagulação e necessidade de o paciente ser submetido a outros procedimentos, tais como ultra-sonografia, tomografias, ressonância magnética, fisioterapia etc.

Freqüência – nos primeiros dias de tratamento, os pacientes geralmente necessitam de sessões diárias de diálise para reduzir os níveis séricos de uréia. Posteriormente, a maioria dos pacientes pode ser tratada com diálise em dias alternados. Entretanto, pacientes hipercatabólicos, sépticos, com sobrecarga de volume, com edema pulmonar ou recebendo nutrição parenteral ou grande oferta de volume podem necessitar de diálise diária por longos períodos.

Dialisador – alguns estudos sugerem que as membranas biocompatíveis estão associadas com melhora do prognóstico no paciente com IRA, mas isso ainda é aspecto discutível.

Ultrafiltração – pacientes com IRA freqüentemente se apresentam com sobrecarga de volume. O edema resultante é difícil de ser controlado por meio de diálises curtas, por causa da hipotensão secundária à redistribuição lenta do volume. Desse modo, sessões de diálise mais longas ou contínuas são mais bem toleradas. Ajustes no peso seco dos pacientes com IRA necessitam ser realizados freqüentemente em função da perda de massa muscular secundária ao catabolismo, o que pode induzir ultrafiltração inadequada com o aparecimento de sobrecarga hídrica.

Acesso vascular – cuidados com o acesso vascular são fundamentais para evitar a sepse relacionada à presença do cateter.

Dose de diálise – a dose adequada para o tratamento de pacientes com IRA é controvertida. Manter a uréia abaixo de 100 a 120mg/dL e o Kt/V diário ao redor de 1 deve nortear o tratamento.

PRESCRIÇÃO DA DIÁLISE NA IRC

Se quanto mais diálise melhor, então o paciente deve receber a dose máxima de diálise possível. Entretanto, na maioria das vezes, o paciente recebe o mínimo aceitável de tratamento em função dos custos da diálise e dos limites de tempo. O quadro 21.2 mostra os principais métodos de diálise utilizados para o tratamento de pacientes com IRC.

Quadro 21.2 – Métodos dialíticos para o tratamento de pacientes com insuficiência renal crônica.

Tipo	Freqüência	Duração (h)	Período
HD convencional	3 vezes/sem	4 a 5	Diurno
HD convencional lenta	3 vezes/sem	8 a 12	Noturno
HD diária	6 vezes/sem	1,5 a 2	Diurno
HD diária lenta	6 vezes/sem	8 a 12	Noturno
HF	3 vezes/sem	2,5 a 3	Diurno
HDF	3 vezes/sem	2,5 a 3	Diurno

Para todos os métodos o acesso vascular é através de uma fístula arteriovenosa, enxerto arteriovenoso ou cateter de longa permanência. HD = hemodiálise; HF = hemofiltração; HDF = hemodiafiltração; sem = semana.

Considerações sobre algumas variáveis envolvidas na prescrição da hemodiálise devem ser feitas.

Depuração de uréia – para um esquema de três sessões de diálise por semana o Kt/V deve ser de no mínimo 1,2. Esse valor pode ser elevado pelo aumento do número de sessões por semana ou pelo aumento do tempo de diálise, do fluxo de sangue ou do KoA (depuração de uréia) do dialisador. O Kt/V prescrito deve ser freqüentemente avaliado, pois o Kt/V oferecido é quase sempre menor que o prescrito. Por outro lado, uma dose de diálise oferecida maior não deve levar à redução na quantidade de diálise, a menos que existam fortes razões para isto.

Freqüência – sem que exista função renal residual, é praticamente impossível obter um controle adequado da depuração de solutos e da ultrafiltração com duas sessões de diálise por semana. Então, mesmo para pacientes pequenos, a perda progressiva da função renal implica a necessidade de no mínimo três sessões de diálise por semana.

Tempo – o aumento do tempo de diálise é a maneira mais simples e segura para aumentar a dose do tratamento, mas, freqüentemente, esbarra na resistência do paciente. Se, para pacientes recebendo a mesma dose de diálise (Kt/V), aqueles com tempo de tratamento menor (alta eficiência) têm o mesmo prognóstico daqueles com tempo convencional (2,5 a 3 horas *vs*. 4 horas) é incerto. Entretanto, existem fortes evidências mostrando que o controle da pressão arterial, do peso seco, do fósforo e da depuração de moléculas maiores, tipo β_2-microglobulina, é melhor, e a morbidade e a mortalidade são menores naqueles com tempo de diálise maior.

KoA do dialisador – quanto maior o KoA de um dialisador, maior será a depuração de uréia. Então, quanto maior o paciente maior deverá ser o KoA para se conseguir atingir a dose mínima de diálise em determinado tempo de tratamento. Pacientes com peso superior a 70-80kg geralmente necessitam de dialisadores com KoA de 700 (dialisadores de alta eficiência).

Superfície do dialisador – o aumento da superfície do dialisador tem pouco impacto sobre a dose de diálise quando esta é avaliada através da extração de moléculas pequenas.

Membrana do dialisador – as membranas sintéticas são mais biocompatíveis, podendo apresentar um KoA alto ou baixo (alta ou baixa eficiência) e um coeficiente de permeabilidade hidráulica (K_{uF}) alto ou baixo (alto ou baixo fluxo). Quanto maior o KoA e o K_{uF}, mais cara a membrana e maior a necessidade da utilização de água ultrapura para diálise, além de uma máquina de diálise mais sofisticada com módulo de controle de ultrafiltração e perfil de sódio. Esses aspectos também tendem a elevar os custos do tratamento. Por outro lado, não existe consenso de que a utilização desse tipo de membrana represente avanço substancial na qualidade do tratamento hemodialítico.

Fluxo de sangue – todo paciente deve ser dialisado com fluxo de sangue superior a 250mL/min, preferencialmente entre 300 e 400mL/min. Quando se utiliza um dialisador com KoA elevado, o fluxo de sangue deve ser o maior possível, para maximizar a eficiência do dialisador. Na presença de um acesso vascular inadequado, o aumento do fluxo de sangue pode aumentar a recirculação no acesso, implicando a diminuição da eficiência do dialisador.

Fluxo de dialisato – geralmente é de 500mL/min. Todavia, com o uso de fluxos de sangue altos e dialisadores com KoA elevado, o fluxo de dialisato pode ser elevado para 800mL/min, para aumentar a eficiência da diálise. Nessas condições, é necessário utilizar bicarbonato como tampão.

Ritmo de ultrafiltração – o volume a ser ultrafiltrado durante uma sessão de hemodiálise deve ser avaliado a cada sessão, devendo ser calculado com base no peso seco e no ganho de peso no intervalo interdialítico. Ultrafiltração superior a 4 litros é difícil de ser obtida durante uma sessão de hemodiálise, pois freqüentemente ocorre hipotensão, o que implica a redução do tempo de tratamento, impossibilidade de se atingir o peso seco, hipertensão e, provavelmente, aumento na morbidade e mortalidade. Os pacientes devem ser orientados para um ganho máximo de peso de 2 a 3kg entre as diálises. O ritmo de ultrafiltração poderá ser constante ou variar durante a diálise; freqüentemente alto nas primeiras 2 horas de diálise e reduzido ou anulado a seguir, na tentativa de diminuir os sintomas intradialíticos.

DIÁLISE PERITONEAL

INTRODUÇÃO

A diálise peritoneal, diferentemente da hemodiálise, processa-se no organismo do paciente, mais precisamente na cavidade peritoneal, sendo uma modalidade intracorpórea de diálise. Existem diversos tipos de diálise peritoneal de acordo com o tempo de permanência da solução de diálise na cavidade peritoneal e com o uso ou não de sistemas automatizados de infusão e drenagem de soluções de diálise na cavidade peritoneal (máquinas cicladoras). No quadro 21.3 estão citadas as principais modalidades de diálise peritoneal.

Quadro 21.3 – Modalidades de diálise peritoneal.

Modalidade	Características
Manual DPAC	Três trocas diurnas com permanência de 5-6h e uma noturna com permanência de 6-8h, volume de infusão por troca de 2-2,5L
Automática DPIN	Cinco a sete trocas noturnas, cavidade seca durante o dia, volume de infusão por troca de 2-2,5L
DPCC	Quatro a sete trocas noturnas, cavidade repleta durante o dia, volume de infusão por troca de 2-2,5L
Tidal ou em maré	As trocas noturnas são feitas com parte do volume infundido inicialmente. Exemplo: infusão inicial de 2L e a seguir trocas com 1L, de modo que a cavidade peritoneal não seja esvaziada completamente
Automática ou manual DPI	Vinte trocas por dia, duas vezes por semana, volume de infusão por troca de 2-2,5L. Geralmente em ambiente hospitalar

DPAC = diálise peritoneal ambulatorial contínua; DPIN = diálise peritoneal intermitente noturna; DPCC = diálise peritoneal cíclica contínua; DPI = diálise peritoneal intermitente.

ASPECTOS HISTÓRICOS

Georg Ganter, em 1923, foi o responsável pela primeira aplicação clínica da diálise peritoneal. Porém, somente a partir de 1959, com as simplificações técnicas introduzidas por Morton Maxwell, foi que a diálise peritoneal, na forma de diálise peritoneal intermitente (DPI), passou a ser empregada em diversos hospitais do mundo. Na década de 1960, Palmer e Tenckhoff introduziram o conceito de cateter de longa permanência para a diálise peritoneal, e em 1976, Moncrief e Popovich descreveram a diálise peritoneal ambulatorial contínua (DPAC). Porém, essa modalidade de diálise popularizou-se com as modificações de Oreopoulos et al. em 1978, que introduziram bolsas de PVC (cloreto de polivinil) colapsáveis para acondicionar as soluções de diálise, diminuindo o número de conexões necessárias para efetuar as trocas de soluções de diálise, reduzindo a incidência de episódios de peritonite infecciosa. Posteriormente, novos sistemas de conexões foram desenvolvidos, como o sistema Y de Buonchristiani, que permitiram o aumento da sobrevida técnica do método. A qualidade de vida dos pacientes melhorou ainda mais com a disponibilização de cicladoras automáticas de diálise peritoneal. No Brasil, a DPAC foi introduzida por Miguel Carlos Riella et al., em 1980, na cidade de Curitiba.

DADOS EPIDEMIOLÓGICOS

A diálise peritoneal, nas suas duas principais modalidades DPAC e diálise peritoneal automática (DPA), ao longo dos últimos 25 anos, vem-se consolidando como importante alternativa de substituição da função renal, destinada ao tratamento de portadores de insuficiência renal crônica terminal.

Aproximadamente 15% dos pacientes em programa de diálise nos países desenvolvidos estão em diálise peritoneal. No Brasil 10,4% dos pacientes em diálise estão em programa de diálise peritoneal (7,5% em DPAC, 2,1% em DPA e 0,8% em DPI, dados de novembro de 2001 da Sociedade Brasileira de Nefrologia, envolvendo 48.806 pacientes em diálise no Brasil. A diálise peritoneal é a modalidade de diálise de eleição na faixa etária pediátrica. A sobrevida dos pacientes em programa de diálise peritoneal é semelhante à daqueles em programa de hemodiálise.

CATETERES

Cateteres crônicos estão indicados quando um período prolongado de insuficiência renal dialítica é esperado. Quando um período curto com um número reduzido de diálises for antecipado, o cateter temporário é uma opção razoável.

Cateteres temporários de diálise peritoneal – são cateteres retos ou levemente curvos, rígidos, com diversos orifícios distais. Podem possuir um estilete no interior para possibilitar sua inserção na cavidade peritoneal. Quando não possuem o estilete, são inseridos com o auxílio de um trocarte (prego e camisa). Não possuem *cuffs* (pequenos invólucros de Dacron de 1cm que ajudam na fixação dos cateteres por fibroblastos), de modo que o risco de peritonite é grande após três dias de permanência. O risco de perfuração intestinal também aumenta com o tempo de permanência do cateter na cavidade peritoneal.

Cateteres crônicos de diálise peritoneal – cateteres de silicone ou poliuretano com 1 ou 2 *cuffs* (maioria com 2). O silicone e o poliuretano promovem o desenvolvimento de epitélio escamoso no túnel subcutâneo próximo ao óstio externo e na entrada do cateter no peritônio. Os *cuffs* são invadidos por fibrose (um mês) e ajudam na fixação do cateter, além de impedir a propagação de infecções do óstio e do peritônio (peritonite) para o túnel subcutâneo. Peritonite pode ser tratada sem a necessidade de remoção do cateter.

Com o emprego de cateter com 2 *cuffs*, o profundo deve ficar extra-peritoneal no interior da musculatura abdominal e o superficial deve ficar no tecido subcutâneo (2cm do óstio). Com o cateter de *cuff* único (casos de IRA), este deverá ficar profundo e o túnel ser de 5cm ou menos. Alguns grupos advogam que o *cuff* único deva ficar superficial para facilitar sua posterior remoção, porém isso implica maior risco de vazamentos.

Existem diferentes modelos de cateteres crônicos de diálise peritoneal. O cateter reto de Tenckhoff ainda é bastante utilizado. Uma alternativa muito usada é o cateter de *swan-neck* (pescoço de cisne) com uma curvatura de 150° entre os dois *cuffs*, propiciando que a saída do cateter fique dirigida para baixo, havendo relatos não muito contundentes de menor incidência de infecção de óstio e extrusão de *cuff* externo.

COLOCAÇÃO DO CATETER TEMPORÁRIO

Geralmente o local de entrada é na linha média, cerca de 3cm abaixo da cicatriz umbilical. Podem ser utilizados locais de entrada laterais (borda do músculo reto abdominal na linha entre a cicatriz umbilical e a espinha ilíaca anterior). No caso de local lateral, a melhor opção é o lado esquerdo por evitar o ceco. O local de inserção deverá ficar afastado cerca de 2 a 3cm de áreas de inserção de cateteres prévios e de cicatrizes de cirurgias.

Inicialmente, deve-se examinar cuidadosamente o abdômen do paciente para verificar presença de esplenomegalia, hepatomegalia, aneurismas e esvaziar o conteúdo da bexiga.

Um ambiente cirúrgico com luvas, máscara, avental, gorro e campos deve ser criado. Após a assepsia da pele, é realizada a anestesia local com 10mL de lidocaína a 2%. Uma pequena incisão da pele e derme de 0,5cm é efetuada e através desta incisão a cavidade peritoneal é puncionada com Gelco de 16-gauge (inserir no mínimo 6-8cm para atingir o peritônio). A seguir, 1 a 2 litros de solução de diálise a 1,5% é infundida na cavidade peritoneal, de modo a criar ascite, o que diminui o risco de perfurações de órgãos abdominais por ocasião da inserção do cateter.

Quando se usam cateteres que contêm no seu interior um estilete, eles são introduzidos na cavidade peritoneal em ângulo de quase 90°, solicitando ao paciente que mantenha o abdômen tenso durante a punção. Utilizam-se os dedos da outra mão no cateter como freio. Ao penetrar com o cateter na cavidade peritoneal, o estilete é removido e o cateter é inserido na cavidade paralelamente à parede anterior do abdômen em direção ao ligamento inguinal esquerdo.

Quando se emprega o trocarte, o conjunto prego e camisa é introduzido por punção na cavidade peritoneal, utilizando-se o dedo indicador como freio. Ao perfurar o peritônio, o prego é retirado e o cateter é colocado por dentro da camisa. Uma vez posicionado o cateter, a camisa é retirada e o cateter é fixado ao óstio através um ponto em U com fio de mononáilon.

Ocorre maior risco de complicações em situações de distensão abdominal e adesões ocasionadas por cirurgia prévia. Em pacientes comatosos e não cooperativos, a colação do cateter é mais difícil, pela falta de tensão voluntária do abdômen por ocasião da perfuração do peritônio.

280

As principais complicações relacionadas à colocação do cateter temporário de diálise peritoneal são: sangramento no efluente peritoneal, perfuração de bexiga e perfuração intestinal.

COLOCAÇÃO DE CATETER CRÔNICO

Os cateteres crônicos de diálise peritoneal podem ser implantados por meio de cirurgia, com abertura do peritônio sob visão direta; com trocarte peritoneal às cega; com utilização de fio guia, semelhante à técnica de colocação de cateteres em veias centrais ou com o uso de minitrocarte e peritonioscópio.

A implantação cirúrgica é o método mais popular, podendo ser realizada com anestesia local ou geral leve, sendo a inserção feita lateral (borda lateral do músculo reto abdominal) ou paramediana (borda medial do músculo reto abdominal), geralmente é feita por cirurgião. Apesar de o procedimento ser simples, é importante a presença de um cirurgião comprometido com a equipe de diálise.

Implantações com trocarte às cega ou com uso de fio guia foram desenvolvidas devido à dificuldade de se encontrar cirurgiões interessados na implantação de cateteres e com base na experiência anterior dos nefrologistas com implantação de cateteres temporários de diálise peritoneal.

Para a implantação por punção às cega, utiliza-se trocarte desarmável especial para cateter de Tenckhoff, que consiste em um prego cercado por dois meios cilindros que, por sua vez, são cercados por uma camisa.

Depois da inserção por punção do conjunto, utilizando-se da prensa abdominal, o prego é retirado e o cateter, preenchido com um guia metálico, é colocado até o *cuff* interno ser contido pelo estreitamento dos cilindros do trocarte. Após a verificação do bom funcionamento do cateter, por meio de infusão e drenagem de solução de diálise, confecciona-se um túnel subcutâneo por onde o cateter é exteriorizado.

Existem *kits* prontos com arame guia, dilatador e camisa descartável como alternativa para a colocação do cateter de Tenckhoff. As complicações com a implantação do cateter de Tenckhoff são semelhantes às observadas na implantação de cateteres temporários.

O método cirúrgico apresenta menor risco de sangramentos e perfurações de bexiga e intestino, porém depende do centro cirúrgico e da disponibilidade de cirurgiões. A punção às cega é facilmente disponível, mas com maior risco de complicações.

A implantação com minilaparoscópio pode ser feita pelo nefrologista ou cirurgião, proporcionando melhor posicionamento do cateter, porém depende de um investimento financeiro inicial.

SOLUÇÕES

As soluções utilizadas em diálise peritoneal são acondicionadas em bolsas colapsáveis de PVC. Apresentam composição semelhante à solução empregada em hemodiálise, porém com elevada concentração de glicose, a qual propicia a ultrafiltração nas diversas modalidades de diálise peritoneal. Quando a cavidade peritoneal é esvaziada, o volume da solução drenada é geralmente superior ao volume infundido. Como o bicarbonato de sódio, juntamente com o cálcio, precipita formando carbonato de cálcio, utiliza-se lactato como tampão nas soluções de diálise peritoneal. O lactato no fígado é convertido em bicarbonato. Portanto, a composição do dialisato é a seguinte: sódio 140mEq/L, cloro 105mEq/L, lactato 35mEq/L, cálcio 2,5 a 3,5mEq/L, magnésio 1,5mEq/L e glicose 1,5g/dL, 2,5g/dL ou 4,25g/dL. Quanto maior for a concentração de glicose na solução de diálise maior será o volume ultrafiltrado.

As soluções de diálise habitualmente empregadas nos pacientes em programa de diálise peritoneal não são biocompatíveis, pois apresentam baixo pH (5,5), contêm lactato como tampão, elevada concentração de glicose (1.500-4.250mg/dL), elevada osmolaridade (334-486mOsm/L), além de produtos de degradação da glicose (aldeídos) originados da esterilização dos fluidos através do calor.

Novas soluções de diálise peritoneal estão sendo utilizadas em outros países. Essas soluções têm um perfil mais biocompatível, contendo bicarbonato de sódio como tampão e baixas concentrações de produtos de degradação de glicose. Algumas delas empregam agentes alternativos para promover a ultrafiltração como a icodextrina e as soluções de aminoácidos, os quais podem contribuir para a nutrição dos pacientes. Resta saber se essas novas soluções serão menos lesivas, ao longo do tempo, para a membrana peritoneal dos pacientes em programa de diálise peritoneal.

FUNCIONAMENTO

O peritônio é uma grande membrana que recobre a parede abdominal (peritônio parietal) e órgãos viscerais da cavidade abdominal (peritônio visceral). A cavidade peritoneal é um espaço potencial entre as camadas parietal e visceral do peritônio. Normalmente, ela contém menos de 100mL de fluido. A superfície peritoneal nos adultos é semelhante à superfície corpórea.

A extensão do peritônio visceral corresponde a cerca de 90% da superfície peritoneal total, e a do peritônio parietal, apenas 10%. Apesar desse fato, ratos eviscerados exibem pequena redução na absorção peritoneal de uréia, creatinina, glicose e inulina em comparação com animais controles, evidenciando que a contribuição relativa do peritônio visceral e parietal na diálise peritoneal não se correlaciona necessariamente com a superfície anatômica.

O suprimento arterial para o peritônio visceral é proveniente das artérias celíacas e mesentéricas, enquanto o peritônio parietal é suprido pelas artérias circunflexas, ilíacas, lombares, intercostais e epigástricas. A veia porta é responsável pela drenagem venosa do peritônio visceral, enquanto as veias sistêmicas drenam o peritônio parietal.

O transporte de solutos e água do interior dos vasos para a cavidade peritoneal ocorre através de diferentes barreiras fisiológicas e anatômicas. As principais resistências a esse transporte são: camada de fluido estagnado no interior do capilar peritoneal, endotélio capilar, membrana basal do endotélio capilar, interstício, mesotélio e filme de fluido estagnado no interior da cavidade peritoneal.

A principal barreira ao transporte de solutos e água durante a diálise peritoneal é a parede capilar. Os capilares peritoneais têm a habilidade de regular as trocas de solutos de maneira que permitem o transporte de pequenos solutos como a uréia, enquanto restringem o movimento de macromoléculas como a albumina.

Acredita-se na existência de três tipos de poros no endotélio capilar peritoneal. Os poros pequenos (raio de 40 a 50Å), representados pelas junções intercelulares, que são permeáveis à maioria dos solutos pequenos e à água, combinados com uma quantidade pequena de poros grandes, representados por vesículas ou cadeias de vesículas. Os poros grandes, que são intercelulares (raio de cerca de 250Å), permitem o transporte unidirecional de macromoléculas do sangue para o peritônio. Além destes, os capilares peritoneais apresentam poros ultrapequenos (raio de cerca de 3Å), que permitem apenas a passagem de água e rejeitam o transporte de solutos, representados por aquaporinas endoteliais.

A elevada concentração de glicose, presente nas soluções convencionais de diálise peritoneal, é responsável pelo processo de ultrafiltração na técnica de diálise peritoneal.

Ao longo do tempo de permanência da solução de diálise na cavidade peritoneal, a concentração de glicose na solução de diálise diminui progressivamente. A glicose é absorvida da cavidade peritoneal, a favor do seu gradiente de concentração, através dos poros pequenos, presentes no endotélio capilar. O próprio volume ultrafiltrado também dilui a concentração de glicose na solução de diálise. Essa diminuição progressiva da concentração de glicose acarreta a redução do gradiente osmótico e da ultrafiltração ao longo do tempo de permanência da solução de diálise na cavidade peritoneal.

A absorção de glicose da cavidade peritoneal pode variar entre os pacientes e no mesmo paciente ao longo do tempo de programa de diálise. O que se verifica é um aumento da absorção de glicose com o tempo de diálise peritoneal, conseqüente ao desenvolvimento de um processo inflamatório na membrana peritoneal, ocasionado por episódios sucessivos de peritonite ou pela bioincompatibilidade das soluções de diálise. Essa inflamação está associada a um processo de neoangiogênese, com aumento do número de vasos na membrana peritoneal e conseqüente aumento do número de poros pequenos, por onde a glicose é absorvida. Posteriormente, esse processo inflamatório pode evoluir para uma situação de fibrose da membrana peritoneal, com o desenvolvimento de peritonite esclerosante.

O gradiente osmótico gerado pela glicose favorece a ultrafiltração através das aquaporinas, presentes na membrana das células endoteliais dos capilares peritoneais, e dos poros pequenos. As aquaporinas também podem ser lesadas ao longo do tempo de programa de diálise peritoneal, acarretando comprometimento do processo de ultrafiltração.

A glicose e seus produtos de degradação, gerados pelo processo de esterilização das soluções de diálise, são os principais responsáveis pelos danos verificados na membrana peritoneal de pacientes em programa de diálise peritoneal. Portanto, novas soluções de diálise, com menos produtos de degradação de glicose ou sem glicose, contendo aminoácidos ou icodextrina (polímero de glicose) como promotores da ultrafiltração, foram desenvolvidas e estão sendo estudadas.

À medida que a ultrafiltração ocorre, o fluido é retirado da cavidade peritoneal através da drenagem linfática. Esse processo acontece, em boa parte, na região diafragmática da cavidade peritoneal, sendo contínuo ao longo do tempo de permanência da solução de diálise na cavidade peritoneal.

Em um ciclo de diálise, o pico de volume intraperitoneal é máximo quando a ultrafiltração se iguala ao ritmo de absorção linfática da cavidade peritoneal. A partir desse ponto ocorre diminuição progressiva do volume intraperitoneal, pois a absorção linfática supera a ultrafiltração que, como já foi salientado, diminui progressivamente. O volume drenado poderá ser inferior ao infundido, quando o tempo de permanência da solução de diálise é muito prolongado.

Modalidades de diálise peritoneal com ciclos curtos são pouco afetadas pela absorção linfática da cavidade peritoneal e pela dissipação do gradiente osmolar, que é mais importante nos pacientes alto-transportadores (absorvem glicose rapidamente da cavidade peritoneal).

O emprego alternativo de icodextrina, como agente promotor de ultrafiltração, parece ser bastante promissor, principalmente nos pacientes alto-transportadores, uma vez que ela, diferentemente da glicose, é pouco absorvida da cavidade peritoneal e ocasiona ultrafiltração exclusivamente através dos poros pequenos, cujo número é elevado nesses pacientes.

ADEQUAÇÃO

Considera-se uma diálise adequada, do ponto de vista clínico, quando ela contribui para manter o paciente livre de sintomas de uremia, com habilidade de produzir glóbulos vermelhos sem a necessidade de eritropoetina (hematócrito acima de 25%), com velocidade de condução nervosa normal e pressão arterial controlada. Em função dessa definição ampla de adequação da diálise, nos últimos anos vários centros passaram a utilizar métodos de depuração de solutos pequenos (uréia e creatinina) como critério para a avaliação da adequação da diálise.

O índice mais utilizado, à semelhança do empregado em hemodiálise, é o Kt/V de uréia semanal, onde o numerador da equação corresponde ao volume de fluido corpóreo depurado de uréia por semana, e o denominador, ao volume de distribuição corpórea de uréia, que é a água corpórea total do paciente. Tem sido preconizado Kt/V semanal de 2, de modo que para um paciente ficar bem em diálise peritoneal é necessário que o volume de distribuição de água corpórea seja depurado duas vezes no período de uma semana. O Kt/V é composto por um componente peritoneal e um renal (função renal residual). A eficiência dialítica do peritônio é menor que a da hemodiálise, de modo que na ausência de função renal residual é difícil obter Kt/V de 2 em pacientes de grande porte físico.

Para o cálculo do Kt/V em diálise peritoneal, é necessário coletar todo o volume de solução de diálise drenado em 24 horas, aferi-lo e dosar a concentração de uréia. Ao se multiplicar a concentração de uréia pelo volume drenado, obtém-se a massa de uréia eliminada através do peritônio durante as 24 horas. A essa massa deve-se adicionar a massa de uréia eliminada na urina, coletada no mesmo período de 24 horas (UV = concentração da uréia na urina vezes o volume de 24 horas). A depuração de 24 horas é obtida dividindo-se a massa total de uréia eliminada pela concentração plasmática de uréia. Por fim, o Kt/V de um dia é obtido ao se dividir a depuração de 24 horas de uréia (renal + peritoneal) pelo volume de distribuição de uréia. O Kt/V semanal corresponde ao Kt/V de um dia, multiplicado por 7.

O volume de distribuição de uréia, que corresponde ao conteúdo total de água no organismo, pode ser estimado como uma porcentagem fixa do peso corpóreo (homens 60%, mulheres 55%) ou pela equação antropométrica de Watson. O primeiro método gera resultados de Kt/V, superestimados em torno de 5%.

Quando um paciente deixa de ter função renal residual, toda a depuração de uréia fica a cargo do peritônio. Nessa situação, o peso do paciente passa a ser um limitante importante para a adequação do método de diálise. Quando um paciente sem função renal residual tem peso superior a 52kg e está em esquema padrão de DPAC (4 trocas de 2L/dia), o Kt/V será inferior a 2. Para resolver essa situação, devem-se utilizar bolsas de diálise com volume de 2,5L. O aumento do número de trocas diárias não é uma boa solução, pois compromete a qualidade de vida do paciente e acarreta maior

risco de peritonites. Com base nesses achados, deve-se ter cuidado quando um paciente em programa de hemodiálise sem função renal residual e peso elevado necessita de transferência para o programa de DPAC.

O estudo prospectivo multicêntrico canadense e americano, conhecido como CANUSA, que avaliou 698 pacientes iniciando programa de DPAC em dois anos, mostrou que o risco relativo de mortalidade para um incremento de 0,1 no Kt/V era de 0,95. Ainda segundo este estudo houve melhora na mortalidade com o incremento do Kt/V até 2,1, valor no qual a sobrevida de dois anos foi de 80%.

Outro índice quantitativo, utilizado para a adequação da DPAC, é a depuração semanal de creatinina, normalizada para 1,73m2 de superfície corpórea. Para esse cálculo, é levado em consideração o componente renal e peritoneal. O valor da contribuição renal é obtido pela média entre a depuração renal de uréia e creatinina. O cálculo da contribuição peritoneal para a depuração semanal de creatinina é feito coletando-se o volume total de solução de diálise drenada em 24 horas. Após o volume ser aferido, uma amostra da solução é enviada ao laboratório para a dosagem de creatinina. A concentração de creatinina obtida deve ser corrigida por um fator de correção, pois a concentração elevada de glicose na solução de diálise interfere na concentração de creatinina.

Também para a depuração semanal de creatinina, a contribuição da função renal residual é marcante. Para cada mL/min de depuração renal residual, a depuração semanal de creatinina aumenta em 10L.

A escolha entre o Kt/V e a depuração semanal de creatinina para adequar a dose de diálise peritoneal é pessoal, uma vez que ambos os índices se correlacionam fortemente.

O DOQI (diretrizes americanas de diálise) recomenda para os pacientes em diálise peritoneal um Kt/V de 2 e uma depuração semanal de creatinina de 60L para pacientes alto e médio alto-transportadores e de 50L para pacientes baixo e médio baixo-transportadores.

Recentemente, o estudo ADEMEX (estudo mexicano de adequação em diálise peritoneal) não evidenciou diferenças na sobrevida dos pacientes com Kt/V peritoneal variando entre 1,6 e 2, de modo que a adequação de diálise baseada apenas em dados de depuração de solutos pequenos não é um forte preditor de mortalidade, apontando para a necessidade de critérios mais amplos de adequação.

A concentração sérica de albumina tem-se mostrado um poderoso preditor de mortalidade em DPAC. No estudo CANUSA, o risco relativo de morte foi de 0,91 para um incremento de 1g/dL de concentração sérica de albumina.

O tratamento dialítico adequado, além de eliminar os solutos acumulados, visa à eliminação de líquidos. A avaliação da capacidade de perda de fluido em qualquer técnica de diálise é um aspecto que deve ser levado em consideração quando se avalia a adequação.

Portanto, o ajuste do volume da solução de diálise por troca e do número de trocas por dia deve ser baseado no Kt/V de uréia e na depuração de creatinina, porém outros parâmetros também devem ser periodicamente avaliados, como presença ou ausência de sintomas de uremia, intensidade da anemia, nível sérico de albumina, pressão arterial e sobrecarga hídrica.

COMPLICAÇÕES NÃO-INFECCIOSAS

As principais complicações não-infecciosas da diálise peritoneal estão relacionadas ao aumento da pressão hidrostática intraperitoneal, ocasionada pela infusão de solução de diálise na cavidade peritoneal, sobrecarga de volume devido à diminuição da eficiência do método em promover ultrafiltração adequada e alterações metabólicas secundárias, principalmente, à absorção de glicose presente em grande quantidade na solução de diálise peritoneal.

O aumento da pressão hidrostática intraperitoneal está associado ao aparecimento de hérnias, edema genital por vazamento de solução de diálise, hidrotórax, problemas respiratórios devido à restrição a expansão pulmonar e diminuição do volume ultrafiltrado por aumento da absorção linfática peritoneal.

A presença de edema em pacientes em programa de diálise peritoneal está relacionada a diferentes fatores como: dieta rica em sal, tempo de permanência do líquido de diálise peritoneal prolongado, volume residual aumentado por mau posicionamento do cateter de diálise, aumento do transporte peritoneal de solutos pequenos com rápida absorção da glicose intraperitoneal e dissipação precoce do gradiente osmótico, aumento da absorção linfática peritoneal e disfunção das aquaporinas, entre outras.

O aumento da glicemia, com eventual dislipidemia, de triglicérides e a obesidade estão relacionados à presença de elevada concentração de glicose na solução de diálise peritoneal.

COMPLICAÇÕES INFECCIOSAS

As principais complicações infecciosas relacionadas à diálise peritoneal são a infecção do óstio de saída do cateter, a infecção do túnel subcutâneo e a peritonite.

A infecção do óstio de saída é caracterizada pela presença de drenagem purulenta e eritema ao redor do orifício. Os agentes mais encontrados são os seguintes, em ordem de freqüência: *Staphylococcus aureus*, *S. epidermidis* e germes gram-negativos. As infecções do óstio são tratadas com antibióticos por via oral de acordo com os resultados das culturas. A prevenção destas é feita com a imobilização do cateter e o emprego de antibióticos tópicos como a mupiroci-

na. Nos casos de infecções persistentes, é necessária a extrusão do *cuff* externo e raspagem da camada de Dacron em volta do cateter de diálise.

A infecção do túnel subcutâneo é pouco freqüente, caracterizando-se por dor e rubor ao longo do trajeto subcutâneo do cateter; geralmente implica a remoção do cateter.

A peritonite foi uma complicação bastante freqüente da diálise peritoneal. Atualmente, com a melhora nos sistemas de conexões entre as bolsas de diálise e o cateter de diálise peritoneal, houve redução significativa na incidência de peritonite, que, atualmente, está em torno de um episódio a cada 24 meses de exposição ao método. A manifestação clínica é de dor abdominal na presença de efluente turvo. Febre ocorre em um terço dos casos. A citologia quantitativa caracteriza-se pela contagem de leucócitos superior a 100 células por mm^3, com predomínio de neutrófilos polimorfonucleares. Os agentes mais isolados são os estafilococos, seguidos pelos germes gram-negativos e, mais raramente, os fungos. O tratamento deve ser iniciado precocemente, com um esquema antibiótico empírico intraperitoneal, com espectro para agentes gram-positivos e negativos. A antibioticoterapia definitiva é instituída posteriormente, com base no resultado da cultura do líquido peritoneal. A cura ocorre na maioria dos casos, podendo ocorrer recidivas ou refratariedade, quando está indicada a remoção do cateter.

BIBLIOGRAFIA

COLES GA, WILLIANS JD: Peritoneal dialysis: principles, techniques and adequacy, in *Comprehensive Clinical Nephrology*, edited by Johnson RJ, Feehally J, London, Mosby, 2000, pp 80.1-80.8.

GREENWOOD RN, FARRIGTON K, TATTERSALL J: Hemodialysis: mechanisms, outcome and adequacy, in *Comprehensive Clinical Nephrology*, edited by Johnson RJ, Feehally J, London, Mosby, 2000, pp 78.1-78.12.

KESHAVIAH P: Technological aspects of hemodialysis and peritoneal dialysis, in *Clinical Dialysis* (3rd ed), edited by Nissenson AR, Fine RN, Gentile DE, Norwalk, Appleton & Lange, 1995, pp 46-76.

MONCRIEF JW, POPOVICH RP, DOMBROS NV, et al: Continuous ambulatory peritoneal dialysis, in *Textbook of Peritoneal Dialysis*, edited by Gokal R, Nolph KD, Dordrecht, Kluwer Academic Publishers, 1994, pp 357-397.

PALMER BF: Dialysate composition in hemodialysis and peritoneal dialysis, in *Principles and Practice of Dialysis* (2nd ed), edited by Henrich WL, Baltimore, Williams & Wilkins, 1999, pp 22-40.

RONCO C, BELLONO R: Dialysis: continuous versus intermittent renal replacement therapy in the treatment of acute renal failure, in *Acute Renal Failure*, edited by Molitoris BA, Finn WF, Philadelphia, WB Saunders Company, 2001, pp 497-506.

VANHOLDER RC, van LOO AA, RINGOIR SM: Hemodialysis, ultrafiltration and hemofiltration, in *Therapy of Renal Diseases and Related Diseases* (3rd ed), edited by Suki WN, Massry SG, Dordrecht, Kluwer Academic Publishers, 1997, pp 1043-1064.

22 Acesso Vascular

Antonio Marmo Lucon
José Luís Chambô

INTRODUÇÃO

A invenção do primeiro rim artificial experimental por Abel, Rountree e Turner em 1913 abriu possibilidades de pesquisa para o desenvolvimento de uma máquina que pudesse desempenhar o papel do rim. Foi somente em 1944 que Kolff e Berk puderam construir um equipamento de diálise que teve utilidade clínica na prática diária, porque nesta época já havia uma substância anticoagulante, a heparina, e uma ótima membrana dialisadora, o celofane. Cada diálise implicava a dissecção de uma artéria e uma veia e por isso cada paciente tinha um número restrito de diálises, limitando este tratamento somente àqueles com insuficiência renal aguda e chamando a atenção para o problema do acesso vascular permanente.

O tratamento dialítico de pacientes com insuficiência renal crônica terminal dependia do acesso vascular permanente, o que se tornou possível em 1960 com o uso do *shunt* de Scribner, que consiste em um tubo de politetrafluoroetileno (PTFE) com as extremidades inseridas em uma artéria e em uma veia e que, exteriorizado através da pele, possibilitava diálises sucessivas. A dificuldade em mantê-lo por longo tempo, sem obstruções por coágulos e sem complicações infecciosas, resultou no aparecimento de outras técnicas, como a venopunção simples de grandes veias periféricas com agulhas especiais. Como a maioria dos pacientes não apresenta veias puncionáveis, Brescia et al. tiveram a idéia de criar fístulas arteriovenosas internas por anastomose da artéria radial a alguma veia próxima, em geral a veia radial superficial, que resultou na transformação de veias finas em veias calibrosas, facilmente puncionáveis e, melhor ainda, com pressões arteriais que permitam grandes fluxos de sangue.

Outras fístulas com diferentes artérias e veias prestam-se para o mesmo fim. A eficiência desse acesso dialítico é inquestionável e seu uso foi estendido a um grande número de pacientes com insuficiência crônica terminal, muitos deles com outras doenças associadas. Entretanto, 7,7 a 24% das fístulas deixam de funcionar já no primeiro mês. Seu uso interativo implica o aparecimento de complicações como tromboses, pseudo-aneurismas, bacteriemias decorrentes do longo tempo de diálise.

Surgiram alternativas vasculares para suprir as falhas das fístulas arteriovenosas diretas em pacientes nos quais ela não podia ser feita. A utilização da veia safena autóloga, como enxerto em antebraço, foi descrita por May et al. em 1969. Em 1970, Girardet et al. mostraram a experiência com 26 procedimentos de utilização da veia safena interposta entre artérias e veias como acesso dialítico, encontrando-se um índice importante de seu estreitamento (65,4%), o que limitava seu uso rotineiro. Em nosso meio, Lucon (1972) estudou a eficiência da fístula interna entre a artéria femoral e a veia safena interna como método alternativo para hemodiálise. Estudos como esses chamaram a atenção para a possibilidade de utilização de enxertos vasculares autólogos, homólogos, heterólogos e sintéticos para fazer fístulas.

O enxerto de carótida bovina submetida à ação enzimática, que gerava um tubo de colágeno a ser implantado com o objetivo de acesso vascular para hemodiálise, teve um alto índice de trombose (51%) e aneurismas (27,5%), o que limitou seu uso para situações de exceção.

A padronização de preservação de veia safena homóloga abriu a possibilidade de sua utilização alternativa. No Brasil, Lucon et al. (1976) relataram a experiência inicial em pacientes que não apresentavam possibilidade de acesso vascular periférico e que foram submetidos à colocação de enxerto homólogo de veia safena preservada em glicerina. Em 1979, foi realizada uma experiência inicial do uso de veia umbilical como acesso vascular para hemodiálise, com índice de complicações de 25,9% em seguimento máximo de sete meses.

A pesquisa de materiais sintéticos como substitutos vasculares emergiu, principalmente porque existe uma deterioração natural do material das próteses biológicas e após múltiplas punções podem apresentar fraqueza da parede vascular, que predispõe à formação de pseudo-aneurismas, assim como a necessidade de compressão mais intensa após cada punção, facilitando o aparecimento de tromboses.

O PTFE, que é produto da evolução dos materiais sintéticos, trouxe consigo a possibilidade de melhor manuseio da prótese, maior disponibilidade, baixa trombogenicidade e melhor incorporação aos tecidos humanos. O sucesso de sua utilização é justificado por índices de permeabilidade em um ano que variam de 48 a 77%, mas apresenta complicações como formação de pseudo-aneurismas (16%), infecções (35%) e tromboses (64%), que decorrem sobretudo de estenose na anastomose venosa ao enxerto, que resultam em alto índice de reintervenção (46,8%). Em 1996, nos Estados Unidos, 50,3% dos pacientes em hemodiálise utilizavam como via de acesso um enxerto de PTFE ou carótida bovina. Em trabalhos recentes, com técnicas de preservação mais adequadas com desnaturação de proteínas antigênicas, pesquisadores obtiveram a mesma eficiência da veia homóloga desnaturada e do enxerto de PTFE, em termos de permeabilidade. Em contrapartida, as veias apresentaram maior incidência de complicações aneurismáticas e menor percentual de revisão ou remoção do enxerto por infecção.

Todos esses acessos são alternativas válidas quando há veias e artérias periféricas que possam receber enxertos. Quando isso não acontece, o acesso a vasos centrais tem sido a solução.

Em 1959, McIntosh et al. descreveram a utilização de um cateter externo para hemodiálise, feito de vinil plástico não-tóxico e introduzido por dissecção cirúrgica da origem da veia safena e com sua extremidade mantida na veia cava inferior.

A colocação de cateteres com finalidade de fazer hemodiálise, por punção direta da veia e artéria femorais, foi descrito em 1961. Eram cateteres de uso temporário: ao fim de cada sessão de diálise eram retirados.

O *shunt* de Thomas consiste em um tubo de silicone com um retalho de polietileno na extremidade, que deve ser anastomosado a uma grande artéria, geralmente a femoral, e exteriorizado pela pele e conectado a um outro semelhante, cuja extremidade era anastomosada a uma veia de grosso calibre adjacente. Os resultados iniciais foram animadores; contudo, as limitações em relação a tromboses, infecção e dissecção de grandes vasos foram limitantes quanto ao seu uso rotineiro.

Em 1964, foi resgatada a técnica de colocação de cateteres de duplo lúmen permanentes em veia safena interna dissecando-a. Esses cateteres apresentavam como vantagem o fato de não haver necessidade de dissecar ou puncionar uma artéria, poder permanecer no local durante várias sessões de diálise, rapidez de instalação e eficiência dialítica.

O acesso por punção à veia subclávia foi usado pela primeira vez para hemodiálise em 1969. Posteriormente, foi descrito o uso de 179 cateteres de Shaldon modificados para hemodiálise, colocados por essa técnica, mantendo-os em média por 11,8 dias em pacientes internados. A descrição dos cateteres de única luz, também chamados de agulha única, foi feita em 1978. Eles eram colocados por punção de veia subclávia para uso temporário, feitos de poliuretano, e necessitavam de máquinas de hemodiálise específicas ou adaptadas com cicladores, já que faziam uso da mesma via para aspiração e infusão de sangue.

Em 1978, Massola e Sabbaga compararam a diálise com agulha única com o sistema convencional de dupla punção e chegaram a resultados semelhantes. Algumas modificações foram sugeridas a esse cateter em 1983, como a troca da porção intravascular de poliuretano por um tubo de silicone e a colocação de anel de fixação de polietileno, devido às complicações trombóticas decorrentes do traumatismo vascular do cateter e os freqüentes episódios de infecção.

A agulha única apresentava inúmeras vantagens sobre o cateter de Shaldon; mas uma grande desvantagem era a necessidade do uso de máquinas específicas de diálise com dupla bomba. Em 1980, foi criado o cateter de duplo lúmen de PTFE, o qual se utiliza até hoje como acesso temporário, inclusive com propostas de uso definitivo.

A evolução dos cateteres para uso como acesso à hemodiálise seguiu os princípios descritos para o cateter de Tenckhoff e Schechter, baseados nos cateteres para uso em nutrição parenteral prolongada e nos cateteres para transplante de medula óssea, todos de silicone, com anel de fixação de polietileno e tunelizados. Os cateteres ideais deveriam satisfazer alguns quesitos básicos, como: fácil inserção, uso imediato, utilizar dialisadores comuns, permitir conforto e mobilidade ao paciente, ter formas de prevenção de infecção e mobilização do cateter, isto é, ser tunelizado e ter anel de fixação, permitir um fluxo adequado à diálise e ser feito de material biocompatível. Em 1986, mostrou-se a experiência com cateteres de duplo lúmen siliconizado e com anel de fixação para hemodiálise. Os trabalhos iniciais preconizavam a utilização desses cateteres por tempo curto de permanência (média de 58,1 dias) e o procedimento de colocação era realizado por dissecção cirúrgica das veias jugulares internas ou externas.

Desde então, vários autores têm demonstrado suas experiências no manuseio desses cateteres, com inserção por dissecção das veias jugulares externas ou internas, inicialmente apenas com indicação para uso temporário, mas progressivamente utilizado de maneira permanente. Em revisão inicial, foram 653 cateteres colocados por diferentes autores em 549 pacientes, com média de 1,19 cateter por paciente. A permanência média do cateter variou de 56 a 555 dias e sua permeabilidade foi de 45 a 74% no primeiro ano, 30 a 43% no segundo, 25 a 34% no terceiro e 12% no quarto. Encontrou-se falha inicial que impossibilitou seu uso nos primeiros 30 dias após sua colocação de zero a 14,5%. Bacteriemias ocorreram em 1,9 a 38,1% dos cateteres durante seu período de permanência, com incidência de 1,67 a 3,36 bacteriemias por 1.000 cateteres/dia. A infecção do túnel subcutâneo aconteceu em 1,6 a 21% dos pacientes.

Os quadros obstrutivos com alteração de fluxo sangüíneo aconteceram em 22,4 a 47,6% dos cateteres, na grande maioria tratados com sucesso por meio de agentes trombolíticos. A remoção dos cateteres por complicações ocorreu em 5 a 45,5% das vezes.

A presença de um cateter de material biocompatível, com anel de fixação para a proteção de infecção ascendente, que permita bom fluxo e uso prolongado é adequado, mas implica procedimento cirúrgico convencional para sua colocação e impossibilita a reutilização da veia após a retirada do cateter.

A introdução da técnica de colocação de cateter por via percutânea simplificou bastante o uso desse tipo de acesso dialítico, o qual pode ser feito por veia subclávia e também pela veia jugular interna, com resultados semelhantes aos da técnica cirúrgica convencional, porém possibilitando sua troca por meio de um fio guia, sem a perda do acesso, se isto se fizer necessário.

Em alguns poucos casos podem ser utilizados as veias cefálica, a femoral e os acessos lombares e trans-hepático.

A busca por novos cateteres continua para diminuir os índices de bacteriemia. Recentemente, foi proposto o uso de cateter duplo com implantação percutânea, com a porta de entrada mantida na tela subcutânea, havendo a necessidade de punção como nos cateteres utilizados para quimioterapia e nutrição parenteral prolongada. Estudos subseqüentes serão necessários para uma avaliação adequada.

Há também propostas de utilização de agentes antimicrobianos como clorexedina e sulfadiazina prata ligados a cateteres ou anéis de fixação para reduzir a incidência de contaminação externa. Desde a descoberta do rim artificial, o aperfeiçoamento e a busca de novos acessos vasculares não param de evoluir. Para cada problema resolvido, novos desafios aparecem e pacientes antes sem chance de tratamento passam a ter sobrevida maior.

CONDUTA ATUAL

Como pode ser visto, existem muitos tipos de acessos vasculares para hemodiálise que foram surgindo em função da falta inicial de vasos periféricos de boa qualidade ou da inutilização desses vasos por desgaste do uso contínuo e/ou de complicações de acessos anteriores.

Nossa conduta atual é: se o paciente necessitar de diálise imediata, colocamos um cateter *PermCath*, por punção nas veias subclávias direita ou esquerda, com preferência para a direita (Fig. 22.1). Se o paciente estiver com insuficiência renal crônica terminal, mas puder esperar 30 dias para o início do tratamento dialítico, fazemos uma fístula arteriovenosa na extremidade distal do antebraço entre a artéria radial e a veia cefálica (Fig. 22.2). Por ser mais distal, a veia superficial arterializada é mais longa e por isso oferece mais locais de punção. Por ser mais distal, acarreta menor sobrecarga cardíaca. Se não for possível fazer a fístula entre a artéria radial e a veia cefálica, outras opções utilizando-se a artéria radial ou cubital e veias adjacentes devem ser consideradas (Fig. 22.3).

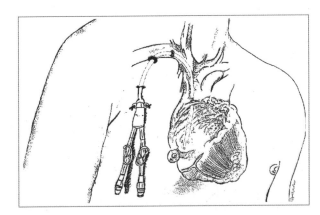

Figura 22.1 – Cateter *PermCath* na veia subclávia direita.

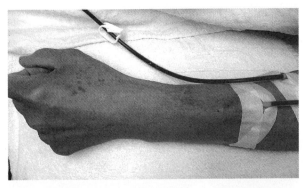

Figura 22.2 – Fístula entre a artéria radial e a veia cefálica.

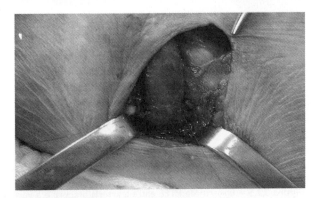

Figura 22.3 – Fístula entre artéria braquial e a veia cefálica.

Quando não houver veias disponíveis no antebraço, recomendamos a fístula da artéria braquial com a veia cefálica logo abaixo da prega do cotovelo.

Se não houver veias superficiais disponíveis nos antebraços e nos braços, empregamos enxertos vasculares de PTFE de 4 ou 5mm de calibre entre artérias e veias profundas dos membros superiores. No antebraço, o enxerto é implantado na face anterior, em forma de U, entre a artéria braquial abaixo da prega do cotovelo e a veia disponível (Fig. 22.4). No braço, o enxerto é colocado de forma reta, entre a artéria braquial abaixo da prega do cotovelo e a veia umeral perto da axila (Fig. 22.5).

O uso de cateter *PermCath* permanente em vez de enxertos de PTFE tem sido uma boa alternativa quando não há veias superficiais disponíveis nos membros superiores.

Nos pacientes que necessitam de diálise imediata e nos quais são inseridos cateteres *PermCath*, se for possível deve-se fazer também uma fístula arteriovenosa para ser utilizada se houver trombose ou infecção do cateter *PermCath*.

TÉCNICA CIRÚRGICA

FÍSTULA ENTRE A ARTÉRIA RADIAL E A VEIA CEFÁLICA

Incisão oblíqua que começa sobre a veia cefálica perto do punho até o local onde se palpa o pulso radial. Dissecção da veia cefálica com ligadura de eventuais colaterais, sem traumatizar sua parede. Dissecção da artéria radial, ligadura distal da veia cefálica. Abertura longitudinal da artéria radial entre dois *clamps* vasculares tipo *bulldog*. Anastomose término-lateral entre a veia cefálica e a artéria radial com pontos separados de prolene sete zeros (Fig. 22.6). Fechamento da pele.

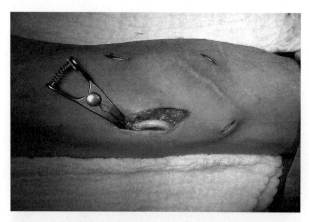

Figura 22.4 – Enxerto de PTFE em forma de U na face anterior do antebraço entre a artéria braquial e a veia adjacente.

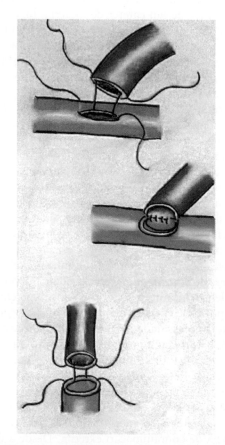

Figura 22.6 – Anastomoses término-lateral e término-terminal entre artérias e veias periféricas.

ENXERTO VASCULAR COM PTFE

Dissecção da artéria e da veia que vão receber o enxerto. Execução de túnel subdérmico por onde passará o enxerto. Instalação do enxerto no túnel subdérmico. Anastomose do enxerto na veia, de maneira término-lateral, com duas suturas contínuas de prolene seis zeros. Enchimento do enxerto com solução de heparina a 2:1.000. Anastomose término-lateral do enxerto na artéria com duas suturas contínuas de prolene seis zeros. Fechamento da pele (Fig. 22.6).

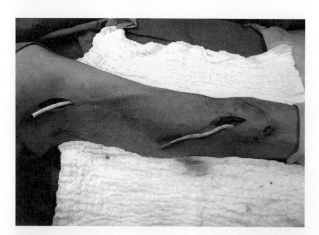

Figura 22.5 – Enxerto de PTFE entre a artéria braquial e a veia axilar esquerda.

COLOCAÇÃO DE CATETER DE *PERMCATH*

O paciente é posicionado em decúbito dorsal com rotação contralateral do pescoço e mantido com o coxim sob a região escapular para promover a hiperextensão do pescoço e superficializar a veia subclávia (Fig. 22.7).

A escolha do cateter obedece a um critério de utilização do cateter de 36cm para o acesso vascular à direita e de 40cm para o acesso vascular à esquerda, na maioria dos pacientes.

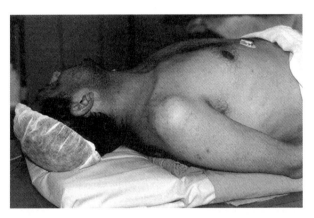

Figura 22.7 – Posição do paciente para a colocação do cateter de duplo lúmen siliconizado com anel de fixação à direita.

A punção da veia subclávia é feita junto à borda inferior e terço médio da clavícula, após anestesia local com lidocaína a 2% (Fig. 22.8), tendo-se o cuidado de virar o bisel da agulha de punção para as câmaras cardíacas ao atingir a veia, com o objetivo de facilitar a introdução do fio guia em direção ao átrio direito. O fio guia é introduzido sob controle radioscópico e após a certificação de seu posicionamento retira-se a agulha. Faz-se um túnel subcutâneo de aproximadamente 8cm a partir do orifício de punção até o orifício a ser exteriorizado o cateter em posição látero-inferior (Fig. 22.9). O trajeto interno até a estrutura vascular é dilatado sob visão radioscópica. Esse dilatador é utilizado dentro de uma bainha de passagem (Fig. 22.10), por meio da qual será colocada o cateter de *PermCath* de maneira tal que sua extremidade esteja no átrio direito e permita um bom fluxo sanguíneo (Fig. 22.11). Fixa-se o cateter a ele e fecha-se o pequeno orifício subclávio (Fig. 22.12).

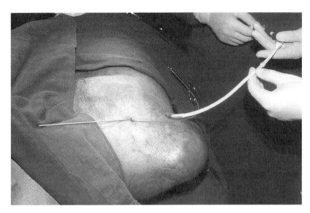

Figura 22.9 – Condução do cateter de duplo lúmen siliconizado com anel de fixação pelo túnel subcutâneo por meio do condutor metálico.

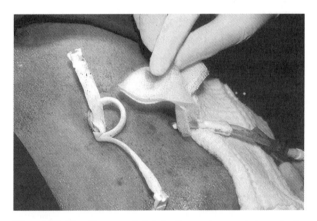

Figura 22.10 – Abertura da bainha de passagem após introdução do cateter de duplo lúmen siliconizado com anel de fixação.

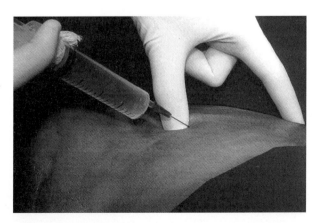

Figura 22.8 – Anestesia no local de punção da veia subclávia.

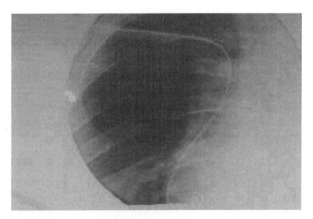

Figura 22.11 – Fio guia situado nas câmaras cardíacas direita através da bainha de passagem.

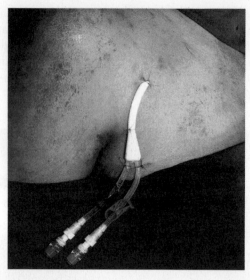

Figura 22.12 – Posição final do cateter de duplo lúmen siliconizado com anel de fixação.

BIBLIOGRAFIA

ABEL JJ, ROUNTREE LG, TURNER BB: On the removal of diffusible substances from the circulating blood by means of dialysis. *Trans Assoc Am Phys* 28:51-54, 1913.

BRESCIA MJ, CIMINO JE, APPEL K, et al: Chronic hemodialysis using venipuncture and a surgically created arteriovenous fistula. *N Engl J Med* 275:1089-1092, 1966.

CHAMBÔ JL: Cateter de duplo lúmen siliconizado com anel de fixação colocado por punção percutânea em veia subclávia: estudo da eficiência e complicações em hemodiálise. Tese de doutoramento, Faculdade de Medicina, Universidade de São Paulo, São Paulo, 1999, 99p.

CIMINO JE, BRESCIA MJ: Simple venipuncture for hemodialysis. *N Engl J Med* 267:608-609, 1962.

GIRARDET RE, HACKETT RE, GOODWIN NJ, et al: Thirteen months experience with the saphenous vein graft arteriovenous fistula for maintenance hemodialysis. *Trans Am Soc Artif Intern Organs* 16:285-291, 1970.

KOLFF WJ, BERK HTJ: The artificial kidney: a dialyser with a great area. *Acta Med Scand* 117:121-131, 1944.

LUCON AM: Fístula interna entre a artéria femoral e a veia safena interna na hemodiálise. Tese de Doutoramento, Faculdade de Medicina, Universidade de São Paulo, São Paulo, 1972, 66p.

LUCON AM, GÓES GM, YAMADA RT, et al: Acesso aos vasos sangüíneos do paciente em hemodiálises repetidas. *Rev Hosp Clin Fac Med São Paulo* 30:443-445, 1975.

LUCON AM, YAMADA RT, MASSOLA VC, et al: Hemodiálise crônica por meio de enxerto de veia de cadáver. *Rev Ass Med Brasil* 22:469-470, 1976.

MASSOLA VC, SABBAGA E: Diálise por agulha única. Experiência da unidade de transplante renal do Hospital das Clínicas da Faculdade de Medicina da Universidade de São Paulo. *Rev Hosp Clin Fac Med São Paulo* 33:268-271, 1978.

MAY J, TILLER D, JOHNSON J, et al: Saphenous-vein arteriovenous fistula in regular dialysis treatment. *N Engl J Med* 280:770-771, 1969.

McINTOSH HD, BERRY N, THOMPSON JR, et al: Double lumen catheter for use with artificial kidney. *JAMA* 169:835-836, 1959.

SCRIBNER BH, BURI R, CANER JEZ, et al: The treatment of chronic uremia by means of intermittent hemodialysis: a preliminary report. *Trans Am Soc Artif Intern Organs* 6:114-122, 1960.

TENCKHOFF H, SCHECHTER H: A bacteriologically safe peritoneal access device. *Trans Am Soc Artif Intern Organs* 14:181-187, 1968.

THOMAS GI: A large-vessel applique A-V shunt for hemodialysis. *Trans Am Soc Artif Intern Organs* 15:288-292, 1969.

23 Transplante Renal

Flávio Jota de Paula

INTRODUÇÃO

No século XX construíram-se as bases que desencadearam o processo evolutivo dessa atividade médica, levando o transplante renal para uma realidade terapêutica sem retorno. No entanto, os desafios para o século atual ainda são muitos e não menos difíceis: a busca de uma aceitação do órgão pelo hospedeiro com esquemas imunossupressores menos agressivos e uma alocação de órgãos cadavéricos mais efetiva, tanto em número como na qualidade do órgão doado, são alguns deles.

Neste início de século, debates francos nos campos ético e legal, sobre programas alternativos para aumentar a disponibilidade de órgãos, como uma maior utilização de doadores vivos não-parentes, estão dividindo opiniões em todo o mundo, ao mesmo tempo que se utiliza uma prática progressivamente mais liberal e generalizada nos centros da América do Norte, da Europa, do Oriente Médio, da Ásia e do Brasil. Uma análise de sobrevida do enxerto renal no terceiro ano, a partir de dados do Registro de Transplantes Renais do *United Network for Organ Sharing* (UNOS), em muito impulsionou esta tendência, mostrando sobrevida do enxerto de 85% com rins de 368 cônjuges, de 81% com 129 doadores não-parentes e não-casados, de 82% com rins de 3.368 doadores pais e de 70% para 43.341 rins cadavéricos.

No entanto, pesquisas em áreas alternativas buscam uma solução para a disponibilidade deficiente de órgãos para transplante, por meio do uso de animais transgênicos, permitindo um avanço no caminho do xenotransplante, realidades ainda distantes, mas promissoras.

BASES HISTÓRICAS DO TRANSPLANTE RENAL

O primeiro transplante renal com sucesso foi realizado pelos cirurgiões Joseph E. Murray e John Hartwell Harrison, em colaboração com o médico nefrologista John P. Merrill, entre gêmeos idênticos, no Hospital Peter Bent Brigham, em Boston – USA.

O número de transplantes renais no mundo ultrapassou o primeiro meio milhão, sendo que esta realidade se deveu aos grandes avanços da imunologia nas áreas básica e do transplante, iniciada com a afirmativa do Prêmio Nobel, Sir Peter Medawar, cientista britânico nascido no Brasil, de que a rejeição do transplante é baseada em fatores imunológicos. Esta descoberta transformou o transplante, nas últimas cinco décadas, de um experimento sem sucesso em um tratamento aceito como o vemos hoje. Buscando alternativas para bloquear a resposta do hospedeiro ao enxerto, que permitissem uma aceitação controlada, surgiram as drogas imunossupressoras, que foram a base do sucesso observado e que apresentaram um fenomenal crescimento, abrindo caminho para mais entendimento dos fatores envolvidos no reconhecimento do enxerto pelo hospedeiro e das respostas imunológicas secundárias.

Em 21 de janeiro de 1965 iniciou-se, no Hospital das Clínicas da Faculdade de Medicina da Universidade de São Paulo, o programa de transplante renal da América Latina, com o primeiro transplante renal de um doador vivo irmão, tendo o paciente vivido por mais de oito anos. O primeiro transplante renal com doador cadavérico ocorreu dois anos após, em 1967, no Hospital das Clínicas da Faculdade de Medicina da Universidade de São Paulo de Ribeirão Preto.

ASPECTOS LEGAIS DO TRANSPLANTE RENAL

As bases legais da atividade transplantadora no Brasil foram implementadas em 1992, com a Lei nº 8.489, de 18 de novembro de 1992, e com o Decreto nº 879, de 22 de julho de 1993.

Estes instrumentos legais foram revogados em 1997 pelo Decreto-Lei nº 9.434, de 4 de fevereiro de 1997, que dispôs sobre a remoção de órgãos, tecidos e partes do corpo humano para fins de transplante e tratamento, bem como sobre suas sanções penais e administrativas, atualmente em vigor.

Em 30 de junho de 1997 foi promulgado o Decreto-Lei nº 2.268, publicado no DOU de 01/07/1997, que regulamenta a Lei nº 9.434 e cria o Sistema Nacional de Transplantes – SNT, vinculado ao Ministério da Saúde, para o desenvolvimento do processo de captação e distribuição de tecidos, órgãos e partes retiradas do corpo humano para finalidades terapêuticas.

Medida Provisória nº 1.959-27, de 24 de outubro de 2000, altera dispositivos da Lei nº 9.434, de 4 de fevereiro de 1997, e restabelece a necessidade de autorização familiar, após a morte, para a utilização de órgãos cadavéricos, revogando os instrumentos de doação presumida, disciplinando a utilização de doador vivo, parente e não-parente, mantendo a disponibilidade da doação de cônjuge e ampliando a disponibilidade da doação de consangüíneos até o 4º grau, bem como de qualquer outro, não-parente, após autorização judicial.

A Portaria GM/MS nº 901, de 16 de agosto de 2000, criou, no âmbito do Sistema Único de Saúde, a Central Nacional de Notificação, Captação e Distribuição de Órgãos/CNNCDO. A Portaria nº 91, de 23 de janeiro de 2001, estabeleceu os mecanismos de relacionamento, os critérios de disponibilização de órgãos, o fluxo de informações e as obrigações das Centrais Estaduais/Regionais de Notificação, Captação e Distribuição de Órgãos em relação à Central Nacional, e criou, em seu Art. 1º, a organização regional, para fins de distribuição de órgãos pela Central Nacional de Notificação, Captação e Distribuição de Órgãos.

Considerando a necessidade de incentivar as atividades de busca de doadores, a realização de procedimentos destinados a sua identificação, manutenção, avaliação de morte encefálica, retirada de órgãos e tecidos, conservação dos órgãos retirados, recomposição do corpo do doador, realização de transplantes propriamente ditos e cuidados pós-transplante, a Portaria nº 92, de 23 de janeiro de 2001, inclui os procedimentos destinados a remunerar as atividades de busca ativa de doador de órgãos e tecidos, descritos anteriormente.

A regulamentação para o diagnóstico de morte cerebral, para fins de transplante de órgãos, foi primeiramente estabelecida em 1991 pela Resolução: CFM nº 1.346/91 do Conselho Federal de Medicina. Posteriormente revogada pela Resolução: CFM nº 1.480/97, estando esta última em vigor.

O número de transplantes renais já realizados no Brasil até 31/12/2002 é de 33.372 (Tabela 23.1).

Tabela 23.1 – Números da atividade transplantadora no Brasil.

Período/ano	Com doador vivo		Com doador cadáver		Total no período		Acumulado
	Nº	%	Nº	%	Nº	pmp	Nº
1965-1978	934	79,9	235	20,1	1.169		1.169
1979-1987	3.840	82,8	797	17,2	4.637		5.806
1988	724	78,7	196	21,3	920	5,9	6.726
1989	759	70,9	312	29,1	1.071	6,9	7.797
1990	567	60,8	366	39,2	933	6,0	8.730
1991	790	58,5	561	41,5	1.351	8,7	10.081
1992	818	54,5	683	45,5	1.501	9,6	11.582
1993	988	57,4	734	42,6	1.722	11,0	13.304
1994*					1.404	9,0	14.708
1995	879	48,5	932	51,5	1.811	11,5	16.519
1996	898	51	862	49	1.760	11,2	18.279
1997	960	54,9	790	45,1	1.750	11,2	20.029
1998	1.092	55,9	860	44,1	1.952	12,4	21.981
1999	1.388	58,1	1.000	41,9	2.388	15,2	24.369
2000	1.685	57,8	1.229	42,2	2.914	18,5	27.283
2001	1.843	59,5	1.256	40,5	3.099	19,8	30.382
Até 31/12/2002	1.806	60,4	1.184	39,6	2.990	17,6	**33.372**

* Dados incompletos.
De 1995 a 2002: Fonte RBT-ABTO.

Tabela 23.2 – Número de transplantes renais no Brasil de 1995 a 2002. Total anual, por milhão da população (pmp) e por tipo de doador.

Ano	1995	1996	1997	1998	1999	2000	2001	2002
Nº total	1.811	1.760	1.750	1.952	2.388	2.914	3.099	2.990
pmp/ano	11,5	11,2	11,2	12,4	15,2	18,5	19,8	17,6
Doador cadáver	932 (51,5%)	862 (49,0%)	790 (45,1%)	860 (44,1%)	1.000 (41,9%)	1.229 (42,2%)	1.256 (40,5%)	1.184 (39,6%)
Doador vivo	879 (48,5%)	898 (51,0%)	960 (54,9%)	1.092 (55,9%)	1.388 (58,1%)	1.685 (57,8%)	1.843 (59,5%)	1.806 (60,4%)

Registro Brasileiro de Transplantes.

Na tabela 23.2 observamos a ocorrência, ainda, de um predomínio de transplantes com doador vivo em relação a doadores cadavéricos no Brasil e o número de transplantes renais realizados por milhão da população (pmp), de 1995 a 2002.

O Brasil ocupa hoje o segundo lugar em número total de transplantes renais realizados por ano, estando apenas atrás dos EUA, sendo líder na América Central, Latina e Caribe.

Quanto ao número de centros transplantadores no Brasil e sua localização, o Brasil conta atualmente com 147 centros de transplantes renais cadastrados no Registro Brasileiro de Transplantes (RBT), com 130 (88,4%) ativos no último ano, dados de 30 de junho de 2002 do RBT, e com uma localização predominante nas Regiões Sudeste e Sul, onde se concentram 80% dos centros transplantadores. Em decorrência dessa centralização, 82,2% dos transplantes renais foram realizados nessas duas regiões, com a Região Sudeste e Sul participando, respectivamente, com 63% e 19,2% deste percentual (RBT, Ano VIII, nº 1, janeiro/março 2002).

O número de pacientes em lista de espera ativa no Brasil, em 30 de junho de 2002, é de 23.232 (último dado compilado pelo RBT), mostrando um acréscimo nos últimos seis meses de 3,1% em relação aos 22.534 pacientes na lista, em 31 de dezembro de 2001. Para transplante duplo de rim e pâncreas, o número de pacientes em lista de espera é de 167 pacientes em 30 de junho de 2002 contra 228 pacientes em 31 de dezembro de 2001, um decréscimo de 26,8%, como reflexo do grande aumento no número de transplantes simultâneos de rim e pâncreas, que vem ocorrendo desde 1999, aumento esse intensificado em 2002, quando foram, só no primeiro semestre, realizados 76. Aumento no número de transplante isolado de pâncreas também ocorreu no mesmo período, com 20 transplantes realizados no primeiro semestre de 2002.

Na tabela 23.3 mostramos o número de pacientes em lista de espera no Brasil, seu crescimento de 31 de dezembro de 2001 para 30 de junho de 2002 e as ocorrências na lista de espera, neste período.

Tabela 23.3 – Situação da lista de espera no Brasil em 30/06/2002 e sua evolução em relação a 31/12/2001.

Tipo de transplante	Rim	Pâncreas isolado	Rim e pâncreas
Lista de espera em 31/12/01			
Nº de pacientes em lista	22.534	55	228
Ocorrências na lista no período entre 31/12/01 e 30/06/02			
Ingresso em lista	2.760	61	35
Saída por transplante	1.414	27	62
Saída por óbito	515	0	3
Saída por outra causa	541	6	31
Lista de espera em 30/06/2002			
Nº de pacientes em lista	23.232	83	167
Evolução no período (%)	+ 3,1%	+ 50,9%	– 26,8%

Registro Brasileiro de Transplantes, 2002.

QUANDO TRANSPLANTAR

Condições de ordem clínica (obesidade com índice de massa corpórea > 35, declínio do estado geral no curso da diálise, condições psicológicas ou socioeconômicas desfavoráveis), fatores de co-morbidade associados (diabetes, idade avançada, doença cardiovascular), doenças associadas (HIV +, hepatopatia crônica) ou condições imunológicas podem constituir-se em barreiras para o transplante renal; mas, em princípio, o transplante renal está indicado a todo paciente portador de insuficiência renal crônica, com melhor custo-benefício, quando comparado à diálise. No quadro 23.1 agrupamos algumas condições de contra-indicações absoluta, relativa e temporária.

Quanto ao melhor momento de transplantar, só existe consenso com a idéia de fazê-lo o mais precocemente possível, evitando-se, assim, maior exposição ao ambiente metabólico e volêmico desfavorável da uremia. Para os pacientes idosos, um tempo prolongado de espera em lista reduz dramaticamente os benefícios clínicos e econômicos do transplante, sugerindo que doadores vivos podem ser de particular benefício neste grupo de pacientes. Consenso também existe de que crianças e portadores de nefropatia diabética se beneficiariam ainda mais com um transplante

Quadro 23.1 – Contra-indicações para o transplante renal.

Contra-indicações absolutas	
Contra-indicações absolutas	Portadores de doença neuropsiquiátrica
Portadores de neoplasias malignas não-tratadas (ou já tratados, com menos de dois anos de seguimento com algumas)	Portadores de anomalias urológicas e/ou disfunção vesical grave. Poderão ser aceitos após estudo clínico e cirúrgico do caso
Portadores de doença pulmonar crônica avançada	Crianças com peso inferior a 15kg poderão ser aceitas após estudo clínico e cirúrgico do caso
Portadores de doença cardíaca grave sem indicação de tratamento cirúrgico ou intervencionista	Obesidade mórbida
Portadores de vasculopatia periférica grave, com sinais clínicos evidentes de insuficiência vascular periférica ou com estudo de Doppler mostrando lesões graves em artérias ilíacas	Ausência de suporte familiar ou pessoal para adesão ao tratamento, pelas condições sociais, de vida e de moradia
Portadores de cirrose hepática avançada (considerar transplante duplo fígado e rim)	**Contra-indicações temporárias**
Contra-indicações relativas	Portadores de infecção bacteriana e/ou tuberculose em atividade ou com tratamento incompleto
Portadores de sorologia positiva para HIV	Infecções de óstios: de cateter central ou peritoneal
Portadores de oxalose primária	Infecções virais hepáticas (B ou C) em investigação ou ativas
Pacientes com idade superior a 60 anos com coronariografia e/ou mapeamento cardíaco alterados	Transfusão sangüínea recente (< 15 dias)
	Perda de enxerto por causa imunológica (< 6 meses)
	Úlcera gastroduodenal em atividade
Portadores de *diabetes mellitus* com cateterismo e/ou mapeamento cardíaco alterados ou Doppler de artérias ilíacas demonstrando arteriopatia moderada	Portadores de glomerulonefrites ou vasculites em atividade

renal com menos tempo de espera em lista ou no pré-início do tratamento dialítico. Neste último caso, com depuração da creatinina < 15mL/min/1,73m^2 e com doença renal primária definitivamente irreversível e claramente evolutiva. O objetivo seria reduzir a morbidade da diálise crônica e, adicionalmente, os custos desse tratamento substitutivo. O transplante pré-diálise deveria ser encorajado em todo receptor com doador vivo. Para os receptores de rim cadavérico isto também é uma verdade, mas a pouca disponibilidade de órgãos torna essa ação improvável. Por outro lado, é importante lembrar que o tratamento renal substitutivo experimentou, nas últimas duas décadas, um grande avanço, com excelente sobrevida do paciente. Por outro lado, um grande número de publicações mostra não ocorrer maior prevalência de rejeições no pós-transplante de receptores sem diálise, comparativamente com aqueles que a fizeram. Esses dados contrapõem a idéia de que os efeitos imunossupressores da uremia seriam necessários para reduzir a agressão imunológica. A sedimentação da idéia de que a diálise, nos dias atuais, é um procedimento seguro e uma excelente alternativa para o tratamento da insuficiência renal crônica é importante para, diante das contra-indicações em transplantar, lembrar aos familiares e ao paciente que esta é uma alternativa válida. Estudos de grandes séries mostram melhor sobrevida do paciente, mesmo para os idosos, e melhor qualidade de vida com o transplante renal, comparado ao tratamento conservador renal substitutivo.

Importante também é, diante das doenças metabólicas, optar pelo transplante renal isolado ou associado a um segundo órgão sólido: o pâncreas, para por-

tadores de *diabetes mellitus* tipo I, e o fígado, para os portadores de oxalose. A indicação de transplante duplo (pâncreas-rim; fígado-rim), quando bem adequada, mostra excelentes resultados no caso dos pacientes diabéticos e cura no caso dos portadores de oxalose primária. O transplante de pâncreas isolado é uma opção para casos bem selecionados de diabéticos, ainda sem doença renal manifesta e com depuração de creatinina > 70mL/min, mas com duas ou mais agressões sistêmicas do *diabetes mellitus* (neuropatia, retinopatia, macrovasculopatia) e/ou instabilidade glicêmica com freqüentes episódios de hipoglicemia.

TRANSPLANTE SIMULTÂNEO DE RIM E PÂNCREAS EM DIABÉTICO INSULINO-DEPENDENTE

Transplante simultâneo pâncreas-rim (TSPR) é uma possibilidade terapêutica a ser oferecida a portadores bem selecionados de *diabetes mellitus* tipo I ou tipo II, que perderam sua reserva funcional de produção de insulina. Alguns autores advogam o TSPR para todo paciente diabético com insuficiência renal, independente da raça e do nível de pepitídeo C, apontando para uma sobrevida no 10º ano pós-transplante semelhante nos dois grupos de diabéticos (tipos I e II). Apesar de raramente indicado o TSPR a pacientes diabéticos com peptídeo C alto, uma análise a longo prazo de seguimento mostrou sucesso nesse grupo de pacientes. Até setembro de 1999, quase 13.000 transplantes de pâncreas haviam sido registrados no *International Pancreas Transplant Registry* (IPTR), que publica uma extensa revisão, com dados de sobrevida a longo prazo.

Um estudo retrospectivo, usando o banco de dados do *U.S. Renal Data System* (USRDS), analisou a sobrevida dos pacientes em lista de espera e que receberam ou não um transplante no período de 1991 a 1996. Os autores concluíram que, independente do tratamento recebido, transplante simultâneo pâncreas-rim (TSPR) ou transplante renal isolado (TRI), o transplante resultou em significativa maior sobrevida e expectativa de vida em relação ao tratamento dialítico.

Em raro trabalho prospectivo, com seguimento de 10 anos, 29 diabéticos insulino-dependentes foram acompanhados após TRI (n = 14) e após TSPR (n = 15); ao final de 10 anos, a mortalidade dos pacientes com TSPR foi de 20% contra 80% para os com TRI. O transplante pré-diálise, para esse grupo de pacientes, oferece melhores resultados.

EFEITO DA NORMOGLICEMIA SOBRE AS COMPLICAÇÕES DIABÉTICAS

O objetivo do transplante pancreático em diabéticos insulino-dependentes é restaurar a normoglicenia, de forma a prevenir ou impedir a progressão das lesões diabéticas secundárias pré-instaladas. Para se analisar o verdadeiro benefício, estudos com um tempo longo de seguimento são necessários, sendo que os resultados têm sido animadores para diabéticos bem selecionados.

A maioria dos estudos mostrou estabilização ou melhora da retinopatia e poucos trabalhos evidenciaram que, nos casos avançados, não é observada melhora pelo menos em seguimento de um ano. Portanto, é importante compreender que esta complicação será mais beneficiada quanto mais precoce o estágio da lesão proliferativa instalada.

Em relação às disfunções autonômicas, a grande maioria dos autores concorda que, após o segundo ano, há progressiva melhora ou estabilização. Porém, estudo prospectivo pós-TSPR da disfunção autonômica, por meio de testes de reflexos cardiovasculares, não mostrou melhora mesmo após quatro anos de seguimento. Poucos foram os estudos prospectivos, mas, em raro trabalho prospectivo, com seguimento de 10 anos, 29 diabéticos insulino-dependentes foram acompanhados após transplante renal isolado TRI (n = 14) e após TSPR (n = 15). No grupo TSPR, o controle metabólico foi obtido com hemoglobina glicosilada normal, ao contrário do grupo TRI, em que a hemoglobina glicosilada se manteve por volta de 10%. A condução nervosa e a disfunção autonômica parassimpática foram melhoradas em ambos os grupos, após dois anos. Com menos de dois anos, pouca alteração foi observada. Quanto à disfunção gastrintestinal, sua melhora tem sido apontada.

Quanto à macrovasculopatia periférica, as conclusões relativas aos benefícios são menos unânimes, entre os diversos autores. Enquanto alguns mostram ocorrer uma evolução mais acelerada, outros relatam um atraso na progressão e ainda outros concluem que ela não se altera. Algumas séries mostraram haver redução na velocidade de progressão da coronariopatia.

As ulcerações de pé (pé diabético) não puderam ser evitadas em uma série de pacientes submetidos a TSPR, com um tempo de seguimento de seis meses a sete anos; ulcerações das extremidades inferiores ocorreram em 23,4%, e amputações, em 15,6% dos pacientes acompanhados, evolução esta que foi confirmada por outros autores. Estes dados retratam a importância da angiopatia já instalada no momento do TSPR como fator de risco futuro e indicam que, eventualmente, possa ser um fator de contra-indicação a ser considerado antes da decisão de transplantar. O tempo de diálise no pré-transplante guarda nítida relação com a evolução dessas ulcerações, bem como o hábito de fumar.

A função cardíaca é outro ponto, agora menos controverso, em que os autores concordam quanto a uma melhora.

No quadro 23.2 resumimos os efeitos do controle glicêmico, após TSPR, sobre as complicações do *diabetes mellitus*. Podemos concluir que um TSPR bem-sucedido estabiliza ou melhora a grande maioria das complicações diabéticas e que esta melhoria guarda relação com seu estágio no momento do transplante. Estes benefícios, associados a um estado normoglicêmico, sem a necessidade do emprego de insulinoterapia, retratam, em muitas séries, a obtenção de melhor qualidade de vida, tanto em relação à diálise como em relação ao TRI. Gestações com sucesso têm sido reportadas em pacientes com TSPR, uma prova da melhora na qualidade de vida.

TRANSPLANTE ISOLADO DE PÂNCREAS

Transplante isolado de pâncreas deveria ser considerado como uma alternativa terapêutica aceitável para pacientes diabéticos em terapia contínua com insulina, na ausência de indicação para transplante renal, desde que preencham estes três critérios: 1. história freqüente de complicações metabólicas agudas e graves, como hipoglicemia, hiperglicemia e cetoacidose, requerendo constantes atenções médicas; 2. problemas clínicos e emocionais com a terapia de insulina exógena tão graves como incapacitantes; e 3. insuficiência consistente do tratamento com insulina para a prevenção de complicações agudas.

Um guia eletrônico completo de diretrizes para transplante em diabéticos do tipo I pode ser pesquisado no endereço eletrônico da *American Diabetes Association* (ADA).

Quadro 23.2 – Efeitos do controle glicêmico pós TSPR sobre as complicações do diabetes.

Complicação	Evolução (% pacientes)	Tempo de seguimento	Referência
Retinopatia	ES	> 10 anos	*Clin Transplant* 13:356-62, 1999
Retinopatia	ME (21,3%), ES (61,7%)	44,9 ± 35,1 meses	*Cell Transplant* 9:903-8, 2000
Retinopatia	ES (90%)	5,1 anos	*Br J Ophthalmol* 84:736-40, 2000
Retinopatia avançada	NPP	1 ano	*Ophthalmology* 101:1071-6, 1994
Neuropatia			
Condução nervosa	ME (após o 2º ano)	> 10 anos	*Transplantation* 67:645-8, 1999
Disfunção parassimpática	ME (após o 2º ano)		
Polineuropatia	ES ou ME	3 anos	*Diabetes* 42:1482-6, 1993
Neuropatia	ME	4 anos	*Diabetologia* 34(Suppl 1):S125-7, 1991
Disfunção autonômica	ME	35 ± 2 meses	*Diabetologia* 34(Suppl 1):S118-20, 1991
Disfunção autonômica	IN	2 anos	*Lancet* 2:1232-5, 1987
Disfunção autonômica cardíaca	ME	12 meses	*Transplantation* 68:1846-50, 1999
Reflexos cardiovasculares	IN	4 anos	*Diabetologia* 34(Suppl 1):S121-4, 1991
Disfunção gastrintestinal	ME ou ES (52%)	12 meses	
Disfunção autonômica	ME		*Transplantation* 57:816-22, 1994
Micro e macroangiopatia			
Macroangiopatia	NPP	69 ± 37 meses	*Diabetologia* 43:231-4, 2000
Vasculopatia periférica	IN ou AC/NPP	> 4 anos	*Arch Surg* 132:358-61, 1997
Vasculopatia periférica	NPP (45%)	69 ± 37 meses	*Diabetologia* 43:231-4, 2000
Coronariopatia	NPP (36%)	69 ± 37 meses	*Diabetologia* 43:231-4, 2000
Coronariopatia	RP	3,9 anos	*Diabetes Care* 25:906-11, 2002
Pé diabético	NPP	6 meses a 7 anos	*Cas Lek Cesk* 136:527-9, 1997
Pé diabético	NPP	< 4 anos	*Arch Surg* 132:358-61, 1997
Cardiopatia			
Função cardíaca (ECO)	ME	12 meses	*Transplantation* 59:1105-12, 1995

TSPR = transplante simultâneo de pâncreas e rim; ECO = ecocardiograma; ME = melhora; ES = estabiliza; IN = inalterada; RP = reduz a progressão; AC = acelera; NPP = não previne a progressão.

TRANSPLANTE RENAL COMBINADO COM FÍGADO E/OU CORAÇÃO

Após cuidadosa seleção, o transplante renal combinado com o de fígado pode ser oferecido a portadores de insuficiência renal associada à insuficiência hepática secundária a hepatite viral B ou C, alcoólica, hiperoxalúria tipo I ou por extensa doença policística hepática. Pelo efeito protetor demonstrado do fígado sobre o rim, reduzindo os episódios de rejeição celular aguda, a sobrevida do rim tem sido ótima. Essa forma terapêutica deveria ser sempre considerada nos centros com experiência em transplantes combinados, mesmo quando a função hepática ainda não é terminal. Da mesma forma, o transplante de rim deveria ser oferecido, quando já há indicação para o transplante hepático, mesmo quando a função renal ainda não é terminal e haja doença renal evolutiva associada comprovada. Essa conduta impediria, com o emprego de inibidores da calcineurina, uma rápida deterioração da função renal residual. Apesar de a doença policística hepática raramente acarretar perda funcional para grandes fígados policísticos (> 20kg), que implique desnutrição, caquexia e perda da qualidade de vida e/ou infecções de repetição, o transplante duplo está indicado. Os resultados são encorajadores.

A decisão de transplante duplo ou hepático isolado em portadores de síndrome hepatorrenal (SHR), com creatinina > 2mg/dL, tem mostrado resultados controversos na literatura. Alguns autores reportaram uma reversão da disfunção renal dos pacientes com SHR já na 12ª semana pós-transplante, com a creatinina atingindo níveis semelhantes ao grupo sem SHR, independente da maior necessidade de diálise observada no grupo com SHR. Não havendo parâmetros pré-operatórios que indiquem qual procedimento realizar, a decisão é quase sempre tomada diante de cada caso. O diagnóstico correto de SHR, o tempo de insuficiência renal, a presença de proteinúria e a análise de biópsia renal podem ser úteis para a tomada de decisão.

Na hiperoxalúria tipo I, o transplante renal isolado tem alto risco de falha, estando o transplante de fígado indicado e, se coexistir insuficiência renal terminal, o transplante combinado deve ser indicado. O transplante hepático isolado antes de uma doença renal terminal é uma terapêutica de cura dessa doença metabólica e deveria ser oferecido o mais precocemente possível.

Transplante duplo de coração e rim está indicado a pacientes em tratamento renal substitutivo, com miocardiopatia isquêmica, valvar ou outra, com estabelecida indicação de transplante cardíaco. A nefrotoxicidade crônica secundária ao uso de inibidores da calcineurina no pós-transplante cardíaco é uma das mais freqüentes indicações para o transplante renal em transplantados cardíacos.

TESTES DE COMPATIBILIDADE PRÉ-TRANSPLANTE

Alguns poucos, porém importantes, testes imunológicos de compatibilidade imunológica, entre doador e receptor, necessitam ser realizados no curso do estudo e seleção de doadores, após compatibilidade ABO confirmada. Eles também são úteis para se estruturar e ampliar os critérios de alocação de órgãos, objetivando uma estratificação de risco imunológico e de melhor compatibilidade para distribuição mais eqüitativa e que contemple grupos raciais minoritários. Além disso, ao promoverem redução nas rejeições celulares agudas na fase precoce do pós-transplante, eles aumentam a sobrevida do enxerto a curto e a longo prazo.

Compatibilidade sangüínea ABO – a primeira preocupação é evitar incompatibilidade ABO entre receptor e doador, merecendo por parte da equipe transplantadora especial atenção.

Para transplante com doador cadáver, o doador deveria ser ABO idêntico ao receptor, devendo a compatibilidade por grupo ABO ser desencorajada. Caso o doador O seja utilizado para receptores A, B e AB, além do O, a oferta de doadores para receptores O seria insatisfatória e eles iriam se acumular na lista. No entanto, caso haja um receptor com zero (000) incompatibilidade nos três *loci* (A, B e DR), a compatibilidade do grupo ABO deve ser obedecida. Pela raridade desses casos, a oferta de órgãos e o acúmulo na lista de receptores não seriam comprometidos. No caso de doadores vivos, o transplante poderia ser realizado com doadores idênticos ou compatíveis.

Antígenos A e B estão expressos no enxerto em células endoteliais e tubulares, ao contrário do antígeno Rh. Transplantes realizados com doadores, grupo sangüíneo incompatível, apresentam risco de rejeição humoral induzido por anticorpos anti-A e anti-B, que reconhecem antígenos ABO nas estruturas celulares do enxerto, levando a ativação do complemento, agregação plaquetária, inflamação e oclusão vascular no pós-transplante imediato.

A participação do sistema complemento no curso da rejeição humoral, em receptor ABO incompatível, é evidenciada pelo depósito em capilar peritubular de fragmento C4d do complemento. Transplante contra a barreira ABO estaria indicado para uma minoria de receptores muito bem selecionados. Para esses casos, o emprego de estratégias terapêuticas, sempre muito onerosas, com anticorpos monoclonais anti CD-20, plasmaférese e esplenectomia faz-se necessário.

Monitoração de anticorpos pós-transplante – anticorpos da classe IgG antidoador, "de novo" ou persistente no pós-transplante, correlacionam-se fortemente com rejeição aguda e perda do enxerto. Anticorpos anticlasse II e outros têm sido eluídos de enxertos perdidos por rejeição humoral. Seu monitoramento pode ser realizado com sucesso, tanto por técnica de ELISA, citometria de fluxo (FACS), como de microlinfocitotoxicidade. O monitoramento pode ser útil para introduzir terapêuticas diferenciadas, que, se empregadas precocemente, podem salvar o enxerto. Rejeições de caráter vascular e com títulos de anticorpos antidoador positivo podem responder ao emprego de plasmaférese e/ou gamaglobulina policlonal associada ou não com mudança do esquema imunossupressor. A dose total de gamaglobulina policlonal é de 2g/kg e a anticoagulação profilática faz-se necessária no período de infusão. A pesquisa de anticorpos antidoador é prejudicada quando há uso de drogas antilinfocíticas poli ou monoclonais, podendo ser realizada pela técnica de FACS. Anticorpos anti-HLA classe II detectados no pós-transplante são um fator de risco para nefropatia crônica, independente do número de rejeições celulares prévias, o mesmo não ocorrendo para anticorpos anti-HLA classe I quando detectados no pós-transplante.

Prova cruzada (PC) – uma PC precisa sempre ser realizada imediatamente antes do transplante renal, buscando detectar a presença de anticorpos citotóxicos pré-formados, dependentes de complemento anti-haloantígenos do doador (anticorpos anti-HLA). A presença desses anticorpos foi descrita, pela primeira vez, em 1952, por Dausset J., podendo ser produzidos por múltiplas transfusões e gestações.

O soro do receptor deveria ser testado em separado contra as células linfocitárias T e B obtidas do sangue periférico do doador vivo ou, no caso de doador cadáver, do sangue periférico ou do linfonodo ou do baço. A técnica mais amplamente utilizada é a da microlinfocitotoxicidade *in vitro*; porém, técnica mais sofisticada e prática, por ELISA, tem sido usada mais recentemente. No ensaio de microlinfocitotoxicidade, o soro do paciente é incubado com células mononucleares do doador (linfócitos T e B, em separado), seguido pela incubação de soro fresco de coelho como fonte de complemento. A lise das células (PC positiva) é detectada em microscopia óptica pela entrada do corante vital na célula. Entretanto, só alguns aloanticorpos fixam complemento (IgG_1, IgG_3 e IgM) e outros não (IgG_2, IgG_4 e IgA). Portanto, novas técnicas têm sido empregadas para aumentar a sensibilidade, como o uso de antiglobulina humana (AGH), citometria de fluxo e ELISA.

Uma prova cruzada positiva é quase sempre contra-indicação para o transplante, principalmente se dirigida para antígenos classe I (contra linfócitos T), pelo risco de rejeição humoral mediada por anticorpos anticlasse I dirigidos contra alelos do complexo HLA.

Exceções a essa regra acontecem quando os anticorpos forem da classe IgM ou dirigidos contra antígenos classe II, ficando o conceito de que os anticorpos relevantes são os da classe IgG, e os da classe IgM, de menor importância. Diante de uma PC positiva no pré-transplante, o soro do receptor deveria ser pré-tratado com ditiotreitol (DTT) para se afastar a possibilidade de os anticorpos da classe IgM estarem mediando a reação. Se confirmado que a PC é mediada por anticorpos da classe IgM, esse resultado pode ser ignorado e o transplante realizado sem risco.

Existe também outra possibilidade de se realizar um transplante contra uma barreira de PC positiva, quando ela é positiva contra antígenos classe II (positiva contra linfócitos B). Para confirmar que os anticorpos são anticlasse II, é necessário que o soro do receptor seja, agora, pré-absorvido em plaquetas. Se a PC permanecer positiva, os anticorpos são dirigidos contra os antígenos classe II, podendo a PC positiva ser ignorada e o transplante realizado. Portanto, técnicas de maior especificidade são necessárias para aceitar ou excluir um potencial doador.

Outra preocupação é o resultado falso-negativo da PC com soros de baixo título de anticorpos circulantes. Dessa forma, é fundamental que toda PC seja também de alta sensibilidade. Para aumentar sua sensibilidade, diante de soros com baixo título de anticorpos pré-formados, a PC deveria sempre ser realizada com a adição de antiglobulina humana (AGH), amplificando, assim, a detecção de anticorpos dependentes de complemento que estão presentes em baixo título.

Uma PC positiva com soro histórico (não atual) do receptor, porém negativa para o soro atual, apesar de caracterizar um transplante de risco imunológico, não descartar a possibilidade de o transplante ser realizado. Um teste complementar poderia ser útil nesses casos, adicionando ao soro histórico (estocado) o atual e repetir a PC. Se a adição ao histórico do soro atual fornecer um resultado de PC negativa, a presença de anticorpos antiidiotipos pode ser a responsável pela PC negativa com o soro atual. Nesse caso, a PC positiva com o soro histórico poderia ser ignorada e o transplante realizado. É importante nesses casos administrar um esquema imunossupressor mais intenso e quádruplo, com a utilização seqüencial ou não de drogas antilinfocíticas.

Diante da PC fortemente positiva com soro de receptor hipersensibilizado, painel de 100%, é importante afastar a presença de auto-anticorpos reagentes contra auto-antígenos. Esta possibilidade sempre deveria ser investigada em pacientes com lúpus eritematoso sistêmico. Anticorpos contra antígenos não-HLA são responsáveis pela perda de enxertos e, por não serem identificados pelos métodos clássicos, constituem importante fator de risco a ser ainda equacionado. Anticorpos com capacidade de se ligar e ativar células endoteliais foram efetivamente eluídos de enxertos perdidos por rejeição de caráter humoral, podendo ter havido uma importância direta na rejeição aguda desses enxertos.

Um algoritmo simplificado para a pesquisa por anticorpos pré-formados anti-HLA no pré-transplante é apresentado na figura 23.1.

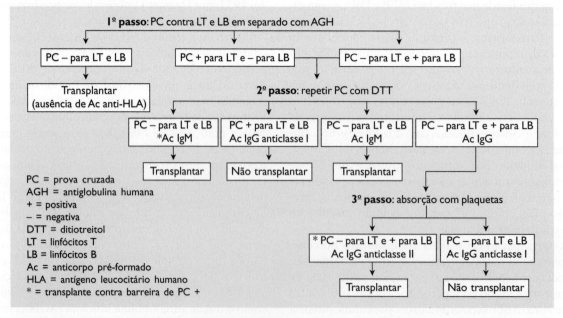

Figura 23.1 – Algoritmo de prova cruzada (PC) pré-transplante.

Reatividade contra o painel – uma alta porcentagem de pacientes em lista de espera apresenta anticorpos contra haloantígenos (anti-HLA), na maioria das vezes, como resultado de gestações anteriores, transfusões ou transplantes prévios. Em raros casos, anticorpos anti-HLA podem aparecer sem prévio contato com antígenos HLA não-próprios. Anticorpos podem ser dirigidos contra antígenos de especificidade classe I ou II e detectados pelo clássico teste de microlinfocitoxicidade, mais sensível para anticorpos IgG_1, IgG_3 e IGM anticlasse I fixadores de complemento, não detectando anticorpos IgG_2, IgG_4 e IgA não-fixadores de anticorpos e, mais recentemente, por técnica de ELISA, para antígenos classes I e II, previamente eluídos de culturas de linfócitos T e B e, portanto, de maior especificidade e mais eficazes para a detecção de anticorpos não-fixadores de complemento. Citometria de fluxo é outra técnica empregada.

Os resultados de um estudo de painel são expressos pelo percentual de reatividade contra antígenos classes I e II (classe I = 50% e classe II = 30%, por exemplo), sendo estes os percentuais de indivíduos ou células ou antígenos previamente selecionados e pré-tipados para antígenos classe I ou II, que reagiram positivamente contra o soro do paciente em análise no teste de ELISA. Os pacientes poderiam ser classificados pelo painel em: não sensibilizados (de 0 a 9% de reatividade), sensibilizados (de 10 a 49% de reatividade) e hipersensibilizados (> 50% de reatividade). O tratamento do soro a ser testado com ditiotreitol (DTT) pode reduzir os anticorpos da classe IgM, sendo útil para selecionar os pacientes que deveriam ter a prova cruzada contra um futuro doador realizada com pré-tratamento do soro com DTT. Pacientes hipersensibilizados deveriam ter um tratamento diferenciado em lista. Algumas organizações de captação e distribuição de órgãos atribuem a esse grupo de pacientes maior pontuação em lista, de forma que, mais freqüentemente, possam ser testados contra diferentes doadores, enquanto outras apresentam propostas de alocação de órgãos com alta identidade HLA. Para esse grupo de pacientes, coexistem maior risco de rejeição humoral, rejeições celulares agudas, perda do enxerto e necessidade de diálise na primeira semana, devendo o esquema imunossupressor ser diferenciado: uso de esquema quádruplo com o emprego de drogas antilinfocíticas e/ou de um esquema imunossupressor mais intenso com o emprego de micofenolato mofetil e tacrolimus. O emprego de gamaglobulina policlonal, imunoadsorção e plasmaférese, isoladas ou associadas, tem sido proposto em diferentes e inovadores esquemas imunossupressores, para esse grupo de pacientes, quer no pré-transplante, objetivando uma aceitação do enxerto de um doador vivo, quer no período pós-transplante, na persistência de anticorpos antidoador ou no seu aparecimento.

Tipagem HLA – inicialmente denominados de antígenos leucocitários humanos (HLA), os antígenos HLA estão expressos na superfície de todas as células nucleadas e correspondem ao principal complexo de histocompatibilidade no homem. Em 1971, o supergene HLA foi localizado no braço curto do cromossomo 6 e, a partir de então, as posições dos vários *loci* HLA foram determinadas. A partir de 1984, os alelos HLA foram tipados, inicialmente por técnicas de biologia molecular e, mais recentemente, por reação de polimerase em cadeia (PCR). Os antígenos HLA presentes no enxerto (haloantígenos), diferentes dos do receptor, são reconhecidos pelo sistema imune do receptor e deflagram uma resposta imune com proliferação de células linfocitárias imunocompetentes, culminando com agressão ao enxerto; é o que denominamos de rejeição aguda celular. Uma boa tipagem HLA entre doador e receptor reduz o risco de rejeições no primeiro ano pós-transplante. Esse benefício foi, pela primeira vez, demonstrado no final da década de 1960. Sua importância fica clara na seleção do melhor doador, na disponibilidade de mais de um doador vivo, irmão ou parente. Nesse caso, o grau de identidade é convenientemente abreviado pela herança dos alelos para 000 incompatibilidade nos *loci* HLA-A, HLA-B e HLA-DR. Então, no transplante entre irmãos, 000 refere-se a zero incompatibilidade haplótica ou idênticos, 111 indica uma incompatibilidade haplótica e 222 indica duas incompatibilidades haplóticas ou diferentes.

No caso de doador vivo não-parente ou cadavérico, a situação é mais complexa, uma vez que 27 diferentes níveis de incompatibilidade podem ser definidos pela possibilidade de 0, 1 ou 2 incompatibilidades em cada *locus* HLA (HLA-A, HLA-B e HLA-DR), $3^3 = 3 \times 3 \times 3 = 27$. A cada *locus* incluído na análise, mais complexa fica a situação. Assim, a inclusão do *locus* C elevaria para 3^4 e do DP para 3^5 os níveis de incompatibilidade.

Uma análise multifatorial para medir o risco associado com a incompatibilidade HLA em transplantes com doador cadáver, usando uma base de dados de milhares de transplantes, mostrou o mais baixo risco associado com 000 incompatibilidade; o próximo, dentro da escala de gravidade de riscos, foi associado com 1 HLA-A ou HLA-B incompatibilidade (100 ou 010). O mais alto risco foi associado com uma ou mais incompatibilidades no HLA-DR, independente das incompatibilidades para os *loci* HLA-A e HLA-B (**1 e **2). A variação de incompatibilidades estendeu-se de 000 a 222. Enquanto para a maioria dos doadores familiares os resultados podem ser classificados em três diferentes níveis, de acordo com a incompatibilidade haplótica, para os doadores não-parentes ou cadavéricos, os resultados podem, se incluídos para análise apenas os *loci* A, B e DR, apresentar

Nefrologia

27 níveis de incompatibilidade. Este estudo revelou que a relação entre o número de incompatibilidades acumuladas nos três *loci* (0-6) é uma relação não-linear de risco para a perda do enxerto, com o *locus* DR contribuindo mais desproporcionalmente para um risco relativo que as incompatibilidades nos *loci* A e B.

Muitos estudos multicêntricos, com grandes bancos de dados, têm confirmado a associação entre incompatibilidades HLA e rejeição aguda. Incompatibilidades no *locus* HLA-DP parecem ter pouca importância no primeiro transplante, mas apresentam efeito significante efeito na evolução de repetidos transplantes. Com relação à importância da incompatibilidade para os diferentes *loci*, alguns grandes estudos confirmam que as incompatibilidades no *locus* DR estão associadas com o mais alto risco de falha do enxerto, seguido pelas incompatibilidades nos *loci* B e A. Por outro lado, enquanto a incompatibilidade no *locus* DR tem o máximo impacto nos primeiros seis meses pós-transplante, as incompatibilidades nos *loci* A e B parecem exercer o seu máximo impacto no pós-transplante tardio.

Hoje sabemos que existem antígenos associados que, por apresentarem um único aminoácido substituído nas moléculas do HLA-A, B e DR, desencadeiam reação cruzada. Esses grupos de antígenos são denominados de CREG (*cross-reactive group*). Um limitado número de famílias CREG são reconhecidas em base da freqüência de anticorpos dirigidos contra elas (Quadro 23.3). Uma família CREG pode ter representado mais de um *locus* (por exemplo, A2C, que inclui alelos dos *loci* A e B). Existe um contínuo debate sobre o que é mais apropriado usar para a alocação de rins cadavéricos: compatibilidade de alelos, epitopos ou CREG. A compatibilidade pelo CREG tem a vantagem de tornar a distribuição mais eqüitativa e a compatibilidade mais disponível às minorias raciais.

Quadro 23.3 – Alelos HLA classe I, agrupados em famílias CREG classe I.

CREG	Alelos HLA classe I
A1C	A1, 36, 3, 11, 29, 30, 31, 80
A10C	A10, 25, 26, 34, 66, 32, 33, 43, 74
A2C	A2, 28, 68, 69, 9, 23, 24 B17, 57, 58
B5C	B5, 51, 52, 53, 18
B7C	B7, 8, 42, 33, 54, 55, 56, 27, 13, 40, 60, 61, 41, 47, 48, 81
B12C	B12, 44, 64, 65, 16, 38, 39, 18
B21C	B12, 44, 45, 21, 49, 50, 35, 53, 15, 62, 63, 70, 71, 72, 73, 75, 76, 77, 78, 17, 57, 58
Bw4	A9, 23, 24, 25, 32 B5, 13, 27, 38, 44, 47, 49, 51, 52, 53, 17, 57, 58, 63, 77
Bw6	B7, 8, 14, 22, 35, 39, 40, 41, 42, 45, 46, 48, 50, 54, 55, 56, 60, 61, 62, 64, 65, 67, 70, 71, 72, 73, 75, 76, 78, 81

CREG = *cross-reactive group*, grupos de reatividade cruzada.

Somente o CREG para HLA classe I (A e B) está correntemente sendo considerado, mas não há razão para não se aplicar o CREG classe II (DR). Resultados do *South East Organ Procurement Foundation* (SEOPF), que se encarrega da distribuição de órgãos nos EUA, mostraram que a compatibilidade pelo CREG pode apresentar vantagens sobre as compatibilidades A e B para o primeiro transplante com cadáver.

AVALIAÇÃO E SELEÇÃO DE RECEPTORES E DOADORES

A atividade transplantadora, além de se constituir em uma especialidade médica de bases técnicas e científicas, passa a ser uma especialidade com alta responsabilidade social, fazendo da seleção de receptores e de doadores áreas de grande importância para os que se dedicam a essa especialidade.

A baixa demanda de órgãos cadavéricos para transplante faz com que as políticas de seleção de doadores e de receptores, bem como as de distribuição de órgãos sejam rapidamente revistas. Assim sendo, os novos desafios da área de transplante envolvem o reajuste, a curto prazo, dos critérios do passado sobre esses temas, objetivando: 1º) uma mais rígida seleção de receptores; 2º) menos critérios rígidos de seleção de doadores, avançando para a utilização de doadores denominados marginais; e 3º) aumentar a utilização de doadores vivos relacionados e não-relacionados, observando os critérios éticos, são os novos desafios da área de transplante.

Outra área de desafio é a padronização da investigação pré-transplante e das diretrizes de recusa e aceitação de candidatos e de doadores. Os critérios para a aceitação ou recusa de candidatos para transplante renal é um tema ainda pouco padronizado, mesmo nos grandes centros transplantadores. O *Patient Care and Education Committee of the American Society of Transplant Physicians* conduziu um amplo estudo, que envolveu todos os centros nos EUA que participam do *United Network for Organ Sharing* (UNOS), referente aos critérios para investigação e aceitação de candidatos adultos para transplante renal, chegando à conclusão de que, ainda em meados da década de 1990, os critérios adotados variavam em todo o território americano, apontando os seguintes fatos: os centros universitários e os grandes centros aceitavam pacientes mais complicados; 83% destes tinham observado que a participação dos centros de diálise no atendimento aumenta a adesão; 66% deles não possuíam idade superior-limite para a aceitação ou recusa; 56% excluíam pacientes com hepatopatia viral crônica ativa; 50% não apresentavam uma política para avaliação de portadores de sorologia anti-HCV positiva; enquanto 54% deles excluíam o uso de doadores anti-HCV positivos; e apenas 15% realizavam coronariografia em pacientes diabéticos. Concluíram que uma abordagem heterogênica era a regra, principalmente para as áreas de hepatite viral e doença cardiovascular. Resultados semelhantes, de discrepância significativa nos critérios de investigação e aceitação de receptores adultos para transplante renal, usados em centros de transplante da Europa, foram publicados em 2000.

Receptores – é importante analisarmos minuciosamente cada receptor em lista de espera para que, assim, possamos justificar, diante desta baixa demanda de órgãos, o porquê de transplantá-lo. A alta e a crescente prevalência em lista de espera de portadores de *diabetes mellitus* tipo II e nefrosclerose e, conseqüentemente, de pacientes mais idosos, obrigam-nos a rever e adequar rapidamente os critérios de seleção e de investigação dos receptores e a iniciar uma abordagem diagnóstica mais intensa dos fatores de co-morbidade ainda em diálise, associada a um protocolo amplo terapêutico e preventivo. Indo mais longe, essa abordagem deveria ser iniciada antes mesmo do início da diálise, por meio de um programa populacional, a longo prazo, de prevenção de doenças crônicas. Enquanto diminui drasticamente a entrada de casos novos de portadores de hepatopatia viral em lista, decorrente da austera política de vigilância sorológica e da redução das transfusões pelo emprego da eritropoetina nas duas últimas décadas, aumenta a "epidemia" de cardiopatas e vasculopatas em lista de espera. Uma realidade mundial. Entre os muitos desafios a serem equacionados pela comunidade transplantadora mundial nesse início de século, destacam-se o da manutenção e/ou melhoria das curvas de sobrevida de enxerto e, particularmente, de paciente, diante destas novas características dos receptores e da ampliação da integração dos profissionais médicos da fase pré-dialítica, dialítica e do transplante, para melhor adequar uma ação terapêutica e preventiva relacionada aos fatores de co-morbidade e da futura adesão do paciente ao tratamento pós-transplante.

O estudo pré-transplante visa identificar, qualificar e quantificar eventuais fatores que possam contra-indicar a realização do transplante ou que forneçam riscos transoperatórios e/ou pós-operatórios, para que possam ser previamente tratados ou minimizados, de forma a tornar o transplante factível e com menor morbidade e mortalidade.

De forma didática, os fatores de risco podem ser reunidos em grupos básicos, para melhor compreensão e abordagem investigativa pré-transplante, cabendo, a cada um deles, uma abordagem diferenciada (Quadro 23.4).

Uma seqüência de passos deve ser realizada no curso da seleção dos receptores. A realização desses passos deve se dar de forma seqüencial e progressiva (Fig. 23.2).

Quadro 23.4 – Fatores de risco a serem analisados no pré-transplante.

Pessoais, clínicos ou co-mórbidos	Doença renal primária
Hipertensão arterial	Nefrosclerose
Cardiovasculares	*Diabetes mellitus*
Dislipidemia	Doenças urológicas
Tabagismo	**Infecciosos**
Obesidade	Vírus da hepatite B
Síndrome do ácido antifosfolípide (SAAF)	Vírus da hepatite C
Imunológicos	Estado sorológico:
Hipersensibilizados (painel > 50%)	Citomegalovírus
	Vírus Epstein-Barr
Perda prévia imunológica	**Outros**
Incompatibilidade HLA-A, B e DR	Hematócrito > 35%
Prova cruzada positiva	Uso recente de heparina
Epidemiológicos	Infecção ostiocateteres
Idade > 60 anos	Uso de anticoagulante oral
Tempo de diálise	

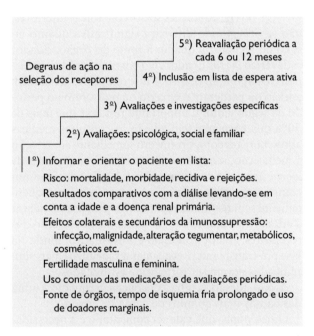

Figura 23.2 – Níveis da avaliação pré-transplante.

Assume grande importância, nesses passos, a avaliação das condições socioeconômicas e psicológicas, nem sempre fáceis e bastante delicadas. Por isso, foram colocadas no mais precoce dos níveis de investigação. Maior prevalência significativa de infecção oportunista e bacteriana associou-se à maior freqüência de internação hospitalar e à tendência de maior mortalidade por infecção, em pacientes transplantados de menor nível socioeconômico, em nosso meio, caracterizando o nível socioeconômico como importante fator de risco pós-transplante.

ADESÃO AO TRATAMENTO PÓS-TRANSPLANTE

Uma aceitação inadequada para transplante implica conseqüente maior risco de má adesão à terapêutica pós-transplante (tomada das medicações e retorno às consultas), o que, por sua vez, gera morbidade e mortalidade aumentadas, com alta prevalência de perda de pacientes e enxertos nesse grupo de risco e com amplas implicações éticas, médicas, sociais e econômicas.

A responsabilidade de avaliar o suporte familiar para os receptores pediátricos, adolescentes e de baixo nível socioeconômico é fundamental no estudo pré-transplante, devendo inclusive ser estendida aos profissionais médicos de diálise, responsáveis pelo referenciamento do paciente a um centro de transplante, mantendo-os informados das necessidades e deveres do acompanhamento futuro pós-transplante e, assim, dando início ao processo de co-responsabilidade entre instituição médica, familiares e pacientes. A não-adesão à medicação e ao seguimento ocorre entre 10 e 20% dos casos, sendo mais freqüente nos pacientes mais jovens e nos de condições socioeconômicas inferiores, não se observando diferença significativa quanto ao sexo do receptor e quanto à fonte do órgão, doador cadavérico *versus* doador vivo parente. Estudos retrospectivos apontam que 90% dos receptores renais sem adesão ou perderam o enxerto ou morreram no período de seguimento. É importante ressaltar que mais de 50% dos pacientes sem adesão às consultas médicas apresentavam comportamento semelhante em relação à medicação, sendo esse comportamento um fator de alerta aos médicos atendentes. A não-adesão é um comportamento usualmente não previsível e freqüentemente sem nenhuma razão. Esforços para aumentar a adesão ao tratamento, tais como melhor seleção dos receptores, maior educação e informação, ainda na fase pré-transplante, e esquemas terapêuticos mais simplificados devem ser fortemente estimulados.

A não-adesão é uma ocorrência freqüente e uma das causas mais comuns de perda de enxerto.

Outro ponto que vale ser comentado é a necessidade de se criar um relacionamento médico-paciente aberto e franco no que diz respeito ao amplo informe dos riscos inerentes ao ato de transplante. Passar esses conhecimentos ao paciente, aos familiares e ao doador, se vivo, relacionado ou não, é fundamental. Assumir riscos deve ser uma atitude bidirecional e não mais unicamente do médico e do serviço. Essa atitude favorece também a tomada consciente da decisão, por parte do paciente, quanto a ser transplantado ou permanecer em diálise.

Na figura 23.2, foram apresentados os riscos que devem ser compartilhados abertamente para o conhecimento de todos, desde o início do estudo pré-transplante.

COAGULOPATIAS

Pouco comentada, mas de extrema importância, é a preocupação com o estado de coagulabilidade do futuro receptor. Identificar, no curso da seleção e do estudo, fatores que traduzam um estado de provável hipercoagulabilidade pode reduzir eventos trombóticos no pós-transplante imediato, como trombose arterial e/ou venosa do enxerto ou trombose venosa profunda, com a introdução precoce, até mesmo em sala cirúrgica, de anticoagulação profilática. Esse risco é potencialmente aumentado em receptores de transplante duplo de pâncreas e rim. Assim, todo candidato renal a transplante deve ser investigado para fatores de risco de hipercoagulabilidade, como tromboses múltiplas de acessos vasculares, trombose venosa profunda prévia, tromboses vasculares em enxertos prévios, colagenoses, *diabetes mellitus*, doença vascular periférica avançada, doenças auto-imunes, doença de Fabry e síndrome do anticorpo antifosfolípide. Este cuidado investigatório, seguido de anticoagulação profilática (heparina sódica IV) nos pacientes de risco com coagulabilidade aumentada, reduziu de 4,05% para 1,59% os eventos trombóticos do enxerto, uma redução de 2,6 vezes na incidência esperada de trombose vascular do enxerto, nos pacientes com estado de hipercoagulabilidade.

Pacientes renais crônicos com síndrome do anticorpo antifosfolípide (SAAF) apresentam risco especial para trombose renal pós-transplante associado a um significativo maior custo final do transplante. Pacientes com distúrbios de coagulação e com SAAF deveriam ser mais bem investigados, utilizando-se os critérios estabelecidos no 8º Simpósio Internacional de Anticorpos Antifosfolípides, como tromboses de acessos vasculares freqüentes, lúpus eritematoso sistêmico, abortos freqüentes, tromboses cerebrovasculares e microangiopatia renal. Títulos positivos de anticorpos anticardiolipina (AAC) são considerados a principal característica da SAAF. Entretanto, estudo recente tem sugerido a pesquisa não só para anticorpos antifosfolípides, como também para antibeta-2 glicoproteína 1 (antibeta-2gp1), uma proteína de 40kD, visto que alguns pacientes apresentam títulos exclusivamente positivos para essa proteína. Soros de 169 urêmicos em lista de espera para transplante foram testados para AAC e antibeta-2gp1, por método de ELISA. Destes, 24 tinham alterações da coagulação que preenchiam os critérios para SAAF; 33 (20%), títulos positivos para ACA e/ou beta-2gp1; e 28, AAC, entre os quais, 8 não apresentavam evidência para alterações da coagulação contra os restantes 20, que apresentavam várias alterações. Dos 20 pacientes com SAAF, 14 tinham títulos positivos apenas para AAC, e os 6 restantes tinham títulos positivos para ambos. Quatro pacientes com SAAF tinham títulos exclusivamente para anticorpo antibeta-2gp1. Do total, 11 pacientes tiveram títulos para anticorpo antibeta-2gp1, entre os quais 10 apresentaram SAAF. A sensibilidade e a especificidade do teste de AAC foram de 83% e 94%, respectivamente, e as do teste antibeta-2gp1, de 71% e 99%, respectivamente. A análise estatística mostrou correlação significativa entre títulos positivos, de ambos os anticorpos, com a presença de SAAF. A terapêutica da SAAF está na sua identificação correta e na utilização profilática de tromboembolismo com o uso de anticoagulantes orais e/ou sistêmicos.

Outro fator a ser sistematicamente investigado e considerado é o valor do hematócrito no pré-transplante para, além da anticoagulação profilática, proceder à sangria no pré-transplante imediato, em todo paciente com hematócrito superior a 38%, no momento do transplante, objetivando um hematócrito ideal entre 30 e 35%. O sangue deveria ser retirado e acondicionado de forma adequada para eventual autotransfusão no pós-transplante imediato. Com o advento da eritropoetina e com seu emprego sistemático nos dias de hoje, freqüentemente nos deparamos com valores de hematócrito acima do desejado. Correlação do hematócrito com maior predisposição de trombose da artéria hepática pós-transplante de fígado está bem documentada na literatura. É importante lembrar a indicação crescente para o transplante duplo de fígado e rim, pela freqüente prevalência de doenças renais em hepatopatas e da alta prevalência de hepatopatia viral em renais crônicos.

Riscos de sangramento aumentado também deveriam ser investigados no curso do estudo pré-transplante renal, indagando pelo uso de anticoagulantes orais e/ou antiplaquetários. Uma programação pré-operatória deveria ser traçada e documentada no prontuário de estudo pré-transplante e obrigatoriamente comunicada à equipe cirúrgica. Os anticoagulantes orais deveriam ser suspensos e a vitamina K por via intravenosa ser administrada a esse grupo de pacientes, no pré-transplante, estabelecendo-se uma anticoagulação profilática com a utilização de heparina sódica por via intravenosa. Caso haja necessidade de diálise imediatamente pré-transplante, esta deveria ser feita sem o uso de heparina, mas, caso tenha sido realizada sem prévia orientação da equipe transplantadora (no centro de diálise de origem), a protamina deveria ser administrada antes da entrada em centro cirúrgico.

ESTADO SOROLÓGICO DO DOADOR E RECEPTOR

A relação sorológica viral entre receptor e doador é outro importante ponto para análise no curso do estudo do receptor e na pré-seleção do doador. Entre as mais importantes relações sorológicas virais a serem consideradas e efetivamente registradas no pré-trans-

plante imediato estão as referentes a citomegalovírus (CMV) e a vírus Epstein-Barr (EBV), buscando uma ação preventiva e profilática já no pós-transplante imediato. A terapêutica profilática para CMV é obrigatória em todo receptor com sorologia negativa (IgG negativo), diante do doador IgG positiva. A profilaxia, nessas circunstâncias, deverá ser realizada no mínimo em 90 dias, podendo ser com ganciclovir (Cymevene®) por via oral ou intravenosa corrigido para a função renal (Tabelas 23.4 e 23.5 para ajuste da dosagem). Este procedimento busca impedir o surgimento da doença nesses casos sempre de maior gravidade, ou torná-la mais branda. Outra conduta, nesses casos, é a realização da antigenemia para CMV semanalmente, a partir da segunda semana, iniciando-se a terapêutica por via intravenosa ou oral diante de qualquer contagem de célula positiva. A terapêutica nunca deve ser inferior a 15 dias, mas ser interrompida com o resultado de antigenemia negativa, sendo este o melhor parâmetro de cura.

Tabela 23.4 – Dose de ganciclovir por via intravenosa e nível de creatinina.

Creatinina (mg/dL)	Dose (mg/kg)	Intervalo
< 2	5	12/12h
2-3	5	24h
3-5	2,5	24h
> 5	2,5	Dias alternados
HD	5	Pós-HD
DP	2,5	24h

HD = hemodiálise; DP = diálise peritoneal.
Fishman JA, et al: *Transplantation* 69:389-394, 2000.

Tabela 23.5 – Dose de ganciclovir por via oral e função renal.

Depuração de creatinina (mL/min)	Dose de profilaxia (mg)		Dose de tratamento (mg)	
> 50	750	8/8h	2.000	8/8h
25-49	1.000	12/12h	2.000	12/12h
10-24	500	12/12h	1.000	12/12h
< 10	500	3 vezes por semana	1.000	3 vezes por semana

A sorologia para Epstein-Barr é de especial importância nos receptores pediátricos e naqueles submetidos à indução com anticorpos poli ou monoclonais e sob esquema imunossupressor com micofenolato mofetil (CellCept®) e tacrolimus (Prograf®) associados. A soronegatividade para Epstein-Barr é um reconhecido fator de risco para o desenvolvimento de desordens linfoproliferativas pós-transplante (DLPT) em receptores pediátricos. Receptores sorologicamente negativos, ante um doador positivo, deveriam ser acompanhados mais de perto, devido à possibilidade de desenvolverem DLPT, como linfoma não-Hodgkin (94% dos casos), mieloma (4% dos casos) e doença de Hodkgin (2,5% dos casos). A incidência da DLPT varia de 1 a 5% (o mais freqüente dos tumores no pós-transplante, excluídos os de pele), podendo, em crianças, ter prevalência tão alta quanto 13%, quando em uso de micofenolato mofetil (CellCept®) e tacrolimus (Prograf®). Essa relação sorológica, definida no curso do estudo do receptor e na pré-seleção do doador, impõe a necessidade de uma constante vigilância sobre todo o quadro clínico infeccioso que lembre mononucleose (síndrome mononucleose-símile), alterações hematológicas (principalmente leucocitária), massas viscerais (hiperesplenismo) e/ou ganglionares e hipertrofia adenotonsilar. A gravidade do quadro, quando não diagnosticado ou diagnosticado tardiamente, e a excelente resposta, na maioria dos casos, com o simples manuseio dos imunossupressores, trocando, reduzindo e/ou suspendendo, constituem um excelente exemplo da importância de um cuidadoso estudo sorológico no pré-transplante do receptor e do doador.

NEOPLASIAS

Todo candidato para transplante renal deve ter investigação direcionada para afastar a presença de neoplasias, principalmente quando o paciente tem mais de 50 anos de idade.

Em pacientes com história prévia de neoplasias, o transplante só deveria ser considerado após certeza da cura e respeitando um tempo de espera após a cura, pelo risco de recorrência (Quadros 23.5 e 23.6). Acompanhamento contínuo no pós-transplante é recomendado a esse grupo de pacientes

O carcinoma de células renais está sendo mais freqüentemente diagnosticado em pacientes renais crônicos, correlacionando-se positivamente com a alta prevalência de doença cística adquirida (DCA), nesse grupo de pacientes, com o sexo masculino e com o tempo do tratamento hemodialítico e negativamente com diálise peritoneal. Por ser o estágio anatomopatológico o mais crucial preditor da evolução do paciente e pela possibilidade de ser ele transplantado e imunossuprimido, é muito importante que seja feita uma investigação em todos os potenciais receptores. Como é assintomático nos estágios mais precoces, torna-se necessária uma atuação de forma dirigida e preventiva. Em estudo retrospectivo, foi revisto o exame anatomopatológico de 260 nefrectomias de rins nativos, realizadas ipsilateralmente, no momento do transplante, para investigar a prevalência de DCA, de adenoma renal (AD), de carcinoma de células renais (CCR) e de oncitoma, em renais crônicos, candidatos a transplante. DCA, AD, CCR e oncitoma foram diagnosticados em 33%, 14%, 4,2% e 0,6% dos casos, respectivamente. Uma análise multivariável apontou o sexo masculino e longo tempo de tratamento hemodialítico como fatores de risco positivo para DCA, e a diálise peritoneal, como fator de risco negativo. Similarmente, o AD associou-se positivamente com o sexo masculino, com longo tempo de tratamento hemodialítico e com idade avançada. O CCR mostrou, porém sem alcançar significância pelo número de casos, tendência de associação positiva com os mesmos fatores de risco citados anteriormente. Os autores concluem que a prevalência de tumores renais, nesse grupo de pacientes, é maior que a anteriormente reportada pelos métodos não-invasivos, ultra-sonográfico, radiológico e tomográfico. O CCR *in situ* foi diagnosticado em 2 de 17 pacientes transplantados renais (9%), que tiveram seus rins primitivos nefrectomizados na Unidade de Transplante Renal do Hospital das Clínicas da Faculdade de Medicina da Universidade de São Paulo (UTR-HC-FMUSP), para controle da pressão arterial. A DCA estava associada nos dois casos e presente em 82% dos 17 pacientes.

Quadro 23.5 – Risco de recorrência de tumores no pós-transplante.

Taxa baixa de recorrência de 0 a 10%
Tumores renais incidentalmente diagnosticados
Linfomas
Testicular, cérvix uterina e carcinoma de tireóide

Taxa intermediária de recorrência de 11 a 25%
Carcinoma de corpo uterino
Tumor de Wilms
Carcinoma de cólon, próstata e mama

Taxa alta de recorrência > 25%
Sarcomas
Cânceres de pele (melanomas e não-melanomas)
Carcinomas renais sintomáticos
Mielomas
Carcinoma de bexiga

Penn I: *Transplantation* 55:742-747, 1993.

Quadro 23.6 – Período de espera entre o término do tratamento e o transplante.

Grupo 1 – menos de 2 anos de espera
Carcinomas de células renais incidentalmente diagnosticados
Carcinomas *in situ*
Neoplasias focais, únicas, pequenas e retiradas cirurgicamente
Câncer de bexiga de baixo grau
Câncer basocelular de pele

Grupo 2 – 2 anos de espera
A maioria dos cânceres, com exceção dos listados nos grupos 1 e 3

Grupo 3 – acima de 2 anos de espera
Melanoma
Carcinoma de mama
Carcinoma de cólon e retal
Carcinoma não-*in situ* de colo uterino

Penn I: *Transplantation* 55:742-747, 1993.

CARDIOPATIAS

Pelo crescente número de portadores de insuficiência renal crônica terminal secundária a *diabetes mellitus* tipo II e hipertensão arterial primária, pela alta prevalência de hipertensão arterial nos pacientes diabéticos e pelo crescente número de pacientes renais crônicos com idade superior a 50 anos, em todo o mundo, faz-se necessária uma mais ampla investigação e acompanhamento dos fatores de co-morbidade cardiovascular dos pacientes em lista. Com base nesses dados epidemiológicos, é fácil compreender a "epidemia" de doença cardiovascular nos pacientes em lista de espera para transplante renal.

Dados do *United States Renal Data System, Minneapolis Medical Research Foundation* e *University of Minnesota Twin Cities* (USRDS) mostraram que a doença cardíaca foi 3,7 vezes mais freqüente em pacientes só diabéticos ou só hipertensos, quando comparados com os não-diabéticos e não-hipertensos. Nos pacientes com diabetes e hipertensão arterial, a doença cardíaca foi 8,3 vezes mais freqüente que nos não-diabéticos e não-hipertensos (Fig. 23.3).

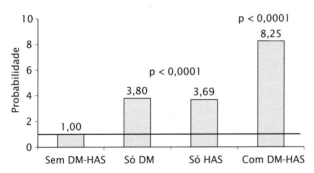

Figura 23.3 – Doença cardiovascular, *diabetes mellitus* (DM) e hipertensão arterial sistêmica (HAS) (USRDS – Annual Data Report, 1998).

Uma pesquisa ativa para doença coronariana obstrutiva (DCO) é ainda pouco incorporada ao estudo pré-transplante na maioria dos centros transplantadores, mesmo nos EUA e na Europa, sendo também heterogênica a padronização da abordagem, apesar da alta prevalência, como já anteriormente citado, de eventos coronarianos nas populações de renais crônicos e de transplantados, atingindo, neste último grupo, incidência quatro vezes superior à encontrada na população geral. Outro fator de risco que merece atenção no estudo de receptores pré-transplante, pelo seu risco silencioso, é a doença coronariana silenciosa, presente em aproximadamente um terço dos pacientes diabéticos.

Definida a necessidade de mais investigação cardiovascular, restam definir alguns pontos: 1º) Quem deveria ser investigado?, 2º) Como melhor investigar para alcançar os resultados com custo-benefício justificável? 3º). Após essa investigação, como adequar o tratamento clínico (indicado à maioria dos pacientes com mais de 50 anos), estando o setor de diálise desvinculado, na maioria das vezes, dos grandes centros transplantadores? Estas dúvidas justificam as dificuldades na implementação, de forma mais ampla, da investigação de doença coronariana ativa.

Procurando responder a estas questões, muitos têm sido os trabalhos publicados. Estudos têm demonstrado que receptores jovens, com menos de 40 anos de idade e sem acúmulo de fatores de risco ou evidência clínica de doença coronariana, apresentam baixo risco para eventos coronarianos pós-transplante e que, portanto, não necessitariam de extensa investigação coronariana. Por outro lado, todo paciente com 50 anos ou mais, com ou sem fatores de risco, isolados ou associados, com nefrosclerose (como doença renal de base e/ou hipertensos em diálise), *diabetes mellitus*, doença vascular periférica e/ou doença aterosclerótica extracardíaca (com ou sem calcificação vascular), dislipidemia, disfunção ventricular progressiva (sem evidência de doença hipertensiva prévia importante), angina, infarto do miocárdio prévio, episódios isquêmicos ou hemorrágicos centrais prévios e evidência eletrocardiográfica de isquemia miocárdica (com ou sem sintomas) –, deveria, em princípio, ser investigado.

Para se ter a dimensão do problema e buscando dar respostas a todas estas questões, entre janeiro de 1988 e janeiro de 2002, 150 pacientes candidatos a transplante renal na UTR-HC-FMUSP foram investigados no Instituto do Coração da Faculdade de Medicina da Universidade de São Paulo para doença coronariana isquêmica ativa. Todos tinham idade igual ou superior a 50 anos, com ou sem fatores de co-morbidade e/ou angina ativa ou pregressa. Completaram pelo menos um dos testes preconizados para investigação de 126 pacientes; cintilografia miocárdica com dipiridamol (C-MIBI-Dip), 122; cinecoronariografia, 106; ecocardiografia estressada com dobutamina (ECOE-Dob) 93. Foram submetidos a todos os três exames 88 pacientes. Todos foram classificados em dois grupos: um de alto risco (*diabetes mellitus* e/ou alterações cardiovasculares, n = 61) e outro de moderado risco (apenas ter idade de 50 anos ou mais, n = 65). A cinecoronariografia detectou doença da artéria coronária (DAC) em 44/106 (42%): um vaso em 20, dois vasos em 17 e três vasos em sete casos. A DAC foi associada com alta freqüência de *diabetes mellitus* (p = 0,003), arteriopatia (p = 0,06), infarto prévio (p = 0,03) e acidente vascular cerebral prévio (p = 0,04). Como conseqüência, esses pacientes foram mais freqüentemente classificados como de alto risco (p = 0,005). O ecocardiograma de repouso e os dados de ordem clínica não diferiram nos grupos com e sem DAC significativa. O teste de C-MIBI-Dip foi positivo, com sinais de isquemia transitória em 18/122 pacientes (14,7%), isolada ou associada com isquemia fixa. Isquemia fixa isolada, interpretada como fibrose, foi observada em 37 pacientes (30,3%). O teste de ECOE-Dob foi realizado em 118 pacientes, mas apenas 93 completaram o estudo, pois 15 pacientes (16,1%) apresentaram hipertensão arterial no curso do exame. O teste foi positivo em 24/93 (25,8%). No período de seguimento (6 a 48 meses), ocorreram 18 eventos cardíacos nesse grupo (nove casos fatais). Ante esses dados concluímos que: 1. nesse grupo de pacientes com idade superior a 50 anos, a prevalência de DAC foi de 42% pela cinecoronariografia; 2. a sensibilidade e o valor preditivo negativo foram baixos (inferior a 70%) e similares para ambos os testes não-invasivos e não superiores à estratificação de risco (ER) para prever eventos cardíacos; 3. à probabilidade de sobreviver sem eventos cardíacos foi prevista pela ER (p = 0,007) e pela cinecoronariografia (p = 0,0002); 4. no seguimento, o evento cardíaco correlacionou-se apenas com lesões críticas (estenose coronariana à cinecoronariografia superior a 75%) e não com os testes não-invasivos; 5. em candidatos para transplante renal, a cinecoronariografia é ainda necessária para a detecção de DAC, sendo o melhor método para definir risco; e 6. em princípio, a investigação invasiva (cinecoronariografia) pode ser restrita aos pacientes de alto risco por ter a ER se mostrado um bom preditor de eventos, na busca por uma relação custo-benefício mais praticável em nosso meio.

Acreditamos que esses dados refletem a real prevalência da DAC na lista de espera, em nosso meio, visto que a grande parcela dos pacientes é representada por mais idosos que no passado, os quais têm mais alta prevalência de *diabetes mellitus* e hipertensão, como doença renal de base ou associada.

Por fim, somente com a implementação de uma política ampla e equacionada, a médio e a longo prazo, visando à maior interação entre as unidades de diálise e aos centros transplantadores, será possível manter os pacientes em tratamento clínico adequado, enquanto aguardam por um transplante.

No quadro 23.7 apresentamos o protocolo de investigação cardiovascular a ser empregado; e na figura 23.4, o algoritmo a ser seguido.

Quadro 23.7 – Avaliação de risco cardiovascular no pré-transplante.

Avaliação clínica – leva a uma avaliação progressivamente mais específica
    História, sintomas, pressão arterial
    Antecedentes familiares
    Antecedentes pessoais: tabagismo
    Doença renal primária: *diabetes mellitus*, nefrosclerose e uropatias

Avaliação específica – dependente dos dados da avaliação clínica
    Radiografia do tórax
    Ecocardiograma de repouso
    Ecodopplercardiograma
    Ultra-sonografia de abdômen
    Doppler carotídeo e de membros inferiores
    Angiorressonância dos vasos abdominais e pélvicos

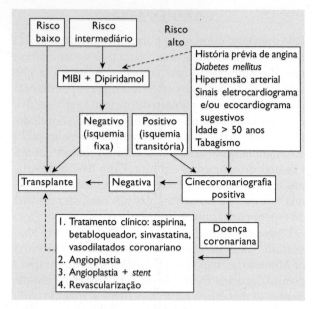

Figura 23.4 – Algoritmo de investigação cardiovascular.

HEPATOPATIAS VIRAL E ALCOÓLICA

Ainda é bastante alta a prevalência de hepatopatias virais B e C nos pacientes em diálise, influenciando negativamente na evolução tardia do transplante. A hepatopatia é uma importante causa de óbito no pós-transplante tardio, sendo que a investigação correta da função hepática é etapa fundamental do estudo pré-transplante.

As novas possibilidades terapêuticas para as hepatopatias virais B e C, em fase ativa de replicação viral, é outro ponto que nos leva a investigá-las melhor e mais profundamente, no pré-transplante, devendo ser previamente tratadas caso haja indicação.

É importante também considerar, para melhor adequação da medicação imunossupressora, a maior relação entre diabetes pós-transplante e hepatopatias virais B e C e a maior prevalência de hiperglicemia com o tacrolimus (Prograf®) em portadores de hepatopatia viral.

Nas figuras 23.5 e 23.6 apresentamos os algoritmos de investigação para os pacientes sorologicamente positivos para hepatites C e B.

Pacientes portadores de alcoolismo e com indicação de transplante renal deveriam seguir algoritmo de investigação pré-transplante que considere a presença ou não de cirrose e o compromisso por parte do paciente, de tratar-se do alcoolismo na fase pré-operatória. Um tempo mínimo de 12 meses de abstinência deveria ser considerado antes de inscrever o paciente na lista ativa de transplante. O suporte familiar e a motivação do paciente são pontos importantes a ser analisados na fase pré-transplante. Na figura 23.7 apresentamos o algoritmo de investigação pré-transplante do paciente com alcoolismo e/ou hepatopatia alcoólica.

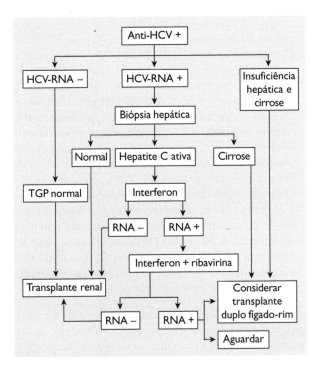

Figura 23.5 – Algoritmo para investigação da hepatopatia pelo vírus C.

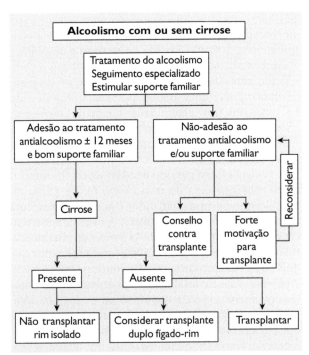

Figura 23.7 – Algoritmo para investigação de hepatopatia alcoólica.

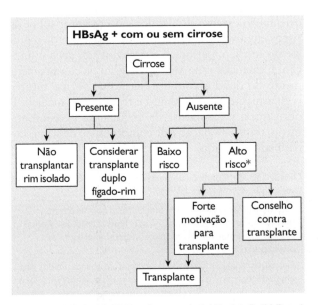

* Alto risco: HBsAg (+), DNA-polimerase (++) HBe (+). Goffin E et al: *Nephrol Dial Transplant* 10:88-92, 1995.

Figura 23.6 – Algoritmo para investigação de hepatopatia pelo vírus B.

A doença alcoólica crônica é excelente indicação para o transplante hepático, quando analisada a evolução do paciente pós-transplante, para aqueles sem outras condições preexistentes associadas. No entanto, alguns pontos merecem ser analisados e comentados para que seja correta a decisão de transplante isolado renal ou duplo em paciente com doença alcoólica. Análise de custo mostrou um gasto final 26% maior (US$ 49,596, p = 0,002) com o transplante hepático nesse grupo de pacientes, semelhante ao observado para aqueles com mais de 60 anos e para os gravemente doentes (em UTI) no momento do transplante.

Um terço dos pacientes apresentam outras causas associadas para hepatopatia crônica, conforme trabalho publicado com 123 pacientes alcoólatras transplantados de fígado, fazendo-se necessário um amplo exame em busca de outras condições coexistentes (hepatites C e B, *diabetes mellitus*) e de outros órgãos-alvo acometidos, especialmente neoplasia do aparelho digestório, que se constituiu na principal causa de mortalidade nessa série. O retorno ao alcoolismo ocorreu em 13 e foi suspeito em outros 3 dos 123 pacientes (13%) no período de sete anos de acompanhamento.

Um estudo de *coorte* retrospectivo envolvendo todos os pacientes transplantados hepáticos, por hepatopatia alcoólica, de um único centro (n = 50), com acompanhamento médio de 63 meses (6 a 89 meses), demonstrou que 33 pacientes (66%) não apresentaram recidiva da doença comportamental durante o período de seguimento, enquanto 17 (34%) foram identificados como tendo recidiva por pelo menos uma vez no pós-transplante. Nenhuma diferença significativa foi observada entre os dois grupos que os diferenciasse. O tempo médio no momento da recidiva foi de 17 meses (3 a 45 meses). A recorrência do uso de álcool foi associada com complicações médicas significantes, que necessitaram de internação hospitalar para seis pacientes. Não-adesão às medicações imunossupressoras, com perda do enxerto, ocorreu no grupo de pacientes com recorrência do alcoolismo. O autor conclui que a recidiva está associada com considerável morbidade, requerendo admissões hospitalares e ocasionalmente levando à perda do enxerto e ao óbito.

Para estabelecer o período de abstinência a ser observado antes da decisão de transplantar, foi de grande importância uma análise publicada, envolvendo 167 pacientes transplantados de fígado por cirrose alcoólica, dentre 1.000 transplantes em 911 pacientes. A recorrência foi diretamente relacionada com a duração do período de abstinência antes do transplante. Nos pacientes cujo período de abstinência foi inferior a seis meses, a taxa de recorrência foi de 65%, incluindo nesse grupo quatro dos cinco pacientes, cuja causa da morte foi a recorrência. A taxa de recorrência caiu para 11,8% quando o tempo de abstinência foi de 6 a 12 meses e para 5,5% quando foi maior que dois anos. A recorrência correlacionou-se com o sexo, ambiente social e estabilidade psicológica. Os autores concluem que a cirrose alcoólica é uma boa indicação para transplante após uma seleção criteriosa e que pacientes com tempo de abstinência inferior a seis meses deveriam ser excluídos, visto que a recorrência e o óbito por causa da recorrência foram marcadamente aumentados nesse grupo de pacientes.

Estes cuidados com os portadores de hepatopatia, viral e/ou alcoólica, visam reduzir à maior morbidade e mortalidade tardia observadas. A escolha de um esquema imunossupressor mais adequado, buscando reduzir os efeitos imunossupressores desfavoráveis, observados com o emprego da azatioprina (Imuran®) é outro cuidado a ser tomado. O emprego de novas drogas imunossupressoras disponíveis no mercado, como o micofenolato mofetil (CellCept®) e o sirolimus (Rapamune®), parece ser a opção mais adequada.

Pelo caráter evolutivo das doenças cardiovasculares e hepáticas, é necessário que os receptores tenham reavaliações periódicas enquanto na lista ativa, pelo menos a cada 6 ou 12 meses, dependendo do paciente e dos fatores de risco detectados no estudo inicial. Com a necessidade de gerenciar listas de espera cada vez mais complexas pela característica epidemiológica dos pacientes, associada ao constante crescimento no número de pacientes em lista, tem sido sugerida a inclusão de outros profissionais da área de saúde, e não unicamente médicos, para um mais ágil gerenciamento das listas de espera. Maior interação entre unidades de diálise e centro transplantador é necessária, para que protocolos de terapêutica e de acompanhamento possam ser padronizados e executados nos pacientes em lista.

DOADORES VIVOS
RECOMENDAÇÕES GERAIS
- O transplante renal com doador vivo relacionado é recomendado sempre que possível, uma vez que os resultados são melhores com este tipo de doador e o tempo de espera menor. O Decreto-Lei permite a utilização de **consangüíneos até o 4º grau** [Apêndice 1].
- O transplante renal com doador vivo não-relacionado pode estar justificado nos casos de amizade próxima (emocionalmente relacionados) e cônjuges, desde que assegurada a intenção de uma doação altruísta e sem transações comerciais, **mediante autorização judicial**. A doação é um ato espontâneo e qualquer evidência de transação comercial envolvendo a doação de órgãos é inaceitável, além de ilegal e passível de punição [Apêndice 1].
- O doador vivo deve ser adulto, com idade superior a 21 anos (dando-se preferência para doadores acima de 30 anos); em geral, a idade máxima não deve ser superior a 70 anos. O doador vivo não deve ter nenhuma doença renal e deve ter função renal normal, avaliada através da depuração da creatinina, exame de urina e proteinúria de 24 horas.

Algumas condições clínicas especiais que, a princípio, poderiam contra-indicar a doação podem, depois de analisado caso a caso, deixar de ser empecilho para uma doação intervivos (Quadro 23.8). Alguns centros de transplante não aceitam doação nessas condições em hipótese alguma. Outros centros consideram a viabilidade da doação após estudo clínico minucioso e orientação extensa do doador e do receptor sobre os riscos envolvidos e a necessidade imperiosa de seguimento médico, periódico e permanente, após a doação. É essencial uma análise do grau de comprometimento do doador com a intenção de ser, no futuro, regularmente acompanhado e tratado por médico. É obrigatória a assinatura de documento de consentimento pós-informação e de compromisso de ser acompanhado e tratado.

Quadro 23.8 – Condições especiais que não inviabilizam o doador vivo.

Hipertensão arterial leve com função renal normal e sem envolvimento de órgãos-alvo. Afastar hipertensão do "avental branco" e realizar MAPA (monitorização ambulatorial da pressão arterial)
Calculose renal como achado de exame, em apenas um dos rins, em pacientes com mais de 45 anos, sem antecedentes anteriores e após estudo metabólico. Nefrectomia deste rim, com litotripsia prévia
Discreta dilatação pielocalicinal por estenose de junção pieloureteral. Utilizar este rim
Hematúria microscópica com dismorfismo após investigação que afaste doenças associadas. O rim pode ser utilizado, mas é recomendável biópsia renal prévia

Apêndice 1 – MEDIDA PROVISÓRIA Nº 1.959-27.
Art. 9º É permitida à pessoa juridicamente capaz dispor gratuitamente de tecidos, órgãos e partes do próprio corpo vivo, para fins terapêuticos ou para transplantes em cônjuge ou consangüíneos **até o quarto grau**, inclusive, na forma do § 4º deste artigo, ou em qualquer pessoa, mediante autorização judicial, dispensada esta em relação à medula óssea.

O futuro doador deve passar por um amplo estudo clínico e investigativo antes de se tornar um doador efetivo (Quadros 23.9 e 23.10). As avaliações devem ser seqüencialmente realizadas, partindo dos níveis mais fundamentais e excludentes (tipagem ABO e prova cruzada) e passando, posteriormente, dos níveis menos invasivos (exame clínico, social, psicológico, laboratorial e sorológico) para os mais invasivos, específicos e de maior custo (avaliação cardiovascular, pulmonar e métodos de imagem), deixando por último a angiorressonância ou angiografia dos vasos renais.

Quadro 23.9 – Avaliação seqüencial do doador vivo.

Tipagem sangüínea ABO

Prova cruzada (realizada com linfócitos totais, linfócitos T e B com antiglobulina humana) e, quando necessário, diante da DTT e com absorção em plaquetas

Recomendável realização do painel classes I e II

Tipagem HLA, classes I (A e B) e II (DR)

Avaliação clínica (história e exame físico, pressão arterial, MAPA quando indicado)

Avaliações psicológicas, sociais e familiares (opcional ou se indicado)

Avaliação laboratorial e sorológica

Avaliações específicas (cardiovascular, pulmonar ou outra que se faça necessária)

Métodos de imagem

Angiografia ou angiorressonância dos vasos renais

Quadro 23.10 – Exames sugeridos de avaliação do doador vivo pré-transplante.

Laboratorial renal
Urina tipo I, urocultura, depuração da creatinina, uréia e proteinúria de 24 horas

Bioquímicos/hematológicos
Hemograma completo, glicemia de jejum, glicemia pós-prandial, sódio, potássio, cálcio, fósforo, ácido úrico, enzimas hepáticas, coagulograma, proteínas totais e frações, colesterol e triglicérides

Sorológicos
Doença de Chagas, toxoplasmose, sífilis, citomegalovírus, vírus Epstein-Barr, hepatites B, C e HIV

Avaliação cardiológica
Eletrocardiograma e ecocardiograma

Cintilografia miocárdica (doadores com idade > 50 anos e/ou suspeita de insuficiência coronariana)

MAPA (hipertensão arterial suspeita do "avental branco")

Avaliação de cardiologista (opcional)

Avaliação pulmonar
Radiografia de tórax

Testes de função pulmonar (opcional)

Exames de imagem
Ultra-sonografia completa de abdômen

Urografia excretora

Arteriografia renal ou angiorressonância com gadolíneo

DOADORES CADAVÉRICOS

Pacientes em coma irreversível, com ausência da função cerebral apesar da manutenção da respiração (por meio de sistemas de suporte respiratório) e dos batimentos cardíacos, excluídos hipotermia e coma induzido por droga, devem ser considerados como potenciais doadores, devendo ser feito o contato com equipes de captação de órgãos e abordagem de familiares por meio das OPO (Organização de Procura de Órgãos).

O paciente em coma profundo só será considerado potencial doador cadáver quando constatado o quadro de morte encefálica, segundo parâmetros definidos pelo Conselho Federal de Medicina com a Resolução CFM nº 1.480/97, considerando:

1. Que a parada total e irreversível das funções encefálicas equivale à morte, conforme critérios já bem estabelecidos pela comunidade científica mundial.
2. O ônus psicológico e material causado pelo prolongamento do uso de recursos extraordinários para o suporte de funções vegetativas em pacientes com parada total e irreversível da atividade encefálica.
3. A necessidade de judiciosa indicação para interrupção do emprego desses recursos.
4. A necessidade da adoção de critérios para constatar, de modo indiscutível, a ocorrência de morte.
5. Que ainda não há consenso sobre a aplicabilidade desses critérios em crianças menores de 7 dias e prematuros.

Contra-indicação absoluta para a doação inclui o risco de transmissão de doenças infecciosas e câncer.

O manuseio de um potencial doador deve seguir os cuidados básicos dos adotados para pacientes em UTI, porém com algumas variações importantes, visando ao suporte da função renal, cardíaca e pulmonar.

De forma simplificada, o objetivo do manuseio do doador cadavérico é o de manter uma pressão venosa central de $10cmH_2O$, uma pressão arterial sistêmica média de 100mmHg e diurese de 100mL/hora.

RECOMENDAÇÕES QUANTO ÀS DOENÇAS ASSOCIADAS DO DOADOR CADÁVER

Diabetes mellitus (DM) – doadores portadores de DM, que não apresentem insuficiência renal (caracterizada por creatinina superior a 1,5mg/dL) previamente à condição de morte encefálica, poderão ser utilizados. Neste caso, o tempo de evolução da doença deve ser considerado, juntamente com o exame físico (avaliação vascular periférica, fundo de olho e biópsia renal de congelação).

Outras doenças renais – rins de doador cadavérico com nefropatia lúpica diagnosticada cinco anos antes da doação foram utilizados com sucesso, o mesmo com rim com grande cisto benigno. Remissão completa da hipertensão arterial após doação, em vida, de rim com grande cisto benigno foi relatada.

Hipertensão arterial sistêmica (HAS) – doadores com história pregressa de HAS que não apresentem insuficiência renal previamente à condição de morte encefálica poderão ser utilizados, independentemente de a causa de morte ser diretamente relacionada, como acidente vascular cerebral isquêmico ou hemorrágico. Neste caso, o tempo de evolução da doença deve ser considerado, recomendando-se a não aceitação de doadores com tempo de duração da HAS superior a 10 anos. Estudo com 25.039 transplantes renais com doadores cadavéricos realizados entre julho de 1994 e junho de 1997 com 15% de doadores com HAS prévia (dados do *US Renal Data System*) identificou a duração da HAS > 10 anos como fator de risco independente para a sobrevida do enxerto (sobrevida no terceiro ano do enxerto, 75% *versus* 65%; risco relativo = 1,36 para HAS > 10 anos; p < 0,001). Este dado, juntamente com o exame físico (avaliação vascular periférica, fundo de olho e biópsia renal de congelação) devem ser levados em consideração para a aceitação correta do doador.

Anormalidades ou lesões anatômicas – doadores portadores de anormalidades anatômicas renais, vasculares ou urológicas congênitas, ou de lesões renais, vasculares ou urológicas adquiridas no ato da retirada de órgãos que após análise clínica e cirúrgica não impeçam sua utilização poderão ser utilizados. Rins com lesão vascular secundária à doença renovascular foram utilizados com bons resultados a curto, médio e longo prazo.

Infecção sistêmica – o uso de rins de doadores portadores de infecção deve obedecer ao decreto 2.266 com consentimento pós-informado. Doadores com sorologia positiva para HIV serão recusados. Doadores pertencentes a grupos de risco, com sorologia negativa, poderão ser aceitos a critério do centro transplantador, após assinatura de um consentimento pós-informado pelo receptor (ou responsável legal).

Infecção bacteriana – doadores portadores de processo séptico sistêmico não serão utilizados. Outros processos infecciosos localizados e de origem primária não-renal, incluindo-se infecção do sistema nervoso central, poderão ser utilizados. Nestes casos, a OPO deverá colher material de secreções para cultura ou para diagnóstico específico.

Infecção pelo vírus da hepatite B – doadores portadores de sorologia positiva para o vírus da hepatite B (HBsAg positivo) poderão eventualmente ser utilizados para receptores sorologicamente semelhantes ou para receptores anti-HBsAg positivos, após discussão e assinatura de um consentimento pós-informado pelo receptor. Considerar a possibilidade do emprego de lamivudina (Epivir®) no pós-transplante. Da mesma forma, tem sido proposta a utilização de doadores anti-HBsAg negativos e anti-HBc positivos para receptores vacinados.

Infecção pelo vírus da hepatite C – doadores portadores do vírus da hepatite C (anti-HCV) poderão ser usados para receptores HCV positivos após discussão e assinatura de um consentimento pós-informação, sendo desencorajado o uso para receptores anti-HCV negativo.

Condição hemodinâmica – não devem ser utilizados doadores que se apresentem com choque persistente por mais de 12 horas, não responsivo às medidas terapêuticas clássicas. Em todos os demais estados de instabilidade hemodinâmica transitória, qualquer que seja o valor de creatinina, desde que com função renal prévia inicial adequada, após avaliação clínica, os doadores poderão ser utilizados.

Neoplasias malignas – doadores portadores de neoplasias de pele localizada e de baixa morbidade e de tumores primários do sistema nervoso central, exceto meduloblastoma e glioblastoma, podem ser utilizados. Todos os demais tumores malignos serão recusados. Precauções para prevenir a transmissão de neoplasias com o órgão doado incluem exame meticuloso do doador, exame cuidadoso dos órgãos no momento da retirada, biópsia de qualquer lesão suspeita e se possível necropsia de rotina do doador.

Tripanossomíase sul-americana – doadores portadores de sorologia positiva eventualmente poderão ser utilizados após discussão e assinatura de um consentimento pós-informado pelo receptor. É recomendável a profilaxia com benzonidazol (Rochagan®), 8mg/kg/dia.

DOADORES CADAVÉRICOS MARGINAIS E IDOSOS

Crescente utilização de doadores cadavéricos de menor qualificação clínica, classificados como "doadores marginais", tem ampliado o número de doadores efetivos por milhão da população, ao preço de maior morbidade e mortalidade pós-transplante. Sua utilização implica transplantes de maior custo em receptores de alto risco, principalmente pelo período de internação mais prolongado. Reavaliações futuras quanto à política de aceitação e de distribuição de órgãos cadavéricos marginais fazem-se necessárias, sendo ainda um tema polêmico, com necessidade de mais estudos para um consenso final de atitudes mais bem estabelecidas e seguras. No entanto, em trabalho recente, comparando a sobrevida de receptores transplantados com rins marginais em relação aos pacientes em lista de espera, os autores concluem que a utilização de rins marginais está associada com um benefício significativo na sobrevida, quando confrontada com a manutenção da diálise. O aumento médio na expectativa de vida para receptores de rins marginais, comparados com os receptores em lista de espera, no estudo de coorte, foi de cinco anos, embora a duração desse benefício tenha variado de 3 a 10 anos, dependendo das características do receptor.

No quadro 23.11 enumeramos as diferentes condições que qualificam como marginais este grupo de doadores cadavéricos.

Quadro 23.11 – Categorias de doadores cadavéricos marginais.

Com idade < 5 anos ou > 55 anos
Diabético
Com hipertensão arterial
Infectado
Sem batimento cardíaco
Com função anormal do órgão
De alto risco de infecção viral
Com história de neoplasia

Entre os doadores marginais, destacam-se os idosos, pela sua alta prevalência. Crescendo paralelamente, estão os doadores que têm como causa de óbito lesões cerebrovasculares não-traumáticas, ligadas a fatores de co-morbidade prévios, como hipertensão arterial e/ou *diabetes mellitus*.

A mortalidade e a morbidade pós-transplante guardam nítida relação com a idade do doador. Maior prevalência de rins com disfunção primária do enxerto ou função renal tardia (NTA) é observada no grupo de doadores idosos, bem como suas conseqüências: maior tempo de internação, maior incidência de rejeição celular, necessidade de imunossupressão diferenciada, mais intensa e de maior custo, pior evolução do enxerto e com creatinina mais elevada, maior morbidade e mortalidade e um custo final muito maior.

Protocolos de utilização de ambos os rins para um mesmo receptor têm sido sugeridos por alguns centros, mostrando evolução mais satisfatória.

Essa recomendação é mais bem indicada para doadores com mais de 75 anos ou com porcentagem de glomérulos esclerosados superior a 15%. Critérios na alocação de órgãos necessitariam ser revistos para viabilizar essa prática em nosso meio.

Alguns centros restringem o uso de alguns doadores por acreditarem que a sobrevida global do enxerto é melhorada pela alocação de rins de doadores idosos para receptores idosos. A prevalência e o efeito dessa prática na sobrevida do enxerto (determinada pelo óbito, retorno à diálise ou retransplante) foram revistos em 74.297 primeiros transplantes com rim de cadáver, realizados entre 1988 e 1998, com dados do *United States Renal Data System*. Receptores com idade superior a 55 anos receberam rins de doadores com mais de 55 anos em 46,2% das vezes, mostrando ser uma prática comum. Tanto a idade do

doador como a do receptor tiveram efeitos importantes na sobrevida do enxerto, embora os efeitos da idade do doador tenham superado fortemente os da idade do receptor. Receptores com idade superior a 55 anos tiveram 25% de maior probabilidade de insuficiência do enxerto, quando comparados com receptores com idade entre 18 e 29 anos (p < 0,0001). Entretanto, rins de doadores com idade superior a 55 anos tiveram 78% de maior probabilidade de perda, quando comparados com rins de doadores com idade entre 18 e 29 anos de idade (p < 0,0001). Por outro lado, o transplante de rins de doadores com idade superior a 55 anos para receptores com mais de 55 anos não reduziu significativamente o risco de falha do enxerto (p = 0,3923), após levar em conta o efeito independente *per se* da idade do receptor e do doador. Os autores concluem que a oferta de rins idosos para receptores é uma prática comum, que não melhora a sobrevida do enxerto.

Biópsia do órgão a ser doado é proposta na literatura para investigação histológica quanto ao percentual de glomérulos esclerosados e de arteriolosclerose, a fim de auxiliar na decisão de utilizar ou não os rins de um potencial doador idoso ou hipertenso. Porcentagem de esclerose superior a 20% dos glomérulos associa-se a pior evolução do enxerto, incidência aumentada de função renal retardada (NTA) e maior percentual significativo de perda. Por sua vez, a porcentagem de glomérulos esclerosados correlaciona-se com a idade do doador e com óbitos por lesão cerebral não-traumática. A análise histológica deveria ser realizada, conforme esses protocolos, independente dos valores de creatinina nos doadores com idade superior a 55 anos e/ou com lesão cerebral não-traumática (Tabela 23.6).

Tabela 23.6 – Esclerose glomerular e evolução pós-transplante renal.

Evolução do enxerto ao 6º mês e % de glomérulos esclerosados			
Função do enxerto	Cr > 2,5 ou nefrectomizado até o 6º mês	Boa função renal no 6º mês	p
% Média de glomérulos esclerosados	20%	2%	0,05
% de FRT e de perda do enxerto em relação à % de glomérulos esclerosados			
Glomérulos esclerosados	0%	Até 20%	Acima de 20%	
De pacientes com FRT	22%	33%	87%	0,05
De perda do enxerto	7%		38%	0,04

FRT = função renal tardia com necessidade de diálise na 1ª semana. Estudo retrospectivo com 65 biópsias pré-transplante.
Gaber LW et al: *Transplantation* 60:334-339, 1995.

Por outro lado, em vista da grande variabilidade individual na taxa de envelhecimento renal, analisada pelo percentual de glomérulos esclerosados em material de biópsia, demonstrada em diferentes estudos, parece inadequada a decisão de rejeitar doadores com base unicamente na idade, sem outros critérios mais minuciosos, como a biópsia renal pré-transplante (Tabela 23.7).

Tabela 23.7 – Envelhecimento renal: variabilidade do percentual de esclerose glomerular e faixa etária.

Faixa etária	Variabilidade de glomérulos esclerosados (%)	Estudos
55 anos	0,2 a 16,7	Kaplan C: *Am J Pathol* 80:227-234, 1975
75 anos	1,5 a 23,0	
60 a 75 anos	0 a 57	Randhawa P: *Transplantation* 71:1361-1365, 2001

Para decidir pela utilização ou não do rim, a biópsia de congelação é satisfatória, fornecendo também outras informações que não apenas a porcentagem de glomérulos esclerosados, sendo, no entanto, importante conhecer suas limitações (Quadro 23.12).

Quadro 23.12 – Biópsia de congelação: prós e contras.

Permite uma análise adequada para:
Reconhecer avançado grau de fibrose intersticial
Reconhecer esclerose glomerular
Reconhecer arteriosclerose
Trombos vasculares ou capilares grosseiros

Não permite uma análise adequada para:
Fibrose discreta: o alargamento do interstício pelo congelamento pode ser confundido com fibrose, caso não tenha uma matriz de colágeno bem definida
Atrofia tubular focal: a retração do epitélio tubular da membrana basal pode dificultar o reconhecimento da atrofia tubular
Não seguro para avaliação: celularidade mesangial, espessamento de parede glomerular, lesões precoces do diabetes como nódulos de Kimmelstiel Wilson
Pequenos trombos de fibrina intracapilar podem não ser vistos

A fim de melhor estabelecer critérios para uma correta análise futura do material histológico obtido de biópsias no pós-transplante, é importante que seja realizada biópsia renal pós-desclampeamento, portanto, pós-decisão de utilizar o órgão. A biópsia pós-desclampeamento e a biópsia por congelação realizada pré-decisão de utilização do órgão são importantes para mais correta interpretação dos eventos, imunológicos ou não, responsáveis pela melhor ou pior evolução do enxerto e, conseqüentemente, influenciando na decisão terapêutica mais correta e efetiva para cada caso.

DISFUNÇÃO CRÔNICA DO ENXERTO

Apesar dos avanços na imunossupressão nas últimas duas décadas, que interferiram positivamente no controle das agressões imunológicas, a longevidade do enxerto permanece ainda comprometida por um número significativo de causas (Quadro 23.13).

Dentre estas se destacam, pela alta prevalência, o óbito prematuro do paciente com enxerto funcionante e a disfunção crônica do enxerto, secundária à nefropatia crônica do enxerto (NCE).

Quadro 23.13 – Causas não-imunológicas de perda do enxerto.

Óbito prematuro com enxerto funcionante
Nefropatia crônica do enxerto
Recorrência da doença primária
Complicações vasculares trombóticas
Complicações urológicas obstrutivas
Neoplasia no enxerto

DEFINIÇÃO

Define-se como disfunção crônica do enxerto um declínio lento e progressivo do ritmo de filtração glomerular, em meses ou anos, associado à proteinúria superior a 0,5g/24 horas em 20 a 30% dos casos e ao aparecimento de hipertensão arterial ou seu agravamento.

NEFROPATIA CRÔNICA DO ENXERTO

Pela ausência de mecanismos imunológicos bem definidos, ao lado de fatores de risco não-imunológicos bem estabelecidos, a denominação de rejeição crônica cedeu lugar para NCE, buscando uma denominação com maior neutralidade fisiopatogênica.

A NCE constitui-se, hoje, na principal causa de perda tardia do enxerto, correspondendo, na experiência da Unidade de Transplante Renal do HC-FMUSP, a aproximadamente 35% das perdas e tendo implicados, na sua etiopatogenia, mecanismos de ordem imunológica e não-imunológica (Quadro 23.14).

Quadro 23.14 – Fatores de risco associados à nefropatia crônica do enxerto.

Doador e/ou receptor idoso
Doador cadáver
Função renal tardia com necessidade dialítica
Doador marginal: idoso e/ou com porcentagem de glomérulos esclerosados > 20% e/ou com doença renal prévia hipertensiva, túbulo intersticial ou glomerular
Rejeição celular aguda subclínica
Rejeição celular aguda com seqüela funcional
Rejeição celular aguda tardia: não-aderência
Nefrotoxicidade pelos inibidores de calcineurina (ciclosporina e tacrolimus)
Imunossupressão inadequada
Compatibilidade HLA-A, B e DR
HIpersensibilização: painel > 50%
Hipertensão arterial sistêmica
Dislipidemia
Diabetes mellitus e intolerância à glicose
Hiperuricemia
Proteinúria
Infecção viral: citomegalovírus

É de fundamental importância que se faça o diagnóstico histológico diante da disfunção crônica do enxerto, não só pela necessidade de se estabelecer um diagnóstico diferencial correto da NCE entre um número significativo de doenças (Quadro 23.15), visando a uma correta terapêutica, mas também para se estabelecer um prognóstico evolutivo, visto que a classificação histológica de Banff se correlaciona perfeitamente com a evolução do enxerto.

A classificação de Banff leva em consideração os critérios quantitativos de fibrose intersticial, de atrofia tubular e de espessamento concêntrico da íntima vascular (Quadro 23.16) e as classifica em Banff I, II e III crônico (Quadro 23.17), havendo correlação clínica positiva da intensidade da fibrose intersticial, da atrofia tubular e da proliferação fibrointimal vascular com a velocidade de progressão da NCE.

Quadro 23.15 – Diagnósticos diferenciais da nefropatia crônica do enxerto.

Lesões renais prévias: vascular, túbulo intersticial e glomerular
Recidiva da doença primária
Rejeição vascular aguda cronificada
Doença "de novo"
Nefrotoxicidade: ciclosporina e tacrolimus
Nefrites intersticiais crônicas
Nefrite intersticial aguda
Poliomavírus BK/JC vírus
Uropatia obstrutiva
Nefrosclerose hipertensiva
Doença linfoproliferativa

Quadro 23.16 – Critérios quantitativos de Banff 1977.

Fibrose intersticial (ci)	
ci0	Normal – até 5% de fibrose intersticial na área cortical
ci1	Discreta – de 6-25% de fibrose intersticial na área cortical
ci2	Moderada – de 26-50% de fibrose intersticial na área cortical
ci3	Severa – maior 50% de fibrose intersticial na área cortical
Atrofia tubular (ct)	
ct0	Ausência de atrofia tubular
ct1	Acometimento de até 25% dos túbulos da área cortical
ct2	Acometimento de 26-50% dos túbulos da área cortical
ct3	Acometimento de mais de 50% dos túbulos da área cortical
Espessamento fibroso da íntima (cv)	
cv0	Ausência de lesões vasculares crônicas
cv1	Estreitamento da luz vascular em até 25% por espessamento fibrointimal, quebra da lâmina elástica interna ou presença de *foam cells* ou mononucleares
cv2	Aumento da gravidade das lesões acima, com 26-50% de estreitamento da luz vascular
cv3	Aumento da gravidade das lesões acima, com > 50% de estreitamento da luz vascular

Quadro 23.17 – Classificação de Banff – 1997 crônico.

Grau I – discreta
Fibrose intersticial discreta (de 6 a 25%) e atrofia tubular (até 25%) sem ou com mudanças vasculares específicas (até 25% de estreitamento da luz vascular por espessamento fibrointimal)
Grau II – moderada
Fibrose intersticial moderada (de 26 a 50%) e atrofia tubular (de 26 a 50%) sem ou com mudanças vasculares específicas (de 26 a 50% de estreitamento da luz vascular por espessamento fibrointimal)
Grau III – grave
Fibrose intersticial grave (> 50%) e atrofia tubular (> 50%) sem ou com mudanças vasculares específicas (> 50% de estreitamento da luz vascular por espessamento fibrointimal)

IMUNOISTOQUÍMICA

A intensidade da expressão de citocinas pró-fibrogênicas, como o fator de crescimento transformador-$\beta 1$ (TGF-$\beta 1$) e alfa-actinomiosina (α-SMA) em biópsias com NCE, mostrou correlação significativa com a evolução do enxerto, denotando o importante papel da atividade fibrinogênica na etiopatogenia dessa entidade, em trabalho realizado na Unidade de Transplante Renal do HC-FMUSP (Tabela 23.8 e Fig. 23.8).

Diferentes estudos têm observado depósito de CD4 em padrão linear em capilares peritubulares, em 16 a 60% das NCE, semelhante ao que é constatado nas rejeições humorais. Este achado demonstra uma participação de ordem imunológica no processo da NCE.

Na figura 23.9 resumimos os mecanismos fisiopatogênicos envolvidos na etiopatogenia da NCE, realçando a participação de fatores de ordem imunológica e não-imunológica e a importânca da atividade fibrinogênica, como demonstrado histologicamente.

ABORDAGEM PREVENTIVA E TERAPÊUTICA DA NCE

Analisando os fatores de risco associados com a NCE (Quadro 23.18), compreende-se a importância que vem assumindo o manuseio clínico correto do receptor no pós-transplante, bem como uma seleção mais adequada do doador.

A utilização de doadores não-marginais, com idade inferior a 55 anos, sem doença prévia, com menos de 20% de glomérulos esclerosados e com condição hemodinâmica satisfatória, além de um tempo de isquemia fria inferior a 24 horas, são os primeiros passos para se evitar a NCE. A evolução do enxerto com insuficiência renal aguda dialítica no pós-transplante correlaciona-se diretamente com o tempo de isquemia fria e com a qualificação do doador e estes com maior prevalência de rejeição celular aguda (RCA). As RCA, clínica e subclínica, por sua vez, relacionam-se com maior prevalência de NCE.

Tabela 23.8 – Variáveis imunoistoquímicas significativas na evolução da nefropatia crônica do enxerto.

Variável	Intensidade	Enxerto funcional	Perda do enxerto	(p)
TGF-β	> 1,5 célula/campo	0	6	0,011
Miofibroblastos (α-SMA)	> 7%	0	7	0,004

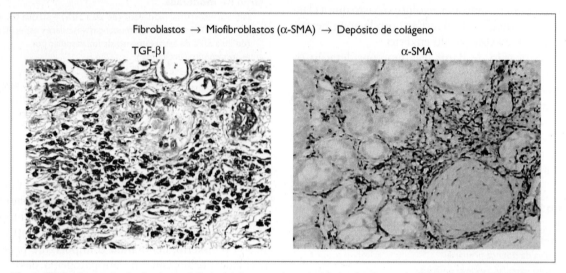

Figura 23.8 – Expressão de citocinas pró-fibrinogênicas na nefropatia crônica do enxerto (cortesia de Denise Maria Avancini Costa Malheiros).

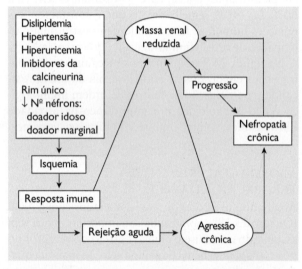

Figura 23.9 – Patogênege da nefropatia crônica do enxeto.

No entanto, termos doadores de melhor qualificação é hoje um dos mais complexos problemas a serem equacionados em todo o mundo, pela baixa demanda de órgãos ante uma lista de espera crescente.

A utilização de esquemas imunossupressores mais eficazes, com o emprego de esquemas quádruplos, seqüencial ou não, e o monitoramento histológico mais precoce e freqüente do enxerto no pós-transplante têm sido as armas, hoje, mais comumente usadas para contrapor-se aos fatores de risco discutidos anteriormente, buscando não só reduzir os episódios de RCA, como também tratá-los precocemente de forma a evitar seqüela funcional. Maior incidência de complicações infecciosas e necessidade de tratamentos profiláticos mais amplos são umas das conseqüências negativas dessa abordagem, sem contar com o maior custo progressivo do transplante renal.

Quadro 23.18 – Fatores de risco da disfunção aguda do enxerto no pós-transplante imediato.

Doador		Receptor		Transoperatório
Idade > 55 anos TIF prolongado Hemodinâmica Doador marginal Neferctomia laparoscópica Dificuldade de perfusão Pedículo vascular múltiplo	Lesão do órgão doado Ligadura de vasos polares Rim pediátrico Rins em bloco	Idade > 55 anos Disfunção miocárdica Retransplante Hipersensibilizado (painel > 50%)	Hipovolemia no pré, no trans e/ou pós-toperatório Hipotensão arterial no pré, no trans e/ou pós-toperatório Níveis altos de ciclosporina ou tacrolimus	Isquemia quente prolongada Tempo cirúrgico prolongado Hipotensão intra-operatória Cirurgia vascular de banco Reclampeamento vascular

TIF = tempo de isquemiafria

A profilaxia de doença citomegálica é importante na prevenção da NCE, visto estar relacionada ao aumento da expressão dos aloantígenos do enxerto, com alorreconhecimento e rejeição celular, além da potencialidade descrita de lesão vascular endotelial, como vasculite necrotizante e microangiopatia trombótica. A profilaxia faz-se obrigatória em algumas situações: 1. transplante de doador com sorologia para citomegalovírus IgG positiva para receptor IgG negativa; e 2. uso de esquemas quádruplos com o emprego de drogas antilinfocitárias.

A necessidade de um monitoramento contínuo dos níveis sangüíneos dos imunossupressores faz-se necessária, principalmente com os inibidores da calcineurina (ciclosporina e tacrolimus), para se evitar a nefrotoxicidade desse grupo de imunossupressores.

Pacientes de maior risco imunológico, como hipersensibilizados (painel > 50%) e/ou submetidos a transplantes com menor identidade HLA-A, B e DR e/ou a retransplante com perda prévia imunológica, deveriam ser imunossuprimidos mais intensamente, respeitando as características epidemiológicas pessoais como idade, buscando reduzir o maior risco esperado de agressões imunológicas ao enxerto.

Importante atitude preventiva e terapêutica é o tratamento correto e intensivo dos fatores de risco não-imunológicos identificados, como o *diabetes mellitus*, a hipertensão arterial, a hiperuricemia, a hiper-homocisteinemia e a dislipidemia, fazendo do manuseio clínico intensivo do receptor, associado a um esquema de retorno ambulatorial mais freqüente, um instrumento fundamental na tentativa de reduzir a alta prevalência da NCE ou de atrasar o processo evolutivo da doença.

A utilização de droga com atividade inibidora da enzima de conversão da angiotensina deve ser introduzida no esquema terapêutico, observando a regra de retornos precoces após sua introdução para monitoramento da função renal.

GLOMERULOPATIA DO TRANSPLANTE

É uma entidade clínica e histológica separada, que ocorre em 5 a 25% dos pacientes com disfunção crônica do enxerto. Clinicamente, caracteriza-se por proteinúria em níveis nefróticos, em 75% dos casos, sendo a hematúria usualmente ausente, e a hipertensão arterial, raramente significativa. A perda da função renal é lenta e extremamente variável, dependendo de fatores de risco associados. Histologicamente, deveria ser diferenciada da glomerulonefrite membranoproliferativa (mesangiocapilar) primária ou secundária à hepatite C. A imunofluorescência na glomerulopatia do transplante mostra um padrão não-diagnóstico de depósitos de imunoglobulinas, que denominamos de padrão negativo ou incaracterístico, podendo apresentar apenas traços de IgM, sendo indispensável sua rea-

lização para documentar ou afastar a presença de depósitos de C3, característicos da glomerulonefrite membranoproliferativa.

DISFUNÇÃO AGUDA DO ENXERTO

A disfunção aguda do enxerto é um tema amplo, tanto pela diversidade de causas como pelos mecanismos fisiopatogênicos envolvidos, podendo ocorrer desde o pós-transplante imediato até tardiamente na evolução do transplante. No pós-transplante imediato, os fatores de risco, associados com a disfunção renal aguda, são múltiplos e dependentes tanto do doador como do receptor e também do curso transoperatório, sendo importante o reconhecimento e a análise desses fatores para que se possa intervir corretamente na prevenção, no diagnóstico e na terapêutica (Quadro 23.18).

No período imediato pós-transplante, um fluxograma de abordagem em muito irá facilitar o diagnóstico correto e precoce (Fig. 23.10), associado a uma análise dos fatores de risco listados no quadro 23.18. Na fase imediata pós-transplante, o objetivo é afastar as complicações vasculares como trombose venosa e/ou arterial, as urológicas como a obstrutiva e as imunológicas como as rejeições de caráter humoral e/ou celular. Depois de afastar ou corrigir a hipovolemia e/ou hipotensão arterial e realizado teste de resposta diurética sem sucesso em restabelecer diurese efetiva, realiza-se a ultra-sonografia-Doppler. Na ausência de fluxo arterial e/ou venoso ou na presença de dilatação pielocalicinal moderada ou grave, está indicada a abordagem cirúrgica. Na presença de fluxo arterial e venoso, sem dilatação pielocalicinal, a mais provável etiologia é a necrose tubular aguda secundária à isquemia vasomotora em receptores cadavéricos. Nesse caso, estaria indicada a biópsia percutânea para a confirmação diagnóstica e para afastar um componente de agressão imunológica celular ou humoral.

A necrose tubular aguda é resultante do sofrimento do órgão por um amplo número de fatores, associados ou isolados, passíveis de ocorrerem desde a captação até o transplante (manutenção, nefrectomia, perfusão, preservação e implante cirúrgico), como: instabilidade hemodinâmica do doador secundária à hipovolemia e/ou ao choque neurogênico, uso de drogas vasoativas e/ou nefrotóxicas e tempo prolongado de isquemia fria ou quente do órgão. A necrose tubular aguda é mais comumente observada em rins de doadores idosos ou oligúricos e com preexistência de hipertensão arterial, sendo também mais freqüente com tempos de isquemia fria superiores a 24 horas, tempo decorrido desde o término da perfusão com solução de preservação a 4°C até o momento do desclampeamento arterial e reperfusão do enxerto. A disfunção imediata do enxerto por necrose tubular aguda é denominada de função renal tardia e definida clinica-

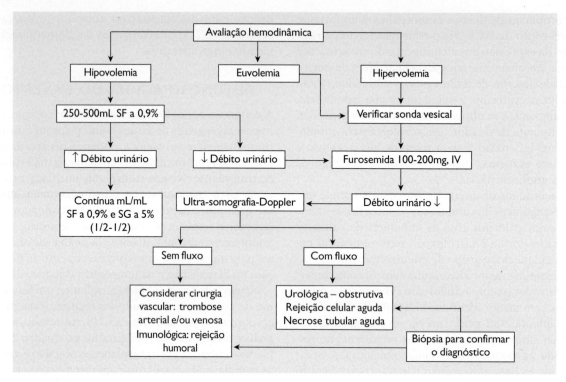

Figura 23.10 – Fluxograma de abordagem diagnóstica da disfunção aguda do enxerto no pós-transplante imediato.

mente pela necessidade de diálise na primeira semana pós-transplante ou pela não-queda ou queda lenta da creatinina, podendo ser oligúrica ou não. Dependendo de como a definimos, essa disfunção pode atingir incidência de até 60%, como ocorre em nosso meio, influenciada principalmente por uma ainda manutenção inadequada do doador e pelo aumento na utilização de doadores marginais, já referidos anteriormente, associada a um tempo prolongado de isquemia fria. O tempo para a retomada de diurese eficaz, traduzida por queda da creatinina, pode ser superior a duas semanas.

Como os rins com função renal tardia ou necrose tubular aguda são mais predisponentes às rejeições celulares agudas, faz-se necessário o monitoramento histológico mais precoce, principalmente quando dado de ordem clínica e laboratorial sugira um transplante de maior risco imunológico (receptores com painel > 50%, retransplante com perda prévia imunológica e transplantes contra prova cruzada positiva).

Apesar de estudo imunológico adequado pré-transplante pela realização de prova cruzada bem padronizada, como descrito anteriormente, e transplantando apenas contra prova cruzada negativa, rejeições humorais continuam a acontecer e deveriam ser sempre pensadas como causa de disfunção aguda no pós-transplante imediato, em receptores de risco imunológico, com predomínio absoluto da vasculopatia aguda do transplante, em receptores de enxertos cadavéricos.

No período de 01/01/1997 a 31/12/2002, ocorreram 35 casos de rejeição humoral em 645 transplantes renais (5,4%) realizados na Unidade de Transplante Renal do HC-FMUSP, sendo 32 dos 35 (91,4%) em receptores de doador cadáver (RDC), 2 dos 35 (5,7%) em receptores de doadores vivos não-parentes (RDVNP) e 1 dos 35 (2,9%) em receptores de doadores vivos parentes (RDVP), com prevalência por tipo de transplante de 9,2% (32/396) em RDC, de 4,7% (2/43) em RDVNP e de 0,5% (1/206) em RDVP. Quanto ao tipo de rejeição humoral, predominou a vasculopatia aguda do transplante (VAT) com 62,9% (22/35), seguida pela rejeição humoral tardia (RHT) com 34,3% (12/35) e pela rejeição humoral imediata (RHI) com 2,8% (1/35) (Tabela 23.9).

O painel foi significativamente menor (20,5% versus 54,4%, com p = 0,03) e o momento diagnóstico significativamente mais tardio (38,4 dias versus 22,8 dias, com p = 0,001) nos casos de VAT em relação aos casos de RHI. O diagnóstico mais tardio da VAT se deve, provavelmente, à necessidade de biópsias com representatividade vascular adequada e com representação de artérias arqueadas na amostra.

Enquanto o quadro clínico das rejeições humorais clássicas é óbvio, de mais fácil suspeita clínica e ocorrendo em pacientes mais hipersensibilizados, o mesmo não se observa com a VAT, que se caracteriza por disfunção aguda prolongada, associada à persistência de necrose tubular aguda monótona e sem sinais de regeneração por eventual componente isquêmico.

Tabela 23.9 – Rejeições humorais em 645 transplantes renais na UTR-HC-FMUSP de 01/01/1997 a 31/12/2002.

Tipo	Nº	%
VAT	22	62,9
RHT	12	34,3
RHI	1	2,8
Total	35	100
Distribuição por tipo de transplante		
RDC	32/35	91,4
RDVNP	02/35	5,7
RDVP	01/35	2,9
Prevalência por tipo de transplante		
RDC	32/396	9,2
RDVNP	02/43	4,7
RDVP	01/206	0,5
Total	35/645	5,4

VAT = vasculopatia aguda do transplante; RHT = rejeição humoral tardia; RHI = rejeição humoral imediata; RDC = receptor de doador cadáver; RDVNP = receptor de doador vivo não-parente; RDVP = receptor de doador vivo parente.

A VAT caracteriza-se por uma agressão exclusivamente vascular, com início nas artérias arqueadas e em pacientes menos hipersensibilizados, caracterizando rejeição mediada por anticorpos antiendotélio e não antiantígenos HLA. A rejeição humoral clássica imediata é, hoje em dia, uma raridade, predominando as formas mais tardias e decorrentes de baixos títulos de anticorpos anti-HLA pré-formados não detectados no pré-transplante.

O diagnóstico precoce dessas entidades é importante, uma vez que, quando precocemente diagnosticadas, o tratamento com globulina policlonal e/ou plasmaférése pode ser efetivo.

No quadro 23.19 resumimos as principais causas clínicas, cirúrgicas, vasculares, urológicas, imunológicas e infecciosas de disfunção aguda do enxerto renal e os métodos disponíveis para o diagnóstico. É importante enfatizar que elas podem estar ocorrendo isoladamente ou associadas, desde a fase imediata pós-transplante até no pós-transplante tardio. Assim pensando, mais de um método ou exame diagnóstico se faz, por vezes, necessário. Como exemplo, é freqüente observarmos que a rejeição celular aguda, por vezes, é antecedida de infecção citomegálica ou que, no curso do tratamento de rejeição celular aguda córtico-resistente com a utilização de anticorpos mono ou policlonais, o receptor torna-se mais vulnerável para o desenvolvimento de infecção citomegálica. Em ambos os casos, a necrose tubular aguda pode ser outro achado simultâneo, precedente e facilitador ou conseqüente destes eventos. No entanto, nada impede que esteja ocorrendo nefrotoxicidade aguda secundária a altos níveis sangüíneos de ciclosporina ou de tacroli-

Quadro 23.19 – Causas de disfunção aguda do enxerto renal e métodos diagnósticos.

Clínicas	Hipovolemia, hipotensão arterial, choque cardiogênico, infecções, necrose tubular aguda, rim primariamente não funcionante, nefrotoxicidade pelos inibidores da calcineurina, recidiva da doença primária
Métodos diagnósticos	Medidas hemodinâmicas, testes de expansão e diurético, análise dos dados do doador, receptor, transoperatório, pós-operatório, dosagens sangüíneas dos imunossupressores, análise de drogas associadas e biópsia renal
Cirúrgicas	Hematoma, linfocele
Métodos diagnósticos	Ultra-sonografia da loja renal, tomografia compudadorizada, punção e análise (sódio, potássio e creatinina) e acompanhamento do hematócrito e hemoglobina
Vasculares	Trombose venosa, trombose parcial da veia renal, trombose arterial e estenose da artéria renal.
Métodos diagnósticos	Ultra-sonografia-Doppler do enxerto com medidas de fluxo arterial, angiorressonância, arteriografia, proteinúria de 24 horas, análise do comportamento da pressão arterial, teste do captopril com monitoramento da função renal e/ou dosagem de renina plasmática pré e pós
Urológicas	Estenose ureteral, calculose obstrutiva, hematúria obstrutiva, disfunção vesical, fístula urinária, hiperplasia prostática benigna e obstrução mecânica da sonda vesical
Métodos diagnósticos	Ultra-sonografia do enxerto, análise de resíduo pós-miccional, urorressonância magnética, pielografia descendente, pielografia descendente, uretrocistografiamiccional, urodinâmica, toque retal, PSA, exame da sonda vesical e análise da função do enxerto pós nefrostomia
Imunológicas	Rejeição celular aguda, vasculopatia aguda do transplante, rejeição humoral imediata, rejeição humoral tardia e nefrite linfoplasmocitária
Métodos diagnósticos	Biópsia renal, monitoramento de anticorpos antidoador pós-transplante e análise dos fatores de risco imunológico do receptor
Infecciosas	Bacteriana, viral (citomegalovírus e poliomavírus), tuberculose e fúngicas
Métodos diagnósticos	Urocultura, hemocultura, antigenemia para citomegalovírus, sorologias, parasitológico, radiologia, ultra-sonografia, tomografia, ressonância magnética e biópsia renal
Outras	Doença linfoproliferativa pós-transplante no enxerto Ultra-sonografia do enxerto e biópsia renal

mus e que ainda possa estar associada uma complicação de ordem urológica e/ou vascular.

Pelo exposto, fecharíamos, com certeza, todas as possibilidades diagnósticas apenas com a simples realização de ultra-sonografia-Doppler do enxerto e da loja renal ante uma disfunção aguda do enxerto, não só investigando eventuais complicações de ordem urológica e/ou vascular, mas também preparando o paciente para a realização de biópsia percutânea com menor risco, ao mesmo tempo que o nível sangüíneo do inibidor da calcineurina e a antigenemia para citomegalovírus já estariam sendo realizados.

Perante uma disfunção aguda do enxerto, associada a quadro febril, deveríamos ampliar a investigação do quadro infeccioso, na busca de outros agentes, lembrando que, diante de um quadro infeccioso, mesmo sem alterações hemodinâmicas, pode ser observada piora da função renal, reversível após o tratamento da infecção.

O diagnóstico sempre se inicia pelo exame físico do paciente concomitantemente à análise dos dados de ordem clínica do doador e do receptor e cirúrgicos do transoperatório e pós-operatório (ver Quadro 23.18). Com base nos sintomas clínicos e nos achados por meio do exame físico, escolhemos a abordagem diagnóstica mais provável, sem nos esquecermos de que mais de uma causa, associadas ou seqüenciais, possa ser a responsável pela disfunção aguda observada naquele exato momento. Nem sempre o diagnóstico e os achados laboratoriais são de fácil interpretação e deveriam, sempre que possível, ser discutidos em grupo.

Fica claro que a atividade transplantadora depende de uma estrutura hospitalar adequada, que tenha capacidade de disponibilizar recursos diagnósticos avançados e multidisciplinares, além de contar com profissionais com experiência na área transplantadora. É essa experiência que leva a diagnósticos mais precoces, reduzindo morbidade, mortalidade e custos.

INFECÇÃO

A infecção ainda continua sendo a complicação mais freqüente pós-transplante renal e a principal causa de óbito desses pacientes em nosso meio.

Dentre os fatores responsáveis por essa alta prevalência, destacam-se: uso de drogas imunossupressoras mais potentes, bem como de esquemas mais amplos de imunossupressão, transplantes com doador cadavérico (pela mais intensa imunossupressão) uso de agentes biológicos no esquema imunossupressor, como anticorpos poli e monoclonais, neste caso, favorecendo as infecções virais e a condição socioeconômica da população transplantada como importante fator predisponente à infecção no nosso meio. Comparando a prevalência e a evolução de infecção em pacientes de classe socioeconômica alta com as de pacientes de classe socioeconômica baixa, mostramos que infecções bacterianas e fúngicas foram mais prevalentes e mais graves nos de classe baixa. Essas diferenças observadas entre as classes socioeconômicas decorrem das diferenças nas condições de habitação, de higiene pessoal, do estado nutricional, das condições de transporte utilizado, do nível de compreensão do risco da imunossupressão e do grau de escolaridade e cultura (Tabela 23.10).

Tabela 23.10 – Infecção bacteriana pós-transplante e classe socioeconômica.

Tipo	GI (104 pacientes)	GII (120 pacientes)
Pneumonia	4	15
Sepse	2	13
Celulite	2	13
Meningite	0	5
Tuberculose	1	5
Micobacteriose	0	2
Outras	2	5
Total	11-10,7%	58 - 48,3%

GI = pacientes de classe socioeconômica alta; GII = pacientes de classe socioeconômica baixa.

A febre deveria ser um alerta para que o paciente busque rapidamente o hospital e para que os médicos iniciem uma investigação diagnóstica imediata, independente do período pós-transplante.

PÓS-TRANSPLANTE IMEDIATO

No primeiro mês pós-transplante, o pulmão é o mais comum sítio de acometimento, sendo o agente mais freqüente as bactérias gram-negativas, seguido de infecção urinária, sem importância quando não há concomitância de problemas urológicos e de infecção da ferida cirúrgica, que se torna mais freqüente em reoperações, quando orientamos ampliar o esquema antibiótico.

Alguns fatores contribuem para uma prevalência aumentada de infecção no pós-transplante renal imediato, como: 1. complicações pós-operatórias típicas, como atelectasia, infecções da ferida cirúrgica, urinária e de sondas e cateteres; 2. a reativação pela imunossupressão de infecções, como nos casos das hepatites B e C, da tripanossomíase sul-americana, da estrongiloidíase, da tuberculose, da criptococose, da citomegalia, da toxoplasmose e da mononucleose; 3. a contaminação do líquido de perfusão renal, principalmente pelo aspergilo, e do enxerto por bactérias; e 4. a transmissão de agentes infecciosos presentes no enxerto, como os da hepatite B ou C, da citomegalia, da toxoplasmose, da malária, da tripanossomíase sul-americana, da criptococose e outros. A possibilidade de transmissão de criptococose pelo órgão doado foi recentemente confirmada em nosso serviço. Esta se caracterizou por um quadro sistêmico séptico grave e precoce, com envolvimento do sistema nervoso central (SNC) e de extrema dificuldade terapêutica, em dois receptores de um mesmo doador (HIV-negativo) portador de criptococose de SNC, só posteriormente diagnosticada e confirmada por meio de hemoculturas positivas. Ambos estavam em uso de ciclosporina, que não impediu o desenvolvimento do quadro.

Associada à história clínica, cuidadosa avaliação deveria ser realizada, buscando identificar lesão cutânea, oral e de faringe, sopro cardíaco, abscessos perirretal e axilares, eritema ou drenagem de secreção por óstio ou local de cateter central ou peritoneal, bem como de fístulas arteriovenosas para diálise, eritema ou secreção na feriada cirúrgica, abaulamento da loja renal, aspecto da drenagem urinária como o sedimento urinário e sinais de sinusopatia aguda.

Mais de 90% das infecções que ocorrem no pós-tranplante recente são devidas a problemas técnicos relacionados com a cirurgia ou com a manutenção de sondas, cateteres e acessos vasculares.

Embora a literatura dos países desenvolvidos refira-se aos vírus como os agentes mais freqüentes, em nosso meio são as bactérias os mais prevalentes, quer como causa de infecção, quer como causa de óbito do paciente.

PÓS-TRANSPLANTE TARDIO
Nos primeiros seis meses outros agentes, pela sua prevalência e alta morbidade e mortalidade, deveriam ser sempre investigados, como o citomegalovírus e o vírus Epstein-Barr e outros oportunistas, como *Pneumocystis carinii*, *Listeria monocytogenes*, *Aspergillus fumigatus* e *Cryptococcus neoformans*.

Com o uso atual de doses menores dos imunossupressores e a partir da utilização da ciclosporina, a incidência de criptococose diminuiu, fato esse associado à demonstração de que a ciclosporina tem efeito profilático na infecção por *Cryptococcus neoformans*, enquanto o emprego do micofenolato mofetil praticamente debelou a infecção, quase sempre grave, pelo *Pneumocystis carinii*. Desde 1997, sempre que não utilizamos o micofenolato mofetil como droga imunossupressora, fazemos a profilaxia obrigatória com sulfametoxazol 800mg + trimetoprima 160mg, três vezes por semana, por seis meses. Com essa conduta, nenhum outro caso de pneumocistose ocorreu em nosso serviço.

Após o sexto mês, já com imunossupressão basal, esses pacientes estão sujeitos às mesmas infecções comunitárias, como as infecções respiratórias virais, a pneumonia pneumocócica e as infecções urinárias. Um menor grupo de pacientes apresenta infecções virais crônicas, tais como vírus Epstein-Barr ou herpesvírus, que necessitam de diagnóstico e terapêutica corretos para prevenir complicações mais sérias, como a doença linfoproliferativa pós-transplante, no caso do HBV. Os esquemas imunossupressores empregados em muito se correlacionam com essas infecções, entre eles, a associação do micofenolato mofetil e do tacrolimus.

A infecção pulmonar é a mais freqüente em qualquer época pós-transplante, seguida pela infecção urinária, que também é muito freqüente, principalmente nos portadores de pielonefrite crônica, ou de doença renal policística, ou ainda de *diabetes mellitus* pré ou pós-transplante. A infecção urinária, com freqüência, pode-se acompanhar de pielonefrite aguda grave e bacteriemia, com insuficiência renal aguda.

Análise de 881 transplantes renais realizados após 1983, na Unidade de Transplante Renal do HC-FMUSP, mostrou que 140 faleceram (15,9%), sendo 68 casos (48,6%) por infecção e destes 56 (82,4%) por bactérias.

Na tabela 23.11 resumimos os agentes infecciosos causadores de óbito, sendo as bactérias gram-negativas as mais freqüentes, e o pulmão, o órgão mais afetado.

TUBERCULOSE
Sua importância, em nosso meio, dá-se pela alta prevalência, de 6%, observada, muito superior à de 0,5% na população normal no Brasil.

O órgão mais afetado pela tuberculose é o pulmão, embora casos de acometimento disseminado ocorram, podendo praticamente todos os órgãos e sistemas ser atingidos, isoladamente ou em associação. Casos de nefrite intersticial aguda por tuberculose foram descritos, sempre seguidos de importante seqüela funcional renal ou perda do enxerto.

O esquema terapêutico inicial empregado é a associação de rifampicina, hidrazida e pirazinamida, lembrando que nunca se deve usar a azatioprina com este esquema, que a dose de corticóide e de ciclosporina deve ser aumentada e que o tratamento nunca deve ser inferior a 12 meses, quando a recidiva é freqüente.

Tabela 23.11 – Óbito por infecção, tipo de agente infeccioso e tipo de doador.

Tipo doador	Total	Bactéria	Fungo	Vírus	Outro
DVP	26 (38,2%)	20	2	3	1
DC	29 (42,6%)	25	2	1	1
DVNP	13 (19,1%)	11	1	1	0
Total	68 (100,0%)	56 (82,4%)	5 (7,4%)	5 (7,4%)	2 (2,9%)

DVP = doador vivo parente; DC = doador cadáver; DVNP = doador vivo não-parente.

Apesar de ser a mais freqüente doença granulomatosa da orofaringe, a tuberculose neste local é uma entidade extremamente rara nos dias atuais; no entanto, o aumento dessa forma de apresentação tem ocorrido, devendo sempre ser pensada no diagnóstico diferencial com as outras doenças da orofaringe em nosso meio.

Micobacterioses atípicas, causadas por outros bacilos, foram observadas em nove pacientes de um grupo de 332, sendo os seguintes agentes: *Mycobacterium avium* intracelulares (4), *Mycobacterium cheloney* (2), *Mycobacterium ulcerans* (1), *Mycobacterium bovis* (1), *Mycobacterium gastril* e *Mycobacterium cheloney* (mesmo doente, 1). Observamos, também, nesse grupo, 10 casos de *Mycobacterium leprae* multibacilares, com formas dimorfa-virchowiana ou virchowiana.

Os esquemas para tratamento das micobacterioses não-tuberculosas dependem do tipo do agente, sendo o tratamento prolongado.

Quanto à infecção bacteriana do sistema nervoso central, a meningite ou meningoencefalite por *Listeria monocitogenes* é a causa mais freqüente no paciente transplantado renal. Quase sempre, o quadro é benigno, embora possa ocorrer caso grave de meningoencefalite, com óbito.

Sepse por salmonelose não-tífica ocorre no pós-transplante, de caráter recorrente, apresentando diferentes localizações do foco inicial, o qual se situa, principalmente, nas vias de acesso para diálise, desabilitadas, e nas vias biliares, as quais podem evoluir com quadros graves de arterite, com conseqüente aneurisma, por vezes necessitando de procedimentos cirúrgicos complexos.

Infecção pulmonar por *Legionella* sp. pode ocorrer nesses pacientes, tendo havido uma epidemia, em nosso Serviço, transmitida pela água do chuveiro. Desde que diagnosticada e tratada adequadamente, a evolução costuma ser boa.

Nocardiose causada por *Nocardia asteroides* e *Nocardia transvalensis* é uma causa incomum; observamos somente cinco casos em mais de 30 anos de seguimento de 2.500 pacientes com transplante renal. Acomete o pulmão, o tecido celular subcutâneo e o sistema nervoso central.

INFECÇÕES VIRAIS

Os vírus correspondem, atualmente, em nosso meio, ao segundo mais importante agente infeccioso, quer por suas implicações próprias, quer por predispor a diversos tipos de neoplasias malignas.

Em grau de importância e prevalência, estes são os seguintes agentes virais, que acometem o paciente transplantado renal: citomegalovírus, vírus das hepatites B e C, varicela zoster, herpes simples, vírus Epstein-Barr, adenovírus, papilomavírus (HPV), papovavírus, parvovírus.

Citomegalovírus

O citomegalovírus (CMV) é o mais freqüente patógeno diagnosticado em receptores imunossuprimidos, no curso dos transplantes de órgãos sólidos, podendo atingir percentuais de até 50%, dependendo do esquema imunossupressor utilizado.

A doença associada à infecção pelo CMV constitui-se na mais importante causa de morbidade e de readmissões pós-transplante, sendo importante fator de morbidade.

A infecção citomegálica pode decorrer de uma primoinfecção ou da reativação de um estado latente em um receptor previamente infectado. Na infecção primária, os casos apresentam-se com quadro mais grave e evolução de maior risco, sendo o órgão doado a fonte da transmissão. Essa condição é mais rara, visto que cerca de 94% dos receptores, em nosso meio, são soropositivos pré-transplante (IgG+), não se afastando, entretanto, a possibilidade de a primoinfecção ocorrer por diferente cepa viral em receptores soro positivos pré-transplante. Já na reativação, o quadro clínico nem sempre é grave e constitui-se na maioria dos casos.

Dessa forma, podemos melhor compreender a variabilidade clínica com que a doença citomegálica se apresenta, desde um quadro febril de curta duração, até quadros sistêmicos graves, com a possibilidade de diferentes órgãos serem acometidos, isoladamente ou associados.

A doença citomegálica é uma infecção do período imediato pós-transplante, ocorrendo após a terceira semana e, mais freqüentemente, por volta da sétima semana, raramente se apresentando após o terceiro mês.

As manifestações clínicas constam de febre persistente, com duração até superior a 30 dias, pneumonite intersticial, hepatite, pancreatite, depleção medular, miocardite, pericardite, meningoencefalite, retinite e ulcerações no aparelho digestório (esôfago, estômago e trato digestório). O trato gastrintestinal é atualmente o mais freqüentemente acometido, ocorrendo em cerca de 40% dos casos de citomegalia com invasão, caracterizados por quadro álgico bastante importante.

Tem sido demonstrado que o CMV influencia a incidência de outras infecções oportunistas, como a pneumonite pelo *Pneumocystis carinii*. Entre os agentes bacterianos, o *Staphylococcus aureus* é o mais freqüentemente visto associado à infecção citomegálica, devendo sempre ser lembrado, principalmente nos casos de suspeita de infecção bacteriana associada e nos casos de pneumonites de má evolução.

Por outro lado, a infecção citomegálica tem sido associada com aumento de risco de rejeição celular aguda e conseqüentemente de nefropatia crônica do enxerto. Cerca de metade dos casos acompanham-se de perda funcional renal associada a quadro histológico variável, sendo a necrose tubular e a rejeição celular agudas os achados mais freqüentes. Confirmada a presença de rejeição celular aguda, esta deve ser tratada com pulsoterapia com metilprednisolona, na dose de 8mg/kg/dia, por três dias, e repetida conforme o acompanhamento clínico e histológico. Em nossa experiência, essa conduta tem-se mostrado segura.

Casos de microangiopatia trombótica (síndrome hemolítico-urêmica) no enxerto, no curso de infecções citomegálicas, têm sido descritos, sendo que a terapia com infusão de imunoglobulina poderia ser uma alternativa, assim como vasculite necrotizante.

A retinite é uma complicação grave da infecção pelo CMV e de difícil diagnóstico, merecendo diagnóstico diferencial em relação à toxoplasmose ou à candidíase.

Fica claro, diante desses dados, o impacto negativo da doença citomegálica na evolução do paciente, do enxerto e no custo do transplante.

Têm sido apontados como responsáveis pelo aumento do risco de infecções citomegálicas a utilização mais freqüente de alguns agentes imunossupressores, como os anticorpos anticélulas T em esquemas de indução, principalmente no curso precoce de transplantes com doadores cadáveres e no tratamento de rejeições celulares agudas graves ou córtico-resistentes, e mais recentemente o emprego do micofenolato mofetil. Enquanto, por um lado, a citomegalia induz a um maior risco imunológico para o enxerto, a presença de rejeições celulares instaladas e a necessidade da utilização de agentes imunossupressores mais potentes aumentam, por sua vez, o risco de doença citomegálica.

Portanto, medidas profiláticas no pós-transplante imediato são, a nosso ver, obrigatórias em algumas situações e esbarram, inicialmente, na escolha do agente antiviral, da dose, da via de administração, do momento de início e do tempo de cobertura a ser empregado.

Nos anos recentes, vários esquemas profiláticos têm sido propostos na tentativa de não só reduzir a incidência dessa infecção, como também de minimizar o quadro clínico, com o emprego de ganciclovir por via intravenosa ou oral, aciclovir por via intravenosa ou oral e globulina hiperimune-CMV. Até o momento, o ganciclovir por via intravenosa tem sido o agente de escolha na profilaxia pós-transplante, quando indicado. Mais recentemente, a utilização de uma nova formulação do ganciclovir por via oral foi comprovada como efetiva nesse grupo de pacientes e superior ao aciclovir.

Outra possibilidade ainda mais recente é a utilização de um outro agente, o valaciclovir por via oral, na dose de 8g/dia, por 90 dias pós-transplante.

Outra importante decisão é a da escolha dos grupos em que se faz obrigatória a profilaxia. O risco está diretamente relacionado ao estado sorológico do doador e do receptor no momento do transplante: receptores soronegativos e doadores soropositivos constituemse no grupo de maior risco (40 a 73%), receptores soropositivos e doadores soropositivos são de risco moderado (6 a 38%) e receptores soronegativos e doadores soronegativos são os de menor risco (< 1%). Outro fator de risco é o uso de agentes biológicos anticélulas T. Com base nesses dados, optamos, em nosso meio, pelo seguinte esquema profilático: o emprego do ganciclovir por via endovenosa na dose corrigida pela função renal, sempre que forem utilizados alguns agentes anticélulas T, iniciado no dia da introdução do agente e mantido durante toda a internação e, nos casos de receptores soronegativos e doadores soropositivos, mantendo por três meses em regime ambulatorial, cinco vezes por semana, dose única diária, tendo sempre o cuidado de monitorizar a contagem de leucócitos, visto que várias condições leucopênicas podem-se associar – azatioprina e/ou micofenolato mofetil, agente anticélulas T, ganciclovir e a própria citomegalia. Mesmo usando este esquema profilático, pode haver falha em cerca de 20% dos casos.

O diagnóstico da citomegalia é, na maioria das vezes, clínico (quadro clínico suspeito e tempo pós-transplante), confirmado pela determinação da antigenemia para o CMV, sendo este um método bastante útil, também utilizado para o seguimento. A presença do soroconversão da IgG (IgG negativa para IgG positiva), o aparecimento de IgM+ e/ou o aumento de 4 vezes no título de IgG podem ser úteis no diagnóstico. Técnicas de PCR (reação da cadeia da polimerase) ainda em desenvolvimento e em padronização poderão, no futuro, mostrar-se úteis e mesmo superiores. A demonstração da presença viral no tecido, quer do antígeno, quer do DNA, pelas técnicas de imunoistoquímica, PCR e hibridização são de grande valia para o diagnóstico de doença invasiva.

Confirmada a doença citomegálica, o esquema terapêutico utilizado e mais eficaz tem sido a utilização de ganciclovir por via endovenosa na dose corrigida pela função renal, por 21 dias, acompanhando a antigenemia, o quadro clínico e o laboratorial. A negativação da antigenemia pode ser um dado facilitador na decisão do tempo de tratamento. Casos sem envolvimento sistêmico poderiam ser tratados por 15 dias, desde que haja negativação da antigenemia. Em pequena porcentagem de pacientes, pode haver recidiva da doença, devendo o tratamento ser feito de novo com ganciclovir.

Vírus das hepatites B e C

A contaminação pelo vírus B ou C, na grande maioria dos casos, dá-se na fase pré-transplante renal, no curso do tratamento dialítico. Em nossa Unidade, a prevalência de positividade para o vírus B está por volta de 20%, e para o vírus C, 35%. Essa prevalência vem-se reduzindo ano a ano, tanto pelo emprego da eritropoetina recombinante, com conseqüente redução na freqüência transfusional, como por medidas de controle de contaminação. Constitui, ainda, importante causa de óbito tardio do transplantado em nosso meio, por hepatopatia crônica, hepatoma e hepatite aguda, mostrando ser o vírus B o de maior gravidade.

O emprego da azatioprina nesse grupo de pacientes mostrou associar-se com aumentada mortalidade por cirrose, hepatoma e por infecção bacteriana.

Atualmente, com a disponibilidade de novas drogas antivirais contra o vírus B e o C, com o aumento da vacinação, diminuição das transfusões, melhora da qualidade do sangue transfundido e da disponibilidade de novas drogas imunossupressoras de menor hepatotoxicidade, este panorama sombrio das hepatites virais deve mudar.

Varicela zoster

Esta infecção é freqüente no pós-transplante renal. No quadro 23.20 mostramos tal prevalência, tendo a grande maioria dos casos evoluído bem e sem seqüelas, com o tratamento adequado com aciclovir. Pequena porcentagem dos casos apresenta disseminação da varicela, principalmente em crianças, produzindo quadros graves de pneumonia, encefalite e hepatite, podendo inclusive levar ao óbito.

A utilização do micofenolato mofetil como droga imunossupressora tem aumentado a suscetibilidade para infecção por varicela, tornando esse agente novamente emergente, devendo sua dose ser diminuída ou mesmo suspensa temporariamente no curso da infecção.

Herpes simples

Infecções primárias por herpes simples são raras. A reativação da infecção pode ocorrer no pós-transplante, principalmente naqueles pacientes que recebem anticorpos poli ou monoclonais profilaticamente ou para o tratamento de crises de rejeição. As lesões mais comuns são as da cavidade bucal, língua e lábios, caracterizadas por pequenas úlceras profundas e muito dolorosas, raramente podendo ocorrer um quadro de esofagite grave. A ocorrência de pneumopatia ou meningoencefalite é raramente vista. O tratamento com aciclovir tem resultado brilhante nas lesões de mucosas ou lábios, e a melhora da sintomatologia já ocorre entre o segundo e o terceiro dia do início do tratamento.

Epstein-Barr

O quadro clínico, na grande maioria das vezes, é benigno, embora raramente possa ocorrer caso fatal. Sua grande importância se dá pelo fato de estar associado ao desenvolvimento da doença linfoproliferativa pós-transplante (DLPT), de alta malignidade.

Quadro 23.20 – Vacinas, agentes biológicos e indicação em imunossuprimidos.

Vacinas	Agente biológico	Indicação
BCG Tuberculose	Bacilos vivos provenientes de cepas atenuadas de *Mycobacterium bovis*	Contra-indicada
Poliomielite – Sabin	Vírus poliovírus I, II e III vivos atenuados	Contra-indicada
Sarampo	Vírus atenuados	Contra-indicada
Tríplice viral – sarampo, caxumba e rubéola	Vírus atenuados	Contra-indicada
Varicela	Vírus vivos	Contra-indicada
Febre amarela	Vírus vivos atenuados	Contra-indicada
Poliomielite Salk	Vírus mortos	Sem contra-indicação
Hepatite B	Antígeno de superfície do vírus da hepatite C (HbsAg)	Sem contra-indicação
Hepatite A	Antígenos virais obtidos de culturas de fibroblastos	Sem contra-indicação
Tríplice bacteriana (DPT) – tétano, difteria e coqueluche	Toxóides tetânico e diftérico e *Bordetella pertussis* inativada	Sem contra-indicação
Infantil (DT) e adulta (dT) – difteria e tétano	Toxóides diftérico e tetânico	Sem contra-indicação
Haemophilus influenzae tipo b (Hib)	Proteínas advindas da cápsula da bactéria	Sem contra-indicação
Pneumocócica – Pneumo 23 *Streptococcus pneumoniae*	Polissacarídeo capsular purificado de 23 sorotipos de *Streptococcus pneumoniae*	Sem contra-indicação
Vacina contra gripe	Vírus inativado de cepas virais relacionadas às epidemias da doença do período imediatamente anterior à sua fabricação	Sem contra-indicação
Tétano	Toxóide tetânico	Sem contra-indicação
Meningocócica – sorogrupos A e C *Neisseria meningitidis* dos grupos A e C	Polissacarídeos capsulares bacterianos purificados, não contendo nenhum componente viável	Sem contra-indicação

Nos casos comprovados de DLPT de etiologia viral, o uso de aciclovir ou ganciclovir, associado à diminuição da imunossupressão, apresenta ótimo resultado.

Papilomavírus

O papilomavírus causa proliferação das células escamosas e pode afetar várias partes do corpo. Na pele produz verruga vulgar, principalmente nas zonas expostas ao sol. Acomete a região anal, vulva e pênis, produzindo quadros graves e recidivantes de condiloma, que podem transformar-se em neoplasias.

Adenovírus

A infecção por adenovírus é muito rara em pacientes no pós-transplante renal. O quadro clínico mais comum é o desenvolvimento de cistite hemorrágica, devendo-se fazer o diagnóstico diferencial com CMV.

Papovavírus

Dois poliomavírus comumente acometem o homem, o BK e o JC. A prevalência de anticorpos contra estes vírus, em adultos, é de 70 e 65%, respectivamente.

A maioria das infecções pelo poliomavírus é assintomática, mas duas situações podem causar problemas. A primeira, causada pelo BK vírus, levando à perda da função renal, com prevalência de 3%. O diagnóstico é feito pela demonstração do vírus no exame citológico da urina, ou pela demonstração do vírus na biópsia renal, associada à nefropatia crônica do enxerto. Essa infecção leva à perda do enxerto em 45% dos casos e, por não existir tratamento específico para o vírus, a diminuição da imunossupressão está indicada. A segunda situação, que é a mais grave, está ligada ao vírus JC, causando leucoencefalopatia progressiva multifocal. Esta doença caracteriza-se por quadro de desmielinização multifocal, com quadro neurológico complexo e evolutivo, levando ao óbito em poucos meses.

Parvovírus B19

Esta infecção viral, descrita raramente no pós-transplante renal, leva a quadro de anemia grave e aplasia de medula, com demonstração da inclusão viral no mielograma e positividade do PCR do vírus no sangue periférico, diante das dosagens normais de ferro, siderofilina, ferritina, ácido fólico e vitamina B_{12} e ausência de sinais de hemólise ou de perda sangüínea. A terapêutica com imunoglobulina hiperimune é curativa. Foi demonstrado que o tacrolimus evita a produção de anticorpos, estando indicada sua suspensão nos casos refratários.

TOXOPLASMOSE

Doença de ocorrência muito rara no pós-transplante renal. O quadro, quando cerebral, é facilmente diagnosticado pelos métodos de imagem atual, assim como no acometimento ocular. Na doença sistêmica, o diagnóstico é difícil, pois a viragem sorológica, importante para a confirmação da doença, está prejudicada nesses pacientes.

TRIPANOSSOMÍASE SUL-AMERICANA

É muito comum em nosso meio, sendo a reativação da doença muito rara no pós-transplante renal. Em análise de 12 pacientes submetidos a transplante renal, com sorologia positiva para a doença, não foi observada nenhuma recidiva. Após esta publicação, observamos um único caso de uma portadora de *diabetes mellitus* e com sorologia positiva para a doença de Chagas, porém sem nenhuma manifestação da doença, paciente essa, que, após o transplante renal, desenvolveu quadro de chagoma cutâneo, responsivo a tratamento com benzonidazol.

A outra modalidade de o paciente adquirir a doença é por meio do rim transplantado. Doadores com sorologia positiva podem transmitir a doença, que se manifesta nos primeiros meses pós-transplante, mas, quando o diagnóstico é precoce e o tratamento instituído, a evolução é boa.

ESTRONGILOIDÍASE

Pacientes com estrongiloidíase intestinal, submetidos a transplante renal e altas doses de corticosteróide, podem apresentar disseminação do parasita, causando quadro de diarréia grave, perfuração intestinal, pneumonia grave ou encefalite, quase sempre fatais.

Entretanto, com o tratamento profilático com albendazol ou tiabendazol, independente do resultado do exame parasitológico de fezes, no pré-transplante ou no pós-transplante imediato, essa complicação infecciosa praticamente não mais existe.

CRIPTOSPORIDÍASE E MICROSPORIDIOSE

Infestação por *Cryptosporidium parvus* pode ser causa de diarréia recorrente e grave em pacientes com transplante renal. Em nossa experiência não observamos nenhum caso dessa doença.

A microsporidiose intestinal é importante causa de diarréia crônica e má absorção em pacientes com AIDS. No entanto, sua ocorrência pós-transplante tem sido raramente descrita. Artigo recente relata dois casos, chamando a atenção para o uso de micofenolato mofetil.

VACINAÇÃO

A vacinação do paciente transplantado deve observar a regra do emprego unicamente de vacinas produzidas a partir de agentes mortos ou de produtos biológicos inativos e nunca das produzidas a partir de agentes vivos (Quadro 23.20).

REJEIÇÃO CELULAR AGUDA

Apesar da queda progressiva na sua ocorrência com o advento de novas drogas e novos esquemas imunossupressores, a rejeição celular aguda continua a mais freqüente complicação clínica observada no período imediato pós-transplante. O atraso no seu diagnóstico favorece um resultado terapêutico com seqüela, que se associa à maior prevalência de nefropatia crônica e conseqüente menor sobrevida do enxerto.

Esta deveria ser suspeita em todos os pacientes que experimentam súbita perda da função renal, caracterizada por aumento de 10 a 25% na creatinina sérica, com ou sem febre ou mudança no débito urinário, na ausência de outras causas de disfunção aguda do enxerto. Sempre se faz necessário excluir outras causas de disfunção aguda do enxerto, como já comentado, sendo a biópsia renal o padrão-ouro para a confirmação diagnóstica e para se estabelecer a intensidade, a escolha terapêutica, a resposta terapêutica e o prognóstico a longo prazo. Nos pacientes com função renal atrasada, a biópsia deveria ser considerada para excluir ou confirmar rejeição celular aguda mascarada pela insuficiência renal aguda. Na era pré-inibidores da calcineurina, a maioria dos episódios de rejeição celular aguda era acompanhada por um ou mais sinas clínicos, tais como febre, dor, aumento do enxerto e queda da diurese. Hoje, ao contrário, a maioria das rejeições celulares agudas ocorre sem um sinal clínico associado.

Dentre os fatores de risco para a ocorrência de rejeição celular aguda, destacam-se: doador com idade superior a 50 anos, doador cadavérico, doador cadavérico marginal, insuficiência renal aguda pós-transplante, retransplante, doador do sexo feminino, receptor hipersensibilizado (painel > 50%), compatibilidade HLA-A, B e DR e esquema imunossupressor utilizado, bem como o nível sérico dos imunossupressores.

A rejeição celular aguda é mediada por linfócitos T citotóxicos ativados e por reações de hipersensibilidade tardia contra o enxerto. Em conseqüência, a rejeição celular aguda é caracterizada pela infiltração no enxerto de linfócitos T, monócitos e macrófagos.

O esquema de Banff para a classificação das doenças do enxerto, além de padronizar e estabelecer critérios universais, fornece uma racionalidade para a escolha do esquema terapêutico. A representatividade da biópsia é ponto fundamental para um diagnóstico correto (Quadro 23.21). Apresentamos no quadro 23.22 os critérios de Banff para classificação da rejeição celular aguda.

Para o tratamento da primeira crise de rejeição celular aguda, metilprednisolona na dose de 8 ou 16mg/kg/dia por via intravenosa, por três dias, é recomendada. Com este tratamento é esperada a reversão da maioria desses episódios. O uso de anticorpos poli-

Quadro 23.21 – Representatividade da biópsia.

Insatisfatória	Menos de 7 glomérulos e sem artérias
Marginal	7 glomérulos com 1 artéria
Adequada	10 ou mais glomérulos com pelo menos 2 artérias

Quadro 23.22 – Critérios de Banff para a classificação da rejeição celular aguda.

Grau	Achados histopatológicos
Limítrofe ou suspeita (Borderline)	Focos de tubulite discreta com até 4 células mononucleares por secção tubular e sem arterite intimal e infiltração interticial não superior a 25%.
Rejeição celular aguda	
Tipo (grau)	
IA	Casos com infiltração intersticial significativa (> 25% do parenquima afetado) com focos de tubulite moderada (de 5 a 10 células mononucleares por secção tubular ou grupo de 10 células tubulares) e sem arterite intimal
IB	Casos com infiltração intersticial significativa (> 25% do parenquima afetado) com focos de tubulite grave (10 células mononucleares por secção tubular) e sem arterite intimal
IIA	Casos com infiltração intersticial significativa e discreta a moderada arterite intimal (v1)
IIB	Casos com arterite intimal grave comprometendo > 25% da área luminal (v2)
III	Casos com arterite transluminal ou alteração fibrinóide e necrose de células musculares lisas mediais (v3 com inflamação linfocítica)

clonais (ATG/ALG) ou monoclonais (OKT-3) são reservados, como primeira terapêutica, para as rejeições mais graves e com comprometimento arteriolar mais grave (Banff IIB e III) e, após o tratamento inicial com metilprednisolona, para os casos com episódios recorrentes de rejeição celular aguda e para aqueles cuja resposta terapêutica se mostrou, histologicamente, corticóide-resistente. Para os pacientes com recorrência da rejeição após o tratamento com agentes antilinfocitários, está recomendada a mudança do esquema imunossupressor de base, associando outro imunossupressor ao esquema, como o sirulimus, ou a troca da azatioprina pelo micofenolato mofetil ou da ciclosporina pelo tacrolimus. ATG e ALG são preferíveis em relação ao OKT-3, por causar menos efeitos colaterais.

IMUNOSSUPRESSÃO

Um grande avanço na terapêutica imunossupressora ocorreu nas últimas duas décadas, fornecendo um arsenal de drogas e agentes biológicos de grande especificidade no mecanismo de ação, que nos permite esquemas associativos bastante eficazes no controle da agressão imunológica. No quadro 23.23 resumimos os esquemas imunossupressores em uso na Unidade de Transplante Renal do HC-FMUSP e as doses iniciais e de manutenção mais comumente usadas, bem como os níveis de ciclosporina neoral e do tacrolimus desejados, avaliados pela dosagem sangüínea no tempo 0 (T0) ou basal (dosado 12 horas após a tomada da noite e pré-tomada da manhã) ou no tempo 2 (T2) ou pico (dosado 2 horas após a tomada da dose da manhã).

Nos quadros 23.24 e 23.25 resumimos as drogas imunossupressoras e os agentes biológicos disponíveis e mais comumente utilizados. Assim, podemos, de forma simplificada, apresentar aos leitores o estado atual dos muitos esquemas imunossupressores possíveis pela grande variedade de drogas hoje disponíveis.

Quadro 23.23 – Esquema de imunossupressão por tipo de transplante e dose.

Tipo de transplante	Esquema proposto	Dose inicial	Dose de manutenção
Doador vivo HLA idêntico	Ciclosporina neoral [5] Azatioprina Prednisona	8mg/kg/dia 5mg/kg/dia 1mg/kg/dia	Nível sangüíneo [3] 1,8-2,2mg/kg/dia 0,1mg/kg/dia
Doador vivo parente não-idêntico, doador vivo não-relacionado, adultos, raça branca, não-sensibilizado (PRA < 50%) e primeiro transplante	(a) Ciclosporina neoral [1] (b) Mulher e jovem Tacrolimus Azatioprina Prednisona	8mg/kg/dia 0,2-0,3mg/kg/dia 5mg/kg/dia 1mg/kg/dia	Nível sangüíneo [3] Nível sangüíneo [4] 1,8-2,2mg/kg/dia 0,1mg/kg/dia
Pacientes adolescentes e mulheres com doador cadáver	Tacrolimus Micofenolato mofetil Prednisona	0,2-0,3mg/kg/dia 25-30mg/kg/dia 1mg/kg/dia	Nível sangüíneo [4] 25-30mg/kg/dia 0,1mg/kg/dia
Pacientes adolescentes e mulheres com doador vivo	Tacrolimus Azatioprina Prednisona	0,2-0,3mg/kg/dia 5mg/kg/dia 1mg/kg/dia	Nível sangüíneo [4] 1,8-2,2mg/kg/dia 0,1mg/kg/dia
Crianças com doador vivo ou cadáver	Indução com IRIL-2 Tacrolimus Micofenolato mofetil Prednisona	Tabela 0,2-0,3mg/kg/dia 25-30mg/kg/dia 1mg/kg/dia	ND Nível sangüíneo [4] 25-30mg/kg/dia 0,1mg/kg/dia
Receptores idosos (> 60 anos)	Se indicada indução – IRIL-2 Ciclosporina neoral Azatioprina Prednisona	Tabela 8mg/kg/dia 5mg/kg/dia 1mg/kg/dia	ND Nível sangüíneo [3] 1,8-2,2mg/kg/dia 0,1mg/kg/dia
Pacientes hepatopatas B ou C com hepatite crônica ativa em tratamento ou sem tratamento (sem cirrose)	Ciclosporina neoral ou Tacrolimus Micofenolato Mofetil Prednisona	5mg/kg/dia 0,2-0,3mg/kg/dia 25-30mg/kg/dia 1mg/kg/dia	Nível sangüíneo [3] Nível sangüíneo [4] 25-30mg/kg/dia 0,1mg/kg/dia
Pacientes com doador cadáver, não-sensibilizados, raça branca, adulto e sem disfunção aguda do enxerto	Ciclosporina neoral [1] Micofenolato mofetil Prednisona	5mg/kg/dia 25-30mg/kg/dia 1mg/kg/dia	Nível sangüíneo [3] 25-30mg/kg/dia 0,1mg/kg/dia
Pacientes da raça negra doador vivo ou cadáver	(a) Indução com ATG ou OKT$_3$ [2] (b) Poderia induzir com IRIL-2 Tacrolimus Micofenolato mofetil Prednisona	Tabela Tabela 0,2-0,3mg/kg/dia 25-30mg/kg/dia 1mg/kg/dia	Manter < 30 células CD3 ND Nível sangüíneo [3] 25-30mg/kg/dia 0,1mg/kg/dia
Pacientes sensibilizados (PRA > 50%), retransplante ou perda precoce do enxerto por causa imunológica	Indução com ATG ou OKT$_3$ [2] Tacrolimus Micofenolato mofetil Prednisona	Tabela 0,2-0,3mg/kg/dia 25-30mg/kg/dia 1mg/kg/dia	Manter < 30 células CD3 Nível sangüíneo [3] 25-30mg/kg/dia 0,1mg/kg/dia

(a) = 1ª opção; (b) = 2ª opção; IRIL-2 (Simulect® ou Zenapax®) = inibidores dos receptores da IL-2; [1] considerar contra-indicação para mulheres e adolescentes e usar tacrolimus; [2] podem ser substituídos por IRIL-2 (Simulect® ou Zenapax®), [3] T0 (12 horas pós-tomada) entre 250 e 350ng/mL até o 3º mês e 100 a 150ng/ml a longo prazo e T2 (2 horas pós-tomada) entre 1.400 e 1.700ng/mL até o 3º mês, 1.000ng/mL até o 6º mês e entre 600 e 700ng/mL a longo prazo; [4] T2 (2 horas pós-tomada) entre 15 e 20ng/mL no 1º mês, entre 10 e 15ng/mL do 1º ao 3º mês e entre 5 e 12ng/mL após o 3º mês (após 4 a 5 dias do início da droga, já se pode avaliar o nível sangüíneo); [5] pode ser suspenso após o 6º mês conforme dados clínicos e laboratoriais; ND = não-disponível.

Nefrologia

Quadro 24.24 – Drogas imunossupresoras: início, dose, tomada, monitoração e efeito colateral.

	Azatioprina	Micofenolato mofetil	Corticóide	Tacrolimus	Sirolimus	Ciclosporina neural
Início	5 dias antes DV Pré-transplante imediato DC	5 dias antes DV Pré-transplante imediato DC	Pré-operatório	5 dias antes DV Pós-transplante imediato DC	1º Pós-transplante	5 dias antes DV Pós-transplante imediato DC
			Adulto: MP 500mg + SG a 5% 250mL IV em 1 hora Criança: MP 10mg/kg IV + SG a 5% 150mL IV em 1 hora			
A partir do 1º Pós-operatório						
Dose inicial	5mg/kg/dia	25-30mg/kg/dia	1mg/kg/dia	0,2-0,3mg/kg/dia	6mg/dia – 1º dia 2mg/dia após o 2º dia	8mg/kg/dia
Dose de manutenção	1,8-2,2mg/kg/dia	25-30mg/kg/dia	0,1mg/kg/dia	Nível sangüíneo[2]	Nível sangüíneo[3]	Nível sangüíneo[1]
Nº tomadas/dia	1	2 (12/12h)	1	2 (12/12h)	1	2 (12/12h)
Hepatopatia	Não dar, trocar ou suspender			0,1-0,2mg/kg/dia		2-4mg/kg/dia
Crianças		600mg/m^2 a cada 12 horas	1º dia MP – 10mg/kg IV 1ª semana PD – 60mg/m^2 2ª semana PD – 30mg/m^2 3ª semana PD – 15mg/m^2 4ª semana PD – 12,5mg/m^2 5ª semana PD – 10mg/m^2 6ª semana PD – 7,5mg/m^2 7ª semana PD – 5,0mg/m^2	Dose maior		Dose maior
Efeitos colaterais						
Diarréia		Fracionar em 3 ou 4 tomadas/dia				
Depressão Medular	Suspender ou diminuir	Suspender ou diminuir				
Plaquetopenia					Diminuir a dose	
Tremores				Diminuir a dose		Diminuir a dose
Nefrotoxicidade				Diminuir a dose		Diminuir a dose
Hirsutismo						Trocar por tacrolimus
Hiperglicemia			Dose menor de corticóide	Diminuir ou trocar por ciclosporina		
Dislipidemia				Associar estatina e aspirina	Associar estatina e aspirina	Associar estatina e aspirina

DV = doador vivo; DC = doador cadáver; IV = via intravenosa; MP = metilprednisolona; PD = prednisona; SG = soro glicosado; [1]T0 (12 horas pós-tomada) entre 250 e 350ng/mL até o 3º mês e 100-150ng/mL a longo prazo e T2 (2 horas pós-tomada) entre 1.400 e 1.700ng/mL até o 3º mês, 1.000ng/mL até o 6º mês e entre 600 e 700ng/mL a longo prazo; [2]T2 (2 horas pós-tomada) entre 15 e 20ng/mL no 1º mês, entre 10 e 15ng/mL do 1º ao 3º mês e entre 5 e 12ng/mL após o 3º mês (após 4 a 5 dias do início da droga, já se pode avaliar o nível sangüíneo); [3]T0 (24 horas) entre 10 e 15ng/mL e para suspensão da ciclosporina manter entre 15 e 20ng/mL.

326

Transplante Renal

Quadro 23.25 – Agentes biológicos para a indução ou tratamento da rejeição celular aguda.

Agente	Globulina antitimocítica (GAT)	Monoclonal	Basiliximab	Daclizumab
Produto	Thymoglobuline Imtix Sangstat®	Orthoclone® (OKT₃)	Simulect®	Zenapax®
Apresentação	25mg/ampola	5mg/ampola	20mg/ampola	25mg/ampola
Dose de indução para transplante	1,0-1,25mg/kg/dia	5-2,5mg/dia	20mg IV e repetido no 4º dia pós-transplante A dose em criança é de 12mg/m²/dose	(a) 1,0mg/kg/dia 1 vez por semana, completando 5 doses ou (b) 2mg/kg/dia no pré-transplante e 1mg/kg/dia entre o 7º e o 10º dia pós-transplante
Início	Pré-transplante imediato	Pré-transplante imediato	Pré-transplante imediato	Pré-transplante imediato
Dose de rejeição	2,5mg/kg/dia	5-2,5mg/dia		
Início	No dia do diagnóstico	No dia do diagnóstico		
Nº tomadas/dia	1 a cada 24 horas	1 a cada 24 horas		
Tempo de uso	10 dias	10 dias	1º e 4º dias	(a) Da 1ª à 5ª semana ou (b) Do 1º dia ao 7º ou 10º dia
Administração	Diluída em SF a 0,9% 500mL IV em 6 horas Antes da 1ª dose: administrar 200mg de hidrocortisona IV e anti-histamínico IM	1ª dose diluída em SG a 5% 250mL IV em 2 horas e após a 2ª dose em bolo IV Uma hora antes da 1ª aplicação do OKT₃ ministrar 500mg de MP no adulto e 250mg na criança, dissolvendo em 100 ou 200mL de SG a 5% IV em 1 hora, 500mg de dipirona ou de paracetamol e anti-histamínico IM	IV em bolo	IV em bolo
Monitoramento	Contagem de células CD3 Manter < de 30 células CD3 por mm³	Contagem de células CD3 Manter < de 30 células CD3 por mm³		
Indicações	1. Indução 2. Tratamento da RCA Banff IIB ou III 3. Rejeição corticóide-resistente	1. Indução 2. Tratamento da RCA Banff IIB ou III 3. Rejeição corticóide-resistente	As mesmas indicações do ALG e do OKT-3 para indução [1]	As mesmas indicações do ALG e do OKT-3 para indução*
Depressão medular	Parar com a droga ou diminuir e suspender os imunossupressores	Parar com a droga ou diminuir e suspender os imunossupressores		
Outros imunossupressores	Reduzir a azatioprina, o micofenolato mofetil, a ciclosporina ou o tacrolimus	Reduzir a azatioprina, o micofenolato mofetil, a ciclosporina ou o tacrolimus		
Associar	Ganciclovir na dose profilática corrigida pela função renal	Ganciclovir na dose profilática corrigida pela função renal		

(a) e (b) = opções de administração; IV = via intravenosa; IM = via intramuscular; MP = metilprednisolona; SF = soro fisiológico; SG = soro glicosado; RCA = rejeição celular aguda; * o ALG e o OKT-3 mostram-se superiores em algumas situações: doadores com idade superior a 50 anos, tempo de isquemia fria alta e/ou com dose alta de drogas inotrópicas e/ou parada cardíaca (isquemia quente) e receptores hipersensibilizados (painel > 50%), retransplantes ou com seis incompatibilidades HLA ou da raça negra.

327

BIBLIOGRAFIA

CRASTON D, LITTLE D: Urological complications after renal transplantation, in *Kidney Transplantation Principles and Practice* (5th ed), edited by Morris JP, Philadelphia, WB Saunders Co, 2001, pp 435-444.

DANOVITCH GM (ed): *Handbook of Kidney Transplantation* (2nd ed), Boston, Little Brown, 1996.

EBPG Expert Group on Renal Transplantation. European Best Practice Guidelines for Renal Transplantation (pars 1). *Nephrol Dial Transplant* 15:71-76, 2000.

European Best Practice Guidelines for Renal Transplantation (Part 1). *Nephrol Dial Transplant* 15(Suppl 7):1-85, 2000.

European Best Practice Guidelines for Renal Transplantation (Part 1). *Nephrol Dial Transplant* 17(Suppl 4):1-67, 2002.

FISHMAN JA, RUBBIN RH: Infection in organ-transplant recipients. *N Engl J Med* 338:1741-1751, 1998.

KAPLAN B: Everolimus. *Curr Opin Organ Transplant.* 7:359-365, 2000.

KASISKE BL, VAZQUEZ MA, HARMON WE, et al: Recomendations for the outpatient surveillance of renal transplant recipients. *J Am Soc Nephrol* 11(Suppl 15):S1-S86, 2000.

PASCUAL M, THERUVATH T, KAWAI T, et al: Strategies to improve long-term outcomes after renal transplantation. *N Engl J Med* 346:580-590, 2002.

SOLEZ K, AXELSEN R, BENEDIKTSSON H, et al: International standardization of criteria for the histologic diagnosis of renal allograft rejection: the Banff working classification of kidney transplant pathology. *Kidney Int* 44:411-422, 1993.

24 Imunologia do Transplante

Irene de Lourdes Noronha

INTRODUÇÃO

O transplante de órgãos é reconhecido como importante alternativa terapêutica em casos de falência funcional total e irreversível de determinados órgãos, tendo como objetivo prolongar e melhorar a qualidade de vida dos pacientes.

Ao longo destes anos, importantes progressos foram alcançados na prática dos transplantes de órgãos. Além disso, a imunologia de transplante estabeleceu-se como disciplina interessada no estudo dos mecanismos envolvidos na rejeição e na aceitação do órgão (tolerância) de um doador geneticamente diferente.

O sucesso do transplante de órgãos depende, fundamentalmente, de um controle adequado da rejeição ao enxerto. Por esse motivo, é de grande importância a compreensão dos mecanismos imunológicos envolvidos no transplante de órgãos.

MECANISMOS DE REJEIÇÃO AO ALOENXERTO

A rejeição ao aloenxerto envolve uma complexa rede de interações celulares e humorais, na qual o linfócito T apresenta papel central e essencial. Independentemente do órgão transplantado, o denominador comum das rejeições agudas é o infiltrado inflamatório composto predominantemente por linfócitos T (tanto CD4+ quanto CD8+) e macrófagos. Além do infiltrado celular, podem ser observadas, em graus variados, lesões microvasculares e agressão ao enxerto.

No transplante de órgãos, a interação entre as células linfóides do receptor e os aloantígenos pode ocorrer nos órgãos linfóides ou mesmo no aloenxerto. O reconhecimento desses aloantígenos é feito pelos linfócitos T, por meio de seu receptor de célula T (TCR – *T cell receptor*). A interação do aloantígeno com o TCR constitui o primeiro sinal de ativação linfocitária (Fig. 24.1).

Este primeiro sinal determina a ativação de enzimas presentes na membrana celular da célula T, promovendo fosforilação de fosfolípides de membrana, dando início a uma série de eventos citoplasmáticos que vão desde a abertura de canais iônicos para cálcio e potássio até a ativação da calcineurina, uma

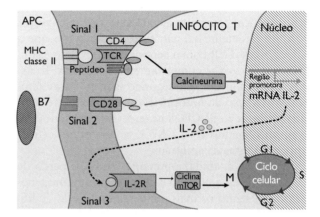

Figura 24.1 – Interação do aloantígeno com o *T cell receptor* (TCR).

fosfatase cálcio-dependente. Essa fosfatase induz de maneira rápida e eficiente o aumento da transcrição dos genes que codificam a interleucina-2 (IL-2) e outras citocinas. A IL-2, por sua vez, é capaz de aumentar a expressão de receptores para IL-2 nas células T, amplificando, assim, a resposta imune celular.

A interação da IL-2 com o receptor para IL-2 (IL-2R) gera o terceiro sinal, que induz crescimento e diferenciação celular, levando à proliferação clonal e determinando o aparecimento de grande número de células efetoras (Fig. 24.2).

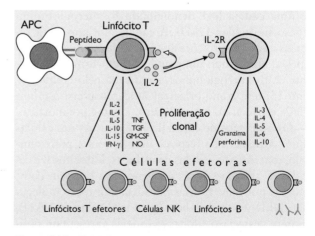

Figura 24.2 – Rejeição ao enxerto.

329

O aparecimento de um grande número de linfócitos T ativados faz-se acompanhar de produção de novas citocinas, produzidas e liberadas no local do processo imunológico, que induzem o aumento da expressão de antígenos HLA classes I e II e de moléculas de adesão. Ocorre ainda aumento da permeabilidade vascular com recrutamento de outras células, que podem contribuir diretamente para a agressão celular. A ativação de células T citotóxicas promove a liberação de mediadores citotóxicos (perforina e a granzima B) que induzem citotoxicidade e apoptose. A ativação de linfócitos B leva à produção de imunoglobulinas (aloanticorpos) em resposta ao enxerto. O resultado final de toda essa cadeia de eventos é o agravamento da resposta inflamatória local com conseqüente agressão ao enxerto.

Mais recentemente, tem sido demonstrado que a interação de TCR com o peptídeo e MHC não é suficiente para ativar completamente as células T. Assim, foi reconhecido um segundo sinal co-estimulatório de ativação do linfócito T, que pode ser o resultado da interação de CD28 na superfície dos linfócitos com seus ligantes B7-1 e B7-2, presentes nas células apresentadoras de antígenos.

A rejeição é, ainda, a principal causa de perda do aloenxerto. Essa rejeição é dirigida contra antígenos teciduais, sendo os mais importantes aqueles codificados pelos genes do complexo principal de histocompatibilidade (*major histocompatibility complex* – MHC), denominados, em humanos, sistema HLA (*human leucocyte antigens*).

MOLÉCULAS HLA

O MHC localiza-se no braço curto do cromossomo 6 humano. Nessa região, estão presentes vários genes, entre eles, os que codificam as duas proteínas do sistema HLA: as proteínas de classe I (*loci* A, B e C) e as de classe II (*loci* DR, DQ e DP).

Os antígenos de classe I, presentes em todas as células nucleadas, são compostos por duas cadeias polipeptídicas: uma glicoproteína transmembranosa, denominada de cadeia pesada alfa (peso molecular 44kD) e uma cadeia leve denominada β_2-microglobulina (peso molecular 12kD). A cadeia alfa apresenta regiões com substituições de aminoácidos nos diferentes alelos, conferindo um grande polimorfismo ao sistema. A β_2-microglobulina, codificada pelo cromossomo 15, tem como principal função conferir estabilidade espacial ao heterodímero, e não é polimórfica.

Os antígenos de classe II são expressos nas células que participam da resposta imune, como, por exemplo, macrófagos, células dendríticas, linfócitos B e células T ativadas. Esses antígenos são também compostos por duas cadeias: a cadeia alfa (peso molecular 34kD) e a cadeia beta (peso molecular de 29kD), porém neste caso, ambas as cadeias apresentam polimorfismo.

Diversos estudos histológicos realizados em transplantados demonstraram que durante a rejeição existe aumento significativo da expressão de antígenos classes I e II. É bem provável que esse aumento da expressão de moléculas do MHC no órgão transplantado tenha contribuição importante na rejeição. Por outro lado, a observação de que camundongos desprovidos de moléculas de MHC de classes I e II rejeitam o transplante demonstra a relevância de outros antígenos no processo de rejeição, entre eles, antígenos presentes nas células endoteliais ou antígenos tecido-específicos, podendo ser apresentados dentro do contexto MHC, ou mesmo de forma completamente independente do MHC.

ALORRECONHECIMENTO

O reconhecimento de aloantígenos é feito pelo TCR. Os receptores de células T não são capazes de identificar o antígeno livre, reconhecendo-o apenas na superfície de outras células, sejam células do doador, sejam células apresentadoras de antígeno (APC).

O reconhecimento do antígeno pelo linfócito T, na presença de sinais co-estimulatórios apropriados, é o evento central e primário que inicia a resposta aloimune do processo de rejeição. Existem duas vias distintas de alorreconhecimento, cada uma das quais gerando diferentes populações de clones de células T. Dependendo da natureza e da origem da célula que apresenta o antígeno, são caracterizadas as vias direta e indireta de alorreconhecimento.

Conforme o modelo da *via direta* de reconhecimento, os receptores de células T são capazes de identificar alomoléculas intactas de MHC presentes na superfície das células do doador.

A *via indireta* de alorreconhecimento ocorre quando células T CD4+ do receptor reconhecem aloantígenos MHC derivados do doador que foram processados e apresentados na superfície celular por APC na forma de um complexo tridimensional formado por peptídeos ligados a moléculas MHC classe II próprias (peptídeo e MHC).

Tem sido sugerido que a rejeição aguda na fase inicial pós-transplante é mediada predominantemente pela via direta de alorreconhecimento, porque tecidos recentemente transplantados tipicamente contêm alto número de leucócitos passageiros, a maioria células dendríticas, que são capazes de apresentar antígenos por essa via. Com o decorrer do transplante, o alorreconhecimento direto torna-se menos importante, uma vez que leucócitos passageiros são depletados ao longo do tempo pós-transplante. Por outro lado, existem evidências clínicas e experimentais que sugerem que a via indireta de alorreconhecimento pode promover o desenvolvimento da rejeição crônica.

Qualquer que seja a via de alorreconhecimento utilizada, a interação de moléculas do MHC com o TCR gera o primeiro sinal para o processo de ativação do linfócito T. No entanto, este primeiro sinal não é suficiente para ativar completamente as células T.

SINAIS CO-ESTIMULATÓRIOS (SEGUNDO SINAL)

Na interação do TCR com o peptídeo e MHC, as moléculas de adesão ICAM-1 (*intercelular adhesion molecule-1*) e LFA-1 (*lymphocyte function-associated-1*) desempenham papel importante para o contato intercelular. A adesão transitória via integrinas e moléculas de adesão provavelmente supera a força causada pela repulsa de cargas negativas entre as membranas celulares das duas células em contato. No entanto, o papel das moléculas de adesão gerando sinais co-estimulatórios ainda não foi definido.

Para a ativação completa de linfócitos T, além da interação do TCR com o aloantígeno, outros sinais são necessários. Os sinais co-estimulatórios não são antígeno-específicos, mas amplificam e agem de forma sinérgica com o sinal originado pelo TCR. O sinal co-estimulatório mais bem reconhecido é o resultado da interação de CD28 na superfície dos linfócitos com seus ligantes B7-1 (CD80) e B7-2 (CD86), presentes nas células apresentadoras de antígenos. Outros sinais co-estimulatórios incluem a ligação de CD40 com CD154 (anteriormente chamado de CD40L), 4-1BB (e seu ligante 4-1BBL) e HSA (*heat-stable antigen*).

A ligação do CD28 com seu receptor (B7-1 ou B7-2) potencializa a transcrição de IL-2, aumentando, assim, a secreção dessa citocina, resultando em proliferação e expansão clonal das células T. A ligação do CD28 otimiza as respostas da célula T por dois mecanismos: primeiro, a co-estimulação por meio de CD28 permite às células T responder mesmo com baixa concentração de antígenos. Sem o co-estímulo de CD28 as células T respondem de maneira fraca; segundo, a co-estimulação com CD28 é capaz de *manter* as respostas da célula T. Na ausência da sinalização via CD28, as respostas de células T é transitória. Há duas vias pelas quais a co-estimulação de CD28 mantém a resposta: pela indução de anergia e pela prevenção de apoptose. Linfócitos T estimulados com antígeno sem receber o sinal co-estimulatório desenvolvem anergia e tornam-se refratários ao antígeno. Por outro lado, a co-estimulação com CD28 previne diretamente a apoptose por induzir a expressão de genes Bcl-x_L (membro da família Bcl-2) nas células T ativadas por antígenos.

Muitos anos após a identificação da molécula CD28, foi reconhecida a molécula CTLA-4 (*cytotoxic T lymphocyte antigen*) (CD152) homóloga do CD28. Ambas as moléculas são membros da superfamília das imunoglobulinas e estão localizadas no mesmo cromossomo. A CTLA-4 também tem os mesmos ligantes que a CD28, ou seja, B7-1 (CD80) e B7-2 (CD86). No entanto, a CTLA-4 transmite um sinal regulatório nega-

tivo (bloqueia a expressão de IL-2 e de seu receptor e, em casos de células T ativadas, sua ativação leva à apoptose). Enquanto CD28 está presente mesmo em linfócitos T em repouso, a CTLA-4 só é detectada depois da ativação do linfócito T. No entanto, é importante ressaltar que ela tem maior afinidade para CD80 e CD86 que a molécula de CD28. A molécula de CD28, apesar de baixa afinidade aos ligantes B7-1 e B7-2, expressa-se de forma abundante e, dessa forma, liga-se a CD80 e CD86 nos primeiros dois dias após a ativação do linfócito T, com sinais co-estimulatórios para manter a resposta imune. A partir do segundo e terceiro dias, ocorre o aumento da expressão de CTLA-4, competindo com alta afinidade para os receptores CD80 e CD86, "desligando" a resposta imune.

Uma das formas de bloqueio da ativação desencadeada pela ligação do CD28/B7 pode ser feita de maneira extremamente eficiente por uma proteína de fusão, a CTLA4Ig. Esta proteína bloqueia o ligante B7, servindo como um regulador negativo do processo de expansão clonal. Dessa forma, sua atividade pode prolongar a sobrevida de enxertos, conforme demonstrado em transplante experimental.

A molécula CD40 é um membro da família dos receptores de fator de necrose tumoral (TNF – *tumor necrosis factor*) expresso em APC e em células endoteliais. CD154 é um membro da família do TNF, expresso principalmente em células T CD4+ ativadas. A interação de CD40/CD154 é extremamente importante para a imunidade humoral e seu papel na ativação de células T é aparentemente indireto, provavelmente induzindo pela ativação via CD28 (por aumentar a expressão de moléculas B7-1).

HSA é uma molécula expressa precocemente durante o desenvolvimento da célula T no timo. Recentemente, diversos estudos têm sugerido que ela pode servir como uma molécula co-estimulatória para a célula, preferencialmente para células T de memória.

TRANSMISSÃO DO SINAL

A interação do antígeno com o TCR, no contexto das moléculas do MHC, ativa múltiplos eventos de sinalização intracelular, iniciando uma complexa cascata de ativação. A transmissão de sinais intracelulares induz eficiente e rapidamente o aumento da transcrição dos genes que codificam a IL-2 e outras citocinas.

A ativação pelo TCR desencadeia eventos diversos como a alteração no arranjo do citoesqueleto (que permitirá a polarização de células T em direção às APC), a ativação de vias que vão desencadear eventos no núcleo e no citosol e as alterações no transporte da membrana. Existem algumas vias bem reconhecidas: a cálcio-calcineurina, a diacilglicerol (DAG) e a das proteínas ativadas por mitógenos (MAP – *mitogen activated protein*).

Na via *cálcio-calcineurina*, a calcineurina é ativada promovendo a translocação de fatores nucleares como NFAT (fator nuclear ativador de células T) do citoplasma para o núcleo, dando início à transcrição de genes de citocinas. Na via DAG, ocorre ativação da proteína cinase C (PKC), que, por sua vez, ativa o fator de transcrição NF-κB (*nuclear factor*-κB). A ativação da via cinase MAP ativa várias cinases, incluindo Ras e ERK (*extracellular signal receptor regulated kinase*). Estas cinases levam à ativação de Fos, um componente do fator de transcrição AP-1 (ativador da proteína 1).

A interação CD28-B7 recruta PI3K (*phosphatidyl inositol 3 hydroxy kinase*) para a zona de ativação do linfócito T. Os eventos de ativação dessa via ainda não foram totalmente esclarecidos. Aparentemente, ocorre aumento da sinalização via JNK (*c-Jun N-terminal kinase*), que, por sua vez, fosforila proteínas da família Jun (c-Jun) aumentando a atividade promotora de transcrição da AP-1 (composto pelas proteínas Jun-Fos). Por outro lado, a ativação de PI3K pode induzir, via Ras, a ativação de ERK (Fig. 24.3).

O resultado final de toda a cascata de transmissão do sinal é a ligação de fatores de transcrição na região promotora 5' do gene da IL-2, desencadeando a transcrição de IL-2.

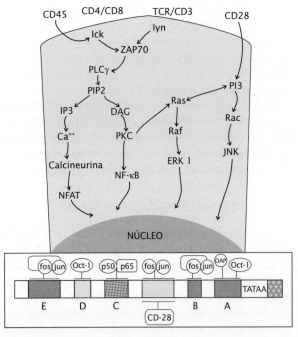

Figura 24.3 – Representação esquemática das vias de transmissão do sinal de ativação intracelular.
IP3 = inositol trifosfato; PI3 = fosfatidil inositol 3.

MECANISMOS EFETORES DA REJEIÇÃO

Os mecanismos efetores da rejeição de um aloenxerto são os responsáveis pela lesão do tecido transplantado. Diversas moléculas efetoras têm importante participação, tais como citocinas e fatores de crescimento (envolvidas na reação de hipersensibilidade tardia), e perforina, granzima B e interação FAS/FAS-L (envolvidas nos mecanismos de citotoxicidade) e aloanticorpos (envolvidos na resposta imune humoral).

Mediadores inflamatórios – citocinas e fatores de crescimento

Citocinas e fatores de crescimento são considerados os principais mensageiros intercelulares da resposta inflamatória e da resposta imune. São peptídeos sintetizados e liberados após determinados estímulos. Estas substâncias interagem entre si de forma complexa, apresentando efeitos biológicos principalmente sinérgicos e redundantes. No transplante de órgãos, citocinas e fatores de crescimento desempenham um papel central como mediadores dos eventos imunológicos que ocorrem no aloenxerto. O papel dessas moléculas é relevante não somente no desencadeamento da resposta imunológica após o transplante, inclusive com efeitos citotóxicos nas células-alvo, como também são responsáveis pela organização do processo inflamatório local.

As citocinas e os fatores de crescimento são peptídeos pequenos (compostos por 100 a 200 aminoácidos, com peso molecular variando de 15 a 30kD), geralmente de forma glicosilada (exceto TNF-α) e podem apresentar-se na forma monomérica (IL-2), dimérica (interferon-gama – IFN-γ) ou trimérica (TNF-α). São produzidos por diversas células e agem nas células-alvo por meio de receptores específicos. O peptídeo-citocina apresenta meia-vida biológica curta, o que confere a estes fatores uma ação precisa e exata. Por outro lado, essa característica pode prejudicar a detecção de citocinas e fatores de crescimento em fluidos extracelulares.

Sua função mais importante é a modulação de fenômenos em células vizinhas (também referida como ação parácrina). Alternativamente, citocinas e fatores de crescimento podem influenciar a mesma célula que lhes deu origem (também referida como ação autócrina). Alguns fatores, como IL-1, IL-6 e TNF-α, podem ainda exercer efeitos biológicos em órgãos distantes (ação exócrina), semelhante aos hormônios clássicos, e por esse motivo alguns autores se referem às citocinas como *hormônios imunológicos*.

Citocinas e fatores de crescimento agem nas células-alvo por meio de receptores de membrana, promovendo, nessas células, uma resposta específica (Fig. 24.4).

Citocinas, fatores de crescimento e seus receptores desempenham papel central como mediadores dos eventos imunológicos que ocorrem após o transplante de órgãos. Assim, o papel das citocinas e dos fatores de crescimento pode ser esquematicamente dividido em:

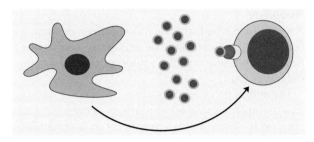

Figura 24.4 – Ação das citocinas e dos fatores de crescimento nas células-alvo.

Desencadeamento da resposta imunológica – promovida principalmente pela produção de IL-1 e IL-6 pelas APC, células dendríticas e células endoteliais.

Crescimento e diferenciação de células T e B – citocinas como IL-2, IL-4 e IFN-γ desempenham papel-chave no desencadeamento, crescimento e diferenciação de clones específicos de células T e B. A interação da IL-2 com IL-2R induz crescimento e diferenciação celular, levando à proliferação clonal e determinando o aparecimento de grande número de células efetoras.

Aumento da antigenicidade do enxerto e da expressão de moléculas de adesão – a indução da expressão de moléculas do MHC assim como de moléculas de adesão promovida por citocinas é de fundamental importância no mecanismo de rejeição ao aloenxerto, uma vez que a expressão basal de antígenos HLA e de moléculas de adesão é muito baixa para permitir o reconhecimento pela célula T. Conseqüentemente à ação de citocinas, ocorre aumento da antigenicidade do enxerto, assim como da adesão intercelular.

Organização do processo inflamatório incluindo o recrutamento e a ativação de células não-específicas – as citocinas, conhecidos agentes inflamatórios, podem ser responsáveis por algumas das manifestações clínicas que ocorrem em rejeição aguda como febre, mialgias e outras reações do tipo pirogênica. A organização do processo inflamatório é dependente, em grande parte, da liberação local de citocinas e fatores de crescimento, já que esses fatores promovem o recrutamento e a ativação de células não-específicas. Uma das principais células-alvo são as endoteliais que, por sua vez, tornam-se ativadas. As células endoteliais ativadas produzem diversos mediadores, dentre eles, substâncias hemodinamicamente ativas como fatores ativadores de plaquetas (PAF), prostaglandinas e eicosanóides, contribuindo para a isquemia tecidual. Monócitos, linfócitos e neutrófilos também são ativados por citocinas com conseqüente liberação de enzimas, radicais livres de oxigênio, fatores da coagulação resultando em isquemia e lesão celular.

Efeitos citotóxicos nas células-alvo – a agressão específica ao parênquima do enxerto que ocorre durante o processo de rejeição pode ainda ser resultado do envolvimento de células CD8 citotóxicas que se diferenciam sob a ação de citocinas. Esse tipo de lesão pode ser mediado por enzimas (perforina e granzima B) existentes nessas células citotóxicas ou mesmo causado diretamente pelo TNF-α.

Efeitos na inflamação crônica – existem fortes evidências sobre o papel de fatores de crescimento derivado de plaquetas (PDGF), de fibroblasto (FGF) e transformador-β (TGF-β) na modulação do processo inflamatório crônico, particularmente da rejeição crônica.

Mediadores citotóxicos

Os mediadores citotóxicos, produzidos por células T CD8+ citotóxicas ativadas, constituem um importante mecanismo efetor da resposta imune. Existem duas vias pelas quais as células T citotóxicas ativadas (CTL – *cytotoxic T lymphocyte*) exercem seus efeitos citotóxicos: por exocitose do conteúdo de grânulos endoplasmáticos contendo perforina e granzima e mediada pela expressão da molécula FAS-L na superfície do CTL. Estas moléculas têm importância crucial na atividade citotóxica da célula CD8+ levando, por diferentes caminhos, à destruição celular e à apoptose, com a conseqüente destruição do aloenxerto. O mecanismo de citotoxicidade baseado em perforina-granzima B é dependente de cálcio, enquanto a via FAS-FAS-L é independente de cálcio.

Perforina e granzima B

Perforina e granzima B são moléculas armazenadas em grânulos no citoplasma de CTL. Quando ativados, os CTL promovem exocitose desses grânulos que agem na célula-alvo desencadeando um processo de lise celular.

A perforina é uma proteína monomérica formadora de poros, relacionada estrutural e funcionalmente com o componente C9 do complemento. Na presença de íons de cálcio, os monômeros da perforina ligam-se às membranas das células-alvo e sofrem polimerização, formando canais transmembrana. Dessa forma, a perforina é capaz de formar poros na membrana em toda a superfície de contato da célula-alvo com a célula CD8+ ativada, comprometendo, assim, sua regulação hídrica e, em conseqüência, ocasionando a destruição por lise osmótica. Paralelamente à ação lítica da perforina, os poros formados por essa proteína permitem a entrada de grânulos contendo granzima B na célula-alvo (Fig. 24.5).

As granzimas (enzimas associadas a grânulos) constituem uma família de serina-proteases encontradas especificamente em grânulos citotóxicos de CTL e de células *natural killer* (NK) ativadas. Existem pelo menos oito proteínas com essas características que são produzidas por células T citotóxicas (granzimas de A a H) e que apresentam grande homologia entre si. Apesar de terem sido caracterizadas várias granzimas,

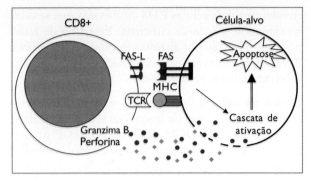

Figura 24.5 – Mecanismos de citotoxicidade ao aloenxerto.

a granzima B é a forma mais abundante em CTL, desempenhando papel importante na citotoxicidade mediada por células.

Uma vez presente no citoplasma da célula-alvo, a granzima B é capaz de promover uma cascata de reações que promovem a ativação de nucleases que, por sua vez, causam a fragmentação do DNA, culminando na apoptose dessa célula.

Estudos recentes têm correlacionado a expressão de perforina e granzima B com episódios de rejeição aguda, apontando para o envolvimento dessas moléculas no mecanismo efetor da rejeição ao aloenxerto.

FAS e FAS-L

O FAS humano (ou APO-1) é uma glicoproteína transmembrana de 36 a 48kD que apresenta similaridade com receptores para TNF (TNFR – *tumor necrosis factor receptor*) e receptores para o fator de crescimento neuronal NGFR (*nerve growth factor receptor*). A proteína FAS foi identificada graças ao isolamento de anticorpos monoclonais que apresentam a habilidade de induzir apoptose, indicando que FAS é capaz de transmitir um sinal apoptótico. O FAS é uma proteína que se expressa não apenas em linfócitos T e B, mas também em diversas outras células somáticas.

O FAS-L é uma proteína transmembrana tipo II, pertencente à superfamília de TNF e NGF (fator de crescimento neuronal), sendo expresso em linfócitos T ativados.

Os CTL são capazes de reconhecer e lisar seus alvos. O resultado da ligação do FAS na superfície da célula-alvo com a molécula FAS-L na célula efetora (CTL) desencadeia a transmissão do sinal de morte celular (apoptose). O mecanismo de citotoxicidade de CTL com base na via FAS/FAS-L pode ser dividido em dois processos: um primeiro, em que ocorre a expressão de FAS-L na superfície da célula citotóxica, desencadeado pelo reconhecimento da célula-alvo pela célula citotóxica; um segundo, no qual ocorre a interação entre o FAS-L (na célula citotóxica) e a proteína FAS, expressa na membrana da célula-alvo. Essa interação desencadeia uma série de ativações bioquímicas de "suicídio" da célula-alvo, culminando na fragmentação do DNA nuclear e, por fim, na morte celular por apoptose.

Apoptose

A apoptose é uma forma de morte celular. A apoptose ocorre em uma variedade de processos fisiológicos e patológicos e desempenha importante papel na imunidade celular.

Durante o processo apoptótico, a maioria das mudanças morfológicas e bioquímicas acontece no núcleo, onde ocorre a condensação da cromatina (devido à fragmentação do DNA). Há também diminuição do volume celular ocasionado por desnaturação de proteínas citoplasmáticas. Esse processo culmina com a quebra da célula em pequenos fragmentos, conhecidos como corpos apoptóticos.

Os corpos apoptóticos são imediatamente fagocitados por macrófagos e células adjacentes capazes de realizar a fagocitose. Aparentemente, a apoptose induz à transformação de células que normalmente não têm função fagocítica (como as células epiteliais) em células fagocíticas, transformação esta conhecida como "canibalismo" celular. Assim, a apoptose não induz à resposta inflamatória, provavelmente porque leva a processo eficiente de fagocitose dos restos celulares.

Existem alguns genes que contribuem na regulação da apoptose, tanto induzindo como suprimindo sua ação. O bcl-2 tem sido mostrado como supressor da apoptose. A alta expressão de bcl-2 previne a apoptose na maioria dos casos. Por outro lado, o aumento da expressão de um homólogo do bcl-2, a proteína bax, acelera a apoptose. O gene supressor de tumor p53 é um ativador de transcrição que regula a estabilidade genômica, os danos do DNA e a progressão do ciclo celular. Recentemente, foi demonstrado que a proteína p53 regula a baixa expressão de bcl-2 e, simultaneamente, a alta expressão de bax.

Um dos componentes centrais da maquinaria da apoptose é um sistema proteolítico que envolve uma família de cisteínas proteases chamada caspases. Essas enzimas participam em cascata e são responsáveis pelo sinal pró-apoptótico, culminando na clivagem de uma série de proteínas, resultando na dissociação da célula. A caspase 3 ou CPP32, um membro da família das cisteínas proteases, é um importante mediador do complexo da cascata proteolítica que resulta na apoptose.

A apoptose mediada por linfócitos T CD8+ pode ocorrer tanto por meio da interação FAS/FAS-L quanto da liberação de grânulos citotóxicos como perforina e granzima B. Ela tem sido relatada no transplante como um mecanismo de morte celular em rejeições agudas. Entretanto, também tem sido observada em outras formas de disfunção renal em aloenxertos, como, por exemplo, nefrotoxicidade por ciclosporina e necrose tubular aguda pós-transplante, indicando que a apoptose não é específica em casos de rejeição aguda.

COMPONENTE CELULAR

Linfócitos

Os linfócitos são células pequenas de 6 a 10µm, com um grande núcleo, que se originam da medula óssea. Quando ativados, tornam-se células grandes, com citoplasma alargado, sendo chamados de blastos. Linfócitos são células que especificamente reconhecem e respondem a antígenos estranhos. No entanto, o reconhecimento e a ativação da resposta imune dependem de células acessórias. A ativação dos linfócitos gera inúmeros mecanismos efetores.

Existem duas populações de linfócitos: T e B. Os linfócitos B, que correspondem a 1-15% do *pool* de linfócitos circulantes, são as únicas células capazes de produzir anticorpos. Os linfócitos T são subdivididos em duas subpopulações: auxiliadores (*T helper* – Th), que expressam a molécula CD4, e citotóxicos (*T cytotoxic* – Tc), que expressam as moléculas CD8 na sua superfície. Os linfócitos T reconhecem antígenos, porém somente antígenos apresentados junto com o complexo MHC, expressos na superfície da célula. Eles não respondem a antígenos solúveis. Quanto estimulados, sintetizam e secretam diversas citocinas que vão promover proliferação e diferenciação de linfócitos T, B e de macrófagos.

Macrófagos

Macrófagos são células mononucleares derivadas de monócitos da medula óssea que desempenham papel crítico na defesa do hospedeiro. Os macrófagos são considerados membros do sistema mononuclear fagocítico (anteriormente denominado sistema reticuloendotelial) devido a sua alta capacidade de realizar a fagocitose. Representam um dos mais antigos e conservados sistemas de defesa do hospedeiro.

Os monócitos são células sangüíneas que constituem 3 a 8% dos leucócitos do sangue normal. Na circulação, apresentam meia-vida de aproximadamente um dia, migrando para diferentes tecidos. Quando penetram nos tecidos, os monócitos sofrem algumas alterações morfológicas e passam a denominar-se macrófagos. Os macrófagos apresentam formas esférica, estrelada ou irregular e tamanho variável, oscilando geralmente de 10 a 40µm de diâmetro. Apresentam citoplasma abundante com um grande número de mitocôndrias e lisossomos, além de aparelho de Golgi e do retículo endoplasmático rugoso desenvolvidos.

Uma das funções mais importantes dos macrófagos é sua capacidade de reconhecer partículas estranhas e de fagocitose. Os macrófagos, quando ativados pelo sistema imune, são fagócitos muito mais potentes que os neutrófilos, uma vez que possuem a capacidade de engolfar partículas maiores e em número maior que os neutrófilos. A produção de fatores quimiotáticos pelos macrófagos é uma função importante, contribuindo para a organização do processo inflamató-

rio. Os macrófagos ativados produzem e secretam diversos produtos que vão influenciar de maneira significativa o processo inflamatório, tais como enzimas (proteinases, colagenases), TIMP (*tissue inhibitor of metalloproteinase*), fatores da coagulação, componentes do complemento, metabólitos reativos do oxigênio, prostaglandinas, citocinas e fatores de crescimento.

Os macrófagos desempenham importante papel na iniciação e regulação da resposta imune, uma vez que podem servir como APC para linfócitos T.

Miofibroblastos

O miofibroblasto é atualmente considerado o principal componente celular no processo de fibrogênese. A fibrogênese é uma resposta do tecido à agressão e ao processo inflamatório. De maneira em geral, após a lesão do tecido e o estabelecimento de uma reação inflamatória, desenvolve-se fibrose visando à resolução do processo com cicatrização (processo também chamado de reparação do tecido). No entanto, em situações patológicas, por mecanismos que ainda não foram esclarecidos, o processo de reparação perpetua-se, evoluindo como reação persistente de processo inflamatório crônico. Com isso, o processo de fibrose progressiva leva à destruição da arquitetura do órgão caracterizado por lesão cicatricial.

Os fibroblastos são os principais responsáveis pela resposta fibrogênica. São consideras as células efetoras do processo de fibrogênese. Os fibroblastos sintetizam colágeno e uma série de componentes de matriz extracelular. A superprodução dessas proteínas durante a fibrogênese leva ao acúmulo de colágeno e de matriz, substratos da fibrose.

A produção de proteínas de matriz extracelular é regulada e induzida por fatores de crescimento derivados de macrófagos e dos próprios fibroblastos. A quantidade de matriz extracelular no interstício é o resultado do equilíbrio entre produção e degradação (por proteases). O TGF-β (fator de crescimento transformador-beta) contribui para a fibrogênese, agindo em ambos mecanismos, como já descrito anteriormente. Dessa forma, o aumento da expressão de TGF-β pode resultar em produção aumentada de matriz extracelular, determinando fibrose e esclerose do tecido. Além disso, o TGF-β inibe a proliferação de células T e esse efeito biológico pode ser relevante, limitando a resposta inflamatória aguda.

No processo de reparação-cicatrização, reconhecidamente ocorre retração do tecido. Essa característica retrátil acontece como resultado de microfilamentos retráteis como α-actina de músculo liso (*smooth muscle actin* – α-SMA) e de outras proteínas do citoesqueleto. Nesse processo, os fibroblastos mudam seu fenótipo, diferenciando-se em miofibroblastos, os quais podem ser reconhecidos pela expressão de α-SMA.

No processo inflamatório crônico, não se sabe ao certo qual a origem dos fibroblastos e dos miofibroblastos. Eles podem ser derivados de fibroblastos intersticiais residentes ou de células perivasculares. Eles podem, ainda, ser atraídos para o interstício pela ação local de citocinas, particularmente o PDGF (fator de crescimento derivado de plaquetas). Alternativamente, fibroblastos intersticiais e miofibroblastos podem derivar de células do epitélio tubular renal, um processo conhecido como transdiferenciação. A transformação fenotípica de fibroblastos em miofibroblastos é regulada por citocinas fibrogênicas como IL-1, TNF-α, PDGF, TGF-β, FGF (fator de crescimento de fibroblastos), entre outras. Estas citocinas fibrogênicas também apresentam propriedades mitogênicas para essas células, induzindo proliferação celular. A proliferação de fibroblastos e miofibroblastos é considerada uma forma ativa da resposta fibrogênica.

Os miofibroblastos identificados pela sua expressão de α-SMA foram identificados em diversos modelos de doenças renais progressivas experimentais e em humanos. A detecção de miofibroblastos precede o desenvolvimento da cicatrização do tecido renal. O número de fibroblastos presentes no tecido renal correlaciona-se com o prognóstico da progressão da doença.

Mastócitos

Os mastócitos são células globosas derivadas da medula óssea. São considerados leucócitos basofílicos caracterizados pela presença de grânulos citoplasmáticos que se coram pelo azul-de-toluidina. Até recentemente, o principal papel reconhecido dos mastócitos era a participação nos mecanismos de reação de hipersensibilidade tipo I, desencadeada por alérgenos e envolvimento de imunoglublina da classe E. Quando ativados, os mastócitos degranulam-se, liberando os grânulos citoplasmáticos compostos por histamina, serotonina, metabólitos do ácido araquidônico, fator ativador de plaquetas, entre outros.

Além de produzirem substâncias vasoativas e componentes da matriz, como proteoglicanos, os mastócitos sintetizam e secretam uma variedade de mediadores inflamatórios, tais como citocinas e fatores de crescimento. Eles também produzem proteases, triptase e quimase, que são substâncias que, além de permitirem o reconhecimento desse tipo celular (por meio do uso de anticorpos antitriptase e antiquimase), apresentam importantes efeitos biológicos. Quimases são substâncias quimiotáticas para macrófagos e triptase, e quimase, mitógenos para fibroblastos. A quimase também é uma enzima alternativa à enzima conversora de angiotensina na degradação de angiotensina I para a produção de angiotensina II. Por essas características, tem sido, mais recentemente, dada ênfase no estudo do envolvimento de mastócitos no processo inflamatório crônico e no desenvolvimento da fibrose intersticial.

REJEIÇÃO AO ALOENXERTO

A rejeição ao enxerto é mediada por uma resposta imune que envolve mecanismos humorais e celulares. A rejeição ao enxerto pode ser classificada basicamente em três tipos: humoral (ou hiperaguda), aguda e crônica (ou arteriosclerose do enxerto).

REJEIÇÃO HUMORAL OU REJEIÇÃO HIPERAGUDA

A rejeição humoral ou rejeição hiperaguda está relacionada à presença de anticorpos preexistentes no soro do receptor. Esses anticorpos são, geralmente, dirigidos contra antígenos sangüíneos ABO ou contra antígenos de histocompatibilidade. Neste último caso, a produção desses anticorpos pode ser desencadeada por gravidez, transfusão sangüínea ou transplante prévio. Esse tipo de rejeição ocorre poucos minutos ou horas após o transplante e é caracterizado pelo acúmulo de neutrófilos nos glomérulos e nos capilares peritubulares com conseqüente lesão endotelial e trombose capilar. Essa rejeição é em geral fulminante, não sendo passível de tratamento.

A avaliação imunológica adequada pré-transplante na seleção do doador e receptor (por meio de prova cruzada) e o respeito quanto à compatibilidade sangüínea tornaram a rejeição humoral uma complicação extremamente rara nos dias de hoje.

REJEIÇÃO AGUDA

Apesar dos avanços na terapêutica imunossupressora, a rejeição aguda ainda ocorre em 20 a 50% dos pacientes transplantados. A rejeição aguda pode ser essencialmente celular (por isso denominada rejeição celular aguda – RCA), caracterizada por infiltração de células mononucleares no enxerto. A rejeição aguda manifesta-se em poucos dias ou semanas após o transplante e resulta da ativação primária de células T e do conseqüente desencadeamento de vários mecanismos efetores. Na grande maioria dos casos, apresenta boa resposta ao tratamento anti-rejeição clássico, utilizando-se altas doses de corticóide.

O quadro clínico da rejeição aguda inclui aumento da creatinina sérica (acima de 20% do valor basal), aumento de peso, queda da diurese, hipertensão arterial, dor no local do enxerto e presença de eosinofilia ao hemograma. A confirmação diagnóstica é obtida pela biópsia do enxerto. As alterações típicas de rejeição aguda do tipo RCA, também chamada de rejeição tubulointersticial, incluem infiltrado inflamatório intersticial, tubulite e, eventualmente, glomerulite (Fig. 24.6).

Recentemente, foi desenvolvida a classificação de Banff para a doença do transplante renal, que teve como principal objetivo estabelecer critérios para o

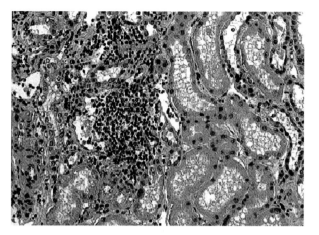

Figura 24.6 – Rejeição celular aguda ao enxerto renal.

diagnóstico de rejeição, níveis de gravidade e uniformizar a classificação das alterações morfológicas do transplante renal. Além disso, foi também objetivo dessa classificação a quantificação das alterações histológicas encontradas. A classificação de Banff com todos os detalhes é apresentada no quadro 24.1.

No esquema de Banff, a tubulite e a arterite intimal ou transmural são consideradas como as principais lesões indicativas de rejeição aguda. Tubulite é a invasão do epitélio tubular por células mononucleares (linfócitos ou macrófagos). No esquema de Banff, o conceito de tubulite é uma característica típica de rejeição aguda e também se correlaciona melhor com a gravidade da rejeição (melhor que a intensidade ou a extensão da infiltração linfocitária intersticial) (Fig. 24.7).

Quadro 24.1 – Classificação de Banff para o transplante renal.

Categorias diagnósticas para biópsias de enxerto renal (Banff 1997)	
1. Normal	
2. Rejeição mediada por anticorpos pré-formados antidoador	
Tipo	Achados histopatológicos
Imediata (hiperaguda)	Lesão vascular com acúmulo de neutrófilos no glomérulo e em capilares peritubulares com conseqüente lesão endotelial e trombose de capilares
Tardia (aguda acelerada)	
3. Alterações *Borderline*: "suspeita" de rejeição aguda	
Grau	
"Suspeita"	Nesta categoria não há arterite intimal, mas sim focos de tubulite leve (1 a 4 células mononucleares/túbulo)
4. Rejeição aguda	
Tipo (grau)	
IA	Casos com infiltrado intersticial significativo (comprometendo > 25% do parênquima) e focos de tubulite moderada (> 4 células mononucleares/túbulo)
IB	Casos com infiltrado intersticial significativo (comprometendo > 25% do parênquima) e focos de tubulite grave (> 10 células mononucleares/túbulo)
IIA	Casos com infiltrado intersticial significativo (comprometendo > 25% do parênquima), focos de tubulite grave (t3) e arterite intimal leve a moderada (v1)
IIB	Casos com arterite intimal grave (comprometendo > 25% da luz do vaso) (v2)
III	Casos com arterite "transmural" ou alterações fibrinóides e necrose de células da musculatura lisa da média (v3 com inflamação linfocítica)
5. Nefropatia crônica do enxerto	
Grau	
Grau I (leve)	Fibrose intersticial leve e atrofia tubular sem (a) ou com (b) alterações vasculares específicas sugestivas de rejeição crônica
Grau II (moderada)	Fibrose intersticial moderada e atrofia tubular sem (a) ou com (b) alterações vasculares específicas sugestivas de rejeição crônica
Grau III (grave)	Fibrose intersticial grave e atrofia tubular sem (a) ou com (b) alterações vasculares específicas sugestivas de rejeição crônica
6. Outros	

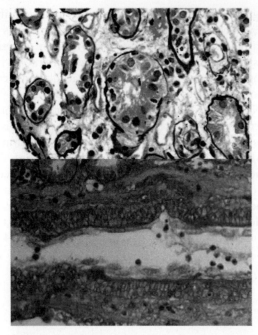

Figura 24.7 – Tubulite e arterite em rejeição aguda ao enxerto renal.

A arterite intimal também é considerada lesão pactognomônica de rejeição aguda, porém é uma lesão mais grave. A arterite intimal, ou endarterite, caracteriza-se pelo espessamento da íntima dos vasos com áreas de permeação subendotelial, variando desde raras células inflamatórias na íntima até infiltração celular transmural com necrose do endotélio, depósito de fibrina, plaquetas e trombose vascular. A gravidade da arterite é determinada pelo número de vasos comprometidos, bem como pela intensidade individual das lesões. Já a venulite não é considerada marcador de rejeição.

Adicionalmente, foi criado um sistema de códigos numéricos usado para quantificar as alterações detectadas e, dessa forma, graduar a rejeição. Foram designadas as letras "g", "i", "t", "v", "ah", respectivamente, para alterações glomerulares, intersticiais, tubulares, vasculares e de hialinose arteriolar. As alterações crônicas recebem a letra "c" antes de cada categoria (ou seja, "cg", "ci", "ct" e "cv") (Quadro 24.2).

REJEIÇÃO CRÔNICA

A rejeição crônica é a causa mais freqüente de perda de função do enxerto no período tardio pós-transplante, sendo o principal obstáculo para o sucesso a longo prazo do transplante de órgãos.

A rejeição crônica é diagnosticada pela presença de deterioração progressiva da função do enxerto associada a alterações morfológicas vasculares e intersticiais. As alterações vasculares da rejeição crônica vascular têm muitos aspectos em comum com a arteriosclerose, porém *exclusivo* das artérias do enxerto. A presença de espessamento fibrointimal progressivo

Quadro 24.2 – Critérios quantitativos da classificação de Banff para transplante renal.

Critérios quantitativos para tubulite escore ("t")	
t0	Nenhuma célula mononuclear nos túbulos
t1	Focos com 1 a 4 células/túbulo ou em 10 células tubulares
t2	Focos com 5 a 10 células/túbulo
t3	Focos com > 10 células/túbulo ou presença de pelo menos duas áreas de destruição da membrana basal tubular acompanhada por inflamação i2/i3 e tubulite t2
Critério quantitativo para inflamação intersticial de células mononucleares ("i")	
i0	Inflamação intersticial ausente ou discreta
i1	Até 25% do parênquima inflamado
i2	De 26 a 50% do parênquima inflamado
i3	> 50% do parênquima inflamado
Critério quantitativo para glomerulite ("g")	
g0	Ausência de glomerulite
g1	Glomerulite presente na minoria de glomérulos
g2	Glomerulite segmental ou global em 25 a 75% dos glomérulos
g3	Glomerulite (principalmente global) em todos ou em quase todos os glomérulos
Critério quantitativo para espessamento hialino de arteríola ("ah")	
ah0	Sem espessamento hialino PAS-positivo
ah1	Espessamento hialino PAS-positivo leve a moderado em pelo menos uma arteríola
ah2	Espessamento hialino PAS-positivo moderado a grave em mais de uma arteríola
ah3	Espessamento hialino PAS-positivo grave em várias arteríolas
Critério quantitativo para arterite intimal ("v")	
v0	Ausência de arterite
v1	Arterite intimal leve a moderada em pelo menos um vaso
v2	Arterite intimal moderada a grave em mais de um vaso
v3	Arterite intimal grave na maioria dos vasos e/ou arterite transmural, alterações fibrinóides e necrose da camada muscular média, freqüentemente com áreas focais de infartos e hemorragia intersticial

e difuso leva ao estreitamento significativo da luz das artérias com conseqüente isquemia e falência do órgão transplantado.

A incidência de rejeição crônica varia de acordo com o tipo de órgão transplantado: aos cinco anos pós-transplante é de 30-50% para rim (dependendo do tipo de doador), 25-60% para coração, 50-60% para pulmão e 4-8% para fígado.

O aspecto morfológico comum da rejeição crônica em todos os órgãos sólidos transplantados é a endarterite obliterante. Aparentemente, esse processo compromete as "estruturas tubulares" dentro do enxerto, podendo ser vasos, ductos biliares ou bronquíolos promovendo espessamento concêntrico de sua luz levan-

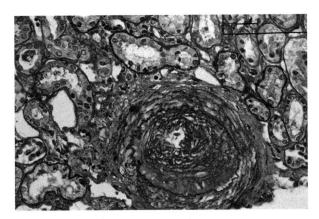

Figura 24.8 – Rejeição crônica – endarterite obliterante.

do à obliteração. Outra característica comum da rejeição crônica é a presença de fibrose, provavelmente resultante do processo inflamatório crônico, com conseqüente acometimento de células do parênquima, particularmente as células de origem epitelial (Fig. 24.8).

Embora os mecanismos responsáveis pela rejeição crônica ainda não tenham sido totalmente elucidados, diversos fatores de risco foram reconhecidos, sendo classificados como fatores de risco imunológicos e não-imunológicos.

Dentre os fatores de risco não-imunológicos destacam-se idade do doador, tempo de isquemia fria, sexo, raça, incompatibilidade de tamanho do órgão entre doador e receptor e redução da massa renal (no caso do transplante renal). Circunstâncias que ocorrem no pós-transplante, tais como hipertensão arterial, hiperlipidemia (particularmente a hipertrigliceridemia) e infecção pós-transplante (principalmente causada por citomegalovírus) também apresentam impacto negativo na sobrevida do enxerto e podem acelerar o processo da rejeição crônica. A infecção por citomegalovírus aumenta a doença vascular do enxerto em transplante cardíaco, assim como em modelos experimentais. No entanto, tal correlação não foi encontrada em transplante renal.

Apesar de os fatores não-imunológicos contribuírem para o desenvolvimento da rejeição crônica, eles não parecem ser determinantes no processo. Nesse contexto, vários mecanismos dependentes ou independentes dos aloantígenos têm sido implicados. Dentre os fatores de risco imunológicos destacam-se incompatibilidade HLA, antecedente de rejeição aguda no pós-transplante, rejeição subclínica e imunossupressão inadequada.

A importância direta da incompatibilidade HLA no desenvolvimento de rejeição crônica não foi completamente estabelecida, apesar de os diversos registros internacionais terem demonstrado sobrevida menor do enxerto proporcional ao número de incompatibilidades nos *loci* HLA-B e DR. A rejeição aguda é considerada o principal fator de risco para o desenvolvimento de rejeição crônica. A presença de rejeições subclínicas (diagnosticadas em biópsias de protocolo) pode constituir importante fator de risco para a perda da função renal a longo prazo. Alguns estudos sugerem que o tratamento da rejeição subclínica pode levar à melhora dos resultados histológicos e funcionais nos transplantes renais. Finalmente, a imunossupressão inadequada, quer por protocolos específicos dos centros transplantadores, quer por não-adesão dos pacientes ao tratamento medicamentoso permanente e contínuo, tem sido implicada na menor sobrevida do enxerto.

Rejeição crônica ao enxerto renal

A rejeição crônica é a causa mais freqüente da perda de função do enxerto no período tardio. Ela é responsável por 29 a 80% das falências do rim transplantado, quando se exclui a morte do receptor.

A rejeição crônica renal, também chamada de nefropatia crônica do enxerto, caracteriza-se clinicamente por declínio gradual e progressivo da função renal, geralmente acompanhado de proteinúria não-nefrótica e hipertensão arterial, que se inicia alguns meses ou mesmo anos após o transplante. A prevalência de hipertensão arterial é maior nos pacientes com rejeição crônica do que naqueles com função estável do enxerto.

A rejeição crônica renal manifesta-se histologicamente por *alterações vasculares* (rejeição crônica vascular) caracterizadas por espessamento fibroso concêntrico da íntima levando à obliteração vascular; *alterações glomerulares* (glomerulopatia do transplante) caracterizadas por espessamento da parede capilar e aumento da matriz mesangial; e por *alterações tubulointersticiais* (rejeição crônica tubulointersticial) caracterizadas por fibrose intersticial e atrofia tubular. Alterações como aparecimento de múltiplas camadas concêntricas dos capilares peritubulares também têm sido mais recentemente descritas como características de rejeição crônica.

As alterações vasculares (endarterite obliterante) acometem artérias e arteríolas, geralmente acompanhadas por moderado grau de infiltração de macrófagos e linfócitos na parede do vaso e também por *foam cells*, caracterizando um quadro de arteriosclerose.

As lesões glomerulares são variáveis, mas incluem enrugamento e colapso do tufo glomerular, hipertrofia glomerular, expansão da matriz mesangial e glomerulosclerose focal. Em 1964, Hamburger et al. descreveram a glomerulopatia do transplante caracterizada por um quadro histológico de glomerulonefrite membranoproliferativa com imunofluorescência negativa para depósitos de imunoglobulinas.

Para a quantificação das lesões de rejeição crônica, a classificação de Banff incorporou o sistema CADI (*chronic allograft damage index*). Estudos anteriores demonstraram a eficiência do sistema CADI como preditor da falência crônica do enxerto renal. A classificação de Banff para nefropatia crônica do enxerto (Quadro 24.1) estabeleceu que, para o diagnóstico de rejeição crônica, devem ser utilizados dados clínicos e patológicos. Nenhum deles isoladamente é suficientemente específico para o diagnóstico de rejeição crônica. As alterações glomerulares e vasculares que acompanham a rejeição crônica são características (porém não patognomônicas), enquanto as alterações tubulointersticiais que freqüentemente acompanham a rejeição crônica são menos específicas.

BIBLIOGRAFIA

COELHO V, CALDAS C, KALIL J: Imunobiologia do transplante, em *Manual de Transplante Renal*, editado por Manfro R, Noronha IL, Pacheco A, São Paulo, Editora Manole, 2003, pp 1-15.

NORONHA IL, SAMPAIO SO: Citocinas e moléculas de adesão em transplante, em *Transplante de Órgãos e Tecidos*, editado por Neumann J, Abbud M, Garcia VD, São Paulo, Sarvier, 1997, pp 45-57.

RAMANATHAN V, GORAL S, HELDERMAN JH: Renal transplantation. *Semin Nephrol* 21:213-219, 2001.

SOLEZ K, AXELSEN RA, BENEDIKTSSON H, et al: International standardization of criteria for the histologic diagnosis of renal allograft rejection: the Banff working classification of kidney transplant pathology. *Kidney Int* 44:411-422, 1993.

25 Infecções do Trato Urinário

Jenner Cruz

INTRODUÇÃO

As infecções do trato urinário (ITU) são as doenças nefrológicas mais comuns, por afetarem praticamente todos os indivíduos no decorrer de sua vida. É quase impossível uma pessoa adulta não ter tido uma ou mais ITU desde o nascimento, mesmo que sejam assintomáticas ou não-complicadas. Ocorre, portanto, em toda população, desde no recém-nascido até no idoso, sendo mais comum em mulheres, especialmente durante a gravidez. Felizmente, desde o advento do uso e abuso de antibióticos, sua gravidade e/ou complicações reduziram bastante.

DEFINIÇÕES E TERMINOLOGIA

Infecção do trato urinário (ITU) é um termo geral que indica invasão do sistema urinário, previamente estéril, por bactérias. Alguns autores também chamam ITU as infecções por levedura, fungos ou vírus. O termo foi criado há cerca de meio século, após a introdução do conceito de bacteriúria significativa ou cultura de urina quantitativa positiva, por Kass, em 1955. A cultura de urina positiva indica que ela está infectada por microrganismos, mas não indica de onde eles provêm, embora se possa avaliar o local da infecção: trato urinário superior ou inferior, se a infecção é aguda ou crônica e se ela é ou não sintomática.

Quando em cultura de urina crescem 10^5 colônias/mL ou mais, diz-se que há bacteriúria significativa e alta probabilidade de se tratar de uma verdadeira infecção urinária, enquanto quando há crescimento de número inferior de bactérias, trata-se de bacteriúria não-significativa, com alta possibilidade de essas bactérias serem apenas contaminantes. Define-se bacteriúria assintomática pela presença de pelo menos duas culturas de urina com crescimento de 10^5 colônias/mL ou mais, da mesma bactéria, sem sintomas. ITU recorrente é aquela que reaparece após a cura aparente. Ela é denominada recidiva quando causada pela mesma bactéria de um foco seqüestrado, geralmente do rim ou da próstata, pouco depois de terminar o tratamento, em até uma a duas semanas, significando que a bactéria não foi totalmente erradicada; e reinfecção quando as bactérias foram erradicadas, não há foco seqüestrado, e novos microrganismos, de reservatório fecal, foram introduzidos. Ela ocorre em geral após algumas semanas do fim do tratamento, especialmente em mulheres. Mais de 80% de todas recorrências são por reinfecção.

O termo pielonefrite aguda (PNA) é muito mais antigo, sendo utilizado unicamente para as infecções bacterianas agudas do rim e da pelve, ou seja, do trato urinário superior, acompanhadas de sintomas locais e sistêmicos de infecção. Pode haver PNA com urina estéril, quando o foco infeccioso não entra em contato com as vias excretoras, quando o ureter está obstruído por cálculo ou estreitamento ou quando o paciente está em uso de antibióticos. Cistite é o termo reservado para as inflamações ou infecções vesicais. Ao contrário do que já se pensou, pode haver cistite sem PNA e PNA sem cistite. A síndrome uretral aguda (polaciúria + disúria) geralmente é associada à ITU, mas, em cerca de um terço dos casos não se acompanha de bacteriúria significativa.

Em 1983, Platt defendeu a idéia de que a presença de 10^2 colônias/mL, em cultura de urina de mulheres, com disúria e polaciúria seria suficiente para fazer o diagnóstico de ITU. Outros autores defendem a idéia de que culturas positivas, em homens, com contagens de 10^3 ou 10^4 colônias/mL de germes conhecidamente patogênicos, devam ser tratadas desde que a colheita da urina fosse bem feita, como veremos a seguir. Culturas de urina positivas, obtidas por aspiração suprapúbica, diretamente da bexiga, são sempre significativas com qualquer quantidade de germes crescendo. Muitas disúrias agudas, em forma de cistite, com urina estéril e piúria, podem ser ocasionadas por vaginites ou uretrites por *Trichomonas vaginalis*, *Neisseria gonorrhoeae*, *Chlamydia trachomatis*, *Candida* sp. ou vírus do herpes simples, não devendo ser consideradas ITU. Outro grupo de casos não apresenta nem piúria nem bacteriúria, sendo obscura a causa da irritação uretral, talvez mecânica, química ou decorrente de ato sexual.

O termo pielonefrite crônica (PNC) é usado para evidências inequívocas de inflamação pielocalicinal, com fibrose e deformidades anatômicas do rim. Esse termo deve ser empregado para o achado, patológico ou radiológico, de cicatrizes corticais, lesões tubulo-intersticiais e deformidades calicinais. A PNC pode ser ativa, quando acompanhada de infecção bacteriana persistente, ou inativa, se estéril e assintomática. Ela pode ser estacionária ou estar evoluindo lentamente para insuficiência renal crônica terminal, por motivos diversos, não bem esclarecidos. Cicatrizes renais, de origem não-infecciosa, podem imitar PNC como refluxo vesicoureteral na infância, obstrução do trato urinário, nefropatia por analgésicos, toxinas, alterações metabólicas, vasculares e outras. Ela é rara após PNA sem refluxo e sem obstrução.

Com o uso generalizado de biópsia renal, passou-se a encontrar em muitos casos uma inflamação do interstício, definida como nefrite intersticial (NI), a qual pode ser aguda (NIA) ou crônica (NIC), conforme a natureza do infiltrado. Caso se encontrem também bactérias, por cultura do tecido ou não, e um infiltrado inflamatório agudo, faz-se o diagnóstico de nefrite intersticial bacteriana aguda, que é sinônimo de pielonefrite aguda, bem como a nefrite intersticial bacteriana crônica, sinônimo de pielonefrite crônica.

Nefrite intersticial crônica, sem envolvimento pielocalicinal, provavelmente não é de origem bacteriana e sim devido a toxinas, alterações metabólicas, doenças vasculares ou alterações auto-imunes.

AGENTES BACTERIANOS E ROTA DE ENTRADA DOS MICRORGANISMOS

As ITU são causadas, em geral, por bactérias gram-negativas aeróbias, da família Enterobacteriaceae, presentes na flora intestinal, que invadem o trato urinário por via ascendente. Existem três vias potenciais para os microrganismos atingirem os rins: difusão linfática, hematogênica e ascendente, sendo esta última via considerada responsável por 95% das ITU.

A vagina de 5 a 20% das mulheres abriga bacilos gram-negativos, sem sinais ou sintomas de ITU. A gravidez pode desencadear o aparecimento de PNA, favorecendo a ascensão dessas bactérias nessas pacientes.

A *Escherichia coli* é responsável por 90% das ITU em pacientes em tratamento ambulatorial e em mais da metade dos pacientes internados. Outras bactérias gram-negativas mais freqüentes são: *Klebsiella pneumoniae, Enterobacter aerogenes, Proteus mirabilis, Pseudomonas aeruginosa, Acinetobacter species, Serratia marcescens, Providencia stuartii* e *Providencia rettgeri*. As gram-positivas são os estafilococos como o *Staphylococcus aureus* e os *Staphylococcus saprophyticus* plasma-coagulase negativo, *Enterococcus* sp. e *Corynebacterium urealyticum*.

Abscessos renais, comumente por *Staphylococcus aureus*, ou por *Pseudomonas aeruginosa* ou por algumas espécies de *Salmonella*, atingem os rins por via hematogênica. Um quarto dos pacientes com infecção por *Salmonella typhi* apresentam culturas de urina positivas, principalmente em portadores de *Schistosoma haematobium* ou *Schistosoma mansoni*. Nesses casos, as infecções por *Salmonella* são debeladas apenas após a erradicação da esquistossomíase.

FUNGOS

Os fungos atingem o trato gastrintestinal por via hematogênica. Infecções espontâneas por fungos são raras. Elas costumam ocorrer após manipulação do trato urinário, obstrução, *diabetes mellitus*, gravidez, antibióticos em altas doses ou por longa duração e grande redução da resistência orgânica como na síndrome da imunodeficiência adquirida (AIDS).

Os fungos mais comuns são da espécie *Candida*, como a *C. albicans* e a *C. tropicalis*. Outros fungos podem atingir o trato geniturinário como a blastomicose e a coccidioidomicose. *Cryptococcus neoformans*, inicialmente na próstata, podem causar necrose de papila, pielonefrite e piúria. A tuberculose renal será mais bem estudada adiante.

OUTROS AGENTES

Outras classes de microrganismos, como *Chlamydia trachomatis, Ureaplasma urealyticum, Mycoplasma hominis* e alguns vírus (adenovírus tipo 11 e 21, papovavírus, citomegalovírus, vírus do herpes simples etc.), podem produzir uretrites, cistites hemorrágicas e nefrites intersticiais com alguns sintomas de ITU.

Não chamaremos de ITU, muito menos de pielonefrite as infecções por levedos, fungos ou vírus.

FATORES QUE INFLUENCIAM AS INFECÇÕES

ESCHERICHIA COLI

Na sorotipagem da *E. coli*, determinamos três antígenos: O (somático ou da superfície da parede celelar), H (flagelar) e K (capsular). O antígeno H parece não estar associado à virulência ao contrário do antígeno K. As cepas de *E. coli* ricas em antígeno K são muito propensas a atingir a bexiga e invadir os rins. Parece que as cepas com antígeno O não são suficientemente uropatogênicas quando isoladas.

O grau de adesão destes bacilos ao uroepitélio parece ser importante para a infecção. Essa adesão faz-se por adesinas da superfície do bacilo a receptores específicos do uroepitélio. As adesinas são lectinas expressadas nas pontas dos *pili* ou das fímbrias localizadas na superfície das bactérias (Fig. 25.1).

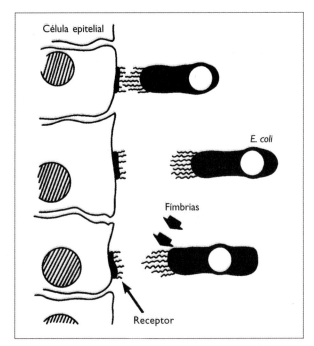

Figura 25.1 – Mecanismo de adesão da *E. coli* às células do epitélio vaginal.

Há dois tipos de *pili*: tipo 1, sensíveis à manose, e tipo 2, resistentes à manose. Os *pili* tipo 1 unem-se menos intensamente com as células uroepiteliais e parecem não desenvolver sintomas clínicos de PNA. Os *pili* tipo 2, ao contráro, estão envolvidos intimamente em todos os degraus que conduzem à PNA.

As características virulentas da *Escherichia coli* são definidas pela sua habilidade em invadir o trato urinário normal, entrar na corrente sangüínea e desenvolver uma série de respostas inflamatórias agudas: produzir febre, elevar a velocidade de hemossedimentação e ativar várias citocinas – IL-1 (interleucina-1), IL-6, IL-8, TNF (fator de necrose tumoral), PCR (proteína-C reativa) etc.

Outras bactérias como *Proteus mirabilis*, *Klebsiella pneumoniae*, *Enterobacter faecalis* e *Corynebacterium urealyticus* têm mecanismos virulentos diversos.

ANORMALIDADES ESTRUTURAIS DO MECANISMO DE MICÇÃO

Várias anormalidades podem dificultar a micção e favorecer a infecção (Quadro 25.1).

Quadro 25.1 – Anormalidades urinárias que favorecem a infecção.

Cálculos (dos rins, da bexiga ou da próstata)
Estreitamentos (do ureter ou da uretra)
Obstrução prostática (benigna ou maligna)
Refluxo vesicoureteral
Bexiga neurogênica (diabéticos e paraplégicos)
Cateterização urinária (permanente ou ocasional)

Qualquer forma de cateterização do trato urinário favorece a infecção. Um cateter uretral colocado assepticamente, mesmo com sistema de drenagem fechado, induz bacteriúria na velocidade de 3 a 10% ao dia, de modo a provocar 100% de bacteriúria se o cateter for mantido por um mês. Um cateter deve ser mantido apenas quando for realmente necessário.

REFLUXO VESICOURETERAL (RVU)

DEFINIÇÃO

A competência da válvula vesicoureteral é um meio importante de defesa contra infecções ascendentes da bexiga para os rins. Quando ela é incompetente há refluxo. Nefropatia do refluxo é o conjunto de lesões dependentes desse defeito valvular primário.

CAUSAS

O RVU é provocado pelo retorno da urina infectada da bexiga para o ureter por um defeito congênito ou adquirido da junção vesicoureteral, condicionando o principal fator predisponente à pielonefrite crônica, principalmente em meninos e recém-nascidos.

A válvula vesicoureteral normal é muito competente. O ureter sadio possui uma porção intravesical que aumenta a competência do mecanismo valvar, tomando-o menos suscetível ao refluxo. A ausência do ureter intravesical é a principal causa de refluxo (Fig. 25.2).

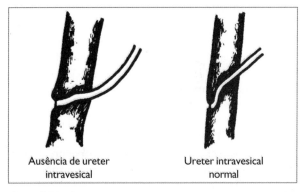

Figura 25.2 – Porção intravesical do ureter em portadores de refluxo e em normais.

INCIDÊNCIA

Dois terços das crianças sadias, com menos de 6 meses de idade, apresentam refluxo leve a moderado. Não havendo infecção, o refluxo diminui gradualmente, de modo a desaparecer até os 2 anos de idade, porém podem persistir em 0,4 a 1,8% das crianças. Recém-nascidos com alterações neurogênicas da bexiga, como a mielodisplasia, apresentam RVU secundário, com ureteres dilatados e tortuosos e orifícios em "buracos de golfe" típicos. O refluxo também se desenvolve em 45% das crianças com meningomielocele ao redor dos 5 anos de idade.

Alguns autores dividem o refluxo em dois tipos: no primeiro, a contratura da bexiga durante o ato da micção é insuficiente, mas o mecanismo de fechamento está presente e muito ativo. O refluxo é bilateral e costuma provocar anomalias do trato urinário superior e cicatrizes renais. No segundo tipo, a bexiga é instável e suas contraturas poderosas durante a micção. Nesse caso, o refluxo é unilateral, e as cicatrizes, renais raras.

Divertículo parauretral-congênito acarreta geralmente refluxo. Válvulas de uretra posterior, em meninos, acompanha-se de refluxo em 25 a 50% dos casos e obstruções da junção ureteropiélica em 10%.

Ultra-sonografia de fetos, durante a gravidez, pode identificar hidronefrose e dilatação ureteral antes do nascimento, sendo que 10 a 40% desses casos evoluem para graus avançados de refluxo.

Trinta a 50% de recém-nascidos e meninos com infecção do trato urinário, recorrente ou persistente, apresentam refluxo ao exame radiológico. Também apresentam 18% dos adultos com lesão da medula espinhal e um número variável de adultos com tumores da bexiga, hipertrofia prostática ou calculose do trato urinário. Ocorre ainda em 85 a 100% das crianças e em 50% dos adultos com pielonefrite crônica cicatricial.

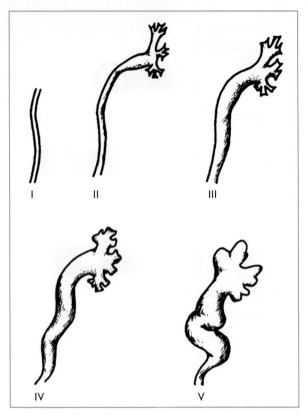

Figura 25.3 – Graus de refluxo pelo Comitê Internacional (adaptado).

TRANSMISSÃO GENÉTICA

O refluxo é mais comum na raça branca, parecendo ser transmitido hereditariamente por um gene dominante com penetrância incompleta. Estudos experimentais em macacos sugerem que infecções da bexiga aumentam a duração de refluxos em recém-nascidos e diminuem a competência da válvula vesicoureteral.

QUADRO CLÍNICO

O RVU pode ser uni ou bilateral. Geralmente, o quadro clínico é o de uma infecção do trato urinário, em geral recidivante ou persistente.

O *International Reflux Study Committee* graduou, por meio da uretrocistografia miccional, em 1981, a gravidade do refluxo em 5 graus (Fig. 25.3):

Grau I – ele atinge apenas parte do ureter.

Grau II – atinge a pelve e os cálices sem deformá-los.

Grau III – igual ao anterior, mas com discreta dilatação e tortuosidade dos ureteres, mas sem deformar os fórnix dos cálices.

Grau IV – com dilatação moderada dos ureteres, pelves e cálices, que se apresentam difusamente rombudos.

Grau V – a dilatação e a tortuosidade estão bem mais intensas, havendo desaparecimento das impressões papilares dos cálices (Fig. 25.2).

CONSEQÜÊNCIAS

Hipertensão arterial – é uma complicação tardia do refluxo, talvez decorrente de lesões vasculares isquêmicas e ativação do sistema renina-angiotensina-aldosterona. Incide de 15 a 30% em crianças, conforme o autor, podendo ser desde leve até grave ou maligna.

Displasia renal – o aumento da pressão retrógrada, instalada precocemente na vida intra-uterina, pode produzir displasia renal, resultante de desenvolvimento anormal do broto ureteral.

Rim de Ask-Upmark – também chamado de hipoplasia segmentar do rim, parece ser decorrente de refluxo e não de malformação congênita. Trata-se de uma forma peculiar de hipoplasia ou displasia, geralmente unilateral, onde uma porção relativamente normal do rim é separada, por um sulco, de uma área hipoplástica ou displástica.

Refluxo intra-renal – acredita-se, não universalmente, que o retorno da urina até a pelve renal possa lesar o rim mecanicamente, por aumento da pressão, independentemente de a urina estar ou não infectada. Acredita-se que o refluxo é a principal causa de formação de áreas cicatrizadas nos rins.

Há duas formas básicas de papilas renais: aquelas que não permitem o refluxo porque são cônicas, cujos ductos papilares se abrem obliquamente, de modo que havendo aumento de pressão se fecham, por um mecanismo tipo valvular, e aquelas que por serem largas, compostas, devido à fusão de vários ductos papilares, não se fecham e permitem o refluxo sempre que houver aumento da pressão retrógrada. As papilas cônicas são mais comuns (quase 70%).

Glomerulopatia de refluxo – classificada histologicamente como glomerulosclerose focal, inicia-se com proteinúria, evoluindo para insuficiência renal crônica em 5 a 10 anos. A gravidez e a hipertensão maligna podem acelerar a evolução. Mesmo quando o refluxo é unilateral, as lesões glomerulares são bilaterais. A etiopatogenia da proteinúria e da glomerulosclerose em portadores dessa forma de glomerulopatia ainda não é clara: a presença de IgM e C3 no mesângio e nas áreas esclerosadas sugere a etiologia imunológica. Antígenos autólogos oriundos de proteínas da borda em escova dos túbulos proximais e de proteína de Tamm-Horsfall também foram afetados, bem como provável disfunção mesangial ou alterações vasculares, com hiperplasia da íntima e hipertrofia da média. Porém, a teoria mais aceita é a de hiperfiltração, condicionando alterações hemodinâmicas glomerulares decorrentes de adaptações a reduções da massa renal.

Insuficiência renal crônica progressiva – a evolução para rim terminal parece ser causada por refluxo em 10 a 20% dos casos.

DIAGNÓSTICO

Na urografia excretora, o sinal mais precoce é a assimetria renal, mesmo em casos bilaterais. A alteração patognomônica é uma cicatriz ou fibrose do parênquima renal, diretamente relacionada com cálices dilatados, com perda das impressões papilares.

A uretrocistografia miccional deve ser indicada nos casos suspeitos, como de infecção do trato urinário recidivante, especialmente em meninos, pois, além de fazer o diagnóstico, pode determinar o grau da lesão.

A cintilografia renal com ^{99m}Tc-DMSA e a ultrassonografia podem ser úteis, principalmente por não serem exames invasivos. A cintilografia é superior, pois não requer preparo prévio, não depende da ausência de gases intestinais, evita os riscos do uso de contrastes radiológicos iodados, permite boa visualização do parênquima renal, por combinação de diferentes incidências, e requer pequena dose de radiação. Já a ultra-sonografia depende da experiência do observador para possibilitar melhores resultados.

EVOLUÇÃO E TRATAMENTO

O refluxo vesicoureteral primário evolui, na grande maioria dos casos, para a cura espontânea. Não havendo cura clínica nos primeiros 2 anos de vida, pode haver correção cirúrgica adequada. A cirurgia deve ser indicada de preferência até o terceiro grau, com ausência de proteinúria e hipertensão. A correção cirúrgica do refluxo após os 5 anos de idade, com rins já apresentando cicatrizes, é tida como ineficaz, pois a glomerulopatia do refluxo, uma vez instalada, costuma evoluir para hipertensão arterial e insuficiência renal inexoravelmente.

Os portadores de nefropatia do refluxo devem ser acompanhados quanto a pressão arterial, função renal e progressão das cicatrizes renais, sendo a cintilografia renal com ^{99m}Tc-DMSA o melhor método.

O bom controle da pressão arterial e das infecções urinárias melhora o prognóstico ou atrasa o aparecimento da insuficiência renal.

DOENÇAS OU CONDIÇÕES SUBJACENTES

Algumas delas estão relacionadas no quadro 25.2.

Quadro 25.2 – Doenças ou condições subjacentes.

Gravidez
Diabetes mellitus
Anemia falciforme
Doença renal policística
Transplante renal

A ITU é o problema renal mais freqüente da gravidez. A paciente que pretende engravidar ou que já está no início da gravidez deve incluir a cultura de urina entre seus exames de rotina mesmo estando assintomática.

O *diabetes mellitus* aumenta três a quatro vezes mais a incidência de becteriúria, infecção do trato urinário e pielonefrite.

AFECÇÕES RENAIS NÃO-INFECCIOSAS

DIFERENÇA DE SUSCETIBILIDADE ENTRE O CÓRTEX E A MEDULA RENAL

Estudos experimentais de pielonefrite induzida por via hematológica demonstram grande diferença de suscetibilidade entre o córtex e a medula renal. Assim, basta injetar 10 bactérias para produzir infecção na medula, enquanto para o córtex são necessárias 10^5. Entre as causas dessa diferença, ainda motivo de controvérsia, estão o menor fluxo sangüíneo para a medula renal, a ação anticomplementêmica da amônia e a menor mobilização dos leucócitos devido à hipertonicidade medular.

REAÇÕES IMUNOLÓGICAS

PRODUÇÃO DE ANTICORPOS NA PIELONEFRITE

Os antígenos bacterianos que induzem à maior parte da resposta por meio de anticorpos são: antígeno O, fímbrias e, em menor extensão, antígeno K. O plasma responde inicialmente por meio dos anticorpos IgG e IgM e a urina por meio da IgA, porém, indivíduos com hipogamaglobulinemia não costumam ter mais ITU que a população geral, por isso o real papel dos anticorpos ainda permanece obscuro.

IMUNIDADE MEDIADA POR CÉLULAS NA PIELONEFRITE

O papel das células T na gênese das pielonefrites ainda não foi estabelecido.

MECANISMO AUTO-IMUNE NA PIELONEFRITE

Vários autores defendem a idéia de que as infecções renais pudessem estimular a produção de reações auto-imunes contra antígenos renais, contribuindo para a perpetuação da lesão renal mesmo na ausência de proliferação bacteriana.

Contra essa hipótese, foi demonstrado que, muitas vezes, a pielonefrite está localizada em um rim, chegando a destruí-lo completamente enquanto o rim contralateral permanece normal.

Infiltrado celular mononuclear, característico da pielonefrite crônica, indica a existência de mecanismo mediado por células.

Hipótese da forma-L (*L-form hypothesis*) – por esta hipótese algumas bactérias, principalmente do gênero *Proteus*, teriam variantes, osmoticamente frágeis e deficientes, que persistiriam apesar de terapêuticas antimicrobianas, e reverteriam, com sua virulência total, após o término do tratamento antibiótico.

A proteína de Tamm-Horsfall, formada pelas células tubulares da alça ascendente espessa de Henle e do túbulo contorneado distal, por um aumento da pressão intratubular, poderia refluir para o interstício, devido à nefropatia do refluxo, à uropatia obstrutiva ou a algumas nefropatias tubulointersticiais e, após três semanas, desenvolver nefrite intersticial focal.

EVOLUÇÃO DA LESÃO RENAL

O tratamento antibiótico precoce e eficiente parece curar as pielonefrites agudas definitivamente, sem seqüelas, quer clínica quer experimentalmente, motivo pelo qual a incidência de pielonefrite crônica está em franco declínio.

PATOLOGIA

PIELONEFRITE AGUDA

Os rins de pacientes com pielonefrite aguda grave são grandes, possuem inúmeros abscessos na superfície capsular e na medula. Entre essas áreas afetadas o tecido renal é normal. Havendo obstrução associada, os cálices estão alargados, as papilas rombudas e a mucosa pélvica congesta e espessada. Algumas papilas podem estar normais e outras necrosadas.

Histologicamente, o interstício está edemaciado e infiltrado por células inflamatórias, predominantemente por neutrófilos. No local dos abscessos há necrose dos tecidos. Muitos glomérulos estão normais mesmo em áreas inflamadas. Havendo obstrução ureteral total, a infecção generaliza.

PIELONEFRITE CRÔNICA

Desde 1939, utilizava-se o critério anatomopatológico de Weiss e Parker para se diagnosticar pielonefrite crônica: inflamação intersticial, fibrose, dilatação e atrofia tubular, hipertensão arterial e evidência de infecção bacteriana. Atualmente, este termo deve ser usado apenas nos casos inequívocos de inflamação pielocalicinal, fibrose e deformidades. Na pielonefrite crônica, a agressão ao glomérulo é feita de fora para dentro.

O exame macroscópico é mais importante que o microscópico, mostrando a cicatriz e as deformidades calicinais. Os rins apresentam-se reduzidos. O envolvimento pode ser uni ou bilateral. As escaras variam de tamanho, mas costumam ser grandes, envolvendo um lobo completo, ou rasas e achatadas como a cicatriz de um infarto.

Espessamento, dilatação ou tortuosidade dos ureteres indicam obstrução ou refluxo prévio, bem como pelve e cálices difusamente dilatados.

O exame microscópico depende do estádio evolutivo da lesão. Escaras antigas podem mostrar apenas túbulos dilatados ou atróficos separados por tecido fibroso e vasos sangüíneos alagados. Escaras recentes mostram infiltrado intersticial mononuclear linfomonocitário, túbulos atrofiados, necrose, tecido intersticial fibroso e fibrose periglomerular. Alguns túbulos podem estar dilatados, com epitélio achatado e preenchidos por cilindros colóides (tireoidização).

As alterações vasculares têm graus variados, com espessamento da média e da íntima de artérias e arteríolas. Conforme o grau da pressão arterial do paciente, é comum encontrar-se hialinose arteriolar característica da hipertensão secundária.

A pelve e os cálices estão sempre atacados. Neutrófilos, eosinófilos e células gigantes podem estar presentes. O encontro de depósitos intersticiais de proteína de Tamm-Horsfall nos rins sugere refluxo ou obstrução.

HISTÓRIA NATURAL DA INFECÇÃO DO TRATO URINÁRIO

A ITU pode ser totalmente assintomática ou cursar com um quadro clínico de uretrite ou cistite (infecção urinária baixa), com vontade de urinar várias vezes (polaciúria), queimação ao urinar, dor ao urinar (algúria), desconforto suprapúbico, tenesmo, mal-estar, urina turva ou sanguinolenta, febre baixa ou ausente; ou cursar com um quadro clínico de PNA (infecção urinária alta), com febre alta, calafrios, cefaléia e dor lombar (punho-percussão do dorso muito dolorosa na altura dos rins, conhecida no Brasil como sinal de Giordano), ou cursar com um quadro clínico completo (cistite mais PNA).

Apesar de as infecções do trato urinário se manifestarem em qualquer idade, há maior prevalência dessa entidade em três grupos etários: meninas até os 6 anos de idade, mulheres jovens com vida sexual ativa e homens idosos com idade superior a 60 anos (Fig. 25.4).

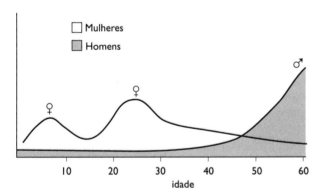

Figura 25.4 – Incidência etária das infecções urinárias.

As bactérias produtoras de urease (*Proteus, Providencia, Morganella, S. saprophyticus* e *Corynebacterium urealyticum*) devem ser totalmente erradicadas, pois são produtoras de grandes cálculos renais, principalmente os cálculos coraliformes.

DIAGNÓSTICO

O diagnóstico pode ser sugerido pela anamnese e exame físico (sinal de Giordano) e está baseado no exame de urina e na urocultura. Quando o quadro clínico é sugestivo de ITU, o exame imediato da urina é muito importante, pois quanto mais depressa é iniciado o tratamento, menos tempo e menor dose de antibióticos são necessários.

Exame de urina – um método diagnóstico rápido pode ser feito por meio de exame microscópico do sedimento urinário, obtido por centrifugação, corado pelo método de Gram, com a lente imersa em óleo ou com a objetiva em seco, com luz reduzida, com ou sem adição de azul-de-metileno. A presença de um ou mais microrganismos corados pelo método de Gram correlaciona-se, em cerca de 90% das vezes, com cultura quantitativa positiva, ou seja, o crescimento de 10^5 colônias/mL ou mais. É um método rápido, fácil e pouco usado no Brasil. O encontro de mais de 20 bactérias, móveis ou não, em sedimento de urina obtida na hora do exame também é muito significativo. A presença de piúria – mais de 10 leucócitos por campo em urina centrifugada ou 5 por campo em material não-centrifugado – não é suficiente para o diagnóstico de ITU, pois há piúrias estéreis, especialmente de origem vaginal. O teste de nitrito positivo e/ou presença moderada ou alta de leucócitos, em urina matutina, feito com tiras reativas para uroanálise, é altamente específico. Hematúria microscópica é um achado comum em infecções urinárias agudas, mas a presença de proteinúria é rara.

Cultura de urina – a amostra de urina a ser cultivada deve ser colhida do meio do jato de micção (jato médio), após limpeza da genitália externa com água ou solução fisiológica, em tubo estéril e cultivada prontamente, no máximo em 2 horas após a colheita. O consenso de *The Infectious Diseases Society of America* recomenda que se diagnostique ITU quando há sintomas de cistite e crescimento de 10^3 colônias/mL, com 80% de sensibilidade e 90% de especificidade. Quando há sintomas de PNA, com febre, dor no flanco e calafrios, mesmo sem sintomas de cistite e crescimento de pelo menos 10^4 colônias/mL, há 95% de sensibilidade e especificidade de se tratar de ITU.

Exame radiológico ou urológico – os exames radiológicos são importantes para procurar anormalidades estruturais como válvulas ureterais (em meninos), refluxo vesicoureteral grave, malformações e lesões obstrutivas ou neurológicas (em ambos os sexos). Meninos e homens devem ser investigados por urografia excretora desde a primeira ITU para afastar alterações estruturais, enquanto meninas e mulheres apenas em casos de infecções recorrentes persistentes. A cistoscopia pouco ajuda, devendo ser reservada para demonstrar defeitos anatômicos, cistite intersticial e tumores da bexiga. A ultra-sonografia e o exame cintilográfico com DMSA podem ser úteis por serem menos invasivos que a urografia, a cistoscopia ou a uretrocistografia. A tomografia computadorizada é útil para detectar abscessos renais. O diagnóstico de PNC é feito usualmente por imagem (urografia excretora) e cintilografia com DMSA.

TRATAMENTO

Visa erradicar as bactérias, aliviar os sintomas, prevenir lesões renais parenquimatosas e diminuir a possibilidade de a infecção se disseminar.

Cistite aguda não-complicada – deve ser tratada sem fazer cultura de urina, com três dias de trimetoprima-sulfametoxazol (160/800mg, duas vezes ao dia), fluoroquinolonas como ciprofloxacino (100 a 250mg, duas vezes ao dia), cefalexina (1.000 a 2.000mg por dia) ou cefalosporinas de terceira geração. Pode-se usar também nitrofurantoína por sete dias (100mg duas, vezes ao dia). A amoxilina só deve ser usada em segunda linha ou quando indicada pelo antibiograma.

A cistite aguda não-complicada em prostáticos ou paciente não-grávida, com doença renal pode ser tratada com os mesmos medicamentos por espaço maior, 7 e 10 dias, empiricamente ou após cultura de urina com antibiograma.

A cistite aguda não-complicada em grávidas pode ser tratada por sete dias com trimetoprima-sulfametoxazol (160/800mg, duas vezes ao dia), com nitrofurantoína (100mg, duas vezes ao dia), ou com amoxicilina (250mg, a cada 8 horas, desde que indicada por cultura de urina).

A cistite aguda complicada (por obstrução, estase do fluxo urinário, diminuição do sistema imunitário) deve ser tratada com fluoroquinolonas por sete dias (ciprofloxacino, 500mg, duas vezes ao dia, levofloxacino 250 a 500mg, duas vezes ao dia, ou ofloxacino, 200 a 300mg, duas vezes ao dia). Conforme o resultado da cultura, colhida imediatamente, antes do início da terapêutica e conforme a resposta ao tratamento já instituído, este pode ser mudado. É importante realçar que o antibiograma não deve ser considerado um exame muito fidedigno, pois alguns antibióticos são muito ativos *in vitro*, mas pouco eficazes *in vivo* e vice-versa.

Pielonefrite aguda – principalmente em mulheres, com febre superior a 38ºC, tremores, arrepios, sinal de Giordano positivo, náuseas/vômitos, com ou sem sintomas de cistite, deve ser tratada o mais rápido possível, antes que haja lesões parenquimatosas importantes. O diagnóstico pode ser confirmado por exame de urina: com piúria quase sempre presente, cilindros leucocitários que podem faltar e achado de bactérias em urina recente, coradas ou não pelo método de Gram. Deve-se providenciar a cultura de urina com urgência, mas o tratamento deve ser iniciado logo após a colheita do material. A presença de 10^4 colônias/mL ou mais são suficientes para o diagnóstico em 95% dos casos. O tratamento pode ser igual ao da cistite aguda complicada, com fluoroquinolonas durante 7 a 14 dias, preferencialmente com o paciente internado. Caso não houver melhora evidente em 72 horas, manter o paciente internado, repetir a cultura e prolongar o tratamento por mais 14 dias, se necessário. Nesses casos, a menos que a cura seja integral, manter o paciente em observação e repetir a cultura uma a duas semanas após a alta. Em PNA complicada a conduta é semelhante, mas o paciente deve estar sempre internado.

A figura 25.5 resume, em geral, a conduta terapêutica mais comum.

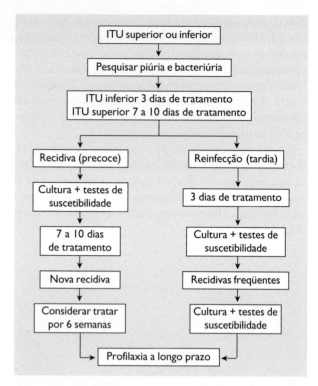

Figura 25.5 – Conduta no tratamento da infecção do trato urinário.

No quadro 25.3 vemos outras drogas rotineiramente, menos utilizadas:

Quadro 25.3 – Antibióticos utilizados em situações especiais.

Ácido pipemídico, 1 comprimido (400mg) de 12/12h, por três dias
Norfloxacino, 1 comprimido (400mg) de 12/12h, por 3 dias
Ofloxacino, 1 comprimido (400mg) de 12/12h, por 3 dias
Pefloxacino, 1 comprimido (400mg) de 12/12h, por 1 ou 3 dias
Lomefloxacino, 1 comprimido (400mg) em dose única, por 3 dias
Levofloxacino, 1 comprimido (500mg) em dose única, por 3 dias
Gatifloxacino, 1 comprimido (500mg) em dose única, por 1 a 3 dias
Cefadroxil, 1 comprimido (500mg) a cada 8 ou 12h, por 3 dias
Amoxilina/ácido clavulânico (500mg) de 8/8h, por 3 a 14 dias
Amoxilina, 1 comprimido (500mg) de 8/8h, durante 3 dias
Cefuroxima axetil, 1 comprimido (500mg) de 12/12h, por 3 a 14 dias
Cefpodoxima proxetil, 1 comprimido (200mg) de 12/12h, por 3 a 14 dias
Cefixima (400mg) em dose única, por 3 a 14 dias
Ceftriaxona (1 a 2g), IV, por dia
Gentamicina (3mg/kg/dia), IV etc.

SITUAÇÕES ESPECIAIS

Infecção em paciente cateterizado – nestes pacientes a incidência de bacteriúria significativa cresce de 3 a 10% ao dia, muitas vezes assintomaticamente. As cateterizações mantidas por mais de 30 dias estão sempre contaminadas por bactérias de gêneros diversos, em geral resistentes aos antibióticos, com risco de formação de cálculos (em caso de bactérias produtoras de urease), infecções geniturinárias locais, fístulas e grande aumento do risco de mortalidade.

O uso de antibióticos em pacientes cateterizados, além de ineficaz, é perigoso, pois pode desencadear superinfecções por polibactérias resistentes, devendo ser feito em poucos casos, como em pacientes em estado séptico.

O melhor tratamento é retirar o cateter o mais rapidamente possível, não fazer cateterizações desnecessárias e usar sempre sistema coletor estéril fechado. Alguns trabalhos atestam que a cateterização intermitente é preferível à contínua.

Bacteriúria assintomática – não necessita ser tratada em mulheres idosas sadias sem lesões estruturais ou neurológicas, pois o custo e a toxicidade do tratamento costumam ser maiores que o risco de doença. Bacteriúria assintomática ocorre em 5% das mulheres jovens, em 21% das mulheres em tratamento ambulatorial, em 53% das mulheres internadas, em 12 a 20% dos homens com mais de 65 anos, em 25 a 37% dos idosos internados em asilos, em 30 a 50% dos idosos hospitalizados e em 2 a 10% das gestantes.

O tratamento é recomendado em pacientes com alto risco de infecção ou com complicações como *diabetes mellitus*, rins policísticos, portadores de anormalidades neurológicas ou anatômicas. Tratar a bacteriúria assintomática em gravidez diminui o risco de PNA no terceiro trimestre.

ITU do idoso – é um problema importante devido à alteração do funcionamento da bexiga, senilidade, alterações da musculatura pélvica, aumento da próstata, menor secreção da próstata, microcálculos prostáticos, acidente vascular cerebral, demência, sedentarismo, higiene deficiente, menopausa, alteração do pH vaginal, havendo um tratamento particular para cada caso.

Lesão da medula espinhal – altera a dinâmica da micção, podendo obrigar o uso de cateter para esvaziar a bexiga, com possibilidade de ocasionar bacteriúria significativa ou assintomática. A profilaxia com antibióticos é contra-indicada.

ITU durante a gravidez – a presença de bacteriúria assintomática na gravidez está associada a maior incidência de hipertensão, anemia, atraso de crescimento fetal e prematuridade. A bacteriúria não significativa, com sintomas de infecção urinária baixa não complicada, deve ser tratada com dose única, provavelmente menos eficiente, ou com trimetoprima-sulfametoxazol por três dias, nitrofurantoína, ampicilina ou cefalexina, sem maiores riscos, exceto que as sulfas devem ser evitadas no fim do terceiro trimestre pelo risco de kernicterus. As fluoroquinolonas não devem ser usadas por poderem afetar o desenvolvimento das cartilagens do feto. PNA febris podem ser tratadas com drogas betalactâmicas ou aminoglicosídeos injetáveis.

ITU no sexo masculino – é rara antes dos 50 anos de idade na ausência de anormalidades urológicas. Pode ocorrer em homossexuais, aidéticos ou imunodeficientes por outras causas ou após relação sexual com parceira feminina com infecção vaginal importante. Tratar por 10 a 14 dias no mínimo, com cultura com antibiograma. As recidivas são freqüentes, principalmente quando as bactérias ficam alojadas na próstata ou em pacientes cateterizados. Nesse caso, a retirada do cateter é obrigatória para se conseguir cura definitiva.

Prostatite sintomática – é muito freqüente em homens adultos. As bactérias que a produzem são as mesmas da ITU, pois acredita-se que o refluxo de urina infectada é sua principal causa. Os cálculos prostáticos podem servir de ninho para essas bactérias e de proteção aos agentes bacterianos. Prostatite bacteriana aguda é rara. Sua forma crônica é causa de ITU de repetição no sexo masculino. O tratamento com fluoroquinolonas por 30 dias no mínimo, mas por até três meses acompanha-se de cura em mais de 90% dos casos.

ITU na criança – tratamento semelhante ao do adulto, mas as fluoroquinolonas não podem ser usadas pelo risco de afetar o desenvolvimento das cartilagens. As ITU não-complicadas costumam ceder em 7 a 14 dias de tratamento, embora períodos mais curtos possam ser suficientes em muitos casos, especialmente em meninas. As infecções recorrentes e aquelas acompanhadas de refluxo vesicoureteral devem receber profilaticamente trimetoprima-sulfametoxazol, 2 a 10mg/kg/dia por muitos meses. Havendo refluxo vesicoureteral, o tratamento clínico parece ser superior ao cirúrgico, preservando mais a função renal. O tratamento cirúrgico deve ser reservado para as crianças de 2 a 4 anos que aparentemente não estão respondendo ao tratamento clínico.

Infecção por *Candida* – embora não deva ser considerada uma ITU, merece alguns comentários sobre seu tratamento. Havendo cateterização, os cateteres devem ser removidos ou trocados, após infundir 50mg de anfotericina B por três a cinco dias, com 75% de sucesso. Tratar cuidadosamente possíveis hiperglicemias e eliminar corticóides e antibióticos da medicação. Em pacientes não-cateterizados e com candidúria ministrar 200 a 400mg/dia de fluconazol por 10 a 14 dias.

ITU recorrentes – as infecções em diabéticos, idosos e transplantados devem ser tratadas por quatro a seis semanas. A profilaxia de reinfecção pode ser feita,

Nefrologia

com sucesso, com dose baixa de trimetoprima-sulfametoxazol, nitrofurantoína ou fluoroquinolonas, uma vez ao deitar, por seis meses ou mais, ou imediatamente após relação sexual. Urinar após a relação é menos eficaz que ingerir um antibiótico. O uso de anti-sépticos urinários, como a mandelamina, ou grande ingestão de líquidos, diariamente, são medidas eficientes mas menos eficazes.

Abscesso renal cortical, corticomedular ou perinefrético – ocorre em 0,01 a 0,1% das internações nos Estados Unidos, com sintomas de PNA, de início insidioso, com ou sem sintomas de cistite. Seu diagnóstico pode ser feito pela tomografia computadorizada. O agente infeccioso mais comum é o *Staphylococcus aureus*, que atinge o rim por via hematogênica, podendo formar um grande abscesso cortical, o carbúnculo renal. A causa mais comum de abscesso perinefrético é a ruptura espontânea de abscesso renal na loja renal.

Embora o tratamento antibiótico possa ser demorado, a necessidade de drenagem cirúrgica é atualmente rara, mas, algumas vezes, pode ser necessário aspirá-lo com agulha grossa. Havendo sepse, em alguns casos, a cura só é conseguida após nefrectomia.

Papilite necrosante ou necrose de papila renal – é um quadro clínico, geralmente superagudo, que se segue à necrose de coagulação da papila ou de porção da medula renal em portadores de *diabetes mellitus* (50% dos casos), abuso de analgésicos, anemia falciforme, ITU, alcoolismo crônico, obstrução do trato urinário, amiloidose renal, rejeição de enxerto em transplante renal, vasculites, hipertensão maligna etc. Essas causas têm em comum isquemia medular aguda por obstrução vascular ou supressão de síntese de prostaglandinas, por inibição das ciclogigenases.

O quadro clínico pode ser desde frusto ou discreto, semelhante a uma infecção do trato urinário, até dramático, com febre, sintomas de cistite (disúria e polaciúria), cólica renal, oligúria, uremia, toxemia, sepse, podendo evoluir para o óbito. Pode ser unilateral, afetando poucas papilas, ou bilateral, afetando todos grupos calicinais. É mais freqüente em idosos.

O diagnóstico pode ser suspeitado pela anamnese, infecção urinária grave, presença da causa desencadeante, uremia aguda e confirmado pelo estudo anatômico de eventual pedaço de "carne" eliminado com urina sanguinolenta. O diagnóstico de certeza também pode ser feito pela pielografia ascendente, mostrando irregularidade na ponta da papila, dilatação do fórnix dos cálices com invasão do parênquima pelo contraste e o sinal do anel com a papila em forma de crescente circundada por contraste. A urografia excretora, a ultra-sonografia e a tomografia computadorizada, menos invasivas, também podem selar o diagnóstico. Em casos benignos oligossintomáticos, o diag-

nóstico pode ser feito após a cura do quadro agudo, tido como uma ITU ou uma PNA, por meio do encontro do sinal do anel à urografia excretora.

O diagnóstico diferencial é feito com a pielonefrite atrófica secundária a refluxo vesicoureteral, uropatia obstrutiva crônica, cavidade medular de origem tuberculosa, divertículo do cálice, rim em esponja e calcificação medular renal.

O tratamento é feito com internação, altas doses de antibióticos, desobstrução ureteral se necessário e procedimentos dialíticos se houver insuficiência renal aguda. Os casos benignos, que comprometem apenas uma papila, evoluem como PNA demorada e podem ser diagnosticados retroativamente, em exame radiológico, tempos após.

Pielonefrite enfisematosa – é uma PNA fulminante, com alto nível de mortalidade, causada por bactérias formadoras de gases (*Escherichia coli* – 70%, *Klebsiella pneumoniae*, *Pseudomanas aeruginosa*, *Candida tropicalis*, *Enterobacter aerogenes*, *Proteus mirabilis*) que ocorre em diabéticos (90% dos casos) e obstruídos. Acompanha-se de desidratação, cetoacidose, sepse, piúria e cultura de urina significativa. A existência de gases pode ser detectada por radiografia simples de abdômen, ultra-sonografia e tomografia computadorizada. Mortalidade de 60 a 80% cai para 20% com nefrectomia de urgência do rim afetado ou drenagem cirúrgica da coleção purulenta e tratamento clínico em UTI. Em alguns casos, sem tratamento cirúrgico, a coleção purulenta drena espontaneamente pela pele, para o músculo psoas, para a linha média pré-vertebral, para tecidos pélvicos retroperitoneais, para a região subfrênica e, transpondo o diafragma, para a cavidade pleural.

Pielonefrite xantogranulomatosa – é uma doença rara, mal estudada, com ITU crônica associada à obstrução do trato urinário. Há destruição do parênquima renal que se apresenta infiltrado por granulomas, abscessos e *foam cells* (macrófagos carregados de lípides). A presença de *foam cells* sugere a possibilidade de um defeito lisossômico dos macrófagos. O processo pode estender-se além da cápsula renal, até o espaço retroperitoneal. A etiologia deve ser multifatorial. Ocorre em qualquer idade, de 11 meses a 89 anos, mas é mais comum em mulheres de meia-idade com sintomas crônicos como dor no dorso, sinal de Giordano bem evidente, massa palpável, febre, arrepios e mal-estar. A cultura de urina é positiva para *Escherichia coli* ou *Staphylococcus aureus*. A tomografia computadorizada mostra freqüentemente um rim alargado e não-funcionante, grande cálculo e massas de baixa densidade (tecido xantomatoso), que podem invadir tecidos adjacentes. O diagnóstico diferencial com câncer pode ser difícil. O tratamento é feito com antibióticos e, às vezes, nefrectomia parcial ou total, quando

350

a doença é unilateral. Foi descrito um caso de recidiva no enxerto após transplante renal.

Malacoplaquia – é uma doença granulomatosa crônica, rara, causada por uma bactéria entérica que afeta vários órgãos, talvez dependente de disfunção dos macrófagos. Caracteriza-se por placas amarelas, fofas, levemente elevadas, às vezes confluentes, de 3 a 4cm de diâmetro em mulheres de meia-idade com ITU crônica. As placas são compostas de macrófagos grandes (histiócitos de Hansemann), alguns linfócitos e células gigantes multinucleadas. Os macrófagos apresentam citoplasma PAS-positivo espumoso, com concreções laminadas mineralizadas (com cálcio) chamadas de corpos de Michaelis-Gutmann. Além dos rins e da bexiga, eles também podem ser encontrados no tecido intersticial, próstata, mucosa pélvica, ossos, pulmões, testículos, trato gastrintestinal e pele. A bactéria mais encontrada na cultura de urina é a *Escherichia coli*. O quadro renal é composto de febre, dor no flanco, hematúria, piúria, bacteriúria e insuficiência renal quando a doença compromete ambos os rins. O tratamento é feito com fluoroquinolonas, nefrectomia em doença renal unilateral e manobras dialíticas se bilateral. O prognóstico do transplante é em geral pobre.

Tuberculose geniturinária – é de instalação lenta, sendo a principal causa de tuberculose extrapulmonar, ou menos de 5% de novos casos de tuberculose. Ela é sempre secundária a uma primoinfecção em um outro órgão ou sistema: pulmonar, intestinal, cutâneo ou outro, sendo muitas vezes descoberta sem que a agressão inicial o fosse. Pode ocorrer com e sem infecção concomitante do foco original. Quando é concomitante, evolui rapidamente para disseminação miliar, caso contrário, leva muitos anos para apresentar sintomas.

Os principais sinais e sintomas são disúria (34%), hematúria (27%), dor no flanco (10%) e piúria (5%), podendo ser assintomática em um quinto dos casos.

Na tuberculose renal, o bacilo *Mycobacterium tuberculosis* atinge o rim por via hematológica a partir de um foco externo, principalmente pulmonar, atinge inicialmente os glomérulos produzindo glomerulite focal assintomática. Ele acaba crescendo lentamente na porção medular, onde provoca inflamação granulomatosa, necrose caseosa, necrose papilar, formando às vezes lesões coalescentes e grandes cavidades caseosas, inflamação cortical, comprometimento de tecidos perirrenais. Essa forma de evolução costuma levar alguns anos, principalmente em indivíduos que têm alguma resistência à tuberculose.

O diagnóstico pode ser feito pelo exame de urina (80%), teste de PPD cutâneo positivo (95%), cultura de urina positiva para *Mycobacterium tuberculosis* (90%) e sinais radiológicos à urografia excretora (93%). Havendo suspeita de tuberculose renal, deve-se pedir um mínimo de 12 culturas de urina e de pesquisa de bacilos álcool-ácido resistentes no sedimento urinário de urina de 24 horas.

Os sinais radiológicos urográficos iniciam-se com pequenas erosões nos cálices (sinal do roído de traça), deformidades e distensões da pelve, estreitamento ureteral progressivo, em anéis (sinal do amendoim ou do rosário, conforme o número das estenoses) e retração e fibrose vesical. São sinais altamente sugestivos, mas não patognomônicos. A tomografia computadorizada, mais utilizada atualmente, é útil, mas pode ser menos precisa que a urografia.

O tratamento é longo, feito de preferência com duas a cinco drogas antituberculosas, especialmente rifampicina, isoniazida, pirazinamida, estreptomicina e etambutol.

Nos casos benignos, em indivíduo resistente, o tratamento feito por dois meses com rifampicina, isoniazida e pirazinamida, seguidas de quatro meses com rifampicina e isoniazida é suficiente. Se a doença está mais avançada, atingindo a próstata, o tratamento deve ser prolongado por mais três a seis meses e uma quarta droga pode ser indicada.

Abscesso renal e perinefrético – é uma extensão rara e séria de abscesso renal que se rompeu para a gordura perirrenal dentro da fáscia de Gerota posteriormente ou da fáscia de Zuckerkandl anteriormente. Acredita-se que possa ser também primário, de origem não-renal.

Carbúnculo renal é um tipo de abscesso do córtex, grande, resultado da união de vários outros pequenos. Pode romper-se para fora, formando um abscesso perinefrético, ou para o sistema coletor, sendo eliminado pela urina.

O principal agente é o *Staphylococcus aureus*, que atinge o rim e o tecido perirrenal por via hematogênica, geralmente a partir de um furúnculo ou outro tipo de lesão cutânea. São mais comuns em diabéticos idosos, portadores de rim policístico ou de calculose renal.

Inicia-se classicamente por infecção do trato urinário que, em vez de ceder, exacerba-se após uma a duas semanas, com febre, arrepios, dor no flanco unilateral, disúria e palpação e percussão dolorosa no dorso, ao nível da projeção renal, no mesmo lado.

O exame de urina pode ser normal em um quarto dos casos e pouco alterado na maior parte dos outros casos. A hemocultura atualmente costuma ser positiva para *Escherichia coli*, *Proteus* e *Staphylococcus aureus*, *Escherichia coli* e *Proteus*. No hemograma é comum encontrar-se leucocitose, neutrofilia e anaeosinofilia.

A radiografia simples de abdômen pode apresentar-se normal em 40% dos casos. Os casos positivos podem mostrar desaparecimento do contorno do psoas, gás retroperitonealmente e escoliose com concavidade para o lado afetado. A urografia excretora pode ser normal em 20% dos casos. Quando positiva, pode evidenciar diminuição ou ausência de função em 65%, deformidades calicinais em 40%, extravasamento do contraste através da ruptura do abscesso e calculose renal em 15% dos casos. A radioscopia pode mostrar ausência da mobilidade renal aos movimentos respiratórios, além de diafragma elevado e fixo. A arteriografia renal pode demonstrar desvios da artéria capsular e de seus ramos pelo abscesso. A ultra-sonografia é muito útil, pois pode evidenciar e localizar a coleção líquida, o mesmo ocorrendo com a tomografia computadorizada, que permite melhores detalhes anatômicos.

Havendo suspeita de abscesso renal ou perinefrético, o primeiro exame a ser indicado é a ultra-sonografia. Caso não confirme a suspeita clínica, deve-se indicar a tomografia computadorizada.

BIBLIOGRAFIA

CRUZ J: Necrose da papilla renal, abscesso renal e perinefrético, nefropatia de refluxo e pielonefrite crônica, em *Nefrologia*, editado por Cruz J, Praxedes JN, Cruz HMM, São Paulo, Sarvier, 1995, pp 251-255.

HEPTINSTALL RH: Urinary tract infection, pyelonephritis, reflux nephropathy, in *Heptinstall's Pathology of the Kidney* (5th ed), edited by Jennette JC, Olson JL, Schwarz MM, Silva FG, Philadelphia, Lippincott-Raven Publishers, 1998, pp 725-783.

HOOTON T: Urinary tract infections in adults, in *Comprehensive Clinical Nephrology*, edited by Johnson RJ, Feehally J, London, Mosby, 2000, pp 10.56.1-10.56.12.

HOOTON TM, STAMM WE: Diagnosis and treatment of uncomplicated urinary tract infection. *Infect Dis Clin North Am* 11:551-581, 1997.

KASS EH: Chemotherapeutic and antibiotic drugs in the management of infectious of the urinary tract. *Am J Med* 18:764-781, 1955.

KUNIN CM: Urinary tract infections and pyelonephritis, in *Cecil Textbook of Medicine* (21th ed), edited by Golsman L, Bennett JC, Philadelphia, WB Saunders Co, 2000, pp 613-617.

SELDIN DW, GIEBISCH G (eds): *The Kidney: Physiology and Pathophysiology* (3rd ed), Philadelphia, Lippincott, Williams & Wilkins, 2000, pp 2589, 2613-2614.

TOLKOFF-RUBIN NE, COTRAN RS, RUBIN RH: Urinary tract infection, pyelonephritis, and reflux nephropathy, in *Brenner & Rector's The Kidney* (6th ed), edited by Brenner BM, Philadelphia, WB Saunders Co, 2000, pp 1449-1506.

26 Nefropatias Tóxicas e Nefropatias Intersticiais

José Mauro Vieira Júnior
Emmanuel de Almeida Burdmann

NEFROPATIA TÓXICA

INTRODUÇÃO

O rim possui características anatômicas e fisiológicas que o tornam particularmente vulnerável à ação lesiva de produtos químicos ou biológicos. Podemos identificar claramente várias características que justificam essa vulnerabilidade: 1. Os complexos mecanismos de transporte tubular renal demandam elevado consumo energético, fazendo com que interferências com os sistemas enzimáticos intracelulares responsáveis pela geração de energia causem danos significantes ou irreversíveis às células renais; 2. a massa de tecido renal representa menos que 1% do peso corporal de um indivíduo, porém os rins recebem 25% do débito cardíaco em repouso. Dessa forma, a extensa superfície endotelial glomerular é muito exposta às substâncias tóxicas presentes na circulação. Assim, o processo de filtração dessas moléculas, geralmente encontradas em pequenas concentrações na circulação, leva a uma grande oferta renal dessas substâncias por unidade de tempo; 3. além disso, os mecanismos de concentração urinária induzem níveis extremamente elevados de potenciais agentes tóxicos, muitas vezes superiores aos encontrados na circulação sistêmica; 4. finalmente, os mecanismos de transporte facilitam a entrada dessas substâncias do lúmen para o interior das células tubulares.

As nefrotoxinas podem causar lesão por meio de diminuição do fluxo sangüíneo renal, interagindo diretamente com a membrana celular, ou por meio da geração intracelular de metabólitos tóxicos ou de radicais livres de oxigênio, causando danos a estruturas intracelulares e interferindo com mecanismos enzimáticos vitais para o funcionamento celular. As substâncias nefrotóxicas podem acometer quaisquer das estruturas renais causando lesões glomerulares, tubulares, intersticiais e vasculares. Funcionalmente, a nefrotoxicidade pode manifestar-se como queda da filtração glomerular, proteinúria, alterações hidroeletrolíticas, alterações do equilíbrio acidobásico ou dos mecanismos de concentração urinária. Um mesmo agente pode causar mais de um tipo de lesão, dependendo da dose, da duração de exposição e das variações individuais da resposta do paciente. Os mecanismos mais freqüentes de agressão renal pelas nefrotoxinas são alterações da hemodinâmica renal e lesões estruturais tubulares, refletindo-se no desenvolvimento do quadro clínico de insuficiência renal aguda (IRA).

A participação das substâncias nefrotóxicas na gênese da IRA em ambiente hospitalar aumentou de forma alarmante nas últimas décadas, acompanhando a maior oferta e o conseqüente aumento do uso de drogas, agentes químicos e agentes diagnósticos, além do aumento da população de risco. São pacientes de risco: idosos, pacientes críticos em UTI e pacientes com múltiplas e graves co-morbidades, tais como insuficiência cardíaca e hepatopatias crônicas (Quadro 26.1).

Quadro 26.1 – Mecanismos de nefrotoxicidade aguda e exemplos de drogas associadas.

Mecanismo	Droga (exemplos)
Vasoconstrição	Contraste radiológico, AINH, CSA, cisplatina
Lesão tubular direta	Aminoglicosídeos, cisplatina, contraste radiológico, anfotericina B
NIA alérgica	AINH, penicilinas, cefalosporinas, sulfas, quinolonas, ranitidina, omeprazol, alopurinol
Obstrução intratubular	Aciclovir, sulfas, indinavir
Acidose tubular renal	AINH, anfotericina B
Distúrbios hidroeletrolíticos	Anfotericina B, aminoglicosídeos, cisplatina, CSA
HAS	CSA, AINH

AINH = antiinflamatórios não-hormonais; CSA = ciclosporina A; NIA = nefrite intersticial aguda; HAS = hipertensão arterial sistêmica.

DIAGNÓSTICO DE LESÃO RENAL NEFROTÓXICA

Na maior parte das vezes o diagnóstico de nefrotoxicidade é aventado somente quando o dano renal atinge proporções suficientes para diminuir a diurese e/ou a filtração glomerular (FG), causando redução da depuração de creatinina endógena e aumento da creatinina sérica.

Oligúria é definida como diurese menor que 400mL em 24 horas. Esse limite arbitrário baseia-se no conceito de que este é teoricamente o menor volume necessário para a eliminação dos solutos produzidos por um indivíduo normal em um dia. No entanto, a IRA relacionada aos agentes nefrotóxicos pode, em mais da metade dos casos, ser não-oligúrica. Portanto, não devemos contar com esse sinal clínico para o diagnóstico de nefrotoxicidade, nem tampouco afastá-lo na presença de diurese abundante.

A dosagem de creatinina é provavelmente o método mais utilizado para a medida da FG na prática clínica. É um marcador pouco sensível de lesão renal, pois eleva-se significativamente somente quando a FG cai para valores de 30 a 50% abaixo do normal. Seus níveis séricos são proporcionais à massa muscular do indivíduo e, portanto, mulheres, idosos ou com massa muscular reduzida podem apresentar creatininas séricas pouco elevadas ou mesmo dentro da faixa considerada "normal" na vigência de queda significativa da FG. A depuração de creatinina, apesar de ser método mais sensível e exato para a determinação da FG, depende da coleta precisa da urina de 24 horas e ainda assim em algumas situações lesões tubulares insidiosas podem instalar-se sem queda da depuração de creatinina em algumas situações, como na nefrotoxicidade crônica causada pela ciclosporina A. Estudos experimentais e clínicos têm utilizado a dosagem de enzimas tubulares renais como marcadores de lesão renal. Embora sensível como marcador, a elevação de enzimas urinárias é pouco específica e ainda não obteve ampla aceitação na prática clínica. Alterações dos testes de capacidade de concentração e acidificação urinárias ocorrem precocemente na lesão renal nefrotóxica, mas são de determinação trabalhosa e pouca prática, dificultando sua utilização rotineira. A excreção urinária de eletrólitos varia com sua ingestão diária, tornando difícil sua interpretação. Excreções urinárias inadequadas de sódio, magnésio ou potássio em relação a níveis séricos e ingestão conhecidos podem indicar lesão tubular. A análise qualitativa da urina deve sempre ser realizada, pois, apesar de pouco específica, fornece informações preciosas de maneira relativamente simples e pouco invasiva. Por exemplo, densidade urinária baixa na presença de desidratação ou pH urinário elevado na presença de acidose sistêmica indicam lesão tubular. Proteinúria significativa indica lesão glomerular, aumento da presença de células tubulares ocorre na necrose tubular e eosinofilúria é fortemente sugestiva de nefrite intersticial.

Deve-se manter em mente que os testes disponíveis para a detecção de nefrotoxicidade são pouco precisos e a inexistência de um método diagnóstico absoluto faz com que seja necessário o uso simultâneo, precoce e dinâmico, de testes diferentes. O exame mais rotineiramente empregado, a dosagem de creatinina sérica, é pouco sensível e valores de creatinina "normais" não excluem a possibilidade de lesão renal em atividade.

NEFROTOXICIDADE DE AGENTES ANTIINFECCIOSOS

Aminoglicosídeos

Os aminoglicosídeos (gentamicina, tobramicina, amicacina e netilmicina) são antibióticos bactericidas de uso parenteral, extremamente eficazes em infecções graves causadas por bactérias gram-negativas. São compostos policatiônicos, de pequeno peso molecular (em torno de 500D), que se ligam muito pouco a proteínas plasmáticas e são excretados livremente por filtração glomerular. Em função dessas características, sua depuração aproxima-se da de inulina. Na luz do túbulo proximal, pequena parte da carga filtrada liga-se a receptores fosfolipídicos aniônicos da membrana celular da região apical das células tubulares proximais e é transportada por pinocitose para seu interior. No citoplasma, formam-se vesículas que se fundem com os lisossomos. A acidez do interior lisossômico faz com que os aminoglicosídeos assumam sua forma catiônica, aumentando sua ligação com as camadas de fosfolípides, e presumivelmente inibindo a função das fosfolipases A1 e A2. A interferência com o funcionamento das fosfolipases altera o ciclo normal de renovação das membranas fosfolipídicas e induz a formação de lisossomos secundários contendo os chamados corpos mielóides, estruturas lamelares eletrodensas formadas por membranas densamente compactadas e dispostas concentricamente. Estes mecanismos de transporte e acúmulo intracelular fazem com que a concentração dessas drogas no córtex renal seja de 10 até 100 vezes superior à plasmática. Após ter ocorrido concentração do aminoglicosídeo no tecido renal, sua excreção é extremamente lenta, podendo durar de dias a meses.

Os mecanismos pelos quais os aminoglicosídeos provocam lesão renal ainda não são bem definidos, apesar de extensamente estudados em modelos animais. Interferência com o funcionamento dos lisossomos, alterações mitocondriais, produção excessiva de radicais livres de oxigênio, inibição competitiva das reações citosólicas mediadas por cálcio e diminuição do coeficiente de ultrafiltração glomerular têm sido apontadas como fatores etiopatogênicos da nefrotoxicidade dessas drogas. Estudos experimentais indicam haver dissociação entre a acúmulo tecidual do aminoglicosídeo e sua nefrotoxicidade. Aparentemente, a captação celular da droga é necessária, mas não suficiente para o desencadeamento de toxicidade renal.

A lesão estrutural causada pelos aminoglicosídeos tem sido mais bem estudada em animais de experimentação. Existem poucos estudos clínicos disponíveis, e estes são difíceis de interpretar, já que esses antibióticos são freqüentemente usados em pacientes graves, em que podem existir outros fatores lesivos ao rim e uso concomitante de outras drogas nefrotóxicas. Esses estudos mostram histologia compatível com necrose tubular aguda ocorrendo em focos, com perda da borda em escova e vacuolização de túbulos proximais. Os corpos mielóides surgem em tecido renal mesmo após tratamentos pouco prolongados e não indicam obrigatoriamente nefrotoxicidade. Dessa forma, os corpos mielóides são considerados indicadores de nefrotoxicidade dos aminoglicosídeos somente quando acompanhados de necrose tubular. Experimentalmente, a gentamicina provoca necrose tubular aguda (NTA) de intensidade proporcional à dosagem empregada. O pico da lesão ocorre em torno do sétimo dia de tratamento, e com a interrupção da droga ocorre regeneração tubular. Os aminoglicosídeos constituem uma das causas mais comuns de lesão nefrotóxica em indivíduos hospitalizados. Sua estreita margem terapêutica induz alterações renais clinicamente significativas em 10 a 20% dos pacientes. Em tratamentos prolongados, acima de duas semanas, essa porcentagem é ainda maior, chegando a 50%. A forma clínica mais comum de apresentação de sua nefrotoxicidade é IRA não-oligúrica, ao final da primeira semana de tratamento. Além da queda de filtração glomerular, os aminoglicosídeos causam disfunção tubular que pode manifestar-se como poliúria e perda da capacidade de concentração urinária, enzimúria, glicosúria, aminoacidúria e perdas urinárias inadequadas de eletrólitos causando hipomagnesemia, hipocalemia e hipocalcemia. O exame de urina é incaracterístico, às vezes com leucocitúria, proteinúria e cilindrúria. Com a interrupção do uso da droga ocorre recuperação lenta da função renal, que pode durar semanas e ser incompleta. Os aminoglicosídeos podem provocar insuficiência renal crônica diálise-dependente em pacientes com insuficiência renal prévia submetidos a tratamentos prolongados ou doses muito elevadas dessas drogas. O método mais sensível para o diagnóstico precoce da nefrotoxicidade por aminoglicosídeos é a detecção da elevação de seus níveis séricos "de vale", que ocorre precocemente, antecedendo alterações da creatininemia.

Vários fatores de risco para o desenvolvimento de nefrotoxicidade por aminoglicosídeos foram identificados e incluem tratamento prolongado, administrações repetidas da droga, depleção de volume extracelular, sexo masculino, obesidade, insuficiência renal prévia, uso concomitante de outros agentes nefrotóxicos (vancomicina, celalexina ou cefalotina, anfotericina B, ciclosporina, cisplatina, agentes de contraste radiológico, antiinflamatórios não-hormonais), uso de furosemida, hipocalemia, hipomagnesemia, acidose, icterícia, idade avançada e choque. Estudos experimentais e clínicos demonstraram proteção renal quando a dose total empregada é administrada em dose única. As propriedades farmacocinéticas dessas drogas levaram à formulação da hipótese de que sua administração em dose única diária manteria a eficácia bactericida (que depende do pico sérico) e atenuaria sua nefrotoxicidade (que é dependente da área sob a curva, em função das características do seu transporte tubular). De fato, diversos autores têm demonstrado em estudos isolados e metanálises que o uso de uma dose única diária de gentamicina em vez de doses fracionadas preveniu a nefrotoxicidade sem inibir o efeito bactericida do antibiótico. As medidas complementares de proteção para evitar ou atenuar a nefrotoxicidade dos aminoglicosídeos são relativamente óbvias: evitar depleção de volume extracelular, evitar hipotensão, não utilizar concomitantemente outras drogas nefrotóxicas, corrigir os níveis séricos de potássio, magnésio e bicarbonato.

É essencial assumir que todos os aminoglicosídeos podem provocar alguma forma de lesão renal em praticamente todos os pacientes que os recebem, e, portanto, a monitorização contínua de função renal deve ser obrigatória com seu uso. Se ocorrer IRA, a medida mais segura é a substituição do aminoglicosídeo por outro antibiótico. Se houver necessidade de manter o antibiótico, o intervalo entre as administrações da droga deve ser aumentado, o que também é válido para pacientes com insuficiência renal prévia.

Antibióticos betalactâmicos
Penicilinas
Penicilinas são excretadas pelo sistema tubular transportador de ácidos orgânicos e podem permanecer ligadas à membrana basal tubular. Nefrite intersticial aguda (NIA, ver adiante) tem sido relacionada ao uso de penicilinas naturais e sintéticas (das penicilinas comercializadas no Brasil, as que mais comumente podem causar essa lesão são a ampicilina e a oxacilina). Diferentes penicilinas podem apresentar reações de sensibilidade cruzada para esse tipo de lesão. A tríade "clássica" de febre, reação cutânea e eosinofilia ocorre somente em um terço dos casos. Geralmente, a lesão ocorre após uma ou duas semanas de administração da droga e há recuperação da função renal com a suspensão do antibiótico, porém se este for mantido causará dano renal progressivo. A ocorrência de outras alterações, estruturais ou funcionais, com

essas drogas é extremamente rara, se é que existem. É provável que casos descritos clinicamente como necrose tubular aguda sejam na verdade nefrites intersticiais agudas não diagnosticadas.

Cefalosporinas

As cefalosporinas utilizadas clinicamente são derivados semi-sintéticos dos antibióticos produzidos pelo fungo *Cephalosporum acremonium*. São incorporadas pelas células tubulares renais por meio do sistema de transporte basolateral de ácidos orgânicos e saem do meio intracelular através de difusão apical.

Os mecanismos de lesão renal das cefalosporinas foram mais bem estudados com a cefaloridina e a cefaloglicina, que possuem modelos consistentes de IRA experimental. O potencial nefrotóxico destas drogas parece estar ligado à sua capacidade de acúmulo intracelular e configuração molecular capaz de interferir com os mecanismos do metabolismo da célula. Muito da fama de nefrotoxicidade das cefalosporinas deve-se à cefaloridina, atualmente em desuso, que causava IRA e lesão tubular proximal dose-dependente, mesmo quando utilizada em doses terapêuticas. Apesar de todas as cefalosporinas serem consideradas potencialmente nefrotóxicas, a prevalência de IRA causada pelos membros mais recentes desta classe de antibióticos é muito pequena, indicando que eles possuem grande margem terapêutica. Clinicamente, a lesão renal pode manifestar-se por quadros de necrose tubular aguda (NTA) ou, mais raramente, com padrão de reação alérgica com histopatologia característica de nefrite intersticial aguda (NIA, ver adiante). Nos casos de NTA a droga foi usualmente empregada em pacientes com infecções graves, nas quais coexistiam vários outros fatores potencialmente lesivos ao rim, tornando questionável o papel das cefalosporinas como o agente isolado da lesão renal. Doses elevadas de cefalosporinas de primeira geração (cefalotina, cefalexina), uso concomitante de aminoglicosídeos e depleção de volume extracelular têm sido considerados fatores de risco para a toxicidade dessas drogas. As cefalosporinas de terceira e quarta gerações têm potencial nefrotóxico muito reduzido. Deve-se lembrar que as cefalosporinas podem provocar falsas elevações da creatinina sérica por interferir com a reação de Jaffé, utilizada em vários laboratórios para a determinação dos níveis desse marcador de função renal.

Carbapenens

Esta nova classe de antibióticos betalactâmicos, cujo primeiro membro disponível para uso clínico foi o imipenem, apresenta alta atividade antibacteriana contra bactérias gram-negativas e anaeróbias. No entanto, o imipenem sofre rápida inativação pela enzima desidropeptidase 1 no túbulo renal. O metabólito formado revelou-se nefrotóxico, provocando NTA experimental. A solução foi ligar o antibiótico a um inibidor específico da desidropeptidase, a cilastatina, potencializando seu nível terapêutico e ao mesmo tempo impedindo a formação do metabólito tóxico. Como o imipenem é de excreção renal, sua dosagem deve ser reduzida em casos de insuficiência renal. Dosagens diárias maiores que 1g em pacientes com filtração glomerular menor que 15mL/min/1,73m^2 podem causar neurotoxicidade e convulsões. Não foi descrita nefrotoxicidade com os novos compostos dessa classe, meropenem e ertapenem.

Vancomicina

É um antibiótico extremamente efetivo contra bactérias gram-positivas, sendo a droga de escolha para o tratamento de infecções por estafilococos resistentes à oxacilina. A vancomicina é de excreção predominantemente renal e pouco eliminada pelos métodos de diálise convencionais. Quando de sua introdução na prática clínica, na década de 1960, detectou-se nefrotoxicidade significativa em até 25% dos pacientes. Este importante efeito colateral foi atribuído a impurezas geradas durante o processo de fermentação da droga. Com a introdução de compostos com pureza superior a 90% após 1980, a ocorrência de nefrotoxicidade com o uso isolado de vancomicina diminuiu, variando de 0 a 25% em estudos prospectivos. Apesar de terem diminuído os relatos de lesão renal e necrose tubular aguda associados à vancomicina, esta droga ainda deve ser considerada nefrotóxica. Estudos recentes detectaram elevações significativas de creatinina em até 10% dos pacientes recebendo este antibiótico. A combinação da vancomicina com aminoglicosídeos apresenta nítido sinergismo em termos de nefrotoxicidade experimental. Clinicamente, a combinação destes antibióticos pode provocar IRA em até 35% dos casos, prevalência superior até sete vezes à encontrada para a vancomicina isolada. A falta de controles adequados na maioria dos estudos realizados e o fato de esta combinação de antibióticos ser freqüentemente utilizada em pacientes com infecções graves, em que muitas vezes coexistem diversos mecanismos lesivos ao rim, tornam difícil avaliar com precisão o papel da vancomicina na gênese da lesão renal nesses casos. Outros fatores que têm sido relacionados à maior incidência de nefrotoxicidade pela vancomicina são: nível sérico da droga maior que 10mg/L (até oito vezes mais nefrotoxicidade), idade (nefrotoxicidade por vancomicina é raríssima em crianças), duração do tratamento maior que três semanas, creatinina basal elevada e desidratação. Nefrite intersticial aguda (NIA) por vancomicina pode ocorrer, mas é muito pouco freqüente.

Rifampicina

Rifampicina é um antibiótico utilizado no tratamento da tuberculose e de infecções estafilocócicas. IRA associada a esta droga tem ocorrido quando a terapia é interrompida por dias ou mesmo meses e reiniciada, embora alguns pacientes tenham apresentado lesão renal durante o tratamento contínuo. O quadro clínico é peculiar com dor lombar, oligúria ou anúria de início abrupto, hematúria microscópica e hipertensão associados a fenômenos sistêmicos como febre, náuseas e vômitos, diarréia, cefaléia e mialgia. Histologicamente, a lesão mais freqüente é a nefrite intersticial aguda (NIA), mas casos de necrose tubular aguda, glomerulonefrites proliferativas crescênticas, depósitos intratubulares de pigmento, doença de cadeias leves e necrose de papila também foram descritos. Podem ocorrer alterações tubulares isoladas, como acidose tubular renal, glicosúria, uricosúria, perda urinária exagerada de potássio e *diabetes insipidus* nefritogênico. Excreção urinária de imunoglobulinas de cadeia leve ocorre na maioria dos pacientes recebendo rifampicina, mesmo com função renal normal, sugerindo manuseio tubular inadequado de proteínas ou alterações imunológicas. Essas alterações renais usualmente desaparecem com a suspensão do antibiótico, mas existem casos de insuficiência renal irreversível. Os mecanismos etiopatogênicos desse complexo conjunto de efeitos colaterais ainda não estão definidos. A detecção de anticorpos antirifampicina circulantes, a presença de descrições de imunofluorescência renal positiva na membrana basal tubular, a ocorrência de transformação linfocitária após contato com a droga e a excreção urinária de imunoglobulinas de cadeias leves indicam um mecanismo imunológico.

Sulfonamidas

Quando estas drogas começaram a ser utilizadas, na década de 1940, sua baixa solubilidade provocava casos de IRA por depósito intratubular de cristais ou mesmo por formação de cálculos, com quadros clínicos caracterizados por hematúria (micro ou macroscópica), cristalúria, oligoanúria e cólicas renais. O advento de compostos mais solúveis fez com esse tipo de lesão praticamente desaparecesse. No entanto, o uso recente de doses elevadas destes antibióticos no tratamento de doenças infecciosas ligadas à síndrome da imunodeficiência adquirida levou ao ressurgimento dessa forma de nefrotoxicidade, pois os metabólitos destas drogas podem precipitar em pH urinário inferior a 5,5. Essas alterações renais podem ser evitadas ou revertidas com hidratação adequada e alcalinização urinária, evitando a saturação e a precipitação desses compostos na urina.

A sulfadiazina, utilizada em conjunto com a pirimetamina no tratamento de encefalite por toxoplasma, pode causar IRA por precipitação intratubular ou formação de cálculos radiotransparentes do seu metabólito primário, acetilsulfazina. Pode também provocar nefrite intersticial aguda.

Já a droga sulfametoxazol-trimetoprima, quando utilizada em doses elevadas no tratamento de infecção pulmonar por *Pneumocystis carinii*, pode também provocar lesão renal por cristalúria e formação de cálculos a partir de seu metabólito pouco solúvel. Porém causa com maior freqüência IRA por reações de hipersensibilidade com diagnóstico histológico de nefrite intersticial aguda, às vezes com a presença de granulomas não-caseosos. A trimetoprima pode causar elevação da creatininemia e hipercalemia na presença de filtração glomerular normal por interferir com processos tubulares de secreção de creatinina e transporte de potássio.

Polimixinas

Esta classe de drogas é representada pela polimixina B e pela colistina (polimixina E). São antibióticos utilizados por via parenteral quase que exclusivamente para o tratamento de bactérias gram-negativas multirresistentes, especialmente *Pseudomonas* e *Acinetobacter*. Os efeitos colaterais mais importantes dessas drogas são nefrotoxicidade e neurotoxicidade, havendo relato de IRA em aproximadamente 20% dos pacientes tratados. A histologia renal mostra necrose tubular aguda ou pode ser normal. Mesmo após a interrupção do antibiótico, pode continuar a haver queda da filtração glomerular por aproximadamente uma semana. Os mecanismos responsáveis pela sua nefrotoxicidade não estão claros, nem tampouco existem modelos experimentais para seu estudo.

Pentamidina

Pentamidina, por via intravenosa ou por aerossol, é utilizada no tratamento de pneumonias causadas por *Pneumocystis carinii*. IRA tem complicado de 25 até 95% dos tratamentos por via intravenosa e muito raramente os tratamentos por aerossol. Apesar de sua excreção renal ser reduzida, a pentamidina acumula-se no tecido renal após múltiplas doses. A IRA, geralmente não-oligúrica, costuma ocorrer após a primeira semana de tratamento e pode ser grave o bastante para necessitar de diálise. O exame de urina pode mostrar leucocitúria, hematúria e proteinúria com formação de cilindros. A interrupção do uso da droga associa-se à melhora progressiva da função renal. O mecanismo de nefrotoxicidade da pentamidina é desconhecido. Além de queda da filtração glomerular, a droga induz lesão tubular, provocando quadros clínicos de hipocalcemia, hipomagnesemia com fração de excreção de magnésio elevada e hipercalemia.

Anfotericina B

É um antifúngico produzido a partir do *Streptomyces nodosus*, que age por meio da formação de complexos com as moléculas de esterol na membrana celular dos fungos, aumentando sua permeabilidade e causando seu rompimento. Desde a sua introdução, em 1950, permanece como o mais efetivo agente antifúngico disponível.

Tem grande relevância clínica atual, pois a partir da década de 1980 houve aumento significativo da incidência de infecções intra-hospitalares por fungos graças a doenças como a síndrome da imunodeficiência adquirida e ao incremento do número de pacientes imunossuprimidos por causa de transplantes de órgãos e uso disseminado da quimioterapia.

As mesmas propriedades que a tornam tão efetiva contra os fungos fazem com que a anfotericina seja tóxica para diversos tecidos, incluindo o rim. Os mecanismos fisiopatogênicos da nefrotoxicidade da anfotericina são múltiplos. A droga liga-se às moléculas de esterol das células epiteliais, aumentando sua permeabilidade a água e solutos, provocando alterações estruturais e funcionais. Experimentalmente, causa vasoconstrição sistêmica e da arteríola aferente. Essa ação vascular é endotélio-independente e cálcio-dependente e pode ser bloqueada experimentalmente por teofilina, pelo peptídeo atrial natriurético e por bloqueadores do canal de cálcio. Expansão com cloreto de sódio em ratos tratados com anfotericina previne as alterações glomerulares mas não as tubulares, indicando existirem mecanismos de nefrotoxicidade diferentes para as células vasculares e tubulares.

Algum grau de nefrotoxicidade ocorre em até 80% dos pacientes tratados com anfotericina. A lesão é dependente tanto da dose diária quanto da dose acumulada da droga. Doses cumulativas maiores do que 2g provocam invariavelmente disfunção renal. Outros fatores de risco associados a maior nefrotoxidade são idade avançada, sexo masculino, obesidade, insuficiência renal crônica, uso concomitante de outras drogas nefrotóxicas (especialmente ciclosporina e amicacina), uso simultâneo de diuréticos, depleção salina, hipocalemia e hipomagnesemia. A anfotericina causa lesão tubular direta (perda da capacidade de concentração e acidificação urinárias e perda urinária excessiva de eletrólitos) e alterações da hemodinâmica renal (aumento da resistência vascular renal, queda da filtração glomerular e do fluxo plasmático renal). Clinicamente, a nefrotoxicidade manifesta-se por poliúria, hipocalemia, hipomagnesemia, acidose tubular distal e por insuficiência renal aguda não-oligúrica levando à queda da filtração glomerular. O quadro geralmente se manifesta após alguns dias do início do uso da droga, porém pode ocorrer após semanas de tratamento. O exame de urina é pouco característico, podendo apresentar hematúria, leucoci-

túria, células tubulares, proteinúria e cilindros. O quadro histológico é de necrose tubular aguda tóxica com dilatação tubular, necrose e calcificação dos túbulos proximais e distais e vacuolização inespecífica de pequenas e médias artérias e arteríolas. As alterações de função renal são usualmente reversíveis com a suspensão do medicamento.

Considerando-se a alta prevalência clínica de nefrotoxicidade com essa droga, a procura de medidas de proteção tornou-se obrigatória. O uso de manitol ou de furosemida em pacientes não foi efetivo e a eficácia clínica dos bloqueadores do canal de cálcio não foi comprovada. A manobra de proteção comprovadamente mais eficaz para pacientes recebendo anfotericina é a expansão de volume extracelular. Estudos clínicos mostraram prevenção, e mesmo recuperação, da queda da filtração glomerular induzida por anfotericina com o uso de suplementação de cloreto de sódio, geralmente por via intravenosa.

Outra forma possível para minimizar a nefrotoxicidade da anfotericina é a manipulação das formulações farmacológicas para sua administração. A anfotericina é extremamente hidrófoba e o veículo normalmente utilizado na preparação da droga, o deoxicolato de sódio, tem propriedades nefrotóxicas. Trabalhos clínicos e experimentais mostraram menor nefrotoxicidade hemodinâmica e tubular quando a anfotericina foi diluída em soluções de lípides utilizadas para nutrição parenteral em vez de soro glicosado. Na mesma linha de raciocínio, desenvolveram-se três novas formulações comerciais para melhorar a toxicidade sem perda de eficácia: anfotericina em complexo lipídico, anfotericina em dispersão coloidal e anfotericina em preparação lisossômica. As três preparações são comprovadamente menos tóxicas que a formulação convencional do antibiótico, mas apresentam custo expressivamente mais elevado.

Aciclovir

Aciclovir é um nucleosídeo análogo da guanosina, que é fosforilado no interior da célula e inibe de forma seletiva a DNA-polimerase. É utilizado no tratamento de infecções por vírus da varicela zoster e herpes simples, principalmente em imunossuprimidos. A droga é excretada inalterada pelos rins, em parte através da filtração glomerular e principalmente através da secreção tubular proximal. A dosagem dos níveis teciduais de aciclovir mostrou que sua concentração em tecido renal é até 10 vezes superior à plasmática. Nefrotoxicidade tem ocorrido em cerca de 15% dos pacientes tratados com esse agente antiviral, manifestando-se geralmente como IRA não-oligúrica que se instala no primeiro ou segundo dia de tratamento. Podem ocorrer cólica renal, náuseas e vômitos, hematúria e leucocitúria. Embora alguns pacientes tenham necessitado de diálise, o quadro é geralmente reversível com a interrupção do uso da droga e hidratação do paciente. A ocorrência de lesão renal parece relacionada à dose, velocidade e via de administração da droga, ao estado de hidratação e função renal prévia do paciente, bem como ao uso concomitante de outros agentes nefrotóxicos. Infusões rápidas, por via intravenosa, de dosagens maiores que $500mg/m^2$, níveis séricos superiores a 20mg/mL e depleção de volume intravascular são os fatores de risco mais importantes para a IRA causada pelo aciclovir. A patogênese da lesão renal ainda não está bem determinada. A baixa solubilidade da droga e a presença de cristalúria (cristais birrefringentes em forma de agulha) em pacientes tratados com aciclovir levaram à hipótese de que a nefrotoxicidade seja causada por precipitação intraluminal da substância em ductos coletores renais. Infelizmente, descrições histológicas da lesão são raras e não comprovaram de forma definitiva a presença de cristais obstruindo a luz tubular. Trabalhos experimentais mostraram que o aciclovir pode causar insuficiência renal associada a alterações tubulares proximais e distais. A droga causou poliúria, fosfatúria e hipofosfatemia, perda urinária aumentada de sódio e potássio e resistência à ação do hormônio antidiurético, sugerindo que a gênese da IRA causada por aciclovir deva ser bem mais complexa que simples obstrução intratubular. A prevenção clínica da lesão deve ser feita por meio de hidratação adequada antecedendo o uso da droga e evitando-se infusões intravenosas rápidas (em menos do 60 minutos).

Inibidores da protease

Estas drogas assumiram grande importância devido ao seu sucesso na terapêutica de portadores da síndrome da imunodeficiência adquirida. Existem quatro inibidores da protease aprovados para uso clínico: indinavir, ritonavir, saquinavir e nelfinavir. Destes, pelo menos dois, o indinavir e o ritonavir, apresentam quadros de nefrotoxicidade relevantes.

O indinavir é o inibidor de protease mais comumente utilizado. Aproximadamente 20% da droga é excretada de forma inalterada na urina. O sal de indinavir é muito pouco solúvel em água, fazendo com que haja precipitação intra-renal ou urinária, com formação de cristais. Essa cristalúria pode ser assintomática ou apresentar-se clinicamente como dor lombar ou no flanco, litíase renal, cólica nefrética ou disúria e urgência miccional. Os cálculos de indanavir não foram visualizados em radiografias abdominais ou tomografias computadorizadas em aproximadamente metade das vezes. IRA oligúrica (associada ou não a cálculos obstrutivos), elevação de creatinina, nefrite intersticial e proteinúria também têm sido observados em pacientes utilizando esta droga. Biópsias renais desses casos revelaram fibrose e nefrite intersticial, atrofia tubular, preenchimento da luz tubular por cristais e hipercelularidade mesangial. É provável que a etiopatogenia da lesão esteja ligada à precipitação da droga no parênquima renal. O fator de risco mais importante para a nefrotoxicidade do indinavir é obviamente a desidratação. Pacientes tratados com esse inibidor de protease devem ser orientados a beber 1 a 2 litros de fluido por dia, previamente à ingestão da droga, para a prevenção da lesão renal.

Nefrotoxicidade também foi descrita com o ritonavir, ocorrendo precocemente (até três dias após a introdução do medicamento) e manifestando-se por elevação de creatinina em diversos pacientes e pelo menos um caso de IRA dependente de diálise. Os mecanismos etiopatogênicos e a histologia dessa lesão renal são ainda desconhecidos.

NEFROTOXICIDADE DO MEIO DE CONTRASTE RADIOLÓGICO

Meios de contraste iodado são amplamente utilizados em diversos procedimentos radiológicos como angiografias, urorradiologia e tomografias computadorizadas. A incidência da nefrotoxicidade atribuída ao seu uso é baixa em uma população geral, mas está em torno de 10 a 20% nas populações de risco. Porém, considerando-se que aproximadamente 10 milhões de procedimentos com o uso de contraste intravascular são realizados anualmente nos Estados Unidos, mesmo uma incidência de 0,1% significaria 10.000 casos de nefropatia por contraste/ano. O estudo desse problema pela óptica do universo de pacientes com queda aguda da função renal mostra que o uso de contraste tem sido relacionado como fator etiopatogênico em 10 a 15% dos casos de IRA intra-hospitalar. Atualmente, diversos estudos demonstram que o contraste parece ser a terceira causa mais comum de IRA intra-hospitalar. A fisiopatologia da nefrotoxicidade por contraste está bem definida. O rim normal é extremamente resistente à sua ação lesiva, e modelos animais foram obtidos apenas quando outros mecanismos de agressão renal como insuficiência cardíaca, desidratação, hipercolesterolemia ou uso de indometacina foram somados à administração da droga. A lesão do contraste depende grandemente da sua alta osmolalidade e é multifatorial. As conseqüências dessa alta osmolalidade são alterações hemodinâmicas que levam à intensa vasoconstrição e lesão direta das células tubulares, que parecem depender de um aumento do estresse oxidativo. A alteração estrutural renal provocada pelo contraste é mal caracterizada, devido à ausência de estudos anatomopatológicos adequados. Vacuolização citoplasmática de células tubulares proximais ("nefrose osmótica") foi encontrada retrospectivamente em 20% das biópsias de pacientes submetidos a contraste iodado de alto poder osmótico. Essa alteração estava presente tanto em pacientes com função renal rebaixada como naqueles com função renal normal, e portanto não parece ser específica para a nefrotoxicidade do contraste. Mais recentemente, foi descrita também após administração de contraste de baixa osmolalidade. Lesões compatíveis com necrose tubular aguda já foram encontradas em pacientes com nefropatia por contraste, e necrose da porção espessa ascendente medular da alça de Henle foi descrita em animais submetidos a infusão de meio de contraste.

A incidência da nefropatia por contraste está intimamente ligada à presença de fatores de risco para seu desenvolvimento. Dentre esses, o mais importante é, sem dúvida, a insuficiência renal prévia. O risco de desenvolvimento de nefropatia está diretamente correlacionado ao grau de insuficiência renal, isto é, quanto menor a função renal basal maior a incidência de nefrotoxicidade. Diabetes também tem sido considerado um fator de risco independente para a nefropatia por contraste. O risco de nefrotoxicidade e a gravidade da lesão renal são nitidamente maiores em diabéticos com função renal rebaixada. Em indivíduos diabéticos com insuficiência renal leve a moderada, a incidência de nefropatia por contraste é de 9 a 40%, e em pacientes diabéticos com insuficiência renal grave (creatinina plasmática maior que 3mg/dL) pode chegar a até 90%. Além disso, estes pacientes apresentam quedas da FG mais intensas para qualquer nível de elevação de creatinina pré-contraste do que não-diabéticos. Outros fatores de risco associados ao desenvolvimento de nefrotoxicidade pelo contraste são idade avançada, depleção de volume intravascular, insuficiência cardíaca, infusão de volume de contraste maior que 125mL, exposição repetida ao contraste e uso concomitante de outras drogas nefrotóxicas.

O quadro clínico da nefropatia por contraste varia de alterações leves na função renal à IRA dependente de diálise. A lesão manifesta-se por elevação da creatinina sérica 48 a 72 horas após a injeção do contraste, com volta aos valores basais entre o 7º e o 10º dia pós-exposição. A fração de excreção de sódio pode ser baixa (< 1%), assim como a concentração urinária de sódio, ambas decorrentes da intensa vasoconstrição associada à função tubular ainda preservada.

Em pacientes de alto risco os exames contrastados deveriam ser substituídos, sempre que possível, por outros métodos diagnósticos. Entretanto, inúmeras medidas têm sido propostas para a prevenção da nefrotoxicidade por contraste, quando seu uso for imprescindível. É absolutamente essencial assegurar-se que indivíduos de risco para nefrotoxicidade pelo contraste estejam convenientemente hidratados antes da realização do exame. Entre as medidas ativas de prevenção da nefropatia por contraste a mais consistentemente efetiva do ponto de vista clínico é a expansão do volume extracelular. Esta expansão deve ser feita com solução salina por via intravenosa (50 a 100mL de NaCl a 0,9% por hora), devendo ser iniciada ao redor de 12 horas antes do procedimento e ser mantida por aproximadamente 12 horas após a infusão do contraste. O objetivo dessa expansão é tanto evitar a nefrotoxicidade como minimizá-la ao máximo em pacientes de alto risco, evitando a necessidade de diálise ou a instalação de lesão renal irreversível. Outra medidas universalmente preconizadas para pacientes de alto risco são a utilização da menor quantidade possível de contraste, evitar a exposição repetida em intervalos de tempo curtos ou enquanto a creatinina não retornar aos seus valores basais e suspender a utilização de drogas nefrotóxicas com potencial de causar alterações hemodinâmicas renais como antiinflamatórios não-hormonais, ciclosporina etc. Nos últimos anos diversos agentes com ação vasodilatora renal têm sido testados para proteger a função renal após o uso do contraste, porém com resultados inconsistentes. Esta ainda é uma área promissora e novas drogas têm sido desenvolvidas, que podem resultar em um efeito comprovadamente protetor. Porém, mais recentemente, uma substância antioxidante, a N-acetilcisteína, tem sido utilizada com sucesso na prevenção parcial da nefrotoxicidade do contraste. Mais recentemente, foi desenvolvido um novo componente contrastado, o iodixanol, caracterizado por sua isosmolalidade, que aparentemente causa menor nefrotoxicidade.

NEFROTOXICIDADE DOS ANTIINFLAMATÓRIOS NÃO-HORMONAIS

A alta eficácia dos antiinflamatórios não-hormonais (AINH) como agentes analgésicos e anti-reumáticos faz com estas drogas estejam entre as mais largamente utilizadas no mundo nos dias de hoje. Calcula-se que aproximadamente 50 milhões de pessoas tomem algum tipo de AINH por dia nos Estados Unidos. Os efeitos colaterais mais comuns destas drogas são os gastrintestinais, porém a grande disseminação de seu uso fez com que seus efeitos nefrotóxicos também se tornassem evidentes. Trabalhos epidemiológicos bem conduzidos demonstraram que indivíduos tomando AINH apresentam risco significativamente aumentado para internação por IRA. Estas drogas podem determinar diferentes tipos de lesão renal, compreendendo desde alterações funcionais até lesões estruturais irreversíveis em tecido renal.

Lesões renais possíveis causadas por AINH

- IRA mediada por vasoconstrição renal.
- Nefrite intersticial aguda.
- Necrose de papila.
- Insuficiência renal crônica.
- Retenção de sódio.
- Hipercalemia.
- Hipertensão.

IRA hemodinamicamente mediada – é a manifestação de nefrotoxicidade mais comumente associada aos AINH. Está ligada à capacidade de bloqueio da cicloxigenase e conseqüente diminuição da síntese renal de prostaglandinas, que é comum a todos os diferentes AINH. Em condições normais de volemia e fluxo sangüíneo renal, as prostaglandinas têm participação reduzida na manutenção da função renal. No entanto, quando substâncias vasoconstritoras intra-renais como angiotensina II, catecolaminas e hormônio antidiurético são liberadas, a produção de prostaglandinas vasodilatadoras, particularmente PGI_2 e PGE_2, torna-se essencial para a modulação do tônus vascular renal e adequação da filtração glomerular. Nessa situação, o bloqueio da síntese de prostaglandinas pelos AINH pode resultar em quedas dramáticas e abruptas da função renal, que se manifestam clinicamente como IRA.

As situações de risco para o desenvolvimento dessa forma de nefrotoxicidade por AINH podem ser divididas esquematicamente em dois grandes grupos. No primeiro, os episódios de aumento de atividade vasoconstritora estão ligados a circunstâncias onde o volume sangüíneo efetivo absoluto ou relativo está diminuído. Enquadram-se nesta categoria os pacientes com hemorragias, hipovolemias de causas diversas (diarréia, vômitos, excesso de ingestão alcoólica, exercício físico extenuante etc.), depletados em sal, em uso de diuréticos, hipotensos, com insuficiência cardíaca congestiva, cirróticos (principalmente com ascite), nefróticos, sépticos e em pós-operatório (em que se somam os efeitos da anestesia com seqüestros de volume em "terceiro espaço"). O segundo grupo engloba situações em que, apesar do volume sangüíneo estar normal ou mesmo elevado, as prostaglandinas são importantes para a manutenção da função renal. São os pacientes com insuficiência renal crônica, idosos (idade superior a 65 anos), diabéticos, hipertensos, com quadros urológicos obstrutivos, em uso de outros agentes nefrotóxicos que provocam vasoconstrição renal (contraste, ciclosporina, tacrolimus) ou de drogas que alterem a hemodinâmica renal, como os bloqueadores de enzima de conversão e os bloqueadores de receptor AT_1 da angiotensina II.

Fatores de risco para a nefrotoxicidade por AINH

Volume sangüíneo efetivo diminuído – desidratação, hemorragia, hipotensão, insuficiência cardíaca, uso de diuréticos, cirrose, síndrome nefrótica, sepse e pós-operatório.

Volume sangüíneo efetivo normal – insuficiência renal crônica, idade avançada, obstrução urinária, hipertensão, diabetes, uso de contraste, uso de ciclosporina ou tacrolimus e uso de bloqueadores de enzima da conversão ou de bloqueadores de receptores AT_1 de angiotensina II.

A IRA desencadeada pelos AINH, nessas situações, caracteriza-se por elevação abrupta dos níveis séricos de uréia e creatinina, oligúria, fração de excreção de sódio reduzida (< 1%) e sedimento urinário normal. Pode existir hipercalemia desproporcional na insuficiência renal. A função renal costuma melhorar rapidamente com a suspensão do AINH. Os novos antiinflamatórios que bloqueiam especificamente a COX2 (celecoxib e rofecoxib) parecem ter potencial nefrotóxico similar aos antiinflamatórios não específicos. Já existe um número considerável de casos de IRA descritos após o uso destas drogas em pacientes com função renal prévia normal ou comprometida. Os fatores de risco são semelhantes aos descritos para os AINH mais antigos.

IRA por nefrite intersticial aguda – esta forma de disfunção renal pelos AINH é rara, porém o grande número de pacientes expostos a estas drogas fez com que mais de 100 casos com comprovação histológica já tenham sido descritos na literatura. Pelo menos 20 AINH diferentes foram associados a episódios de nefrite intersticial aguda (NIA) e é provável que esta seja uma característica comum a esta classe de drogas. Proteinúria nefrótica costuma ocorrer em mais de 80% desses pacientes, tendo sido relacionada com maior freqüência ao uso de fenoprofeno, naproxeno e ibuprofeno. Já existem relatos de casos associado aos novos inibidores específicos da COX2, celecoxib e rofecoxib. Quando a IRA e a proteinúria maciça se desenvolvem concomitantemente em pacientes tomando AINH, deve-se sempre suspeitar de nefrite intersticial. Os sintomas e os sinais sistêmicos "clássicos" de NIA (febre, eosinofilia e *rash* cutâneo) estão presentes em menos de 20% das vezes. Os pacientes costumam ser idosos, predominantemente do sexo feminino, com função renal basal normal ou alterada e em uso de AINH por meses. O nível de disfunção renal que acompanha essa síndrome é variável, compreendendo desde insuficiência renal leve até uremia grave, dependente de diálise. O sedimento urinário pode ser normal ou apresentar hematúria e leucocitúria, além, é claro, de proteinúria. Usualmente, ocorre resolução da insuficiência renal e proteinúria com a suspensão do uso da droga. Em alguns pacientes essa remissão pode ser muito lenta, demorando meses. Embora na maioria dos casos a recuperação da função renal tenha sido completa, existem relatos de deficiências permanentes da função renal e evolução para insuficiência renal crônica terminal. A histologia renal típica desses pacientes mostra nefrite intersticial aguda caracterizada por edema e infiltração focal ou difusa do interstício renal por linfócitos, macrófagos e eosinófilos. Os túbulos podem apresentar vacuolização, degeneração celular, atrofia e focos de necrose. A presença de granulomas e células gigantes tem sido eventualmente descrita. O infiltrado celular é composto

361

na sua quase totalidade por linfócitos T, predominantemente CD8. Os glomérulos são normais, exceto pela fusão de podócitos, que está sempre presente nos pacientes com síndrome nefrótica.

Os mecanismos geradores da associação de nefrite intersticial com lesão glomerular não são claros. A lesão intersticial tem sido atribuída à reação de hipersensibilidade tardia aos AINH. A necessidade de exposição prolongada à droga, a baixa prevalência dos sinais "clássicos" de hipersensibilidade e a predominância de linfócitos T no infiltrado indicam essa hipótese. A patogênese da alteração glomerular é ainda mais obscura. É possível que ocorram alterações de permeabilidade da membrana basal glomerular em decorrência da ação local de citocinas liberadas pelos linfócitos infiltrantes, em uma situação na qual o efeito modulador negativo das prostaglandinas sobre a função dos linfócitos T está ausente. A inibição da cicloxigenase poderia também estar desviando a metabolização do ácido araquidônico para o ciclo da lipoxigenase e aumentando a produção de leucotrienos, que são substâncias com importante ação pró-inflamatória.

Insuficiência renal crônica por AINH – dados recentes sugerem que pacientes que tenham feito uso prolongado de AINH apresentam maior probabilidade de desenvolver insuficiência renal crônica (IRC). A lesão desenvolve-se após anos de ingestão continuada do medicamento. Idade avançada, sexo masculino, insuficiência cardíaca e hipoperfusão renal crônica têm sido aventados como possíveis fatores de risco para sua instalação. Sua fisiopatologia é mal definida. É possível que mecanismos imunológicos desencadeados durante a fase aguda da nefrite intersticial causada pelos AINH continuem ativados cronicamente e, somados aos efeitos de fatores de crescimento e citocinas, produzam fibrose intersticial crônica. Até que estudos prospectivos mais completos sejam realizados, é prudente evitar o uso prolongado e regular dessas drogas.

A necrose de papila renal é causa de IRC e tem sido associada ao uso de AINH. Fenilbutazona e indometacina são as drogas presentes na maior parte dos casos, porém existem relatos dessa lesão em pacientes recebendo fenoprofeno, ibuprofeno, naproxeno, ácido mefenâmico e piroxicam. Muitos desses indivíduos tomavam concomitantemente aspirina, fenacetina ou múltiplos agentes analgésicos e apresentavam alterações da função renal basal. Isquemia da medula renal é considerada como a alteração inicial na indução de necrose de papila, e os AINH provocam diminuição do fluxo sangüíneo medular por meio da ruptura do equilíbrio do tônus vascular induzido pelo bloqueio da cicloxigenase. Este fenômeno é ainda mais significativo na presença de outras agressões à circulação medular, como lesão intersticial crônica prévia ou presença de pielonefrite. Necrose de papila pode também ser conseqüente ao acúmulo de metabólitos ativos dos AINH ou de fosfolípides na região papilar.

Alterações eletrolíticas – as prostaglandinas inibem ativamente a reabsorção de sódio na alça de Henle, túbulo distal e ducto coletor medular e, atuando como vasodilatadores, aumentam a carga filtrada de sódio. Além disso, reduzem a hipertonicidade intersticial medular por meio do aumento do fluxo sangüíneo medular, diminuindo a reabsorção de água na porção descendente da alça de Henle. Isto provoca redução da concentração intraluminal de sódio e conseqüentemente diminui a reabsorção passiva de sódio na porção fina da alça de Henle, impermeável à água. Assim, não causa surpresa que o uso de AINH freqüentemente provoque retenção de sódio. Esse efeito é geralmente pouco relevante do ponto de vista clínico. No entanto, alguns indivíduos podem desenvolver balanços positivos de sódio importantes com repercussões sistêmicas significativas. Então, pacientes com função cardíaca comprometida recebendo estas drogas devem ser alvo de atenção especial. Os AINH podem também induzir resistência à ação de diuréticos, provavelmente por meio de mecanismos vasopressores. As prostaglandinas participam dos mecanismos de diluição renal, modulando os efeitos do hormônio antidiurético. O uso dos AINH pode alterar esse equilíbrio, provocando retenção de água livre e hiponatremia.

PGE_2 e PGI_2 são agonistas de renina e participam dos mecanismos que regulam a liberação de renina intra-renal. O uso de AINH pode induzir balanço positivo de potássio por meio de um estado de hipoaldosteronismo hiporreninêmico, causando hipercalemia mesmo em pacientes com função renal normal. Em diabéticos e em pacientes usando betabloqueadores, inibidores de enzima de conversão ou antagonistas de angiotensina II há risco considerável de desenvolvimento de hipercalemias graves com a administração de AINH.

Hipertensão arterial sistêmica – os AINH podem causar aumento da pressão arterial, provavelmente por meio de seus efeitos vasopressores e de retenção de sódio e água. Este aumento é geralmente modesto em pacientes normotensos, e mais pronunciado em pacientes previamente hipertensos. Os indivíduos com maior vulnerabilidade a esse efeito colateral são aqueles com hipertensão associada à baixa atividade de renina plasmática (idosos e negros, por exemplo). Os AINH podem também interferir com o controle medicamentoso da hipertensão, especialmente em pacientes recebendo betabloqueadores ou diuréticos.

NEFROTOXICIDADE DE AGENTES IMUNOSSUPRESSORES E IMUNOMODULADORES
Ciclosporina A

Em 1970, uma nova cepa de fungos (*Tolypocladium inflatum* Gams) foi cultivada a partir de amostras de solo norueguês. Esses fungos produziam polipeptídeos com baixa capacidade fungicida, porém com importantes propriedades imunossupressoras na ausência de citotoxicidade. Em 1972, as potentes propriedades imunossupressoras de um desses peptídeos, a ciclosporina A (CSA), foram caracterizadas e descritas. A introdução da CSA na prática clínica, em 1978, revolucionou o transplante de órgãos sólidos e medula óssea, associando-se à melhora significativa da sobrevida dos enxertos a curto e médio prazos. Posteriormente, sua utilidade foi também demonstrada no tratamento de doenças auto-imunes como uveítes, psoríase, asma brônquica, diabetes de início recente e síndromes nefróticas de etiologias diversas, aumentando o número de pacientes expostos à sua ação.

As propriedades imunossupressoras da CSA manifestam-se por meio da inibição seletiva da ativação dos linfócitos T e dos eventos mediados pela interleucina-2. No compartimento intracelular, a CSA liga-se a uma imunofilina, a ciclofilina. O complexo CSA/ciclofilina inibe a enzima calcineurina, uma fosfatase cálcio-dependente, responsável pela translocação dos fatores necessários para a transcrição dos genes da interleucina-2. Ironicamente, logo ficou evidente que o principal efeito colateral da nova droga, que havia melhorado de forma tão espetacular a sobrevida do transplante renal, era sua nefrotoxicidade. A CSA pode induzir diversas formas de alterações renais: nefrotoxicidade aguda (função atrasada do enxerto renal, disfunção renal reversível e síndrome hemolítico-urêmica), nefrotoxicidade crônica, hipertensão e alterações eletrolíticas (hipomagnesemia, hipercalemia e hiperuricemia). As concentrações séricas de CSA são utilizadas para se evitar a nefrotoxicidade, mas esse método não é totalmente confiável e a lesão renal pode ocorrer mesmo com níveis da droga considerados "terapêuticos". Mais de 20 anos de pesquisa e uso clínico de CSA ainda não esclareceram se seus efeitos nefrotóxicos e imunossupressores podem ser dissociados. Quando métodos suficientemente sensíveis de avaliação da função renal são utilizados, fica claro que o uso de doses clínica ou farmacologicamente relevantes de CSA está sempre associado a maior ou menor grau de alterações hemodinâmicas renais. O rótulo de nefrotoxicidade aguda deve ser reservado a situações em que o comprometimento renal induzido pela CSA é de natureza funcional e reversível, sem alterações histológicas significativas em tecido renal. A nefrotoxicidade crônica, por sua vez, manifesta-se por queda da filtração glomerular e lesões estruturais irreversíveis em parênquima renal, que podem evoluir para insuficiência renal crônica terminal.

Formas de apresentação da nefrotoxicidade da CSA

- Atraso no funcionamento do enxerto renal.
- Elevação assintomática da creatinina sérica.
- Insuficiência renal aguda.
- Síndrome hemolítico-urêmica.
- Insuficiência renal crônica (nefrotoxicidade crônica).
- Alterações eletrolíticas (hipomagnesemia, hipercalemia, hiperuricemia)
- Hipertensão arterial.

Nefrotoxicidade aguda

Função retardada do enxerto renal – o uso de CSA foi associado a aumento da incidência de insuficiência renal oligoanúrica no período pós-transplante imediato, principalmente quando o tempo de isquemia renal era prolongado. Notava-se também recuperação mais lenta que a habitual da função renal pós-transplante, com "imunossupressão convencional", sem CSA. Essa lesão renal provavelmente se associou, em muitos casos, às altas doses de ciclosporina A utilizadas quando da introdução da droga na prática clínica. O uso de doses menores de CSA no período inicial do transplante e o desenvolvimento de protocolos de imunossupressão, que aguardam o bom funcionamento do enxerto para iniciar sua administração, têm minimizado esse problema.

Disfunção renal reversível – a forma mais comum de nefrotoxicidade aguda da CSA manifesta-se por meio de elevações moderadas da creatinina sérica (pelo menos de 25% do valor basal) em pacientes clinicamente assintomáticos. Quedas transitórias da filtração glomerular e fluxo plasmático renal foram observados após as doses diárias de CSA em recipientes de enxerto renal que recebiam cronicamente a droga. Da mesma forma, notou-se melhora significativa da função renal em pacientes transplantados renais "estáveis", sem evidências clínicas de nefrotoxicidade, que necessitaram suspender o uso de CSA por razões econômicas. Essa forma de alteração da função renal pode ser acompanhada por hipertensão, retenção hídrica, hipercalemia, hipomagnesemia e hiperuricemia. Apesar de a toxicidade por CSA raramente ser observada com níveis sangüíneos da droga inferiores a 200ng/mL (radioimunoensaio monoclonal), quedas reversíveis da função renal podem ocorrer com níveis de CSA considerados "terapêuticos". Pode ocorrer quadro clínico de IRA, com queda intensa da filtração glomerular e da diurese, quando doses elevadas de CSA são usadas. Essa forma de nefrotoxicidade é atualmente muito rara no transplante renal. No entanto, ocorre, com relativa freqüência, em transplantes cardíacos, hepáticos, pulmonares ou de medula óssea, situações nas quais freqüentemente coexistem outras drogas nefrotóxicas e condições hemodinâmicas adversas. Pode acontecer também quando a CSA é administrada em conjunto com outras drogas nefrotóxicas ou que provocam alterações da hemodinâmica intra-renal, como os antiinflamatórios não-hormonais, os bloqueadores da enzima de conversão, aminoglicosídeos, anfotericina B etc. A insuficiência renal geralmente é de instalação abrupta, oligúrica, com sódio urinário reduzido (menor que 10mEq/L) e associada a níveis sangüíneos elevados da CSA. A regra é a pronta recuperação da função renal com a interrupção ou diminuição da droga, confirmando o caráter funcional da lesão.

A etiopatogenia da nefrotoxicidade aguda da CSA está nitidamente relacionada com alterações hemodinâmicas renais. A lesão tubular, quando presente, é discreta, a menos que doses extremamente altas de CSA sejam usadas. A CSA causa intensa vasoconstrição da arteríola aferente com conseqüente aumento da resistência vascular, diminuição do fluxo sangüíneo renal e queda da filtração glomerular. Os mecanismos responsáveis por essa vasoconstrição renal ainda não estão totalmente esclarecidos. Evidências clínicas e experimentais sugerem a participação de diferentes mediadores: aumento da produção de tromboxane A_2 e redução da síntese de prostaglandinas vasodilatadoras, ativação do sistema renina-angiotensina, aumento da atividade do sistema nervoso simpático, aumento da liberação renal e sistêmica de endotelina, efeito direto da droga na musculatura lisa vascular, perturbações no relaxamento vascular dependente de óxido nítrico, geração de radicais oxidantes. É provável que a etiopatogênese da vasoconstrição causada pela CSA seja multifatorial, ocorrendo por meio da combinação de lesão endotelial e desequilíbrio entre os sistemas vasodilatadores e vasoconstritores. Clinicamente, o uso de bloqueadores do canal de cálcio, a manutenção de volume extracelular adequada, a monitorização dos níveis séricos de CSA e o cuidado com o uso de associações de drogas potencialmente sinérgicas em termos de nefrotoxicidade são as formas mais efetivas de proteção contra a lesão funcional aguda induzida pela ciclosporina A.

Nefrotoxicidade crônica

Pacientes tratados com CSA por tempo prolongado (meses a anos) podem apresentar perda progressiva da função renal, freqüentemente acompanhada por hipertensão arterial, e lesões estruturais irreversíveis em parênquima renal. Embora incomum, pode ocorrer evolução para insuficiência renal crônica terminal dependente de diálise. Essa lesão poderia ser atribuída à rejeição crônica no caso de enxerto renal, mas sua ocorrência em recipientes de outros órgãos sólidos, como fígado e coração, e em portadores de doenças auto-imunes, indica de maneira inequívoca

sua relação com a droga. Os fatores de risco para essa são mal definidos. Manutenção de níveis séricos e dosagem diária ou cumulativa da elevada droga e ocorrência de episódios repetidos de nefrotoxicidade aguda têm sido incriminados. No entanto, as lesões estruturais podem evoluir mesmo se a dose de CSA for diminuída, e nefrotoxicidade crônica tem também sido descrita em pacientes que receberam doses pequenas.

Histologicamente, essa síndrome caracteriza-se por atrofia e dilatação tubular, fibrose intersticial com aspecto em faixas, comprometendo os raios medulares, e alterações das camadas musculares e íntima das arteríolas aferentes e de pequenas artérias, que vão desde depósitos nodulares de material hialino até necrose de parede, causando diminuição do lúmen ou mesmo oclusão arteriolar. Os glomérulos estão inicialmente preservados, mas à medida que a lesão evolui surgem glomérulos hipertrofiados, com esclerose focal e mesmo hialinizados.

A patogênese da nefropatia crônica causada pela CSA é obscura. A vasoconstrição mantida de arteríola aferente poderia ser responsável pela lesão por meio de isquemia do néfron e do tecido renal a jusante. Entretanto, a CSA possui propriedade de aumentar a produção de colágeno e outros componentes da matriz extracelular, o que parece independer da isquemia renal.

Tacrolimus

Este agente imunossupressor com estrutura semelhante aos antibióticos macrolídeos é produzido pelo fungo *Streptomyces tsukubaensis*. É extremamente lipofílico, tem metabolização hepática e, de forma similar à CSA, bloqueia a ativação dos linfócitos T por meio da ligação a uma imunofilina citoplasmática. O tacrolimus é 100 vezes mais potente que a CSA *in vitro*. Esta droga é empregada em transplantes de órgãos sólidos e no tratamento de doenças auto-imunes. Sua maior utilização tem ocorrido em transplante hepático, na qual parece ter um efeito hepatotrópico, e em recipientes de enxerto renal no caso de rejeição aguda refratária aos tratamentos convencionais. O perfil de nefrotoxicidade do tacrolimus é muito semelhante ao da CSA, exceto por induzir menos hipertensão. Clinicamente, provoca alterações agudas da função renal e, quando usado por tempo prolongado, também pode causar lesão arteriolar e fibrose intersticial.

NEFROTOXICIDADE DE AGENTES ANTICANCERÍGENOS

Cisplatina

Cisplatina é uma das drogas antineoplásicas mais utilizadas no tratamento de tumores sólidos, particularmente de células germinativas (testículos e ovários), de bexiga e pulmão (tumor de pequenas células). Age por meio da inibição da síntese de DNA, e sua eficácia terapêutica é dose-dependente. Seu principal efeito colateral é a nefrotoxicidade, que também é dose-dependente.

O rim é o órgão mais importante para o metabolismo da cisplatina. Além de ser o responsável pela maior parte da excreção da droga, é o principal local de acúmulo e retenção desse antineoplásico (a concentração em córtex renal é aproximadamente seis vezes mais elevada do que a em qualquer outro tecido). Após infusão intravenosa, mais de 90% da droga liga-se às proteínas plasmáticas. A fração livre, de peso molecular pequeno e carga elétrica neutra, é filtrada pelos glomérulos, não é reabsorvida pelos túbulos e aparece inalterada na urina. A cisplatina entra na célula tubular proximal, principalmente do segmento S3, através da região basolateral da membrana celular. No interior da célula é transformada em metabólitos não-mutagênicos. Os mecanismos pelos quais a droga provoca a lesão celular ainda não estão definidos. Os processos de transporte responsáveis pelo acúmulo da cisplatina na *pars recta* tubular parecem ser importantes para sua toxicidade. De fato, esta é a região de maior lesão anatômica, e correlações clínicas positivas foram estabelecidas entre concentração cortical da droga e lesão renal. Os possíveis mecanismos e mediadores da nefrotoxicidade da cisplatina são: metabólitos (gerados sistemicamente ou intra-renal), inibição de sistemas enzimáticos celulares (ATPase, gamaglutamiltranspeptidase), inibição da síntese de macromoléculas (DNA, RNA, proteínas), geração de radicais livres de oxigênio, perturbações no funcionamento mitocondrial e alterações na homeostase do cálcio. A histologia renal tem mostrado predominantemente lesões tubulares. Gotas hialinas em células epiteliais proximais, degeneração da membrana basal tubular, áreas focais de necrose em túbulos proximais, distais e ductos coletores, dilatação tubular distal e cilindros podem ser encontrados. Atipias celulares com núcleos gigantes e formações sinciciais em ductos coletores indicam ter ocorrido alterações na síntese de DNA. Os glomérulos e os vasos são geralmente normais.

A nefrotoxicidade induzida pela cisplatina é dose-dependente e progressiva. No entanto, queda significativa e abrupta da filtração glomerular pode ocorrer após a administração da primeira dose da droga. Doses únicas são suficientes para causar insuficiência renal em até 33% dos pacientes. A nefrotoxicidade da cisplatina tem caráter bifásico. A lesão inicial acontece ao no túbulo proximal, na presença de filtração glomerular e fluxo plasmático renal normais. Vinte e quatro a 48 horas após a administração da droga observam-se poliúria e redução da osmolalidade urinária, por diminuição da reabsorção tubular proximal de sódio e água. Enzimúria e proteinúria de origem tubular podem ser detectadas. Setenta e duas a 96 horas após a infusão da droga ocorre piora da poliúria associada à queda dramática da filtração glomerular e aumento da resistência vascular renal. Outras alterações relacionadas à disfunção tubular são: hipomagnesemia por magnesiúria exagerada, hipocalemia, hiperfosfatúria e aminoacidúria. A mais comum e com maior importância clínica é a hipomagnesemia, que pode ocorrer mesmo na presença de creatinina sérica normal. A lesão renal desencadeada pela droga pode ser irreversível, determinando quedas permanentes de FG e tubulopatia persistente, que se manifesta por hipomagnesemia e hipocalcemia. Estudos clínicos e experimentais mostraram evolução silenciosa para a fibrose intersticial progressiva após exposição repetida à cisplatina. A alta eficácia clínica da cisplatina motivou o desenvolvimento de técnicas para tentar minimizar a incidência e a gravidade da sua nefrotoxicidade. Infusões rápidas da droga devem ser evitadas, pois estão nitidamente associadas à maior incidência de nefrotoxicidade do que à administração contínua, lenta. A dosagem da droga está associada à sua toxicidade: doses maiores que $33mg/m^2$/semana causam invariavelmente efeitos colaterais. Outras drogas nefrotóxicas como aminoglicosídeos e AINH não devem ser usadas concomitantemente. O ritmo de infusão volêmica e de diurese deve ser mantido entre 100 e 200mL/min. É possível que a proteção observada esteja ligada a fenômenos de vasodilatação intra-renal. A administração de tiossulfato de sódio, que age alterando o perfil farmacocinético da droga, tem permitido o uso de dosagens maiores, ao mesmo tempo que diminuiu a incidência de toxicidade.

Metotrexato

Este agente quimioterápico age por meio da inibição da diidrofolato redutase. É efetivo em tumores de cabeça e pescoço, tumores de mama, sarcomas, linfomas não-Hodgkin, tumores de bexiga, coriocarcinoma e leucemias linfocíticas agudas. É eliminado, assim como seu principal metabólito (7-hidroximetotrexato) por filtração glomerular e secreção tubular. Doses elevadas podem causar IRA não-oligúrica em 10 a 30% dos pacientes. Essa nefrotoxicidade pode ser causada em parte pela pouca solubilidade do metotrexato e do 7-hidroximetotrexato, que é acentuada pela acidez urinária. A droga parece também ser capaz de causar lesão tubular direta, pois induz enzimúria e proteinúria tubular. Necrose tubular aguda já foi demonstrada sem a presença de depósitos intratubulares.

A manutenção de função renal adequada é crucial em pacientes recebendo metotrexato. A queda da filtração glomerular resultará em um círculo vicioso extremamente perigoso: os níveis séricos da droga aumentarão induzindo maior toxicidade, e a excreção de metotrexato diminuirá ainda mais etc. Nessas situações, deve-se usar leucovorina como antídoto aos efeitos da droga. A prevenção da lesão renal pode ser feita por meio de expansão volêmica, manutenção de alto fluxo urinário (> 3 litros/dia) e alcalinização da urina. O uso concomitante desse quimioterápico com outros agentes nefrotóxicos como cisplatina e AINH deve ser evitado. Recentemente, relatou-se que mesmo doses baixas de metotrexato causaram queda significativa da FG em pacientes com artrite reumatóide tratados em associação com AINH.

NEFROTOXICIDADE DE VENENOS ANIMAIS

Existem no mundo aproximadamente 3.000 espécies de serpentes, das quais 10 a 14% são consideradas peçonhentas. No Brasil, encontram-se quatro gêneros de serpentes peçonhentas: *Bothrops* (jararaca, jararacuçu, urutu, caiçara etc.), *Crotalus* (cascavel), *Lachesis* (surucucu, surucutinga) e *Micrurus* (coral verdadeira). Cerca de 20.000 casos de acidentes ofídicos são reportados por ano ao Ministério da Saúde brasileiro, com mortalidade variando em torno de 6%.

Insuficiência renal aguda (IRA) é uma das principais complicações do acidente ofídico e importante causa de letalidade nos pacientes que sobrevivem à ação inicial da peçonha. Praticamente todas as serpentes com importância médica podem causar IRA. No entanto, análise dos casos publicados revela que acidentes com as serpentes da espécie *Vipera russellii* ("Russell's viper") na Ásia e as serpentes do gênero *Bothrops* e *Crotalus* na América do Sul apresentam a maior incidência de lesão renal.

A alteração histológica renal mais comum nos casos de IRA por acidente ofídico é a necrose tubular aguda (NTA). Outras lesões, como necrose cortical, nefrite intersticial aguda, alterações glomerulares, arterite e necrose de papila, podem ser encontradas. Casos com evolução clínica compatível com síndrome hemolítico-urêmica ou síndrome nefrótica já foram descritos.

As peçonhas das serpentes são substâncias extremamente complexas, compostas por enzimas, peptídeos, proteínas não-enzimáticas e várias outras substâncias. A complexidade e diversidade da composição das peçonhas faz com que os mecanismos causadores de IRA após acidente ofídico sejam de difícil definição. A etiopatogenia da lesão renal tem sido atribuída a nefrotoxicidade direta da peçonha, miólise, hemólise, hipotensão, coagulação capilar glomerular e ação tóxica vascular da peçonha.

Bothrops

As serpentes do gênero *Bothrops* são responsáveis por 90% dos acidentes ofídicos no Brasil. É o gênero mais numeroso em espécies, todas causando quadros clínicos muito semelhantes. O veneno botrópico tem importante atividade proteolítica, causando lesões locais, destruição tecidual e promovendo a liberação de substâncias hipotensoras. Ativa a cascata de coagulação induzindo sangramentos e incoagulabilidade sangüínea por consumo de fibrinogênio. Pode causar lesão vascular direta e tem atividade hemolítica.

Mais de 100 casos de IRA após picada de *Bothrops* foram descritos na literatura. A prevalência de IRA causada por acidente botrópico varia de 2 a 10%, dependendo da série estudada. Deve-se ressaltar que todos os estudos reportando as freqüências de IRA são retrospectivos e utilizaram métodos pouco sensíveis de avaliação da função renal. A insuficiência renal é precoce e freqüentemente grave, com presença de oligúria e necessidade de diálise. A lesão mais freqüentemente encontrada na histologia renal tem sido a NTA, embora casos de necrose cortical também tenham sido descritos. Vários fatores têm sido aventados para justificar a maior ou menor freqüência de IRA: idade do paciente, tamanho e espécie da serpente, quantidade de veneno injetada, intervalo de tempo entre a picada e a administração do soro antiofídico e quantidade e via de administração do soro. A única relação documentada até o momento foi a correlação positiva entre idade do paciente e prevalência de IRA.

A etiopatogenia da IRA associada à picada de *Bothrops* tem sido relacionada a hipotensão, mioglobinúria, hemoglobinúria, coagulação glomerular e nefrotoxicidade direta do veneno. No entanto, hipotensão ou choque são eventos raros após picada por *Bothrops* e, embora o veneno botrópico possa causar lesão tecidual localizada, não apresenta ação miotóxica sistêmica similar à do veneno crotálico e não induz elevações significativas de creatinofosfocinase (CPK). Experimentalmente, a peçonha botrópica provoca queda acentuada e precoce da filtração glomerular, do fluxo plasmático renal e da diurese, fenômenos acompanhados por elevação da resistência vascular renal e da fração de excreção de sódio. Além disso, induz coagulação e hemólise intravascular, contribuindo para a IRA. A análise histológica renal mostra extenso depósito glomerular de trombos de fibrina e necrose tubular aguda. Trombos glomerulares de fibrina já foram detectados em necropsias de indivíduos que morreram após picada de *Bothrops* ou em pacientes com necrose cortical após acidente botrópico. É provável que a isquemia causada pelo depósito de microtrombos glomerulares provoque desde lesão renal reversível até necrose cortical focal ou total, dependendo da quantidade de peçonha injetada e da velocidade com que ela alcança a corrente sangüínea. O fato de a peçonha ser de excreção renal, a precocidade e a alta prevalência de IRA após acidente botrópico sugerem a possibilidade de ação nefrotóxica direta do veneno. De fato, a adição da peçonha botrópica à suspensão de túbulos proximais provoca toxicidade tubular direta significativa. Essa nefroto-xicidade direta pode ser prevenida pelo acréscimo prévio ou simultâneo de soro antibotrópico à suspen-são de túbulos proximais.

NEFROPATIAS TUBULOINTERSTICIAIS

Introdução
Infiltrados intersticiais têm sido relacionados a dro-gas, infecções ou nefropatias primárias. A história das nefropatias tubulointersticiais inicia-se em meados do século XIX, quando o compartimento tubulointersti-cial foi reconhecido anatomicamente como parte da estrutura renal. Em 1898, descreveu-se pela primeira vez um caso de nefrite intersticial aguda (NIA), e em 1914 as nefrites intersticiais ganhavam seu espaço na classificação das doenças renais. Na década de 1940, a expansão do uso de antibióticos chamou a atenção para as nefrites intersticiais por drogas, e em 1953 houve o reconhecimento da nefropatia por analgési-cos. Desde então, o número de drogas envolvidas na gênese de nefropatias tubulointersticiais aumentou de forma alarmante. A etiologia da lesão tubulointersti-cial tem sido mais bem compreendida recentemente. Nas últimas décadas, acumularam-se evidências, prin-cipalmente experimentais, mostrando a importância da imunidade celular na produção de inflamação e lesão intersticial primária ou secundária a eventos glomerulares. Sabe-se hoje que agressões tóxicas ou infecciosas ao interstício são associadas a processos imunológicos caracterizados pela presença de infil-trado mononuclear que produz citocinas e outros me-diadores de amplificação da inflamação. Dessa agres-são inicial pode resultar lesão crônica irreversível, caracterizada por fibrose intersticial e atrofia tubular, e evolução para insuficiência renal crônica terminal.

A falta de correlação entre lesão glomerular e dis-função renal tem sido constatada há tempos. Em doen-ças nas quais o glomérulo é o alvo inicial (glomerulo-nefrite membranosa e nefrite lúpica, por exemplo), a lesão glomerular muitas vezes não justifica o grau de comprometimento funcional renal. A morfologia glo-merular também não guarda boa correlação com a evolução das nefropatias. Por outro lado, o grau de lesão tubulointersticial associada a essas nefropatias mostra boa correlação tanto com a gravidade como com o prognóstico das doenças. No estágio inicial de qualquer glomerulopatia, vários grupos celulares (prin-cipalmente monócitos e macrófagos) e mediadores (fa-tores de crescimento, complemento, citocinas, molé-culas de adesão etc.) são ativados no interstício, le-vando à inflamação e à fibrose renal.

Outra importante questão relaciona-se ao meca-nismo pelo qual uma lesão predominantemente tubu-lointersticial leva à queda da filtração glomerular. Existem várias hipóteses que não se excluem. Pode haver obstrução tubular, com aumento da pressão intratubular e queda "mecânica" da filtração glome-rular. Outra possibilidade seria a de aumento da re-sistência vascular pós-glomerular causada por edema e inflamação intersticial, levando à isquemia desse compartimento. Um terceiro mecanismo seria o de insuficiência tubular conseqüente a atrofia tubular e inflamação intersticial causando diminuição da ab-sorção de solutos pelos segmentos tubulares mais com-prometidos e conseqüente diminuição do gradiente osmótico renal, queda da reabsorção tubular de água e formação de urina hipoosmolar. Essa insuficiência tubular seria "compensada" por queda da filtração glomerular.

Mecanismos de lesão tubulointersticial
A maioria das informações existentes sobre os meca-nismos de lesão tubulointersticiais é oriunda de traba-lhos experimentais que utilizam diversos modelos de nefrite tubulointersticial aguda. Na maioria desses modelos, há predominância da imunidade celular, e o papel dos anticorpos é mal definido ou mesmo consi-derado pouco importante. A etiopatogenia da nefrite tubulointersticial clínica parece também estar predo-minantemente relacionada a alterações da imunidade celular, embora o mecanismo exato e a importância dos diferentes tipos celulares no desenvolvimento da lesão sejam desconhecidos.

NEFRITE INTERSTICIAL AGUDA
Os dados relativos à incidência de nefrite intersticial aguda (NIA) na população são sujeitos a críticas, pois provêm, na maioria das vezes, de levantamentos re-trospectivos. Na investigação de nefropatias inespecí-ficas (hematúria ou proteinúria), o diagnóstico histo-lógico de NIA é raro. No entanto, quando o grupo avaliado é de pacientes com insuficiência renal agu-da, essa incidência é de aproximadamente 15%. Por outro lado, é interessante notar que até 25% dos pa-cientes com insuficiência renal crônica apresentam como diagnóstico nefrite intersticial crônica, confir-mando o dado anterior.

Existem diversos fatores etiológicos para NIA, po-rém a causa mais importante é sem dúvida o uso de drogas. Antibióticos betalactâmicos (penicilinas, ce-falosporinas), rifampicina, sulfonamidas, quinolonas, fenitoína, alopurinol, furosemida, cimetidina, omepra-zol e antiinflamatórios não-hormonais (AINH) são as drogas mais comumente implicadas, porém esse gru-po está sempre em expansão. Dentre as infecções, cau-sas importantes de NIA em crianças, as mais impor-tantes são difteria, infecções estreptocócicas e infec-ção pelo vírus Epstein-Barr. Outro grupo engloba as doenças relacionadas a fenômenos auto-imunes como sarcoidose, síndrome de Sjögren, lúpus eritematoso sistêmico, doença antimembrana basal tubular, além de uma síndrome descrita nos últimos anos composta de uveíte e nefrite intersticial. Finalmente, no grupo das NIA idiopáticas nenhum fator etiológico pode ser identificado.

Principais drogas causadoras de NIA
- Penicilinas e cefalosporinas.
- Sulfonamidas.
- Rifampicina.
- Quinolonas.
- Vancomicina.
- Antiinflamatórios não-hormonais.
- Ácido 5-aminosalicílico.
- Mesalazina.
- Furosemida e tiazídicos.
- Amilorida.
- Omeprazol.
- Cimetidina e ranitidina.
- Captopril.
- Feniltoína.
- Alopurinol.

Manifestações clínicas e laboratoriais
A apresentação clínica mais marcante é a insuficiência renal aguda, de gravidade variável, geralmente relacionada a doença intercorrente ou tomada de nova medicação. Muitas vezes são casos de insuficiência renal aguda em que a história, as manifestações clínicas e os exames laboratoriais não se encaixam nos diagnósticos de IRA pré-renal, necrose tubular aguda ou glomerulonefrite aguda. Nesses casos, o uso de biópsia renal é essencial para a realização do diagnóstico. Existem sintomas e sinais que sugerem NIA. No caso da NIA induzida por drogas, manifestações cutâneas podem ocorrer em até 50% dos pacientes, febre em 75% e eosinofilia em 80%. Infelizmente, a presença desta tríade característica é rara, geralmente ocorrendo em menos de 30% dos casos. Algumas vezes é relatada dor lombar, provavelmente relacionada a edema renal e distensão de sua cápsula. A insuficiência renal pode ou não ser oligúrica, mas a fração de excreção de sódio é geralmente maior que 1%. O exame da urina revela, na maioria das vezes, hematúria microscópica, leucocitúria, podendo ou não ocorrer cilindros leucocitários, e proteinúria de pequena intensidade. Eosinofilúria, demonstrada pela coloração de Hansel, pode ocorrer, porém a presença de eosinófilos na urina não é patognomônica. Eosinofilúria pode ocorrer também em prostatite, infecções urinárias, câncer de bexiga e glomerulonefrite rapidamente progressiva. Em casos de insuficiência renal aguda de etiologia obscura ou quadro clínico atípico, a biópsia renal é fundamental para o diagnóstico mais preciso, devido à possibilidade de NIA. Mesmo em casos muito sugestivos de NIA, a avaliação histológica está indicada, devido às suas implicações terapêuticas e prognósticas.

A principal característica patológica das NIA é a presença de infiltrado inflamatório renal intersticial, composto basicamente por linfócitos T, monócitos e ocasionalmente plasmócitos e eosinófilos. Esse infiltrado varia em gravidade, podendo ser focal ou difuso. Em casos mais graves, observa-se ruptura da membrana basal tubular. Classicamente, as células tubulares são agredidas por linfócitos, processo conhecido como "tubulite". Não existe consenso quanto ao subtipo linfocitário predominante, se CD4 ou CD8, pois os níveis destes podem variar com o decorrer da agressão. Edema intersticial acompanha o infiltrado e, excetuando-se os casos relacionados a AINH, os glomérulos são poupados da lesão. A imunofluorescência raramente mostra imunoglobulina ou complemento. A ausência de depósitos imunes predomina nessas lesões. Em alguns casos de NIA, principalmente naqueles relacionados a drogas, podem ocorrer granulomas não-caseosos acompanhando o infiltrado inflamatório.

Tratamento
Uma vez feito o diagnóstico de NIA, a primeira medida a ser tomada é a retirada das drogas potencialmente implicadas. Em alguns casos, apenas essa medida será suficiente para a melhora da função renal em alguns dias. Por outro lado, a transição do processo inflamatório agudo para um processo de fibrogênese pode ocorrer rapidamente, com depósito importante da matriz extracelular ocorrendo em poucas semanas. Assim, se não houver resposta rápida da função renal à retirada do agente causal, deve-se considerar a instituição de terapêutica baseada em corticosteróides e/ou agentes citotóxicos. O prognóstico desse tipo de lesão depende basicamente do tempo de duração da insuficiência renal precedendo o diagnóstico e o tratamento, o que se correlaciona com a evolução da lesão histológica. Lesão tubulointersticial ativa e prolongada antes do diagnóstico clínico aumenta o risco de evolução para fibrose intersticial irreversível. Acredita-se que cerca de 50% dos pacientes acometidos por essa doença não recuperarão totalmente a função renal.

NEFROPATIA TUBULOINTERSTICIAL CRÔNICA

Introdução
Anteriormente conhecida por sinônimos como: "nefrite intersticial crônica", "doenças tubulointersticiais" ou "nefrite tubulointersticial crônica", as nefropatias tubulointersticiais crônicas (NTIC) são responsáveis por cerca de 10 a 20% dos casos de insuficiência renal crônica terminal (IRCT). Existem diferenças regionais significativas em sua freqüência: por exemplo, na Bélgica 18% dos pacientes com insuficiência renal crônica terminal sofrem de nefropatia por analgési-

cos, enquanto na população européia, como um todo, a incidência é de apenas 3%. No Brasil não há dados epidemiológicos confiáveis com relação à sua prevalência.

Patologia

O quadro anatomopatológico da NTIC compreende atrofia de células tubulares, dilatação tubular, fibrose intersticial e áreas de infiltração de células mononucleares no espaço intersticial. A membrana basal tubular encontra-se freqüentemente espessada. O infiltrado celular constitui-se basicamente de linfócitos e ocasionalmente neutrófilos, plasmócitos e eosinófilos. A imunofluorescência pode revelar a presença de C3 e imunoglobulinas ao longo da membrana basal tubular, tipicamente em padrão linear. Nas fases iniciais da NTIC, o glomérulo permanece normal à microscopia óptica. Com a evolução da enfermidade, podem ser detectadas fibrose glomerular, esclerose segmentar e por fim esclerose global.

Quadro clínico e laboratorial

Geralmente os pacientes com NTIC apresentam-se com os sintomas sistêmicos da doença primária, ou com sintomas inespecíficos de insuficiência renal avançada, tais como fraqueza, náuseas, vômitos, nictúria, poliúria, isostenúria e distúrbios do sono. Pode haver envolvimento vascular e glomerular na NTIC, mas, nos estágios iniciais da doença, estas manifestações (refletidas como proteinúria e hipertensão) são pouco importantes, predominando as disfunções tubulares. Quando comparadas às glomerulonefrites, as nefropatias tubulointersticiais apresentam hipertensão menos grave, menor velocidade de perda da função renal e menor formação de edema.

A sintomatologia específica das NTIC varia de acordo com a porção do néfron acometida. Na acidose tubular renal proximal por exemplo (tipo II), pode ocorrer disfunção na reabsorção do bicarbonato pelo túbulo proximal, geralmente associada a hipopotassemia, em decorrência da perda de potássio pelo néfron distal. Na síndrome de Fanconi, caracterizada por disfunção generalizada do túbulo proximal, há prejuízo na absorção de bicarbonato, potássio, fósforo, aminoácidos, glicose e ácido úrico. Proteinúria constituída basicamente por proteínas de baixo peso molecular pode refletir disfunção tubular proximal na absorção de proteínas filtradas. O acometimento do néfron distal pode manifestar-se por acidose tubular renal distal (tipo I), resultante de um defeito na acidificação acompanhada de hipopotassemia, ou pelo quadro de acidose tubular renal do tipo IV, causada pela resistência do néfron distal à aldosterona ou hipoaldosteronismo hiporreninêmico, caracterizado por hiperpotassemia e acidose metabólica desproporcionalmente graves em relação ao grau de acometimen-

to da função renal. Pode-se também encontrar perda renal de sódio em decorrência de alteração da reabsorção distal do néfron e alteração na capacidade de concentração urinária secundária à alteração na reabsorção de água pelo ducto coletor.

No quadro 26.2 apresentamos as características clínicas e laboratoriais da NTIC, comparadas às glomerulonefrites crônicas (GNC).

Quadro 26.2 – Características clínicas da nefropatia tubulointersticial crônica, comparadas às glomerulonefrites crônicas.

NTIC	GNC
Ausência ou HAS leve	HAS grave caracteriza
Proteinúria tubular < 1g/dia	Proteinúria > 3g/dia com síndrome nefrótica freqüente
Ausência de edema	Retenção de sal e edema
Anemia desproporcional à FG	Anemia apenas em fases avançadas
Disfunções tubulares: acidose tubular renal e perda excessiva de eletrólitos	Acidose apenas com IRC avançada
Imagem: muitas vezes nefrocalcinose e/ou hiperecogenicidade medular importante; rins muito contraídos e bocelados	Rins homogêneos e de tamanho preservado, sem irregularidades

NTIC = nefropatia tubulointersticial crônica; GNC = glomerulonefrite crônica; HAS = hipertensão arterial sistêmica; FG = filtração glomerular; IRC = insuficiência renal crônica.

Causas

Drogas

Diversas drogas tais como ciclosporina, cisplatina, lítio e antiinflamatórios não-hormonais podem ser responsabilizadas pelo aparecimento de NTIC, algumas das quais já foram abordadas anteriormente.

Analgésicos – o consumo excessivo e continuado de analgésicos tem sido associado ao desenvolvimento de NTIC e necrose de papila renal. Geralmente os pacientes ingerem cumulativamente mais do que 3kg de analgésicos-antipiréticos até que o diagnóstico seja feito. A suspeita clínica desse diagnóstico é de grande importância, já que a interrupção do uso das drogas poderá atrasar ou mesmo impedir a progressão da doença renal. A incidência de nefropatia por analgésicos varia nos diferentes países e entre diferentes áreas geográficas. Na Escócia, Bélgica e Austrália, por exemplo, é responsável por 10 a 20% dos casos de IRC terminal.

A nefropatia por analgésicos acomete mais freqüentemente (cinco a sete vezes mais) as mulheres que os homens. Tipicamente, são pacientes que ingerem analgésicos para cefaléia, dores articulares inespecíficas e desconforto abdominal. As manifestações clínicas englobam nictúria, piúria estéril e menos freqüentemente hipertensão. A anemia pode estar presente como manifestação da IRC. Ansiedade e distúrbios neuropsiquiátricos são freqüentes. Esses pacientes apresentam maior incidência de neoplasias uroepiteliais, portanto surtos de hematúria devem ser melhor investigados. Geralmente é necessário haver associação de analgésicos (aspirina, acetaminofen, fenacetina, cafeína ou codeína) para que ocorra a nefropatia, porém existem relatos em que apenas o acetaminofen estava envolvido. O acetaminofen (um metabólico hepático da fenacetina) apresenta grandes concentrações na papila renal, principalmente em situação de antidiurese. Posteriormente, é metabolizado pelo rim em vários metabólitos que podem ter sua ação potencializada pela ação de outros analgésicos, tais como aspirina, e outros antiinflamatórios não-hormonais.

As alterações histológicas da nefropatia por analgésicos são inespecíficas e comuns a todas as formas de NTIC. Os rins geralmente são contraídos e necrose de papila pode ou não estar presente. O diagnóstico pode feito com base apenas na história clínica, nos sintomas e por meio da tomografia computadorizada, dispensando a biópsia renal.

Lítio – pode desencadear várias alterações renais, incluindo NTIC. *Diabetes insipidus* nefrogênico e alteração da capacidade de concentração renal, acidose tubular renal incompleta, doença tubulointersticial progressiva, microcistos em túbulo distal e insuficiência renal aguda são as principais lesões renais provocadas por essa droga.

A alteração na capacidade de concentração urinária é complicação que ocorre em 50% dos pacientes após terapêutica prolongada com lítio. O lítio inibe a adenilciclase e diminui a concentração de AMP cíclico, que é o segundo mensageiro na ação do hormônio antidiurético. Cerca de 20% dos pacientes desenvolvem poliúria. Lesão tubulointersticial, principalmente dilatação tubular distal e microcistos são observados em pacientes que recebem terapêutica com lítio a longo prazo, porém não se pode descartar a possibilidade de que essas lesões já existiam anteriormente ao tratamento. A ação do lítio sobre a filtração glomerular é controversa. Cerca de 85% dos pacientes submetidos à droga apresentam filtração glomerular normal e apenas 15% alterações discretas da função glomerular após 10 a 15 anos de tratamento. A toxicidade do lítio é dose-dependente, portanto a monitorização dos seus níveis séricos é importante na prevenção de toxicidade aguda e desenvolvimento de alterações na capacidade de concentração urinária. O manuseio renal do lítio é muito semelhante ao do sódio. Seus níveis séricos podem aumentar em situações de insuficiência renal, uso de diuréticos, desidratação e administração de antiinflamatórios não-hormonais. A biópsia de pacientes com nefropatia por lítio que incorre na perda de função renal geralmente mostra glomerulosclerose acompanhada de intenso infiltrado e fibrose intersticial.

Metais pesados

Chumbo – a exposição ocupacional ao chumbo ocorre principalmente em pintores, restauradores de arte, devido às tintas contendo chumbo, e picheleiros. Fontes contínuas de exposição ocorrem em canos de água e moradias velhas, olarias, cristais. Atualmente as maiores fontes ambientais de poluição são a gasolina, a produção de aço e o processamento de carvão de pedra.

O diagnóstico do excesso de exposição é difícil, porque a concentração sangüínea reflete somente a exposição recente. O diagnóstico é sugerido por aumento (> 0,6mg) na excreção urinária de 24 horas do metal após duas doses de 1g do agente quelante EDTA dissódico (nesta dose o EDTA não é nefrotóxico). O valor do teste é maximizado quando comparado com níveis basais de excreção urinária. A fluorescência ao raio X, *in vivo*, é alternativa não-invasiva para quantificar o chumbo nos ossos, especialmente nos pacientes com IRC.

A patogênese da nefropatia pelo chumbo não está esclarecida. O metal é depositado preferencialmente no segmento S3 do túbulo proximal. Inclusões nucleares dentro das células tubulares proximais são características da nefropatia por chumbo. Funcionalmente, observam-se alterações da função tubular proximal (principalmente em crianças), com defeito tubular isolado ou como síndrome de Fanconi. Essas alterações são potencialmente reversíveis, sendo incomum a evolução para IRC em crianças. Em adultos, a nefropatia pelo chumbo é caracterizada por nefrite intersticial crônica, com fibrose intersticial, atrofia e nefrosclerose. Há freqüentemente gota recorrente e a maioria dos pacientes apresenta hiperuricemia e hipertensão. Recentemente, tem-se postulado que a sobrecarga ambiental de chumbo pode contribuir para a pior evolução de nefropatias de outras etiologias, seja pela hiperuricemia, seja pelo pior controle da hipertensão ou mesmo pelo desenvolvimento de lesões tubulointersticiais, mas essa questão ainda é motivo de controvérsia. O EDTA tem sido recomendado como opção terapêutica para os pacientes com sobrecarga corpórea de chumbo e nefropatia. Em alguns pacientes, pode-se interromper ou mesmo reverter a progressão para IRC.

Doenças metabólicas

Alterações no metabolismo do oxalato, urato, cálcio e potássio são apontadas como causas de NTIC.

Uratos – embora a nefropatia aguda com obstrução intratubular e a nefrolitíase por ácido úrico sejam complicações conhecidas, essas lesões não levam à

NTIC. A função renal é geralmente estável em pacientes gotosos assintomáticos, e a ocorrência de insuficiência renal nessa população é usualmente relacionada a algum fator complicante, como *diabetes mellitus*, hipertensão ou arteriosclerose. A principal lesão renal da hiperuricemia crônica é o depósito de material amorfo de cristais de urato no interstício renal. Essas lesões desencadeiam reação de células gigantes. Pode ocorrer precipitação de cristais de ácido úrico no ducto coletor, com conseqüente obstrução tubular, dilatação, atrofia e fibrose intersticial. Em acompanhamentos prolongados, disfunção renal pode ser documentada apenas em homens que mantinham níveis séricos persistentemente elevados acima de 13mg/dL e em mulheres com níveis séricos acima de 10mg/dL. O tratamento com alopurinol em pacientes assintomáticos com níveis séricos inferiores a estes é bastante discutível, pois a droga não é inócua. Atenção especial deve ser dada aos pacientes com hipertensão, hiperuricemia e disfunção renal que apresentam história pregressa de exposição ao chumbo. Mais recentemente, o papel da hiperuricemia leve na gênese de lesões tubulointersticiais e arteriolares renais tem sido revisitado. Dados experimentais recentes sugerem que níveis considerados leves a moderados de hiperuricemia podem contribuir para uma lesão tubulointersticial insidiosa que teria papel importante na progressão das nefropatias.

Oxalato – as hiperoxalúrias podem ser primárias ou secundárias. A hiperoxalúria primária consiste em enfermidade autossômica recessiva de ocorrência rara, caracterizada por deficiência das enzimas hepáticas alanina, glioxilato aminotransferase e D-glicerato desidrogenase, acompanhadas por superprodução de oxalato. O quadro clínico inclui acúmulos renais e sistêmicos de oxalato, nefrocalcinose, obstrução tubular e nefropatia tubulointersticial crônica. A oxalose sistêmica é invariavelmente fatal. Na hiperoxalúria primária, a IRC desenvolve-se por volta dos 20 anos de idade. A forma secundária ocorre em adultos e geralmente traduz aumento da absorção de oxalato da dieta (má absorção de gorduras e ressecção do intestino delgado) ou grande ingestão de substâncias que posteriormente são metabolizadas para oxalato (xilitol, etilenoglicol, ácido ascórbico). A lesão geralmente se inicia no túbulo proximal, onde a substância é secretada, porém é mais grave na medula, onde ocorre precipitação de oxalato de cálcio. Nefrolitíase recorrente por cálculos de oxalato de cálcio também contribui para o desenvolvimento de NTIC, por causar obstrução.

Hipercalcemia e nefrocalcinose – a hipercalcemia persistente promove degeneração focal e necrose do epitélio tubular, afetando primariamente a medula renal, onde o cálcio é concentrado em um meio tubular ácido. Os túbulos acometidos atrofiam-se e tornam-se obstruídos, com conseqüente dilatação. A subseqüente calcificação e destruição da membrana basal tubular resulta em reação infiltrativa e proliferativa no interstício adjacente. O depósito de cálcio nas áreas lesadas resulta em nefrocalcinose. A nefrocalcinose pode também ocorrer em situações de normocalcemia e é basicamente um fenômeno medular. Muitas vezes, o diagnóstico é um achado ultra-sonográfico. Nefrocalcinose cortical pode ocorrer, usualmente em associação com glomerulonefrites crônicas ou outras formas de doença renal crônica, onde o produto cálcio-fósforo se encontra continuamente elevado. Deve-se investigar possíveis causas de hipercalcemia, pois o tratamento é dirigido à doença de base e à normalização do cálcio sérico.

Depleção de potássio – a hipopotassemia associada com a depleção do potássio total corpóreo, seja por perdas gastrintestinais, seja renais, pode levar a alterações histológicas no rim, principalmente no túbulo proximal e fibrose intersticial. Estas lesões são caracterizadas por vacuolização, presença intracitoplasmática de grânulos PAS-positivos e cistos na medula renal. As anormalidades desaparecem com a reposição de potássio. Há defeito na concentração urinária que provém em parte da resistência ao hormônio antidiurético. Aumentos na síntese de tromboxano podem explicar a diminuição do fluxo sangüíneo renal. Demonstrou-se experimentalmente que a ativação da via alternada do complemento pela amônia pode iniciar e sustentar a resposta inflamatória e a lesão tubulointersticial. A progressão para IRC tem sido descrita em pacientes com hipopotassemia sustentada.

Doenças hematopoéticas

As principais enfermidades hematopoéticas associadas com a NTIC são a anemia falciforme e o mieloma múltiplo.

Anemia falciforme – a lesão é mais comum na anemia falciforme, porém pode ser encontrada também nos portadores do traço falciforme, anemia falciforme com doença da hemoglobina C e talassemia. A hemoglobina S tende a se polimerizar em ambiente com baixa saturação de oxigênio, pH ácido e hipertônicos, como o encontrado na região medular renal. Com isso, eventos oclusivos ocorrerão nos vasos medulares levando à NTIC, principalmente na medula renal. Necrose de papila também é relativamente comum na anemia falciforme. Os pacientes apresentam defeitos tubulares, particularmente deficiência de concentração urinária e acidose tubular renal do tipo IV. A evolução para IRC é rara, mas pode ser prevista pelo desenvolvimento de proteinúria e hipertensão refletindo glomerulopatia concomitante.

Mieloma múltiplo – a insuficiência renal aguda e a crônica são comuns em pacientes com mieloma múltiplo e podem ser atribuídas à interação de múltiplos mecanismos, incluindo nefropatia de cilindros ("rim do mieloma"), depleção de volume, hipercalcemia, nefrocalcinose e nefropatia por ácido úrico. O acometimento renal ocorre em 50 a 70% dos pacientes com mieloma múltiplo e pode apresentar-se antes mesmo das manifestações extra-renais.

As complicações renais do mieloma incluem insuficiência renal aguda, defeitos tubulares tais como alteração da acidificação ou síndrome de Fanconi, síndrome nefrótica secundária à amiloidose ou glomerulopatia de cadeia leve e insuficiência renal crônica progressiva pelo chamado "rim do mieloma", atualmente denominada nefropatia do cilindro. A insuficiência renal aguda é desencadeada pela desidratação ou hipercalcemia. A amiloidose ocorre em 15% dos pacientes. O "rim do mieloma" é caracterizado por cilindros intratubulares com obstrução e atrofia tubular, fibrose e células gigantes multinucleadas. Nefrocalcinose pode estar presente. Tipicamente, os cilindros apresentam proteína de Tamm-Horsfall e de cadeias leves. A disfunção renal origina-se na obstrução tubular e no efeito tóxico direto das proteínas de Bence Jones. A toxicidade da cadeia leve depende do tipo, do peso molecular, da carga filtrada e da carga elétrica. O diagnóstico deve ser suspeitado em pacientes com idade superior a 50 anos que venham a apresentar disfunção renal e proteinúria tubular inexplicada. Outro achado sugestivo inclui hipercalcemia. O diagnóstico é confirmado pelo encontro de cadeias leves na urina e no soro e confirmação do aumento de células plasmáticas na medula óssea. O tratamento deve ser dirigido contra a depleção de volume e a hipercalcemia e combinado com a quimioterapia e plasmaférese. A diálise está indicada na insuficiência renal, e um certo número de pacientes pode apresentar recuperação funcional.

Doenças imunológicas

A NTIC ocorre em diversas doenças sistêmicas, tais como lúpus eritematoso sistêmico, síndrome de Sjögren, amiloidose, crioglobulinemia, nefropatia por IgA e na síndrome da imunodeficiência adquirida (AIDS). O mecanismo de lesão intersticial não está claramente compreendido, embora existam evidências clínicas e experimentais de que é imunomediado. No lúpus, na crioglobulinemia e na síndrome de Sjögren, encontram-se imunocomplexos consistindo em depósitos granulares constituídos por IgG e C3 depositados no interstício, de significado desconhecido. No lúpus também têm sido encontrados depósitos de DNA na membrana basal tubular, ao redor dos capilares peritubulares e no interstício. A proteína de Tamm-Horsfall pode estar implicada em certas formas de NTI clínica. Anticorpos contra essa proteína têm sido encontrados no soro de pacientes com refluxo vesicoureteral, pielonefrite e no interstício de pacientes com nefrite hereditária, hidronefrose e doença cística medular. Em certas formas de doenças imunológicas, tais como síndrome de Goodpasture, doença tubulointersticial crônica, lúpus eritematoso sistêmico e rejeição de transplante, têm sido encontrados anticorpos contra a membrana basal tubular. Foi verificado infiltrado celular intersticial constituído principalmente por células T e, em menos de 20%, por células B. Esse perfil celular sugere lesão imunológica mediada por células. Diversas evidências clínicas e experimentais valorizam o papel do infiltrado celular na progressão da doença por meio de citocinas, autacóides e fatores de crescimento que iniciam e perpetuam a lesão.

Infecções

O conceito clássico de que a pielonefrite crônica com alteração da função renal ocorria em conseqüência de surtos de pielonefrite aguda, infecções urinárias recorrentes e bacteriúria assintomática carece atualmente de subsídios relevantes. A NTIC encontrada nesses pacientes (geralmente crianças ou adultos jovens) parece muito mais relacionada com doenças associadas como o refluxo vesicoureteral ou outras anomalias de desenvolvimento do trato urinário. Cabe salientar que em mulheres com surtos de pielonefrite aguda de repetição, embora não se detecte perda funcional, lesões cicatriciais corticais focais podem ser encontradas por meio de tomografia computadorizada.

Obstrução urinária e anormalidades do desenvolvimento

A obstrução do trato urinário é causa relativamente comum de doença tubulointersticial, principalmente em adultos jovens devido a anormalidades anatômicas ou do desenvolvimento. Em pacientes de mais idade, cálculo, aumento prostático e tumores pélvicos e abdominais são as causas mais comuns de uropatia obstrutiva. Infiltrado celular mononuclear ocorre em obstrução do trato urinário superior, e nos casos mais prolongados podem sobrevir fibrose, atrofia e dilatação tubular. O fluxo sangüíneo renal inicialmente aumenta, porém diminui com a manutenção da obstrução, bem como a filtração glomerular. Os mecanismos responsáveis pelas alterações histológicas incluem lesão por aumento da pressão tubular, isquemia, substâncias humorais liberadas pelas células infiltrantes e possivelmente extravasamento da proteína de Tamm-Horsfall para o interstício. O paciente apresenta-se clinicamente com acidose tubular renal do tipo IV e diminuição da capacidade de concentração urinária devido à resistência à ação do hormônio antidiurético. O diagnóstico de uropatia obstrutiva pode ser confirmado pela presença de resíduo vesical aumentado, constatado por cateterização vesical ou ultra-sonografia ou pela presença de hidronefrose ao exame tomográfico ou à ultra-sonografia. Pode ocorrer algum grau de recuperação funcional após a remoção da obstrução, mas esse resultado é variável. O refluxo vesicoureteral está associado à nefropatia tubulointersticial e pode evoluir para insuficiência renal crônica mesmo após sua correção cirúrgica. Nas fases avançadas, pode apresentar como complicação esclerose glomerular focal, proteinúria de nível nefrótico e hipertensão sistêmica, acompanhando as lesões características da NTIC.

Outras

Sarcoidose e doenças granulomatosas – sarcoidose, tuberculose, pielonefrite xantogranulomatosa, granulomatose de Wegener, candidíase renal, hipersensibilidade à hidantoína, oxalose e nefropatia dos dependentes de heroína podem evoluir para uma forma rara de NTIC acompanhada por reação granulomatosa intersticial.

Na sarcoidose, o envolvimento renal ocorre em até 10% dos casos e manifesta-se de várias maneiras. A hipercalcemia ocorre em 10 a 20% dos pacientes, enquanto a hipercalciúria ocorre em 60% deles. Essa anormalidade ocorre devido ao excesso de 1,25-diidroxivitamina D_3 produzida por macrófagos ativados com localização extra-renal. A hipercalcemia ou hipercalciúria está associada a nefrocalcinose e nefrolitíase, situações que predispõem à doença intersticial crônica e à insuficiência renal. O envolvimento renal granulomatoso, a hipercalcemia e a hipervitaminose D respondem muito bem ao tratamento com corticosteróides e freqüentemente ocorre completa reversão da insuficiência renal. Fibrose intersticial residual, nefrocalcinose e cálculos renais podem prejudicar a normalização da função renal após o tratamento.

Nefrite de radiação – a lesão renal por radiação depende da dose total aplicada, do volume de rim irradiado e da dose por sessão de aplicação. Estima-se como uma dose tolerável 2.000 a 2.500rad administrados por três a cinco semanas em todo o rim. Os rins de pacientes jovens são mais suscetíveis a lesões. As complicações da radiação incluem desenvolvimento de insuficiência renal progressiva, proteinúria, perda de sódio com contração de volume, anemia e hipertensão. Após um ano da radiação, os rins podem estar contraídos. Podem ocorrer hipertensão isolada e proteinúria. A lesão inicial é endotelial e caracteriza-se por edema. O endotélio lesado permite a adesão e a agregação plaquetária, que liberam substâncias inflamatórias, mitogênicas. Conseqüente à obstrução vascular desenvolve-se atrofia tubular. Essas alterações estimulam a produção de renina, que exacerba a hipertensão com conseqüente agravamento da lesão endotelial. No glomérulo há proliferação mesangial e mesangiólise. Alterações tubulares e intersticiais são geralmente seqüelas a longo prazo. A nefrite de radiação progride lentamente para insuficiência renal crônica terminal. A incidência dessa complicação tem diminuído em decorrência de melhora no equipamento utilizado, fracionamento da dose de radiação e proteção renal por bloqueio durante a aplicação.

BIBLIOGRAFIA

ANDOH TF, BURDMANN EA, BENNETT WM: Nephrotoxicity of immunosuppressive drugs: experimental and clinical observations. *Semin Nephrol* 17:34-45, 1997.

DILLON JJ: Nephrotoxicity from antibacterial, antifungal and antiviral drugs, in *Acute Renal Failure, a Companion to Brenner & Rector's The Kidney*, edited by Molitoris BA, Finn WF, Philadelphia, W.B. Saunders, 2000, pp 349-364.

HARRIS DC: Tubulointerstitial renal disease. *Curr Opin Nephrol Hypertens* 10:303-313, 2001.

ROSSERT J: Drug-induced acute interstitial nephritis. *Kidney Int* 60:804-817, 2001.

SANDLER DP, SMITH JC, WEINBERG CR, et al: Analgesic use and chronic renal disease. *N Engl J Med* 320:1238-1243, 1989.

27 Obstrução do Trato Urinário

Benedito Jorge Pereira

DEFINIÇÕES

Nefropatia obstrutiva – trata-se das alterações funcionais e patológicas do rim, resultantes do impedimento estrutural ou funcional ao fluxo urinário normal em qualquer porção do trato urinário desde a pelve até a uretra, resultando no aumento da pressão no trato urinário proximal à obstrução.

Hidronefrose – trata-se da dilatação anormal dos cálices e da pelve renal, proximal a um ponto de obstrução.

Insuficiência renal aguda obstrutiva – ocorre quando a obstrução do trato urinário é de forma rápida levando a comprometimento importante da filtração glomerular.

INTRODUÇÃO

A primeira descrição das manifestações clínicas da obstrução do trato urinário foi feita por Rayer, em 1841, e os estudos iniciais da fisiopatologia da nefropatia obstrutiva, em 1859, por Hermann, que demonstrou em cães submetidos à obstrução completa unilateral do ureter as alterações qualitativas na urina produzida por esse rim, quando comparada com o outro.

A nefropatia obstrutiva pode manifestar-se com insuficiência renal aguda (IRA), diagnosticada, em geral, quando a obstrução acomete, de forma usualmente rápida e completa, ambos os rins ou quando um rim é obstruído e o contralateral é ausente ou gravemente lesado. Trata-se de causa importante de IRA, e a perda de função renal é potencialmente reversível quando o tratamento é instituído precocemente. Quando a nefropatia obstrutiva não é tratada, pode ocorrer perda da função renal progressiva e irreversível, levando à insuficiência renal crônica terminal. Contudo, trata-se de uma das formas potencialmente curáveis de doença renal e deve ser considerada no diagnóstico diferencial de qualquer paciente que apresente IRA ou crônica de causa indeterminada. Como o sucesso da intervenção terapêutica é diretamente ligado à duração e ao grau da obstrução, o diagnóstico precoce da nefropatia obstrutiva é imprescindível.

EPIDEMIOLOGIA

A prevalência de hidronefrose na população geral é documentada por meio de necropsias, sendo em média de 3,1% (3,3% nos homens e 2,9% nas mulheres). Esses dados obviamente subestimam a real prevalência de alterações temporárias, como a nefrolitíase, que não estariam inclusas nesses dados.

A nefropatia obstrutiva apresenta distribuição bimodal em seres humanos e incidência aumentada na infância devido às malformações congênitas do trato urinário. Esta incidência declina com a idade, até aumentar novamente com a idade de 60 a 65 anos, particularmente devido à ocorrência de doenças prostáticas.

Em 1985, nos Estados Unidos, 397.000 internações hospitalares foram devido à obstrução do trato urinário. Aproximadamente 166 pacientes por 100.000 da população tiveram o diagnóstico presuntivo de nefropatia obstrutiva na admissão hospitalar. No Brasil, em levantamento feito pelo Grupo de Insuficiência Renal Aguda do Hospital das Clínicas da Faculdade de Medicina da Universidade de São Paulo (HC-FMUSP), no período de janeiro de 1997 a janeiro de 2001, de 1.600 casos de IRA acompanhados foi encontrada a prevalência de 1% de IRA obstrutiva (137 casos). A distribuição dos casos foi semelhante em ambos os sexos: 44,5% de mulheres e 55,5% de homens. O acompanhamento nefrológico foi em média de 14 dias, variando de 1 a 286 dias.

ETIOLOGIA

Como referido, as diferenças na etiologia da obstrução do trato urinário ocorrem entre homens e mulheres quando se consideram diferentes faixas etárias. Nas crianças com menos de 10 anos de idade, as malformações dos ureteres e uretra, como a presença de válvula de uretra posterior ou anormalidades neurológicas, são causas comuns de nefropatia obstrutiva, podendo levar à insuficiência renal crônica. A obstrução que ocorre no início da gestação pode causar displasia renal, enquanto aquelas que se manifestam mais tardiamente ou após o nascimento podem causar perda irreversível da função renal.

No adulto jovem, a obstrução aguda por cálculos renais é comum, mas, como em geral é temporária e unilateral, não leva à IRA. Nos adultos mais idosos, as neoplasias são as causas mais importantes de IRA obstrutiva, sendo no sexo feminino o câncer de colo uterino, e no sexo masculino, a hipertrofia prostática benigna ou maligna.

No levantamento realizado no HC-FMUSP, a idade média foi de $57,6 \pm 17$ anos (21 a 96 anos). As neoplasias malignas foram as causas mais freqüentes entre as mulheres (77,2%), sendo o câncer de colo uterino o mais prevalente, com 65,9% das neoplasias malignas. Entre os homens ocorreu distribuição mais homogênea da amostra, 46,7% eram de causas neoplásicas e 53,3% das etiologias não eram relacionadas a neoplasias. No quadro 27.1 estão discriminadas as etiologias da obstrução do trato urinário.

Quadro 27.1 – Etiologia da obstrução do trato urinário.

Neoplasias do aparelho reprodutor
Câncer de colo uterino
Câncer de próstata
Neoplasia de útero e ovário

Outras neoplasias malignas
Linfoma
Câncer de bexiga
Câncer de cólon
Câncer de reto
Câncer renal

Causas não-neoplásicas
Litíase
Hiperplasia prostática benigna
Bexiga neurogênica
Estenose de vias urinárias
Miomatose uterina
Extrofia de bexiga
Tuberculose de vias urinárias
Agregados fúngicos
Necrose papilar ou cristalúria por sulfato de indinavir

CLASSIFICAÇÃO

A obstrução do trato urinário é classificada baseando-se na duração, na localização e na intensidade do processo obstrutivo. A duração da obstrução, quando possível de ser identificada, é descrita como aguda (horas a dias), subaguda (dias a semanas) e crônica (meses a anos). A duração da obstrução, para que ocorra a destruição total do parênquima renal, varia conforme a espécie animal, sendo de aproximadamente 4 meses para ratos, 10 meses para coelhos e 18 meses para cães. Esse tempo no homem não é conhecido, pois em geral não se consegue determinar o momento exato em que ocorreu a obstrução ou mesmo se ela é completa ou parcial.

A localização da obstrução pode ir desde a obstrução intratubular por cristais até a obstrução do meato uretral. Pode ainda afetar um rim (obstrução unilateral) ou ambos (obstrução bilateral). Quanto ao grau de obstrução, pode ser parcial ou completo. Cabe enfatizar que somente uma obstrução de grau importante e que acomete ambos os rins, ou somente o único rim funcionante, de forma mais ou menos rápida leva a um quadro de IRA. A obstrução do trato urinário é causa comum de insuficiência renal crônica em crianças. A obstrução que ocorre no início da gestação pode causar displasia renal, enquanto aquelas que ocorrem mais tardiamente ou após o nascimento podem provocar perda irreversível da função renal.

A classificação está resumida no quadro 27.2.

Quadro 27.2 – Classificação da IRA obstrutiva.

Duração	Localização	Intensidade
Aguda	Uni ou bilateral	Parcial
Subaguda	Intra ou extra-renal	Completa
Crônica		

FISIOPATOLOGIA

Os efeitos da obstrução do trato urinário na função renal devem-se a diversos fatores, cujas inter-relações alteram tanto a hemodinâmica glomerular como a função tubular. O conhecimento da fisiopatologia da nefropatia e da IRA obstrutivas é baseado em modelos experimentais, havendo poucos estudos em humanos, uma vez que é muito difícil determinar o início exato da obstrução e praticamente impossível realizar determinações funcionais repetitivas. A maioria dos estudos experimentais analisa os efeitos da obstrução ureteral aguda completa na função renal com menos de 48 horas. A fibrose intersticial é conseqüência de obstrução do trato urinário a longo prazo, isto é, próximo de oito semanas do animal. Essa fibrose desenvolve-se devido a um desequilíbrio entre a síntese, o depósito e a degradação de matriz extracelular.

A obstrução do trato urinário leva inicialmente a alterações hemodinâmicas, depois morfológicas e moleculares, cujos mecanismos fisiopatológicos serão abordados a seguir.

ALTERAÇÕES HEMODINÂMICAS

Os efeitos na hemodinâmica renal diferem se a obstrução é uni ou bilateral. Nas primeiras 2 horas após a obstrução em animais de experimentação ocorre aumento transitório do fluxo sangüíneo renal (FSR). Esse aumento inicial do FSR tem sido atribuído principalmente à elevação da produção intra-renal de prostaglandinas vasodilatadoras, como a PGE_2, e pode ser bloqueado pela administração de inibidores da cicloxigenase. O aumento inicial do FSR contrabalança o da pressão intratubular (PIT), produzido pela obstrução, e que se opõe à pressão de ultrafiltração. Dessa forma, na fase inicial, a filtração glomerular (FG) cai somente para 50 ou 80% do seu valor normal nos modelos de obstrução unilateral. Já nos modelos de obstrução bilateral, o aumento do FSR não é tão intenso, o da PIT é maior e a diminuição da FG é mais intensa. Após 24 horas da ligadura unilateral, há diminuição do FSR e da FG que se devem à redução da pressão capilar intraglomerular e à elevação persistente da pressão intratubular. Esses achados têm sido atribuídos ao aumento intra-renal de substâncias vasoconstritoras, como a angiotensina II e o tromboxano A_2. Em rins obstruídos, pode-se detectar aumento do RNA mensageiro de renina no aparelho justaglomerular, bem como em seu número. A administração de inibidores da tromboxano sintetase pode minorar a queda da FG, que se mantém após a desobstrução. Também, as catecolaminas participam na diminuição do FSR. Essa participação é atenuada pela administração de bloqueadores alfa-adrenérgicos.

Os níveis de peptídeos natriurético atrial (PNA), um potente vasodilatador, são mais elevados em ratas com obstrução ureteral bilateral que naquelas com obstrução unilateral. O PNA produz vasodilatação pré-glomerular e vasoconstrição pós-glomerular, aumentando o coeficiente de filtração (K_f). Até mesmo a administração exógena de PNA aumenta a FG após liberação da obstrução ureteral, tanto em modelo unilateral como no bilateral. Uma vez que o PNA antagoniza os efeitos vasoconstritores da angiotensina II, é provável que *in vivo* os níveis endógenos elevados de PNA observados em animais com obstrução ureteral bilateral minimizem a vasoconstrição renal, em contraste com o observado em animais com obstrução ureteral unilateral.

Vinte e quatro horas após a obstrução, se esta é desfeita, o FSR e a FG permanecem muito diminuídos na obstrução unilateral. Já nos modelos de obstrução bilateral os dados sobre o FSR não são uniformes, foi encontrado FSR normal, pouco elevado ou pouco diminuído, porém a FG permanece bastante diminuída. A PIT cai para valores abaixo dos normais na obstrução unilateral, porém permanece elevada na obstrução bilateral.

ALTERAÇÕES MORFOLÓGICAS

Em modelos experimentais de obstrução de trato urinário, tem-se detectado, já nas primeiras 24 horas pós-obstrução, rico infiltrado, tanto na medula como no córtex, composto principalmente por macrófagos, e em menor número por linfócitos T supressores. Em animais depletados de leucócitos, observa-se menor queda da FG que em animais normais. Três dias após a obstrução, já se pode observar aumento do volume do interstício cortical com depósito de colágeno tipos I, III e IV no interstício e tipo IV na membrana basal tubular.

Mesmo após cinco dias de obstrução, os glomérulos à microscopia óptica não demonstram alterações significativas. Foi relatado que em sete dias de obstrução ureteral em coelhos houve aumento de fibras de colágeno e fibroblastos. No 16º dia de obstrução, o colágeno distribuiu-se de maneira mais intensa.

Essas alterações histológicas podem ser muito discretas, mas podem progredir até esclerose glomerular progressiva, atrofia tubular e fibrose intersticial. A intensidade dessas alterações depende da duração da obstrução e da espécie animal estudada. Lutaif e Abdulkader encontraram, em biópsia renal de pacientes com IRA obstrutiva por câncer de colo uterino, no momento em que era feita a nefrostomia para tratamento da obstrução, lesões tubulointersticiais com interstício dissociado por fibrose e atrofia tubular. Duas delas também apresentavam glomérulos parcialmente fibrosados. No entanto, a FG foi diferente no sétimo dia após a nefrostomia: uma apresentava creatinina plasmática de 7,5mg/dL, e as outras duas, de 2,7mg/dL. Uma destas últimas apresentava glomérulos sem fibrose. Chama a atenção que a paciente com pior recuperação apresentava uréia e creatinina plasmáticas normais 10 dias antes da nefrostomia. Por meio desses fatos, conclui-se que pode haver dissociação entre o achado histológico e o comprometimento funcional.

ALTERAÇÕES MOLECULARES E CELULARES

Citocinas, compostos vasoativos, moléculas quimiotáticas e fatores de crescimento estão com a expressão aumentada após a obstrução do trato urinário. A elevação dos níveis de angiotensina II pode aumentar a expressão de moléculas como TGF-β1 (fator de crescimento transformador-β1), TNF-α (fator de necrose tumoral-α), NF-κB (fator nuclear-κB), e VCAM-1 (molécula de adesão da célula vascular-1). Entre outras moléculas que aumentam sua expressão em rins com obstrução ureteral estão o MCP-1 (peptídeo quimioatrativo de monócitos-1), ICAM-1 (molécula de adesão intercelular-1), IL-6 (interleucina-6) e PAF (fator ativador de plaquetas).

O TGF-β, uma citocina multifuncional, participa como elemento importante na gênese da fibrose, tanto estimulando a síntese da matriz protéica como diminuindo sua degradação por meio da inibição de proteases. A expressão do seu RNAm apresenta-se aumentada no rim obstruído por cinco dias. Tanto as células renais como os macrófagos podem estar implicados nessa produção aumentada de TGF-β. Este também envolve a angiogênese, a regulação da inflamação, a expressão de integrinas, a atividade de protease e a apoptose. O papel do TGF-β na patogênese da fibrose intersticial da nefropatia obstrutiva está resumido na figura 27.1.

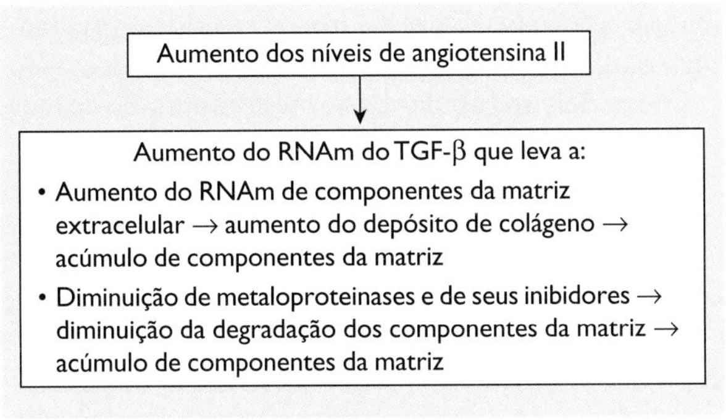

Figura 27.1 – Patogênese proposta da fibrose intersticial da nefropatia obstrutiva.

O TNF-α é um peptídeo pró-inflamatório produzido por monócitos, macrófagos e células residentes renais. Faz com que as células mesangiais e tubulares passem a expressar diversos fatores que causam agressão tecidual como os fatores de crescimento, as moléculas de adesão e as interleucinas. O aumento da expressão do RNAm do TNF-α inicia-se 1 hora depois da obstrução, com um pico após 4 horas.

O NF-κB está presente no citoplasma das células renais e hepáticas, principalmente em sua forma inativa. Uma vez ativado, seja pelo TGF-β, seja pela angiotensina II, participa da regulação dos genes produtores de angiotensinogênio e de TGF-β, além de estimular a produção de citocinas quimiotáticas para monócitos.

Experimentalmente, o tratamento com inibidores de angiotensina II atenua o aumento inicial da expressão do RNAm dessas substâncias, indicando que a angiotensina II deve participar da gênese da fibrose.

A apoptose ou morte celular programada medeia a retirada controlada de células indesejáveis, com sua participação relatada na nefropatia obstrutiva por meio de estudos experimentais. A apoptose das células tubulares pode ocorrer na nefropatia obstrutiva como conseqüência da diminuição de nutrientes que resultam da redução do FSR ou da depleção de fatores de crescimento, como EGF (*epidermal growth factor*), que ocorrem com o colapso das estruturas tubulares.

MANIFESTAÇÕES CLÍNICAS E LABORATORIAIS

O quadro clínico da obstrução do trato urinário é variável e dependente do caráter agudo ou crônico da obstrução, do local da obstrução, do grau parcial ou completo desta, da idade do paciente e da localização no trato urinário superior ou inferior.

A apresentação clínica típica de um paciente com obstrução aguda de trato urinário, resultante em geral de um processo intraluminal do trato urinário como

a nefrolitíase ou a necrose de papila, é de dor súbita, que pode acompanhar-se de hematúria macroscópica. Se o processo é unilateral e alto, junto à pelve renal ou ureter, pode ocorrer dor intensa no flanco homolateral. Essa dor é freqüentemente descrita como cólica e pode estar associada a abdômen agudo ou íleo paralítico. Quando a obstrução é baixa, ao nível da bexiga, pode manifestar-se com dor suprapúbica.

Os achados clínicos na obstrução subaguda ou crônica são geralmente mais insidiosos. Dor intensa em flanco ou suprapúbica, além do desenvolvimento de sintomas vagais como extravasamento vesical podem ser descritos, dependendo da localização da obstrução. Os pacientes podem relatar poliúria, nictúria, dificuldade de iniciar a micção ou anúria, bem como urgência urinária. Os achados ao exame físico podem incluir massa em flanco, decorrente do rim hidronefrótico, ou massa suprapúbica, estendendo-se até a cicatriz umbilical, devido à grande distensão vesical. A avaliação laboratorial da urina pode ser similar àquela encontrada na obstrução aguda e incluir proteinúria (em geral menor que 2g/dia), achados laboratoriais de doença renal crônica, hipercalemia, acidose tubular renal e inabilidade de concentrar urina.

Quando a obstrução é parcial, esse quadro pode ser acompanhado de polaciúria e urgência. Se a obstrução é completa e acomete a uretra, observa-se anúria. Ao exame físico, pode-se encontrar dor no flanco à percussão ou massa suprapúbica que pode corresponder a bexigoma ou invasão pélvica tumoral.

Nos pacientes com ambos os rins funcionantes, as manifestações laboratoriais de obstrução unilateral podem limitar-se somente ao achado de anormalidades ao exame de urina. Entre estes, o achado mais comum é a hematúria macro ou microscópica, que pode ou não ser acompanhada de leucocitúria. A presença de leucocitúria nem sempre indica a presença de infecção urinária. Lutaif e Abdulkader, analisando a urina de 12 pacientes com IRA obstrutiva colhida no momento da desobstrução e em condições estéreis, encontraram hematúria e leucocitúria em todas as amostras, porém somente em duas a urocultura foi positiva. Em avaliação realizada por Pereira et al. em 14 pacientes com IRA obstrutiva no Hospital Brigadeiro, também se encontrou leucocitúria na urina colhida antes de qualquer procedimento invasivo, porém somente um paciente teve a cultura do material positiva. No entanto, infecção secundária pode ocorrer e resultar em piúria franca.

Em condições de obstrução completa ou unilateral em pacientes com rim único, são encontrados os achados laboratoriais característicos da IRA: uremia, acidose metabólica e hipercalemia. As duas últimas em geral são mais precoces e graves que a insuficiência renal aguda por necrose tubular.

Em relação à idade, os quadros mais típicos que podemos encontrar são, por exemplo, como acontece no idoso com obstrução vesical crônica por adenoma prostático que apresentará retenção urinária aguda, dificuldade miccional ou perdas urinárias por sobredistensão vesical associada à hidronefrose bilateral ou deteriorização grave da função renal. O recémnascido com válvulas ureterais congênitas obstrutivas, além de ter um diagnóstico no pré-natal, pode apresentar-se com impossibilidade miccional, obnubilação, massa abdominal por distensão vesical, hidronefrose bilateral ou ascite com urina.

ALTERAÇÕES RENAIS APÓS A DESOBSTRUÇÃO

Logo após a desobstrução, pode ocorrer poliúria, principalmente nas obstruções bilaterais. Em alguns casos, pode ser justificada pela sobrecarga volêmica acumulada antes da desobstrução e que deve ser eliminada. Também o acúmulo de substâncias pouco absorvíveis, como a uréia, induz à diurese osmótica, por meio de uma ação diurética proximal. O tratamento dialítico antes da desobstrução corrige a hipervolemia e a uremia; no entanto, muitas vezes, não se impede que a poliúria pós-desobstrução ocorra, indicando existir outros fatores para explicar esse fato. Esses fatores podem ser a retenção de substâncias natriuréticas e a perda da capacidade de concentração urinária. Conforme já referido, na obstrução bilateral ocorre aumento do peptídeo atrial natriurético cuja ação é aumentar a natriurese. Também foi descrita a redução da expressão de aquaporina-2 pelas células dos ductos coletores na fase em que ocorre a poliúria pós-desobstrução. A diminuição da aquaporina pode explicar os quadros de *diabetes insipidus* nefrogênico, que são observados pós-desobstrução e muitas vezes permanentes.

Em ratas, depois de sofrerem uma obstrução ureteral unilateral de 24 horas de duração, a osmolaridade urinária do rim que foi desobstruído raramente excede 400mOsm/kg de H_2O, em comparação com aproximadamente 2.000mOsm/kg de H_2O alcançados pelo rim contralateral não-desobstruído. Essa redução da osmolaridade acompanha-se de diminuição da hipertonicidade medular, produzida pela diminuição da concentração de sódio e uréia no interstício da medula renal. A redução na hipertonicidade intersticial da medular renal pode ser devido a uma redução da reabsorção do NaCl no ramo ascendente da alça de Henle. Essa redução poderia resultar em redução dos solutos presentes na medular, da tonicidade do interstício medular e secundariamente da força osmótica motora para o movimento da água desde a luz do túbulo coletor para o interstício. A diminuição da atividade da Na^+-K^+-ATPase na medular externa dos rins obstruídos contribuiria para o defeito observado na reabsorção do NaCl e nesse mesmo sentido agiria também o aumento da síntese de prostaglandinas.

Outro defeito tubular bastante comum pós-desobstrução e também muitas vezes permanente é a acidose tubular hipercalêmica, ou acidose tubular tipo IV. A acidose tubular renal hipercalêmica resulta da lesão das porções distais do néfron responsáveis pela secreção de hidrogênio e de potássio. Também pode ocorrer quadro de hipoaldosteronismo hiporreninêmico, o que provoca diminuição da secreção de potássio e de hidrogênio. Na nefropatia obstrutiva, essas alterações podem ocorrer tanto isoladas como em conjunto.

DIAGNÓSTICO

Quando o diagnóstico de nefropatia obstrutiva é suspeitado, uma história cuidadosa, exame físico e avaliação laboratorial, que inclui a avaliação da RFG, eletrólitos, exame de urina e cultura, conduzem ao diagnóstico, que deve ser confirmado por meio de exame complementar pela comprovação da presença de obstrução do trato urinário.

A nefropatia obstrutiva deve ser considerada em pacientes com insuficiência renal aguda ou crônica, especialmente quando ocorre anúria ou quando a etiologia da insuficiência renal não é evidente. Na presença de dados clínicos de obstrução do trato urinário baixo, como disúria, dor suprapúbica, repleção vesical e bexiga palpável, a cateterização vesical é indicada sempre que possível tanto para diagnóstico como para tratamento inicial.

Estes dados clínicos associados aos dados laboratoriais, como excreção fracional de Na maior que 2%, Na urinário maior que 40mg/dL, relação de creatinina urinária/plasmática menor que 10 e osmolaridade menor que 500mOsm/kg, sugerem a existência de IRA pós-renal.

A ultra-sonografia tem sido o método de escolha para confirmar e localizar a causa e definir a gravidade da obstrução, por suas características de ser rápida, pouco invasiva e evitar a nefrotoxicidade do contraste radiológico, necessário em outros procedimentos como a urografia excretora. Tem sensibilidade de 98% e especificidade de 75% para o diagnóstico de obstrução crônica. Nas obstruções agudas, é necessário que tempo suficiente tenha decorrido entre a obstrução e o exame para que a dilatação do trato urinário possa ser percebida. Resultados falso-positivos são freqüentes devido à compressão normal das vias urinárias por vasos sangüíneos que podem ser identificados pelo Doppler dúplex. Resultados falsopositivos também podem ocorrer na gravidez ou na presença de refluxo vesicoureteral. O uso de Doppler dúplex na determinação dos índices de resistividade é também útil na distinção de obstrução verdadeira, que apresenta aumento do índice de resistência, de casos de dilatação do trato urinário não-obstrutiva, com índice de resistência normal. Um resultado falso-negativo é extremamente raro na obstrução crônica, porém pode ocorrer na obstrução aguda quando o exame é feito nas primeiras 8 horas pós-obstrução. A dilatação do sistema coletor é mais bem visualizada 24 a 36 horas após o início da obstrução.

A obstrução pode ser classificada pela ultra-sonografia como: *discreta*, quando o sistema coletor estiver dilatado, porém se as papilas ainda forem identificáveis; *moderada*, quando houver dilatação moderada dos cálices; e *acentuada*, quando houver intensa dilatação dos cálices. Lutaif e Abdulkader analisando 34 pacientes com IRA obstrutiva por câncer de colo uterino, encontraram dilatação moderada em 18, acentuada em 9 e discreta em 7 delas no rim submetido a nefrostomia unilateral. No levantamento das obstruções do trato urinário ocorridas no HC-FMUSP, 61 puderam ser avaliadas por ultra-sonografia. A hidronefrose foi moderada em 39 casos (64%), acentuada em 14 (23%) e discreta em 8 (13%).

O sucesso da ultra-sonografia no diagnóstico da obstrução aguda pode variar de 50 a 90%. Essa variabilidade é atribuída à sua natureza subjetiva, operador-dependente, fazendo com que muitos resultados falso-negativos sejam devidos aos casos de hidronefrose discreta ou nefropatia obstrutiva não-dilatada, como ocorre na fibrose de retroperitônio.

A dilatação não-obstrutiva do trato urinário pode ser diferenciada da obstrutiva também por meio da cintilografia com DMSA (^{99m}Tc-*dimercaptosuccinic acid*) e da urografia excretora. A cintilografia com DMSA estimulada com diurético avalia a capacidade de cada rim eliminar o radionucleotídeo. A retenção prolongada do radionucleotídeo após a administração do diurético é muito sugestiva de obstrução. Na dilatação não-obstrutiva, há rápido clareamento da radioatividade com a diurese. Os resultados obtidos com o uso da urografia excretora são semelhantes.

A nefrolitíase é causa freqüente de obstrução aguda, e a urografia excretora, o método de escolha, porém a ultra-sonografia tem muitas vantagens e pode mostrar mesmo uma dilatação discreta. Além disso, mais de 90% dos cálculos renais são radiopacos. Estes dois fatos fazem com que a combinação de uma radiografia simples de abdômen com a ultra-sonografia renal permitam a detecção da obstrução em mais de 95% dos casos, sem grande aumento no custo e sem o inconveniente da nefrotoxicidade do contraste.

A tomografia computadorizada (TC) pode ser mais acurada que a ultra-sonografia para identificar lesões obstrutivas. No entanto, para se obter boas imagens é necessário o uso de contraste iodado, com sua nefrotoxicidade intrínseca. A TC espiral pode ser melhor opção, apesar do seu custo bem mais elevado. A avaliação de um quadro de cólica nefrética por TC espiral leva apenas 50 segundos e obtêm-se imagens nítidas desde o pólo superior do rim até a base da bexiga, sem ser necessário o uso de contraste.

Nas obstruções do trato urinário alto, a pielografia retrógrada ou anterógrada pode ser necessária para melhor definir o local e a causa da obstrução. O uso da pielografia retrógrada pode ser particularmente valioso na situação em que há nefropatia obstrutiva sem dilatação. Embora esses estudos possam ser úteis, deve-se sempre ter em mente o risco de infecção do trato urinário.

Para avaliar e tratar as causas de obstrução do trato urinário baixo, a cistoscopia e os estudos urodinâmicos podem ser indicados. Os estudos urodinâmicos são indicados na suspeita de anormalidade funcional da bexiga, como a bexiga neurogênica.

Embora seja uma condição crônica, a estenose/obstrução da junção ureteropiélica (JUP) está freqüentemente associada com sintomas, que são agudos na natureza e reproduzem-se somente nos períodos de fluxo urinário alto. Freqüentemente, o diagnóstico de obstrução/estenose da JUP requer a realização de urografia excretora combinada com o uso de furosemida endovenosa. Essa combinação induz um grande aumento do fluxo urinário, permitindo melhor avaliar a dilatação e o esvaziamento da pelve renal.

TRATAMENTO

Na nefropatia obstrutiva, deve-se essencialmente reverter a obstrução, o que é orientado não somente pela causa de base, mas também pela sua localização. Na ocorrência de insuficiência renal, seja aguda, seja crônica, a desobstrução é uma situação de emergência e deve ser precoce, o que permite uma recuperação funcional renal mais rápida e previne o surgimento de complicações sépticas.

Na nefrolitíase, causa mais comum de obstrução unilateral, os métodos conservadores, como fluidos endovenosos e medicação para dor, devem ser empregados. Como 90% dos cálculos com menos de 5mm são eliminados espontaneamente somente com o aumento do fluxo urinário, nenhum outro tratamento é indicado. Todavia, em cálculos maiores e com a probabilidade de não serem eliminados, métodos mais agressivos podem ser necessários. Em situações extremas de obstruções unilaterais recorrentes e crônicas, com hidronefrose acentuada e com dor intensa, pielonefrite recorrente ou pionefrose, a nefrectomia é indicada principalmente quando a função renal do rim afetado é mínima.

O tratamento inicial para os pacientes que apresentam obstrução bilateral e insuficiência renal depende da localização da obstrução. Nos pacientes com bexiga neurogênica ou doenças envolvendo o trato urinário baixo, como a hipertrofia prostática, a passagem de uma sonda vesical freqüentemente é suficiente. Para os pacientes nos quais essa passagem não é possível pelo grau de obstrução da uretra, a cistostomia suprapúbica faz-se necessária. As lesões obstrutivas dos ureteres são resolvidas de preferência pela passagem de um cateter (duplo J). Se a passagem do duplo J não é possível, a realização de nefrostomia percutânea resulta em melhora clínica em 70% dos pacientes. Complicações graves associadas à nefrostomia, como abscessos, sepse ou hematomas, ocorrem em menos de 5% dos pacientes.

Uma vez que a obstrução foi resolvida, o tratamento específico da doença de base torna-se o objetivo principal. Por exemplo, em alterações neurológicas da bexiga a conduta varia. Em pacientes com bexiga espástica, o uso de agentes colinérgicos: oxibutina ou brometo de propantelina pode ser útil, mas em outros pacientes, particularmente aqueles com bexiga atônica, a cateterização intermitente da bexiga (4 vezes/dia) é necessária. Para homens com hiperplasia prostática, uma abordagem de tratamento a longo prazo depende da gravidade da obstrução baixa. Se os sintomas são mínimos, não existe infecção ou anormalidades do trato urinário alto, e a observação e o acompanhamento são as condutas mais apropriadas. Caso haja necessidade de utilizar sonda vesical de demora, é aconselhável que o procedimento cirúrgico seja realizado o mais rapidamente possível, a fim de minimizar o risco de infecção urinária resultante da presença da sonda vesical. Casos com sintomas leves a moderados de prostatismo podem ser medicados com antagonista alfa-adrenérgicos ou inibidores da 5-alfa-redutase. Antagonistas alfa-adrenérgicos (doxazosina ou terazosina) agem promovendo o relaxamento do músculo liso da próstata e bexiga, o que diminui a pressão intravesical. A terapia hormonal com inibidores da 5-alfa-redutase (finasterida) inibe a conversão de testosterona na sua forma ativa, diidrotestosterona, o que induz uma redução no tamanho prostático. O uso em conjunto desses agentes pode ser benéfico em alguns pacientes, já que eles apresentam ações sinérgicas. Em pacientes com hiperplasia de próstata resultando em sinais e sintomas de obstrução grave, retenção urinária significativa e insuficiência renal, é necessária a intervenção cirúrgica, em geral ressecção ou incisão transuretral da próstata.

No caso de nefropatia obstrutiva causada por neoplasias malignas, a impossibilidade de tratamento da doença de base ou o estado terminal do paciente podem levar à opção de não se abordar a obstrução. Contudo, naqueles em que as lesões podem ser abordadas, como no câncer de bexiga, próstata ou colo uterino, diversos procedimentos como derivação ileal ou nefrostomia são necessários. Em pacientes com nefropatia obstrutiva secundária a processos malig-

nos, a nefrostomia percutânea pode melhorar até 75% dos casos e resultar em aumento de sobrevida de mais de seis meses em 50% dos casos. A melhoria da qualidade de vida avaliada pelo aumento no número de dias sem hospitalização passados pelos pacientes ocorre naqueles nos quais o procedimento foi realizado. Os pacientes com doença terminal podem ser beneficiados com medidas não-invasivas de controle da dor.

Mesmo sendo a IRA obstrutiva um quadro que pode reverter rapidamente após a desobstrução, muitas vezes a uremia é tão grave que o tratamento dialítico é necessário para dar condições mais seguras para os procedimentos invasivos de desobstrução. Em levantamento realizado no HC-FMUSP, de 134 pacientes portadores IRA obstrutiva, verificou-se que 90% deles foram submetidos a algum procedimento para desobstruir ou derivar o trato urinário, sendo que em 35% deles a diálise foi necessária.

RECUPERAÇÃO FUNCIONAL

A recuperação da função renal pós-desobstrução depende da duração da obstrução, da sua intensidade (parcial ou completa), do fato de ser uni ou bilateral e da espécie animal estudada. Na nefropatia obstrutiva em seres humanos, principalmente quando subaguda ou crônica, é muito difícil precisar a duração e a intensidade da obstrução, pois são processos de evolução lenta, fazendo-se necessária a identificação de fatores que possam prever uma recuperação funcional pós-desobstrução. Há relatos de casos em que a desobstrução foi realizada 150 dias após a obstrução e ainda houve recuperação parcial da FG.

Lutaif e Abdulkader estudando pacientes portadoras IRA obstrutiva por câncer de colo uterino e submetidas à desobstrução por meio de nefrostomia percutânea, observaram que a presença de anúria antes da desobstrução e a de oligúria após ela podem ser fatores indicadores de mau prognóstico quanto à recuperação da FG. No entanto, estudando uma população semelhante de 35 pacientes com IRA obstrutiva, porém com outro nível de creatinina plasmática para a divisão dos grupos (creatinina plasmática > ou $\leq$ 1,4mg/dL), verificou-se que a não-recuperação da FG estava associada a idade mais avançada (52 ± 10 *versus* 43 ± 9 anos, p = 0,025), menor diurese no sétimo dia de pós-nefrostomia ($1,9 \pm 0,5$ *versus* $2,7 \pm 0,7$ litros/24h, p = 0,04) e menor espessura da córtex do rim submetido a nefrostomia ($13,2 \pm 0,8$ *versus* $17,0 \pm 1$mm, p = 0,009).

No levantamento feito no HC-FMUSP, os fatores associados com a não-recuperação (creatinina plasmática $\geq$ 3,8mg/dL ao fim do acompanhamento nefrológico) foram a menor espessura cortical do rim esquerdo e os maiores valores da creatinina plasmática antes da desobstrução e também 24 e 48 horas após a desobstrução.

Em humanos, o achado de pH urinário inferior a 6,0 pré-desobstrução tem sido considerado como valor preditivo de recuperação de função renal pós-desobstrução. Pereira et al. mostraram no Hospital Brigadeiro que a freqüência de pH urinário ≤ 6,0 antes da desobstrução não foi diferente nos pacientes que apresentavam creatinina plasmática > ou ≤ 3,8mg/dL ao fim do acompanhamento nefrológico.

MORTALIDADE

A mortalidade da IRA obstrutiva está associada à doença que levou à obstrução, sendo muito mais elevada nas neoplasias malignas. No estudo feito no HC-FMUSP, observou-se que em 87 (65%) dos 134 pacientes estudados a IRA obstrutiva era conseqüência de neoplasia maligna. A mortalidade em casos de obstrução urinária secundária a doenças malignas tem sido associada ao tipo de doença maligna, à propagação da doença e à possibilidade de tratamento da neoplasia. Pacientes com câncer de próstata e obstrução do trato urinário apresentam melhor sobrevida quando alguma forma de tratamento para o câncer é instituída após a desobstrução. No referido estudo, observou-se mortalidade de 15%. Embora 10% dos pacientes estudados fossem diabéticos e 18% hipertensos, nenhuma dessas condições influenciou a mortalidade. O uso de ventilação mecânica e drogas vasoativas durante a internação também foi maior nos pacientes que morreram. Essa pior condição clínica e a maior gravidade da IRA, avaliada por creatinina plasmática mais elevada e acidose metabólica mais intensa antes de qualquer abordagem terapêutica, contribuíram de forma significante para a mortalidade.

A recuperação da função renal pode melhorar a sobrevida do paciente com IRA obstrutiva mesmo na presença de neoplasia maligna avançada. Lutaif e Abdulkader, estudando pacientes com IRA obstrutiva por câncer de colo uterino graus III e IV, verificaram maior sobrevida entre aquelas com creatinina plasmática normal 30 dias após a desobstrução.

Contudo a IRA obstrutiva por neoplasia maligna ainda traz um dilema ético, pois, muitas vezes, a desobstrução só pode ser realizada por procedimentos invasivos, como a nefrostomia percutânea, o que pode diminuir a qualidade de vida. Fallon et al., avaliando 100 pacientes que necessitaram de nefrostomia uni ou bilateral por obstrução das vias urinárias causada por câncer invasivo e incurável, mostraram que não ocorreram mortes decorrentes do procedimento cirúrgico e que 59% dos pacientes ficaram clinicamente bem para receber algum tratamento contra o câncer, sendo que seis deles tiveram a nefrostomia posteriormente removida. A avaliação da qualidade de vida nesses pacientes mostrou que 87% deles apresentaram boa qualidade de vida com pouca ou nenhuma dor e discreta limitação às suas atividades. Feuer et al. sugerem que a nefrostomia percutânea não deva ser feita em pacientes com câncer ginecológico: que esteja evoluindo apesar do tratamento adequado, que não tenha condições clínicas para o procedimento ou quando se recusa expressamente a fazê-lo. A decisão deve incluir o paciente e sua família, sem deixar de ter em mente a avaliação de uma qualidade de vida ou dor de difícil controle.

BIBLIOGRAFIA

ARAP S, CAMPAGNARI JC: Obstrução urinária e estase, em *Nefrologia*, editado por Cruz J, Cruz HMM, Praxedes JN, São Paulo, Sarvier, 1995, pp 266-270.

FALLON B, OLNEY L, CULP DA: Nephrostomy in cancer patients: to do or not to do. *Br J Urol* 52:237-242, 1980.

FEUER GA, FRUCHTER R, SERURI E, et al: Selection for percutaneous nephrostomy in gynecologic cancer patients. *Gynecol Oncol* 42:60-63, 1991.

KORBET SM: Obstrutive uropathy, in *Primer on Kidney Diseases* (3th ed), edited by Greenberg A, San Diego, Academic Press Inc., 2001, pp 336-344.

LUTAIF NA, YU L, ABDULKADER RC: Factors influencing the non-recovery of renal function after the relief of urinary tract obstruction in women with cancer of cervix. *Ren Fail* 25:215-223, 2003.

PENA CJM, SCHOR N: Insuficiência renal aguda pós-renal, em *Insuficiência Renal Aguda: Fisiopatologia, Clínica e Tratamento*, editado por Schor N, Boim MA, Santos OFP, São Paulo, Sarvier, 1997, pp 93-108.

PEREIRA BJ, CUVELLO NETO AL, LUTAIF NA: Insuficiência renal aguda obstrutiva: aspectos clínicos e fisiopatológicos, em *Atualidades em Nefrologia* 7, editado por Cruz J, Cruz HMM, Barros RT, São Paulo, Sarvier, 2002, pp 465-473.

28 Litíase Renal

Rodrigo Bueno de Oliveira

INTRODUÇÃO

Litíase renal é um problema comum na prática clínica. Sua existência é conhecida há vários séculos, existindo relatos de cálculos renais em múmias egípcias com cerca de 7000 anos.

O amplo entendimento deste problema torna-se imprescindível para a abordagem adequada do paciente, principalmente porque é uma doença com alto índice de recorrência – aproximadamente 50% em cinco anos –, e prevalência elevada – cerca de 12% da população geral apresentará ao menos um episódio de litíase durante toda a vida. Além disso, essa condição tem potencial para causar dano renal grave, figurando como uma causa importante de doença renal crônica.

EPIDEMIOLOGIA

A incidência anual de litíase atinge cerca de um para cada 1.000 pessoas na população geral, com pico de desenvolvimento entre 20 e 50 anos, sendo mais freqüente em países industrializados. Homens são mais propensos a desenvolver cálculos que mulheres, na proporção de 3:1. A raça caucasóide é mais acometida que a negra.

A tendência de desenvolvimento de cálculos também guarda relação com a localização geográfica, sendo mais prevalente em regiões de clima quente. As possíveis explicações são devido à maior perda insensível de água, tornando a urina mais concentrada, e também à maior exposição da pele à luz solar, levando a um aumento da síntese de vitamina D, o que causa maior absorção de cálcio no intestino e, portanto, maior calciúria.

Com relação aos tipos de cálculos encontrados, existe nítida prevalência daqueles contendo cálcio, seja na forma combinada com oxalato, seja fosfato. Em função da localização geográfica, pode haver variação na prevalência de um ou outro tipo de cálculo (Tabela 28.1).

Tabela 28.1 – Tipos de cálculos e sua distribuição por freqüência.

Tipo	Freqüência (%)
Cálcio	70
Oxalato de cálcio e fosfato de cálcio	37
Oxalato de cálcio	26
Fosfato de cálcio	7
Ácido úrico	5
Estruvita	22
Cistina	2

FATORES DE RISCO

Existem inúmeros fatores que podem contribuir para a gênese de cálculos, sendo sua identificação possível após anamnese cuidadosa que inclui interrogatório sobre hábitos alimentares, profissão, antecedentes familiares de nefropatias, uso de medicamentos e cirurgias ou doenças intestinais que causam aumento da absorção de oxalato (Quadro 28.1).

Quadro 28.1 – Fatores de risco para o desenvolvimento de litíase renal.

Hábitos alimentares	Baixa ingestão de água, excesso de consumo de sal, dieta rica em purinas, oxalato ou proteínas
Doenças renais	
Anatômicas	Rins policísticos, "em ferradura", espongiomedular
Funcionais	Acidose tubular renal, hiperparatireoidismo primário
Antecedentes familiares	Ocorrência de litíase renal em 40-60% dos familiares de primeiro grau
Profissões	Cozinheiros, trabalhadores de fornos industriais, profissões sedentárias – burocratas
Medicamentos	Indinavir, sulfadiazina, triantereno, vitamina D, salicilatos, probenicida
Cirurgias/doenças intestinais	Síndrome do intestino curto, doença de Crohn
Doenças sistêmicas	Hipertensão arterial, gota
Infecção do trato urinário	Organismos produtores de urease (*Proteus*, *Klebsiella*)

PATOGÊNESE

Podemos citar três principais fatores implicados no desenvolvimento de cálculos renais: aumento na concentração urinária de cristalóides, diminuição de inibidores e aumento de substâncias promotoras da formação de cálculos.

O aumento da concentração de cristalóides pode ser devido a hipercalciúria, hiperoxalúria e baixo volume urinário. Atuam como fatores promotores hiperuricosúria e pH urinário alcalino. Também participam desse processo a deficiência de inibidores (como hipocitratúria e hipomagnesiúria) e as macromoléculas (proteína de Tamm-Horsfall, nefrocalcina).

A formação de cálculos inicia-se com a nucleação que ocorre quando a urina está supersaturada com cristalóides contendo íons livres. Estes combinam-se de forma homogênea (íons similares formando um cristal) ou heterogênea (íons diferentes e outras substâncias urinárias como restos de células epiteliais formando um cristal dissimilar). Por exemplo, um cristal de oxalato de cálcio pode nuclear-se ao redor de um cristal de ácido úrico, formando uma nucleação heterogênea.

A seguir, vários pequenos cristais ligam-se rapidamente, constituindo uma fase denominada de agregação. Com a manutenção de fatores que propiciam esse processo, as fases de nucleação e agregação continuam e então ocorre a formação do cálculo.

Um outro mecanismo que causa a formação de cálculos (estruvita) é explicado por bactérias que produzem urease (*Proteus, Klebsiella, Ureaplasma, Pseudomonas* e *Citrobacter*), resultando na formação de íons amônia e pH urinário alcalino. Este meio facilita a combinação de fosfato com amônia, magnésio e cálcio.

AVALIAÇÃO CLÍNICA

A avaliação inicial de pacientes com litíase apresenta diversas etapas clínicas, laboratoriais e de exames de imagem. Alguns especialistas adotam uma estratégia mais limitada de investigação, enquanto outros a realizam de forma completa. Vale ressaltar que pacientes com determinados perfis devem receber uma abordagem completa. Entre estes podemos destacar:

- alto risco de recorrência (meia-idade, homens brancos e com história familiar);
- cálculos compostos de cistina, ácido úrico, fosfato de cálcio ou estruvita;
- estados de diarréia crônica ou má absorção;
- fraturas ósseas patológicas ou osteoporose;
- infecção do trato urinário;
- idade inferior a 20 anos;
- gota.

Uma estratégia mais limitada de investigação poderia ser realizada naquele paciente com episódio isolado e cálculo único, sem história familiar ou evidência de atividade metabólica do cálculo (isto é, sem aumento do número e tamanho do cálculo em um ano).

HISTÓRIA E EXAME FÍSICO

A anamnese deve ser dirigida para encontrar uma etiologia sistêmica para litíase, abordar aspectos dietéticos, atividade profissional ou recreativa do paciente, uso de medicamentos, além da história familiar. Por exemplo, uma síndrome disabsortiva manifesta por diarréia, cólicas abdominais e perda de peso pode corresponder à doença de Crohn, que está relacionada com litíase de oxalato de cálcio.

Pacientes com história de crise de gota e tofos gotosos ao exame físico podem apresentar litíase por ácido úrico. A presença de sonda vesical de demora deve ser valorizada por sua relação com infecção do trato urinário e cálculos de estruvita.

Dados como número de cálculos, envolvimento de um ou ambos rins, freqüência dos episódios de cólica renal, idade de aparecimento do primeiro episódio e presença de infecção do trato urinário são importantes, pois ajudam a caracterizar o processo e podem orientar o diagnóstico e o tratamento. Também merece atenção especial o aparecimento de cálculos em crianças ou jovens, que deve ser sempre investigado, pois nessas faixas etárias cálculos de cistina e oxalato decorrentes de hiperoxalose primária podem ser encontrados.

A necessidade de intervenção urológica e a resposta a este procedimento podem sugerir a composição do cálculo. Cálculos de cistina, por exemplo, não respondem bem à litotripsia. Outro dado interessante é a recorrência de litíase em um mesmo rim, sugerindo a presença de alguma malformação congênita, como estenose de junção ureteropiélica ou megacálice.

O interrogatório alimentar deve incluir quantidade e tipo de líquido ingerido ao longo do dia, consumo de sódio, proteínas e purinas, além do uso de suplementos alimentares e condimentos. É freqüente o consumo de alimentos industrializados com alto teor de sódio como embutidos (salsicha, salame, presunto), conservas (azeitonas, picles), entre outros.

O uso de medicamentos deve ser questionado já que alguns podem estar envolvidos na gênese de cálculos. Dentre estes, os mais comuns são: diuréticos de alça, vitamina D (hipercalciúria), salicilatos, indinavir, aciclovir, triantereno, sulfadiazina, probenicida, acetazolamida e anfotericina B (associados com nefrocalcinose).

MANIFESTAÇÕES CLÍNICAS

As manifestações clínicas são variáveis, dependendo do tamanho e número de cálculos, da localização e do grau de obstrução. Podemos encontrar desde pa-

Nefrologia

cientes assintomáticos até indivíduos com quadros de insuficiência renal grave.

As formas mais comuns de apresentação de litíase renal são hematúria e dor, sendo que infecção do trato urinário e insuficiência renal aguda são encontradas com menor freqüência.

A descrição clássica da dor causada por litíase renal é a cólica ureteral, cujo mecanismo desencadeante é a obstrução ao fluxo urinário acompanhado de contração da musculatura ureteral, o que gera aumento da pressão intraluminal e distensão da cápsula renal.

A cólica ureteral caracteriza-se por dor importante no flanco ou região lombar, com irradiação para bexiga, testículos ou grandes lábios, podendo ser acompanhada de hematúria macroscópica, disúria, náuseas e vômitos. Um quadro de ileoparalítico pode desenvolver-se, e por vezes a dor é tão intensa que mimetiza um quadro de abdômen agudo, como o causado por úlcera péptica perfurada, apendicite aguda, diverticulite aguda e dissecção de aorta. Cabe lembrar que existem outras causas de cólica ureteral, como coágulos e necrose de papila renal.

Geralmente, a dor é acompanhada de hematúria, mas podemos encontrar alguns pacientes com hematúria isoladamente, sem dor. Devemos lembrar dos diagnósticos diferenciais de hematúria como infecção do trato urinário, neoplasia de rins e viás urinárias, doenças glomerulares, nefrites intersticiais, traumatismo, doença renal policística, coagulopatia e uso de medicamentos que predispõem a sangramentos.

Existe uma parcela de pacientes assintomáticos mesmo com obstrução ao fluxo urinário. Por vezes, o diagnóstico é obtido coincidentemente à realização de exames de rotina ou durante a investigação de insuficiência renal sem etiologia definida.

EXAMES LABORATORIAIS

Sangue – exames bioquímicos gerais devem ser colhidos para investigação: hemograma, sódio, potássio, cloro, pH e bicarbonato, uréia e creatinina, ácido úrico, cálcio e fósforo. O achado de dosagem de cálcio elevado ou no limite superior pode sugerir a presença de algumas doenças que causam hipercalcemia: sarcoidose, mieloma múltiplo e outras malignidades e hiperparatireoidismo primário. Nestes casos, é importante a dosagem do paratormônio (PTH). Acidose metabólica e hipocalemia podem sugerir acidose tubular renal distal que está associada a nefrolitíase e nefrocalcinose.

Urina – são importantes exames como urina I, urocultura e urina de 24 horas com dosagens de sódio, potássio, creatinina, ácido úrico, magnésio, cálcio, citrato e oxalato.

No exame de urina I a densidade elevada pode refletir uma urina concentrada por baixa ingestão de líquidos. O pH elevado é encontrado nos pacientes com cálculo de estruvita ou fosfato de cálcio, enquanto pH baixo pode ser constatado naqueles com litíase por ácido úrico ou oxalato de cálcio. Hematúria pode refletir a passagem do cálculo pelas vias urinárias, enquanto leucocitúria e a presença de bactérias podem sugerir infecção urinária. Na análise do sedimento urinário, cristais hexagonais são patognomônicos de cistinúria.

Em pacientes com suspeita de cálculos de estruvita (principalmente aqueles com história de infecção do trato urinário, pH urinário acima de 6,5, bactérias na urina I), devemos solicitar urocultura com identificação do agente, mesmo quando a contagem de colônias for inferior a 100.000 unidades por mililitro, porque a produção de urease pode ocorrer com contagens baixas de bactérias.

A coleta de urina de 24 horas deve ser realizada em mais de uma ocasião, com o paciente consumindo sua dieta habitual. Esse deve ser instruído no dia da coleta a desprezar a primeira micção matinal e, a partir de então, guardar todo o volume urinário até o dia seguinte, incluindo a primeira micção deste dia. Para assegurar que todo o volume foi coletado, podemos dosar a creatinina urinária de 24 horas. Valores inferiores a 20mg/kg para homens e 15mg/kg para mulheres sugerem coleta incompleta. Faz-se exceção a essa regra pacientes idosos, malnutridos ou aqueles com pouca massa muscular.

Duas informações adicionais importantes podem ser obtidas com a coleta de urina de 24 horas: volume e sódio urinários. Com esses dados podemos estimar a quantidade de água ingerida e a quantidade de sódio consumida pelo paciente, já que o metabolismo do sódio está em equilíbrio. Por exemplo, uma dosagem de sódio de 308mEq em 24 horas significa ingestão de 18 gramas de sódio (17mEq de sódio = 1 grama de sódio), ou seja, valor bastante elevado em face das recomendações adequadas.

Os valores de referência para as dosagens de urina de 24 horas prestam-se não só para o diagnóstico do distúrbio metabólico, mas também para o controle do tratamento. O quadro 28.2 mostra os valores ótimos em urina de 24 horas em pacientes com litíase recorrente.

Quadro 28.2 – Valores de referência em urina de 24 horas para pacientes com litíase.

Volume urinário	> 2-2,5L/dia
Ácido úrico	< 800mg em homens < 750mg em mulheres
Cálcio	< 300mg em homens < 250mg em mulheres < 4mg/kg em crianças
Oxalato	< 40mg
Citrato	> 320mg
Sódio	< 3g (51mEq)

384

Cabe ressaltar que as amostras de urina de 24 horas devem ser coletadas em frascos com solução ácida para cálcio, oxalato e citrato, e solução alcalina para ácido úrico.

Análise do cálculo – todo paciente deve ser instruído para guardar os cálculos expelidos para posterior análise; as chances de recuperação do cálculo para análise estão aumentadas durante um episódio de cólica ureteral ou após sessão de litotripsia. A análise do cálculo tem utilidade para definir a anormalidade metabólica subjacente e orientar o tratamento.

EXAMES DE IMAGEM

Radiografia simples de abdômen – é bastante útil tanto em situações ambulatoriais quanto no contexto de emergência. Qualquer opacificação nas áreas de projeção dos rins, ureteres e bexiga, em contexto clínico pertinente, deve ser atribuída a cálculos radiopacos. A maioria dos cálculos é radiopaca, o que permite ao médico, com relativa experiência, confirmar o diagnóstico. Devemos estar atentos a outras condições que simulam cálculos renais, como cálculos em vias biliares, calcificação de linfonodos mesentéricos, calcificações pancreáticas, calcificações renais e flebólitos. Cálculos de tamanho reduzido, ou sobrepostos a estruturas ósseas, podem não ser visibilizados (Quadro 28.3).

Quadro 28.3 – Características dos cálculos renais à radiografia simples de abdômen.

Oxalato de cálcio	Radiodenso, forma arredondada
Ácido úrico	Radiolucente, forma arredondada ou irregular
Estruvita	Radiodenso, forma irregular
Cistina	Densidade intermediária, forma irregular

Urografia excretora – este exame pode ser considerado como bom teste de rastreamento, além de apresentar boa sensibilidade e especificidade para a detecção de cálculos e avaliação do grau de obstrução. A presença de atraso na fase de nefrograma em um rim com dimensões aumentadas, associado à demonstração de dilatação pielocalicinal, ou uma falha de enchimento são clássicos de litíase renal. Portadores de litíase recorrente devem realizar urografia excretora para detectar possíveis alterações anatômicas, como estenose de junção ureterovesical, rim em "ferradu-

ra", duplicidade ureteral ou anomalias de rotação, condições estas que podem predispor ao desenvolvimento de cálculos. A limitação desse método decorre do uso de contraste intravenoso (com suas possíveis complicações: agravamento de disfunção renal preexistente e reações alérgicas), necessidade de preparo abdominal e uso de radiação.

Tomografia computadorizada helicoidal – atualmente é o teste de escolha por apresentar alta sensibilidade e especificidade (superior à urografia excretora). Na grande maioria das vezes, não necessita do uso de contraste intravenoso, podendo detectar não só o cálculo, mas também o ponto e o grau de obstrução. O uso de contraste pode ser necessário na suspeita de cálculos de indinavir que são radiolucentes e podem causar mínimos sinais de obstrução. Tem a vantagem adicional de não necessitar de preparo intestinal para sua realização.

Ultra-sonografia – todos os cálculos podem ser visibilizados pela ultra-sonografia, mas não há uma boa qualidade do exame para avaliação da região ureteral. Constitui-se um bom teste de rastreamento para gestantes por não usar radiação. Tem boa sensibilidade para o diagnóstico de obstrução do trato urinário.

A utilização de modalidades combinadas – radiografia simples de abdômen e ultra-sonografia – parece apresentar resultados semelhantes ao uso isolado de tomografia computadorizada. Em centros onde não há radiologista habituado para interpretar as imagens da tomografia computadorizada ou não existe a possibilidade de realizar este exame, a opção de métodos combinados pode ser considerada (Tabela 28.2).

TRATAMENTO

O tratamento para litíase renal pode ser dividido em medidas gerais, medidas específicas para cada tipo de cálculo e manejo do episódio agudo de cólica renal.

MEDIDAS GERAIS

O paciente deve ser instruído a ingerir líquidos, predominantemente água, para apresentar um volume urinário entre 2 e 2,5 litros por dia. Esta medida reduz a concentração urinária de solutos e a cristalização. Alguns trabalhos mostram que a ingestão de suco de maçã, tomate ou uva pode aumentar o risco de

Tabela 28.2 – Comparação entre as modalidades de imagem para o diagnóstico de litíase quanto à sensibilidade e à especificidade de cada método.

	Radiografia (%)	Ultra-sonografia (%)	Urografia (%)	Tomografia (%)
Litíase renal – sensibilidade	70-95	70-95	> 99	> 99
Cálculos ureterais				
Sensibilidade	54-69	64-87	73	96-97
Especificidade	67-82	92-94	< 58	100

formação de cálculos, enquanto suco de laranja ou limão pode diminuir o risco por aumentar a excreção de citrato. O consumo moderado de café e vinho parecem reduzir o risco de litíase em mulheres.

A orientação dietética deve ser individualizada de acordo com o distúrbio metabólico subjacente, levando em conta a preferência alimentar de cada paciente.

A restrição do consumo de sal para cerca de 3g por dia ou menos reduz a excreção urinária de cálcio. A cada consulta o médico pode monitorizar o consumo por meio da dosagem de sódio urinário em 24 horas, além de reforçar a importância dessa medida. O consumo de alimentos industrializados com alto teor de sódio deve ser desencorajado; entre estes alimentos podemos destacar: mostarda, *shoyu*, extrato de tomate, conservas de milho, azeitonas, palmitos, embutidos como mortadela e salame, alimentos conservados na salmoura como bacalhau e carne seca e temperos prontos.

Existem evidências de que o consumo de proteínas em alguns grupos de pacientes deve ser restrito a 0,8-1,2g de proteína animal por quilograma de peso do paciente a cada dia. O metabolismo de certos aminoácidos pode gerar a produção de íons sulfato, o que causa a liberação de íons cálcio pouco solúveis na urina. A ingestão de proteína animal também aumenta a carga filtrada de cálcio, levando a hipercalciúria, além de causar acidose metabólica e reduzir o pH urinário. Isso diminui a excreção de citrato urinário, aumenta a uricosúria e propicia a formação de cálculos de ácido úrico.

A recomendação atual para a ingestão de cálcio deve ser em torno de 800 a 1.200mg por dia (o que equivale a cerca de 600-800mL de leite integral) para pacientes com litíase renal. Não deve haver restrição de cálcio. Alguns autores demonstraram que a incidência de formação de cálculos em homens saudáveis foi 34% menor entre aqueles com elevada ingestão de cálcio (> 1,3g/dia), comparado com pacientes com ingestão inferior a 0,5g/dia. A explicação para esse fato é que a falta de cálcio no lúmen intestinal leva a um aumento da absorção de oxalato, causando a hiperoxalúria secundária.

Pacientes que apresentam hiperuricosúria devem restringir o consumo de alimentos animais com alto teor de purinas, tais como miúdos e vísceras, frutos do mar, sardinha, bacon e bacalhau.

MEDIDAS ESPECÍFICAS PARA CADA TIPO DE CÁLCULO

Cálculos de cálcio

Vários fatores estão implicados na formação deste cálculo. Sua correta identificação torna possível uma medida específica. Dentre eles podemos destacar:

Hipercalciúria – na maioria das vezes idiopática, mas podendo ser secundária a hiperparatireoidismo, acidose tubular renal, sarcoidose e síndromes hipercalciúricas familiares. A hipercalciúria idiopática é uma doença predominante no sexo masculino entre a quarta e quinta décadas de vida, associada com hipertensão e obesidade. Geralmente o nível de paratormônio está reduzido. Podemos empregar o uso de diuréticos tiazídicos com bons resultados. Atentar para a possibilidade de hipocalemia e hipocitratúria como possíveis efeitos colaterais. O citrato de potássio também pode ser útil para reduzir a hipercalciúria, além de aumentar os níveis de citrato urinário. Nos casos de hipercalciúria secundária, o tratamento específico da causa pode controlar a hipercalciúria.

Devemos ressaltar que as medidas dietéticas como restrição de sal e proteínas de origem animal, ingestão adequada cálcio e de líquidos devem ser utilizadas para compor o tratamento, seja na hipercalciúria de causa primária seja secundária.

Hiperuricosúria – geralmente devido à ingestão de proteínas em grande quantidade, levando à produção de ácido úrico e conseqüentemente hiperuricosúria; o ácido úrico pode servir como base ou "molde" para a formação do cálculo de cálcio. A orientação terapêutica deve ser para restringir o consumo de proteínas de origem animal e alimentos ricos em purinas.

Hipocitratúria – é vista marcadamente nos pacientes com acidose metabólica crônica; suplementos como citrato de potássio e alimentos ricos em citrato como sucos de laranja ou limão estão indicados.

Hiperoxalúria – geralmente os níveis de oxalato urinário estão discretamente elevados. Fazem parte das medidas para o controle da oxalúria dieta restrita em oxalato, suplementos de magnésio, piridoxina e ingestão adequada de cálcio na dieta.

Baixo volume urinário – aconselhar ingestão de líquidos na quantidade suficiente para gerar de 2 a 2,5 litros por dia de urina.

A maioria dos cálculos contendo cálcio não excede 1 a 2cm de largura, embora, às vezes, a intervenção urológica é necessária com cálculos de apenas 0,5cm, a depender da sua localização no trato urinário.

Cálculos de ácido úrico

O tratamento envolve o aumento do volume e do pH urinários, visto que o ácido úrico se torna mais solúvel em um pH urinário em torno de 6,5-7,0. Com o uso de citrato de potássio (que leva à alcalinização urinária), podemos não só prevenir a formação de novos cálculos, como também provocar a dissolução dos já existentes. Podemos iniciar com doses em torno de 40-50mmol/dia em doses fracionadas, e posteriormente titular a dose para atingir um pH urinário em torno de 6,5 a 7,0. Não devemos alcalinizar a urina acima desses valores para não provocar a precipitação de fosfato de cálcio.

Dieta com restrição de proteínas de origem animal e alimentos ricos em purinas (espinafre, couve-flor, feijões, ervilha, lentilha, grão-de-bico, aspargos, vísceras e alguns tipos de peixes) também auxiliam no tratamento. Em situações de catabolismo celular intenso que causam aumento do nível de ácido úrico sangüíneo (exemplos: neoplasias hematológicas, síndrome de lise tumoral), podemos prescrever alopurinol na dose inicial de 100mg/dia. Devemos lembrar que estados de diarréia crônica devem ser investigados e tratados porque causam depleção de bicarbonato e, conseqüentemente, redução do pH urinário, propiciando a formação deste tipo de cálculo.

Cálculos de estruvita

São cálculos de crescimento rápido que causam dano grave na função renal. Requerem abordagem clínica e cirúrgica agressiva. Antibióticos específicos para a bactéria isolada na urocultura são essenciais tanto para a redução do crescimento do cálculo quanto na prevenção de formação de novos cálculos. Em certas situações, faz-se necessário o uso prolongado de antimicrobianos até a erradicação da bactéria isolada. A abordagem urológica deve ser mais precoce e liberal para sua indicação, sendo que cálculos de até 2cm respondem bem à litotripsia, enquanto cálculos maiores podem necessitar de nefrolitotomia percutânea. Os fragmentos removidos devem ser encaminhados para cultura, sendo que a antibioticoterapia específica pode durar até três meses, mesmo com uroculturas negativas.

Cálculos de cistina

Deve ser aconselhada grande ingestão de líquidos para gerar um volume urinário em torno de 3-4 litros por dia, para aumentar a quantidade de cistina que pode ser solubilizada na urina. Drogas como a penicilamina e a tiopronina ligam-se à cistina e diminuem sua saturação. A alcalinização da urina com citrato de potássio também pode ser empregada.

MANEJO DO EPISÓDIO AGUDO DE CÓLICA RENAL

Na maioria das vezes, um episódio agudo de cólica renal pode ser manejado de forma conservadora com medicações por via intravenosa. O controle da dor pode ser conseguido com antiinflamatórios não-hor-

monais (AINH) e às vezes com drogas mais potentes como meperidina e morfina. Os AINH também agem diminuindo o espasmo ureteral, auxiliando no controle da dor. Antiespasmódicos ureterais, como brometo de n-butilescopolamina (Buscopan®) também podem ser empregados. Devemos lembrar que o uso de AINH pode diminuir a filtração glomerular e agravar uma disfunção renal preexistente. A suspensão de AINH três dias antes de qualquer procedimento urológico diminui o risco de sangramento.

Quando há suspeita de cálculo de ácido úrico (radiopaco à radiografia de abdômen), podemos alcalinizar a urina com citrato de potássio para dissolver o cálculo em poucos dias.

Em pacientes que se apresentam desidratados devido a vômitos ou impossibilidade de ingestão de líquidos pela dor intensa, podemos usar solução fisiológica a 0,9% por via intravenosa para hidratação.

Em casos de infecção do trato urinário concomitante, dor intratável, insuficiência renal aguda obstrutiva, deve-se consultar um médico urologista para a remoção do cálculo durante o episódio agudo.

Nos casos em que foi possível optar pelo manejo conservador (a maioria dos pacientes) e mesmo após duas a quatro semanas não houve eliminação do cálculo, esse paciente deve ser encaminhado ao urologista. Sempre devemos orientar o paciente a guardar os cálculos eliminados para posterior análise.

De maneira geral, cálculos coraliformes são submetidos a litotomia percutânea mais litotripsia, cálculos calicinais e ureterais superiores com litotripsia e cálculos em ureter distal com ureteroscopia ou litotripsia.

BIBLIOGRAFIA

CHEIDE L, AJZEN AS, HEILBERG IP: Métodos de imagem no diagnóstico de calculose urinária: o que mudou?, em *Nefrologia 8*, editado por Cruz J, Cruz HMM, Barros RT, São Paulo, Sarvier, 2004, pp 85-89.

MENDONÇA COG, BAXMANN AC, HEILBERG IP: Atualizações nas recomendações dietéticas para litíase renal, em *Nefrologia 7*, editado por Cruz J, Cruz HMM, Barros RT, São Paulo, Sarvier, 2002, pp 339-343.

MONK RD, BUSHINSKY DA: Nephrolithiasis and nephrocalcinosis, in *Comprehensive Clinical Nephrology* (2nd ed), edited by Johnson RJ, Feehally J, Philadelphia, Mosby, 2003, pp 731-744.

WASSERSTEIN AG: Nephrolithiasis, in *Primer on Kidney Diseases* (3rd ed), edited by National Kidney Foundation, —, —, 2001, pp 348-354.

WROCLAWSKI ER, SILVA MFR, LUCON AM, ARAP S: Calculose urinária, em *Nefrologia*, editado por Cruz J, Praxedes JN, Cruz HMM, São Paulo, Sarvier, 1995, pp 271-277.

29 Doenças Tubulares Renais Hereditárias

Jenner Cruz

INTRODUÇÃO

Doenças tubulares renais específicas são diversas formas de distúrbios tubulares anatômicos ou funcionais, hereditários ou adquiridos, que comprometem uma ou mais porções e/ou uma ou mais funções tubulares.

O conhecimento das bases moleculares dessas doenças sofreu um progresso considerável nestes últimos anos, graças à descoberta dos genes envolvidos que codificam as proteínas responsáveis pela sua gênese, possibilitando maior entendimento da sua fisiologia e diagnóstico natal e pré-natal. Para o aparecimento desses tipos de doenças os genes envolvidos sofreram mutações que diminuíram, aumentaram ou interferiram em uma ou mais de suas funções fundamentais.

É difícil dividir-se didaticamente as afecções tubulares. Estas podem ser hereditárias ou adquiridas, de origem tubular proximal ou distal, por intoxicações de metais pesados, produtos químicos ou farmacêuticos ou por doenças renais ou metabólicas.

Agrupamos apenas as principais doenças tubulares hereditárias, conforme afetassem o túbulo proximal ou distal, comprometendo apenas uma ou várias funções tubulares (Quadro 29.1), passando a estudá-las uma a uma. As três formas de acidose renal tubular, tipos I, II e IV, serão vistas no capítulo 30.

O principal sintoma, comum a quase todas as tubulopatias, é o atraso do crescimento, que muitas vezes é o motivo pelo qual a mãe leva o filho ao médico.

Quadro 29.1 – Classificação das doenças tubulares renais hereditárias.

Distúrbios que comprometem as funções tubulares proximais	Distúrbios que comprometem as funções tubulares da porção espessa da alça ascendente de Henle
• Comprometimento de apenas uma função tubular	Inabilidade de reabsorver sódio, síndrome de Bartter ou hiperplasia justaglomerular com hiperaldosteronismo secundário
Inabilidade de reabsorver cistina e alguns outros aminoácidos ou cistinúria	Síndrome de Gitelman
Inabilidade de reabsorver aminoácidos monoaminomonocarboxílicos ou doença de Hartnup	**Distúrbios que comprometem as funções tubulares distais**
Inabilidade de reabsorver xantina ou xantinúria	Reabsorção excessiva de sódio pelo túbulo distal ou síndrome de Liddle ou pseudo-hiperaldosteronismo primário
Outras hiperaminoacidúrias	Inabilidade de reabsorver fosfato, raquitismo resistente à vitamina D, hipofosfatemia familial ou raquitismo familial hipofosfatêmico
Inabilidade de reabsorver glicose ou glicosúria renal	
Reabsorção excessiva de sódio ou síndrome de Gordon	
Tirosinemia tipo I	**Distúrbios que comprometem as funções tubulares proximais e distais**
Inabilidade de reabsorver bicarbonato ou acidose renal tubular tipo II	Inabilidade de acidificar a urina ou acidose tubular renal (tipos I a IV)
Inabilidade de reabsorver cálcio ou hipercalciúria idiopática familial	Cistinose
Reabsorção excessiva de cálcio, hipercalcemia familial hipocalciúrica ou hipercalcemia familial benigna	Glicogenose ou doença de von Gierke
Reabsorção excessiva de fosfato ou pseudo-hipoparatireoidismo	**Distúrbios que comprometem as funções dos ductos coletores**
Inabilidade de reabsorver magnésio	Inabilidade de concentrar urina ou *diabetes insipidus* nefrogênico familial
Inabilidade de reabsorver uratos ou hipouricemia renal	
• Comprometimento de múltiplas funções tubulares	
Raquitismo dependente de vitamina D tipo I ou raquitismo por pseudodeficiência de vitamina D	
Síndrome de Fanconi idiopática, formas infantil e adulta ou síndrome de De Toni-Debré-Fanconi (doença de Dent)	

DISTÚRBIOS QUE COMPROMETEM AS FUNÇÕES TUBULARES PROXIMAIS

COMPROMETIMENTO DE APENAS UMA FUNÇÃO TUBULAR

Inabilidade de reabsorver cistina e alguns outros aminoácidos ou cistinúria

A cistinúria é a mais comum das aminoacidúrias. Consiste na perda renal anômala de cistina (dissulfito de cisteína) e dos aminoácidos dibásicos (arginina, lisina e ornitina) por defeito no seu transporte através das células epiteliais tubulares renais e do trato gastrintestinal, sem alteração de seu metabolismo.

Prevalência – embora conhecida desde 1810, a doença é rara, produz sintomas na infância ou adolescência, mais comum na Inglaterra que nos Estados Unidos e tem a prevalência mundial média de 1:7.000.

Transmissão genética – é complexa e a doença é herdada por um traço autossômico recessivo. O tipo I é devido a uma mutação no gene SLC3A1, que se encontra no cromossomo 2 e que codifica o segmento S3 do túbulo proximal e o transportador de aminoácidos dibásicos do intestino. Há mais de 20 mutações envolvidas neste processo. As bases moleculares dos tipos II e III ainda são motivo de controvérsias. No tipo II o cromossomo envolvido é o 19q13.

Etiopatogenia – há três fenótipos homozigotos, produtores de cistinúria, conhecidos, divididos em três tipos, tendo como base a excreção urinária de cistina pelo heterozigoto. Em todos os tipos o homozigoto excreta grandes quantidades de cistina. No tipo I o heterozigoto excreta de 0 a 100. No tipo III excreta de 100 a 600 e no tipo II de 900 a 1740µmol/g de creatinina. Os pais do tipo I têm excreção normal de cistina, pois neste tipo a transmissão é sempre autossômica recessiva. Porém, o portador de cistinúria tipo I tem calculose renal desde a primeira infância. No tipo II, o transporte intestinal de cistina é normal, sendo anormal o dos outros três aminoácidos. No heterozigoto há cistinúria e lisinúria (forma recessiva incompleta). No tipo III, o transporte intestinal é normal, sendo anormal apenas o renal.

Quadro clínico – a doença incide igualmente em ambos os sexos, sendo mais grave no sexo masculino, podendo ocorrer desde o primeiro ano de vida. É mais comum na infância, mas pode ocorrer até em idade avançada. Os aminoácidos filtrados pelos glomérulos são reabsorvidos pelos túbulos proximais, de forma que só 2% da quantidade filtrada é excretada na urina, com exceção da glicina (5%) e da histidina (8%).

Dos quatro aminoácidos excretados na urina, apenas a cistina produz sintomas. Nessa síndrome, a quantidade de cistina excretada na urina é muito alta, acima de sua capacidade de saturação (1,25 a 1,7mmol por litro ou 300 a 400mg por litro em pH ácido), especialmente durante a noite, quando a saturação é maior e o pH urinário mais ácido, produzindo precipitação e formação de cristais e cálculos de cistina radiopacos, porém menos opacos que os cristais de cálcio. Os cálculos podem ser únicos, múltiplos ou coraliformes. Há formação de cálculos porque a cistina é pouco solúvel, mormente em meio ácido. Os aminoácidos básicos são solúveis na urina e não formam cálculos.

A calculose começa na infância, é recorrente e pode acompanhar-se de cólica renal, obstrução do trato urinário, infecção, hipertensão e insuficiência renal. A incidência de infecção do trato urinário é inferior à de outras calculoses. A cistinúria contribui por 1 a 2% dos cálculos urinários.

Diagnóstico – pode ser feito ao se encontrar, no estudo do sedimento urinário, de preferência matutino, de rotina ou não, os cristais hexagonais característicos (Fig. 29.1).

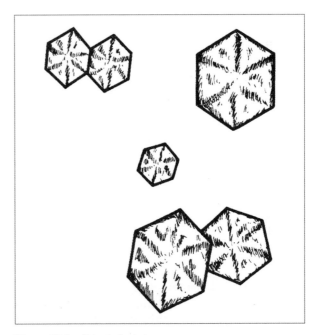

Figura 29.1 – Cristais de cistina.

A cistinúria deve ser pesquisada em todas as calculoses de crianças. Pode associar-se a outras doenças: mongolismo, hemofilia, retinite pigmentosa, hiperuricemia, atraso do crescimento e distrofia muscular. No diagnóstico diferencial, considerar que o teste do nitroprussiato-cianeto não é específico, podendo dar resultado falso-positivo com acetona, hemocistina e dissulfeto de beta-mercaptolactato e que a sulfonamida também pode produzir cristais hexagonais.

Tratamento – dietas pobres em metionina, precursora da cistina, são bastante desagradáveis e pouco práticas. Dietas pobres em sódio acompanham-se de menor excreção urinária de cistina. Deve-se aumentar a ingestão de líquidos em até 3 a 4 litros diários, alcalinizar a urina com 15g de bicarbonato de sódio por dia para tornar a cistina mais solúvel e administrar D-penicilamina, que se liga à cistina transformando-a em sal altamente solúvel: sulfeto de penicilamina-cistina. Como a excreção renal de cistina nesses pacientes é muito alta, apenas a ingestão de líquidos não é capaz de prevenir a calculose. A D-penicilamina é uma substância altamente tóxica, com 50% ou mais de reações adversas, desde febre, exantema, artralgia, pancitopenia, epidermólise, trombocitose, proteinúria, síndrome nefrótica, até síndrome de Goodpasture, em geral reversíveis com a retirada do medicamento. A piridoxina (vitamina B_6) diminui os efeitos colaterais da penicilamina. Novas drogas estão em estudo, sendo que a mercaptopropionilglicina, por via oral, tem-se mostrado ativa, mas apresenta os mesmos efeitos colaterais da penicilamina.

Inabilidade de reabsorver aminoácidos monoaminomonocarboxílicos ou doença de Hartnup

A doença de Hartnup (nome dado em memória a uma família com este nome, portadora deste defeito, descrita em 1956) é uma entidade rara, caracterizada por perda urinária exagerada de um grupo de alfa-aminoácidos neutros (alanina, asparagina, fenilalanina, glutamina, histidina, isoleucina, leucina, metionina, serina, tirosina, treonina, triptofano e valina).

Prevalência – incide em 1:26.000 nascimentos.

Transmissão genética – é transmitida geneticamente como um traço autossômico recessivo que não se manifesta no heterozigoto.

Etiopatogenia – na doença de Hartnup, um grupo de aminoácidos neutros deixa de ser reabsorvido metabolicamente pela mucosa do túbulo proximal e do intestino, passando a ser eliminado pela urina em quantidade cinco a dez vezes maior. Os outros aminoácidos são transportados normalmente.

Quadro clínico – inicia-se dos 5 aos 25 anos de idade e é semelhante ao da pelagra. Há exantema intermitente em áreas expostas ao sol, ataques transitórios de ataxia cerebelar, distúrbios emocionais, demência, espasticidade e coreoatetose.

Normalmente, o triptofano é metabolizado em nicotinamida. Existindo deficiência de triptofano há deficiência de nicotinamida, agravada em casos de alimentação deficiente, ocasionando os sintomas de pelagra. O quadro neurológico é explicado também pela absorção intestinal de produtos tóxicos originários de metabolização bacteriana dos aminoácidos não absorvidos.

Diagnóstico – a doença de Hartnup deve ser suspeitada em pacientes com pelagra e/ou com sintomas de ataxia cerebelar, intermitentes e inexplicáveis, que não têm motivos para apresentar deficiência de niacina.

Tratamento – é feito com nicotinamida ou vitamina PP, 50 a 300mg/dia, e/ou dieta rica em proteínas, pois o triptofano contribui com apenas 50% da nicotinamida necessária, o restante vem da alimentação.

Inabilidade de reabsorver xantina ou xantinúria

Xantinúria é a perda urinária excessiva de xantina, podendo levar à formação de cálculos translúcidos.

Prevalência – trata-se de uma afecção muito rara, da qual descrevemos um caso no Brasil.

Transmissão genética – é transmitida como um traço autossômico recessivo.

Etiopatogenia – a causa é uma deficiência da enzima xantina-oxidase condicionando no mínimo dois defeitos: um renal, ao nível do túbulo proximal, inibindo a reabsorção de xantina, e outro hepático, bloqueando a transformação de xantina em ácido úrico, condicionando hipouricemia. O intestino delgado, o baço, os músculos esqueléticos e o coração também possuem xantina oxidase, especialmente o intestino, constituindo-se portanto num distúrbio geral do metabolismo das purinas. Há um subtipo de xantinúria, mais grave, com deficiência dupla de xantina oxidase e sulfito oxidase, em que o co-fator molibdênio, necessário para que a atividade catalase dessas duas enzimas seja ativado, está ausente.

Quadro clínico – os portadores de xantinúria excretam 200 a 300mg por dia de xantina na urina. A xantina e a hipoxantina são muito pouco solúveis na urina, menos solúveis que o ácido úrico, principalmente em urina ácida, formando facilmente cálculos translúcidos, 75 a 85% de xantina e 15 a 25% de hipoxantina. A hiperxantinemia também pode ocasionar depósitos de xantina e hipoxantina em partes moles, condicionando câimbras após exercício, poliartrites, sinuvites e miopatias.

Diagnóstico – pode ser feito após o encontro de cálculos de xantina e hipoxantina, cálculos translúcidos à radiografia, hipouricemia e dosagem de oxipurina na urina. Existem outras causas de hipouricemia, inclusive hereditária, como veremos adiante.

Tratamento – alcalinizar a urina com citrato ou bicarbonato de sódio e aumentar a ingestão de líquidos para prevenir a calculose.

Outras hiperaminoacidúrias

Existem cinco mecanismos de transporte de aminoácidos através da membrana tubular: 1. aminoácidos básicos (cistina, lisina, arginina e ornitina); 2. aminoácidos ácidos (glutamina e ácido aspártico); 3. aminoácidos neutros (alanina, serina, treonina, valina, leucina, isoleucina, fenilalanina, tirosina, triptofano e histidina); 4. aminoácidos iminoglicínicos (prolina, hidroxiprolina e glicina); 5. beta-aminoácidos (ácido beta-aminoisobutírico, beta-alanina e taurina).

Foram descritos defeitos hereditários só nos quatro primeiros tipos de transporte, nunca no último. Devem existir outros meios de transporte, bem como aminoacidúrias por excesso de aminoácidos circulantes ou distúrbios metabólicos extra-renais.

As outras aminoacidúrias já descritas são: iminoglicinúria, hipercistinúria isolada, glicinúria isolada, aminoacidúria dicarboxílica, em geral assintomáticas, e histidinúria, lisinúria e metioninúria, com retardo mental dominante.

A **iminoglicinúria** é uma alteração benigna autossômica recessiva descoberta após o uso de métodos cromatográficos.

A **lisinúria** é uma alteração rara autossômica recessiva caracterizada por um defeito no transporte de aminoácidos dibásicos (lisina, arginina e ornitina). O quadro clínico inclui icterícia, hiperamonemia, coma hepático, acidose metabólica, cirrose micronodular e proteinose pulmonar alveolar. Nos rins, a afecção mais comum é a nefropatia por IgA. O tratamento é com dieta hipoprotéica, suplementação com 3 a 8g de citrulina durante as refeições e lisina.

Inabilidade de reabsorver glicose ou glicosúria renal

Glicosúria renal é a excreção urinária inferior a 500mg (ou 2,75mmol) de glicose por dia, na ausência de hiperglicemia, por um defeito congênito ou adquirido na reabsorção de glicose pelo túbulo proximal. As grávidas podem excretar mais.

A glicose é reabsorvida acoplada a sódio e outras substâncias e a glicosúria renal costuma estar associada a aminoacidúria, fosfatúria, bicarbonatúria e uricosúria, constituindo a síndrome de Fanconi, que será vista adiante.

Prevalência – 0,2 a 0,6% da população.

Transmissão genética – é autossômica recessiva. Há dois tipos de genes codificadores: um de alta afinidade SGLT1 e outro de baixa afinidade SGTL2 encontrados em diferentes cromossomos; SGLT1 no cromossomo 22q13.1 e AGLT2 no cromossomo 16. O defeito no SGTL1 é encontrado em famílias que apresentam má absorção de glicose e de galactose, pois ele está presente no intestino, no qual se relaciona com a absorção de galactose. As mutações no SGTL2 acarretam apenas glicosúria familial. Ambos os tipos podem existir em uma mesma família. Nos heterozigotos, a glicosúria é intermitente ou discreta, nos homozigotos a glicosúria pode ser intensa, especialmente em crianças ou após injeção de glicose por via intravenosa.

Etiopatogenia – a glicose é absorvida ativamente pelo túbulo proximal e em níveis plasmáticos normais nenhuma glicose é encontrada na urina. A quantidade de glicose reabsorvida é proporcional à quantidade filtrada de plasma, até um máximo, que é atingido quando o sistema de transporte de glicose está saturado. Essa capacidade máxima do túbulo em reabsorver glicose é denominada de T_m de glicose ou T_{mG}, sendo de 375mg por minuto para o homem e de 300mg por minuto para a mulher, para 1,73m^2 de área corpórea (Fig. 29.2).

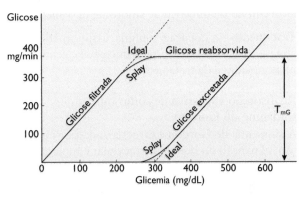

Figura 29.2 – Filtração, excreção e reabsorção de glicose em homens normais (T_{mG} = capacidade máxima do túbulo proximal em reabsorver glicose; *splay* = abertura em leque real em oposição à ideal).

A T_{mG} começa a ser atingida quando a glicemia ultrapassa o nível de 200 até 240mg/dL, pois nem todos os néfrons atingem seu T_m ao mesmo tempo, condicionando uma abertura em leque (*splay*), ao contrário da ideal. Nesse nível, atingido o T_{mG}, começa a aparecer glicose na urina. No indivíduo com glicosúria renal, esta aparece em glicemia normal, aumentando consideravelmente quando o paciente recebe sobrecargas por via intravenosa, como injeção de glicose.

Na glicosúria renal familial, o transporte intestinal de glicose é normal (defeito no gene SGLT2).

Quadro clínico – a glicosúria renal isolada é benigna e assintomática. As grávidas podem apresentar glicosúria nos seis meses finais de gestação, bem como os pacientes em fases avançadas de insuficiência renal crônica.

Há três formas de glicosúria renal: tipo A, causada por uma mutação no transportador da glicose, com relação T_{mG}/GFR anormalmente baixa, mas a forma da curva é normal; tipo B, causada por uma mutação que diminui a afinidade do transportador para a glicose, com relação T_{mG}/GFR normal, mas o *splay* está aumentado; e tipo O, causada por uma mutação que torna o transportador ausente ou inativo, apresentando redução grave ou completa na reabsorção de glicose, com curva chata.

O teste de tolerância oral à glicose, os níveis plasmáticos de insulina e a hemoglobina glicosilada estão normais. O grau de glicosúria independe da dieta.

Diagnóstico – o de certeza é baseado no achado de excreção urinária de glicose acima de 500mg/dia, em dieta com 50% de carboidratos, com glicemia abaixo de 126mg/dL. Deve-se comprovar que não se trata de *diabetes mellitus* inicial, nem de outra melitúria (frutosúria, galactosúria, heptulosúria, lactosúria, maltosúria, pentosúria, sacarosúria). É importante afastar a existência de outros defeitos tubulares (aminoacidúria, fosfatúria, bicarbonatúria e uricosúria) que levariam ao diagnóstico de síndrome de Fanconi.

Tratamento – a doença é benigna, assintomática, não afeta a função renal, o prognóstico é excelente e não há necessidade de tratamento.

Reabsorção excessiva de sódio ou síndrome de Gordon

A síndrome de Gordon é caracterizada por hipertensão, expansão do líquido extracelular e hipercalemia.

Etiopatogenia – a síndrome, descrita apenas por Gordon em 1970, depende de uma reabsorção excessiva de sódio pelo túbulo proximal. A água seria reabsorvida junto com o sódio, promovendo expansão do líquido extracelular, restringindo a atividade de renina plasmática e a velocidade de secreção de aldosterona. Com a diminuição da oferta de sódio para o túbulo distal e a diminuição dos níveis plasmáticos de aldosterona, haveria menor secreção de potássio e hipercalemia.

Tratamento – diuréticos associados à dieta pobre em sódio fazem reverter a síndrome.

Tirosinemia tipo I

É uma doença rara decorrente da deficiência da enzima fumarilacetoacetato hidrolase afetando o fígado, os rins e os nervos periféricos.

Prevalência – rara, 1 em 100.000 nascimentos, mas alta na região Saquenay-Lac-Saint-Jean, em Quebec, Canadá.

Transmissão genética – autossômica recessiva, com mutação do gene que codifica a enzima fumarilacetoacetato hidrolase no cromossomo 15q23q25.

Patogênese – nessa doença há acúmulo de fumarilacetoacetato que induz a liberação do citocromo c que, por sua vez, desencadeia a ativação em cascata dos hepatócitos, induzindo apoptose e toxicidade hepática.

Quadro clínico – a primeira disfunção hepática consiste em distúrbios da coagulação. Uma infecção pode desencadear "crise hepática aguda" com ascite, icterícia e sangramento gastrintestinal, que em geral cede espontaneamente. Posteriormente, pode evoluir para falência hepática, encefalopatia, cirrose hepática e carcinoma hepatocelular. Nos nervos: neuropatia periférica, parestesias dolorosas e disfunção autonômica. A lesão renal é devido à toxicidade da succinilacetona e consiste de raquitismo hipofosfatêmico, aminoacidúria generalizada, insuficiência renal, nefromegalia, nefrocalcinose, glicosúria e proteinúria discretas.

Tratamento – dieta pobre em fenilalanina e tirosina. O transplante hepático pode ser útil, dependendo do estado do fígado e dos sintomas neurológicos.

Inabilidade de reabsorver cálcio ou hipercalciúria idiopática familial

Hipercalciúria idiopática familial é caracterizada pela excreção urinária diária igual ou superior a 300mg (7,5mmol) de cálcio, de causa desconhecida, mas transmitida geneticamente.

Uma alta porcentagem (30 a 40%) dos portadores de calculose renal apresenta hipercalciúria, que é maior nos homens (300mg) que nas mulheres, mas em ambos os sexos superior a 4mg/kg/dia.

Para hipercalciúria ser considerada idiopática, é necessário eliminar suas causas conhecidas: sarcoidose, acidose tubular renal, hiperparatireoidismo, tumores malignos, doença óssea rapidamente progressiva, imobilização, doença de Paget, doença ou síndrome de Cushing, rim medular "em esponja", administração de doses altas de vitamina D ou de furosemida.

Prevalência – a doença é comum e incide em 2 a 4% da população adulta, sendo silenciosa em 80 a 90% destes.

Transmissão genética – acredita-se ser de transmissão autossômica dominante, descrita também em ratos de laboratório.

Etiopatogenia – na hipercalciúria idiopática haveria perda da capacidade dos túbulos proximais em reabsorver cálcio produzindo hipercalciúria. Com o aumento da perda urinária de cálcio, haveria estímulo para maior secreção do paratormônio (PTH) e subseqüente aumento de produção renal de $1,25(OH)_2-D_3$ e maior absorção intestinal de cálcio, aumentando a hipercalciúria e inibindo a produção de PTH. Alguns autores encontraram níveis baixos de PTH plasmático em jejum, associados a níveis baixos de AMP cíclico urinário e níveis altos de 1,25-diidroxicolecalciferol, em aparente divergência com a hipótese anterior (Fig. 29.3). Nesses pacientes, os níveis de fósforo plasmático são baixos e os de cálcio com tendência à elevação, havendo também aumento da excreção fracional de cálcio.

Quadro clínico – é pobre, provavelmente por serem necessárias outras ocorrências para haver calculose. Hematúria microscópica silenciosa pode preceder a existência de calculose. Em 10 a 20% dos casos há

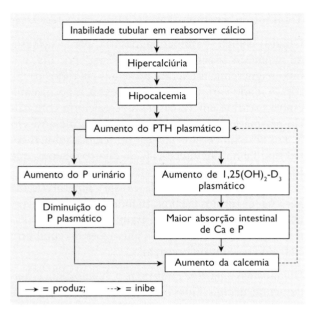

Figura 29.3 – Etiopatogenia da hipercalciúria idiopática familial.

calculose renal, e em poucos, nefrocalcinose. Nestes, o quadro clínico será o de calculose, com cólicas, hematúria macro e microscópica e infecção.

Tratamento – os tiazídicos aumentam a reabsorção distal de cálcio, elevando-o e condicionando diminuição de PTH e de 1,25(OH)$_2$-D$_3$ e diminuição da absorção intestinal de cálcio e fósforo. Dietas hipossódicas aumentam a ação dos tiazídicos. Resinas trocadoras de cálcio, dietas pobres em cálcio e fosfato de celulose também foram usados, mas preferimos os tiazídicos.

Reabsorção excessiva de cálcio, hipercalcemia familial hipocalciúrica ou hipercalcemia familial benigna

A hipercalcemia familial benigna é uma entidade hereditária muito rara, caracterizada por hipercalcemia assintomática com hipocalciúria, hipermagnesemia leve e PTH normal ou baixo, que muitas vezes pode ser confundida com hiperparatireoidismo primário.

Transmissão genética – a entidade é herdada por meio de um traço autossômico dominante. É causada por uma mutação no gene do braço longo do cromossomo 3 que codifica um receptor sensível ao cálcio.

Etiopatogenia – a causa inicial seria uma anomalia do túbulo proximal em reabsorver o cálcio em excesso conduzindo à hipercalcemia com PTH normal ou baixo, sem hipertensão e sem a deterioração funcional renal que caracteriza as outras hipercalcemias (Fig. 29.3).

Patologia – nesses pacientes, as glândulas paratireóides apresentam-se normais, levemente aumentadas ou com hiperplasia inequívoca.

Quadro clínico e laboratorial – o quadro clínico é pobre, mas podem-se encontrar fadiga, fraqueza, cefaléias, problemas mentais, artralgia, poliúria e polidipsia. Pode associar-se a pancreatite, úlcera péptica, diabetes, doenças cardiopulmonares e, ao redor dos 45 anos de idade, condrocalcinose articular.

Diagnóstico – a calcemia normal é de 8,9 a 10,1mg/dL e qualquer cálcio plasmático acima de 10,1, mesmo inferior a 11, deve ser considerado suspeito. Nesses pacientes, a hipercalcemia pode ocorrer desde o nascimento. Feito o diagnóstico e havendo hipercalcemia, é importante que outras causas sejam afastadas, com estudo da duração da doença; ingestão de tiazídicos; vitamina D ou excesso de leite com bicarbonato de sódio (síndrome leite-álcali); endocrinopatias; nefrolitíase; tumores malignos; história familiar; hepatomegalia; esplenomegalia; timomegalia; adenopatia; massas tumorais; pigmentação cutânea etc.

Tratamento – evitar o uso de tiazídicos, vitamina D e leite com bicarbonato.

Reabsorção excessiva de fosfato ou pseudo-hipoparatireoidismo

Pseudo-hipoparatireoidismo, termo criado por Albright, é uma forma rara de hipoparatireoidismo caracterizada por resistência tecidual ao PTH, inclusive no túbulo proximal, condicionando prejuízo na secreção urinária de fosfato, fosfato alto no plasma, cálcio baixo no plasma e aumento secundário do PTH. Associam-se a esse quadro defeitos no esqueleto e no desenvolvimento, baixa estatura e encurtamento dos metacarpos e dos metatarsos.

Transmissão genética – ainda não está definida sua forma de transmissão genética. Julgava-se que era por mecanismo ligado ao sexo dominante, ocorrendo mais em mulher, 2:1, mas, como há quatro casos descritos de transmissão homem a homem, acredita-se que seja autossômica dominante.

Etiopatogenia – os portadores de pseudo-hipoparatireoidismo recebendo altas doses de PTH deixam de responder normalmente com excreção urinária de fosfato e de AMP cíclico nefrogênico. Há pelo menos duas formas de pseudo-hipoparatireoidismo: no tipo Ia mais comum, foi encontrada uma deficiência de 50% da proteína Gs que se liga ao PTH e a outros receptores para a adenilciclase, a enzima que forma o AMP cíclico. Por isso sua produção normal está limitada, quer em resposta ao PTH, quer em resposta a outros hormônios como o estimulador da tireóide, condicionando inúmeras anormalidades (hipotireoidismo, hipogonadismo e hiperparatireoidismo). No pseudo-hipoparatireoidismo, os níveis de 1,25(OH)$_2$-D$_3$ são baixos no soro e sua administração normaliza a calcemia e a fosfatúria. Como o PTH, via AMP cíclico, estimula a conversão de 25(OH)-D$_3$ em 1,25(OH)$_2$-D$_3$, a inatividade do PTH explica por que os níveis de 1,25 são baixos.

Patologia – nos casos de pseudo-hipoparatireoidismo que se acompanham de hipocalcemia há hiperplasia das glândulas paratireóides.

Quadro clínico – o primeiro sinal pode ser um ataque ou crise de tetania, mas o fenótipo e os erros de desenvolvimento podem sugerir desde criança o diagnóstico.

O quadro bioquímico, descrito no conceito, é igual ao do hipoparatireoidismo cirúrgico, mas há outros comemorativos: no tipo Ib, a aparência é normal, mas no tipo Ia há uma série de anormalidades físicas que Albright chamou de osteodistrofia hereditária: obesidade, baixa estatura, retardo mental em vários mas não em todos, corpo atarracado, face redonda, nariz bulboso, boca reta fina, dentição atrasada, esmalte defeituoso, ausência de dentes, estrabismo, catarata precoce, hipotireoidismo discreto, mãos curtas, um ou mais metacarpos ou metatarsos (especialmente o $4^{\underline{o}}$ e/ou o $5^{\underline{o}}$) formando uma depressão ao fechar a mão, onde ficaria a cabeça do osso, falanges distais curtas, calcificações no subcutâneo, exostoses, coxa vara ou valga, rádio, tíbia e perôneo arqueados etc.

Pseudo-hiper-hipoparatireoidismo é um termo inadequado para uma variante da síndrome com hipoparatireoidismo clínico associado à osteíte fibrosa cística típica. Nem todos os casos de pseudo-hipoparatireoidismo desenvolvem o quadro completo, havendo casos de remissão espontânea.

Diagnóstico – as anomalias de desenvolvimento descritas anteriormente se encontram também em outras síndromes, como a de Turner e a de Gardner. Se a elas se associam hipocalcemia e hiperfosfatemia, o diagnóstico é muito provável. Nos casos duvidosos há necessidade de se dosar o PTH, 25(OH)-D$_3$, AMP cíclico ou realizar testes terapêuticos (não há resposta do AMP cíclico ao PTH injetável).

A glândula paratireóide pode ser destruída cirurgicamente, por excesso de ferro (transfusões ou talassemia) e de cobre (doença de Wilson), por falha no desenvolvimento (síndrome de DiGeorge) ou por mecanismos auto-imunes. Neste caso costuma associar-se à doença de Addison e à candidíase mucocutânea por distúrbios das células T e presença de anticorpos contra antígenos da paratireóide.

Tratamento – é o mesmo do hipoparatireoidismo cirúrgico iatrogênico, 50.000U de vitamina D$_2$/dia, 1 a 2g/dia de cálcio por via oral e 0,25µg por dia de 1,25(OH)$_2$-D$_3$.

Inabilidade de reabsorver magnésio

Define-se esta síndrome como a perda urinária de magnésio pelos rins, hereditária e de causa desconhecida.

Prevalência – a doença é rara, existindo 19 casos descritos, inclusive cinco pares de gêmeos.

Transmissão genética – deve ser autossômica recessiva.

Quadro clínico – a hipermagnesúria, perda urinária de magnésio superior a 1mEq (12mg) por dia, e a hipomagnesemia estiveram presentes em todos os casos. A idade variou de 5 a 59 anos. A hipocalcemia esteve presente em 12 casos, hipercalciúria com cálcio plasmático normal ou baixo e nefrocalcinose em 7. Foi descrita certa evidência de acidose tubular renal tipo I e nefrite intersticial em quatro dos oito que fizeram biópsia renal.

A hipomagnesemia pode causar: hiperatividade nervosa, distúrbios mentais, tremores, sinais de Chvostek e de Trousseau, tetania, fraqueza, anorexia, apatia, taquicardia ventricular e alterações do equilíbrio eletrolítico, como hipocalemia.

Diagnóstico – para se confirmar o diagnóstico, é fundamental excluir hiperaldosteronismo, síndrome de Bartter e síndrome de Gitelman como causas da perda urinária de magnésio.

Tratamento – magnesemias iguais ou superiores a 1,2mEq/L (1,4mg/dL) não necessitam de correção. A administração de sais de magnésio por via oral nem sempre corrige a hipomagnesemia e pode provocar diarréia. A administração intravenosa não foi necessária nos casos descritos. Deve-se corrigir a hipocalemia, quando presente, com suplementos orais de potássio e diuréticos retentores de potássio, como a amilorida, 5mg/dia.

Inabilidade de reabsorver uratos ou hipouricemia renal

Hipouricemia é uma entidade herdada ou adquirida devido ao aumento do *clearance* renal de ácido úrico.

Prevalência – a doença é rara, da qual descrevemos dois casos.

Transmissão genética – provavelmente por um traço autossômico recessivo, sendo mais comum no sexo masculino.

Etiopatogenia – normalmente, todo o urato plasmático é filtrado pelos glomérulos e 98 a 99% reabsorvido pelos túbulos proximais. Segue-se uma secreção tubular de urato, após reabsorção incompleta, de modo que 80 a 85% do urato urinário é obtido por secreção, sendo o restante, próximo de 1 a 2%, não reabsorvido pelos túbulos proximais. A principal causa de hipouricemia renal hereditária é uma reabsorção tubular proximal reduzida de urato, semelhante à que ocorre nos cães Dálmatas. Nestes animais, as experiências sugerem que o defeito seria duplo, hepático e renal, em que o fígado produziria uma substância capaz de bloquear a reabsorção renal de uratos. Nas formas adquiridas, a filtração e/ou a secreção tubular também pode estar comprometida.

Quadro clínico e laboratorial – a síndrome é assintomática. Os níveis de urato plasmático variam de 0,2 a 1,2mg/dL, a excreção urinária de ácido úrico de 640 a 1.000mg/dia e o *clearance* de urato de 40 a 173mL/min (normal de 7 a 10mL/min). Como em alguns pacientes a depuração de urato é maior que a de creatinina, mesmo na forma genética o defeito não deve ser apenas na reabsorção tubular proximal, estes teriam também hipersecreção de uratos.

Em alguns pacientes há hipercalciúria hiperabsortiva (por maior absorção intestinal de cálcio) e/ou cálculos renais de oxalato de cálcio e de ácido úrico.

Formas adquiridas – a hipouricemia renal foi descrita como decorrente de drogas (aspirina, alopurinol, benziodarona, benzobromarona, contraste radiológico, guaiocolato de gliceril etc.), síndrome de Fanconi, doença de Wilson, doença de Hodgkin, porfiria intermitente aguda, insuficiência hepática grave, alguns carcinomas como o do pulmão e tóxicos (tetracidina vencida etc.).

Tratamento – a hipouricemia pura não exige tratamento, mas se associada à calculose renal poder-se-iam usar alopurinol e algumas outras medidas gerais, como aumento da ingestão de líquidos e tratamento de eventuais infecções urinárias.

COMPROMETIMENTO DE MÚLTIPLAS FUNÇÕES TUBULARES

Raquitismo dependente da vitamina D tipo 1 ou raquitismo por pseudodeficiência da vitamina D

Nesta síndrome, hereditária ou adquirida, o túbulo proximal é incapaz de transformar a pré-vitamina $25(OH)$-D_3 em $1,25(OH)_2$-D_3.

Prevalência – a prevalência ainda não foi apurada.

Transmissão genética – como um traço autossômico recessivo.

Etiopatogenia – a causa é a ausência genética da enzima 1 alfa-hidroxilase que catalisa a hidroxilação de $25(OH)$-D_3 em $1,25(OH)_2$-D_3, devido a uma mutação no cromossomo 12q13.3.

Quadro clínico e laboratorial – os sinais e os sintomas aparecem desde o primeiro ano de vida, sendo semelhantes ao da falta nutricional da vitamina D. As lesões raquíticas são iguais e acompanham-se de hipotonia, fraqueza, crescimento deficiente, tetania, retardo mental, incapacidade de ficar em pé e caminhar, arqueamento e espessamento de punhos e tornozelos. Há comprometimento da coluna e da pelve, que é raro no raquitismo carencial. Bioquimicamente encontramos: hipocalcemia, cálcio fecal alto, hipocalciúria, hiperfosfatúria, fosfatemia normal ou baixa, PTH e fosfatase alcalina altos no plasma, AMP cíclico alto na urina, acidose tubular renal tipo II, aminoacidúria, hiponatremia, bicarbonatúria, $25(OH)$-D_3 normal e $1,25(OH)_2$-D_3 baixo ou indosável no plasma.

Diagnóstico diferencial – na forma carencial, o 25-hidroxicolecalciferol – $25(OH)$-D_3 – é baixo no plasma, e no tipo 2, ou raquitismo vitamina D resistente, o $1,25(OH)_2$-D_3 é elevado no plasma, sendo o órgão efetor a mucosa intestinal que não responde, não absorvendo o cálcio alimentar (Quadro 29.2).

Tratamento – o ideal consiste na administração por via oral de 1µg/dia de calcitriol. Na sua ausência, pode-se usar 20.000 a 100.000U de vitamina D ou 0,1 a 1mg/dia de $25(OH)$-D_3.

Quadro 29.2 – Diagnóstico diferencial entre as formas de raquitismo ou osteomalacia hereditárias e osteomalacia fosfatúrica tumoral.

Doença	RRVD	RDVD tipo I	RDVD tipo 2	OFT
Provável etiologia	Defeito no transporte transepitelial P e síntese $1,25(OH)_2$-D_3	Defeito seletivo na produção de $1,25(OH)_2$-D_3 1 α-hidroxilase	Anomalias no receptor de $1,25(OH)_2$-D_3	Tumor mesenquimatoso (osso, pele, subcutâneo) inibe transformação $25(OH)$-D_3 em $1,25(OH)_2$-D_3
Idade de início dos sintomas	Tardiamente na infância	Precocemente na infância	Precocemente na infância	Adulto
Bioquímica				
Ca, soro	nl/baixo	Baixo	Normal	Normal
P, soro	Baixo	Baixo	Baixo	Baixo
Ca, urina	Normal	nl/baixo	nl/baixo	Normal
P, urina	Alto	nl	nl	Alto
$25(OH)$-D_3, soro	nl	nl	nl	Alto
$1,25(OH)_2$-D_3, soro	nl/baixo	Baixo	Alto	Baixo
PTH, soro	nl/alto	Alto	Alto	nl
Aminoácidos urinários	nl	Alto	Alto	Alto
Radiografia	Osteopenia Baixa estatura Raquitismo variável	Raquitismo Hiperparatireoidismo	Raquitismo Hiperparatireoidismo	Osteomalacia Corrige com a cirurgia do tumor
Herança	Ligada ao sexo e autossômica esporádica	Autossômica recessiva	Autossômica recessiva	Não há

RRVD = raquitismo resistente à vitamina D; RDVD = raquitismo dependente da vitamina D; OFT = osteomalacia fosfatúrica tumoral; nl = normal.

Síndrome de Fanconi idiopática, formas infantil e adulta ou síndrome de De Toni-Debré-Fanconi

A síndrome de Fanconi ou de De Toni-Debré-Fanconi compreende um grupo heterogêneo no qual todas as funções de transporte do túbulo proximal estão comprometidas, resultando em glicosúria, aminoacidúria generalizada, acidose tubular renal proximal, fosfatúria e uricosúria, acompanhadas de hipofosfatemia, acidose sistêmica, hipocalemia, hipouricemia, bicarbonatúria e proteinúria (forma completa).

Prevalência – a síndrome de Fanconi é relativamente comum, pois ocorre em uma série de distúrbios hereditários e em muitos outros adquiridos.

Transmissão genética – a síndrome de Fanconi idiopática, não associada a nenhuma doença conhecida, apresenta duas formas: a infantil, herdada por transmissão genética autossômica recessiva, aparece na infância entre 1 e 2 anos de idade, e a forma adulta, herdada por transmissão genética autossômica dominante ou recessiva, aparece entre os 20 e 40 anos de idade.

O gene responsável pela síndrome de Lowe, OCRLI, tem sido identificado em vários pacientes. Normalmente, este gene codifica uma enzima, a inositol polifosfato-5 fosfatase, que remove o fosfato-5 de inositol (1,4,5)-trifosfato.

Etiopatogenia e patologia – na forma idiopática, a primeira parte do túbulo proximal, junto ao glomérulo, apresenta-se fina e despovoada, com menor número de microvilos e anormalidades mitocondriais, deformidade conhecida como um "pescoço de cisne". A essa deformidade anatômica associa-se um distúrbio enzimático responsável pelos defeitos de absorção.

Acredita-se que o mecanismo primário seja depleção do DNA mitocondrial, devido à miopatia mitocondrial associada à tubulopatia generalizada, afetando seriamente a Na^+-K^+-adenosinotrifosfatase (ATPase), e a absorção de sódio, que está acoplada à absorção de glicose, aminoácidos, fosfatos, ácidos orgânicos, bicarbonato e H^+.

Como o túbulo proximal é o principal local da conversão de $25(OH)$-D_3 em $1,25(OH)_2$-D_3, o nível circulante deste último hormônio também está baixo, e a maior oferta de sódio ao túbulo distal, normal, ocasiona caliurese e hipocalemia. Também há freqüentemente menor concentração sérica de cálcio, magnésio, citrato e proteínas de baixo peso molecular.

Quadro clínico – muitas vezes, é difícil provar que a síndrome é idiopática e não adquirida. A forma idiopática ocorre por tóxicos (metais pesados: cádmio, chumbo e drogas), insuficiência renal crônica, doença medular cística, síndrome nefrótica, mieloma múltiplo, gamopatia monoclonal, agressão imunológica, síndrome de Sjögren, transplante renal, amiloidose, cistinose, doença de Wilson, intolerância hereditária à frutose, síndrome de Lowe, deficiência de piruvatocarboxilase, tirosinemia, galactosemia, osteopetrose, hemoglobinúria paroxística notuma etc.

A forma idiopática caracteriza-se por raquitismo e atraso no desenvolvimento na criança, e osteomalacia no adulto, além de acidose tubular renal tipo II e defeitos metabólicos, como já descritos, comuns às duas formas. Náuseas, vômitos, anorexia, poliúria e hipocalemia são quase onipresentes.

A principal manifestação da síndrome de Fanconi é a fosfatúria. Por esse motivo a fosfatemia e a reabsorção tubular de fósforo estão reduzidas.

Um tipo de síndrome de Fanconi induzido pela dieta é a intolerância hereditária à frutose por deficiência da frutose aldolase B.

A síndrome de Fanconi-Bikel é decorrente de uma mutação no gene GLUT2 que facilita o transporte da glicose pelo fígado e que armazena o glicogênio hepatorrenal e impede a vitalização da glicose e da galactose.

Tratamento – é sintomático, corrigindo-se as perdas tubulares quando necessário, com suplementos de sódio, potássio, bicarbonato, fosfato, magnésio e análogos da vitamina D. O prognóstico é bom quando não ocorre insuficiência renal. Nas causas adquiridas, mais comuns em adultos, deve-se tratar também a doença de base.

Doença de Dent ou raquitismo hipofosfatêmico recessivo

A doença de Dent ou raquitismo hipofosfatêmico recessivo ligado ao cromossomo X ou nefrolitíase recessiva ligada ao cromossomo X é uma variante da síndrome de Fanconi causada por uma mutação no gene CLCN5, do cromossomo Xp11.22, que codifica o canal de cloro CIC-5.

Clinicamente, além dos sintomas da síndrome de Fanconi, caracteriza-se por proteinúria de baixo peso molecular (β_2-microglobulina, α_1-microglobulina etc.), hipercalciúria, nefrolitíase cálcica, raquitismo, nefrocalcinose e insuficiência renal. A vitamina $1,25(OH)_2$-D_3 está aumentada no soro. Em adultos, há osteomalacia e esse aumento é discreto ou ausente. A nefrocalcinose é do tipo medular, visível à radiografia simples de abdômen. A mortalidade ocorre aos 47 ± 13 anos de idade.

O defeito no canal CIC-5 produz acidificação dos endossomos das células tubulares proximais, responsável pela proteinúria. A causa da hipercalciúria é desconhecida.

O tratamento é apenas paliativo. Deve haver maior oferta de líquidos, tiazídicos em dose baixa, dieta normal em cálcio ou levemente diminuída. O tratamento do raquitismo é complicado. A vitamina D geralmente já está alta e sua administração pode aumentar o risco de nefrolitíase.

DISTÚRBIOS QUE COMPROMETEM AS FUNÇÕES TUBULARES DO RAMO ESPESSO DA ALÇA ASCENDENTE DE HENLE

INABILIDADE DE REABSORVER SÓDIO, SÍNDROME DE BARTTER OU HIPERPLASIA JUSTAGLOMERULAR COM HIPERALDOSTERONISMO

A síndrome foi descrita pela primeira vez em 1962 por Bartter et al., caracterizando-se por hipocalemia, perda renal de potássio, alcalose metabólica cloreto-resistente, hiperaldosteronismo secundário hiperreninêmico, *diabetes insipidus* resistente ao hormônio antidiurético (HAD), hiperplasia do aparelho justaglomerular renal e atraso do crescimento, devido a distúrbios na reabsorção de sódio através do sistema Na^+-K^+-$2Cl^-$ do ramo espesso da alça ascendente de Henle. Não se acompanha nem de hipertensão nem de edema.

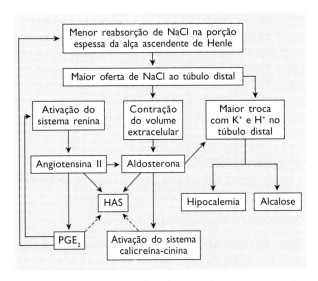

Figura 29.4 – Etiopatogenia da síndrome de Bartter. ⟶ = produz; ---> = inibe; HAS = hipertensão arterial sistêmica; PGE_2 = prostaglandina E_2.

Prevalência – baixa, descrita em todos os continentes e no Brasil, quer em crianças, mais comum, quer em adultos.

Transmissão genética – autossômica recessiva, mais comum em homens. Existem três defeitos genéticos responsáveis pela síndrome de Bartter: 1. mutações do gene que codifica o co-transportador de Na^+-K^+-$2Cl^-$, sensível à bumetanida, do ramo ascendente espesso da alça de Henle: NKCC2; 2. defeito na retificação interna do canal de potássio ROMK1; e 3. defeito no canal de cloro CLCNKB.

Etiopatogenia – a causa inicial deve ser uma inabilidade da porção espessa da alça ascendente de Henle em reabsorver sódio e/ou cloreto por excesso da prostaglandina E_2. O cloreto de sódio não absorvido seria ofertado em excesso para as porções distais do néfron ocasionando maiores trocas com potássio e hidrogênio (hipocalemia e alcalose), contração do volume extracelular, conduzindo a um hiperaldosteronismo secundário e ativação dos sistemas calicreínacinina e das prostaglandinas, que inibiriam a tendência à hipertensão arterial sistêmica do hiperaldosteronismo hiperreninêmico e realimentaria a síndrome por meio da PGE_2 (Fig. 29.4).

Há várias dúvidas sobre o mecanismo exato da síndrome. É possível que uma superprodução de prostanóides renais, produzindo natriurese e hiper-reninemia, seja o marco inicial.

Patologia – o principal achado histopatológico renal é uma hiperplasia do aparelho justaglomerular, que não é patognomônico da doença, uma vez que pode aparecer em hipocalemias de origem extra-renal (diarréias ou vômitos crônicos e uso contínuo e abusivo de laxativos ou de diuréticos) e proliferação das células intersticiais renomedulares geradoras de prostaglandinas.

Quadro clínico e laboratorial – a síndrome usualmente presente na infância, não se acompanha de hipertensão, edema e hipovolemia patente. Há hipocalemia, atraso do crescimento, fraqueza muscular, poliúria resistente à vasopressina e enurese, assim como alcalose metabólica hipoclorêmica, hiponatremia, hipomagnesemia e calcemia variável com hipercalciúria, já tendo sido descritos nefrocalcinose, tetania, sinal de Trousseau e de Chvostek positivos, câimbras e fraqueza muscular. Há hipofosfatemia, hiperuricemia, hiper-reninemia característica, aumento da angiotensina II circulante e hiperaldosteronúria, bem como da excreção renal de prostaglandinas de origem renal, especialmente PGE_2 e prostaciclina (PGI_2), hipercininúria, hipercalicreinemia, policitemia, defeito da capacidade de concentração urinária resistente ao HAD, poliúria, polidipsia e enurese noturna. Sem tratamento adequado, o paciente evolui com atraso do crescimento e aparecimento de deformidades ósseas.

Diagnóstico – é feito pelo conjunto de sinais e sintomas já referidos, sendo importante a presença de hiper-reninemia, várias vezes acima do normal, sem hipertensão arterial. O diagnóstico diferencial é feito com as causas extra-renais de hipocalemia, especialmente o uso abusivo de laxativos ou diuréticos, nem sempre espontaneamente revelados.

Tratamento – é feito pelos inibidores da produção de prostaglandinas, inibidores de cicloxigenase e prostaglandina sintetase, que em geral revertem a síndrome. Destes, o mais usado é a indometacina, 5mg/kg/dia. Quando administrados precocemente fazem reverter todo o quadro, inclusive o atraso do crescimento. Às vezes, há necessidade do uso de suplementos de potássio e de magnésio; inibidores da excreção de potássio: espironolactona, amilorida e triantereno; inibidores da secreção de renina: betabloqueadores e da enzima de conversão, como captopril, enalapril e outros. Essa diversificação do tratamento decorre da resposta à indometacina poder ser parcial ou de curta duração e da possibilidade de existir mais de uma forma etiológica da síndrome de Bartter (tipos I, II e III).

SÍNDROME DE GITELMAN

A síndrome de Gitelman é parecida com a de Bartter, mas ocorre mais em adultos e é mais suave.

Prevalência – desconhecida.

Transmissão genética – autossômica recessiva. Resulta de mutação no gene SLC12A3 que codifica o co-transportador Na^+-Cl^-, sensível à tiazida, ou NCCT.

Etiopatogenia e quadro clínico – perda de Na^+ e de Cl^- pela urina com hipovolemia e alcalose metabólica ocasionando ativação do sistema renina-angiotensina-aldosterona, maior carga de Na^+ para o ducto coletor cortical, maior reabsorção de Na^+ e em conseqüência excreção de K^+ e de H^+ provocando alcalose metabólica hipocalêmica. Acompanha-se de menor excreção renal de Ca^{++}, talvez por ativação do canal Na^+-Ca^{++}. Apresenta também hipomagnesemia e artrite. Não apresenta níveis altos de prostaglandina E_2 na urina como a síndrome de Bartter.

Diagnóstico diferencial – com abuso de diuréticos, abuso de laxativos e vômitos crônicos.

Tratamento – suplementação de potássio e espironolactona. Drogas antiinflamatórias não-esteróides, como a indometacina, não têm utilidade.

DISTÚRBIOS QUE COMPROMETEM AS FUNÇÕES TUBULARES DISTAIS

REABSORÇÃO EXCESSIVA DE SÓDIO PELO TÚBULO DISTAL OU SÍNDROME DE LIDDLE OU PSEUDO-HIPERALDOSTERONISMO PRIMÁRIO

A síndrome de Liddle é uma rara forma de hipertensão, descoberta por Liddle em 1963, que atinge igualmente ambos os sexos e caracteriza-se por alcalose metabólica hipocalêmica e hipertensão. A atividade de renina plasmática e a aldosterona estão habitualmente baixas.

Prevalência – a doença é muito rara.

Transmissão genética – autossômica recessiva, em que há mutação dos terminais COOH das subunidades β ou γ dos canais epiteliais de Na^+ sensíveis à amilorida.

Etiopatogenia – a atividade dos canais epiteliais de Na^+ é controlada por vários sistemas hormonais, inclusive a vasopressina e os corticóides. Na síndrome de Liddle, há perda da endocitose desses canais ocasionando sua ativação contínua, com reabsorção inadequada de Na^+, menor excreção renal de Na+, com renina e aldosterona baixas. Não se encontrou, até o momento, nenhum hormônio mineralocorticóide aumentado. A retenção excessiva de sódio acompanha-se de hipertensão volume-dependente, aumento do líquido extracelular, inibição da atividade de renina plasmática, dos níveis plasmáticos de aldosterona e de 18-hidroxitetraidroxialdosterona. Há aumento da excreção urinária de potássio e de hidrogênio, com alcalose metabólica hipocalêmica secundária à reabsorção de sódio.

Diagnóstico diferencial – o diagnóstico diferencial é feito com portadores de quadro metabólico semelhante: a) excesso de glicocorticóide (síndrome de Cushing, produção ectópica de ACTH, administração excessiva de corticóides); b) excesso de DOCA – desoxicorticosterona (deficiência de 17-alfa-hidroxilase e de 11-beta-hidroxilase, carcinoma da supra-renal); c) ingestão de substâncias com atividades mineralocorticóides (ácido glicirrizínico ou alcaçuz).

Tratamento – dieta pobre em sódio, associada a diuréticos retentores de potássio, especialmente a espironolactona, que induz crescimento, ganho de peso e redução da pressão arterial.

INABILIDADE DE REABSORVER FOSFATO, RAQUITISMO RESISTENTE À VITAMINA D, HIPOFOSFATEMIA FAMILIAL OU RAQUITISMO FAMILIAL HIPOFOSFATÊMICO LIGADO AO CROMOSSOMO X

Trata-se de uma causa moderada de hipofosfatemia, geralmente inferior a 2,5mg/dL (0,8mmol/L), na qual o defeito primário está na inabilidade do túbulo renal em reabsorver fosfato.

Prevalência – a média é estimada em 1:25.000.

Transmissão genética – o raquitismo resistente à vitamina D é uma doença familial transmitida geneticamente por um gene dominante ligado ao cromossomo X, as filhas de homens doentes são afetadas, os filhos porém não, já metade das filhas e metade dos filhos das mulheres doentes manifestam a doença. Há casos esporádicos em adultos transmitidos autossomicamente. Alguns autores dividem esta síndrome em tipo 1: transmissão ligada ao sexo; e tipo 2: transmissão autossômica esporádica, sendo que o raquitismo seria mais grave no tipo 1 e quase ausente no tipo 2. O gene responsável denominado PHEX, do cromossomo Xp22.1p22.2, codifica uma proteína com 749 aminoácidos, responsável pelo defeito genético.

Etiopatogenia – a hipótese mais provável é que a hipofosfatemia resulte em defeito primário nos sistemas de transporte de fosfato intestinal e tubular renal, estando diminuída a reabsorção intestinal e tubular de fosfato, e provavelmente também em hipersensibilidade ao efeito fosfatúrico do PTH, associados à menor síntese de 1,25(OH)$_2$-D$_3$ (Fig. 29.5).

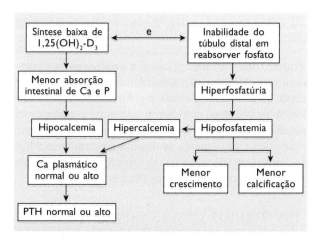

Figura 29.5 – Etiopatogenia da hipofosfatemia familial.

Quadro clínico e laboratorial – a doença caracteriza-se por diminuição da velocidade de crescimento, fraturas (especialmente em adultos), lesões ósseas raquíticas inconstantes, mais graves no sexo masculino e no tipo 1: joelho varo ou valgo, lesões epifisárias raquíticas nos ossos em crianças e osteomalacias em adultos, coxa vara, tíbia em sabre, osteopenia difusa (baixo produto Ca x P), aumento do tecido osteóide não-mineralizado, crânio em cúpula em adultos e musculatura bem desenvolvida (ver Quadro 29.2).

No plasma, o PTH é variável, normal, elevado ou baixo. Após anos de doença é comum o aparecimento de hiperparatireoidismo secundário e hiperplasia das paratireóides, com fosfatase alcalina alta, fósforo inorgânico baixo, cálcio normal ou baixo, magnésio normal ou baixo, fosfatúria intensa, hiperaminoacidúrias e glicosúria discretas e intermitentes, talvez dependentes de hiperparatireoidismo.

Os níveis de 25(OH)-D$_3$ são normais no plasma, aumentando após a administração de vitamina D, mas os níveis de 1,25(OH)$_2$-D$_3$ são baixos ou desproporcionais à hipofosfatemia, por menor resposta da 1 alfa-hidroxilase à diminuição do fosfato circulante.

Tratamento – a finalidade do tratamento é restaurar o crescimento e corrigir as lesões ósseas. A administração por via oral de 1,25(OH)$_2$-D$_3$ corrige a fosfatemia, mas produz hipercalcemia, hipercalciúria e nefrocalcinose, com pequena ação terapêutica no crescimento e nas lesões ósseas. Fosfato neutro por via oral, 1 a 3g/dia, distribuídas durante o dia, de forma a elevar a fosfatemia a 3 ou mais mg/dL, com doses baixas de vitamina D ou intermitentes de 1,25(OH)$_2$-D$_3$, com controle freqüente da calcemia, pode corrigir o quadro ósseo e restaurar o crescimento. A dificuldade está na tolerância intestinal do fosfato por via oral, que costuma produzir diarréia nas duas primeiras semanas de tratamento.

DISTÚRBIOS QUE COMPROMETEM AS FUNÇÕES TUBULARES PROXIMAIS E DISTAIS

INABILIDADE DE ACIDIFICAR A URINA OU ACIDOSE TUBULAR RENAL (TIPOS I A IV)
Ver capítulo 30.

Glicogenose (doença de von Gierke)

Trata-se de um grupo de doenças de armazenamento que afetam o metabolismo de glicogênio, normalmente reservados no fígado e nos músculos.

Existem vários tipos: Ia, Ib, Ic, Id, II, III, IV e V, dos quais nos interessam o tipo Ia, o mais comum ou doença de von Gierke, e o tipo V ou doença de McArdle. O tipo V, como outros tipos muito raros, podem associar-se a rabdomiólise, mioglobinúria e necrose tubular aguda.

Vamos abordar apenas a doença de von Gierke, que compromete as funções tubulares proximais e distais.

Prevalência – rara.

Transmissão genética – autossômica recessiva, ocasionando mutação do gene que codifica a glicose-6-fosfatase no cromossomo 17.

Patogênese – a deficiência da atividade da enzima glicose-6-fosfatase ocasiona acúmulo de glicogênio no fígado, rins e intestino. Biópsias renais mostram glomerulosclerose focal e segmentar, atrofia tubulointersticial e espessamento e lamelação da membrana basal glomerular por depósito de glicogênio.

Quadro clínico – os sintomas aparecem desde o primeiro ano de vida com hepatomegalia, baixa estatura, ataques de hipoglicemia devido à menor gliconeogênese e glicogenólise, acidose láctica, xantomas por dislipidemia decorrente de maior síntese de LDL e de VLDL-colesterol, sintomas de gota quase só em adultos por hiperuricemia por maior atividade de AMP deaminase hepática, com maior produção do nucleotídio adenina e, secundariamente, de ácido úrico, hematomas e epistaxes por menor adesividade plaquetária. Outra causa de hiperuricemia seria a menor excreção de uratos por competição com lactatos.

Os rins aumentam lentamente de tamanho desde a infância. A taxa de filtração glomerular apresenta-se aumentada e aparece proteinúria. Calculose cálcica, acidose tubular renal distal com menor excreção de amônia, hipocitratúria, hipercalciúria e nefrocalcinose comprometem as funções tubulares proximais e provocam síndrome de Fanconi, proteinúria de baixo peso molecular, fosfatúria e aminoacidúria.

Diagnóstico – biópsia hepática com medida de atividade da enzima glicose-6-fosfatase. Os hepatócitos englobam glicogênio e gordura em grandes vacúolos lipídicos. Não há fibrose.

Tratamento – controlar a glicemia e a acidose láctica. Em adultos, às vezes, há necessidade de se administrar, à noite, glicose por sonda nasal, ou 1,75 a 2,5g/kg de maisena crua, por via oral, ao deitar. Transplante renal melhora o estado da paciente, mas não corrige o defeito genético.

Cistinose

Cistinose é um erro inato do metabolismo lisossômico condicionando alta concentração intracelular de cristais de cistina livre, que se depositam através do corpo. Existem três tipos: tipo I ou infantil, se a nefropatia se inicia na infância; tipo II ou adolescente, se a nefropatia se inicia na adolescência; e tipo III, quando não há nefropatia. A cistinúria é uma doença hereditária, mas não é um erro primário dos túbulos renais, que antes sofrem as conseqüências da doença metabólica extra-renal.

Prevalência – incide em 1:160.000 nos Estados Unidos.

Transmissão genética – os três tipos são transmitidos através de um traço autossômico recessivo. A cistinose ocasionada por uma mutação do gene CTNS que codifica uma proteína da membrana lisossômica íntegra, a cistinosina.

Quadro clínico – o depósito de cistina no túbulo proximal conduz ao quadro semelhante à síndrome de Fanconi, com aminoacidúria, glicosúria, fosfatúria e bicarbonatúria. A cistinose é a causa mais comum de síndrome de Fanconi na criança. Quando o depósito atinge o túbulo distal, há inabilidade de concentração e acidificação urinária. A lesão glomerular é mais tardia, iniciando-se como glomerulosclerose focal e segmentar. Os cristais depositam-se nas células epiteliais glomerulares, intersticiais renomedulares e tubulares, levando à síndrome nefrótica incompleta e à ulterior insuficiência renal.

Em geral, os sintomas aparecem no primeiro ano de vida (tipo I), com baixa estatura, raquitismo, acidose e hipocalemia. Há também sede, poliúria e polidipsia. A rapidez dos eventos depende da velocidade da insuficiência renal, que não é uniforme, podendo estabilizar e até regredir. A insuficiência renal pode levar à morte, a menos que o paciente seja mantido em diálise ou transplante renal. A cistinose costuma

recorrer no paciente transplantado e por isso o transplante já foi combatido, mas o efeito deletério foi discreto e tardio.

Os cristais de cistina são encontrados na córnea, conjuntiva, medula óssea, fígado, células reticuloendoteliais e rins. Quando se depositam nas células foliculares da tireóide, produzem hipotireoidismo.

O tipo III ocorre no adulto e pode ser descoberto acidentalmente em exame oftalmológico com lâmpada de fenda, com cristais apenas na conjuntiva, córnea e medula óssea.

Tratamento – o importante é a prevenção por meio do diagnóstico pré-natal, mantendo-se o paciente com dieta pobre em metionina e cistina e tratamento da insuficiência renal com hemodiálise até o transplante renal. Várias drogas foram usadas para o tratamento específico e atualmente se usam a cisteamina e a fosfocisteamina (menos tóxica), drogas que depletam a cistina, com alguns bons resultados.

DISTÚRBIOS QUE COMPROMETEM AS FUNÇÕES DOS DUCTOS COLETORES

INABILIDADE DE CONCENTRAR A URINA OU *DIABETES INSIPIDUS* NEFROGÊNICO FAMILIAL

Trata-se de uma forma de *diabetes insipidus*, isto é, poliúria sem glicosúria, que aparece apenas em homens, nos quais há impossibilidade de concentrar a urina, devido a anormalidades no receptor V_2 da vasopressina ou nos canais aquosos, aquaporina-2, induzidos pela vasopressina.

Prevalência – afecção bastante rara, 1 por 1.000.000.

Transmissão genética – ligada ao cromossomo X, com penetrância variável em mulher, ocorrendo apenas em homens, sendo as mulheres heterozigotas assintomáticas, algumas com pequena diminuição da capacidade de concentração.

O gene para o receptor V_2 da vasopressina está localizado na região Xq28 do cromossomo X.

Etiopatogenia – várias doenças (anemia falciforme, melanoma, nefropatia por analgésicos, pielonefrites, sarcoidose) que afetam as regiões medulares e papilares dos rins são capazes de alterar a capacidade renal de emitir urina concentrada e provocar *diabetes insipidus*, porém algumas drogas também podem produzir a síndrome inibindo diretamente a capacidade do HAD ou vasopressina em estimular a adenilciclase, mediadora da produção de 3'5'-monofosfato de adenosina (AMP cíclico), o mensageiro secundário da ação celular da vasopressina, bem como outras (demeclociclina, fluoreto e lítio) que interferem na ação do AMP cíclico, reduzindo a permeabilidade à água na membrana luminal do ducto coletor.

Na forma familial, os túbulos proximais são menores, reabsorvem menos água e assim os túbulos coletores excretariam mais água, com densidade menor. Se a teoria fosse certa, a doença seria tubular proximal e não coletora, porém, nesses pacientes, o AMP cíclico basal e o estimulado por vasopressina, ao contrário, são encontrados altos na urina em relação ao normal, levando à conclusão de que haveria um defeito no hormônio receptor adenilciclase. O cortisol plasmático também aumenta em resposta ao HAD injetável.

Quadro clínico – os sintomas iniciam-se usualmente ao nascer ou na infância com poliúria, 3 a 15 litros por dia, e noctúria e ocasionalmente podem apresentar grave desidratação crônica com hipertonicidade plasmática, colapso circulatório, encefalopatia hipertônica e retardo mental grave e/ou permanente. Nesses pacientes, a densidade urinária nunca ultrapassa a do plasma, mesmo após vasopressina por via intravenosa. Quando o paciente sofre privação moderadamente intensa de líquidos, podem perder até 5% de seu peso em água, com osmolalidade ao redor de 150mOsm/kg e densidade de 1,004. Se a desidratação aumenta, pode aparecer febre, angústia e aumento da densidade urinária. A polidipsia e a poliúria são geralmente moderadas (3 a 6 litros por dia) nas formas que se iniciam mais tarde, e graves (10 a 12 litros) nas formas que se iniciam ao nascimento. Não há resposta a uma ampola de 5U de vasopressina aquosa, ao contrário do *diabetes insipidus* central.

Às vezes, é difícil diferenciar-se de *diabetes insipidus* psicogênico, em que há uma compulsão psíquica para beber água. Nesses casos, restrição aquosa de 3 a 5% do peso corpóreo produz elevação da densidade e osmolalidade urinárias. Outra diferença importante seria a ausência habitual de nictúria na forma psicogênica, em que a diurese pode chegar a mais de 15 litros por dia.

Tratamento – em crianças, inicia-se com dieta pobre em eletrólitos, muitas vezes suficiente para normalizar a osmolalidade plasmática. Os diuréticos tiazídicos (50 a 100mg de diidroclorotiazida) podem diminuir a poliúria, provocando pequena depleção de sódio, mas podem causar hipocalemia a longo prazo, sendo, em geral, os mais usados.

BIBLIOGRAFIA

BONNARDEAUX A, BICHET DG: Inherited disorders of the renal tubule, in *Brenner & Rector's The Kidney* (6th ed), Philadelphia, WB Saunders Co, 2000, vol 2, pp 1656-1698.

CHESNEY RW: Specific renal tubular disorders, in *Cecil Textbook of Medicine* (22th ed), edited by Goldman L, Ausiello D, Philadelphia, AB Saunders Co, 2004, pp 745-753.

CRUZ J, HEIMANN JC, CRUZ HMM, MARCONDES M: Três casos de hipouricemia persistente em pacientes com hipertensão arterial. *J Bras Nefrol* 17:240-245, 1995.

EKNOYAN G: Chronic tubulointersticial nephropathies, in *Diseases of the Kidney and Urinary Tract* (7th ed), edited by Schrier RW, Philadelphia, Lippincott Williams & Wilkins, 2001, vol 2, pp 2045-2080.

SCRIVER CR, BEAUDET AL, SLY WS, VALLE D (eds): The Metabolic Basis of Inherited Disease (6th ed), New York, McGraw-Hill, 1989, 2 vols.

STANBURY JB, WYNGAARDEN JB, FREDRICKSON DS, et al (eds): *The Metabolic Basis of Inherited Disease* (5th ed), New York, McGraw-Hill, 1983.

30 Acidose Tubular Renal

Helga Maria Mazzarolo Cruz

INTRODUÇÃO

Denomina-se acidose tubular renal (ATR) à síndrome, de natureza genética ou não, resultante de disfunção tubular caracterizada por defeitos de transporte que comprometem a secreção de íon hidrogênio ou a reabsorção de bicarbonato ou ambas, conduzindo a graus variáveis de acidose metabólica hiperclorêmica, enquanto o comprometimento da velocidade de filtração glomerular é desproporcionalmente menor ou mesmo ausente nas fases iniciais.

A acidose tubular renal, como a denominamos atualmente, foi descrita pela primeira vez em crianças com nefrocalcinose por Butler et al. em 1936 e em adultos por Baines et al. em 1945, e, em seguida, em extensa exposição, por Albright et al. em 1946, que a chamaram de "insuficiência tubular sem insuficiência glomerular", cujo defeito fundamental consistia na inabilidade renal de elaborar urina ácida e amônio. Essa longa denominação foi substituída por "acidose tubular renal" por Pines e Mudge, em 1951.

Posteriormente, distinguiram-se as acidoses tubulares renais dependentes de disfunção tubular distal e proximal, designadas respectivamente de ATR distal (ATRd) ou tipo I e ATR proximal (ATRp) ou tipo II. Conforme o mecanismo patogenético, a ATRd pode ser: a) hipopotassêmica, também chamada clássica; ou b) hiperpotassêmica. Essas duas formas são caracterizadas patogeneticamente por secreção distal deficiente de H^+, quer como acidez titulável, quer como amônio e incapacidade de reduzir o pH da urina para menos de 5,5 durante a acidose, mesmo diante de infusão de sulfato de sódio, que é estimulante da acidificação urinária.

Além desses dois tipos de ATR, há a ATR tipo IV e a discutida ATR tipo III.

O termo ATR tipo IV foi criado por Sebastian et al. em 1977 para designar uma forma de ATR hiperpotassêmica causada por deficiência de aldosterona, caracterizada por excreção deficitária de amônio durante a acidose, mas com capacidade preservada de reduzir o pH urinário para menos de 5,5.

A denominação ATR tipo III foi usada em 1969 por Morris para designar uma forma combinada de acidose tubular renal proximal e distal, em que havia inabilidade de baixar o pH urinário adequadamente em presença de acidose metabólica associada com bicarbonatúria da ordem de 5 a 10% da carga filtrada glomerular. É uma forma rara, não-genética, transitória, ocorrendo em crianças de tenra idade e na primeira infância. A maior parte dos casos foi descrita nas décadas de 1960 e 1970. A perda renal de bicarbonato na ATRd na infância foi posteriormente julgada refletir o mesmo defeito da excreção ácida da ATRd do adulto, e não constituir uma nova entidade clínica, motivo pelo qual a denominação de tipo III foi abandonada. Entretanto, a partir de 1985 vinham sendo descritos casos genéticos de osteopetrose associada à acidose tubular renal combinada proximal e distal, cuja fisiopatologia justifica o uso da terminologia ATR tipo III (ver *causas etiológicas*).

ACIDOSE TUBULAR RENAL TIPO II OU PROXIMAL

É uma síndrome clínica caracterizada por acidose metabólica hiperclorêmica decorrente da elevada excreção fracional do bicarbonato filtrado (> 10 a 15%, diante de concentração plasmática normal de bicarbonato) causada pelo rebaixamento do limiar de reabsorção de bicarbonato nos túbulos proximais.

CAUSAS ETIOLÓGICAS DA ATRP
A acidose tubular renal proximal pode ser primária ou secundária.

ATRp primárias
São formas raras, ditas também isoladas porque existe apenas o defeito de reabsorção proximal de bicarbonato.

Neste grupo encontram-se:

ATRp hereditárias – permanentes, necessitam de terapêutica alcalina por toda a vida, com formas de transmissão genética dominante ou recessiva:

a) ATRp autossômica dominante, muito rara, descrita por Brenes et al. em 1977 em uma família da Costa Rica, a qual afetou permanentemente nove membros de uma mesma família, adultos e crianças de várias gerações, com nível plasmático de bicarbonato variando entre 11,3 e 17,9mEq/L; associadamente, os pacientes apresentavam atraso do crescimento e redução da densidade óssea. Até presentemente essa é a única família descrita com essa doença.

b) ATRp autossômica recessiva, associada a defeitos oculares (glaucoma, catarata, ceratopatia), defeitos dentários, atraso psicomotor e intelectual. Inicialmente, a herança genética foi considerada ser *sex-linked*, mas o estudo de novos casos demonstrou ser autossômica recessiva. A tomografia computadorizada craniana pode demonstrar calcificações nos gânglios basais. O atraso do crescimento é beneficiado pela terapêutica alcalina. A gravidade das lesões oculares pode progredir, como no caso relatado por Igarashi et al. de cegueira em um jovem de 22 anos.

c) Existe uma forma combinada de ATR proximal e distal (ATR tipo III), associada a osteopetrose, calcificações cerebrais e retardo mental. Trata-se de uma entidade clínica de natureza mutacional genética, de transmissão autossômica recessiva, em que o defeito bioquímico é causado por mutação do gene CA2 que codifica a anidrase carbônica II ou citosólica (AC II), trazendo deficiência dessa enzima para o rim e outros órgãos. Além do defeito proximal de reabsorção de bicarbonato, há incapacidade de acidificação urinária máxima apesar da grave acidose metabólica. Os osteoclastos, na ausência de AC II, não secretam ácido para dissolver o mineral ósseo, causando a osteopetrose. É rara, havendo pouco mais de 50 casos descritos, 75% dos quais são árabes, a maior parte no Norte da África e Oriente Médio.

ATRp esporádica e transitória – não é familial; ocorre na infância. Além da reabsorção tubular proximal deficiente de bicarbonato existe também deficiência da reabsorção intestinal desse sal. Ocorre atraso de crescimento, corrigível pela terapêutica alcalina. Esta é mantida por alguns anos, e os sintomas geralmente não reaparecem quando descontinuada.

ATRp secundárias

São formas nas quais o defeito de reabsorção de bicarbonato faz parte de disfunção múltipla do túbulo contorneado proximal, que se expressa por capacidade tubular insuficiente de reabsorver substâncias filtradas pelo glomérulo, constituindo a síndrome de Fanconi (ou De Toni-Debré-Fanconi), caracterizada por aminoacidúria generalizada, hiperfosfatúria e glicosúria, além da bicarbonatúria excessiva. As formas secundárias são mais freqüentes que as isoladas primárias em razão da freqüência das diferentes causas que podem afetar os túbulos proximais.

A disfunção múltipla do túbulo proximal é determinada por uma série de processos patológicos:

a) Erros metabólicos geneticamente transmitidos (cistinose, doença de Wilson, tirosinemia, galactosemia, intolerância à frutose, síndrome de Lowe etc.) que comprometem diretamente as funções das células tubulares.

b) Disproteinemias, monoclonais ou policlonais. A principal doença correspondente à primeira eventualidade é o mieloma múltiplo, em que cadeias leves se localizam no interior das células tubulares, causando bloqueio metabólico ou lesão tóxica intracelular. A manifestação de ATRp pode anteceder por anos a deflagração clínica do mieloma múltiplo. Entre as gamopatias policlonais, a principal causadora de acidose tubular renal proximal é a síndrome de Sjögren, que também pode ser colocada no grupo de agressões imunológicas ao túbulo renal, quer seja proximal quer seja distal.

c) Nefropatias tubulointersticiais de natureza estrutural como a doença medular cística, ou de natureza imunológica. A síndrome de Sjögren pode também ser incluída entre as causas imunológicas, pois apresenta extensa variedade de auto-anticorpos como anticélulas parietais gástricas, antimitocôndrias, antiepitélio dos ductos salivares, anticélulas tubulares proximais e/ou distais etc. Em transplante renal, mecanismos imunológicos também podem precipitar o surgimento de acidose tubular renal proximal.

d) Intoxicações por metais pesados como chumbo, cádmio e mercúrio.

e) Ação de drogas como antibióticos aminoglicosídeos, acetazolamida, 6-mercaptopurina, estreptozotocina, ácido valpróico, ifosfamida, tetracidina com validade vencida, pois se degrada em anidro e epianidrotetraciclina lesivas ao túbulo proximal.

f) Causas outras e variadas como síndrome nefrótica, hiperparatireoidismo, amiloidose, síndrome de Alport, cardiopatias congênitas cianóticas e deficiência de vitamina D, a qual foi descrita induzindo ATRp e síndrome de Fanconi, corrigíveis com a terapêutica vitamínica.

FISIOPATOLOGIA

Normalmente, são reabsorvidos pelo túbulo proximal cerca de 85 a 90% da quantidade de bicarbonato filtrada pelos glomérulos, sendo a reabsorção dependente da secreção de íon hidrogênio.

A reabsorção proximal do HCO_3^- filtrado depende, em termos quantitativos, principalmente da secreção de H^+ trocado por um Na^+ presente na luz tubular, por meio de um permutador Na^+-H^+ isoforma (NHE-3), de natureza protéica, existente nas vesículas da borda em escova da membrana luminal, cuja ação é específica e eletroneutra, ou seja, para cada H^+ secretado é reabsorvido um Na^+. Na luz, o HCO_3^- filtrado combina-se com o H^+ secretado formando H_2CO_3 que é rapidamente desidratado pela ação da anidrase carbônica IV (AC IV), presente na membrana luminal, resultando em H_2O e CO_2. A membrana celular, de natureza lipídica, é extremamente permeável ao CO_2 que se difunde facilmente para o interior da célula tubular, onde é reidratado em presença da anidrase carbônica II, solúvel no citoplasma celular, formando-se novamente H_2CO_3 que se ioniza em H^+ e HCO_3^-. O H^+ é secretado, reiniciando-se o ciclo reabsortivo do bicarbonato. O Na^+ e o HCO_3^- deixam a célula através do co-transportador $1Na^+$-$3HCO_3^-$ (kNBC1), de natureza protéica, presente na membrana basolateral. Observa-se, portanto, que o HCO_3^- filtrado se transformou em gás carbônico e água na luz tubular, enquanto o HCO_3^- reabsorvido foi neoformado no interior da célula. As permutas transepiteliais entre Na^+ e H^+ dependem também da presença de um gradiente favorável de Na^+, ou seja, de uma baixa concentração de sódio intracelular mantida pela atividade da Na^+-K^+-ATPase presente na membrana basolateral. Além da reabsorção pelo mecanismo acima descrito, uma certa parte do HCO_3^- é reabsorvida através de secreção eletrogênica de H^+ por uma bomba luminal, a H^+-ATPase vacuolar. Estudos de microperfusão realizados para avaliar a magnitude desses mecanismos transepiteliais de reabsorção de HCO_3^- concluíram que o mecanismo dependente do permutador Na^+-H^+ é o principal, respondendo por cerca de dois terços da quantidade reabsorvida de HCO_3^-, enquanto o mecanismo eletrogênico, ou seja, da H^+-ATPase, promove a reabsorção do restante (Fig. 30.1).

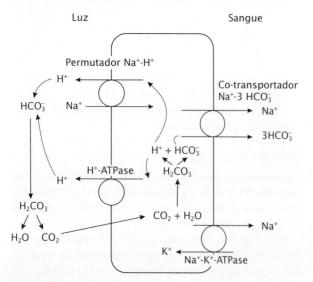

Figura 30.1 – Esquema de secreção de íon hidrogênio e reabsorção de bicarbonato no túbulo proximal.

A reabsorção proximal de HCO_3^- é regulada por fatores hormonais:
1. O paratormônio exerce ação na secreção ativa de H^+, inibindo agudamente a reabsorção de HCO_3^- por inibição da atividade do permutador luminal Na^+-H^+, enquanto a paratiroidectomia a estimula. 2. A angiotensina II estimula a reabsorção de HCO_3^- por estímulo da atividade do permutador Na^+-H^+ e do co-transportador $1Na^+$-$3HCO_3^-$. 3. Os glicocorticóides estimulam a reabsorção do HCO_3^- por aumentar a atividade do permutador Na^+-H^+. 4. As catecolaminas têm ação semelhante por estimulação do permutador Na^+-H^+, efeito que é bloqueado por alfabloqueadores. A dopamina reduz a reabsorção de HCO_3^- por inibir a atividade do permutador Na^+-H^+ e da Na^+-K^+-ATPase.

O limiar normal de reabsorção de bicarbonato pelo túbulo proximal situa-se entre 22mEq/L para crianças de tenra idade e 26mEq/L para crianças maiores e adultos. Na acidose tubular renal proximal, o defeito funcional consiste em depressão desse limiar diante de concentrações plasmáticas normais ou mesmo subnormais, resultando em grande aumento da excreção fracional. O excesso de bicarbonato liberado ao néfron distal excede a capacidade reabsortiva deste, determinando bicarbonatúria acentuada, da ordem de mais que 10 a 15% da carga filtrada. A presença da elevada quantidade de bicarbonato no néfron distal impede a acidificação urinária e as excreções de acidez titulável e amônio. Enquanto a concentração plasmática de bicarbonato se mantiver acima do limiar proximal de reabsorção, o pH urinário será muito alcalino (geralmente superior a 7,40), devido ao alto teor de base. Conforme a concentração plasmática de bicarbonato se reduz, a carga filtrada de bicarbonato também se reduz, sendo finalmente atingido o ponto de equilíbrio entre a oferta glomerular e a capacidade subnormal de reabsorção proximal. O néfron distal passa então a receber uma quantidade de bicarbonato adequada à sua capacidade fisiológica de reabsorção, exibindo resposta de acidificação urinária normal com pH de urina maximamente reduzido (< 5,5) e excreção ácida adequada na acidose metabólica presente.

O grau de acidose determinado pela ATRp é, portanto, definido pelo patamar em que se situar o limiar de reabsorção proximal de bicarbonato e é por isso aproximadamente estável, ou seja, a acidose é autolimitada.

Quais são os processos celulares que determinam as ATRp?

Nas formas de ATRp primárias o mecanismo funcional celular afetado varia de acordo com a modalidade genética.

No caso da ATRp isolada, forma autossômica dominante, os estudos genéticos efetuados em camundongos evidenciaram mutação no gene SLC9A3 que codifica o permutador específico Na^+-H^+, isoforma-3

(NHE-3), localizado na membrana luminal tubular. A ATRp isolada forma autossômica recessiva com anormalidades oculares depende de mutação no gene SLC4A4 que codifica a atividade do co-transportador $1Na^+-3HCO_3^-$ (kNBC1), presente nas membranas celulares basolaterais. A ATR combinada proximal e distal com osteopetrose é de transmissão autossômica recessiva e depende de mutação no gene CA2 que codifica a atividade da enzima AC II, resultando em sua deficiência.

Quanto à ATRp isolada transitória, cujo defeito ainda não foi investigado, especula-se se é determinada por imaturidade da H^+-ATPase ou do permutador Na^+-H^+, ou do co-transportador kNBC1, associadamente ou não com o defeito da atividade da anidrase carbônica.

Nas formas secundárias ainda não estão esclarecidos os defeitos celulares responsáveis pela redução do limiar de reabsorção de bicarbonato, mas possivelmente podem estar afetadas uma ou mais das diversas etapas funcionais celulares envolvidas no processo, tais como redução da produção energética celular por produção de ATP insuficiente, alterações da atividade das anidrases carbônicas, alteração da concentração intracelular de sódio por defeito da Na^+-K^+-ATPase, comprometendo a integridade do gradiente necessário ao bom funcionamento do permutador Na^+-H^+ da membrana luminal etc.

DIAGNÓSTICO

O diagnóstico é estabelecido pelo encontro de pH urinário menor que 5,5 e excreções normais de amônio e acidez titulável durante a acidose metabólica espontânea, indicando não haver comprometimento funcional do processo de acidificação urinária pelo néfron distal. Por outro lado, a avaliação da bicarbonatúria mostra que a excreção fracional de bicarbonato, após correção do bicarbonato plasmático para concentrações normais, é da ordem de mais de 10 a 30% da carga filtrada. Como a maior parte das acidoses tubulares proximais fazem parte de disfunção múltipla do túbulo contorneado proximal, são investigadas as alterações bioquímicas que caracterizam a síndrome de Fanconi e a etiologia determinante.

As avaliações complementares são semelhantes às efetuadas para a ATR distal (ver adiante).

TRATAMENTO

O tratamento da ATRp é mais difícil que o da ATRd porque a manutenção da correção da acidose metabólica necessita de grandes doses de bicarbonato ou do seu precursor citrato, da ordem de 10 a 30mEq/kg de peso corpóreo/dia. Além disso, a correção da acidose agrava a hipopotassemia porque satura o néfron distal de ânion bicarbonato, aumenta a eletronegatividade luminal que exacerba a permuta K^+-Na^+ entre as células distais e o fluido tubular luminal, incrementando a potassiúria. Por essa razão, há necessidade de suplementação permanente de potássio, sob forma de citrato, às vezes em grandes doses.

Diuréticos tiazídicos têm sido usados para promover a contração do volume extracelular como tentativa de estimular a reabsorção proximal de bicarbonato e reduzir a quantidade administrada, mas há risco de agravar a perda urinária de potássio. Para diminuir a potassiúria, também têm sido usados diuréticos poupadores de potássio. Outra possibilidade terapêutica é a restrição de ingestão de sal para contrair o volume extracelular e tentar minimizar esses efeitos da terapêutica. Esses pacientes, pelo risco de hipo ou hiperpotassemia (esta eventualmente induzida pelas manobras terapêuticas), têm de ser mantidos sob vigilância laboratorial da potassemia. Os portadores de síndrome de Fanconi podem necessitar também de vitamina D e/ou de administração de fosfato por via oral no caso de doença óssea e anormalidade de crescimento.

ACIDOSE TUBULAR RENAL TIPO I OU DISTAL

É uma síndrome clínica caracterizada por acidose metabólica hiperclorêmica causada pela secreção deficiente de H^+ pelas células intercaladas α dos túbulos coletores, na qual o pH urinário é sempre superior a 5,5, apesar da presença de acidose metabólica espontânea ou induzida para investigação diagnóstica.

CAUSAS ETIOLÓGICAS DA ATRD

A acidose tubular renal distal ocorre sob duas formas: a primária e a secundária. As formas primárias, quase sempre de causa genética, são raras em relação às formas secundárias, que resultam do comprometimento do néfron distal por uma série freqüente de doenças.

ATRd primárias

Neste grupo encontram-se:

ATRd hereditárias – permanentes durante toda a vida dos pacientes. Graças ao progresso dos estudos genéticos, recentemente foram identificadas várias modalidades de transmissão hereditária, os genes mutantes, os transportes celulares por eles codificados e as alterações funcionais decorrentes que vão causar falência da secreção de H^+. Elas vêm sendo descritas nos últimos anos em várias famílias com alto grau de consangüinidade, asiáticas e do Oriente Médio. São, por isso, muito mais raras entre as populações ocidentais. As ATRd hereditárias podem ser dominantes ou recessivas, sendo estas de apresentação fenotípica mais grave que as primeiras:

ATRd autossômica dominante ou ATRd tipo 1a – afeta adultos e crianças maiores. Depende de mutação genética em SLC4A1 presente no cromossomo 17, que codifica a atividade do permutador aniônico Cl^--HCO_3^- (AE1, ou seja, *anion exchanger 1*) presente na membrana basolateral das células intercaladas α.

ATRd autossômica recessiva com surdez neurossensorial ou tipo 1b – inicia-se na primeira infância e em crianças. É a forma mais freqüente de ATRd primária. Ocasionada por mutação genética em ATP6V1B1, presente no cromossomo 2, que codifica a subunidade B1 da H^+-ATPase situada na membrana apical das células intercaladas α.

ATRd autossômica recessiva sem surdez neurosensorial ou tipo 1c – o *follow-up* dos casos mostrou que pode surgir surdez leve após a segunda década de vida. Ocasionada por mutação genética em ATP6V0A4 presente no cromossomo 7 que codifica a subunidade a4 da H^+-ATPase apical das células α.

ATRd autossômica recessiva com ovalocitose e anemia hemolítica – esta forma foi descrita recentemente, entre 1998 e 2000, em famílias da Tailândia. A mutação envolve o gene SLC4A1, afetando o permutador aniônico AE1, mas com transmissão genética recessiva. Esta modalidade de ATRd com ovalocitose não foi descrita na raça branca, mas apenas no sudeste asiático.

ATRd idiopática, infantil, transitória e não genética – foi descrita há várias décadas, mas sua existência é discutida atualmente. É rara: ocorreria na primeira infância, afetando predominantemente o sexo masculino (2:1). Os fatores desencadeantes não foram esclarecidos, especulando-se se seria devida à imaturidade celular tubular ou a alguma toxina não identificada presente na alimentação. Há relatos de que sua incidência diminuiu na Europa a partir de 1954, sugerindo a possibilidade de agente ambiental agressivo ao rim.

ATRd secundárias

São formas de ATRd associadas a diversas doenças, de natureza genética ou adquirida, que ocasionam disfunção da secreção distal do íon hidrogênio e da acidificação urinária. São relativamente freqüentes em adultos, sendo, por ordem de freqüência, uma doença mais encontrada em mulheres jovens, fazendo parte do quadro clínico de doenças auto-imunes, obrigando sua investigação.

A etiologia é variada:

Doenças geneticamente transmitidas – afetam diretamente o parênquima renal como a doença medular cística e a anemia falciforme, ou a atividade celular tubular, como a doença de Wilson e a intolerância à frutose. Doenças genéticas pouco freqüentes também podem associar-se à acidose tubular renal distal, como a síndrome de Ehlers-Danlos.

Ação tubulointersticial de drogas ou tóxicos renais – estão incluídos anfotericina B, lítio, tolueno (em cheiradores de cola), analgésicos e outros. Recentemente foram descritas ATRd com nefrite tubulointersticial crônica e nefrocalcinose pelo uso abusivo e prolongado de furosemida.

Doenças metabólicas – levam à hipercalciúria e à nefrocalcinose, como o hiperparatireoidismo primário, a intoxicação por vitamina D, a hipercalciúria idiopática e a hiperoxalúria primária. Em crianças com raquitismo por resistência à vitamina D e depleção de fosfato também foi descrita ATRd.

Nefropatias tubulointersticiais – pielonefrite crônica com urolitíase e uropatia obstrutiva.

Agressões imunológicas tubulointersticiais – estão associadas a síndrome de Sjögren, lúpus eritematoso disseminado, mieloma múltiplo, hipergamaglobulinemias de diferentes tipos, tireoidites, hepatite crônica ativa, cirrose biliar primária, cirrose hepática, transplante renal e outras causas menos comuns. Por vezes, no caso de lúpus eritematoso sistêmico, o quadro de ATRd pode preceder por anos o restante do quadro clínico da moléstia. No caso de síndrome de Sjögren, níveis altos de gamaglobulina sérica podem ser preditores de futuro envolvimento renal com o surgimento de ATRd ou, vice-versa, a ATRd pode ser a expressão inicial da síndrome.

FISIOLOGIA DA ACIDIFICAÇÃO URINÁRIA DISTAL

Diariamente, são produzidos metabolicamente no organismo ácidos não-voláteis a partir de três fontes principais: o catabolismo incompleto de hidratos de carbono e gorduras, a oxidação de aminoácidos contendo enxofre (cisteína e metionina) e a oxidação e hidrólise de resíduos de fosfoproteínas e fosfolípides. A quantidade de H^+ gerados, e que devem ser excretados pelo rim, corresponde aproximadamente a 1mEq/kg de peso corpóreo/24 horas para o adulto (2 a 3mEq/kg/24 horas para crianças) em dieta usual, perfazendo um total de 50 a 70mEq/dia.

A excreção desses H^+ é efetuada por meio de um processo de acidificação urinária que tem lugar no néfron distal. Este compõe-se de vários segmentos tubulares seqüenciais: túbulo contorneado distal, segmento conectante, túbulo coletor cortical, túbulo coletor medular externo e interno. A acidificação urinária ocorre principalmente nos túbulos coletores.

O túbulo coletor cortical, o mais estudado experimentalmente por técnica de perfusão *in vitro*, apresenta dois tipos de células: as principais ou claras e as intercaladas ou escuras, que quantitativamente correspondem a aproximadamente dois terços e um terço da população celular, respectivamente. As células principais têm poucas organelas, mitocôndrias pequenas, o conteúdo de anidrase carbônica não é proeminente; elas reabsorvem sódio, água e secretam potássio. As células intercaladas são ricas em mitocôndrias, organelas, contêm anidrase carbônica citosólica (AC II) abundante e são de dois tipos, α e β.

As células α secretam H^+ e reabsorvem HCO_3^-. Apresentam na membrana apical uma bomba vacuolar de hidrogênio, a H^+-ATPase, também chamada de próton-ATPase, constituída por um complexo de polipeptídeos, a qual secreta o H^+ eletrogenicamente, isto é, independente da troca com Na^+. Essas células possuem um permutador aniônico Cl^--HCO_3^- (AE1), de natureza protéica, na membrana basolateral. Em animais, há uma segunda bomba secretora de H^+ na membrana apical, a H^+-K^+-ATPase, provavelmente envolvida com a secreção de H^+ e a reabsorção de K^+, cuja função ainda não está esclarecida em humanos. As células α estão presentes no túbulo conectante, coletor cortical, medular externo e ausentes na porção papilar do túbulo coletor medular.

As células tipo β não apresentam H^+-ATPase de localização apical, mas de localização basolateral, e o permutador aniônico basolateral Cl^-/HCO_3^- é antigenicamente diferente daquele existente nas células α. São células secretoras de HCO_3^- e estão presentes somente no túbulo conectante e coletor cortical.

A secreção dos H^+ é efetuada pelas células intercaladas α do néfron distal que promovem ao mesmo tempo: a) reabsorção do bicarbonato luminal; b) acidificação urinária que consiste na redução do pH urinário; c) titulação dos tampões urinários formando acidez titulável e amônio (NH_4^+).

O bicarbonato remanescente da reabsorção proximal representa cerca de 10 a 15% da carga filtrada glomerular; o fluido tubular proximal, que é liberado aos túbulos distais, tem baixa concentração de HCO_3^-, da ordem de 5 a 7mEq/L e pH entre 6,5 e 6,7. A reabsorção desse bicarbonato pelo néfron distal é praticamente total quando a concentração plasmática de HCO_3^- é normal (sem alcalose). Por isso, em urinas de pH 6,0 ou menos, a excreção de HCO_3^- é desprezível, sendo praticamente ausente em pH urinário < 5,5.

O processo de reabsorção de bicarbonato é acoplado com a secreção de íon hidrogênio. O H^+ é secretado por via eletrogênica e transepitelial pela H^+-ATPase da membrana apical das células α, sendo essa secreção favorecida pela eletronegatividade luminal causada pela reabsorção do Na^+ pelas células principais. Esse H^+ é resultante da ionização do H_2CO_3, o qual fora gerado pela hidratação intracelular do CO_2 catalisada pela AC II. A secreção do H^+ deixa na célula uma quantidade equivalente de HCO_3^-, a qual gera um gradiente eletroquímico favorável à saída desse bicarbonato da célula para o interstício por troca eletroneutra com o Cl^- através do permutador Cl^--HCO_3^-. O Cl^- que entrou na célula retorna ao interstício pela membrana basolateral, por um processo de natureza ainda discutido, favorecido pela alta condutividade da membrana a esse ânion (Fig. 30.2).

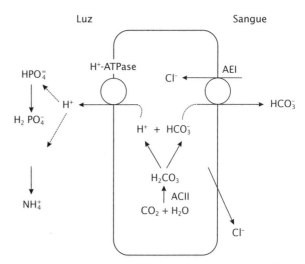

Figura 30.2 – Esquema de secreção do íon hidrogênio e reabsorção de bicarbonato no túbulo distal.

A acidificação prossegue no túbulo coletor medular reduzindo o pH do fluido luminal para além do valor alcançado no túbulo coletor cortical, pois as células α, mesmo após a total reabsorção do HCO_3^-, continuam secretando hidrogênio, de modo que a urina final pode facilmente atingir pH < 5,5 em condições fisiológicas, como por exemplo após o período de jejum noturno ou atingir pH mínimos entre 4,4 e 4,5, em condições de acidemia, mesmo que ligeira, gerando profundos gradientes de concentração hidrogeniônica entre o sangue e a urina, da ordem de 1:800 para o pH urinário se for 4,5.

A secreção de H^+ promove a titulação do componente básico dos tampões urinários para a forma ácida. Essa titulação já se inicia nos túbulos proximais, mas ocorre maximamente nos túbulos coletores. Os tampões titulados são principalmente fosfato bibásico ($HPO_4^=$), que é convertido para fosfato monobásico ($H_2PO_4^-$) e uma certa quantidade de tampões de ácidos orgânicos fracos, constituindo a excreção urinária de acidez titulável. Outro tampão titulado é a amônia (NH_3), produzida pelas células tubulares proximais, constituindo a excreção urinária de amônio.

A maior parte da amônia é sintetizada pelas células tubulares proximais a partir da metabolização da glutamina para glutamato em presença da glutaminase I, a qual é estimulada pela acidose. O transporte da amônia sintetizada da célula para a luz tubular se dá por dois mecanismos: difusão não-iônica, através das membranas apical e basocelular que são altamente permeáveis a ela, e por um processo de transporte através da membrana apical pelo permutador apical

Na^+-H^+, mais provavelmente por troca Na^+-NH_4^+. A importância quantitativa desses mecanismos de transporte ainda não está esclarecida.

Na alça de Henle ocorre alcalinização luminal pela reabsorção de água no ramo descendente e conseqüente concentração do bicarbonato. Essa alcalinização favorece a difusão não-iônica da amônia para o interstício. Por outro lado, no segmento espesso do ramo ascendente ocorre também reabsorção de NH_4^+, por mecanismo ativo e também por difusão passiva voltagem-dependente. O resultado desses processos é a geração de alta concentração de amônia no interstício, que favorece sua secreção luminal nos túbulos coletores corticais e medulares, principalmente por difusão não-iônica, facilitada pela acidez luminal nesses segmentos tubulares. Estudos experimentais avaliam que cerca de 80% da amônia presente na urina final depende desse processo de reentrada luminal. Nos túbulos coletores, a amônia é acidificada pelo H^+ secretado e convertida em NH_4^+, sendo excretada.

A avaliação da quantidade total de ácido excretada corresponde à soma das excreções urinárias de acidez titulável ($U_{AT}V$) e amônio ($U_{NH_4^+}V$), descontada da excreção de bicarbonato ($U_{HCO_3^-}V$), pois esta representa um ganho de íon hidrogênio pelo organismo. Esse valor é chamado de excreção resultante de íon hidrogênio ou de ácido (*net acid excretion*) e representado por U_H^+V. Logo, $(U_H^+V) = (U_{AT}V) + (U_{NH_4^+}V) - U_{HCO_3^-}V$, onde U é a concentração urinária, e V, o volume urinário emitido durante o período de tempo de avaliação.

Portanto, o túbulo coletor cortical através das células α remove o excesso de ácido fixo e reabsorve bicarbonato, enquanto através das células β pode secretar HCO_3^-, dependendo das condições experimentais da dieta (sobrecarga ácida ou alcalina). O túbulo coletor medular externo apenas reabsorve HCO_3^-, e não o secreta, sendo o processo de reabsorção de HCO_3^- e secreção de H^+ igual ao que ocorre no túbulo coletor cortical, segundo estudos experimentais.

Fatores hormonais influenciam a secreção de H^+ distal:

1. A ação da aldosterona sobre a secreção de H^+ e K^+ está descrita na fisiopatologia das ATR tipo IV (ver adiante).
2. Os hormônios peptídicos – vasopressina e paratormônio – estimulam a secreção de H^+. O primeiro estimula a reabsorção distal de HCO_3^- e a secreção de H^+, mas o mecanismo não está esclarecido; o segundo atua por meio da diminuição da reabsorção proximal de fosfato, aumentando a oferta distal do ânion HPO_4^- que funciona como tampão receptor de H^+ e como ânion pouco reabsorvível, favorecendo a secreção de H^+. Os efeitos desses hormônios peptídicos, embora constatados experimentalmente, não têm importância fisiológica sobre o equilíbrio acidobásico.

FISIOPATOLOGIA

A acidose tubular renal distal resulta da falência das células α em secretar H^+ comprometendo todos os aspectos da acidificação urinária, envolvendo a excreção resultante de H^+, seus componentes e a capacidade de reduzir maximamente o pH urinário. Essa forma de acidose tubular expressa-se fundamentalmente pela incapacidade de os túbulos coletores estabelecerem o gradiente normal e profundo de íon hidrogênio entre o fluido peritubular e o luminal, em presença de franca acidose metabólica. Entretanto, foi demonstrado que a patogênese deste tipo de acidose não reside em dificuldade de as células α secretarem íon hidrogênio contragradiente como era suposto, mas sim de real disfunção de secretá-lo.

A demonstração baseou-se no fato de que indivíduos normais, recebendo sobrecarga alcalinizante de bicarbonato de sódio, capaz de induzir pH urinário igual ou superior ao pH sangüíneo, desenvolvem tensão parcial de anidrido carbônico (pCO_2) na urina, em média 33mmHg superior à presente simultaneamente no sangue. Essa diferença de pCO_2 entre a urina e o sangue é simbolizada por U-S pCO_2. A explicação é que, pelo fato de os túbulos coletores não possuírem anidrase carbônica IV na membrana apical das células α, a desidratação do ácido carbônico presente na luz tubular é lenta, permitindo que os valores de pCO_2 das urinas alcalinas sejam superiores aos do sangue em indivíduos normais. Em contraste, em portadores de ATRd, a tensão parcial de CO_2 urinária não se eleva significativamente em relação à sangüínea, sendo o valor da U-S pCO_2 em média de 2mmHg.

Nos indivíduos normais, as altas tensões de pCO_2 encontradas em urinas muito alcalinas refletem o teor de ácido carbônico presente na luz dos túbulos coletores, ou seja, a normalidade da secreção de íon hidrogênio. Nos portadores de ATRd, a sobrecarga alcalina eleva o pH urinário para valores iguais ou superiores aos do sangue, eliminando o gradiente de concentração hidrogeniônica entre os fluidos peritubular e tubular, sem, entretanto, haver elevação da pCO_2 urinária em relação à sangüínea, indicando deficiência de secreção de íon hidrogênio e subseqüentemente formação deficiente de ácido carbônico. Essa experiência demonstrou que na acidose tubular renal distal existe uma deficiência real de secretar íon H^+ e não incapacidade de secretá-lo contragradiente.

A deficiência de secreção de H^+ reduz a titulação dos tampões urinários, reduzindo as excreções urinárias de acidez titulável e de amônio e impedindo que o pH urinário se reduza para menos de 5,5, o qual geralmente está situado entre 6,5 e 7,0, apesar da acidose metabólica. A excreção de amônio é proporcional ao pH urinário elevado na maior parte dos pacientes, sendo por isso muito reduzida (Fig. 30.3).

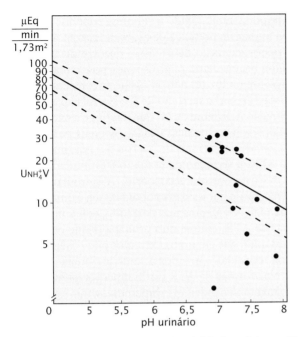

Figura 30.3 – Relação entre a excreção urinária de amônio e o pH urinário em acidose tubular renal distal. Comparação com a correlação entre esses valores nos indivíduos normais (——); intervalo de confiança de 95% para os valores de Y (– – –) nos indivíduos normais.

Em indivíduos normais, a excreção urinária de bicarbonato reduz-se para níveis praticamente indosáveis durante a acidose metabólica espontânea de qualquer natureza ou provocada por cloreto de amônio. Na acidose tubular renal distal, existe pequena restrição da reabsorção distal de bicarbonato, correspondendo a uma excreção fracional de 1-3% da carga filtrada, quer durante a acidose metabólica, quer após sua correção.

A deficiência de excreção ácida urinária em relação à produção endógena resulta em aditamento diário de H⁺ aos fluidos orgânicos e agravamento progressivo da acidose, com reduções graves do bicarbonato plasmático e do pH sangüíneo.

A acidose tubular renal apresenta uma *forma incompleta* que se caracteriza por incapacidade de reduzir o pH urinário maximamente, depressão da excreção de acidez titulável, mas apresentando excreção de amônio suficiente para impedir o aparecimento de acidose metabólica em condições de dieta normal. Entretanto, o teste de cloreto de amônio revela que, além da incapacidade de reduzir o pH urinário e de excretar acidez titulável, a excreção de amônio está também bastante reduzida relativamente ao grau de acidose induzido pela sobrecarga ácida. Essas formas são mais freqüentes nas ATRd hereditárias, encontrando-se familiares com a forma completa e outros com a incompleta, mas muitas vezes com hipocitratúria, nefrocalcinose e calculose. As formas incompletas podem ocorrer também nas ATRd adquiridas.

Os processos funcionais celulares que ocasionam a ATRd têm sido investigados há décadas. Nas formas isoladas e de natureza hereditária, o recente desenvolvimento dos estudos genéticos evidenciou que vários processos do transporte celular podem estar afetados por codificação genética anômala, prejudicando direta ou indiretamente a secreção de H⁺, contribuindo inclusive com esclarecimentos para a fisiologia da acidificação urinária, como já relatamos na etiologia das formas genéticas de ATRd.

Quanto às formas de acidose tubular renal adquirida, nas últimas décadas tem-se procurado discernir clinicamente os vários tipos patogenéticos por meio de investigações laboratoriais. Assim, investigou-se a resposta de acidificação urinária dos pacientes com ATRd diante de várias manobras, entre as quais aquelas que aumentam a eletronegatividade luminal, por meio do estímulo da reabsorção de sódio no néfron distal, a fim de favorecer as secreções dos íons hidrogênio e potássio: em indivíduos normais, a infusão de sulfato de sódio, aliada à estimulação da reabsorção distal de sódio por dieta pobre em sal e administração de 9-alfa-flúor-hidrocortisona, induz descida do pH urinário para menos de 5,5 e aumento da caliurese. Isso decorre da reabsorção intensificada do sódio nos túbulos coletores e da permanência do ánion $SO_4^=$ na luz, o qual, sendo pouco reabsorvível, favorece a geração de maior eletronegatividade luminal, incrementando a secreção de H⁺.

As acidoses tubulares renais distais adquiridas dependem de vários mecanismos patogenéticos, que servem para sua classificação e dos quais citamos três:

1. Tipo secretor, em que o defeito afeta diretamente a secreção de íon hidrogênio. Este tipo de ATRd não responde com acidificação urinária ao teste de infusão de sulfato de sódio. Aqui se situam as formas causadas por nefrocalcinose, rejeição crônica do transplante renal, nefrites intersticiais crônicas de várias etiologias. Como exemplo de evidência de agressão à H⁺-ATPase pode-se citar o estudo de biópsias renais utilizando anticorpos específicos contra subunidades da H⁺-ATPase, demonstrando ausência destas bombas em parte dos portadores de doenças auto-imunes, como síndrome de Sjögren e nefropatias tubulointersticiais.

2. Tipo dependente de aumento da permeabilidade da membrana luminal celular ao íon hidrogênio. Resulta da difusão retrógrada do H⁺ já secretado (ou H_2CO_3) para o interior das células do néfron distal. Este tipo patogenético é representado clinicamente pela ATRd ocasionada pela anfotericina B. Experimentalmente, *in vitro*, foi demonstrada a ação dessa droga sobre a permeabilidade de membranas celulares de comportamento semelhante ao do túbulo coletor humano.

3. Tipo voltagem-dependente, em que o defeito primário é a reabsorção deficiente de sódio no néfron distal, reduzindo a eletronegatividade luminal e

consequentemente prejudicando as secreções de H$^+$ e K$^+$. Por essa razão, a acidose desses pacientes é hiperclorêmica e hiperpotassêmica.

Este tipo de ATRd apresenta formas variáveis de gravidade. Há uma forma em que há grave defeito do transporte de sódio, não baixando o pH urinário com a infusão de sulfato de sódio, sendo um exemplo clínico a uropatia obstrutiva. O diagnóstico de uropatia obstrutiva pode ser eventualmente suspeitado no achado clínico desse tipo de acidose. Há formas em que o defeito de transporte de sódio é menos intenso, como na nefrite tubulointersticial da anemia falciforme, nas quais a urina pode acidificar normalmente em resposta ao sulfato de sódio. Em ambas as formas, quer com maior quer com menor defeito de reabsorção distal de sódio, a secreção distal de potássio está diminuída, ocasionando hiperpotassemia. A excreção urinária deficiente de potássio pode ser demonstrada antes mesmo que ocorra a hiperpotassemia, por meio da resposta deficiente a uma sobrecarga oral de furosemida. Essas formas de acidose tubular renal representam, portanto, uma dupla disfunção do néfron distal e são chamadas de ATRd hiperpotassêmica ou de ATR generalizada distal.

Os três tipos patogenéticos citados apresentam defeito de acidificação urinária em presença de acidose metabólica, bem como U-S pCO$_2$ anormalmente reduzida após sobrecarga alcalina, indicando deficiente secreção de H$^+$.

COMPARAÇÃO ENTRE ALGUMAS ALTERAÇÕES METABÓLICAS DAS ATRp E ATRd

Várias alterações metabólicas ocorrem nas ATR proximais e distais que devem ser comparadas quanto à sua fisiopatologia e expressão clínica.

Quanto ao grau de acidose, a diferença entre a ATRp e a ATRd é que na primeira a acidose é autolimitada decorrente do limiar proximal de reabsorção de bicarbonato, pois a acidificação urinária distal é normal. Opostamente, na ATRd a acidose agrava-se progressivamente pelo aditamento contínuo do H$^+$ catabólico aos fluidos orgânicos, podendo chegar a níveis de extrema gravidade.

A perda urinária de sódio é dependente da bicarbonatúria maciça no caso da ATRp, enquanto na ATRd resulta da eletroneutralização de ânions que deixaram de ser excretados sob a forma de acidez titulável ou de sais de amônio. A depleção de sódio causa contração do volume extracelular e consequente estimulação do sistema renina-angiotensina-aldosterona, aumentando a reabsorção renal de cloreto e produzindo a hipercloremia que caracteriza a acidose da ATR.

A excreção aumentada de potássio, na ATR proximal e na distal clássica, causa depleção de potássio e hipopotassemia, sendo a caliurese superior a 20mEq/dia apesar da presença de hipopotassemia. Na ATRp, a maior excreção de potássio decorre do excesso de ânion bicarbonato, relativamente pouco reabsorvível, presente na luz do néfron distal, favorecendo a reabsorção de Na$^+$ e secreção de K$^+$. Na ATRd, decorre da secreção deficiente de H$^+$ que restringe a excreção dos ânions sob forma acidificada, os quais passam a ser excretados como sais de Na$^+$ ou K$^+$. Nas duas formas de ATR, a secreção de potássio é estimulada pelo hiperaldosteronismo secundário. A sintomatologia de depleção de potássio e hipopotassemia é uma das queixas mais frequentes nos portadores de ambas as formas de ATR, consistindo principalmente de fraqueza muscular, que em graus extremos pode chegar à paralisia muscular e arreflexia, e de arritmias cardíacas.

Nas formas de ATR distal hiperpotassêmicas (tipo voltagem-dependente), a hiperpotassemia é geralmente moderada (5,5 a 7mEq/L), mas com possibilidade potencial de agravamento e complicações.

Outras alterações metabólicas são as do metabolismo do cálcio e fósforo. No caso da ATRd clássica, vários mecanismos colaboram para o desenvolvimento de hipercalciúria: a) o balanço persistentemente positivo de hidrogênio agrava a acidose progressivamente, ao mesmo tempo que o hidrogênio é tamponado nos ossos, desmineralizando-os pela remoção de cálcio, magnésio, fósforo, causando hipercalciúria e hiperfosfatúria; b) a acidose tem efeito direto sobre os túbulos, deprimindo a reabsorção de cálcio e fósforo; c) a acidose metabólica inibe a conversão renal de 25(OH)-colecalciferol para 1,25(OH)$_2$-colecalciferol; d) a hipercalciúria e a menor absorção intestinal de cálcio condicionam hipocalcemia, que eventualmente induz a hiperparatireoidismo secundário e agravamento da hiperfosfatúria e da desmineralização óssea. Ainda, faz parte do quadro clínico desses pacientes a hipocitratúria, presente durante a fase de acidose. Por isso optamos por descrever a seguir, em linhas gerais, a influência das condições do equilíbrio acidobásico sobre o metabolismo do citrato no rim. O citrato, filtrado pelos glomérulos, é reabsorvido predominante e extensivamente pelos túbulos proximais, e parte é excretada, sendo a excreção fracional da ordem de 10 a 35%. A parte que é reabsorvida (além de uma pequena quantidade proveniente diretamente do sangue peritubular) é metabolizada nas abundantes mitocôndrias das células tubulares proximais, resultando em CO$_2$ e glicose, além de outros subprodutos; calculou-se que o citrato fornece cerca de 10% das necessidades energéticas renais. Em humanos, a alcalose metabólica aumenta a excreção urinária de citrato e a acidose metabólica reduz. Estudos experimentais mostram que essas variações são mediadas por alterações do gradiente de pH através da membrana mitocondrial: a alcalose aumenta o bicarbonato intracelular e inibe o transportador tricarboxílico, reduzindo a entrada intramitocondrial do citrato e elevando sua concentração citoplasmática, reduzindo a reabsorção proximal e conseqüentemente aumentando a excreção. O oposto ocorre durante a acidose, em que diminui bastante a excreção de citrato. Demonstrou-se que a ação da acidose metabólica sobre a excreção urinária do citrato é evidente e rápida, pois poucas horas após a administração de cloreto de amônio a excreção decresce 20 a 50%. A hipocitratúria favorece a precipitação do cálcio, pois o citrato, complexando-se com o cálcio, aumenta a solubilidade de seus sais na urina.

A conseqüência desses desarranjos metabólicos – hipercalciúria, hipocitratúria e alto pH do fluido tubular no néfron distal – é a elevada incidência de nefrolitíase e de nefrocalcinose medular em portadores de acidose tubular renal distal, a qual pode preceder a instalação de acidose metabólica. É relatado que a incidência de nefrocalcinose medular ocorre em um terço dos casos, até cerca de 70 ou 80%. Essas alterações tubulointersticiais, associadas ou não a surtos pielonefríticos, conduzem progressivamente à insuficiência renal crônica, motivo pelo qual o tratamento da ATRd deve ser instituído precocemente. Para o lado do esqueleto, as conseqüências são atraso de crescimento, raquitismo ou osteomalacia e até fraturas patológicas.

No grupo de acidoses tubulares renais distais primárias e familiais, existem dois subgrupos geneticamente diferentes: um, em que a hipercalciúria é a anomalia herdada primariamente, levando secundariamente à acidose tubular renal distal; e outro, em que a síndrome de ATRd é o fenômeno primário, levando secundariamente à hipercalciúria. A correção da acidose distingue ambas as formas, pois não abole a hipercalciúria primária, mas apenas a hipercalciúria secundária à ATRd.

A nefrocalcinose medular e a nefrolitíase são raras no tipo proximal por várias razões: a) o equilíbrio acidobásico se restabelece em um nível de bicarbonato plasmático de acordo com o limiar de sua reabsorção proximal, portanto não ocorrendo mobilização dos tampões ósseos e hipercalciúria; b) a citratúria é normal ou há hipercitratúria porque a maior parte das formas proximais é secundária a doenças que causam comprometimento direto das células proximais, síndrome de Fanconi e menor reabsorção proximal de citrato; c) a acidificação urinária distal é normal quando o paciente está em acidose. Esses dois últimos eventos permitem a solubilização urinária normal do cálcio.

A alteração da capacidade de concentração urinária faz parte do quadro clínico das acidoses renais tubulares tipos I e II. A nefrocalcinose, freqüente na ATRd, e a depleção de potássio, encontradas nos tipos proximal e distal, condicionam inabilidade de concentração urinária, expressa clinicamente por poliúria e isostenúria. No caso da ATRp, a poliúria pode iniciar-se ou agravar-se após a correção terapêutica com álcali devido à grande quantidade de bicarbonato e água liberada pelo túbulo proximal ao néfron distal.

DIAGNÓSTICO

Avalia-se a acidificação urinária em todos os seus aspectos, compreendendo o pH urinário, a excreção urinária resultante de H^+, seus componentes, $U_{AT}V$, U_{NH4}^+V e U_{HCO3}^-V, e a excreção fracional de bicarbonato filtrado. Simultaneamente, avalia-se a velocidade de filtração glomerular e o estado dos equilíbrios acidobásico e eletrolítico. Na forma completa de ATRd clássica, a acidose metabólica é hiperclorêmica, e geralmente hipopotassêmica, enquanto a ATRd voltagem-dependente é hiperpotassêmica.

A investigação da acidificação urinária pode ser feita pelo teste descrito por Wrong e Davies utilizando sobrecarga de cloreto de amônio ou por qualquer outra metodologia já padronizada para indivíduos normais.

Quando o paciente apresenta acidose metabólica espontânea, não há necessidade de ser feita a sobrecarga ácida, comparando-se sua acidificação urinária com a resposta dos indivíduos normais após estímulo acidificante. Entretanto, na forma incompleta da acidose tubular renal distal é feita a sobrecarga ácida porque esses pacientes não apresentam acidose espontânea.

Utilizamos um teste curto de acidificação urinária, padronizado na Disciplina de Nefrologia da FMUSP, o qual passamos a descrever. A dieta utilizada é livre e geral, e as colheitas são realizadas sem jejum. A acidificação urinária é induzida pela ingestão de 0,1g de cloreto de amônio/kg de peso corpóreo, em cápsulas gelatinosas. A dose a ser administrada é arredondada para cima em relação ao peso corpóreo: assim, por exemplo, para um peso corpóreo de 62kg, utilizam-se 6,5g do sal. A dose total é fracionada em três subdoses administradas durante as 10 horas que antecedem o início da colheita urinária, nos seguintes horários: 21:00, 1:00 e 7:00 horas. Neste último horário (7:00 horas), a bexiga é esvaziada espontaneamente e administram-se 250mL de água para aumentar o fluxo urinário. A seguir, o paciente permanece sem urinar durante 3 horas, ao fim das quais a urina é colhida por micção espontânea. Uma amostra de sangue venoso é colhida no meio do período com seringa heparinizada e sem garroteamento, para evitar falsas alterações acidobásicas passíveis de serem induzidas pela anoxia tecidual local. No dia anterior àquele em que é efetuada a sobrecarga acidificante, são colhidos sangue e urina em condições normais, de modo seme-

Nefrologia

lhante, para controle. As amostras urinárias são congeladas imediatamente, se as dosagens não puderem ser realizadas logo após a colheita. Na urina são determinados o pH urinário, a amônia, a acidez titulável, o bicarbonato e a creatinina. No sangue, por meio de gasometria, são avaliados o pH sangüíneo, a concentração de bicarbonato e a tensão parcial de CO_2. No plasma, determinam-se as concentrações de sódio, potássio, cloro e creatinina. O valor do *clearance* de creatinina (Cc) é expresso em mL/min/1,73m² de área corpórea e os valores referentes a U_H^+V, $U_{NH_4}^+V$ e $U_{AT}V$ em µEq/min/1,73m².

Os valores normais da excreção ácida urinária após a sobrecarga de cloreto de amônio estão expressos na tabela 30.1. Neste teste, a sobrecarga ácida induz, nos indivíduos normais, uma discreta acidose, redu-

zindo o bicarbonato plasmático de 26,2 ± 0,6 (EPM) para 21,6 ± 0,8 µEq/L e o pH venoso de 7,35 ± 0,01 para 7,30 ± 0,01.

Nos portadores de ATRd, observa-se incapacidade de reduzir o pH urinário maximamente, para menos de 5,5, e grande redução das excreções de U_H^+V e seus componentes, $U_{AT}V$ e U_{NH4}^+V. Além disso, essas excreções estão alteradas qualitativamente, pois a relação média $U_{NH4}^+V/U_{AT}V$, normalmente ao redor de 3,0, está mais elevada por redução predominante de $U_{AT}V$ (Fig. 30.4).

Pode ser determinado (facultativamente) também o índice de *clearance* do íon hidrogênio (HCI, *hydrogen ion clearance index*), o qual consiste na razão entre U_H^+V, expressa em mEq/min/1,73m² de área corpórea, e a recíproca da concentração total de CO_2 plas-

Tabela 30.1 – Excreção ácida urinária em normais após sobrecarga de cloreto de amônio.

	pH urinário	$U_{AT}V^*$	$U_{NH_4}^+V^*$	$U_{HCO_3}^-V^*$	$U_{H_4}^+V^*$	$\dfrac{U_{NH_4}^+V}{U_{AT}V}$	HCI	HCI/Cc
Média	5,02	23,9	66,9	< 1	90,8	2,9	2,06	0,016
EPM	0,04	1,0	3,2		3,7	0,1	0,09	0,0007

* µEq/min/1,73m².

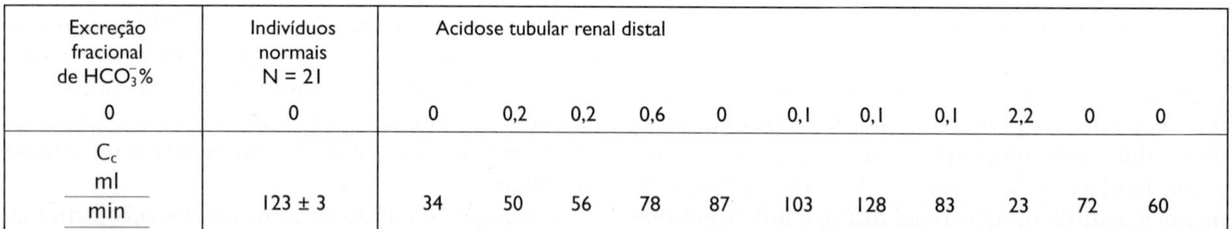

Figura 30.4 – Excreção ácida em acidose tubular renal distal durante acidose metabólica. Comparação com os valores médios de indivíduos normais após a sobrecarga de cloreto de amônio (média + EPM). § = período basal; * = período pós-sobrecarga de cloreto de amônio; □ = U_{HCO_3}; □ = $U_{AT}V$; ▦ = $U_{NH_4}^+V$; ■ = U_H^+V.

412

mático, em mEq/L (CO_2 plasmático total = $[HCO_3^-]_p$ + $[pCO_2 \cdot 0,03]_p$). Esse índice indica se a excreção urinária resultante de hidrogênio é adequada ao grau de acidose metabólica apresentado pelo paciente. Nos indivíduos normais, é determinado após sobrecarga ácida. Nas acidoses metabólicas da insuficiência renal crônica e da ATRd, o índice encontra-se rebaixado em relação aos valores normais e, portanto, não é discriminativo para o diagnóstico entre essas acidoses. Entretanto, sua razão com a velocidade de filtração glomerular (HCl/Cc) é altamente discriminativa entre os dois tipos de acidose, pois é significativamente menor na acidose tubular renal distal, indicando defeito tubular específico (Figs. 30.5 e 30.6).

Existem contra-indicações para a realização do teste. A presença de infecção urinária é contra-indicação para a realização do teste, em razão de possíveis alterações de pH e do teor de amônia urinários, induzidas pela ação bacteriana. A sobrecarga de cloreto de amônio é contra-indicada em hepatopatias pelo efeito danoso do amônio nesses pacientes.

Várias investigações complementares são realizadas em casos de ATRd: determinação da excreção urinária diária de potássio, a qual pode exceder 20mEq/dia, em presença de hipopotassemias inferiores a 2,5mEq/L; avaliação da calciúria em condições de acidose e após sua correção, pois, na hipercalciúria primária, ela persiste após estar corrigida a acidose (a calciúria em dieta com ingestão normal de cálcio da ordem de 800mg/dia é ≤ 200mg/24 horas); avaliação da citratúria, sendo a hipocitratúria definida como a excreção urinária de citrato inferior a 320mg/24 horas; esclarecer a presença de nefrolitíase, nefrocalcinose e infecção urinária; investigar sempre a causa etiológica e particularmente as causas imunológicas no sexo feminino pela alta freqüência.

TRATAMENTO

A terapêutica alcalinizante consiste na administração de bicarbonato de sódio na dose de 1 a 2mEq/kg de peso corpóreo/dia por via oral, correspondendo aproximadamente à produção endógena diária de H^+ retida pela disfunção tubular distal. Para crianças a dose necessária pode ser maior, cerca de 2 a 3mEq/kg/dia.

O tratamento é preferentemente feito com citrato de sódio, em vez de bicarbonato, porque este é menos tolerado no trato gastrintestinal, trazendo queixas de diarréia, aerofagia e distensão abdominal. O citrato de sódio absorvido pelo intestino é metabolizado no fígado, gerando bicarbonato de sódio. É muito usada a solução citratada de Shohl, cuja fórmula é a seguinte: citrato de sódio, 98g; ácido cítrico, 140g; água q.s.p. 1.000mL; cada mL desta solução fornece 1mEq de bicarbonato, além de aumentar a citratúria. A quantidade necessária de álcali é dividida em quatro subdoses, intervaladas durante o dia. Compostos com sais de alumínio não devem ser administrados a esses pacientes porque o citrato aumenta a absorção intestinal do alumínio.

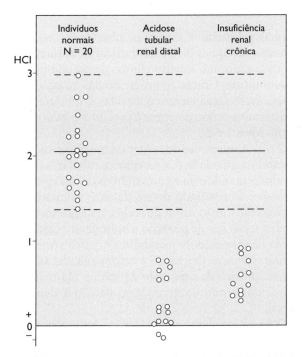

Figura 30.5 – Índice de *clearance* de H^+ em acidose tubular renal distal. Comparação com os valores de indivíduos normais e portadores de insuficiência renal crônica após sobrecarga de cloreto de amônio.

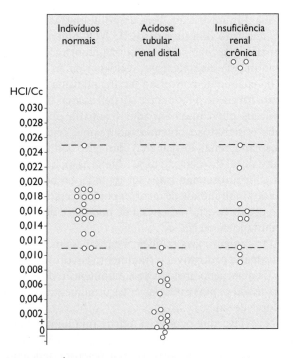

Figura 30.6 – Índice de *clearance* de íon H^+/Cc em acidose tubular renal distal. Comparação com os valores de indivíduos normais e portadores de insuficiência renal crônica após sobrecarga de cloreto de amônio.

A correção da acidose com bicarbonato de sódio aumenta pouco a excreção urinária de bicarbonato, por isso, é favorecida a reabsorção de sódio ao nível do néfron distal através da permuta H^+-Na^+, reduzindo-se a de K^+-Na^+, contribuindo para corrigir a depleção de potássio. Ao mesmo tempo, a correção da depleção de sódio expande o volume extracelular e corrige o estado de hiperaldosteronismo secundário, também contribuindo para corrigir a depleção de potássio. Por essas razões, a maioria dos pacientes não precisa de suplementação de potássio na fase de manutenção, ou seja, depois da correção inicial. Quando necessária, a suplementação de potássio é feita sob a forma de citrato (108mg de citrato de potássio correspondem a 1mEq de potássio); neste caso, o cálculo do bicarbonato gerado pelo citrato de potássio deve ser somado ao gerado pelo citrato de sódio, para computar a quantidade total de bicarbonato a ser administrada ao paciente (existem no mercado farmacêutico produtos de citrato de potássio com 5 e 10mEq por comprimido).

A terapêutica alcalina promove o crescimento em crianças, corrige a acidose, a hipercalciúria (se esta for secundária à ATRd) e a hipocitratúria, reduzindo o agravamento da nefrocalcinose e da nefrolitíase, ou prevenindo-as se for feita na fase inicial da doença. O tratamento, dependendo da etiologia, é instituído por toda a vida do paciente.

No caso da acidose tubular renal distal hiperpotassêmica também é feita a correção da acidose com álcali.

O uso de drogas poupadoras de potássio (amilorida e triantereno) sempre deve ser investigado, a fim evitar sua administração, bem como de outras drogas, pois têm sido descritos casos de ATR hipercalêmica com trimetoprima-sulfametoxazol, com tacrolimus, inibidores da cicloxigenase, ciclosporina A, inibidores da enzima de conversão da angiotensina etc.

Esta forma de ATR ocorre em nefropatias tubulointersticiais por causas variadas (uropatia obstrutiva, lúpus eritematoso, anemia falciforme, rejeição do transplante renal, drogas etc.) com sério comprometimento distal da secreção de K^+. Neste caso, a terapêutica com furosemida pode ser tentada, embora haja grande possibilidade de incorrer em insucesso, restando o uso de restrição dietética de potássio e de resinas permutadoras de Na^+-K^+.

O tratamento visa também à causa: assim, no caso da uropatia obstrutiva, o tratamento envolve a correção da obstrução urológica e a manutenção do equilíbrio de sódio, pois esses pacientes usualmente são perdedores de sal.

Na ATRd que ocorre na nefrite tubulointersticial da anemia falciforme, há redução da excreção urinária de potássio, demonstrável por resposta deficiente à furosemida, mas sem constituir um problema clínico de imediato quanto aos níveis séricos de potássio.

Entretanto, com a progressão do comprometimento tubulointersticial pela falcização eritrocitária na microvasculatura medular, os pacientes estão potencialmente sujeitos a desenvolver hiperpotassemia clínica.

ACIDOSE TUBULAR RENAL TIPO IV

Caracteriza-se por acidose metabólica hiperclorêmica hiperpotassêmica, dependente de excreção reduzida de NH_4^+, mas com capacidade de baixar o pH urinário para menos de 5,5 quando em acidose, associada à deficiência ou à resistência à ação da aldosterona. A ATR tipo IV tem semelhança com a ATRd hipercalêmica generalizada voltagem-dependente, a qual apresenta incapacidade de reduzir o pH urinário diante da acidose e da infusão de sulfato de sódio. Também ocorre em uma série de doenças que causam nefropatia tubulointersticial crônica, cujo mecanismo patogenético envolve implicação terapêutica diferencial com o tipo IV classicamente descrito, o qual é responsivo à administração de mineralocorticóide. Neste capítulo, já descrevemos as ATRd hipercalêmicas que estão incluídas no subtítulo "Acidose tubular renal tipo I ou distal". As formas de ATRd relacionadas à deficiência seletiva de aldosterona ou a sua resistência primária estão descritas neste subtítulo "Acidose tubular renal tipo IV".

CAUSAS ETIOLÓGICAS DA ATR TIPO IV

As acidoses tubulares renais tipo IV podem ser primárias ou secundárias.

Formas primárias – são raras, observadas mais em crianças, nas quais defeitos tubulares de natureza genética causam um quadro clínico de pseudo-hipoaldosteronismo. Graças ao progresso das investigações genéticas, são atualmente conhecidas as mutações que as determinam. São descritos o pseudo-hipoaldosteronismo tipos 1 e 2.

O tipo 1 apresenta duas formas mutacionais, uma afetando a atividade dos receptores tubulares de mineralocorticóide e outra afetando os canais epiteliais de sódio. O resultado desses defeitos tubulares é a menor reabsorção distal de sódio, redução secundária das secreções de potássio e hidrogênio, causando perda de sal e acidose metabólica hiperclorêmica hiperpotassêmica. O quadro é acompanhado de marcado aumento da atividade da renina plasmática e hiperaldosteronismo secundário devido à depleção de sal.

O tipo 2 ou síndrome de Gordon apresenta mutações genéticas que resultam em aumento da condutância transcelular e paracelular das células tubulares do segmento espesso da alça ascendente de Henle e da porção inicial do túbulo distal ao cloreto. Devido a isso, ocorre hiper-reabsorção de cloreto e sódio nesses níveis tubulares, processo conhecido por *shunt* do cloreto (*chloride shunt*), levando à diminuição da secreção distal de potássio e hidrogênio. Essa síndrome, descrita em várias crianças com acidose metabólica hiperpotassêmica, não apresenta perda de sódio como no tipo 1, mas sim retenção de sódio, hipertensão arterial e expansão de volume extracelular determinando supressão da atividade plasmática da renina e hipoaldosteronismo.

Formas secundárias – podem decorrer de: a) deficiência primária de mineralocorticóides causada por comprometimento funcional do córtex supra-renal por defeitos enzimáticos congênitos, bloqueando a síntese hormonal ou por destruição tecidual do córtex supra-renal por diversas doenças (hemorragias, infecções, tumores, processos auto-imunitários), como ocorre na doença de Addison; b) hipoaldosteronismo hiporreninêmico; c) doenças tubulointersticiais que atenuam a resposta tubular à ação da aldosterona.

Em adulto, a maior parte da ATRd tipo IV é secundária à deficiência seletiva de aldosterona dependente de hiporreninismo em pacientes com leve insuficiência renal devido a lúpus eritematoso, nefropatia diabética ou doenças tubulointersticiais com resposta atenuada à aldosterona.

FISIOPATOLOGIA

A aldosterona exerce várias ações sobre a secreção distal de íon hidrogênio: a) estimula a reabsorção de sódio na parte final do túbulo distal e no coletor cortical, aumentando o potencial negativo luminar e assim favorecendo a secreção dos íons hidrogênio e potássio; essa ação é mediada pela estimulação dos canais de sódio e da Na^+-K^+-ATPase; b) estimula a secreção eletrogênica de H^+ por ação direta sobre a bomba apical H^+-ATPase e o permutador basolateral Cl^--HCO_3^-, nas células α dos túbulos coletores corticais e medulares; c) estimula a síntese de amônia por ação direta e pela depleção intracelular de potássio causada pelo aumento de secreção tubular. Da ausência dessas ações da aldosterona resulta o defeito da acidificação urinária que consiste na redução de excreção de NH_4^+ dependente de deficiente gênese de amônia, de deficiente secreção de H^+ e também de um grau leve ou moderado de insuficiência renal crônica associado.

Em adulto, a ATR tipo IV é, na maioria das vezes, uma doença adquirida, causada por hipoaldosteronismo hiporreninêmico, ou por resistência à ação da aldosterona devido à lesão dos túbulos coletores corticais por nefropatias tubulointersticiais ou pela associação de ambas, podendo ainda haver ou não a contribuição da expansão do volume extracelular para a supressão da renina. O hipoaldosteronismo hiporre-

ninêmico ocorre geralmente em pacientes idosos, portadores de insuficiência renal crônica leve que apresentam hiperpotassemia moderada, inferior a 6,5mEq/L, mas desproporcional ao discreto grau de redução da filtração glomerular. É causado por defeito de secreção de renina decorrente de lesão do aparelho justaglomerular por processos inflamatórios, vasculares ou imunológicos, ou ainda por defeito de sua inervação autonômica.

As doenças que mais freqüentemente se associam ao hipoaldosteronismo hiporreninêmico são a nefropatia diabética, a nefrosclerose e as nefropatias tubulointersticiais. A freqüência em diabéticos é explicada pela associação de defeitos múltiplos comprometendo o aparelho justaglomerular e gerando baixa atividade de renina: doença vascular, neuropatia autonômica, redução de síntese renal de prostaglandina, que é estimuladora da liberação de renina e, às vezes, expansão de volume extracelular.

Várias nefropatias tubulointersticiais crônicas podem lesar diretamente os túbulos coletores, os quais deixam de responder à ação da aldosterona: uropatia obstrutiva, doença medular cística, lúpus eritematoso sistêmico, anemia falciforme, amiloidose, mieloma múltilplo, nefropatia por abuso de analgésico, nefropatia da AIDS, rejeição de transplante renal.

Os portadores de ATR tipo IV não apresentam nefrocalcinose e nefrolitíase, parecendo que o fator protetor é a presença de certo grau de insuficiência renal crônica que reduz a excreção de substâncias formadoras de cálculos, como o cálcio e o ácido úrico.

DIAGNÓSTICO

O diagnóstico é suspeitado em pacientes que apresentam acidose metabólica hiperclorêmica hiperpotassêmica desproporcional ao leve ou moderado grau de insuficiência renal, avaliado pela velocidade de filtração glomerular.

Está preservada a capacidade de o pH urinário baixar normalmente ou quase, em resposta à acidose metabólica espontânea ou a uma sobrecarga ácida. A excreção de acidez titulável é normal, e a de amônio, subnormal.

O diagnóstico envolve também a investigação do eixo renina-angiotensina-aldosterona, por meio da avaliação dos níveis plasmáticos de renina e aldosterona, e a investigação etiológica da ATR tipo IV. Nos casos de resistência tubular à ação da aldosterona, como ocorre nas formas de pseudo-hipoaldosteronismo primário tipo 1 ou outras lesões tubulares, a aldosterona e a atividade plasmática de renina apresentam-se aumentadas. No caso do pseudo-hipoaldosteronismo tipo 2 e do hipoaldosteronismo hiporreninêmico, a atividade plasmática de renina e a aldosterona plasmática são baixas.

TRATAMENTO

O tratamento depende da etiologia. Assim, por exemplo, em caso de insuficiência supra-renal, a terapêutica é feita por tratamento substitutivo com fludrocortisona e acompanhamento endocrinológico.

O hipoaldosteronismo hiporreninêmico é a causa mais comum de ATR tipo IV em razão da freqüência das causas subjacentes. A maioria desses pacientes é idosa, com diminuição da massa renal, e cerca de um terço é hipertensa; em todos eles, deve ser investigado o uso de drogas que colaborem para a hiperpotassemia.

A restrição dietética de potássio, o uso de diurético de alça como a furosemida ou, se necessário, de resinas permutadoras Na^+-K^+ são medidas usadas para a correção da hiperpotassemia. A melhora da hiperpotassemia favorece a síntese e a excreção de amônio, tendendo a corrigir a acidose, mas eventualmente pode ser necessário o emprego de solução alcalinizante por via oral para combatê-la em casos mais graves.

Outro aspecto a observar no tratamento é o fato de que o uso de um diurético potente, como a furosemida, pode induzir sintomas indesejáveis de contração do volume extracelular, diminuindo a liberação de sódio ao néfron distal, e assim restringindo a secreção de potássio e de hidrogênio, agravando a hiperpotassemia e a acidose.

O uso de fludrocortisona (0,1-0,2mg/dia) pode ser útil, mas em combinação com furosemida, a fim de reduzir o risco de expansão de volume e o agravamento da hipertensão arterial e insuficiência cardíaca, freqüentes nesse tipo de paciente. Às vezes, são necessárias doses de fludrocortisona maiores que a indicada para a reposição fisiológica, indicando um certo grau de falta de resposta tubular ao mineralocorticóide.

Nas formas hereditárias de pseudo-hipoaldosteronismo, a conduta é a seguinte: nas forma perdedora de sal (tipo 1), o tratamento consiste em reposição das perdas de soluções salinas, correção da acidose com bicarbonato, restrição de potássio dietético e, se necessário, uso de resinas permutadoras de Na^+-K^+; na forma com retenção de sal e hipertensão arterial (tipo 2), o tratamento indicado é a restrição dietética de sal e/ou diuréticos tiazídicos.

BIBLIOGRAFIA

BATLLE D, FLORES G: Underlying defects in distal renal tubular acidosis: new understandings. *Am J Kidney Dis* 27:896-915, 1996.

BRUCE LJ, WRONG O, TOYE AM, et al: Band 3 mutations, renal tubular acidosis and South-East Asian ovalocytosis in Malaysia and Papua New Guinea: loss of up to 95% band 3 transport in red cells. *Biochem J* 350:41-51, 2000.

IGARASHI T, SEKINE T, INATOMI J, SEKI G: Unraveling the molecular pathogenesis of isolated proximal renal tubular acidosis. *J Am Soc Nephrol* 13:2171-2177, 2002.

KARET FE: Inherited distal renal tubular acidosis. *J Am Soc Nephrol* 13:2178-2184, 2002.

MORRIS Jr RC: Renal tubular acidosis. Mechanisms, classification and implications. *N Engl J Med* 281:1405-1413, 1969.

SEBASTIAN A, SCHAMBELAN M, LINDENFELD S, MORRIS Jr RC: Amelioration of metabolic acidosis with fludrocortisone therapy in hyporeninemic hypoaldosteronism. *N Engl J Med* 297:576-583, 1977.

SORIANO JR: Renal tubular acidosis: the clinical entity. *J Am Soc Nephrol* 13:2160-2170, 2002.

31 Doenças Renais na Gravidez

Jenner Cruz

ALTERAÇÕES NA ESTRUTURA E NA FUNÇÃO DO TRATO URINÁRIO NA GRAVIDEZ NORMAL

ALTERAÇÕES ANATÔMICAS RENAIS

Na gravidez normal, os rins crescem cerca de 1cm em comprimento devido ao aumento do volume vascular renal e da capacidade do sistema coletor, bem como de uma hipertrofia renal. Esse crescimento deve ser decorrente do aumento de água, pois prova-se que o peso do rim seco é igual em animais prenhes e não-prenhes. O volume renal, excluindo a pelve, aumenta à ultra-sonografia cerca de 30%. Os túbulos proximais aumentam 20% no primeiro trimestre. Esse crescimento renal volta ao normal, geralmente, na primeira semana após o parto.

Na gestação, os cálices, a pelve renal e os ureteres dilatam-se, havendo hipertrofia da musculatura lisa ureteral e hiperplasia do tecido conjuntivo. Essa dilatação é mais evidente no rim direito, inicia-se no primeiro trimestre e é encontrada em 90% das gestações a termo. Não há certeza se sua causa é de natureza hormonal, obstrutiva ou ambas.

Na fase final da gestação, descreve-se, em alguns casos, uma síndrome de distensão ou hidronefrose fisiológica da gravidez, caracterizada por hidronefrose de graus variáveis, dor abdominal e elevação dos níveis sangüíneos de creatinina, talvez de origem predominantemente hormonal, mas reversível, embora possa persistir até a 12ª semana pós-parto.

A síntese aumentada de prostaglandina E_2 (PGE_2) induzida pela gravidez pode inibir o peristaltismo ureteral e ser responsável pela hipomotilidade e distensão ureteral das grávidas. Essa estase urinária deve contribuir para a propensão de as gestantes apresentarem infecção assintomática do trato urinário e desenvolverem pielonefrite. Algumas grávidas podem desenvolver refluxo vesicoureteral por motivo idêntico.

HEMODINÂMICA RENAL

A taxa de filtração glomerular (GFR) e o fluxo plasmático renal efetivo (ERPF) aumentam desde o início da gravidez, mantendo-se assim até o parto. Vários investigadores acharam que estes índices declinariam no fim da gestação, mas esses resultados contraditórios devem-se ao fato de muitas grávidas, especialmente na posição deitada, terem dificuldade em esvaziar a bexiga. O efeito da postura no fim da gravidez é importante. No terceiro trimestre, quando uma grávida passa do decúbito lateral para a posição em pé ou deitada, ela costuma apresentar reduções do fluxo urinário, do ERPF, da GFR e da excreção urinária de sódio.

Voltando para o decúbito lateral, o fluxo urinário volta a aumentar rapidamente. A causa desse fenômeno não deve ser atribuída unicamente à obstrução mecânica do útero aumentado sobre os grandes vasos, mas também a outros mecanismos reflexos ou humorais.

A causa do aumento do ERPF é obscura. Como a GFR eleva-se mais que a ERPF, a fração de filtração (GFR/ERPF) também aumenta.

O débito cardíaco e o *clearance* de creatinina aumentam rapidamente nas primeiras semanas de gravidez, enquanto os volumes intravascular e extracelular aumentam mais tardiamente. A taxa de albumina plasmática diminui precocemente, reduzindo a pressão oncótica e elevando a GFR.

Os hormônios aldosterona, desoxicorticosterona, progesterona, cortisol, hormônio da paratireóide, lactogênio-placentário e gonadotrofica coriônica elevam-se e podem influenciar a hemodinâmica renal. O nível plasmático de angiotensina II depende de vários fatores. A renina e o angiotensinogênio plasmáticos também se elevam, contribuindo para esse aumento.

O aumento de 30 a 45% da GFR acarreta diminuição dos níveis sangüíneos de uréia (menos 13mg/dL) e de creatinina (menos 0,5mg/dL). Valores tidos como normais em grávidas, como 0,8mg/dL de creatinina e 26mg/dL de uréia, podem refletir diminuição da função renal.

FUNÇÃO TUBULAR RENAL
Ácido úrico

A produção de ácido úrico, o ponto final do metabolismo das purinas, parece inalterada, mas sua excreção renal está muito aumentada na gravidez, elevando seu *clearance* médio de 4 a 6 para 12 a 20mL/min, ocasionando redução do urato plasmático, de cerca de 25%. Próximo do parto, no terceiro trimestre, o *clearance* de urato diminui, por redução de sua excreção renal, aumentando o urato plasmático, talvez por artefatos posturais, talvez por pré-eclâmpsia subclínica.

Glicose e outros açúcares

A glicosúria da gravidez é conhecida desde o século passado, dependendo do aumento da GFR e da diminuição do T_m (transporte tubular máximo) de glicose e da relação entre a reabsorção tubular e a carga filtrada de glicose $T/F_{glicose}$. A glicosúria é muito variável, dia a dia, como também durante as 24 horas. As grávidas que já possuíam reabsorção tubular menos eficiente são mais sujeitas à glicosúria.

Vários outros açúcares (lactose, frutose, xilose e fucose) também são eliminados na urina das grávidas, sendo necessário utilizar métodos específicos para a determinação da glicose, como os baseados na glicose-oxidase.

A lactosúria é benigna e sem importância clínica.

Vitaminas solúveis em água

A excreção urinária dos ácidos nicotínico, ascórbico e fólico apresenta-se aumentada em grávidas.

Aminoácidos

Vários aminoácidos, mas não todos, têm sua excreção renal aumentada na gravidez. A glicina, a histidina, a treonina, a serina e a alanina apresentam sua excreção renal elevada precocemente, mantendo-se assim até o fim gestação. A lisina, a cistina, a taurina, a tirosina, a fenilalanina, a valina e a leucina estão aumentadas na urina apenas no primeiro trimestre da gravidez. O ácido glutâmico, a metionina e a ornitina aumentam muito pouco a sua excreção. A eliminação de isoleucina mantém-se estável, e a de arginina, ligada ao metabolismo do óxido nítrico, tende a cair, devido ao aumento da produção desse óxido.

Como a quantidade excretada diariamente de aminoácidos pode exceder 2g/dia, pode ocasionar desnutrição se não houver reposição alimentar adequada.

Regulação renal do equilíbrio acidobásico

Na gravidez normal, o equilíbrio acidobásico está alterado, pois a quantidade de ácido a ser eliminada é maior devido ao aumento do metabolismo basal e à maior ingestão de alimentos. Há queda de 2 a 4mmol/L nos níveis sangüíneos de íons hidrogênio, desde o início até o fim da gravidez. O pH eleva-se um pouco, de 7,4 passa para 7,44. Esta leve alcalose deve ser de origem respiratória por hiperventilação. A pCO_2 diminui (de 39 para 31mmHg) e a concentração de bicarbonato plasmático cai cerca de 4mEq/L, de modo que valores de 18 a 22mEq/L podem ser considerados normais. De manhã, a urina das grávidas tende a ser levemente alcalina, por perda urinária de bicarbonato, apesar de o bicarbonato plasmático estar relativamente baixo. A habilidade renal de excretar prótons parece estar inalterada na gravidez, apesar de os níveis de bicarbonato e pCO_2 serem inferiores aos das não-grávidas.

Excreção de cálcio

O aumento da GFR na gravidez promove elevação na quantidade de cálcio filtrada pelos glomérulos, de modo que, embora a reabsorção tubular de cálcio também esteja aumentada, a excreção renal de cálcio é duas a três vezes maior que a das não-grávidas. A vitamina D ativa, 1,25-diidroxicolecalciferol (calcitriol) também está aumentada, elevando a reabsorção intestinal de cálcio, contribuindo para a hipercalciúria. O hormônio da paratireóide apresenta-se inibido pelo calcitriol, diretamente ou por meio do aumento do cálcio sérico, reduzindo sua reabsorção, especialmente na porção ascendente espessa da alça de Henle.

A hipercalciúria poderia provocar calculose renal em mulheres predispostas, mas como o magnésio e o citrato, conhecidos agentes inibidores da formação de cálculos renais, também estão aumentados, a calculose renal na gravidez não é comum, cerca de 0,05%. Outros inibidores do mecanismo de formação de cálculos como as glicoproteínas ácidas, a proteína de Tamm-Horsfall e a nefrocalcina também estão elevados na urina de grávidas.

Secreção de potássio

Cerca de 350mEq de potássio são retidos durante a gravidez, principalmente para os tecidos do feto, mamas, útero e placenta. Os níveis de aldosterona e de outros potentes mineralocorticóides aumentam bastante. Essa tendência a acumular potássio, apesar dos níveis altos de mineralocorticóides, tem sido imputada ao aumento dos níveis de progesterona. Esses efeitos metabólicos levam a uma melhora na hipocalemia de grávidas portadoras de hiperaldosteronismo ou de síndrome de Bartter.

Excreção de água

Após a concepção, há queda rápida da osmolalidade plasmática de 5 a 10mOs/kg. Em não-grávida, isso acarretaria parada na secreção do hormônio antidiurético, seguida de diurese maciça, o que não ocorre nas grávidas por uma readaptação do sistema osmorreceptor.

Na gravidez, a habilidade de excretar água está modificada. Quando uma grávida normal muda sua posição de decúbito lateral para o em pé, há queda da diurese. Na posição sentada, a excreção de água é maior no início da gravidez, decrescendo à medida que caminha para o parto. Porém, como as posições variam no decorrer do dia, não levam normalmente à retenção de água, mesmo assim a gravidez normal se caracteriza por retenção acumulativa e gradual de 6 a 8 litros de água, distribuídos entre o líquido extracelular materno e o feto. Apesar da expansão do volume plasmático de 30 a 45%, a pressão arterial tende a cair 15%, em virtude da redução da resistência vascular periférica. Os níveis de arginina-vasopressina estão aumentados e o mecanismo de concentração urinária é normal, porém as grávidas possuem uma enzima, a vasopressinase, talvez produzida pela placenta, que inativa a vasopressina e a oxitocina, cujo conteúdo aumenta com o tempo de gravidez. Paradoxalmente, as grávidas a termo excretam a água ingerida mais lentamente.

Regulação osmótica na gravidez

A osmolalidade plasmática diminui precocemente, cerca de 10mOsm/kg, nas grávidas em relação às não-grávidas, devido à redução do sódio e de outros ânions plasmáticos associados. A hiposmolalidade deveria inibir o hormônio antidiurético (arginina-vasopressina) e produzir um estado de poliúria contínua. Porém, o limiar osmótico e a sede também diminuem desde as primeiras semanas de gravidez, podendo ocorrer apenas poliúria transitória precoce. A gonadotrofina coriônica humana deve influir na osmorregulação das grávidas.

Regulação renal do sódio

A quantidade de sódio filtrada pelos glomérulos, nas grávidas, está aumentada de 20.000 a 30.000mmol/dia, devido à elevação da GFR, apesar de o sódio plasmático estar um pouco menor. Há também aumento na reabsorção de sódio pelo túbulo proximal e pelo néfron distal.

Diminuem a excreção de sódio – o hormônio antidiurético, a aldosterona (sem causar depleção de potássio, edema ou hipertensão), a desoxicorticosterona (especialmente no terceiro trimestre), os estrógenos, a prolactina, o lactogênio-placentário, o cortisol, o hormônio do crescimento, o ACTH e os fatores físicos (aumento da fração de filtração e da pressão oncótica pós-glomerular, *shunts* arteriovenosos placentários, vasos neoformados, posição em pé e deitada de costas, aumento da pressão uterina e possível elevação da atividade de renina plasmática).

Aumentam a excreção de sódio – o grande aumento na taxa de filtração glomerular, o aumento da produção de progesterona, os hormônios e os fatores natriuréticos; o provável aumento de neurofisinas, de prostaglandinas vasodilatadoras e de hormônio estimulador do melanócito e fatores físicos (menor albu-

mina plasmática, possível diminuição da pressão oncótica pós-glomerular, redução da resistência vascular, aumento do fluxo renal plasmático efetivo e possível elevação da atividade da renina plasmática).

REGULAÇÃO DA VOLEMIA

Os trabalhos da literatura são conflitantes, provando ora que as grávidas são retentoras de sódio e água, ora neutras ou até perdedoras de sal.

Ganho de peso

As grávidas inglesas normais, com dieta livre, ganham em média 12,5kg na primeira gestação e 11,5kg nas subseqüentes. Esses números são maiores que aqueles relatados na primeira metade do século XX. Aliás, a população mundial, inclusive a brasileira, está aumentando gradualmente de peso, tornando-se obesa. Algumas pessoas têm facilidade em ganhar peso e para elas esse aumento deveria ser considerado normal, pois estaria entre os desvios da média. Por esse motivo, alguns professores consideram errados aqueles que fazem uma pressão excessiva para as grávidas não ganharem mais quilos além da média. Não devemos esquecer que o limite entre o que seria um ganho normal e um ganho excessivo de peso não está estabelecido.

Alterações no volume hídrico

A grávida ganha peso por aumentar, de 6 a 8 litros, a água total do corpo, quer intracelular, quer intravascular (4 a 6 litros).

A habilidade da pele e do tecido celular subcutâneo em absorver esse excesso hídrico está relacionada ao aumento do nível de estrógenos circulantes, induzindo alterações nos mucopolissacarídeos.

A partir de primeiro trimestre, há aumento de cerca de 50% de volume sangüíneo vascular e de hemácias. Como o aumento plasmático é superior ao das hemácias, há anemia fisiológica da gravidez. O aumento do volume extracelular é decorrente do acúmulo de 500 a 900mEq de sódio, estimulado pela diminuição da resistência vascular periférica. As grávidas retêm 20 a 30mEq de sódio por semana para ganharem 12,5kg em média.

FISIOLOGIA CARDIOVASCULAR E RENAL NA GRAVIDEZ
Pressão arterial

A pressão arterial e a resistência vascular periférica diminuem logo após a concepção. O eritema palmar e as teleangiectasias em aranha são decorrentes da diminuição da resistência vascular periférica e maior síntese de prostaglandinas vasodilatadoras, como a prostaciclina (PGI_2).

A pressão arterial costuma elevar-se, discretamente, após a 28ª semana.

Débito cardíaco

A gravidez eleva o débito cardíaco de até 30 a 40% na 24ª semana de gestação. O aumento da pressão arterial reduz o débito cardíaco por ativação reflexa do sistema nervoso simpático.

Testes de função renal na gravidez

Os mais usados são o *clearance* de creatinina e a proteinúria. No fim da gravidez o *clearance* de creatinina está reduzido normalmente, em até 15%.

O fluxo urinário bem como o grau de proteinúria variam muito na gravidez. A proteinúria total deve ser considerada anormal apenas quando exceder 500mg em 24 horas, porém a albuminúria deve ser considerada normal apenas até 29mg/dia. Microalbuminúria, ou seja, valores de albuminúria entre 30 e 300mg/dia devem ser considerados suspeitos de alguma anormalidade séria.

Sistema renina-angiotensina-aldosterona

Nas grávidas, o sistema renina-angiotensina-aldosterona está alterado. O angiotensinogênio apresenta-se aumentado três a quatro vezes, e a renina plasmática, oito vezes, ocasionando elevação da angiotensina de cerca de 15 vezes. Um dos paradoxos da gravidez é que a renina aumenta durante a expansão do volume extracelular, que deveria diminuí-la, por ação de barorreceptores e da maior saída de sódio filtrado pelo túbulo distal. Esta perda de sódio deveria estimulá-la, por meio do mecanismo da mácula densa. O aumento da síntese de PGI_2 deve ser a causa da maior secreção renal de renina e da resistência dos vasos periféricos à ação da angiotensina II, cuja ação vasopressora está diminuída. A angiotensina II elevada deve impedir que a pressão arterial diminua ainda mais na gravidez. O útero, a placenta e os ovários também sintetizam a pró-renina, um precursor molecular da renina. A pró-renina uterina pode funcionar como hormônio local, controlando o fluxo sangüíneo para o útero e para a placenta, mantendo alta a concentração uterina de angiotensina II. Esta, por sua vez, aumenta a síntese de PGE_2 e, portanto, do fluxo sangüíneo.

A angiotensina II elevada também é responsável pelo crescimento de novos vasos sangüíneos, por meio de estímulo dos fatores de crescimento.

Síntese de prostaglandinas na gravidez

Na gravidez, há aumento da síntese do PGI_2 e do tromboxano.

A artéria umbilical de grávidas é capaz de gerar 10 a 100 vezes mais PGI_2 que qualquer outra artéria. Esta síntese está reduzida na pré-eclâmpsia. A causa do estímulo à síntese de prostaglandinas é desconhecida.

A gravidez tem muita semelhança com a síndrome de Bartter, uma entidade caracterizada pela insensibilidade à angiotensina II, que está elevada, renina plasmática alta, pressão arterial baixa ou normal e maior síntese de prostaglandinas. Nas duas condições, os inibidores da síntese de prostaglandinas aumentam a sensibilidade à angiotensina II e reduzem a secreção de renina.

A relaxina, um peptídeo produzido pelo corpo lúteo, parece ter papel importante nas alterações da hemodinâmica e da osmorregulação renais. O papel da endotelina ainda é obscuro. A neurocinina B é outro peptídeo, relacionada à substância P, de origem placentária, que se eleva na grávida hipertensa e é capaz de aumentar a pressão arterial de ratas grávidas.

HIPERTENSÃO ARTERIAL NA GRAVIDEZ

A hipertensão arterial da gravidez pode induzir hipertensão em mulheres normotensas ou agravar a já existente. Ela compreende quatro condições:

1. pré-eclâmpsia ou toxemia;
2. pré-eclâmpsia superimposta à hipertensão crônica ou doença renal prévia;
3. hipertensão essencial crônica;
4. hipertensão gestacional.

PRÉ-ECLÂMPSIA OU TOXEMIA

O termo pré-eclâmpsia é usado comumente para descrever uma doença da gravidez caracterizada por hipertensão e envolvimento de múltiplos órgãos. Quando se acompanha de convulsões, é denominada eclâmpsia. A doença também é encontrada em outros primatas, como em gorilas selvagens ou em cativeiro.

Vários estudos demonstram que a pressão arterial superior a 125 × 75mmHg antes da 32ª semana ou pressão arterial superior a 125 × 85mmHg após estão associadas a aumento significativo do risco fetal. *The Seventh Report of the Joint National Committee on Prevention, Detection, Evaluation, and Treatment of High Blood Pressure* de 2003 considera normal em adultos, inclusive em não-grávidas, a pressão arterial inferior a 120mmHg de máxima e 80mmHg de mínima.

A freqüência de pré-eclâmpsia aumenta linearmente com a elevação da pressão sistólica no primeiro trimestre e ela se desenvolve em um terço das mulheres com pressão arterial média superior a 90mmHg no segundo trimestre. Clinicamente, toda hipertensão na gravidez deve ser designada hipertensão induzida pela gravidez ou toxemia gravídica e considerada precursora da pré-eclâmpsia.

Quadro clínico da pré-eclâmpsia

Costuma ser insidioso, com cefaléia, distúrbios visuais, dor epigástrica e sensação de que algo ruim pode ocorrer. Instala-se, usualmente, com ganho rápido de peso, edema de mãos e de face, elevação da pressão arterial e finalmente proteinúria. A proteinúria varia desde 500mg/dia até níveis nefróticos, sem hematúria microscópica.

A pré-eclâmpsia costuma iniciar-se após a 32ª semana. Quando começa antes é porque a mulher é portadora de hipertensão crônica ou doença renal preexistente. Se ocorre no primeiro trimestre, é patognomônica de mola hidatiforme. Pode iniciar 24, 48 horas, até sete dias após o parto, quando pode ser confundida com trombose venosa central. Tem freqüência bimodal, sendo seis a oito vezes mais comum em primíparas jovens, podendo ocorrer também em multíparas. Hipertensão arterial crônica, *diabetes mellitus*, doença renal prévia, gravidez gemelar, hidropisia fetal, mola hidatiforme, raça negra e tendência genética também aumentam o risco de pré-eclâmpsia. A grávida que fuma têm crianças menores que aquelas que não fumam, mas apresentam também menor tendência em desenvolver pré-eclâmpsia.

O exame físico revela edema de face e de mãos, hipertensão arterial, com aumento predominante da pressão diastólica, com pressão sistólica em geral até 160mmHg. Pressões sistólicas superiores a 200mmHg são sugestivas de hipertensão prévia.

O exame de fundo de olho mostra estreitamento arteriolar segmentar e edema de retina. As hemorragias e os exsudatos são raros. Pode ocorrer descolamento da retina.

O edema pulmonar é uma complicação comum, causada por falência ventricular esquerda.

Há aumento dos reflexos espinhais por maior excitabilidade do sistema nervoso central.

Em alguns casos, acompanha-se de trombocitopenia, inclusive sugerindo púrpura trombocitopênica idiopática e hemólise, com anemia microangiopática.

Dor abdominal e níveis altos de amilase sérica sugerem pancreatite aguda.

No fígado podemos encontrar ainda hepatite, com icterícia e alteração das enzimas hepáticas, fígado gorduroso agudo, principalmente no terceiro trimestre, e insuficiência hepática. Nesses casos, talvez por uma forma de síndrome hepatorrenal, pode ocorrer insuficiência renal aguda por necrose tubular aguda, de grande mortalidade e de difícil tratamento.

A síndrome HELLP (*hemolysis, elevated liver enzimes, low platelets count*), descrita por Pritchard et al. em 1954, que recebeu este nome em 1982, de Weinstein, compreende pré-eclâmpsia, hemólise, elevação das enzimas hepáticas e plaquetopenia. Como seu nome sugere, seria uma complicação grave da gravidez, em que a paciente pediria "socorro" ao médico.

Finalmente, pode ocorrer também *diabetes insipidus*, devido a uma enzima, a vasopressinase, de origem placentária, combinada com lesão hepática, que pode ser tratada com substância sintética, a arginina vasopressina análoga da desmopressina (DDAVP), não metabolizada pela vasopressinase. A síndrome reverte após o parto.

Etiologia e patogênese da pré-eclâmpsia

A hipertensão da pré-eclâmpsia é causada por aumento da resistência vascular periférica. As medidas do débito cardíaco oscilam com os níveis da pressão arterial. O fluxo sangüíneo renal e a GFR caem 62 a 84%.

O urato aumenta, em geral, antes da creatinina e da uréia. Como não há aumento da produção de urato na pré-eclâmpsia, essa hiperuricemia indica diminuição do *clearance* renal. O *clearance* de urato depende mais do fluxo plasmático tubular, onde ele é absorvido e secretado, que da filtração glomerular. Quando a fração de filtração aumenta, isto é, o fluxo plasmático renal diminui mais que a taxa de filtração glomerular, o *clearance* de urato decresce. Na hipertensão arterial essencial, com depleção de volume, ocorre o mesmo fato. A hiperuricemia é um bom marcador para diferenciar pré-eclâmpsia de outras hipertensões da gravidez, nas quais não há diminuição do *clearance* de urato. Urato sérico superior a 5,5mg/dL com creatinina normal é altamente sugestivo de pré-eclâmpsia. Quando superior a 6mg/dL, esta é usualmente grave.

A hiperuricemia correlaciona-se bem com a gravidade da pré-eclâmpsia, com a lesão histológica encontrada na biópsia renal e com a sobrevida fetal.

A pré-eclâmpsia inicia-se em geral com o aumento súbito do peso e edema de face e de extremidades superiores. O edema é semelhante ao edema angioneurótico, devendo ter etiologia diferente do que ocorre a gravidez. O primeiro deve acompanhar-se de alteração na permeabilidade capilar a proteínas e alta concentração de proteínas no líquido do edema, além de maior sensibilidade à angiotensina e alteração na concentração arteriolar de sódio e cálcio. O edema periférico da gravidez, benigno e sem hipertensão, deve ser diferenciado do edema que se acompanha de hipertensão e diagnostica o início da pré-eclâmpsia.

Na pré-eclâmpsia, há retenção de sódio com diminuição habitual da volemia, cerca de 9% menos em relação às grávidas normais, a mesma redução que ocorre em hipertensas essenciais não-grávidas. Na pré-eclâmpsia, ao contrário das normais, a contração de volume precede o início da hipertensão, sendo que sua causa deve ser relacionada à menor síntese de prostaciclina.

A resistência à insulina altera a função da célula endotelial. A hiperglicemia reduz a síntese endotelial de prostaciclina e produz a geração de prostanóides vasoconstritores em coelhos. Os diabéticos não sintetizam prostaciclinas e as diabéticas têm menor expansão de volume na gravidez, maior excreção urinária de tromboxano e maior incidência de pré-eclâmpsia.

A diminuição da volemia da pré-eclâmpsia não deve ser corrigida com expansão de volume pelo grande risco de edema pulmonar.

A disfunção generalizada das células endoteliais na pré-eclâmpsia acompanha-se de queda da síntese de prostaciclina, aumento da fibronectina celular no plasma e ativação do fator de von Willebrand. Na gravidez, há menor excreção de metabólitos urinários de prostaciclina e maior excreção de metabólitos urinários de tromboxano.

A endotelina, um potente vasoconstritor com propriedades de agregar plaquetas, peptídeo sintetizado no endotélio, é outro fator que causa pré-eclâmpsia, porém os resultados de suas medidas são conflitantes e os níveis plasmáticos de endotelina não refletem necessariamente seus valores nos locais de síntese. As grávidas apresentam diminuição plasmática de L-arginina, em parte por maior excreção renal durante a gravidez, o que deve reduzir a capacidade das células endoteliais em sintetizar o óxido nítrico.

O soro de mulheres com pré-eclâmpsia adicionado à cultura de células endoteliais reduz a síntese de prostaciclina e de endotelina e causa acúmulo lipídico nas células, igual às alterações encontradas nas células endoteliais do glomérulo e do miocárdio na pré-eclâmpsia. Porém o fator do soro capaz de causar essas alterações é desconhecido, mas deve ser liberado pelo útero e/ou pela placenta, em resposta à isquemia.

Altos níveis de pró-renina no plasma estão associados à maior incidência de nefropatia diabética e retinopatia em diabéticos e o útero e a placenta são fontes ricas de pró-renina, mesmo em pré-eclâmpsia, porém nesta enfermidade os níveis plasmáticos de renina, angiotensina II e aldosterona diminuem.

Na pré-eclâmpsia, há redução da síntese de prostaciclina, aumentando a sensibilidade à angiotensina e à norepinefrina. A maior sensibilidade à angiotensina deu origem ao teste da mudança de posição.

Ele é considerado positivo para pré-eclâmpsia quando a mudança da posição deitada de lado para deitada de costas se acompanha de elevação excessiva da pressão arterial. A grávida deitada de costas comprime a veia cava inferior e reduz o débito cardíaco, diminui o fluxo sangüíneo renal e aumenta a produção de renina. Porém, a confiabilidade do teste é duvidosa, segundo alguns autores.

A menor síntese de prostaciclina pelas células endoteliais ocasiona queda da secreção de renina e de aldosterona, como ocorre com a administração de certas drogas inibidoras da síntese de prostaglandinas em não-grávidas. A menor síntese de prostaciclina, sem menor síntese de tromboxano, predispõe à agregação generalizada de plaquetas e coagulação intravascular. A excreção urinária aumentada de metabólitos de tromboxano, encontrada na pré-eclâmpsia, pode ser inibida parcialmente com a administração de ácido acetilsalicílico. Muitas complicações pósparto, como insuficiência renal aguda, miocardiopa-

tia e insuficiência pituitária, podem depender de trombose em pequenos vasos.

Na gravidez, ocorrem grandes alterações na coagulação com aumento da maioria dos fatores de coagulação e menor atividade fibrinolítica. O fibrinogênio plasmático e os fatores VII, VIII, X e XIII estão aumentados na gravidez, acompanhados de diminuição progressiva do plasminogênio ativador. Na gravidez normal, há equilíbrio entre a coagulação e a incoagulabilidade. A pré-eclâmpsia está associada a trombocitopenia, depósitos de fibrina nos rins e no fígado, anemia hemolítica microangiopática e coagulopatia de consumo fulminante. Na maioria dos casos, há apenas coagulação intravascular leve. Em alguns pacientes as alterações no consumo do fator VIII precede a hiperuricemia e a hipertensão. A queda na contagem de plaquetas ocorre desde a 22ª semana em mulheres que vão desenvolver pré-eclâmpsia. Os produtos de degradação da fibrina na urina e no soro estão elevados na pré-eclâmpsia e podem permanecer na urina até sete dias após o parto.

Outra causa para o desenvolvimento da pré-eclâmpsia seria a falência do desenvolvimento normal das artérias espirais, que se estendem para o terço interno do miométrio, devido a uma invasão trofoblástica inadequada, provocando hipoperfusão uteroplacentária. As mulheres que apresentam o anticoagulante lúpico, uma imunoglobulina que inibe a síntese de prostaciclina pelas células endoteliais, têm alterações vasculares semelhantes na placenta e nas artérias espirais, provocando abortos repetidos, no primeiro ou segundo trimestres, que podem ser controlados com estrógenos ou baixa dose de heparina. Porém, se essas mulheres não apresentam maior incidência de pré-eclâmpsia em suas gestações, têm maior freqüência de nascimento de natimortos ou de restrição de crescimento fetal.

Voltando para o decúbito lateral, o fluxo urinário começa a aumentar rapidamente. A causa desse fenômeno não deve ser atribuída unicamente à obstrução mecânica do útero aumentado sobre os grandes vasos, mas também a outros mecanismos reflexos ou humorais. A figura 30.1, de Thomas Ferris, resume uma hipotética seqüência de eventos que poderiam ser encontrados na pré-eclâmpsia.

Patologia da pré-eclâmpsia
Rim
Löhlein, em 1918, foi o primeiro a descrever alterações glomerulares na pré-eclâmpsia. Em 1920, Fahr chamou a atenção para o edema da parede capilar desses glomérulos. Farquhar, em 1959, fez o primeiro estudo utilizando microscopia eletrônica, descrevendo o edema pronunciado das células endoteliais glomerulares e o depósito de material semelhante à fibrina, quer dentro, quer sobre essas células. No mesmo ano, Spar-

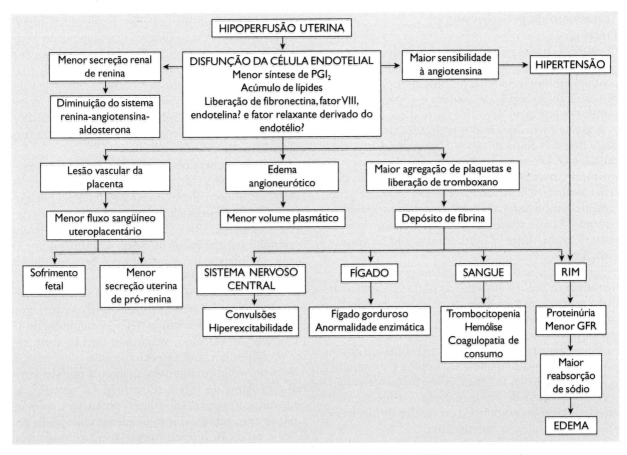

Figura 30.1 – Esquema hipotético para a patogênese da pré-eclâmpsia, adaptado de Ferris (1995), com permissão do autor.

go e McCartney chamariam essas lesões de endoteliose, devido ao acúmulo lipídico dessas células. Finalmente, em 1963, Pirani et al. demonstrariam, por imunofluorescência, que esses depósitos glomerulares eram de fibrinogênio ou de seus derivados. À microscopia óptica, todos os glomérulos estão envolvidos, o lúmen capilar apresenta-se exângue, e as células endoteliais e mesangiais, edemaciadas. A membrana basal não está espessada, mas há proliferação das células mesangiais. A endoteliose tende a desaparecer rapidamente após o parto, durando no máximo quatro semanas. A causa da endoteliose não deve ser a hipertensão, nem a agressão imunológica, podendo ser o resultado da ativação da coagulação intravascular.

Fígado
No fígado podem existir áreas focais ou extensas de necrose fibrinóide e até hematomas subcapsulares, rotos ou não, nos casos fatais. Laboratorialmente, há aumento das enzimas deidrogenase láctica e aspartato aminotransferase.

Placenta
Na pré-aclâmpsia, nos recém-nascidos de baixo peso por idade gestacional e nas mulheres com hipertensão crônica costumam-se encontrar necrose e infiltração das artérias espirais, produzindo o quadro de aterose aguda, talvez dependente de síntese irregular de PGI_2 e tromboxano.

Sistema nervoso central
No sistema nervoso central encontramos petéquias, hemorragias ou grandes hematomas, quer na substância branca, quer nos ventrículos ou no espaço subaracnóideo. Cerca de 60% das grávidas com eclâmpsia morrem de hemorragia cerebral. A causa deve ser uma disfunção da célula endotelial, com agregação de plaquetas e depósito de fibrina, como ocorre nos glomérulos, no fígado e no coração.

O edema cerebral á raro, ao contrário do que é visto na hipertensão maligna.

Trombose venosa central pós-parto, devido ao estado de hipercoagulabilidade que ocorre após o parto, pode causar convulsões, criar confusão com eclâmpsia, além de ser responsável por alta mortalidade, cerca de 40%.

Coração
Os vasos cardíacos podem apresentar lesões semelhantes àquelas vistas nos glomérulos, conduzindo a estreitamento dos lumens capilares até necroses localizadas nos casos fatais.

Tratamento da pré-eclâmpsia

Prevenção

O primeiro tratamento é a prevenção, que pode ser feito pelo acompanhamento atento e adequado de possível ganho excessivo de peso, de elevação da pressão arterial (30mmHg na sistólica e 15mmHg na diastólica) e por meio de exames periódicos de urina.

A maior parte dos estudos realizados demonstram que a ingestão diária de 60 ou 100mg de ácido acetil-salicílico (AAS) diminui um pouco a incidência de pré-eclâmpsia, mas pode aumentar a incidência de placenta *abruptio*. Por esse motivo, contra-indica-se o tratamento profilático com AAS em todas as grávidas, havendo dúvida se ele seria aceitável nos grupos de risco (*Royal College of Obstetricians and Gynecologists*, 1996).

Tentou-se adicionar 2g de cálcio por dia, com a finalidade de induzir aumento da síntese endotelial de PGI_2, mas essa prática deve ser abandonada pelo risco de acarretar maior incidência de calculose renal, que normalmente é de 0,05%.

Alguns autores recomendam o uso profilático de antioxidantes como a vitamina C, 1.000g, e a vitamina E, 400g diários, mas sua eficácia não foi comprovada.

A maior causa de morte materna é a hipertensão arterial. Havendo diagnóstico presuntivo de hipertensão, deve-se indicar a internação.

O repouso no leito, preferencialmente em decúbito lateral esquerdo, permitindo deambulação apenas para as necessidades fisiológicas, é importante nos casos graves. Nos casos leves, com pressão arterial inferior a 140 × 90mmHg, proteinúria inferior a 500mg/dia, função renal normal, urato sérico inferior a 4,5mg/dL, plaquetas normais e ausência de hemólise ou envolvimento hepático, o simples repouso pode ser suficiente. O repouso aumenta o retorno venoso, o débito cardíaco, o fluxo plasmático renal, a natriurese e o fluxo uteroplacentário, e diminui o edema, a atividade do sistema nervoso simpático, a reatividade vascular e a pressão arterial.

O parto é o tratamento definitivo. O atraso no tamanho e no desenvolvimento do feto requer tratamento medicamentoso da hipertensão arterial ou a realização de parto prematuro.

Havendo pressão arterial superior a 140 × 95mmHg, diminuição da função renal, hiperuricemia e proteinúria acima de 500mg/dia, o parto está indicado se a gravidez tem cerca de 32 semanas de duração. Antes do parto, a pressão arterial deve ser baixada para 140 × 90mmHg ou pouco menos.

A dieta não deve ser muito pobre em sal, para não causar depleção de volume.

Medicamentos orais

Diidroclorotiazida é útil, pode aumentar o efeito hipotensor de outras drogas, mas pode diminuir o volume placentário já contraído e impedir a expansão volêmica fisiológica da gravidez. É eficaz nas hipertensões crônicas, especialmente se volume-dependentes. Pode ser responsável, no organismo materno, por alterações eletrolíticas, hiperuricemia, início de *diabetes mellitus*, pancreatite hemorrágica e síndrome da perda de sal (*low salt syndrome*); e no feto, por trombocitopenia, hemólise neonatal e hiponatremia. Por esse motivo, vários autores contra-indicam seu uso como droga de primeira escolha.

Metildopa, labetalol, hidralazina, atenolol ou pindolol também têm sido usados com sucesso. Entre os betabloqueadores, alguns preferem o pindolol por não acarretar bradicardia fetal devido às suas propriedades simpaticomiméticas intrínsecas, outros preferem o atenolol porque reduz os níveis de proteinúria e o tempo de internação. A metildopa é bem tolerada e muito utilizada no Brasil.

Os inibidores da enzima conversora da angiotensina, como captopril, enalapril, lisinopril e outros e os bloqueadores dos receptores AT_1 da angiotensina II (losartano, irbesartano, valsartano etc.) também estão proibidos por serem tóxicos ao feto.

Nas pré-eclâmpsias graves, quando a pressão arterial está acima de 160 × 100mmHg, há necessidade de medicação parenteral. Alguns preferem a hidralazina, de ação rápida, que pode causar taquicardia reflexa e retenção hídrica progressiva, se usada por muitos dias. O labetalol por via intravenosa, um antagonista combinado α e β, ou um bloqueador dos canais de cálcio, como a nifedipina, também podem ser úteis.

Havendo necessidade de redução rápida da pressão arterial, o diazóxido é mais indicado. O nitroprussiato de sódio, um vasodilatador potente, pode ser perigoso pela possibilidade de ação tóxica do cianeto para o feto, demonstrada em animais.

Havendo eclâmpsia ou síndrome HELLP, o parto deve ser indicado o mais breve possível.

As convulsões podem ser prevenidas ou tratadas quando ocorrerem.

No Brasil e nos Estados Unidos, utiliza-se 4 a 6mEq/L de sulfato de magnésio por via intravenosa, um vasodilatador suave, anticonvulsivante, capaz de aumentar *in vitro* a síntese de PGI_2 pelas células endoteliais. Porém, o sulfato de magnésio diminui a capacidade vital e a pressão inspiratória e expiratória máxima das grávidas, podendo levar à paralisia respiratória e à morte materna. O sulfato de magnésio também potencializa a ação hipotensora da nifedipina e de outros bloqueadores dos canais de cálcio, podendo produzir hipotensões graves.

Os neurologistas indicam o uso de fenitoína por via intravenosa, para prevenir as convulsões, julgando-a superior ao sulfato de magnésio.

Para outros, o diazepam é o melhor tratamento para as convulsões.

Quando a pré-eclâmpsia ocorre no segundo trimestre e o feto está inviável, a decisão é difícil, devendo ser tomada pelo médico ouvindo a paciente. Caso a paciente não queira interromper a gravidez, o risco materno é alto e a possibilidade de o feto sobreviver é inferior a 10%. O controle da hipertensão com hipotensores permite o crescimento fetal por aumentar o fluxo sangüíneo uterino, tornando possível a sobrevida da mãe e do feto.

Esquemas terapêuticos

Linhas gerais – internação em unidade de terapia intensiva, ambiente tranqüilo e exame físico cuidadoso, principalmente do coração e pulmões. Controle constante do pulso, pressão arterial, freqüência respiratória, pressão venosa central, crises convulsivas, reflexos, contratilidade uterina e freqüência cardíaca fetal (FCF).

Manter vias aéreas permeáveis por meio da utilização da sonda de Guedel. Aspirar as secreções em posição semi-sentada. Entubação orotraqueal se pCO_2 maior ou igual a 50mmHg; pO_2 menor ou igual a 40mmHg em ar ambiente; pO_2 menor que 60mmHg após nebulização de 2 a 5 litros por minuto. Prevenção e controle da insuficiência respiratória mantendo as vias aéreas permeáveis, nebulização com O_2 úmido por meio de máscara aberta e fisioterapia respiratória com mudança de decúbito, estimulação torácica e exercícios respiratórios. Broncoaspiração na suspeita de aspiração do conteúdo gástrico. Cateterismo vesical para o controle rigoroso da diurese (Foley 14). Canalização de veia central para a medida da pressão venosa central e administração de medicamentos. Colocação de sonda nasogástrica para a alimentação de pacientes inconscientes. Correção hidroeletrolítica e metabólica. Antibioticoterapia profilática de largo espectro: cefalotina 1g por via intravenosa a cada 4 a 6 horas, ou 500mg por via intravenosa a cada 6 horas por uma semana. Avaliação por neurologista para afastar outras entidades mórbidas convulsivantes. Exames laboratoriais: hemograma completo, contagem de plaquetas, coagulograma completo, uréia, creatinina, Na, K, enzimas hepáticas, ácido úrico, bilirrubinas totais e frações, pesquisa de esquizócitos, gasometria arterial, proteinúria, fundo de olho, eletrocardiograma, tomografia computadorizada, fator antinúcleo, células LE e dosagem de complementos.

Medicamentos – o tratamento baseia-se no tripé: sedar, abaixar a pressão arterial e corrigir a hipovolemia.

A sedação é obtida com sulfato de magnésio hepta hidratado ($MgSO_4$-$7H_2O$). Dose de ataque: 20mL a 20%, lentamente, por via intravenosa, + 20mL a 50%, por via intramuscular, profundo (10mL em cada nádega). Manutenção: 10mL, por via intramuscular, profundo, de 4 em 4 horas após o parto ou com 10 ampolas a 10% em 400mL de soro glicosado a 5%, 1

a 2g por hora (bomba de infusão), até 24 horas após o parto. Cuidados: pesquisa do reflexo patelar, avaliação da freqüência respiratória e manutenção da diurese acima de 25mL/hora. Havendo alteração do reflexo patelar, pode ser o início de intoxicação pelo magnésio; o antídoto é o gluconato de cálcio a 10% por via intravenosa.

Em caso de convulsões repetitivas, hemorragia comprovada ou edema cerebral aplicar 20mg de dexametasona por via intravenosa e repetir 4mg, até haver recuperação neurológica.

Outra opção é 100 a 150mg de benzodiazepínico por dia, divididos em três doses: duas aplicadas lentamente por via intravenosa, durante 24 horas, diluídas cada uma em 1.000mL de soro glicosado a 10%. A dose restante deverá ser aplicada fracionadamente no início da convulsão.

A terceira opção é 250mg de fenitoína diluída em 250mL de soro fisiológico em 10 minutos por via intravenosa. Repetir a cada meia hora até completar 750mg. Manutenção: 100mg por via intravenosa a cada 8 horas enquanto estiver em venóclise. Após 100mg, por via oral, a cada 8 horas, até a alta hospitalar.

O tratamento hipotensor já foi comentado. Os diuréticos são importantes na insuficiência cardíaca, na insuficiência renal e no edema agudo do pulmão.

A hipovolemia deve iniciar-se lenta e cuidadosamente com Ringer com solução fisiológica, em infusão intravenosa.

Parto – se a gestação estiver próxima do termo, conforme as condições do berçário a cesárea é indicada. Havendo trabalho de parto avançado, o parto será vaginal e o período expulsivo deve ser abreviado. Com feto imaturo, sem sofrimento fetal e eclâmpsia sem complicações pode-se permitir que a gestação continue até a maturidade fetal (eclâmpsia intercorrente). A paciente deve permanecer internada até o parto. A anestesia deve ser de condução. Cuidado com riscos de hipotensão. Anestesia geral na presença de coagulopatia. Hemostasia perfeita.

Síndrome HELLP – pode ser verdadeira ou parcial, com presença apenas de uma ou duas alterações. A forma verdadeira ou total caracteriza-se por icterícia, bilirrubinas séricas acima de 1,1mg/dL, aumento da desidrogenase láctica (DHL), transaminases séricas acima de 70UI/L e trombocitopenia (plaquetas < $100.000/mm^3$). Apresenta também anemia, dor epigástrica ou no hipocôndrio direito, anorexia, náuseas e vômitos.

Conduta clínica – confirmar o diagnóstico, controlar a hipertensão arterial evitando a convulsão, avaliar a idade gestacional, a vitalidade fetal e a presença de complicações. O tratamento é igual ao já descrito. Altas doses de corticóides podem antecipar a recuperação laboratorial: 10mg de dexametasona a cada 12 horas antes do parto e no primeiro dia pós-parto, reduzindo para 5mg a cada 12 horas no segundo dia. Determinar a idade gestacional com ultra-sonografia ou exame clínico para a conduta obstétrica apropriada.

Complicações – coagulação intravascular disseminada descompensada, insuficiência renal, insuficiência respiratória, edema agudo dos pulmões, ruptura hepática, choque hemorrágico por hematoma hepático, descolamento prematuro da placenta, hipertensão arterial refratária ao tratamento, piora do quadro laboratorial e morte materna e/ou fetal.

Prognóstico materno – não havendo óbito na fase aguda, o prognóstico tardio da pré-eclâmpsia é controverso. A mais comum é a hipertensão residual (seria uma forma de hipertensão essencial prévia?). As seqüelas neurológicas, psíquicas e renais costumam ceder com o tempo.

Prognóstico fetal tardio – alguns trabalhos relatam alterações na morfologia do cérebro, no desenvolvimento neuropsíquico e dificuldades no aprendizado.

PRÉ-ECLÂMPSIA SUPERIMPOSTA À HIPERTENSÃO CRÔNICA OU DOENÇA RENAL PRÉVIA

Hipertensão essencial crônica pode associar-se à nefrosclerose, especialmente em multíparas da raça negra. Na nefrosclerose, a proteinúria costuma ser mínima e não detectável em exames de rotina, mas, quando ela compromete a auto-regulação da pressão glomerular, a pressão intraglomerular aumenta e a proteinúria cresce, tornando difícil diferenciá-la de pré-eclâmpsia. Hiperuricemia e aumento da creatinina sérica sugerem o diagnóstico de pré-eclâmpsia.

Quando uma paciente hipertensa com estenose da artéria renal engravida, sua hipertensão tende a se agravar e a incidência de pré-eclâmpsia é de quase 50%. Nesses casos, os inibidores da enzima conversora de angiotensina devem ser usados apenas quando outros hipotensores falharam, mesmo com o risco potencial ao feto. Na literatura médica, há relatos de angioplastias realizadas com sucesso durante a gravidez.

A ocorrência de hiperaldosteronismo primário na gravidez é rara. Em um caso a hipocalemia desapareceu e a hipertensão diminuiu, porém em outro a hipocalemia permaneceu e a hipertensão se agravou. O diagnóstico é difícil. Se a causa for um adenoma, diagnosticado no início da gestação, a cirurgia pode ser realizada com bom resultado. A administração de espironolactona apresentou bom resultado em alguns casos descritos.

Na maior parte dos poucos casos de gravidez em portadoras de coartação da aorta, a evolução foi excelente. Há relato de uma paciente que faleceu no sétimo mês de aneurisma de aorta no local da anastomose.

O feocromocitoma não diagnosticado é causa rara e potencialmente fatal para a mãe (17%) e para o filho (26%). As causas de mortalidade materna são edema pulmonar, hemorragia cerebral e colapso cardiocirculatório. O tratamento com bloqueadores adrenérgicos α e β, em geral, elimina a mortalidade materna e diminui um pouco a fetal (15%). Algumas pacientes foram operadas durante a gravidez, quando o diagnóstico foi precoce, mas, em virtude do bom resultado com medicamentos, podem ser operadas após o parto.

HIPERTENSÃO ESSENCIAL CRÔNICA

Quando uma hipertensa engravida, pode ocorrer que sua pressão fique normal ou mais baixa, mas em níveis não aconselháveis, ou permaneça alta.

Alguns médicos, erradamente, ainda relutam em tratar a hipertensão de grávidas. Antigamente, pensava-se que o aumento da pressão arterial elevaria o fluxo sangüíneo uterino, sendo que na verdade ocorre o oposto, e a hipertensão necessita ser normalizada. Porém, só as pacientes cuja pressão que não era muito antiga nem muito alta, e que voltou a níveis inferiores a 125 × 75mmHg, podem permanecer sem tratamento, desde que sob vigilância, especialmente no terceiro trimestre.

Os únicos agentes hipotensores contra-indicados em grávidas são os inibidores da enzima conversora da angiotensina e os bloqueadores dos receptores AT_1 da angiotensina. Eles reduzem o fluxo sangüíneo uterino e placentário e podem causar insuficiência renal, oligoidrâmnios e menor maturação fetal.

Em geral, excetuando-se esses dois grupos de drogas, pode-se conservar o mesmo tratamento que a paciente vinha fazendo antes de engravidar, levando-se em conta a redução espontânea habitual da pressão arterial, mais pronunciada no segundo trimestre, quando a medicação deve ser diminuída ou até interrompida, desde que sob rigorosa vigilância.

Os tiazídicos e a clortalidona podem ser usados na gravidez, principalmente em doses menores, geralmente sem redução da sobrevida fetal ou do peso ao nascer.

Os betabloqueadores podem provocar diminuição no crescimento dos fetos, mas sem alterar sua sobrevida.

A metildopa, além de não alterar o peso ao nascer ou a maturação fetal, diminui o número de crianças que nascem mortas. Porém, ela não é ativa em todos os tipos de hipertensão e pode causar sonolência, às vezes excessiva, em algumas grávidas.

Alguns autores consideram o labetalol melhor tolerado que a metildopa.

Em alguns tipos de hipertensão, os bloqueadores dos canais de cálcio são mais recomendáveis, por serem mais ativos que a metildopa e também não alterarem o peso ao nascer, nem a sobrevida fetal.

A clonidina, agonista alfa-adrenérgico central como a metildopa, é muito usada nos Estados Unidos, porém pode apresentar embriotoxicidade em ratas grávidas e sua administração não deve ser interrompida bruscamente pelo risco de hipertensão grave.

A prazosina, um antagonista dos receptores alfa-adrenérgicos, também foi utilizada sem maiores efeitos colaterais.

HIPERTENSÃO GESTACIONAL

Hipertensão gestacional é uma forma de hipertensão que aparece na gravidez tardia, após o segundo trimestre, não compromete a gravidez, não está associada a sinais de pré-eclâmpsia e desaparece após o parto, embora possa retornar nas gestações subseqüentes. É mais comum em multíparas, obesas, com história familiar de hipertensão e que futuramente poderão também ficar hipertensas.

Alguns obstetras tratam essas pacientes com repouso ou internação, sem vantagem sobre outras formas de tratamento, além de trazer inconvenientes, especialmente para a mulher que trabalha fora ou mesmo em casa. O tratamento medicamentoso com atenolol, labetalol, metildopa, nifedipina, clortalidona ou diidroclorotiazida, desde que normalize a pressão arterial, costuma trazer melhor resultado.

DOENÇAS RENAIS NA GRAVIDEZ

BACTERIÚRIA E INFECÇÃO DO TRATO URINÁRIO

Embora não haja maior incidência de infecção do trato urinário na gravidez, suas conseqüências nas grávidas é muito maior. As diabéticas, as portadoras de doença ou trato falciforme e as de baixo nível socioeconômico são as mais propensas a essa enfermidade. A pielonefrite desenvolve-se em 30% dos casos de bacteriúrias não tratadas que se tornam sintomáticas. A glicosúria, a aminoacidúria, o aumento da capacidade do sistema coletor urinário, a atonia ureteral e o refluxo vesicoureteral ajudam o crescimento bacteriano.

O desenvolvimento de bacteriúria, o choque séptico e a diminuição da função renal são riscos maternos associados à infecção do trato urinário. Os riscos fetais são maiores, relacionados a abortos durante a gravidez e mortalidade perinatal, quando a infecção ocorre duas semanas antes do parto.

Pielonefrite aguda está associada a restrição de crescimento fetal e prematuridade. Metade das gestantes com bacteriúria são assintomáticas, daí a necessidade de se realizar uma cultura de urina desde a primeira consulta pré-natal. Havendo cultura positiva, a paciente deve ser tratada com antibióticos antes de ficar grávida.

As mulheres que tiveram infecções urinárias na infância são mais sujeitas à repetição destas na gravidez.

PROTEINÚRIA E HEMATÚRIA

O encontro de proteinúria durante a gravidez sugere a presença de doença renal prévia, agravamento de doença renal preexistente, doença renal de início atual ou pré-eclâmpsia. A eletroforese de proteínas uriárias de uma grávida normal é semelhante à de uma não-grávida. Proteinúrias superiores a 2g/dia sugerem doença glomerular. As doenças tubulointerticiais acompanham-se de proteinúrias menores. A gravidez não predispõe ao desenvolvimento de doenças renais, mas, embora de ocorrência rara, nada impede que uma grávida tenha glomerulonefrite, glomerulopatia membranosa idiopática, glomerulosclerose segmentar e focal, glomerulopatia por alterações mínimas, nefropatia diabética, lúpus eritematoso sistêmico ou outra nefropatia.

A presença de hematúria durante a gravidez sugere, em geral, doença do parênquima renal. Na pré-eclâmpsia não há hematúria. Na maioria dos casos, somente biópsia renal, de baixo risco maternofetal, poderá diagnosticar a causa dessa hematúria, embora nem todos a indiquem durante a gravidez. Para maior segurança, antes da realização da biópsia, a pressão arterial deve estar controlada e o ácido acetilsalicílico ser suspenso 7 a 10 dias antes.

Havendo síndrome nefrótica sem insuficiência renal, o tratamento com esteróides pode ser indicado, pois a glomerulopatia por lesões mínimas, sua causa mais comum, responde rapidamente a essa forma de tratamento.

Nos casos de glomerulonefrite rapidamente progressiva que se inicia na gravidez, a biópsia renal é importante para orientar a terapêutica adequada: pulso de metilprednisolona, agentes citotóxicos ou plasmaférese.

INSUFICIÊNCIA RENAL AGUDA

As três causas mais comuns de insuficiência renal aguda na gravidez são a necrose tubular aguda, a necrose cortical renal e a insuficiência renal aguda pósparto.

Necrose tubular aguda

O aborto infectado, devido à sepse por *Escherichia coli*, levando ao choque ou à hipotensão, e as toxinas do *Clostridium perfringens* induzindo hemólise, mionecrose do útero, mioglobulinemia (altamente nefrotóxica) e hipotensão já foram as causas mais comuns de necrose tubular aguda na gravidez. Felizmente, sua incidência diminuiu muito, inclusive no Brasil. Atualmente, a sepse, a hipotensão e vários medicamentos administrados iatrogenicamente são suas causas mais freqüentes.

A incidência de necrose tubular aguda na pré-eclâmpsia é de 1 a 2%, e na síndrome HELLP, de 7,4%.

A placenta *abruptio* também pode causar necrose tubular aguda, sendo porém a causa mais comum de necrose cortical renal.

O diagnóstico de necrose tubular aguda pode ser sugerido pela ocorrência de oligúria, elevação da creatinina sérica e sedimento urinário revelando células do epitélio tubular renal, restos de células epiteliais necróticas e cilindros granulares escuros ou de cor castanha opaca.

Necrose cortical renal

As suas causas são semelhantes às anteriores: placenta *abruptio*, aborto séptico, pré-eclâmpsia grave, embolismo de líquido amniótico, feto retido e alguns medicamentos, como as oxitocinas.

Quando a oligúria ou a anúria persistem por mais de um mês, ou agravam-se, pensa-se em necrose cortical renal. A presença de hematúria também é mais comum nesse quadro terapêutico, mas o diagnóstico de certeza só pode ser feito com biópsia ou arteriografia renal. Este exame mostrará fluxo sangüíneo irregular ou nefrograma ausente. A tomografia computadorizada também pode ser útil, revelando rim radiolucente no córtex, paralelo à cápsula, representando a zona isquêmica.

A necrose cortical pode ser ativada pelo sistema de coagulação, como se fosse uma reação de Shwartzman generalizada, semelhante à síndrome hemolítico-urêmica pós-parto. Níveis constantemente baixos de fibrinogênio no plasma é o único fator constante nas necroses corticais, pois aumentos nos fatores de coagulação V, VIII e X ou alterações no número de plaquetas, nos níveis de trombina ou nos produtos de degradação da fibrina podem ser encontrados em gravidezes não complicadas. A necrose cortical é mais comum em gestantes idosas ou em multíparas, mas sua etiologia exata ainda é desconhecida. Nela, a mortalidade materna é alta, sendo comum a evolução precoce ou tardia para insuficiência renal crônica terminal.

INSUFICIÊNCIA RENAL AGUDA PÓS-PARTO

Esta doença, também conhecida como síndrome hemolítico-urêmica pós-parto, caracteriza-se por hipertensão, anormalidades na coagulação e anemia hemolítica microangiopática. Pode ocorrer desde um dia de intervalo após o parto até muitos meses após. Uma infecção viral precede, em geral, esta doença. Os principais sintomas são: cefaléia, náuseas, vômitos; e os principais sinais: oligúria ou anúria, diástase hemorrágica e hipertensão arterial. No sangue periférico encontramos esquistócitos (hemácias em forma de carrapicho), trombocitopenia e aumento dos produtos de degradação da fibrina, sem alterar o tempo de sangramento. Os sintomas neurológicos, quando presen-

tes, são semelhantes aos da púrpura trombocitopênica idiopática. A etiologia é desconhecida, devendo ser o resultado de uma lesão difusa das células endoteliais vasculares. O endotélio lesado predispõe a tromboses glomerulares, com depósito de fibrina e necrose fibrinóide das arteríolas.

O tratamento inclui diálise, anticoagulantes para controlar a coagulação intravascular e prostaciclina. Exsangüineotransfusão e troca plasmática de sangue fresco gelado têm sido empregadas com bons resultados.

UROPATIA OBSTRUTIVA

A uropatia obstrutiva, raramente citada na literatura médica, é mais comum em multíparas, em primigestas ou em gestações com poliidrâmnios. A presença de anúria ou oligúria indica a realização de ultra-sonografia abdominal ou renal. Este exame sela o diagnóstico ao demonstrar grande dilatação no sistema coletor urinário. Essa dilatação é muito mais comum à esquerda (14% dos casos) que à direita (1% dos casos), ao contrário do que ocorre com a dilatação fisiológica.

CALCULOSE RENAL

A gravidez não aumenta nem diminui a ocorrência de calculose renal em mulheres, apesar do aumento da ingestão, da excreção urinária e da absorção intestinal de cálcio. Porém, a calculose renal é a causa mais comum de hospitalização por dor abdominal durante a gravidez nos Estados Unidos. A dor é no flanco ou no abdômen (90%) e acompanha-se de hematúria microscópica ou não em 95% dos casos. O diagnóstico é confirmado pela ultra-sonografia, pois a urografia excretora está contra-indicada na gravidez.

A nefrolitíase crônica favorece o aparecimento de infecção do trato urinário.

DOENÇA RENAL NO FETO

Raramente uma doença renal materna é capaz de afetar, direta ou indiretamente, a função renal do feto ou do recém-nascido.

Uma delas é decorrente do uso de inibidores da enzima conversora de angiotensina pela mãe, que pode ocasionar, no feto, insuficiência renal aguda ou hipercalemia. A angiotensina II é importante para manter, perto do fim da gestação, a perfusão renal e impedir o desenvolvimento de uremia pré-renal prolongada, com alto risco de morte fetal.

A grávida que fez transplante renal pode, raramente, induzir glomerulopatia membranosa neonatal e anúria no filho, pela passagem transplacentária de IgG materna.

GRAVIDEZ EM MULHERES COM DOENÇA RENAL PRÉVIA

Doença renal prévia pode trazer sérias conseqüências para a mãe e para o feto.

EFEITOS DE DOENÇA RENAL MATERNA NO FETO

Quando a GFR está reduzida pela metade, há grande diminuição da fertilidade. Apesar disso, pode ocorrer gravidez em pacientes com insuficiência renal crônica avançada, especialmente se ela estiver em diálise crônica ou feito transplante renal.

A doença renal materna aumenta a incidência de mortalidade fetal, de restrição de crescimento fetal e de prematuridade. A hipertensão é o maior risco, seguida de insuficiência renal e de síndrome nefrótica. Síndrome nefrótica com função renal normal e ausência de hipertensão arterial é de baixo risco maternofetal. Outras nefropatias, com função renal estável, também são de baixo risco. Quando não ocorre pré-eclâmpsia, o risco fetal é de 10%, passando para 30% quando existe pré-eclâmpsia. Se no início da gravidez a função renal já está comprometida, a perda fetal é de 40% e, se a pressão arterial for igual ou maior que 170 x 110mmHg, essa mortalidade sobe para 60%. Glomerulonefrite de boa evolução acarreta 20% de perda fetal, sendo mais grave quando ocorre no terceiro trimestre.

FATORES DE RISCO PARA A PROGRESSÃO DE DOENÇA RENAL

Para alguns autores, a gravidez não compromete a evolução de uma nefropatia, mas para outros ela também é agressiva para a mãe, pois costuma acelerar a evolução de insuficiência renal prévia e aumentar consideravelmente a porcentagem de evolução para pré-eclâmpsia. Aparentemente, baixas doses de aspirina e suplementos de cálcio diminuem a incidência de pré-eclâmpsia e de restrição de crescimento fetal.

PROGRESSÃO EM DOENÇAS RENAIS ESPECÍFICAS

A glomerulonefrite membranoproliferativa, a nefropatia por IgA, a glomerulosclerose segmentar e focal e a nefropatia de refluxo são as nefropatias de pior evolução na gravidez.

Quanto ao lúpus, os estudos divergem. Quando a gravidez ocorre em paciente lúpica oligo ou assintomática, com função renal conservada, a sobrevida fetal é alta e as complicações maternas baixas. Estas pioram com o aumento da proteinúria e/ou da pressão arterial, instalação de síndrome nefrótica, diminuição da função renal e presença de anticorpos fosfolípides. Em qualquer caso, a perda fetal e o risco de pré-eclâmpsia são maiores que aqueles decorrentes de gravidez em mulheres sadias. Algumas pacientes melhoram com a gravidez, mas voltam a piorar logo após o parto.

O *diabetes mellitus* materno induz nos fetos prematuridade, anormalidades congênitas, fetos grandes e distúrbios respiratórios, mas com baixo índice de mortalidade. As mães com nefropatia diabética tendem a ficar hipertensas, com síndrome nefrótica e menor função renal. A sobrevida fetal é alta, superior a 90%.

Gravidez em portadoras de rim policístico autossômico dominante implica aumento da incidência de hipertensão arterial e de pré-eclâmpsia, sem aumento da incidência de infecção do trato urinário ou deterioração da função renal.

PREVENÇÃO DA PROGRESSÃO DE DOENÇA RENAL

Temos poucas medidas terapêuticas para impedir a progressão de doença renal. Manter a pressão arterial normal, abaixo de 120 x 80mmHg, especialmente em diabéticas, e a glicemia normal são medidas eficazes, associadas a dietas normo ou um pouco hipoprotéicas. Dietas hiperprotéicas são desaconselhadas. A proteína da dieta aumenta o fluxo sangüíneo renal e estimula o sistema renina-angiotensina, elevando o fluxo e a pressão do capilar glomerular. Mesmo em grávidas normais, a dieta hiperprotéica aumenta a prematuridade, a morte neonatal e a restrição de crescimento fetal.

TRATAMENTO DA INSUFICIÊNCIA RENAL NA GRAVIDEZ

Diálise

O tratamento dialítico atual, com aparelhos mais eficazes, com sessões diárias ou no mínimo cinco vezes por semana, associado ao bom controle pressórico, dieta adequada, melhora do hematócrito com eritropoetina e grande redução de osteodistrofia urêmica, com suplementos adequados de 1,25-colecalciferol, tem conseguido aumentar o número de nascidos vivos para mais de 50%, com grande redução da mortalidade materna, porém a ocorrência de prematuridade, baixo peso ao nascer e necessidade de parto prematuro por cesárea ainda é alta.

Transplante

Apesar da grande melhoria da sobrevida maternofetal em pacientes hemodialisadas, gravidez em mulheres com transplante renal bem-sucedido acompanha-se de mais de 90% de sucesso. Hipertensão ou pré-eclâmpsia ocorre em 30% dos casos, em geral sem maiores complicações. Um terço das crianças nasce com redução do peso e da estatura, mas o rim pélvico não dificulta o parto vaginal. Os rins transplantados parecem tolerar bem a gravidez, não havendo aumento na incidência de rejeição.

Recomenda-se imunossupressão com até 15mg de prednisona, até 2mg/kg/dia de azatioprina e ciclosporina ou tacrolimus em níveis terapêuticos. Contra-indica-se o uso de micofenolato de mofetil e de sirolimus, que devem ser interrompidos seis semanas antes da tentativa de concepção.

BIBLIOGRAFIA

BAYLIS C, DAVISON AM: The normal renal physiological changes which occur during pregnancy, in *Oxford Textbook of Clinical Nephrology* (2nd ed), edited by Davison AM, Cameron JS, Grünfeld J-P, Kerr DNS, Ritz E, Winearls CG, Oxford, Oxford University Press, 1998, vol 3, pp 2297-2315.

DAVISON AM, BAYLIS C: Pregnancy in patients with underlying renal disease. in *Oxford Textbook of Clinical Nephrology* (2nd ed), edited by Davison AM, Cameron JS, Grünfeld J-P, Kerr DNS, Ritz E, Winearls CG, Oxford, Oxford University Press, 1998, vol 3, pp 2327-2348.

DAVISON AM: Renal complications that may occur in pregnancy, in *Oxford Textbook of Clinical Nephrology* (2nd ed), edited by Davison AM, Cameron JS, Grünfeld J-P, Kerr DNS, Ritz E, Winearls CG, Oxford, Oxford University Press, l998, vol 3, pp 2317-2325.

FERRIS TF: Hypertension and pre-eclampsia, in *Medical Complications during Pregnancy* (4th ed), edited by Burrow GN, Ferris TF, Philadelphia, WB Saunders, 1995, pp 1-28.

GREER IA: Pregnancy induced-hypertension, in *Oxford Textbook of Clinical Nephrology* (2nd ed), edited by Davison AM, Cameron JS, Grünfeld J-P, Kerr DNS, Ritz E, Winearls CG, Oxford, Oxford University Press, 1998, vol 3, pp 2350-2372.

MATHIAS L: Hipertensão induzida pela gravidez, em *Atualidades em Nefrologia 8*, editado por Cruz J, Cruz HMM, Barros RT, São Paulo, Sarvier, 2004, pp 90-101.

PALLER MS, CONNAIRE JJ: The kidney and hypertension in pregnancy, in *Brenner & Rector's The Kidney* (7th ed), edited by Brenner BM, Philadelphia, WB Saunders, 2004, vol 2, pp 1659-1695.

32 Nefrologia Pediátrica

Andreia Watanabe

Érika Arai Furusawa

Maria Helena Vaisbich

Vera Hermina Kalika Koch

EMBRIOLOGIA, ESTRUTURA E MATURAÇÃO DA FUNÇÃO RENAL

EMBRIOLOGIA E MATURAÇÃO DO RIM FETAL

O rim humano origina-se da corda nefrogênica. Inicialmente, desenvolvem-se, em seqüência, dois rins primitivos, o pronéfron e o mesonéfron, ambos, apesar de se tornarem vestigiais com o tempo, são importantes na indução da formação do rim definitivo, o metanéfron. O metanéfron surge em torno da quinta semana de gestação e deriva-se de estruturas mesodérmicas e ectodérmicas. Os néfrons formam-se a partir do blastema nefrogênico, de origem mesodérmica, enquanto os túbulos coletores, cálices, pelve e ureter desenvolvem-se a partir do broto ureteral, de origem ectodérmica.

Os primeiros néfrons definitivos surgem a partir da oitava semana de gestação. A nefrogênese completa-se entre a 32ª e a 36ª semana de gestação. O recém-nascido a termo possui, aproximadamente, um milhão de néfrons em cada rim, sendo os néfrons justamedulares funcionalmente mais maduros.

A câmara alantoidecloacal representa um elemento de reserva comum aos tratos digestório e urinário. O alantóide, a partir da sexta semana de gestação, dá origem à parte da bexiga supratrigonal e ao úraco. A cloaca dá origem à ampola retal. A parte ântero-superior da câmara alantoidecloacal origina a câmara urogenital que forma parte da bexiga supratrigonal, o colo vesical, o esfíncter uretral interno e a uretra.

A irrigação sangüínea do parênquima renal é efetuada, inicialmente, por múltiplos ramos da aorta abdominal. Com o crescimento renal, esses vasos degeneram ou agrupam-se, resultando, em geral, em uma artéria para cada rim. O desenvolvimento do sistema vascular venoso se dá de forma única semelhante. Fibras do sistema nervoso autônomo penetram no parênquima renal, através do hilo renal, seguindo a distribuição arterial.

Durante a vida intra-uterina, a placenta funciona como principal órgão de depuração sangüínea fetal. O néfron recebe, durante essa fase, 2-4% do débito cardíaco. O feto começa a produzir urina entre a 9ª e a 12ª semana de vida intra-uterina. A partir da 25ª semana de gestação, principalmente, a produção fetal de urina é responsável por alíquota importante do volume total de líquido amniótico. O ritmo de filtração glomerular (RFG) aumenta 2,5 vezes no terceiro trimestre de gestação.

DESENVOLVIMENTO RENAL PÓS-NATAL

Após o nascimento, o clampeamento do cordão segue-se de elevação do débito cardíaco e queda da resistência vascular sistêmica, com conseqüente elevação da fração do débito cardíaco recebida pelos rins e aumento do fluxo sangüíneo renal. O RFG eleva-se bruscamente com a redistribuição sangüínea intra-renal e priorização das áreas corticais sobre a medular renal. No recém-nascido a termo, o RFG chega a dobrar em duas semanas de vida. No recém-nascido prematuro, o incremento no RFG é menor inicialmente até a finalização da nefrogênese, após a qual ela sofre a elevação verificada no recém-nascido a termo.

A maturação pós-natal do parênquima renal se dá à custa de crescimento tubular e glomerular. Durante os primeiros seis meses de vida extra-uterina, o diâmetro glomerular aumenta em média 150% e o comprimento tubular se alonga em 400%; essas alterações aproximam o rim do lactente da relação glomerulotubular do rim adulto.

O RFG do recém-nascido correlaciona-se com a idade gestacional ao nascimento e não com o peso, estatura ou superfície corpórea. O RFG, expresso em $mL/min/1,73m^2$, é, portanto, menor no prematuro que

Nefrologia

no recém-nascido a termo. Neste, o RFG oscila entre 15 e 20mL/min/1,73m². O RFG da criança se aproxima dos valores do adulto entre 1 e 3 anos de idade.

O recém-nascido e o lactente são predominantemente anabólicos. Disso resulta baixa produção de uréia. O recém-nascido apresenta, nos primeiros dias de vida, nível sérico de creatinina próximo ao materno, passando depois a mostrar valores compatíveis com sua massa muscular e função renal. O RFG pode ser estimado, indiretamente, a partir de creatinina sérica, em todos os grupos etários pediátricos, pela fórmula:

$$\text{RFG em mL/min/1,73m}^2 = \frac{k \times \text{altura em cm}}{\text{creatinina sérica em mg/dL}}$$

O valor de k foi determinado por Schwartz et al. por meio de análise de regressão, comparando a razão altura/creatinina com valores do RFG obtidos pela medida do *clearance* de inulina; k correlaciona-se significativamente com a massa muscular e a excreção diária de creatinina na urina. A tabela 32.1 mostra os valores de k de acordo com a faixa etária e o estado nutricional do paciente. A tabela 32.2 mostra a progressão esperada do RFG e da creatinina sérica com a idade da criança.

A função tubular do recém-nascido desenvolve-se paralelamente à maturação glomerulotubular. A ca-

pacidade de concentração máxima urinária é baixa ao nascimento, atingindo valores comparáveis aos do adulto entre 6 e 11 meses de vida. Quanto à capacidade de diluição urinária, é reduzida nas primeiras 72 horas de vida, atingindo valores semelhantes aos do adulto ao fim da primeira semana de vida. O recém-nascido, no entanto, tem dificuldade para excretar carga de água livre até 4 a 6 semanas de idade, devido aos baixos valores do RFG próprios dessa fase de maturação renal.

A fração de excreção de sódio no recém-nascido a termo é de aproximadamente 1%, comparável à do adulto. Pode, no entanto, ser mais elevada no recém-nascido prematuro, no qual pode atingir valores de 2 a 5%, alcançando valores próximos aos do recém-nascido a termo em torno de 4 a 6 semanas de vida.

A excreção urinária de amônia é comparável à do adulto, se corrigida para o RFG. A produção de acidez titulável é bem desenvolvida no recém-nascido. O recém-nascido prematuro e o a termo apresentam, entretanto, limiar renal de bicarbonato mais baixo, por imaturidade funcional tubular. Disso decorre a manutenção, nessa fase da vida, de níveis séricos de bicarbonato entre 20 e 21mEq/L. A acidificação urinária máxima é atingida aos 2 meses de vida.

O recém-nascido apresenta níveis sangüíneos elevados de fosfato, devido à combinação dos seguintes fatores: baixo RFG, capacidade limitada de produção de paratormônio e deficiência de resposta tubular renal ao paratormônio circulante. A calcemia tende a ser baixa, devido ao hipoparatireoidismo relativo, associado à tendência à acidose metabólica e à deficiência de produção de 1,25-diidroxivitamina D. A calcemia eleva-se com facilidade por meio da oferta adequada de cálcio e vitamina D.

A função renal do recém-nascido é o produto do somatório da imaturidade anatômica renal e de um ambiente hormonal único, caracterizado por hiperfunção do sistema renina-angiotensina-aldosterona, ativação do sistema calicreína-cinina com produção exacerbada da prostaglandina E_2 e I_2, concentração elevada de catecolaminas, valores rebaixados de hormônio antidiurético e resposta tubular submáxima. Este conjunto de alterações hormonais tende a desaparecer paralelamente à aquisição de maturidade morfofuncional do parênquima renal e pode ser compreendido como parte da adaptação funcional do recém-nascido à função renal incipiente.

Tabela 32.1 – Valores de k em crianças normais e desnutridas de diferentes grupos etários.

Idade	Média	Eutrofia	Desnutrição
IG 25-34 semanas, até 15 meses, ambos os sexos	0,33	0,34 ± 0,01	0,31 ± 0,04
IG 38-42 semanas, até 12 meses, ambos os sexos	0,45	0,44 ± 0,02	0,33 ± 0,02
2-12 anos, ambos os sexos	0,55	0,56 ± 0,01	
13-21 anos, sexo feminino	0,55	0,59 ± 0,02	0,58 ± 0,03
13-21 anos, sexo masculino	0,70	0,73 ± 0,05	0,49 ± 0,07

IG = idade gestacional.

Tabela 32.2 – Valores do RFG e da concentração sérica de creatinina na faixa etária pediátrica (adaptado de Avner et al., 1990).

Idade	Creatinina (mg/dL)	RFG (mL/min/1,73m²)
RNPT	1,3	14 ± 3
RNT Nascimento (1-2 semanas)	1,0 0,4	21 ± 4 50 ± 10
Lactente (6 meses-2 anos)	0,2	77 ± 14
Crianças (1-3 anos)	0,4	96 ± 22
Adolescentes	0,8-1,0	118 ± 18

RNPT = recém-nascido pré-termo; RNT = recém-nascido a termo.

SINAIS E SINTOMAS SUGESTIVOS DE ACOMETIMENTO RENAL CONGÊNITO

Achados clínicos peculiares, sugestivos de doença renal, devem ser valorizados no período gestacional e no acompanhamento posterior do recém-nascido, para diagnóstico precoce e profilaxia ou minimização de seus efeitos deletérios.

História gestacional e parto

Oligoidrâmnio – pode sugerir displasia renal grave, agenesia renal bilateral ou obstrução grave de vias urinárias.

Poliidrâmnio – pode ocorrer secundariamente a *diabetes inisipidus* nefrogênico ou outra tubulopatia com expressão na vida fetal. Pode ser decorrente de causas não-renais como malformações gastrintestinais (mais comumente atresia de esôfago) ou distúrbios neurológicos graves com dificuldade à deglutição.

Peso placentário > 25% do peso fetal – pode estar relacionado à síndrome nefrótica congênita.

Anoxia fetal/perinatal – pode determinar, secundariamente, insuficiência renal aguda.

Micção

A primeira micção ocorre nas primeiras 48 horas de vida em 99% dos recém-nascidos. Ausência de diurese após 48 horas sugere insuficiência renal pré-renal, renal ou pós-renal e deve ser investigada.

Exame físico

Massas abdominais de causa renal ocorrem em 0,5 a 0,8% dos recém-nascidos, as causas mais freqüentes são: hidronefrose, rins policísticos ou multicísticos, trombose de veia renal e, menos freqüentemente, tumores. A presença de bexiga palpável no recém-nascido pode sugerir presença de válvula de uretra posterior ou de outra obstrução da via excretora urinária. A presença de edema está freqüentemente associada a causas cardíacas ou renais. A presença de ascite, geralmente de causa extra-renal, pode, no entanto, ser conseqüente à presença de uropatia obstrutiva, ruptura vesical, ou síndrome nefrótica congênita. Em recém-nascidos com malformações em geral, deve-se investigar a possibilidade de comprometimento renal principalmente em caso de malformação auricular, ânus imperfurado, hipospadia, meningomielocele, defeito de parede abdominal, síndromes cromossômicas, malformações múltiplas, fácies de Potter.

HEMATÚRIA

Define-se hematúria como excreção anormal de hemácias na urina. Em urina centrifugada, a hematúria é definida pelo encontro de mais de 5 hemácias/campo, em aumento de 400 vezes.

A hematúria pode ser macro ou microscópica. A prevalência de hematúria microscópica, em exame isolado de urina, em populações de escolares, é de 4 a 6%. Esta cifra se reduz a 0,5 ou 1,0% em exames repetidos a intervalos de 6 a 12 meses. A hematúria macroscópica ocorre mais raramente, representando 0,13% dos motivos de consulta em ambulatório pediátrico de hospital de referência.

Hematúria macroscópica – visível a olho nu e confirmada pela presença de hemácias na urina.

Hematúria microscópica – cinco ou mais hemácias por campo (400 vezes).

A detecção de sangue na urina pode ser feita com tiras reagentes impregnadas com uma mistura de peróxido orgânico e tetrametilbenzidina que, em contato com hemoglobina, mioglobina ou produtos de degradação, adquirem cor azulada. Este método é mais sensível à hemoglobina/mioglobina livre do que às hemácias intactas. Se um material urinário for positivo para sangue, o exame microscópico deve ser realizado para avaliação da existência de hemácias; se estas não forem confirmadas, a diferenciação entre hemoglobina e mioglobina pode ser feita por imunodifusão.

O diagnóstico diferencial de um caso de hematúria na criança exige anamnese detalhada e exame físico completo. Urina de cor escura, acastanhada ou avermelhada pode ser sugestiva de glomerulopatia, enquanto a presença de coágulos pode sugerir sangramento de vias urinárias. A relação da hematúria com os tempos de micção pode apresentar importância no diagnóstico topográfico do problema: a *hematúria inicial* provavelmente apresenta origem uretral, a *hematúria terminal* sugere origem ureteral ou vesical e a *hematúria global* não permite a localização. Devem ser investigados também os seguintes dados de anamnese: idade de início do quadro, duração da doença, periodicidade da hematúria; presença de fatores associados como traumatismo, dor, distúrbios miccionais, febre, infecções de vias aéreas ou cutâneas, relação com esforço físico, além de antecedentes pessoais e familiares. Ao exame físico, deve-se estar especialmente atento a dados antropométricos e medida de pressão arterial, presença de edema ou de púrpura, palpação abdominal e avaliação de genitália.

O quadro 32.1 apresenta as principais causas de hematúria na criança e os exames laboratoriais empregados para identificá-las.

A diferenciação entre sangramento glomerular e não-glomerular pode ser avaliada por meio da pesquisa de hemácias dismórficas. Hemácias dismórficas apresentam-se distorcidas, de tamanho/volume heterogêneo, e freqüentemente com formações bolhosas em sua periferia. O achado de hemácias dismórficas > 80% sugere hematúria glomerular e deve ser feito em urina recém-emitida centrifugada e analisada diretamente sobre microscopia de contraste de fase ou corada com corante de Wright para análise em microscópio comum; 50-100 células devem ser examinadas e o resultado emitido em porcentagem. Deve-se, no entanto, considerar que existem situações clínicas levando a sangramento urinário não-glomerular que favorecem a positividade do dismorfismo eritrocitário, a saber: calculose urinária, infecção urinária, hipertrofia prostática, nefropatia do refluxo. Da mesma forma, existem sangramentos glomerulares que apresentam, às vezes,

Quadro 32.1 – Roteiro empregado para análise diagnóstica da hematúria na criança.

	Exames subsidiários
Avaliação geral	Hemograma completo
	Uréia
	Creatinina
	Depuração de creatinina
	Urina tipo I (aumento de 400x)
	Pesquisa de dismorfismo eritrocitário (microscopia de contraste de fase)
	Ultra-sonografia de rins e vias urinárias
Glomerulopatias	Eletroforese de proteínas
	Complemento total e frações
	Proteinúria de 24 horas
	Colesterol e triglicérides
	Biópsia renal
	Pesquisa de cristais de cistina
Doenças metabólicas/litíase	*Urina de 24 horas*: cálcio, creatinina, sódio, potássio, magnésio, ácido úrico, oxalato, citrato
	Sangue: cálcio, fósforo, ácido úrico
	Imagenologia: ultra-sonografia de rins e vias urinárias, radiografia simples de abdômen e/ou urografia excretora
Hemoglobinopatias	Eletroforese de hemoglobina
Coagulopatias	Tempo de sangramento, tempo de coagulação, tempo de protrombina, tempo de tromboplastina parcial, dosagem específica de fatores de coagulação/função plaquetária
Infecção urinária	Urocultura
Tuberculose renal/vias urinárias	Cultura de bacilos álcool-ácido-resistentes (BAAR) na urina
	Inoculação em cobaias (se cultura positiva)
Tumores	Imagenologia pertinente
Malformações renais/vasculares	Imagenologia pertinente

hematúria eumórfica: glomerulonefrite pós-infecciosa, glomerulonefrite membranoproliferativa, glomerulonefrite membranosa, síndrome hemolítico-urêmica, glomerulonefrite crescêntica, nefropatia por IgA.

A presença de leucócitos com morfologia conservada, acompanhados de hemácias, com proporção entre glóbulos vermelhos e brancos semelhante à encontrada no sangue, sugere sangramento de vias urinárias.

A formação de cilindrúria tem como esqueleto de suporte a proteína de Tamm-Horsfall, secretada nos túbulos distais, que se coagula envolvendo elementos figurados na luz tubular. Os cilindros são estruturas frágeis, podem desintegrar-se em urina hipotônica ou alcalina, o *cilindro hemático* forma-se pela associação de proteínas precipitadas e hemácias, e seu achado em doenças hematúricas sela o diagnóstico de hematúria renal, em geral glomerular.

A hematúria tubular, raramente, pode formar cilindros hemáticos.

CRITÉRIOS DIAGNÓSTICOS DE IMPORTÂNCIA

Proteinúria – negativa < 5mg/kg/dia (máximo 150mg/dia); não-nefrótica, entre 5 e 50mg/kg/dia; e nefrótica > 50mg/kg/dia.

Hipercalciúria – ≥ 4mg/kg/dia ou relação cálcio/creatinina urinária (primeira amostra da manhã): 0-6 meses > 0,8; 7-12 meses > 0,6; e > 2 anos > 0,2.

Hiperuricosúria – recém-nascido a termo: ritmo de filtração glomerular > 3,3mg/dL; criança > 3 anos: ritmo de filtração glomerular > 0,56mg/dL.

Hiperoxalatúria – > $50mg/1,73m^2/24$ horas.

Hipocitratúria – < $387 \pm 77mg/1,73m^2/24$ horas.

Magnesiúria – normal, estimada em $1,5 \pm 0,2mg/kg/dia$.

Insuficiência renal – ritmo de filtração glomerular < $80mL/min/1,73m^2$.

A biópsia renal é indicada em situações de hematúria sugestiva de etiologia *glomerular*, especialmente no caso de hematúria macroscópica recorrente associado a proteinúria, síndrome nefrótica, hipertensão arterial ou doença sistêmica, e naqueles com história familiar positiva para doença renal crônica. A persistência de hematúria microscópica isolada por mais de um ou dois anos, sem etiologia definida, pode constituir-se, também, em indicação de biópsia renal. É importante lembrar que o esclarecimento do diagnóstico etiológico, por meio de biópsia renal, raramente indica terapêutica específica, o que reduz grandemente a indicação formal desse procedimento na hematúria monossintomática, isto é, isolada, sem outros sinais, sintomas ou alterações laboratoriais concomitantes. O prognóstico da hematúria depende, fundamentalmente, da sua etiologia, sendo, em geral, benigno nas hematúrias isoladas. A terapêutica da hematúria depende de sua etiopatogenia. Recomenda-se que os casos de hematúria sejam seguidos em conjunto com o nefrologista pediátrico, uma vez que se trata de tema em constante evolução diagnóstica e terapêutica.

Para avaliar a freqüência diagnóstica dos vários distúrbios causadores de hematúria na criança em um serviço universitário de Nefrologia Pediátrica, foram analisados, retrospectivamente, os prontuários de 128 crianças, 78 do sexo masculino e 50 do sexo feminino, que apresentavam queixa/achado principal de hematúria macroscópica persistente e/ou recorrente ou hematúria microscópica persistente, no período de 1978 a 1995. A idade média à primeira avaliação foi de 8,2 anos (5 meses a 16 anos), e o período médio de seguimento, de 3,2 anos (1 mês a 15 anos). Hematúria macroscópica ocorreu em 104 pacientes e microscópica persistente em 24 crianças. Entre os diagnósticos etiológicos firmados predominaram os distúrbios metabólicos e a litíase das vias urinárias, isoladas ou em associação (total de 65,5% dos casos). Hipercalciúria foi o distúrbio metabólico predominante (90,1%), isoladamente (73,2%) ou em associação com hiperuricosúria (16,9%). Antecedentes familiares positivos para litíase foram encontrados em 32,1% dos casos diagnosticados como portadores de litíase e/ou distúrbios metabólicos urinários. Glomerulopatias foram diagnosticadas em 25% dos casos, com predomínio de glomerulonefrite aguda em 11 (34,5%). Em seis crianças (4,7% dos casos), apesar de intensa e exaustiva investigação incluindo biópsia renal, a causa da hematúria não foi elucidada.

GLOMERULONEFRITE AGUDA PÓS-INFECCIOSA

CONCEITO

Esta é uma das nefropatias mais comuns na criança. O agente infeccioso responsável é, na maioria dos casos, o estreptococo beta-hemolítico do grupo A, do qual somente algumas cepas são nefritogênicas. Nas glomerulonefrites (GN) secundárias a infecções de vias aéreas superiores, os sorotipos mais freqüentes são o 1, 3, 4, 6, 12, 25 e o 49, enquanto nas que se seguem a infecções de pele, identificam-se, mais amiúde, os tipos 2, 49, 55, 57 e 60.

Outros agentes infecciosos podem gerar quadro de GN pós-infecciosa, tais como estafilococo, meningococo, pneumococo, citomegalovírus, vírus Coxsackie, entre outros. Em alguns casos, a identificação do agente infeccioso não é possível.

QUADRO CLÍNICO

São acometidas, em geral, crianças com idade superior a 2 anos. Os primeiros sintomas do acometimento renal surgem uma a três semanas após o evento infeccioso. A doença freqüentemente apresenta início abrupto, manifestando-se por meio de hematúria, macroscópica ou microscópica, graus variáveis de queda do ritmo de filtração glomerular e conseqüentemente edema, oligúria, hipertensão arterial, e proteinúria que, às vezes, atinge níveis nefróticos. Chama-se síndrome nefrítica à presença simultânea de edema, hipertensão arterial e hematúria. É importante lembrar que, durante epidemias por estreptococos nefritogênicos, alto percentual de crianças pode apresentar a doença de forma assintomática, sendo o acometimento renal diagnosticado por meio do achado isolado de hematúria microscópica, em exame rotineiro de urina.

FISIOPATOLOGIA

A fisiopatologia da GN pós-estreptocócica envolve diminuição do ritmo de filtração glomerular determinada pela redução da superfície de filtração produzida pela infiltração glomerular por células inflamató-

rias e pela queda da permeabilidade da membrana basal glomerular. O fluxo sangüíneo renal encontra-se igualmente reduzido, mantendo-se a fração de filtração. A função tubular encontra-se preservada. A queda no volume de filtrado glomerular associada à reabsorção de fluidos e solutos nos túbulos distal e coletor levam à instalação de oligúria. A manutenção da ingestão hídrica em vigência de oligúria produz retenção hidrossalina e, subseqüentemente, edema e hipertensão. Nos casos de queda intensa do ritmo de filtração glomerular, instalam-se acidose, hipercalemia e hiperfosfatemia.

DIAGNÓSTICO

Exames subsidiários para o diagnóstico do quadro incluem:

- Cultura de secreções de processos infecciosos ativos que raramente estão presentes na vigência do quadro nefrítico.
- Urina tipo I: osmolaridade em geral elevada; proteinúria positiva, raramente maciça; presença de cilindros hemáticos, granulosos, hialinos e leucocitários. Hemácias são em geral dismórficas.
- Função renal: fluxo sangüíneo renal e ritmo de filtração glomerular (RFG) estão geralmente diminuídos; níveis séricos de uréia e creatinina podem estar elevados. Função tubular renal em geral é preservada. Expansão de volume extracelular é, em geral, isonatrêmica. Quando a queda do RFG é importante, instala-se hiponatremia, acidose metabólica, hipercalemia.
- Hemograma e perfil de coagulação: a expansão de volume extracelular pode determinar anemia; plaquetopenia pode estar presente devido à diminuição da meia-vida plaquetária. Leucograma, em geral, inalterado, dependendo da persistência do quadro infeccioso. O perfil de coagulação demonstra polimerização do fibrinogênio na fase inicial da doença, acompanhado de diminuição do fator XIII e da antitrombina III e elevação da α1-antitripsina. Sinais de fibrinólise marcam a fase de recuperação, com aparecimento no sangue de produtos derivados do fibrinogênio e, na urina, de produtos de degradação de fibrina.
- Aspectos imunológicos: a resposta imunológica à estreptococcia de garganta é diferente daquela encontrada na forma cutânea. A infecção de garganta leva à elevação dos títulos de antiestreptolisina O, anti-hialuronidase, anti-DNase, anti-NADase. Todos estes anticorpos fazem parte do *streptozyme test* muito utilizado para o diagnóstico de estreptococcia prévia recente. Na infecção cutânea, no entanto, títulos de antiestreptolisina O não se elevam, devendo-se utilizar a anti-DNase para o diagnóstico. O complemento total e algumas de suas frações encontram-se diminuídos em aproximadamente 90% dos

casos, na fase aguda da GN pós-estreptocócica. C3, C5 e properdina estão freqüentemente diminuídos, apesar de a ativação ocorrer, algumas vezes, por via clássica. C4 está em geral em níveis normais. A hipocomplementemia resolve-se aproximadamente seis semanas após o início do quadro. Noventa por cento dos pacientes apresentam hipergamaglobulinemia, com elevação de IgM e IgG; 75% dos casos apresentam crioglobulinemia, e 50%, positividade para o fator reumatóide.

TERAPÊUTICA

Critérios de internação

Hipertensão arterial, elevação de uréia/creatinina, edema importante.

Cuidados gerais

- Antibioticoterapia para caso-índice e contatantes suscetíveis.
- Restrição hidrossalina adequada às necessidades do paciente.
- Monitorização clínica: peso, diurese, pressão arterial.
- Monitorização laboratorial: uréia, creatinina, sódio, potássio. Pacientes com diagnóstico de insuficiência renal merecem avaliação de gasometria venosa, cálcio ionizável e fósforo. Pacientes proteinúricos devem ser avaliados também em relação à eletroforese de proteínas ou dosagem de proteína total e frações.

Hipertensão arterial

- Restrição hidrossalina adequada às necessidades do paciente é a base do tratamento da hipertensão.
- Furosemida, 1-4mg/kg/dia, adequada às necessidades do paciente, tomando-se o cuidado de trazê-lo à condição de euvolemia. Lembrar que atitudes exageradas quanto à restrição hidrossalina associada a doses desnecessariamente altas de diurético podem gerar estados hipovolêmicos que, por sua vez, podem agravar o quadro de lesão renal por meio da indução de isquemia renal associada à diminuição excessiva do volume circulante.
- Hipotensores podem ser utilizados na fase inicial da terapêutica, para manter a pressão arterial entre o percentil 90 e 95 (*Update Task Force*, 1996), em apoio ao controle pressórico que, nesse caso, baseia-se principalmente no manejo consciente da hipervolemia. São os agentes mais utilizados:

Na emergência hipertensiva – nitroprussiato de sódio: uso por via intravenosa, a solução deve ser protegida da luz, exerce seu efeito hipotensor em segundos, requer ambiente de terapia intensiva; dose 0,5-8µg/kg/min.

Na urgência hipertensiva – agentes bloqueadores do canal de cálcio ou inibidores da ECA (ver hipertensão arterial).

Hipercalemia

Ver item Insuficiência renal aguda.

Diálise

Falha do manejo clínico da hipervolemia, hipercalemia ou da uremia. Prefere-se a diálise peritoneal.

PROGNÓSTICO

O curso da doença em geral se caracteriza por melhora espontânea após a primeira semana de instalação. A melhora dos parâmetros funcionais renais acompanha-se do restabelecimento da diurese e leva à diminuição do edema e da hipertensão arterial, permitindo a suspensão dos diuréticos e dos hipotensores. O complemento recupera-se em seis a oito semanas, e a proteinúria negativa-se em três a seis meses. A hematúria macroscópica, geralmente, resolve-se em duas a três semanas, permanece, no entanto, a hematúria microscópica, que pode persistir por um a dois anos. A falha no cumprimento destes critérios de melhora indica a realização de biópsia renal que objetiva a detecção de fatores anatomopatológicos de risco (crescentes, GN rapidamente progressiva) da glomerulonefrite aguda pós-estreptocócica ou a identificação de outras doenças cujo quadro clínico inicial é o de síndrome nefrítica aguda, a saber: vasculites agudas (lúpus eritematoso sistêmico, granulomatose de Wegener, poliarterite nodosa, púrpura de Henoch-Schönlein), nefropatia por IgA, glomerulonefrite membranoproliferativa, síndrome de Alport, entre outras.

O prognóstico a curto prazo da glomerulonefrite aguda pós-estreptocócica parece ser bom, principalmente em crianças, nas quais a mortalidade na fase aguda é inferior a 1%. A evolução e o prognóstico a longo prazo são, no entanto, controversos. O prognóstico parece ser bom para a maioria dos pacientes pediátricos, vítimas de casos esporádicos ou epidêmicos da doença, nos quais não se tenha detectado nefropatia preexistente, proteinúria importante persistente ou presença extensa de lesões crescênticas glomerulares. O desaparecimento completo das alterações urinárias pode levar anos, no entanto, biópsias seqüenciais demonstram lesões glomerulares discretas, com proliferação mesangial e depósito de imunoglobulina e C3. A evolução a longo prazo da doença (mais de 20 anos de seguimento) ainda não é conhecida.

INSUFICIÊNCIA RENAL CRÔNICA

CONCEITO

A insuficiência renal crônica (IRC) é uma síndrome causada por grande variedade de nefropatias que, com evolução progressiva, apresenta falência renal gradual e irreversível caracterizada por diminuição do ritmo de filtração glomerular (RFG) associada a um complexo de distúrbios bioquímicos, clínicos e fisiológicos resultantes da destruição progressiva de néfrons. O RFG, a partir do qual se define IRC, é discutível; em nosso serviço passamos a denominar a perda funcional renal de IRC a partir de RFG ≤ 80mL/min/1,73m².

EPIDEMIOLOGIA

A etiologia de IRC apresenta variação regional. A incidência e a prevalência dessa síndrome na faixa etária pediátrica ainda são pouco conhecidas. Dados de 2002 do *North American Pediatric Renal Transplant Cooperative Study* (NAPRTCS), sobre 5.039 pacientes cadastrados, mostram predominância de pacientes do sexo masculino (64,6%), de etnia caucasiana (62%) e 60% de portadores de alteração estrutural renal, confirmando a doença renal congênita como mais importante do que causas adquiridas na IRC pediátrica.

A distribuição dos pacientes conforme a etiologia mostra em ordem decrescente: uropatia obstrutiva (23%), aplasia/hipoplasia e displasia renal (18%), pielonefrite crônica (8%), glomerulosclerose focal e segmentar (8%), doença policística renal (4%), outras (4%). A glomerulosclerose focal e segmentar mostrou-se mais freqüente nos pacientes afro-americanos (15% *versus* 6% em outras etnias), principalmente no adolescente, no qual é responsável por 31% dos casos de IRC. Neste grupo de pacientes, um terço foi cadastrado entre 6 e 12 anos de idade, 19,5% antes de 24 meses e 3,4% entre 18 e 20 anos de idade.

A IRC na criança traduz-se, clínica e laboratorialmente, de maneira semelhante ao que ocorre no adulto, com a diferença de que o acometimento infantil se dá na fase de crescimento e desenvolvimento. Dados do NAPRTCS de 2002 mostram que 30% dos pacientes cadastrados apresentam estatura abaixo do percentil 3 da curva de crescimento.

Inicialmente, com perda de até 50% de massa funcionante renal, a criança pode permanecer assintomática ou apresentar leve hipertensão arterial. O comprometimento renal é detectado apenas laboratorialmente, traduzido por queda de RFG, queda da concentração e acidificação urinárias e, freqüentemente, por alterações do sedimento urinário. Com a queda do RFG abaixo de 30mL/min/1,73m², observam-se elevações dos níveis séricos de uréia e creatinina, anemia moderada, sinais de osteodistrofia renal, atraso de crescimento e de maturação puberal, astenia e, freqüentemente, hipertensão arterial. Quando o RFG cai a 5-10mL/min/1,73m², instala-se a fase terminal da IRC, caracterizada por uremia franca, alterações hidroeletrolíticas, acidose metabólica e manifestações sistêmicas, com distúrbios gastrintestinais, neurológicos, cardíacos, cutâneos, fazendo-se necessária a indicação de terapêutica dialítica, que deve ser iniciada antes do surgimento das manifestações sistêmicas acima referidas.

TERAPÊUTICA

- Nutricional:

1. Adequar a oferta calórica (utilizar 100% do recomendado para a idade, tabela *Recommended Dietary Allowances* – RDA).
    - Lactente: 102-108kcal/kg/dia.
    - Pré-escolar: 90kcal/kg/dia.
    - Escolar: 70kcal/kg/dia.
    - Adolescente: 50kcal/kg/dia.

2. Adequar a oferta protéica: normalmente comemos muito mais proteína que o recomendado para a idade; portanto, adequar a oferta protéica à RDA é de fato restringir a dieta normal. Deve-se utilizar 100% do recomendado para a idade, tabela do *Recommended Dietary Allowances*, só a partir de RFG ≤ 50mL/min/1,73m²). Para a criança em diálise, a oferta protéica é mais elevada que o apresentado, variando com o tipo de diálise utilizado.
    - 0-6 meses: 2,2g/kg/dia.
    - 6-12 meses: 1,6g/kg/dia.
    - 1-6 anos: 1,1g/kg/dia.
    - 7-10 anos: 1g/kg/dia.
    - Adolescência: 0,8-1g/kg/dia.

3. Adequar a oferta de sódio, repor se necessário, baseando-se na perda urinária de sódio. Manter nível sérico entre 135 e 145mEq/L.

4. Adequar a oferta de potássio para manter nível sérico adequado (3,5 a 5mEq/L).

- Tratamento da hipercalemia – ver capítulo 18.
- Tratamento da acidose metabólica – se pH > 7,1 e bicarbonato > 10, corrigir com bicarbonato de sódio, por via oral, iniciar com 2mEq/kg/dia e aumentar gradualmente de acordo com melhora dos parâmetros laboratoriais (se pH < 7,1 ou bicarbonato < 10, ver capítulo 18).
- Tratamento da hiperfosfatemia – a hiperfosfatemia pode ser tratada de duas maneiras:

1. Por meio de dieta pobre em fósforo, o que limita a ingestão de proteínas globalmente, pois leite, ovos e carne são fontes ricas desse mineral. A ingestão de fósforo deve ser reduzida paralelamente à perda progressiva da função renal. Recomenda-se a redução do fósforo da dieta para 500 a 600mg/dia em crianças com peso inferior a 20kg e para 600 a 1.000mg/dia em crianças maiores e adolescentes.

2. Por meio do uso de drogas que reduzam a absorção de fósforo da luz intestinal como o carbonato/acetato de cálcio ou hidróxido de alumínio. Essas drogas devem ser ingeridas junto com a alimentação. Os sais de alumínio devem, no entanto, ser evitados, pois o acúmulo desse mineral, secundariamente à falência renal, leva a osteomalacia, anemia e alterações neurológicas diversas. Novas

drogas têm sido introduzidas para uso, como quelantes intestinais à base de substâncias neutras (portanto, desprovidas de sais de cálcio ou alumínio). A droga mais estudada até o momento é o sevelamer, com experiência pediátrica ainda reduzida.

- Tratamento da hipocalcemia – medir cálcio ionizável; se < 1mEq/L, iniciar gluconato de cálcio a 10%, por via intravenosa, 4mL/kg/dia, e associar calcitriol, iniciando com dose de 0,25µg/dia. Suplementar cálcio por via oral, na forma de carbonato de cálcio, iniciar com $1g/m^2/dia$ e aumentar de acordo com as necessidades para agilizar a suspensão do cálcio intravenoso.
- Deficiência de vitamina D – repor com 1,25-diidroxivitamina D (calcitriol). Antes de iniciar reposição de vitamina D, a fosfatemia deve ser normalizada à custa de quelantes intestinais de fósforo, utilizados, de início, isoladamente e depois em conjunto com a suplementação de vitamina D.
- Tratamento da anemia:
  - Administrar eritropoetina recombinante humana na dose de 50-200U/kg/dia.
  - Em caso de anemia ferropriva associada, adequar o conteúdo de ferro da dieta e iniciar a suplementação por via oral ou intravenosa.
- Tratamento da hipertensão arterial – ver capítulo 37.
- Adequação de medicamentos para o grau de insuficiência renal – utilizar tabelas pertinentes.

Todos os tipos de diálise são factíveis na criança, sendo a diálise peritoneal ambulatorial contínua automatizada a primeira escolha em Pediatria. Dados do relatório NAPRTCS de 2002 demonstram 60% dos pacientes pediátricos em modalidade dialítica peritoneal e 40% em hemodiálise, 79,3% dos quais com acesso vascular por via cateter de duplo lúmen (predominantemente em veia subclávia), 11% por fístula arteriovenosa e 9% por prótese vascular.

O transplante renal em crianças apresenta resultados crescentemente benéficos. Dados do relatório NAPRTCS de 2002, de distribuição do transplante por faixa etária, mostram 5% dos casos transplantados de 0 a 1 ano de idade, 15% de 2 a 5 anos de idade, 34,1% de 6 a 12 anos de idade, 38,6% entre 13 e 16 anos de idade e 7,3% acima de 17 anos; 49,3% foram obtidos de doador cadáver, 41,6% de doação viva relacionada e 9% de doadores vivos não-relacionados. A terapêutica de indução tem sido crescentemente utilizada em Pediatria nos últimos anos; em 2001, 60% dos pacientes transplantados receberam principalmente daclizumab ou basiliximab nos 30 primeiros dias pós-transplante renal. Um ano após o transplante, 80% dos casos pediátricos ainda têm sido mantidos com imunossupressão tripla com prednisona, ciclosporina ou tacrolimus e micofenolato de mofetil, este último em substituição à azatioprina. A sobrevida do enxerto no grupo de pacientes pediátricos transplantados entre 1996 e 2001 tem sido de aproximadamente 82% para a doação viva relacionada e 75% para os enxertos de doador cadáver.

INFECÇÃO URINÁRIA E MALFORMAÇÕES DAS VIAS URINÁRIAS

INFECÇÃO URINÁRIA

A infecção do trato urinário (ITU) é uma das doenças bacterianas mais comuns na infância. O trato urinário normal é estéril. Excetuando-se o período neonatal, a contaminação por via ascendente do aparelho urinário, por agentes microbianos da flora intestinal, constitui o mecanismo patogenético mais freqüente de infecção urinária.

As crianças do sexo masculino apresentam maior suscetibilidade à ITU nos primeiros 2 a 3 meses de vida, posteriormente são mais acometidas aquelas do sexo feminino. Estima-se que pelo menos 8% das meninas e 2% dos meninos apresentarão no mínimo um episódio de ITU durante a infância. A incidência de ITU na faixa etária pediátrica é desconhecida. Jakobsson et al., na Suécia, levantaram, por meio de estudo multicêntrico prospectivo, todos os diagnósticos de primoinfecção urinária em crianças com idade inferior a 2 anos (exclusão de casos de meningomielocele e malformações genitais), encontrando incidência média de 1% para ambos os sexos.

A *Escherichia coli* está envolvida como agente microbiano em 75% dos casos de ITU. Em crianças do sexo masculino, o *Proteus* sp. é isolado em aproximadamente 30% dos casos. A investigação de imagem após a primoinfecção urinária demonstra alterações obstrutivas em até 4% dos casos e refluxo vesicoureteral (RVU) em 8 a 40% dos pacientes.

A recorrência de ITU após a primoinfecção acontece em 50% das meninas durante o primeiro ano de seguimento e em 75% dos casos no período de dois anos de evolução; não há dados comparativos para o sexo masculino. O foco de atenção no cuidado da criança com ITU tem sido não somente relacionado ao diagnóstico e tratamento precoces do episódio infeccioso agudo, como também à minimização do dano renal crônico e suas conseqüências clínicas. A presença de cicatrizes renais tem sido documentada em 5 a 15% das crianças avaliadas após a primoinfecção urinária febril.

QUADRO CLÍNICO E DIAGNÓSTICO

Febre é o sinal mais comum de ITU durante os primeiros anos de vida, seguida de outros sintomas inespecíficos, como anorexia, vômitos, irritabilidade e diarréia. Os sinais clássicos de localização dessa infecção, como disúria, polaciúria, urgência miccional, dor lombar ou abdominal, costumam aparecer a partir dos 3 ou 4 anos de idade.

O exame físico das crianças sob suspeita ou com ITU confirmada deve incluir medida do peso, altura e da pressão arterial, pesquisa de anomalias congênitas, palpação da loja renal e exame da genitália. É desejável também a avaliação do jato miccional e do fluxo urinário.

O diagnóstico da ITU em crianças depende do exame qualitativo de urina, em amostra colhida com assepsia, utilizando fita-teste para nitrito e leucócito-esterase e microscopia urinária para a quantificação de leucocitúria e bacteriúria e da urocultura. A interpretação e a valorização dos resultados obtidos nesse exame devem considerar a técnica empregada na coleta da urina. Em lactentes, devido à dificuldade de obtenção de amostra de urina não contaminada com o emprego de saco coletor, está indicada a punção vesical suprapúbica ou a cateterização uretral para que se obtenha o diagnóstico inequívoco e definitivo. A coleta de urina para urocultura por saco coletor deve ser abandonada, pois resulta em alto grau de resultados falso-positivos, reservando-se a coleta por jato médio para crianças com controle esfincteriano. A presença de qualquer contagem bacteriana pelo método de Gram de urina não-centrifugada apresenta excelente combinação de sensibilidade (93%) e especificidade (95%) em relação à confirmação diagnóstica de infecção urinária. Testes rápidos apresentaram sensibilidade de 88% para leucócito-esterase ou nitrito e especificidade de 96% para a concomitância de positividade de ambos. A presença de piúria demonstra os piores índices de sensibilidade e especificidade, com variações dependendo do tipo de amostra avaliada, isto é, a sensibilidade e a especificidade entre 67 e 79% para leucócitos > 5/campo em urina centrifugada e de 77 e 89% para leucócitos > $10mm^3$ em urina não-centrifugada.

A demonstração de valores iguais ou superiores a 1.000, 10.000 ou 100.000 colônias de agente patogênico por mL de urina, colhida por meio de punção suprapúbica, cateterização vesical e jato médio, respectivamente, confirma o diagnóstico de ITU.

TRATAMENTO DA FASE AGUDA

A terapêutica antimicrobiana deve ser introduzida o mais precocemente possível, especialmente se se trata de lactentes com febre, pois, nessa faixa etária, é maior a possibilidade de pielonefrite e da associação da ITU a malformações do trato urinário. A Academia Americana de Pediatria recomenda que o tratamento de crianças de 2 meses a 2 anos de idade com ITU febril seja feito por 7 a 14 dias, utilizando a via parenteral inicial e o tempo mais prolongado de antibioticoterapia nos casos complicados por queda do estado geral, náuseas e vômitos, e a via oral e o tempo menor de tratamento em criança sem comprometimento do estado geral e sem vômitos. É necessário que se faça, em todos os casos, pelo menos um controle de cura, por meio da realização de urocultura quantitativa,

72 horas após a suspensão do antimicrobiano. A mesma conduta terapêutica deve ser tomada para crianças com idade superior a 2 anos de idade com suspeita clínica de pielonefrite aguda.

PROFILAXIA

O tratamento profilático, realizado com dose única noturna para os casos com controle esfincteriano estabelecido ou em dose dividida para aqueles sem controle esfincteriano, está indicado nas seguintes situações: pacientes após tratamento agudo de primoinfecção urinária febril até a exploração radiológica; portadores de alterações estruturais ou funcionais das vias urinárias, por exemplo, refluxo vesicoureteral, até que a condição desapareça, ou seja, corrigida; pacientes com ITU baixa de repetição pelo prazo inicial de quatro a seis meses.

Nas tabelas 32.3 e 32.4 relacionam-se as drogas antimicrobianas mais utilizadas no tratamento agudo e profilático de crianças com ITU.

Tabela 32.3 – Drogas mais utilizadas no tratamento agudo de crianças com ITU.

Medicamento	Dose diária
Por via parenteral	
Ceftriaxona	75mg/kg/dia a cada 24h
Cefotaxima	150mg/kg /dia, ÷ 6/6h
Ceftazidima	150mg/kg/dia, ÷ 6/6h
Cefalotina	50mg/kg/dia, ÷ 8/8h
Gentamicina	7,5mg/kg/dia, ÷ 8/8h
Tobramicina	5mg/kg/dia, ÷ 8/8h
Ticarcilina	300mg/kg/dia, ÷ 6/6h
Ampicilina	100mg/kg/dia, ÷ 6/6h
Por via oral	
Amoxacilina	20-40mg/kg/dia, 3 doses/dia
TMP	3-12mg/kg/dia, 2 doses/dia
TMP-SMX	30-60mg SMX/kg/dia, 2 doses/dia
Cefixima	8mg/kg/dia, 2 doses/dia
Cefpodoxima	10mg/kg/dia, 2 doses/dia
Cefprozil	30mg/kg/dia, 2 doses/dia
Cefalexina	50-100mg/kg/dia, 4 doses/dia
Loracarbef	15-30mg/kg/dia, 2 doses/dia

TMP-SMX = trimetoprima-sulfametoxazol.

Tabela 32.4 – Antimicrobianos para uso profilático.

Medicamento	Dose diária
TMP-SMX	2mg TMP/10mg SMX/kg, à noite
Nitrofurantoína	1-2mg/kg, à noite
Sulfisoxazol	10-20mg/kg, ÷ 12/12h
Ácido nalidíxico	30mg/kg, ÷ 12/12h
Mandelato de metenamina	75mg/kg, ÷ 12/12h

TMP-SMX = trimetoprima-sulfametoxazol.

INVESTIGAÇÃO POR EXAMES DE IMAGEM

Apesar de a investigação rotineira por imagem da criança com ITU febril ainda não estar definitivamente estruturada, ela pode ser útil para os grupos de crianças de maior risco. Sugere-se que, por não haver como detectar clinicamente com certeza quais os grupos de risco para o achado de malformações urinárias ao estudo de imagem, ainda se deve proceder à investigação completa em todos os casos de *infecção urinária febril*, inicialmente com ultra-sonografia de rins e vias urinárias e uretrocistografia miccional, esta última *imediatamente* após a resolução da primoinfecção urinária. A avaliação do parênquima renal por cintilografia com ^{99m}Tc-DMSA deve ser realizada posteriormente, isto é, pelo menos cinco meses após a fase aguda de infecção. Desse modo, as alterações renais decorrentes do processo infeccioso terão desaparecido e o exame apresentará maior acurácia para a detecção de cicatrizes renais definitivas.

MALFORMAÇÕES DAS VIAS URINÁRIAS

Refluxo vesicoureteral

O refluxo vesicoureteral (RVU) é encontrado em cerca de 20 a 50% das crianças com ITU e, de longe, é a anormalidade mais freqüente nesse grupo de pacientes. Pode ser ativo, ou de alta pressão, quando detectado apenas durante a micção, e passivo, ou de baixa pressão, sendo variável quanto a grau, etiologia e prognóstico. Pode ser primário, ocorrendo como manifestação isolada, ou secundário, associado a uropatias obstrutivas do trato urinário inferior, como válvula de uretra posterior ou bexiga neurogênica, ou a disfunções miccionais não-neurogênicas. É uma entidade intermitente; o melhor exame para sua avaliação é a uretrocistografia miccional.

No refluxo primário, os graus I, II e III são provavelmente devidos a atraso na maturação da junção ureterovesical ou a segmento ureteral intramural curto, e os de grau IV e V, provavelmente, resultantes de malformação ocorrida ainda na vida embrionária, eventualmente secundárias à obstrução funcional do trato urinário inferior. Refluxo intra-renal ocorre em 4 a 15% dos pacientes que apresentam RVU, principalmente nos mais graves, e é fator facilitador para o aparecimento de cicatrizes renais, pois, por meio dele, a urina infectada tem acesso ao parênquima renal.

Existem fatores hereditários na gênese do refluxo, porém o mecanismo de herança não está ainda bem definido. Estudos mais recentes sugerem herança autossômica dominante, com penetrância incompleta; este fato justifica a investigação de RVU em irmãos assintomáticos de pacientes acometidos.

O tratamento do RVU de baixo grau é predominantemente conservador, consistindo essencialmente em prevenir infecções urinárias, por meio do uso da quimioprofilaxia, até que ele se resolva espontaneamen-

te. A resolução espontânea do refluxo ocorre em 82% dos casos de grau I e em 80% dos de grau II. No refluxo de grau mais elevado, isto é, maior ou igual a grau III, a resolução espontânea é menor, principalmente nos casos bilaterais, diminuindo a probabilidade de remissão espontânea quanto maior a idade do paciente. Estudos randomizados para terapêutica clínica (com base em quimioprofilaxia e tratamento eficiente do processo infeccioso agudo) e cirúrgica, com seguimento de 4 e 10 anos, não mostraram diferença quanto à preservação de função renal, e o mesmo ocorreu em estudo com características idênticas em pacientes com nefropatia do refluxo já instalada.

Estenose de junção ureteropiélica

A junção ureteropiélica (JUP) é o local mais comum de obstrução do trato urinário superior na infância. A estenose de JUP e o refluxo vesicoureteral são as causas mais prevalentes de hidronefrose antenatal diagnosticadas ao exame ultra-sonográfico no pré-natal. A hidronefrose resultante apresenta-se no período neonatal geralmente como massa abdominal e, se bilateral, pode determinar algum grau de insuficiência renal. Nas crianças maiores, pode manifestar-se por meio de dor abdominal intermitente ou ITU. O tratamento dos casos sintomáticos é cirúrgico (pieloplastia). Nos casos assintomáticos, a pieloplastia é indicada quando a função renal no lado acometido se encontra afetada, porém, com chance de recuperação (captação na cintilografia renal com ^{99m}Tc-DMSA entre 10 e 40%), naqueles rins com captação pelo ^{99m}Tc-DMSA abaixo de 10%, procede-se, em geral, à nefrectomia.

Válvula de uretra posterior

É a mais comum e mais grave lesão obstrutiva da via urinária, encontrada quase que apenas no sexo masculino. Está presente desde o nascimento e consiste em pregas da mucosa da uretra posterior, que se constituem em obstáculo ao fluxo urinário. Pode ser suspeitada já intra-útero, quando se encontra hidronefrose bilateral, à ultra-sonografia fetal. A apresentação neonatal típica é a retenção miccional ou jato urinário fraco, intermitente, com bexiga palpável na região suprapúbica. Em alguns casos, o diagnóstico é feito mais tardiamente, ao se investigar uma ITU. No entanto, tem sido descoberta também durante a investigação de atraso de crescimento, poliúria ou raquitismo, resultantes de insuficiência renal crônica. O tratamento é cirúrgico.

Disfunção vesical e bexiga neurogênica

O termo disfunção vesical implica esvaziamento vesical anormal, que pode ser congênito ou adquirido, funcional ou anatômico. O termo bexiga neurogênica é usado quando há explicação neuroanatômica para a anormalidade, enquanto o termo disfunção vesical é restrito aos casos nos quais não há lesão anatômica ou neurológica. O tipo mais comum de bexiga neurogênica verdadeira em crianças é o associado à meningomielocele.

Algumas crianças, principalmente do sexo feminino em idade pré-escolar e escolar, com exame neurológico normal, apresentam esvaziamento vesical inadequado e ITU recidivante. Os achados anatômicos e funcionais nesses pacientes, por meio de estudos urodinâmicos, sugerem bexiga neurogênica sem anormalidades neurológicas, o que leva alguns autores a denominarem essa condição de bexiga neurogênica não-neurogênica. Essas crianças devem ser manipuladas com cuidado, por equipe multidisciplinar especializada, pelo risco de evolução para perda funcional renal, semelhante à que ocorre por obstrução do trato urinário.

INSUFICIÊNCIA RENAL AGUDA

CONCEITO

A insuficiência renal aguda (IRA) é caracterizada pelo declínio abrupto da função tubuloglomerular previamente normal ou estável, resultando em desequilíbrios da homeostase hidroeletrolítica e acidobásica do organismo e no acúmulo de produtos nitrogenados. Pode ocorrer por causas pré-renais, renais ou pós-renais. A presença de oligoanúria, isto é, volume urinário menor que $240mL/1,73m^2/dia$, embora freqüente, não é obrigatória.

CAUSAS

As causas de IRA no período neonatal são relacionadas, em 60% dos casos, à hipoperfusão renal, associada principalmente a asfixia perinatal, sepse, síndrome do desconforto respiratório agudo (SDRA) ou a enterocolite necrotizante. A IRA pré-renal é a mais freqüente e se for detectada e tratada precocemente a lesão parenquimatosa renal aguda pode ser evitada ou minimizada. Outras causas de IRA a serem consideradas no recém-nascido são: malformações congênitas (cardiopatias congênitas, uropatias obstrutivas, gastrosquise e onfalocele), uso de drogas vasoconstritoras (tolazolina, indometacina, inibidores da enzima conversora da angiotensina), substâncias nefrotóxicas (hemoglobinúria, mioglobinúria, aminoglicosídeos, anfotericina), trombose de vasos renais (após cateterização de vasos umbilicais ou decorrentes de hipovolemia) e pielonefrite.

As principais condições clínicas relacionadas à IRA em crianças maiores incluem causas pré-renais, principalmente as gastroenterites agudas. A hipoperfusão e a hipóxia renal também estão associadas a choque séptico, grandes queimaduras, pós-operatório de cirurgia cardíaca e insuficiência hepática. As glomerulopatias (glomerulonefrite aguda) e a síndrome hemo-

lítico-urêmica podem levar à IRA renal, assim como o uso de drogas nefrotóxicas (contrastes iodados, aminoglicosídeos) e a presença de nefrotoxinas endógenas (nos quadros de hemólise, miólise, síndrome da lise tumoral).

A tabela 32.5 lista as principais causas de IRA observadas em crianças.

Tabela 32.5 – Etiologia da IRA em crianças em função da idade (Habib et al., 1973-1981).

Causas	Idade		
	> 1 mês < 1 ano	> 1 ano < 4 anos	> 4 anos
Hipoperfusão renal			
Desidratação aguda	30	7	3
Choque séptico	12	2	2
Hipertermia maligna	8	5	1
Choque cardiogênico	4	1	3
Politraumatismo	–	1	3
Tubulonefrite tóxica endógena (8,4%)			
Hemólise	1	1	3
Miólise			2
Hiperuricemia			1
Tubulonefrite tóxica exógena (1,5%)	3	4	4
Glomerulopatia			
Glomerulonefrite difusa aguda	–	4	24
Nefrose		2	
Outros			4
Síndrome hemolítico-urêmica	33	20	12
Obstrução aguda de vias urinárias	1	4	3
Trombose de veia renal	2		
Síndrome hepatorrenal			2
Total	95 (45%)	51 (24%)	62 (31%)

ASPECTOS CLÍNICOS

A criança com IRA apresenta manifestações clínicas tardiamente. Alterações neurológicas são freqüentes, determinadas pela uremia ou por alterações hidroeletrolíticas e acidobásicas. A presença de má perfusão periférica, hipotensão arterial e turgor cutâneo pastoso é sugestiva de depleção hidrossalina. O achado de edema, de hipertensão arterial e de sinais de insuficiência cardíaca congestiva indica aumento do volume extracelular. Taquipnéia profunda e gemência estão freqüentemente relacionadas à acidose metabólica.

Exame físico adequado pode detectar a presença de rins aumentados de volume ou de distensão vesical. O exame ultra-sonográfico abdominal é o método indicado para o esclarecimento inicial do órgão acometido, fornecendo subsídios para o diagnóstico diferencial da causa da insuficiência renal.

Os dados laboratoriais mostram, em geral, a IRA de causa renal: anemia, tendência a hiponatremia, hipercalemia, acidose metabólica, hipocalcemia e hiperfosfatemia. A presença de hemácias crenadas no sangue periférico, associadas à plaquetopenia, sugere fortemente a síndrome hemolítico-urêmica. A capacidade de concentração máxima urinária apresenta-se comprometida, assim como a capacidade de reabsorção tubular de sódio. O sedimento urinário freqüentemente mostra hematúria, leucocitúria e cilindrúria, de intensidade variável.

A tabela 32.6 indica como usar índices urinários para o diagnóstico diferencial da IRA renal e pré-renal. O diagnóstico diferencial é fundamental para a orientação terapêutica. Quando não se dispuser de urina para cálculo desses índices, o quadro clínico do paciente, aliado a dados propedêuticos evolutivos e a outros parâmetros laboratoriais deverão orientar o manuseio clínico do paciente. É importante ressaltar que, para que os índices urinários sejam fidedignos, a urina deve ser coletada antes do uso de diuréticos.

Tabela 32.6 – Índices urinários na insuficiência renal aguda.

Pré-renal	Renal (NTA)			
	Cr/Ad	RN*	Cr/Ad	RN*
UNa (mEq/L)	< 20	< 40	> 40	> 40
DU	> 1,020	> 1,015	< 1,010	< 1,015
UOsm (mOsm/L)	> 500	> 400	< 350	< 400
Relação U/P				
Osmolaridade	> 1,3	–	< 1,3	–
Uréia	> 20	–	< 10	–
Creatinina	> 40	> 20	< 20	< 15
FENa	< 1	< 2,5	> 1	> 3

* RN = 32 semanas de idade gestacional.
UNa = concentração urinária de sódio; DU = densidade urinária; UOsm = osmolalidade urinária; U/P = urina/plasma; Cr = criança; Ad = adulto; RN = recém-nascido; FENa (fração de excreção de sódio) = (UNa x P Creat/P Na x U Creat) x 100%.

Na IRA pré-renal, a função é plenamente recuperável após resolução da causa primária da hipoperfusão renal, sendo necessário o restabelecimento das condições hemodinâmicas do paciente. Por outro lado, na IRA de origem renal, o tratamento é de suporte e visa a: 1. manutenção de condições de *euvolemia*, por meio da limitação da oferta hídrica a 300mL/m^2/dia *adicionados* a uma fração variável das perdas mensuráveis, sob orientação de dados hemodinâmicos e da medida do peso diário do paciente; 2. correção das alterações hidroeletrolíticas e acidobásicas; 3. suplementação de cálcio e vitamina D, feita simultanea-

mente à quelação intestinal de fósforo, usando-se sais de cálcio por via oral, às refeições; 4. restrição protéica, orientada pelos níveis séricos de uréia; 5. suplementação calórica adequada; 6. adequação das doses de medicamentos ao grau de função renal residual.

Os casos de IRA pós-renal requerem, freqüentemente, medidas cirúrgicas para o alívio do processo obstrutivo. Em geral, após essas medidas, estabelece-se a IRA do tipo não-oligúrico de fácil manejo clínico.

As medidas clínicas para o tratamento da hipercalemia incluem: infusão em bolo de gluconato de cálcio a 10% (0,5 a 1mL/kg) em acesso venoso central sob monitoração contínua de eletrocardiografia, utilização de bicarbonato de sódio (1mEq/kg/dose) intravascular, solução polarizante (0,5 a 1g/kg, insulina na dose de 1U para 4g de glicose), β_2-inalatório (fenoterol 1 gota para cada 3kg de peso). Na presença de diurese, utilizar furosemida (1mg/kg). Resinas trocadoras (poliestireno sulfato de cálcio ou de sódio) na dose de 1g/kg/dose podem ser prescritas até de 4 em 4 horas, preferindo-se a via retal para recém-nascidos.

Na acidose metabólica de instalação aguda, procede-se à correção de bicarbonato para 15mEq/L quando pH < 7,1 e/ou bicarbonato < 10, por meio da fórmula: (15 – BIC encontrado) × peso (em kg) × 0,3. Infundir em pelo menos 1 hora na forma de bicarbonato de sódio a 3% para crianças e 1,5% para recém-nascidos.

A diálise aguda está indicada em situações de: hipervolemia com oligoanúria; hipercalemia, acidose metabólica, distúrbios graves da natremia, não-manejáveis clinicamente; presença de complicações urêmicas; necessidade de suporte nutricional.

A indicação precoce de diálise na IRA parece estar associada à melhora do prognóstico, principalmente em decorrência do melhor controle volêmico.

O método dialítico mais usado em crianças é a diálise peritoneal, sendo os métodos sangüíneos (hemodiálise clássica e hemodiafiltração lenta) reservados para as situações de impossibilidade do uso do peritônio.

TÉCNICA DE DIÁLISE PERITONEAL EM CRIANÇAS

1. Esvaziamento do conteúdo vesical.
2. Paramentação cirúrgica da equipe responsável.
3. Assepsia da região abdominal, com iodopovidona.
4. Anestesia local na linha média, aproximadamente a 2cm abaixo da cicatriz umbilical.
5. Introdução de cateter de diálise, de tamanho apropriado ao paciente, direcionando-se para a fossa ilíaca direita ou esquerda.
6. Emprego de líquido de infusão em volume de 30 a 40mL/kg/banho.

7. Periodicidade: 30 minutos, 1 hora/banho.
8. Concentração de glicose na solução de diálise: 1,5 a 4,25%, dependendo do balanço negativo que se deseja.
9. Adição à solução de diálise de heparina 250 a 500U/L, e K, até 3mEq/L, de acordo com os níveis séricos de K.
10. Monitorização freqüente dos parâmetros vitais e diária do peso.
11. Monitorização laboratorial a cada 12 horas de eletrólitos e gasometria e diária de hemograma, cultura e exame citológico do líquido peritoneal, uréia/creatinina, cálcio/fósforo.
12. Cálculo diário do equilíbrio hídrico, visando à obtenção e à manutenção de estado euvolêmico.

A IRA oligúrica, associada à disfunção múltipla de órgãos e sistemas, apresenta alta mortalidade. Na fase de recuperação, a IRA evolui para a forma não-oligúrica, em geral com alto débito urinário e, posteriormente, para cura. Os casos de IRA inicialmente não-oligúrica, se bem conduzidos, estão geralmente associados à menor mortalidade.

TERAPÊUTICA HÍDRICA E CORREÇÃO DOS PRINCIPAIS DISTÚRBIOS HIDROELETROLÍTICOS E DO EQUILÍBRIO ACIDOBÁSICO NA CRIANÇA

O rim da criança, especialmente o do lactente e o do recém-nascido, continua seu desenvolvimento funcional mesmo após o nascimento, principalmente no que se refere aos mecanismos de adaptação a desequilíbrios hidroeletrolíticos, alteração na homeostase acidobásica, intercorrências infecciosas, toxicidade por drogas, condições às quais essa população é especialmente suscetível. Portanto, nesse período, o ser humano é mais suscetível à desidratação que na idade adulta. A terapêutica hídrica visa a reparação de perdas pregressas, manutenção das necessidades hídricas e calóricas e reposição de perdas contínuas. A instituição da terapêutica adequada é baseada na gravidade da desidratação e, por conseguinte, na sua repercussão hemodinâmica.

CLASSIFICAÇÃO DA DESIDRATAÇÃO
1. Quando sabemos o peso de base da criança é possível classificar em:
   a) Desidratação leve ou de primeiro grau: quando há perda aguda de 2,5 a 5% do peso.
   b) Desidratação de segundo grau: perda de 5 a 10%.
   c) Desidratação de terceiro grau: perda superior a 10%.

2. Quando o peso de base da criança é desconhecido, pode-se classificar de acordo com parâmetros clínicos em:
   a) Sem desidratação: paciente com doença que predispõe à desidratação, mas alerta, com fluxo periférico inferior a 3 segundos, com pulso cheio, elasticidade da pele normal, olhos e fontanela anterior normais.
   b) Algum grau de desidratação: criança irritada, com sede, fluxo periférico entre 3 e 8 segundos, pulso fino, elasticidade da pela diminuída, olhos fundos e fontanela deprimida.
   c) Desidratação grave: paciente com depressão do nível de consciência, fluxo periférico maior que 8 segundos, pulso impalpável, elasticidade da pele muito diminuída, olhos muito fundos e fontanela muito deprimida.

TRATAMENTO
O tratamento visa à manutenção do equilíbrio hidroeletrolítico e nutricional adequado. Atualmente, mesmo que a etiologia da desidratação envolva a ocorrência de diarréia, a oferta alimentar deve ser mantida, isto é, não deve ser feita pausa alimentar prolongada, apenas no período de reposição das perdas agudas. Caso o lactente esteja em uso de leite materno, este deve ser preferencialmente mantido; entretanto, se outro leite é prescrito, deve ser mantido.

Terapêutica de reposição por via oral – está sempre indicada, a não ser que existam condições clínicas que impeçam a ingestão de líquidos como vômitos incoercíveis, irritação peritoneal ou comprometimento grave do estado geral. A reidratação por via oral é um método de tratamento eficaz em cerca de 90% dos casos de desidratação por diarréia. Pode ser prescrita como livre demanda, observando-se a evolução da criança e estabelecendo prazo de 5 a 6 horas para a resposta total. A administração com colher é preferida, pois é gradual e constante e evita vômitos.

Composição da solução de reidratação por via oral da OMS:

1 envelope para 1 litro de solução:
sódio – 90mEq/L;
potássio – 20mEq/L;
cloro – 80mEq/L;
bicarbonato – 30mEq/L;
glicose – 200g/L.

Avaliação da resposta da criança à reidratação:
– Pesar a criança antes de iniciar a reidratação e a cada 1 hora.
– Avaliar pulso e perfusão periférica.
– Diurese, se possível densidade urinária.
– Retenção hídrica a cada hora: os parâmetros são peso e quantidade ingerida.

$$\text{Retenção (por hora)} = \frac{\text{ganho de peso (por hora) x 100}}{\text{Volume ingerido (por hora)}}$$

- Maior que 20% na 1ª hora: boa resposta.
- Menor que 20% na 1ª hora: aguardar a 2ª hora; se 2ª hora permanecer baixa, retenção com sonda nasogástrica ou hidratação por via intravenosa.

Hidratação por sonda nasogástrica – quando a retenção por hora for insuficiente para manter hidratação. Utilizar a solução de reidratação por via oral inicialmente na velocidade de infusão de 30mL/kg/h nos primeiros 10 a 15 minutos e, após, pode-se aumentar para 60mL/kg/h. Caso a hidratação por via oral seja bem-sucedida e se o paciente estiver em bom estado geral, pode-se até dar alta com recomendações para seguimento em casa. Caso não haja sucesso ou a desidratação seja grave, está indicada a hidratação por via intravenosa.

Hidratação por via intravenosa – é dividida em três fases:

1. **Fase de expansão ou reposição** – compreende o período até que haja normalização do volume extracelular. Deve-se pesar a criança inicialmente e a cada hora, monitorar a diurese e a densidade urinária e avaliar o desaparecimento dos sinais clínicos de desidratação como turgor, presença de saliva fluida, entre outros. A expansão em crianças é feita com soro ao meio, isto é, soro glicosado a 5% e soro fisiológico a 0,9% na proporção de 1:1. A velocidade de infusão é inicialmente de 50mL/kg/h na primeira hora. Caso haja ganho de peso com desaparecimento dos sinais de desidratação, diurese clara com densidade urinária inferior a 1.010, pode-se passar para a fase de manutenção. Entretanto, se ainda persistir com desidratação, administrar 20mL/kg/h nas horas subseqüentes. Ressalta-se a necessidade de coleta de sangue para a realização de exames complementares nos pacientes mais graves ou de difícil controle. Podem ocorrer distúrbios metabólicos e/ou eletrolíticos que dificultam a resposta. Nesses casos graves, deve-se fazer uma avaliação da função renal com medidas de uréia e creatinina.

Podem ocorrer os seguintes distúrbios:

- Hiponatremia aguda – com sódio corpóreo total diminuído: como pode ocorrer na diarréia aguda ou vômitos, assim como em nefropatias tubulointersticiais perdedoras de sal. Em situação de hiponatremia observa-se alteração do nível de consciência, persistência dos sinais clínicos de desidratação mesmo que haja diurese clara presente. Se Na plasmático < ou igual a 120mEq/L, deve ser feita correção por via intravenosa da seguinte forma:

Quantidade de sódio a ser reposta (mEq) = 0,3 × peso (kg) × (130 = sódio desejado – sódio plasmático dosado)
Velocidade de infusão: NaCl a 3% (1mL = 0,5mEq) a 10mL/kg/hora.

Com sódio corpóreo normal: neste caso houve aumento na reabsorção de água como na secreção inadequada de hormônio antidiurético. O tratamento nessa situação é a restrição de líquidos.

Com sódio corpóreo total aumentado: situações em que há retenção ou reabsorção de água e de sódio, porém a quantidade de água é maior, como na insuficiência cardíaca congestiva, na insuficiência renal aguda, por exemplo. O tratamento deve ser dirigido à doença de base, mas em geral inclui retirar sódio e água.

- Hipocalemia – caso o potássio plasmático esteja igual ou abaixo de 2,5mEq/L, deve ser feita a expansão com potássio, incluindo cloreto de potássio na solução de expansão na concentração de 15mEq/L oferecendo, portanto, 0,75mEq/kg/h (KCl a 19,1% 1mL = 2,5mEq).
- Hipernatremia – mais rara que a hiponatremia, é definida com sódio sérico maior que 150mEq/L. Pode ocorrer com:

Na$^+$ corpóreo total baixo: resultante de perda maior de água que de sódio, sendo o exemplo clássico a desidratação hipernatrêmica por diarréia; também pode ocorrer em recém-nascidos sob calor radiante quando há grande perda pela pele. O tratamento é a reposição de água e sódio com solução de expansão com soro glicosado e fisiológico (proteção 1:1) na velocidade de 25mL/kg/h.

Na$^+$ total normal: quando a água é o elemento perdido mais significativamente. O exemplo é o *diabetes insipidus* pela perda renal de água e perdas insensíveis aumentadas. O tratamento é a reposição de água e o tratamento da causa específica.

Na$^+$ total aumentado: causa iatrogênica decorrente da administração de grande quantidade de sódio. O tratamento pode ser feito com o uso de furosemida 1 a 2mg/kg, mas quando atinge nível de 200mEq/L deve-se fazer diálise para a remoção do sódio. A reidratação deve ser feita com solução salina hipotônica em infusão lenta em 24 a 48 horas. O volume de infusão deve ser calculado com base no seguinte cálculo:

Volume de infusão = água ideal – água total
Água total = 0,6 × peso
Água ideal = [Na observado (mEq/L)/40] × água total
O sódio sérico deve cair 10-15mEq/L por dia (~ 0,5mEq/h).

- Acidose metabólica e hipercalemia: o tratamento está referido na seção de insuficiência renal aguda.

2. *Fase de manutenção* – nesta fase, o objetivo é repor as perdas normais de água relacionadas à atividade metabólica basal. Pode-se, portanto, estimar tal perda a partir de um cálculo proposto por Holliday e Seggar:

- Para crianças com até 10kg de peso: 100 calorias/kg/dia.
- Para crianças com peso entre 10 e 20kg: 1.000cal + 50cal/kg para cada kg acima de 10kg.
- Para crianças com peso entre 20 e 30kg: 1.500cal + 20cal/kg para cada kg acima de 20kg.

Para cada 100cal, deve-se administrar:

Água – 100mL.
Sódio – 3mEq.
Potássio – 2,5mEq.
Glicose – 8g.

3. *Fase de reposição* – visa repor as perdas anormais que eventualmente ocorram, como no caso de doença diarréica, muito comum em pediatria, quando se repõem as perdas fecais de água e eletrólitos. Inicialmente, utiliza-se uma solução ao meio de soro glicosado a 5% e soro fisiológico a 0,9% na infusão de 50mL/kg somada ao volume calculado para a manutenção. Avaliações periódicas devem ser feitas e, de acordo com parâmetros clínicos como peso, e quantidade de perdas, pode-se aumentar o volume de reposição (balanço). Caso haja grande perda fecal, pode-se empregar uma solução na proporção de soro glicosado a 5% 3:soro fisiológico a 0,9% 1. Se o sódio plasmático muito baixo, pode-se usar apenas soro fisiológico a 0,9%. O potássio deve ser inicialmente acrescentado à solução de manutenção caso haja hipocalemia (2,5 a 7,5mEq/kg/dia, máximo de 60mEq/L). Nesses pacientes, também deve-se proceder a avaliações eletrolíticas e metabólicas para que distúrbios possam ser detectados e corrigidos.

PROTEINÚRIA NA INFÂNCIA

A proteinúria tem sido considerada como um sinal clássico de doença renal e mesmo quando em pequena quantidade deve ser objeto de investigação cuidadosa e criteriosa, já que pode estar presente, em algumas situações, mesmo em indivíduos normais. As causas em crianças podem ser variáveis como:

- Proteinúria funcional: que acompanha processos febris, após exercícios.
- Ortostática (postural, aparece quando a pessoa está em pé) raramente causa edema ou é maior que 1g/dia. O diagnóstico é estabelecido quando comparamos a proteinúria na primeira urina da manhã com as demais.
- Proteinúria persistente: causas renais parenquimatosas, glomerulares ou tubulares. Em 50% casos, pode ocorrer doença renal grave na evolução.

A proteína detectada na urina pode ser de origem pré-glomerular, glomerular ou pós-glomerular. Dentre as causas pré-glomerulares, está o mieloma múltiplo; pós-glomerular inclui proteinúria de baixo peso molecular ou tubular como beta-2-microglobulina e proteína transportadora de retinol urinária, entre outras. A causa glomerular de proteinúria é a alteração na permeabilidade da parede do capilar glomerular, enquanto a proteinúria tubular envolve diminuição na reabsorção tubular proximal de proteínas de baixo peso molecular filtradas em grande parte pelos glomérulos, mas reabsorvidas por endocitose pelo túbulo contorneado proximal. A microalbuminúria pode ser de origem glomerular ou tubular, pois pequena parte da albumina filtrada é normalmente reabsorvida no túbulo contorneado proximal por endocitose.

Os valores que definem proteinúria na infância são:

Microalbuminúria: entre 20 e 200mg/minuto.

Relação microalbuminúria/creatinina na primeira urina da manhã: 2,5-25mg/mmol ou 30-300mg/g.

Proteinúria: 20-50mg/24h.

Proteinúria nefrótica: > 50mg/kg/24h ou maior que 3,5g/24h/m^2 de superfície corpórea/dia ou relação proteína/creatinina em amostra de urina superior a 3,5.

Relação proteína/creatinina: > 0,2 (ambas em mg/dL), proteinúria significativa.

Na avaliação da proteinúria, é importante conhecermos o tipo de proteína que está sendo excretada na urina; então, a realização de eletroforese de proteínas na urina fornece indícios dessa origem. Quando a proteinúria é maciça, o maior componente é, geralmente, a albumina, mas outras proteínas podem estar sendo excretadas conjuntamente, como imunoglobulinas quando a lesão glomerular é mais extensa. Nas proteinúrias de menor quantidade, é necessária a avaliação de proteínas de baixo peso molecular e de microalbuminúria.

SÍNDROME NEFRÓTICA NA INFÂNCIA

Síndrome nefrótica é definida pela presença de proteinúria nefrótica (maior ou igual a 50mg/kg/dia ou quando não é possível coleta de urina cronometrada utiliza-se a relação proteína/creatinina urinária que, se maior ou igual a 3, caracteriza proteinúria nefrótica), com hipoalbuminemia, edema e hiperlipidemia (hipercolesterolemia e hipertrigliceridemia). Clinicamente, as crianças apresentam edema, que pode ser de início súbito ou insidioso, às vezes concomitantemente a um quadro infeccioso, como o de gripe.

É uma doença incomum na infância, sendo o pico de incidência em pré-escolares, 80% em menores que 6 anos de idade ao diagnóstico. Nessa faixa etária, ocorre mais em meninos (3:2), porém em adolescentes e adultos não se observa diferença entre os sexos.

Pode ser:

1. Primária ou idiopática: corresponde à grande maioria dos casos pediátricos, geralmente com lesões histológicas mínimas.
2. Secundária: mais comum em adultos, em conseqüência de doenças sistêmicas.

Apesar de a maior parte dos casos pediátricos ser de síndrome nefrótica primária, aconselha-se a realização de sorologias para hepatites B e C, citomegalovírus, vírus Epstein-Barr, além de exame protoparasitológico com pesquisa para *Schistosoma mansoni*, fator antinúcleo em meninas adolescentes, principalmente que podem apresentar lúpus eritematoso sistêmico antes da introdução de tratamento com corticosteróides. O curso clínico depende da resposta ao tratamento e nos casos secundários também da doença de base. Também devem ser realizadas dosagem de compelmento total e frações e avaliação da função renal. São considerados fatores de mau prognóstico presença de hipertensão arterial, hematúria, hipocomplementenemia, deficiência de função renal.

A ocorrência de síndrome nefrótica no primeiro ano de vida suscita a realização de biópsia renal para avaliação histológica e esclarecimento etiológico.

LESÕES HISTOLÓGICAS EM PEDIATRIA

Na faixa etária pediátrica, há enorme predomínio de lesões histológicas mínimas (LHM) e glomerulosclerose segmentar e focal (GESF).

Síndrome nefrótica no primeiro ano de vida suscita investigação abrangente e realização de biópsia renal; as lesões detectadas são em geral GESF, esclerose mesangial difusa e tipo finlandês, as duas últimas com prognóstico ainda mais reservado que a GESF. Lembrar que nesta faixa etária pode haver síndrome nefrótica com glomerulopatia membranosa com sífilis; o tratamento nessa situação é o da doença de base.

Glomerulopatia membranosa idiopática é bastante infreqüente em crianças e quando presente é extremamente necessária a exclusão de doença de base, principalmente lúpus eritematoso sistêmico em adolescentes, hepatites B e C, doenças às quais tal lesão é freqüentemente associada.

Glomerulonefrite membranoproliferativa é também bastante rara em Pediatria e vem geralmente associada à doença sistêmica, que deve ser sempre investigada. Nessa lesão, há hipocomplementenemia; hematúria e hipertensão ocorrem com freqüência em conjunto com o quadro de síndrome nefrótica.

CONDUTA TERAPÊUTICA

Medidas gerais

Atividade física – o repouso instituído deve ser relativo, isto é, estabelecido pela própria criança, pois se houver edema intenso ela própria irá limitar-se. Entretanto, em casos de edema intenso, hipertensão arterial e infecções, deve-se recomendar repouso. Internação é indicada quando houver edema intenso com desconforto respiratório e/ou abdominal, crise hipertensiva ou infecção mais grave.

Dieta – deve ser orientada restrição de sal nas fases de descompensação da doença, permitindo-se a ingestão de cerca de 300 a 500mg/dia de sal, o que se alcança não adicionando sal aos alimentos. Conforme haja redução da proteinúria, do edema e dos níveis pressóricos, pode existir aumento na ingestão de sal; porém, durante o tratamento com corticosteróides recomenda-se restrição moderada.

A ingestão de líquidos não necessita ser restringida, a não ser na fase crítica de hiponatremia acentuada; nessa situação, recomenda-se a administração temporária de 400mL/m^2 de superfície corpórea somada às perdas mensuráveis como por exemplo a diurese.

Proteínas podem ser ingeridas normalmente, a não ser que haja deficiência de função renal.

Diuréticos – o uso de diuréticos necessita ser rigorosamente avaliado, pois existe grande parcela da população infantil que cursa com hipovolemia e para a qual diurético é contra-indicado por agravar a hipovolemia, aumentar a viscosidade sangüínea e predispor a fenômenos tromboembólicos. Sinais indiretos de hipovolemia incluem hematócrito acima de 40%, hipotensão e aumento nos níveis de uréia e creatinina. Entretanto, nos casos de pacientes hipervolêmicos, seu uso está indicado, especialmente quando a infusão de albumina é indicada em associação. Entre as drogas utilizadas, destaca-se a furosemida, principalmente quando junto com albumina, na dose de 1 a 2mg/kg; e em casos menos graves pode-se prescrever hidroclorotiazida de 2 a 4mg/kg/dia ou aldactona 1 a 2mg/kg/dia, sempre lembrando das indicações e contra-indicações do emprego desse grupo de drogas.

Albumina – indicada precisamente na presença de:
- Hipovolemia, hipotensão postural, choque.
- Edema generalizado com oligúria importante.
- Derrames cavitários com desconforto respiratório ou abdominal.
- Infecções graves associadas a edema.

Emprega-se albumina humana a 20 ou 25% na dose de 0,5g/kg em infusão lenta, cerca de 4 horas, com monitorização da pressão arterial e freqüência cardíaca; nos casos com hipervolemia, indica-se a administração de furosemida 1mg/kg, podendo ser feita metade da dose no meio da infusão de albumina e metade no final.

Tratamento específico

Após exclusão de doença primária, quadro infeccioso ou estrongilóidiase pode-se iniciar o tratamento específico para o qual se emprega a prednisona, 2mg/kg/dia ou 60mg/m^2 de superfície corpórea/dia, diariamente por quatro a oito semanas (dose máxima de 80mg/dia). De acordo com a resposta a esse tratamento, pode-se caracterizar o paciente como córtico-sensível se a proteinúria for menor ou igual a 5mg/kg/dia. Nesse caso, a mesma dose de corticóide é prescrita em dias alternados, e inicia-se a redução gradual da dose retirando-se 0,5mg/kg a cada duas semanas até a suspensão total, que ocorrerá em 4,5 meses.

As crianças inicialmente córtico-sensíveis podem evoluir com:

• Surto único.
• Recidivas infreqüentes, isto é, uma a cada seis meses e, nesse caso, o tratamento deve ser repetido.
• Recidivas freqüentes, duas a cada seis meses ou três por ano; esses pacientes geralmente recidivam com processos infecciosos, especialmente das vias aéreas superiores. Retirada mais lenta do corticosteróide pode ser feita. Caso haja associação com processos infecciosos, estes devem ser inicialmente debelados e criadas condições para evitá-los no futuro.
• Comportamento córtico-dependente: a recidiva ocorre com a redução da dose de corticóide ou até 30 dias após ter sido retirado. Conhecendo-se a dose de dependência, pode-se mantê-la por tempo mais prolongado, como por seis meses a um ano, em dias alternados, como opção terapêutica. Na prática, às vezes é bastante difícil distinguir entre recidivante freqüente por infecção de vias aéreas superiores e córtico-dependente.

Os córtico-dependentes juntamente com córtico-resistentes são candidatos ao uso de imunossupressores, nos primeiros principalmente quando existem sinais de toxicidade ao corticóide como catarata subcapsular, desmineralização óssea ou hipertensão arterial, os quais devem ser periodicamente monitorizados.

Os imunossupressores mais usados em Pediatria são:
• Ciclofosfamida: na dose de 2,5mg/kg/dia em dose única matinal por 8 até no máximo 12 semanas, com realização semanal de hemograma completo e especial atenção à possibilidade de leucopenia e espermograma em meninos ao final do tratamento. Atualmente, recomendamos o esquema de infusão por via intravenosa em pulsoterapia na dose de 500mg/m^2 de superfície corpórea uma vez ao mês, no total de seis sessões, sendo indicada hidratação por via intravenosa concomitantemente à infusão do medicamento. Com essa opção, há mais segurança na administração da droga, evitam-se complicações como a cistite hemorrágica, e a dose total cumulativa empregada é menor que na administração por via oral.
• Clorambucil: na dose de 0,2mg/kg/dia por oito semanas; tem as mesmas indicações que a ciclofosfamida.
• Ciclosporina: indicada principalmente nos casos de córtico-dependência, aos quais fornece a possibili-

dade de redução na dose até a retirada. Entretanto, em grande parte dos casos, tem sido posteriormente observada dependência da ciclosporina. Em casos de córtico-resistência, tem sido relatada a mudança de resposta ao corticóide após o uso da ciclosporina. Porém, não há como prever a resposta de cada indivíduo. Em casos de fibrose intersticial e/ou atrofia tubular detectados à análise histológica previamente ao início da ciclosporina ou quando provas de função tubular como proteinúria de baixo peso molecular sejam alteradas, é contra-indicado o uso de ciclosporina pela possibilidade de piora da função renal por intensificação do comprometimento tubulointersticial. A dose inicial é de 4mg/kg/dia com adequação da dose pelos níveis séricos da droga realizados periodicamente.
• Esquema de Tune-Mendoza: foi demonstrado ser promissor, indicado sobretudo para crianças nas quais parece haver necessidade de doses mais elevadas de corticóide. Inicia-se com pulsoterapia com solumedrol e, caso em duas semanas a resposta não seja satisfatória, associa-se um imunossupressor na dose habitual. Caso em três meses não haja resposta, o esquema deve ser suspenso, pois propicia a ocorrência de infecções graves pelo alto nível de corticosteróide empregado. Caso haja resposta, o esquema deve ser mantido durante dois anos, em que a freqüência das pulsoterapias com solumedrol vai diminuindo gradualmente.
• Micofenolato de mofetil: está sendo usado atualmente, e à parte seus potenciais efeitos adversos, como doenças linfoproliferativas e infecções graves, e benéficos têm sido relatados em casos de córtico-dependência com doses elevadas de corticóide ou córtico-resistentes refratários a outros esquemas terapêuticos. Também necessita de controle com hemograma e enzimas hepáticas.

Indicações de biópsia renal em crianças com síndrome nefrótica incluem:

• Síndrome nefrótica no primeiro ano de vida.
• Presença de hipocomplementenemia, hipertensão, hematúria especialmente macroscópica ou insuficiência renal.
• Antes da introdução de imunossupressor e se necessário deverá ser repetida no seguimento, principalmente se estiver em uso de ciclosporina, que pode causar fibrose intersticial.

HIPERTENSÃO ARTERIAL NA CRIANÇA
PREVALÊNCIA
A prevalência de hipertensão arterial na criança é estimada em 1 a 3%, sendo definida por valores de pressão arterial sistólica e/ou diastólica iguais ou superiores, em pelo menos três ocasiões, ao percentil 95 para idade, sexo e estatura. Cerca de 90% dos casos apre-

sentam hipertensão arterial leve, geralmente do tipo primária ou essencial; entretanto, aproximadamente 10% dos pacientes apresentam hipertensão de intensidade moderada ou grave, na maioria de causa secundária, correspondendo a 0,1% da população pediátrica geral.

Na criança, para a aferição correta da pressão arterial, é fundamental a utilização de manguitos apropriados ao tamanho do braço. O manguito a ser escolhido deve possuir uma câmara interna com largura correspondente a 40% da circunferência do braço (medida no ponto médio entre o olécrano e o acrômio) e comprimento equivalente a 80 a 100%, sem superposição. A criança precisa estar tranqüila por 2 a 3 minutos; para crianças com idade superior 3 anos, utiliza-se a posição sentada, com o braço sobre suporte, de forma que a fossa cubital esteja ao nível do cora-

ção, enquanto para lactentes e menores de 3 anos utiliza-se o decúbito dorsal. O braço direito é preferível, pois permite comparação com tabelas padronizadas. A pressão sistólica corresponde ao início dos sons de Korotkoff (K_1), e a pressão diastólica, ao seu desaparecimento (K_5).

Como referência para valores normais de pressão arterial desde 1 ano de vida até o fim da adolescência (17 anos), utilizamos o *Update* da *Task Force* da Academia Americana de Pediatria, de 1996, com inclusão de estudos complementares e classificação de pressão arterial sistólica e diastólica de acordo com sexo, idade e diversos percentis de altura (Tabelas 32.7 e 32.8). Para lactentes no primeiro ano de vida, são utilizadas as curvas de pressão arterial estabelecidas em 1987 por esse mesmo grupo de estudos (Figs. 32.1 e 32.2).

Tabela 32.7 – Níveis de pressão sangüínea para percentis 90 e 95 de pressão sangüínea para meninas de 1 a 17 anos por percentis de altura.

Idade (anos)	Percentil de pressão sangüínea	Pressão sangüínea sistólica por percentil de altura* (mmHg)							Pressão sangüínea diastólica por percentil de altura (mmHg)						
		5%	10%	25%	50%	75%	90%	95%	5%	10%	25%	50%	75%	90%	95%
1	90	97	98	99	100	102	103	104	53	53	53	54	55	56	56
	95	101	102	103	104	105	107	107	57	57	57	58	59	60	60
2	90	99	99	100	102	103	104	105	57	57	57	58	59	60	61
	95	102	103	104	105	107	108	109	61	61	62	62	63	64	65
3	90	100	100	102	103	104	105	106	61	61	61	62	63	63	64
	95	104	104	105	107	108	109	110	65	65	65	66	67	67	68
4	90	101	102	103	104	106	107	108	63	63	64	65	65	66	67
	95	105	106	107	108	109	111	111	67	67	68	69	69	70	71
5	90	103	103	104	106	107	108	109	65	66	66	67	68	68	69
	95	107	107	108	110	111	112	113	69	70	70	71	72	72	73
6	90	104	105	106	107	109	110	111	67	67	68	69	69	70	71
	95	108	109	110	111	112	114	114	71	71	72	73	73	74	75
7	90	106	107	108	109	110	112	112	69	69	69	70	71	72	72
	95	110	110	112	113	114	115	116	70	70	71	71	72	73	74
8	90	108	109	110	111	112	113	114	70	70	71	71	72	73	74
	95	112	112	113	115	116	117	118	74	74	75	75	76	77	78
9	90	110	110	112	113	114	115	116	71	72	72	73	74	74	75
	95	114	114	115	117	118	119	120	75	76	76	77	78	78	79
10	90	112	112	114	115	116	117	118	73	73	73	74	75	76	76
	95	116	116	117	119	120	121	122	77	77	77	78	79	80	80
11	90	114	114	116	117	118	119	120	74	74	75	75	76	77	77
	95	118	118	119	121	122	123	124	78	78	79	79	80	81	81
12	90	116	116	118	119	120	121	122	75	75	76	76	77	78	78
	95	120	120	121	123	124	125	126	79	79	80	80	81	82	82
13	90	118	118	119	121	122	123	124	76	76	77	78	78	79	80
	95	121	122	123	125	126	127	128	80	80	81	82	82	83	84
14	90	119	120	121	122	124	125	126	77	77	78	79	79	80	81
	95	123	124	125	126	128	129	130	81	81	82	83	83	84	85
15	90	121	121	122	124	125	126	127	78	78	79	79	80	81	82
	95	124	125	126	128	129	130	131	82	82	83	83	84	85	86
16	90	122	122	123	125	126	127	128	79	79	79	80	81	82	82
	95	125	126	127	128	130	131	132	83	83	83	84	85	86	86
17	90	122	123	124	125	126	128	128	79	79	79	80	81	82	82
	95	126	126	127	129	130	131	132	83	83	83	84	85	86	86

* Percentil de altura determinado por curvas-padrão do NCHS (EUA).

Nefrologia Pediátrica

Tabela 32.8 – Níveis de pressão sangüínea para percentis 90 e 95 de pressão sangüínea para meninos de 1 a 17 anos por percentis de altura.

Idade (anos)	Percentil de pressão sangüínea	Pressão sangüínea sistólica por percentil de altura* (mmHg)							Pressão sangüínea diastólica por percentil de altura (mmHg)						
		5%	10%	25%	50%	75%	90%	95%	5%	10%	25%	50%	75%	90%	95%
1	90	94	95	97	98	100	102	102	50	51	52	53	54	54	55
	95	98	99	101	102	104	106	106	55	55	56	57	58	59	59
2	90	98	99	100	102	104	105	106	55	55	56	57	58	59	59
	95	101	102	104	106	108	109	110	59	59	60	61	62	63	63
3	90	100	101	103	105	107	108	109	59	59	60	61	62	63	63
	95	104	105	107	109	111	112	113	63	63	64	65	66	67	67
4	90	102	103	105	107	109	110	111	62	62	63	64	65	66	66
	95	106	107	109	111	113	114	115	66	67	67	68	69	70	71
5	90	104	105	106	108	110	112	112	65	65	66	67	68	69	69
	95	108	109	110	112	114	115	116	69	70	70	71	72	73	74
6	90	105	106	108	110	111	113	114	67	68	69	70	70	71	72
	95	109	110	112	114	115	117	117	72	72	73	74	75	76	76
7	90	106	107	109	111	113	114	115	69	70	71	72	72	73	74
	95	110	111	113	115	116	118	119	74	74	75	76	77	78	78
8	90	107	108	110	112	114	115	116	71	71	72	73	74	75	75
	95	111	112	114	116	118	119	120	75	76	76	77	78	79	80
9	90	109	110	112	113	115	117	117	72	73	73	74	75	76	77
	95	113	114	116	117	119	121	121	76	77	78	79	80	80	81
10	90	110	112	113	115	117	118	119	73	74	74	75	76	77	78
	95	114	115	117	119	121	122	123	77	78	79	80	80	81	82
11	90	112	113	115	117	119	120	121	74	74	75	76	77	78	78
	95	116	117	119	121	123	124	125	78	79	79	80	81	82	83
12	90	115	116	117	119	121	123	123	75	75	76	77	78	78	79
	95	119	120	121	123	125	126	127	79	79	80	81	82	83	83
13	90	117	118	120	122	124	125	126	75	76	76	77	78	79	80
	95	121	122	124	126	128	129	130	79	80	81	82	83	83	84
14	90	120	121	123	125	126	128	128	76	76	77	78	79	80	80
	95	124	125	127	128	130	132	132	80	81	81	82	83	84	85
15	90	123	124	125	127	129	131	131	77	77	78	79	80	81	81
	95	127	128	129	131	133	134	135	81	82	83	83	84	85	86
16	90	125	126	128	130	132	133	134	79	79	80	81	82	82	83
	95	129	130	132	134	136	137	138	83	83	84	85	86	87	87
17	90	128	129	131	133	134	136	136	81	81	82	83	84	85	85
	95	132	133	135	136	138	140	140	85	85	86	87	88	89	89

* Percentil de altura determinado por curvas-padrão do NCHS (EUA).

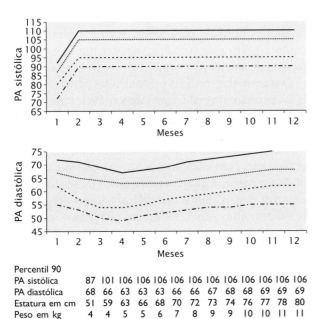

Percentil 90
PA sistólica   87 101 106 106 106 106 106 106 106 106 106 106
PA diastólica   68 66 63 63 63 66 66 67 68 68 69 69
Estatura em cm   51 59 63 66 68 70 72 73 74 76 77 78 80
Peso em kg   4   4   5   5   6   7   8   9   9 10 10 11 11

Figura 32.1 – Pressão arterial em meninos, do nascimento até 1 ano de idade.

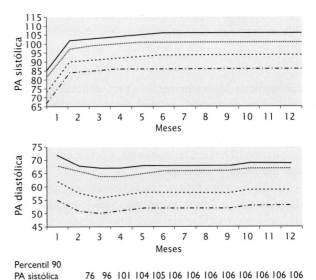

Percentil 90
PA sistólica   76 96 101 104 105 106 106 106 106 106 106 106
PA diastólica   68 66 64 64 65 66 66 66 66 67 67 67 67
Estatura em cm   54 56 56 56 61 63 66 68 70 72 74 75 77
Peso em kg   4   4   5   5   6   7   8   9   9 10 10 11

Figura 32.2 – Pressão arterial em meninas, do nascimento até 1 ano de idade.

449

Com base nesses percentis para sexo e idade, podemos classificar a hipertensão em:

- Pressão arterial no limite superior do normal: pressão arterial sistólica (PAS) e/ou diastólica (PAD) entre os valores correspondentes aos percentis 90 e 95.
- Hipertensão significativa: PAS e/ou PAD repetidamente entre os valores correspondentes aos percentis 95 e 99.
- Hipertensão grave: PAS e/ou PAD permanentemente acima dos valores correspondentes ao percentil 99.

CRISE HIPERTENSIVA

A crise hipertensiva caracteriza-se pela elevação súbita da pressão arterial sistêmica em relação aos valores habituais, com risco iminente ou já instalado de sofrimento visceral grave, acometendo principalmente cérebro, coração e rins. Em algumas crianças, é complicação de hipertensão já estabelecida, mas também pode ocorrer em crianças previamente normais, como acontece na glomerulonefrite difusa aguda pós-estreptocócica, na síndrome hemolítico-urêmica ou na púrpura de Henoch-Schönlein com acometimento renal intenso. Outras causas podem ser coartação da aorta, doença renovascular, insuficiência renal aguda ou crônica, pielonefrite crônica e feocromocitoma.

A necessidade de tratamento imediato é determinada não só pelo grau de elevação da pressão arterial, como também pela sintomatologia apresentada e pela condição clínica de base.

As formas graves e sintomáticas de hipertensão em crianças e adolescentes são quase sempre secundárias a uma doença de base de natureza aguda ou crônica, com 70 a 80% de causas renais.

De acordo com os diferentes níveis de gravidade da hipertensão e da sintomatologia, podem-se dividir as situações clínicas em emergências e urgências hipertensivas.

Emergências hipertensivas – ocorre quando a elevação súbita da pressão arterial determina sofrimento visceral e disfunção grave de órgãos vitais, com característica geralmente progressiva e de alta gravidade quando não tratada, que exige, portanto, terapêutica agressiva e imediata.

As emergências hipertensivas podem ser classificadas como hipertensão grave associada a encefalopatia, acidente vascular cerebral, insuficiência cardíaca congestiva, feocromocitoma.

Urgências hipertensivas – elevações significativas e de rápida instalação da pressão arterial, especialmente em crianças previamente normotensas, porém sem lesões agudas de órgãos-alvo.

Normalmente, a hipertensão grave e sintomática em pediatria está associada à doença de base. A investigação inicia-se pela anamnese completa, com referência especial à história familiar e ao uso de drogas, principalmente nos adolescentes. Alterações urinárias, infecções cutâneas, tonsilites recentes, artralgia, ingestão de drogas, alterações neurológicas e cardiovasculares, assim como dados de história pregressa (infecções urinárias, uso de cateter umbilical no período neonatal, alterações endócrinas) orientam na investigação diagnóstica. O exame físico deve ser completo e cuidadoso, incluindo várias medidas da pressão arterial, nos quatro membros, palpação de pulsos periféricos e lojas renais, procura de sopros abdominais, de manchas cutâneas tipo café-com-leite, presença de edema, taquicardia e fundo de olho. Os dados colhidos sugerem o diagnóstico etiológico e orientam o tratamento. A investigação laboratorial deve ser feita levando-se em conta a gravidade da hipertensão arterial, além dos dados clínicos. Quanto mais graves forem a hipertensão e suas manifestações e quanto mais jovem o paciente, mais extensa deve ser a investigação, a fim de se determinar a etiologia da hipertensão.

TRATAMENTO

O tratamento não-medicamentoso da hipertensão arterial está indicado como abordagem inicial das suas formas limítrofes e leves e constitui-se em tratamento auxiliar nas formas mais graves, em que o uso de drogas hipotensoras é quase sempre necessário para um controle adequado dos níveis pressóricos. Aconselha-se evitar: uso de sal à mesa, alimentos conservados à base de sal, "salgadinhos" industrializados e outros alimentos ricos em cloreto de sódio; estimulam-se medidas visando à manutenção do peso dentro de limites normais para idade, sexo e altura, assim como a prática de esportes, jogos, natação e outras formas de atividade física.

O sucesso das medidas preconizadas para o controle da pressão arterial é bastante variável, mas devem ser sempre encorajadas, uma vez que promovem também maior proteção ao sistema cardiovascular.

A decisão de iniciar-se o tratamento com drogas hipotensoras, com exceção das formas graves e agudas de hipertensão, é quase sempre difícil de ser tomada, uma vez que os efeitos metabólicos dessas drogas sobre o organismo em crescimento são pouco conhecidos e a hipertensão arterial é uma condição que freqüentemente exige tratamento medicamentoso por muitos anos. Reserva-se a terapêutica farmacológica para casos de hipertensão moderada ou grave, pacientes com hipertensão leve associada a quadro clínico sugestivo de hipertensão significativa e/ou presença de lesões estabelecidas de órgãos-alvo. Pacientes cuja resposta clínica à abordagem não-farmacológica exclusiva foi insatisfatória também devem iniciar terapêutica farmacológica. O tratamento da hipertensão arterial visa manter os níveis pressóricos abaixo do percentil 90, com baixo grau de efeitos colaterais, sempre estimulando a adesão do paciente ao tratamento. A escolha do hipotensor a ser utilizado deve basear-se na causa e gravidade da hipertensão e na tolerabilidade do paciente à droga escolhida.

O conhecimento da etiologia do quadro hipertensivo é fundamental, permitindo a utilização mais racional de drogas, de acordo com a fisiopatologia envolvida na hipertensão. Uma vez controlados os níveis pressóricos, deve-se proceder a uma investigação minuciosa das causas envolvidas na hipertensão, de forma a permitir um planejamento terapêutico a longo prazo, individualizado para cada caso. A distinção entre emergência e urgência hipertensiva orienta em relação à conduta a ser tomada. Portadores de emergência hipertensiva necessitam de redução rápida dos níveis pressóricos e, em geral, esse objetivo é atingido com o emprego de medicação anti-hipertensiva por via parenteral. Esses pacientes são geralmente admitidos em centros de tratamento intensivo por apresentarem instabilidade grave ou de alto risco de desenvolver instabilidade grave das funções vitais e por necessitarem de exames clínicos a curtos intervalos de tempo para avaliar a resposta diante dos medicamentos que estão sendo empregados para abaixar a pressão arterial. A normalização abrupta dos níveis de pressão arterial deve ser evitada, pois a adaptação do sistema nervoso central à hipertensão arterial prolongada desloca a curva de auto-regulação da circulação cerebral para a direita. Quedas repentinas de pressão sistêmica podem provocar episódios isquêmicos cerebrais, às vezes causadores de dano permanente. Aconselha-se redução gradual e controlada, de cerca de 25-30%, na pressão arterial sistólica e diastólica, dentro das primeiras 6 horas, com diminuição lenta e programada dos níveis pressóricos em 36 a 72 horas a valores próximos ao percentil 90-95, permitindo que a auto-regulação cerebral se ajuste gradualmente a níveis mais baixos de pressão arterial. Nas urgências hipertensivas, a redução da pressão arterial pode-se processar mais lentamente, o que possibilita o uso de drogas por via oral, e o tratamento sem a necessidade de monitorização em terapia intensiva, embora se recomenda que a criança permaneça internada até que a pressão arterial atinja valores abaixo do percentil 95. A prescrição de uma criança internada por crise hipertensiva deve contemplar a monitorização contínua ou intermitente da pressão arterial e função cardíaca, dependendo da gravidade do caso, além de controle da diurese, ingestão

hídrica e peso. Repouso absoluto e decúbito levemente elevado estão indicados.

A tabela 32.9 relaciona as principais drogas utilizadas no tratamento da emergência hipertensiva, dosagens preconizadas e efeitos colaterais mais comumente observados. É necessário chamar a atenção de que a droga de escolha nessa eventualidade é o nitroprussiato de sódio (exceção à fentolamina para o controle da crise hipertensiva associada ao feocromocitoma), podendo ser utilizadas as demais opções quando ele não estiver disponível.

O tratamento farmacológico de manutenção da hipertensão persistente em Pediatria tem-se baseado mais recentemente em agentes bloqueadores dos canais de cálcio ou da enzima de conversão, salvo em situações específicas nas quais, por razões fisiopatológicas, dá-se preferência a outros agentes. A tabela 32.10 relaciona as principais drogas utilizadas no tratamento da hipertensão crônica, dosagens preconizadas e comentários. Na abordagem medicamentosa da encefalopatia hipertensiva, recomenda-se o uso de drogas por via parenteral, dando-se preferência ao nitroprussiato de sódio, associado à furosemida, quando necessário. Na insuficiência cardíaca grave, na maioria dos casos, a pressão arterial normaliza-se após a administração de oxigênio, morfina e furosemida. Entretanto, se os níveis pressóricos continuarem elevados após o emprego dessas medidas, está indicada a utilização de medicação anti-hipertensiva parenteral. A droga de escolha é o nitroprussiato de sódio, pois atua nos vasos de capacitância e resistência, reduzindo a pré e pós-carga.

A monitorização ambulatorial da pressão arterial (MAPA) proporciona avaliação não-invasiva da pressão arterial durante 24 horas, a intervalos curtos, no ambiente natural do indivíduo, e durante a execução de suas atividades habituais. Várias são hoje as indicações para seu uso, dentre elas, destacamos a hipertensão do avental branco, a hipertensão arterial refratária, a história de crise hipertensiva, a análise da eficácia terapêutica anti-hipertensiva nas 24 horas do dia. Dados de MAPA em criança têm demonstrado boa correlação com a idade cronológica, a altura, o peso e a freqüência cardíaca, além de reprodutibilidade satisfatória. Em crianças normotensas, elevações de pressão durante a realização da MAPA corresponderam a períodos de maior atividade física ou mental. A MAPA utilizada em crianças em regime dialítico crônico mostrou-se útil em detectar elevações crônicas da pressão arterial que podem estar presentes apesar da pressão arterial casual normal, determinando importante valor prognóstico cardiovascular nessa população pediátrica.

Nefrologia

Tabela 32.9 – Principais agentes hipotensores utilizados na emergência hipertensiva.

Droga	Início da ação	Dose e via de administração	Comentários
Captopril	Minutos	Lactentes: 0,01-0,25mg/kg/dose,VO Crianças: 0,1-0,2mg/kg/dose,VO	Pode levar à queda aguda da pressão e causar insuficiência renal aguda
Hidralazina	Minutos	0,1-0,2mg/kg, IV	Taquicardia, cefaléia
Diazóxido	Minutos	2-5mg/kg, IV em bolo	Outras situações, como a crise hipertensiva aguda não complicada e a hipertensão acelerada ou maligna, requerem tratamento rápido, porém, em geral requer a furosemida devido à retenção hidrossalina. Não repetir dentro de 1 hora
Labetolol	Minutos	1-3mg /kg/h, IV	Pode levar à queda abrupta da pressão
Nitroprussiato	Segundos	1-8µg/kg/min, IV	Droga de escolha, requer admissão em unidade de terapia intensiva
Fentolamina	Segundos	0,1-0,2mg/kg, IV	Alfa-bloqueador, usado no tratamento do feocromocitoma

VO = via oral; IV = via intravenosa.

Tabela 32.10 – Drogas mais utilizadas no tratamento da hipertensão arterial crônica em crianças.

Drogas	Dose por via oral (mg/kg/dia)		Comentários
	Inicial	Máxima	
Diuréticos Hidroclorotiazida	12,5mg	25mg 12/12h	Ineficaz em pacientes com diminuição do ritmo de filtração glomerular. Pode causar depleção aguda de volume, hipopotassemia, hiponatremia
Furosemida	20mg	40mg a cada 4 a 12h	Causa hipercalciúria, nefrocalcinose e desmineralização óssea. É útil em vigência de hipervolemia ou edemas
Vasodilatadores Hidralazina	25mg	50mg 6/6h	Evitar em doenças auto-imunes. Freqüentemente causa taquicardia reflexa, desconforto abdominal, cefaléia
Minoxidil	5mg	10mg 12/12h	Droga de segunda linha devido a efeitos colaterais como edema e hipertricose. Útil em casos resistentes às drogas de primeira escolha
Antagonistas do cálcio Nifedipina de liberação lenta	10mg	20mg 12/12 a 24h	Geralmente é bem tolerada exceto pela taquicardia, cefaléia, rubor facial, tontura. Produz menos efeitos colaterais que a nifedipina simples
Inibidor da enzima de conversão Captopril Criança	25mg	25mg 6/6 ou 8/8h	Evitar seu uso em rim único, pós-transplante renal e gestação. Pode causar hipercalemia, trombocitopenia
Recém-nascido	Contra-indicado		Indicado na IRC com proteinúria e na insuficiência cardíaca
Enalapril	10mg	20mg 12/12 a 24h	Monitorizar neutropenia em lúpus e doença do tecido conjuntivo
Agentes bloqueadores adrenérgicos Betabloqueador: propranolol	20mg	40mg 6/6 a 12/12h	Evitar em pacientes com asma e insuficiência cardíaca. Pode causar bradicardia, broncoespasmo
Atenolol	25mg	50mg 12/12 a 24h	Apresenta menos efeitos colaterais que outros bloqueadores adrenérgicos, pode ser administrado uma vez ao dia. Evitar em asmático
Alfa-bloqueador Prazosina	0,05-0,1mg	0,5mg 6 a 78h	Experimentos clínicos indicam boa tolerabilidade. Algumas crianças apresentaram alopecia com o uso crônico
Alfa/betabloqueador Labetolol	1mg	3mg 6/6 a 12/12h	Apresenta efeitos alfa e beta-adrenérgicos. Não afeta exercícios e lípides
Alfa-agonista Clonidina	0,05-0,1mg/dia (dose total inicial) 0,5-6mg/dia (dose total máxima diária) Intervalo: a cada 6 horas		Pode ocorrer sonolência e hipertensão rebote com a descontinuação aguda da medicação

452

BIBLIOGRAFIA

American Academy of Pediatrics. Practice parameter: the diagnosis, treatment, evaluation of the urinary tract infection in febrile infants and young children. *Pediatrics* 103:843-852, 1999.

AVNER ED, ELLIS D, ICHICAWA I, YARED A: Normal neonates and the maturational development of homeostatic mechanisms, in *Pediatric Textbook of Fluids and Eletrolytes*, edited by Ichikawa I, Baltimore, Williams & Wilkins, 1990, pp 107-118.

COLE BR, SALINAS-MADRIGAL L: Acute proliferative glomerulonephritis and crescentic glomerulonephritis, in *Pediatric Nephrology* (3rd ed), edited by Holliday MA, Barrat TM, Avner ED, Baltimore, Williams & Wilkins, 1994, pp 697-718.

CORWIN HC, SILVERSTEIN MD: The diagnosis of neoplasia in patients with assyntomatic microscopic hematuria:a decision analysis. *J Urol* 139:1002-1006, 1988.

DICK PT, FELDMAN W: Routine diagnostic imaging for childhood urinary tract infections: a systematic overview. *J Pediatr* 128:15-22, 1996.

DILLON MJ: Clinical aspects of hypertension, in *Pediatric Nephrology* (2nd ed), edited by Holliday MA, Barrat TM, Vernier RL, Baltimore, Williams & Wilkins, 1987, pp 743-757.

DILLON MJ, INGELFINGER JR: Pharmacological treatment of hypertension, in *Pediatric Nephrology* (3rd ed), edited by Holliday MA, Barrat TM, Avner ED, Baltimore, Williams & Wilkins, 1994, pp 1165-1174.

FLYNN JT: Causes, management approaches, and outcome of acute renal failure in children. *Curr Opin Pediatr* 49:184-189, 1998.

FUJIMURA MD, KOCH VH, VAISBICH MH, et al: Hematúria na criança: estudo retrospectivo de 128 casos. *J Pediatria* 74:119-124, 1998.

GOUYON JB, GUIGNARD JP: Management of acute renal failure in newborns. *Pediatr Nephrol* 14:1037-1044, 2000.

GUIGNARD JP: Renal function in the newborn. *Pediatr Clin North Am* 29:777-790, 1982.

HELLSTRÖM M, JACOBSSON B, MARILD S, JODAL U: Voiding cystourethrography as a predictor of reflux nephropathy in children with urinary-tract infection. *AKR* 152:801-804, 1989.

HENTSCHEL R, LÖDIGE B, BULLA M: Renal insufficiency in the neonatal period. *Clin Nephrol* 46:54-58, 1996.

INGELFINGER JR, DILLON MJ: Evaluation of secondary hypertension, in *Pediatric Nephrology* (3rd ed), edited by Holliday MA, Barrat TM, Avner ED, Baltimore, Williams & Wilkins, 1994, pp 1146-1164.

INGELFINGER JR: Hypertension and hypotension, in *Pediatric Nephrology* (3rd ed), edited by Holliday MA, Barrat TM, Avner ED, Baltimore, Williams & Wilkins, 1994, pp 1165-1174.

JAKOBSSON B, ESBJORNER E, HANSSON S: Minimum incidence and diagnostic rate of first urinary tract infection. *Pediatics* 104(2 Pt 1):222-226, 1999.

JAKOBSSON B, SVENSSON L: Treatment pyelonephrotic changes on 99m Technetium-dimercaptoccinic acid scan for a least five months after infection. *Acta Paediatr* 86:803-807, 1997.

KAPLAN NM: Primary hypertension: pathogenesis, in *Clinical Hypertension* (5th ed), edited by Kaplan NM, Baltimore, Williams & Wilkins, 1990, pp 54-111.

KOCH VH, COLLI A, SAITO MI, et al: Monitorização ambulatorial da pressão arterial em adolescentes normais. *Arq Bras Cardiol* 69:41-46, 1997.

LARCOMBE J: Clinical evidence: urinary tract infection in children. *BMJ* 319:1173-1175.

LIEBERMAN E: Hypertension in childhood and adolescence, in *Clinical Hypertension* (5th ed), edited by Kaplan NM, Baltimore, Williams & Wilkins, 1990, pp 407-433.

LIEU TA, GRASMEDER HM, KAPLAN BS: An approache to the evaluation and treatment of microscopic hematuria. *Pediatr Clin North Am* 38:579-592, 1991.

MOGHAL NE, BROCKLEBANK JT, MEADOW SR: A review of acute renal failure in children: incidence, etiology and outcome. *Clin Nephrol* 49:91-98, 1998.

NISSENSON AR, BARALJ, FINE RN, KNUTSON DW: Poststreptococcal acute glomerulonephritis: fact and controversy. *Ann Intern Med* 91:76-86, 1979.

PERRONE HC, COSTA RS, MOYA L: Hematúrias recorrentes na infância, em *Nefrologia Pediátrica*, editado por Toporovski J, Mello VR, Perrone HC, Martini Filho D, São Paulo, Sarvier, 1991, pp 335-342.

PYLKKANEN J, VILSKA J, KOSKIMIES O: The value of level diagnosis of childhood urinary tract infection predicting renal injury. *Acta Paediatr Scand* 70:879-883, 1981.

RAMMELKAMP Jr CH, WEAVER RS: Acute glomerulonephritis. The significance of variations in the incidence of the disease. *J Clin Invest* 32:345-358, 1953.

ROSENBERG AR, ROSSLEIGH MA, BRYDON MP, et al: Evaluation of acute urinary tract infection in children dimercaptosuccinic acid scintigraphy: a prospective study. *J Urol* 148:1746-1749, 1992.

SCHWARTZ GJ, BRION LP, SPITZER A: The use of plasma creatinin concentration for estimating glomerular filtration rate in infants, children, adolescents. *Pediatr Clin North Am* 34:571-590, 1987.

SMELLIE JM, BARRAT TM, CHANTLER C, et al: Medical versus surgical treatment in children with severe bilateral vesicoureteric reflux and bilateral nephropathy: a randomized trial. *Lancet* 357:1329-1333, 2001.

SMELLIE JM, JODAL U, LAX H, et al: Outcome at 10 years of severe vesicoureteric reflux managed medically: report of the International Reflux Study in Children. *J Pediatr* 139:656-663, 2001.

STANSFELD JM: The measurement and meaning of pyuria. *Arch Dis Child* 37:257-262, 1962.

STAPLETON FB: Morphology of urinary red blood cells: a simple guide in localizing the site of hematuria. *Pediatr Clin North Am* 34:561-569, 1987.

STARK H: Urinary tract infections in girls: the cost-effectiveness of currently recommended investigative routines. *Pediatr Nephrol* 11:174-177, 1997.

STETSON CA, RAMMELKAMP Jr CH, KRAUSE RM, et al: Epidemic acute nephritis: studies on etiology, natural history and prevention. *Medicine (Baltimore)* 34:431-450, 1955.

TAPPIN DM, MURPHY AV, MOCAN H, et al: A prospective study of children with first acute symptomatic E. coli urinary tract infection: early 99mtechnetium dimercaptosuccinic acid scan appearances. *Acta Paediatr Scand* 78:923-929, 1989.

Update on the 1987 Task Force Report on High Blood Pressure in Children and Adolescents. A working group report from the National High Blood Pressure Education Program. *Pediatrics* 98:649-658, 1996.

WEISS R, DUCKETT J, SPITZER A: Results of a randomized clinical trial of medical versus surgical management of infants and children with grades III and IV primary vesicoureteral reflux (United States). The International Reflux Study in Children. *J Urol* 148(5 Pt 2):1667-1673, 1992.

33 Trombose e Esclerose da Artéria e da Veia Renal e de seus Ramos

Jenner Cruz

Luís Balthazar Saldanha

TROMBOSE DA ARTÉRIA RENAL E DE SEUS RAMOS

As alterações tromboembólicas da artéria renal e de seus ramos podem ser desde inteiramente assintomáticas até fulminantes e fatais.

CLASSIFICAÇÃO

Vamos classificá-las em três grandes grupos e vários subgrupos, sem a pretensão de englobar todas as doenças possíveis (Quadro 33.1).

TROMBOSE DA ARTÉRIA RENAL E DE UM OU MAIS RAMOS PRINCIPAIS
Trombose

A causa mais comum de trombose da artéria renal é traumática, podendo ocorrer por outras causas, inclusive espontaneamente (Quadro 33.1).

O trombo pode estar na aorta, só na artéria renal ou também em um ou dois de seus ramos. Com a obstrução, o rim diminui de tamanho, tornando-se pálido e sem sangue, porém, havendo trombose venosa concomitante, pode haver áreas congestas e com edema intersticial.

Quadro clínico

Os sintomas clínicos são variados. Se a trombose é bilateral e aguda, redundará em insuficiência renal oligúrica, raramente progressiva. Sendo crônica e unilateral, pode ser assintomática e acompanhar-se de desenvolvimento de circulação colateral. Sendo aguda, pode acompanhar-se de dor, em geral intensa, no flanco, no hipocôndrio, no precórdio ou com irradiação para a base do tórax. Comumente se associa a náuseas, vômitos e febre ou apenas a um dolorimento nos flancos. Pode haver leucocitose e aumento das enzimas séricas de origem renal (transaminases, desidrogenase láctica e fosfatase alcalina) na fase aguda.

Quadro 33.1 – Classificação da trombose da artéria renal e de seus ramos.

Trombose da artéria renal e de um ou mais ramos principais
• Trombose
Traumatismo
Aterosclerose progressiva
Aneurisma da aorta ou da artéria renal
Dissecção da aorta ou da artéria renal
Inflamação (sífilis, poliarterite, tromboangiite etc.)
Irritação (contraste radiológico, irradiação etc.)
Displasia fibromuscular
Espontânea e outras
• Tromboembolismo
Endocardite bacteriana
Vegetações valvares cardíacas assépticas
Trombos murais
Embolias paradoxais
Embolias neoplásicas
Embolias gordurosas e outras
Cateterização
Excesso de anticoagulantes
Cirurgia da aorta abdominal
Doença aterosclerótica das artérias renais
Nefrosclerose senil ou arterial
Arteriolosclerose renal
Nefrosclerose benigna ou arteriolar
Nefrosclerose maligna

Hematúria e proteinúria discretas são mais comuns quando há obstrução venosa concomitante e estão presentes em menos da metade dos casos. Havendo hematúria macroscópica, o que é raro, ajuda a pensar neste diagnóstico.

A radiografia simples pode mostrar aorta abdominal calcificada; a pielografia ascendente, pelve e cálices normais; a cistoscopia, ausência de urina saindo do orifício ureteral do lado suspeito; e a aortografia, lesão obstrutiva da artéria renal e/ou de seus ramos. Com o tempo, o rim afetado tende a se contrair e o rim sadio a se dilatar ou vicariar.

Prognóstico

Usualmente, a artéria renal recanaliza-se e a função renal volta ao normal. Pode ocorrer obstrução parcial e desenvolvimento posterior de hipertensão grave, hipertensão maligna ou hipertensão renovascular (ver Capítulos 37 e 38).

Dependendo da causa, a evolução pode ser outra. São causas de trombose renal: doença cardíaca básica, fibrilação atrial, envolvimento de vários órgãos e sistemas, aneurismas, tromboangiite obliterante, hipertensão maligna, esclerodermia, complicações de uma placa de ateroma etc.

Tratamento

Nos casos crônicos, a afecção pode passar despercebida. Nos casos agudos, as medidas gerais compreendem repouso, tratamento dos sintomas e terapia anticoagulante.

Havendo obstrução bilateral, há necessidade de se restaurar o fluxo sangüíneo cirurgicamente, o que se consegue mesmo após uma semana de oclusão, especialmente se a obstrução não é completa. Obstruções completas provocam infarto irreversível precoce e mau resultado operatório.

Havendo obstrução unilateral, a cirurgia é sempre indicada, mas os resultados nem sempre são bons, sendo melhores quando há desenvolvimento de circulação colateral e melhoria de lesões isquêmicas.

A cirurgia também é indicada em tromboses traumáticas, certos casos de aneurismas e para o controle de hipertensão arterial em formas tardias. O tratamento da hipertensão crônica, resultante de trombose, depende da forma e da intensidade da hipertensão (ver Capítulo 37).

Efeitos da radiação sobre os rins

Os rins são provavelmente os órgãos abdominais mais sensíveis à radiação. A nefrotoxicidade depende da dose total de radiação e, a uma certa dose, é inversamente proporcional à duração do tratamento. A suscetibilidade à radiação é uma propriedade individual. Rins hipertrofiados, rins de criança e associação com quimioterapia aumentam a suscetibilidade.

A radiação pode ocasionar: nefrite de radiação aguda, nefrite de radiação crônica, proteinúria assintomática, hipertensão benigna, hipertensão maligna tardia.

A **nefrite de radiação aguda** inicia-se após 6 a 13 meses de radiação e caracteriza-se por proteinúria inferior a 2g/dia, anemia e hipertensão. Evolui para insuficiência cardíaca congestiva, uremia, hipertensão maligna e óbito na metade dos casos. Nos glomérulos há hiperplasia, hipercelularidade, lesão do endotélio capilar prejudicando a capacidade de refazer a membrana basal e hialinização; nos túbulos, degeneração e atrofia; nos vasos, necrose arterial e arteriolar; e no interstício, edema.

A **nefrite de radiação crônica** aparece de 18 meses a anos após a exposição à radiação. Os sintomas são mais insidiosos, com proteinúria leve, anemia, hipostenúria, insuficiência renal e hipertensão em metade dos casos, com mortalidade semelhante ao quadro anterior (50%).

A **proteinúria assintomática** aparece como um dado isolado, em geral inferior a 1g/dia, de forma contínua ou intermitente, tendo, em geral, bom prognóstico.

A **hipertensão benigna**, como sintoma isolado, é rara e ocorre de 6 a 12 meses após o início da radioterapia.

A **hipertensão maligna** é mais tardia, podendo aparecer anos após o início da radioterapia. Quando isolada, depende de trombose e/ou estenose da artéria renal e de hipertensão benigna prévia. Em muitos casos, acompanha-se de nefrite de irradiação crônica.

As complicações da radioterapia são bem mais raras atualmente, em virtude de maior proteção renal por ocasião do tratamento.

Patologia

A radiação pode provocar nos rins: atrofia isquêmica glomerular, arteriolosclerose, necrose vascular e outras alterações no glomérulo, como endoteliose e esclerose.

Tratamento

Desde que a lesão seja reversível, o tratamento é sintomático, mas o melhor tratamento é a prevenção e a proteção adequada dos rins, com o uso cuidadoso das dosagens durante a radiação. Deve-se tomar cuidado com rins ectópicos, que por este motivo podem não estar protegidos. O tratamento da hipertensão arterial é o de qualquer hipertensão (ver Capítulo 37), bem como o da insuficiência renal crônica (ver Capítulo 19). Deve-se tomar cuidados especiais com infecções do trato urinário, eventuais obstruções e, em casos de desidratação, com a repleção de água e sal.

Tromboembolismo

Embora o rim receba cerca de 20% do débito cardíaco, apenas 2 a 3% vem do sistema embólico derivado do compartimento cardíaco. Os grandes êmbolos podem ocluir a artéria renal, mas estes são raros. Os habituais são menores, podendo ocluir os ramos secundários ou terciários da artéria renal. Como 20 a 30% da população possui uma ou mais artérias renais acessórias e a circulação através da cápsula renal é muito rica, o infarto extenso também é raro.

A maior fonte de embolia renal é uma doença cardíaca de base. A fibrilação atrial costuma aumentar o risco de doença embólica. Os trombos de origem venosa podem ganhar a circulação sistêmica arterial através de defeitos septais atriais ou ventriculares, constituindo a embolia paradoxal. As embolias renais neoplásicas ou gordurosas são raras. Os aneurismas das artérias renais também podem gerar êmbolos renais.

O tromboembolismo gorduroso, mais comum em idosos e em geral mal diagnosticado, pode provocar oclusão aguda de múltiplas artérias renais, especialmente as arqueadas e interlobares, com diminuição da função renal. Essa forma é decorrente de microembolização de cristais do colesterol, que pode ser espontânea, após cirurgia ou angiografia aórtica, como uma complicação de ateromasia ulcerativa ou erosiva da aorta abdominal ou após angioplastia da artéria renal em casos de correção de hipertensão renovascular por ateromasia da artéria renal.

O diagnóstico clínico pode ser feito pelo exame de fundo de olho, pelo encontro de *livedo reticularis* na pele e pela biópsia renal, com o encontro de cristais de colesterol, patognomônicos e biconvexos, no material embólico. O exame de urina pode mostrar proteinúria discreta, eosinofilúria e aumento do número de células. Pode haver também lesões neurológicas cerebrais, pancreatite aguda, isquemia intestinal e gangrena das extremidades.

Não há tratamento eficaz. Os anticoagulantes, além de não terem eficácia, podem aumentar a ulceração ateromatosa da aorta. No tratamento das oclusões vasculares, em geral, a primeira finalidade é restaurar o fluxo sangüíneo. A função renal é usualmente recuperada quando a desobstrução se faz até sete dias após a oclusão, mas há casos de até 47 dias, com boa evolução.

A longo prazo, é importante tratar adequadamente a hipertensão, uma seqüela comum do infarto renal, que se inicia em uma semana e que pode desaparecer espontaneamente ou persistir, em nível grave, do tipo renina-dependente e mesmo evoluir para a fase maligna, com rápida degeneração arteriolar.

A correção cirúrgica da oclusão arterial, a nefrectomia ou a heminefrectomia podem ser úteis na cura ou na melhora da hipertensão.

DOENÇA ATEROSCLERÓTICA DAS ARTÉRIAS RENAIS

Nefrosclerose senil ou arterial

Esta lesão resulta de oclusão progressiva e crônica de várias artérias renais, principalmente as arqueadas e interlobares, que aparece freqüentemente com a idade e recebe o nome de nefrosclerose senil. Ocorre em normotensos idosos ou portadores de hipertensão sistólica pura.

Patologia

O rim da nefrosclerose senil ou rim contraído senil é característico do idoso que nunca foi hipertenso. O rim está diminuído de tamanho, chegando a pesar a metade de seu peso habitual, coberto de cicatrizes irregulares, parenquimatosas, ora mais ou menos profundas, que lhe conferem aspecto semelhante ao rim da poliarterite nodosa (Fig. 33.1), ora diminuído de volume e cheio de nódulos grosseiros, fazendo contraste com o rim da arteriolosclerose benigna, em que o rim se contrai regularmente e a granulação é fina e uniforme. Como a hipertensão arterial acelera a arteriosclerose e a nefrosclerose arteriolar benigna, é mais comum em pessoas idosas; muitas vezes, no hipertenso, a lesão é dupla, arterial e arteriolar. Nesses casos de lesão mista, os nódulos grosseiros não são lisos e sim cobertos de fina granulação. A pelve e os cálices não são dilatados e as cicatrizes não chegam até os cálices, como costuma ocorrer na pielonefrite crônica.

Com a idade, o volume total dos rins, a massa cortical, o número e a superfície dos glomérulos e o comprimento e o volume dos túbulos proximais tendem a diminuir, ocorrendo também lipomatose hilar.

Histologicamente, a esclerose envolve as artérias maiores até as arqueadas (Fig. 33.2), havendo evidência de atrofia isquêmica do parênquima nas regiões cicatriciais, com infiltrado leucocitário, glomérulos isquêmicos, fibrosados e/ou hialinizados e túbulos atróficos. A lesão glomerular e a alteração da circulação pós-glomerular devem ser responsáveis pela atrofia e pela diminuição de tamanho dos túbulos.

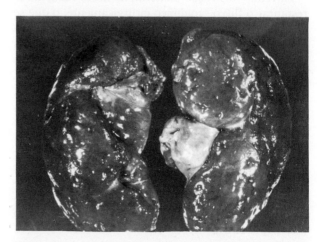

Figura 33.1 – Aspecto macroscópico do rim na arteriosclerose com numerosas cicatrizes na cortical.

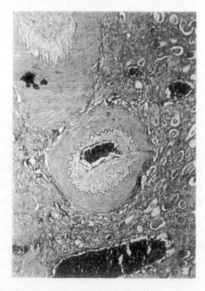

Figura 33.2 – Arteriosclerose renal, espessamento fibroso acentuado da íntima de artérias interlobulares.

Nas áreas sadias, os glomérulos podem estar normais. Aparecem pequenos cistos corticais. O infiltrado leucocitário pode ser abundante e assemelha-se a cicatrizes pielonefríticas, principalmente porque também são comuns as infecções bacterianas secundárias, tromboses, embolias, amiloidose, arteriolosclerose, glomerulopatia diabética, hiperuricemia, hiperlipidemia etc. nos idosos.

As artérias segmentares, interlobares e arqueadas apresentam espessamento da íntima (Fig. 33.3), do tipo fibroso, com puimento e divisão da lâmina elástica interna. Alterações lipídicas e cristais de colesterol podem ser encontrados, mas em menor escala que na aorta e coronárias. Os estreitamentos e as oclusões das artérias arqueadas são responsáveis pelas cicatrizes do córtex. Não havendo hipertensão arterial diastólica, as interlobulares e especialmente as aferentes não são lesadas.

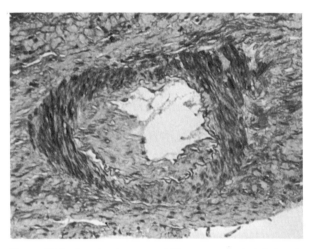

Figura 33.3 – Arteriosclerose renal, fibrose acentuada da íntima de artéria interlobar.

Fisiologia do rim idoso

O fluxo plasmático renal efetivo começa a diminuir lentamente desde a puberdade e rapidamente após os 50 anos, quando medido pelo *clearance* do ácido paraminoipúrico. Conseqüentemente, caem também o fluxo plasmático e o fluxo sangüíneo renal. Como o débito cardíaco diminui menos que o fluxo sangüíneo renal, a resistência vascular renal aumenta com a idade, bem como a pressão sangüínea.

Igual ao fluxo sangüíneo, a velocidade de filtração glomerular diminui com a idade, mas um pouco mais lentamente, de forma que a fração de filtração aumenta lentamente, chegando até 0,28, em idades tardias, em ambos os sexos.

Como se sabe, a fração de filtração é a parte do fluxo plasmático renal efetivo filtrada pelos glomérulos renais, ou seja, a razão entre os *clearances* de creatinina e o do ácido paraminoipúrico. Como os néfrons corticais profundos têm fração de filtração muito maior que os superficiais e a idade lesa preferencialmente os últimos, acredita-se ser essa a explicação do aumento da fração de filtração com a idade.

Existem fórmulas para se determinar o *clearance* de creatinina no homem idoso, a partir da creatininemia e do peso corpóreo.

Uma das melhores é a fórmula de Cockcroft e Gault, 1976:

$$\text{Clearance de creatinina (mL/min)} = \frac{(140 - \text{idade em anos})(\text{peso em kg})}{72 \times \text{creatininemia}}$$

Em caso de mulheres, calcula-se 15% a menos.

A capacidade do rim em vicariar, ou crescer e hipertrofiar, após nefrectomia unilateral, diminui com a idade, sendo em geral mínima após os 60 anos de idade, constituindo um dos grandes motivos de contra-indicação de transplantes nos idosos, embora não proibitivo.

As funções tubulares proximais diminuem, em geral, proporcionalmente com a velocidade de filtração glomerular. Inexplicável é que, apesar de a TmG (capacidade máxima dos túbulos proximais em reabsorverem a glicose filtrada) estar diminuída com a idade, os idosos podem apresentar hiperglicemias maiores que os jovens, sem glicosúria, como se o limiar renal para glicose aumentasse com a idade.

Quer a prova de diluição, quer a prova de concentração urinária, medidas pela densidade ou pela osmolalidade, diminuem com a idade. Os idosos têm menor resposta ao hormônio antidiurético endógeno ou exógeno, em que o defeito é *diabetes insipidus* nefrogênico, mas o mecanismo exato ainda não foi elucidado.

Outra prova de função tubular distal e coletora, além das duas anteriores, é a capacidade renal de excretar o íon hidrogênio, medida por meio da prova de acidificação, descrita no capítulo 30.

Os pacientes idosos são capazes de manter o pH e o bicarbonato, do sangue circulante, em valores normais, iguais a indivíduos mais jovens. Com a idade, porém, os pacientes idosos excretam íons ácidos mais lentamente, bem como excretam menos amônia, igual aos portadores de glomerulonefrite crônica, por um defeito tubular intrínseco. A capacidade de o paciente idoso se adaptar a certas mudanças, como ingestão de dieta muito pobre em sódio, a chamada dieta de arroz de Kempner, é semelhante à do jovem, mas mais lenta.

As funções endócrinas renais também tendem a diminuir com a idade, como a atividade de renina plasmática, níveis plasmáticos de aldosterona, conversão de 1-hidroxicolecalciferol em 1,25-diidroxicolecalciferol etc., com várias conseqüências, como maior incidência de hipercalemia por hipoaldosteronismo, menor absorção intestinal de cálcio e osteoporose, e outras supostas mas não confirmadas, como maior sensibilidade a aspirina, indometacina e outros analgésicos e anti-reumáticos, comumente usados em idosos, bloqueadores das prostaglandinas.

Aplicações clínicas das alterações fisiológicas renais

A diminuição da velocidade de filtração glomerular com a idade torna o idoso mais suscetível à intoxicação e efeitos iatrogênicos dos medicamentos, como a digoxina.

A perda da capacidade de concentração, ou de conservar água, favorece a depleção de volume, prevalência de hipernatremia, uremia extra-renal e sensibilidade a agentes diuréticos.

A síndrome de hipoaldosteronismo hiporreninêmico ou acidose tubular renal tipo IV e subseqüente hipercalemia podem ser assintomáticas ou acompanhar-se de alterações eletrocardiográficas como bloqueios, síncope cardíaca e paralisia hipercalêmica.

Tratamento

Não há tratamento eficaz, mas o controle de fatores de risco para arteriosclerose pode preveni-la em parte, ou melhor, retardá-la. Uma grande causa de arteriosclerose precoce é a hereditariedade, para a qual não há no momento meio de se intervir.

O fumo, a obesidade, a vida sedentária, a hiperuricemia, a hipertensão arterial, o *diabetes mellitus*, a insuficiência renal crônica e a dislipidemia são causas de aceleração do crescimento da arteriosclerose que podem ser controladas, com bastante sucesso, com medidas higienodietéticas, medicamentosas e outras.

Outras causas são o estresse e o temperamento, modo de reagir a certas ocasiões e atitudes, também passíveis de controle.

Os vasodilatadores cerebrais, os inibidores da agregação plaquetária como a aspirina e a associação ácido nicotínico e cloridrato de papaverina talvez tenham alguma ação na prevenção da aterosclerose.

ARTERIOLOSCLEROSE RENAL

Algumas doenças podem produzir esclerose das arteríolas renais e/ou generalizadas. Neste capítulo citaremos apenas aquelas induzidas pela hipertensão arterial benigna ou maligna.

A definição de hipertensão arterial da Organização Mundial da Saúde (OMS) pela qual hipertensão arterial seria aquela acima de 160/95mmHg e normotensão seria igual ou abaixo de 140/90mmHg, considerando hipertensão-limite aquela compreendida entre estes dois números, é arbitrária e aceita com ressalvas, uma vez que, embora não seja fácil demonstrar lesões arteriolares na hipertensão-limite ou limítrofe, não resta dúvida que pressões arteriais diastólicas de 90mmHg e mesmo menos são capazes de diminuir o tempo de expectativa de vida de um paciente.

Conforme já foi ventilado há mais de 50 anos, a hipertensão arterial pode lesar as arteríolas produzindo arteriolosclerose hialina, o que por sua vez poderia gerar mais hipertensão, constituindo o que Volhard denominou, em 1931, de círculo vicioso da hipertensão.

Existem duas formas de hipertensão de origem vascular: a hipertensão renovascular extra-renal, por obstrução ou compressão de uma ou ambas as artérias renais, ou de seus ramos principais, e a hipertensão renovascular intra-renal, por obstrução de vasos menores ou arteríolas. A primeira foi descrita no início deste capítulo e será mais bem estudada no capítulo 37, a segunda será vista sumariamente a seguir.

A hipertensão arterial foi dividida em benigna e maligna, correspondendo anatômica e respectivamente a nefrosclerose benigna e maligna.

Nefrosclerose benigna ou arteriolar

A hipertensão arterial essencial benigna pode evoluir com vários graus de intensidade, que foram denominados de leve, moderado e grave, hoje denominados estágios 1, 2 e 3.

Como foi dito anteriormente, hipertensão gera hipertensão, e uma das causas de o paciente evoluir do grau leve para o grave é ele não ter sido tratado. A prevalência da hipertensão arterial em trabalhadores da Grande São Paulo, em estudo da Escola Paulista de Medicina, foi de 18% dos homens adultos e de 6,5% das mulheres. A hipertensão leve é a mais comum, abrangendo cerca de 70% das formas hipertensivas. Habitualmente, ela não produz nefrosclerose arteriolar.

Aliás, a hipertensão arterial benigna lesa, em geral, apenas tardiamente os rins, após afetar o coração, o cérebro e os vasos, o que pode ser evidenciável pelo exame de fundo de olho. A forma moderada pode lesar os rins, mas é especialmente a forma grave que costuma, após 10 a 20 anos de evolução, produzir nefrosclerose arteriolar benigna ou arteriolosclerose hialina renal. O tratamento adequado da hipertensão arterial atrasa essa lesão.

Como a arteriolosclerose é muito tardia, ocorrendo especialmente em indivíduos idosos e mal medicados, costuma acompanhar-se de arteriosclerose senil, sendo rara a lesão arteriolar renal pura.

Patologia

Macroscopicamente, os rins são usualmente um pouco menores que o normal, embora possam ser também de tamanho normal. Em casos crônicos, de muitos anos de evolução, podem ser de tamanho bem reduzido, é o rim contraído primário benigno, que chega a pesar 75g cada.

A superfície subcapsular é finamente granular e a cápsula é muitas vezes aderente. Ao corte, a parte cortical está adelgaçada e com escaras subcapsulares em forma de V. Os vasos arqueados estão salientes. As escaras mais largas e achatadas são mais comuns na pielonefrite crônica. A medula e os cálices não estão deformados, mas pode aparecer gordura ao redor da pelve quando a atrofia é muito intensa. Pequenos cistos corticais também podem ser encontrados.

O diagnóstico é feito pelo quadro microscópico demonstrando a natureza hialina dos depósitos.

Os glomérulos, na nefrosclerose benigna, podem revelar alterações variáveis, dependendo da gravidade e da duração da doença. Nos casos leves, parecem normais. À medida que a doença avança, aparece enrugamento isquêmico dos tufos e espessamento da cápsula de Bowman. Alguns glomérulos ficam completamente hialinizados. A fibrose inicia-se no pólo vascular e continua pelo espaço de Bowman. Fibrose periglomerular é mais sugestiva de pielonefrite crônica. Pode haver hiperplasia das células granulares do aparelho justaglomerular.

Os túbulos, nos estágios avançados, apresentam-se atróficos, com membrana basal espessada, podendo conter cilindros hialinos protéicos.

As alterações vasculares dependem do tamanho destes. À medida que a doença progride, as arteríolas ficam hialinizadas (Fig. 33.4), com depósitos hialinos na íntima e na média, o mesmo ocorrendo nas pequenas artérias (interlobulares). As artérias maiores, interlobar e segmentar, apresentam fragmentação da túnica elástica, reduplicação e algum grau de fibrose subendotelial.

Os depósitos de lípides neutros são mais comuns nos grandes vasos.

Nas artérias arqueadas encontramos espessamento da íntima, com ruptura inconstante da lâmina elástica interna. A túnica média está mais fina e o lúmen dilatado.

Os vasos interlobulares apresentam reduplicação da lâmina elástica interna. A túnica média está espessada por hipertrofia e hiperplasia das células musculares lisas e depósito hialino e fibrose da adventícia variável.

No interstício encontramos freqüentemente fibrose e inflamação crônica irregular.

À imunofluorescência, há predominância de depósito intramesangial de IgM e C3, e ocasional de IgA e properdina, de significado desconhecido. Algumas hipertensões seriam mediadas imunologicamente?

A microscopia eletrônica foi pouco utilizada e trouxe poucos dados novos.

Geneticamente, há maior incidência de HLA-B18 e B15 em portadores de hipertensão essencial.

Quadro clínico

A nefrosclerose benigna aparece, em geral, após 20 a 30 anos de hipertensão arterial, podendo inclusive não ocorrer, especialmente se o paciente foi adequadamente tratado ou a hipertensão era de grau leve. Apenas 7% dos portadores de hipertensão essencial benigna não tratada desenvolvem insuficiência renal por nefropatia primária, enquanto 43% morrem em decorrência de infarto do miocárdio e 45% de acidente vascular cerebral. A maior parte das hipertensões arteriais é assintomática. Os hipertensos benignos tendem a ser vermelhos, pletóricos e sua relação com cefaléia, enxaqueca e epistaxe ainda é motivo de controvérsia. Com a idade e a nefrosclerose arteriolar, podem aparecer outros sinais e sintomas como tontura, zumbidos, alterações urinárias como cilindrúria e proteinúria discretas etc., que podem depender da idade.

O *clearance* de creatinina permanece normal na maioria dos hipertensos, mas a prova de concentração urinária, especialmente quando realizada pela técnica de Volhard, com 38 horas de sede, costuma apresentar diminuição da capacidade de concentração quando comparada com normotensos de mesma idade.

Tratamento

Ver capítulo 37.

Nefrosclerose maligna

É o quadro anatomopatológico correspondente ao quadro clínico da hipertensão essencial maligna. Quando a causa da hipertensão maligna é desconhecida e familial, é denominada primária, idiopática ou essencial.

A hipertensão maligna deve ser tida como uma síndrome, podendo ocorrer em qualquer causa de hipertensão arterial, quer primária quer secundária.

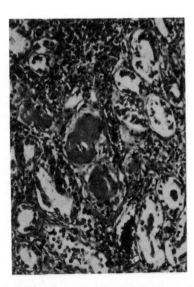

Figura 33.4 – Nefrosclerose benigna, espessamento hialino acentuado de parede arteriolar.

O melhor conceito de síndrome de hipertensão maligna foi enunciado por Goldblatt, em 1957, e referendado pela Associação Americana de Cardiologia:

"Hipertensão maligna é uma fase clínica, raramente ocorrendo em paciente anteriormente normotenso, aparecendo comumente após fase de hipertensão diastólica elevada e caracterizada por lesão renal acelerada e progressiva, usualmente, mas não necessariamente, acompanhada de edema de papila, muitas vezes por hemorragias retinianas e exsudatos, conduzindo à morte precoce por uremia, a menos que seu curso seja interrompido na sua evolução, por complicação cerebral ou lesão cardíaca", ou seja, tratado precoce e adequadamente.

O quadro clínico de hipertensão maligna, assim definido, com a parte final introduzida por nós, corresponde nos rins, na quase totalidade dos casos, a um quadro anatomopatológico definido, pela primeira vez, em 1919 por Theodore Fahr e por ele denominado de nefrosclerose maligna.

Da mesma forma que o termo hipertensão benigna fora criticado no passado, por poder levar o paciente à morte, o termo hipertensão maligna foi criticado por poder ser confundido com neoplasia. Foi criado um sinônimo de hipertensão maligna, hipertensão acelerada, sugerido por Goldblatt, para descrever a rapidez da instalação de insuficiência renal nos casos não tratados. Schröeder, em 1953, dividiu a hipertensão maligna em três graus: precoce (com fundo de olho grau III de Keith e Wagener), grave (com fundo de olho grau IV, mas sem retenção nitrogenada) e descompensada (com fundo de olho grau IV, retenção nitrogenada e doença arteriolar necrotizante). Portanto, até a década de 1960, hipertensão maligna era sinônimo de hipertensão acelerada, havendo necessidade de retenção nitrogenada para que clínicos e patologistas concordassem com seus diagnósticos. A experiência brasileira, especialmente no Hospital das Clínicas de São Paulo, confirmava este conceito de Goldblatt.

Porém, há quase 20 anos, querendo ser didáticos, Kaplan et al., nos Estados Unidos, passaram a denominar hipertensão acelerada qualquer hipertensão arterial marcadamente alta e com a presença de hemorragias e exsudatos ao exame de fundo de olho, retinopatia grau III de Keith e Wagener ou H_2 de Gans, e hipertensão maligna, quando a pressão arterial diastólica estivesse usualmente acima de 140mmHg e ao quadro oftalmológico anterior se adicionasse edema de papila, ou retinopatia hipertensiva grau IV de Keith e Wagener ou H_3 de Gans.

A experiência de vários autores, inclusive nossa, demonstrava que usando o conceito de Kaplan haveria uma dissociação maior entre os quadros clínico e anatomopatológicos, pois as alterações oculares não são fundamentais para o diagnóstico, sendo que 25% dos pacientes que morrem com o diagnóstico de nefrosclerose maligna confirmada em necropsia não têm fundo de olho H_3 ou grau IV.

A modificação criada com fins didáticos mais complicava que simplificava. Há pouco mais de 10 anos, a Organização Mundial da Saúde determinou que hipertensão acelerada deva ser considerada sinônimo de hipertensão maligna.

Hoje, o tratamento adequado e precoce da hipertensão arterial maligna pode reverter o quadro anatomopatológico, de forma que biópsia de rim seja incapaz de demonstrar as lesões anatômicas de nefrosclerose maligna que deveriam estar presentes no início do tratamento.

Etiologia

A causa da nefrosclerose maligna é desconhecida, porém uma das causas é o círculo vicioso da hipertensão. O tratamento da fase benigna está condicionando o desaparecimento da fase maligna.

Prevalência

A prevalência está declinando, é mais intensa na raça negra e pode ser estimada de 1 a 3% dos hipertensos.

Patologia

Na fase aguda da nefrosclerose maligna primária encontramos rins de tamanho normal ou aumentados, de superfície lisa ou finamente granulada, com hemorragias petequiais, múltiplas e pequenas. Se os rins estão precocemente contraídos, trata-se de uma fase maligna superposta sobre outra doença renal prévia. Ao corte, o córtex mostra-se de largura normal, salpicado de hemorragias subcapsulares e corticais; a medula, geralmente hiperêmica; e a pelve também podendo mostrar ou não hemorragias focais (Fig. 33.5).

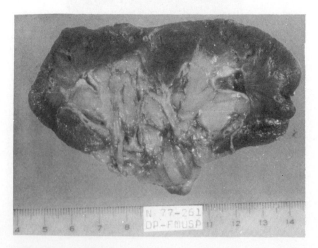

Figura 33.5 – Nefrosclerose maligna, aspecto macroscópico mostrando atrofia irregular da cortical e vasos acentuadamente armados.

Microscopicamente, encontram-se nos glomérulos enrugamento e reduplicação da membrana basal e necrose fibrinóide, usualmente no pólo vascular, como uma continuação da arteríola aferente.

Freqüentemente, encontram-se crescentes e proliferação celular mesangial. O aparelho justaglomerular está proeminente, com proliferação de células granulares.

Os túbulos, especialmente a porção contorneada do túbulo proximal, apresentam-se atrofiados.

A nefrosclerose maligna caracteriza-se por duas lesões típicas: a necrose arteriolar fibrinóide (Fig. 33.6), reversível com a normalização precoce da pressão arterial, e a endarterite obliterante das pequenas artérias e arteríolas que ficariam semelhantes a uma cebola cortada (Fig. 33.7). Haveria uma terceira alteração, nas artérias pequenas e médias, denominada mucóide ou musculomucóide, relacionada à endarterite proliferativa.

Os vasos arteriolares apresentam necrose fibrinóide, com gotículas de lípides dispostas no subendotélio na área necrótica e alguns leucócitos polimorfonucleares, imitando, às vezes, o quadro de arteriolite necrotizante, semelhante ao da poliarterite nodosa, inclusive com dilatação aneurismática do vaso. Essa lesão foi chamada de vasculose plasmática subendotelial.

As arteríolas interlobulares apresentam fibrose concêntrica e reduplicação da elástica, dando ao vaso o aspecto de uma cebola cortada. Há hiperplasia da íntima, que está infiltrada de fibrina. Podem-se encontrar hemácias na parede arterial, bem como macrófagos cheios de lípides na íntima espessada. Nas artérias arqueadas, encontra-se também a proliferação concêntrica em forma de cebola, mas uma degeneração mucosa subintimal é mais freqüente que a necrose fibrinóide. As grandes artérias, interlobar e segmentar, podem estar normais, com proliferação endovascular ou com espessamento fibroso da íntima, com duplicação da elástica.

O interstício pode apresentar hemorragias no córtex, ingurgitamento dos capilares peritubulares e/ou inflamação crônica e fibrose.

À imunofluorescência, demonstram-se geralmente depósitos de fibrina nos glomérulos, arteríolas e pequenos vasos, além de depósitos intramesangiais de IgM e C3. A microscopia eletrônica confirma esses achados, além de evidenciar atividade secretora do aparelho justaglomerular.

Para uns, a hipertensão maligna estaria associada com alta incidência de HLA-BW35 e CW4.

A lesão arteriolar maligna não é exclusiva das artérias renais. Ela compromete também outras artérias internas, as chamadas artérias esplâncnicas de Fahr, não comprometendo as artérias da pele e do tecido muscular. Assim, as biópsias da pele e dos músculos não conseguem comprovar o diagnóstico.

Quadro clínico

Quando o tratamento era menos eficaz, quase 10% das hipertensões benignas evoluíam para a fase maligna, porcentagem atualmente muito inferior e variável conforme a região considerada. A incidência é maior em homens e na raça negra, principalmente dos 30 aos 50 anos de idade.

O quadro clínico compreende cefaléia matutina, occipital, constante, com anorexia, náuseas, vômitos, emagrecimento intenso, palidez cutânea, tontura, vista turva e hemorragias, exsudatos e edema de papila, freqüentemente ao exame de fundo de olho. Podem ser encontradas também fraqueza profunda e noctúria. O tratamento, normalizando a pressão arterial, modifica o curso e a evolução, revertendo a necrose fibrinóide, as alterações hipertensivas vasculares, mas tendo pouca ação sobre a endoarterite obliterante.

Laboratorialmente, encontram-se hematúria micro e/ou macroscópica, proteinúria em geral inferior a 3g/L, mas podendo ser nefrótica, e cilindros hialinos

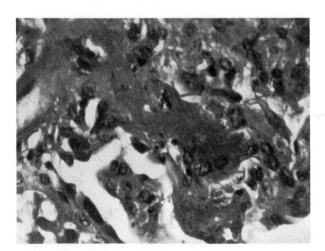

Figura 33.6 – Nefrosclerose maligna, necrose fibrinóide segmentar de alças capilares glomerulares.

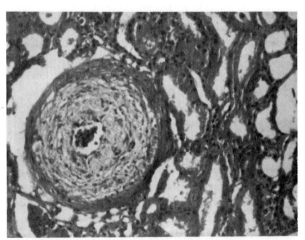

Figura 33.7 – Nefrosclerose maligna, proliferação subintimal acentuada da íntima de artéria interlobular (endarterite obliterante).

ou eritrocitários. Elevação precoce e progressiva dos níveis de uréia e creatinina, oligúria, diminuição do *clearance* de creatinina e insuficiência cardíaca congestiva são importantes para o diagnóstico clínico de nefrosclerose maligna associado à síndrome de hipertensão maligna. A uremia é reversível com a normalização pressórica, enquanto depender de espasmo arterioarteriolar, necrose fibrinóide e certo grau de insuficiência cardíaca congestiva. No hemograma encontram-se freqüentemente anisocitose, poiquilocitose e esquisócitos. Em metade dos casos encontram-se anemia microcítica angiopática e coagulação intravascular.

Tratamento
Ver capítulo 37.

TROMBOSE DA VEIA RENAL

A trombose da veia renal é considerada uma entidade rara ou talvez seja antes raramente diagnosticada, por ser habitualmente assintomática. O trombo pode ser originário da veia cava inferior e assim atingir uma ou ambas as veias renais, e/ou pode originar-se nas veias renais menores, a partir de certas nefropatias, e atingir as veias principais.

Etiologia
Inúmeras causas favorecem a trombose: desidratação, especialmente em crianças, síndrome nefrótica (5 a 54%, conforme a causa desencadeante), compressão extrínseca de diferentes causas, invasão tumoral no interior das veias, mais comuns com o hipernefroma, hemoconcentração, traumatismo, estados de hipercoagulabilidade, lúpus eritematoso disseminado, insuficiência cardíaca congestiva, gravidez, idade superior a 40 anos, imobilização, paralisia dos membros inferiores, contraceptivos orais, pericardite constritiva, excesso de obesidade, hereditariedade (deficiência de antitrombina III, deficiência de proteína C ou S, fator V de Leiden, síndrome antifosfolípide, hemocistinemia etc.).

Patogenia
Desde Rayer, há mais de 160 anos, sabia-se da relação entre a trombose da veia renal e as proteinúrias maciças. Desde então, essa trombose foi incluída entre as causas de síndrome nefrótica, porém, estudos realizados nos últimos 25 anos nos fazem acreditar que provavelmente o aumento da pressão venosa renal, por si só, é incapaz de gerar glomerulopatia e síndrome nefrótica e que, nos casos em que a trombose da veia renal unilateral causou glomerulopatia e síndrome nefrótica bilateral, deve tê-lo feito por meio da liberação de antígenos tubulares renais imunogê-

nicos, produzindo doença por imunocomplexos autólogos, semelhante à nefrite de Heymann, induzida ativamente em ratos.

Patologia
Biópsias renais freqüentes demonstram edema intersticial extenso, com separação dos túbulos. Biópsias realizadas semanas ou meses após o quadro agudo mostram apenas alterações discretas e inespecíficas.

Material de necropsias obtidas de casos de longa duração revela a presença de vasos colaterais venosos, largos, unindo a cápsula renal com os tecidos adjacentes.

Microscopicamente, havendo associação com síndrome nefrótica, o quadro encontrado, quase sempre, é o de glomerulonefrite membranoproliferativa bilateral, talvez pelos motivos expostos anteriormente, pelos três métodos empregados: microscopia óptica, imunofluorescência e microscopia eletrônica.

Quadro clínico
O quadro clínico depende de a lesão ser uni ou bilateral e da velocidade do processo embólico.

Quando a instalação é rápida, bilateral, e há comprometimento da veia cava inferior, há dor nos flancos, oligúria, hematúria, leucocitúria, proteinúria, insuficiência renal e edema da parede abdominal anterior e membros inferiores.

A evolução habitualmente é má e fatal. Se a veia cava inferior não é atingida, não há edema. Em crianças, pode ser por gastrenterite aguda, desidratação e pielonefrite aguda, e em adultos, pós-glomerulopatias.

Embolia pulmonar, hemoptise, tromboflebite, glicosúria, acidose hiperclorêmica, produtos de degradação da fibrina na urina, varicocele à esquerda e circulação colateral abdominal anterior podem ocorrer. A urografia excretora pode demonstrar aumento dos rins, diferença de tamanho entre os rins quando unilateral, cálices alongados por edema, atraso na eliminação do contraste radiológico, varizes ureterais proximais precoces etc.

Quando a obstrução é crônica, pode ser silenciosa, especialmente em idosos, ou acompanhar-se de doença tromboembólica e embolia pulmonar.

Prognóstico
Depende do tratamento, da velocidade de instalação, da habilidade de o trombo desfazer-se, recanalizar-se e estabelecer circulação venosa colateral. A trombose da veia renal agrava o prognóstico da doença de base.

Tratamento
Terapia anticoagulante é o principal tratamento, especialmente para tratar tromboembolismo recorrente extra-renal, mas deve ser mantido por longo tempo e não é isento de riscos.

Os corticóides usados para o tratamento de síndromes nefróticas e outras doenças de base podem agravar o quadro ou desencadear a trombose.

O tratamento cirúrgico da trombose deve ser considerado, mas nem sempre é executado, nem isento de complicações.

BIBLIOGRAFIA

BRENNER BM (ed): *Brenner & Rector's The Kidney* (6th ed), Philadelphia, WB Saunders Co, 2000, 2 vols.

CRUZ J: A reversibilidade da hipertensão maligna (editorial). *Rev Hosp Clín Fac Med S Paulo* 26:1-4, 1971.

GOLDBLATT H: Pathogenesis of malignant hypertension (editorial). *Circulation* 16:697-699, 1957.

JENNETTE JC, OLSON JL, SCHWARTZ MM, SILVA FG (eds): *Heptinstall's Pathology of the Kidney* (5th ed), Philadelphia, Lippincott-Raven Publishers, 1998, 2 vols.

KAPLAN NM (ed): *Clinical Hypertension* (6th ed), Baltimore, Williams & Wilkins, 1994.

SCHRIER RW (ed): *Clinical Internal Medicine in the Aged*, Philadelphia, WB Saunders Co, 1982.

SCHROEDER HA (ed): *Hypertensive Diseases, Causes and Control*, Philadelphia, Lea & Febiger, 1953.

TISHER CC, BRENNER BM (eds): *Renal Pathology with Clinical and Functional Correlations* (2nd ed), Philadelphia, JB Lippincott Co, 1994, 2 vols.

34 Malformações Congênitas

Jenner Cruz
Luís Balthazar Saldanha

As malformações congênitas do sistema urinário são comuns, atingindo cerca de 10% da população geral.

CLASSIFICAÇÃO

Estas malformações podem ser classificadas em três grandes grupos (Quadro 34.1).

ANOMALIAS EM NÚMERO OU EM QUANTIDADE DE MASSA RENAL

POR AUSÊNCIA
Agenesia bilateral
A ausência bilateral dos rins é rara, mais comum no sexo masculino (3:1), acompanha-se de outras anomalias, aspecto característico do rosto conhecido como fácies de Potter (Fig. 34.1) – orelhas de duende, prega epicantal proeminente, hipertelorismo, nariz largo e achatado e queixo retraído, mãos grosseiras (Fig. 34.2), anormalidades pulmonares e freqüentemente anormalidades ósseas, cardiovasculares e gastrintestinais, artéria umbilical única e durante o parto presença de oligoidrâmnio pela ausência de diurese.

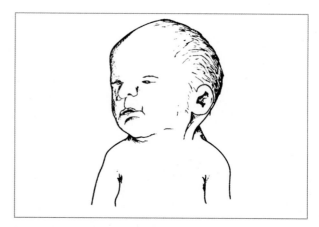

Figura 34.1 – Fácies de Potter.

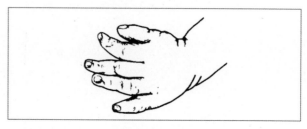

Figura 34.2 – Mãos grosseiras em forma de pá.

Quadro 34.1 – Classificação das malformações.

Anomalias em número ou em quantidade de massa renal	**Anomalias de diferenciação – doenças renais císticas**	**Anomalias císticas renomedulares**
1. Por ausência 　Agenesia bilateral 　Agenesia unilateral 　Hipoplasia renal verdadeira 　Rim de Ask-Upmark 2. Por excesso 　Hipertrofia renal compensatória 　Rim supranumerário **Anomalias de posição, forma ou rotação** 1. Rim ectópico 2. Fusão renal 3. Anomalias de rotação 4. Lobulação fetal	1. Displasia renal 　Rim multicístico 　Displasia cística familial 2. Doença renal policística 　Doença renal policística infantil 　Doença renal policística adulta 3. Cistos renais em síndromes hereditárias 4. Cistos renais corticais 　Cistos simples solitários ou múltiplos 　Cistos simples adquiridos	5. Anomalias císticas renomedulares 　Rim medular em esponja 　Doenças complexas medulares císticas 6. Cistos parenquimatosos renais variados 　Associados à necrose e à inflamação 　Associados a neoplasias 　Endometriose 　Hematoma traumático intra-renal 7. Cistos renais extraparenquimatosos 　Cisto pielogênico ou divertículo da pele 　Cisto ou linfagiectasia parapélvicos 　Cisto perinefrético

A agenesia bilateral é incompatível com a vida. Muitas crianças nascem vivas, morrendo rapidamente, em poucos dias, de hipoplasia pulmonar ou pneumotórax. Poucas chegam a morrer de uremia.

Agenesia unilateral

A ausência congênita de um rim é mais comum, predomina no sexo masculino (1,8:1), ocorre em 0,1% dos nascimentos. O rim restante hipertrofia-se compensatoriamente atingindo quase o dobro do rim primitivo. A agenesia é mais freqüente no lado esquerdo e pode ser familiar. Nem todos os pacientes evoluem normalmente, sendo que um bom número pode apresentar outras anomalias. A ausência do rim pode ser acompanhada ou não de ausência do ureter (Fig. 34.3). Muitas vezes há um ureter rudimentar terminando em fundo cego. Em 10% dos casos a supra-renal também está ausente.

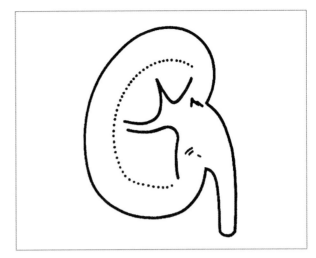

Figura 34.4 – Rim hipoplástico. Corte longitudinal.

Rim de Ask-Upmark

É uma forma de displasia renal unilateral, caracterizada por um sulco na superfície do rim, separando-o em duas partes, uma relativamente normal e outra displástica, com túbulos atróficos, tecido semelhante ao tireóideo e glomérulos hialinizados. O número de pirâmides apresenta-se reduzido. A artéria renal é estreita, proporcional ao tamanho do rim, como ocorre em hipoplasias renais em geral (Fig. 34.5).

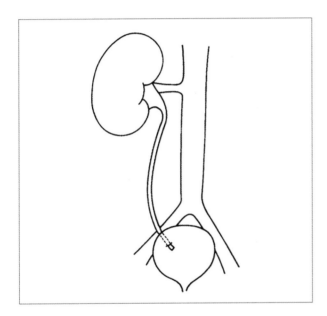

Figura 34.3 – Agenesia renal total à esquerda.

Hipoplasia renal verdadeira

Embora haja divergências na literatura médica, entende-se por hipoplasia renal verdadeira a presença de um rim pequeno, com diminuição da massa renal, contendo apenas de um a cinco cálices. O tecido renal é obrigatoriamente normal. Pode ser uni ou bilateral. Quando é unilateral, costuma ser assintomática, mas pode acompanhar-se de hipertensão arterial. A hipoplasia renal bilateral evolui para a perda da capacidade de concentração e de acidificação, osteodistrofia e insuficiência renal.

O diagnóstico é feito pela urografia excretora que demonstra redução do número de cálices e biópsia renal que mostra microscopia relativamente normal (Fig. 34.4).

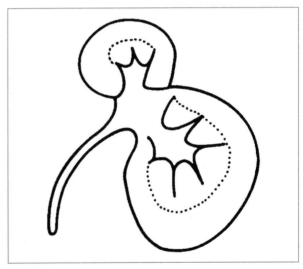

Figura 34.5 – Rim de Ask-Upmark.

POR EXCESSO

Hipertrofia renal compensatória

Ocorre todas as vezes que um rim é retirado ou não existe, como na agenesia unilateral. Para haver hipertrofia compensadora, é necessário que o rim seja normal. A hipertrofia é tanto maior quanto mais jovem o paciente, quase não ocorrendo após certa idade, 50 anos aproximadamente, por arteriosclerose senil.

Rim supranumerário

É uma afecção rara caracterizada por duplicação total do rim, pelve e ureter por defeito na embriogênese renal. Pode ser uni ou bilateral. Às vezes, o ureter do rim supranumerário insere-se na bexiga, fora do trígono, o que pode facilitar a ocorrência de refluxo e infecção do trato urinário. Na maioria das vezes, ambos os ureteres unem-se antes de abrirem na bexiga, e o orifício ureteral é único. Não havendo refluxo, nem infecção, a anomalia é assintomática (Fig. 34.6).

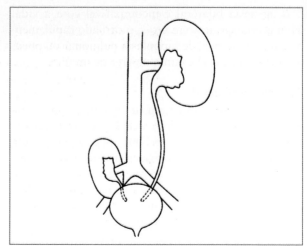

Figura 34.7 – Rim ectópico pélvico à direita.

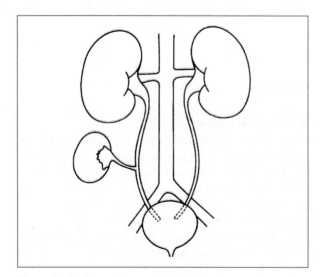

Figura 34.6 – Rim supranumerário à direita.

ANOMALIAS DE POSIÇÃO, FORMA OU ROTAÇÃO

Rim ectópico

É aquele que se localiza fora de seu lugar habitual. Na ectopia mais comum, o rim é pélvico e por um defeito no processo embriogênico normal não subiu de sua posição embriológica pélvica para a posição definitiva, ao lado da segunda vértebra lombar.

O rim pode estar na pelve por ter descido na idade adulta, é a **ptose renal**. Raramente o rim sobe acima do normal (**rim ectópico torácico**) ou localiza-se no lado oposto ao da inserção do ureter (**rim ectópico cruzado**) (Figs. 34.7, 34.8 e 34.9).

O rim ectópico pode acompanhar-se de outras anomalias, como o ânus imperfurado e a mielomeningocele.

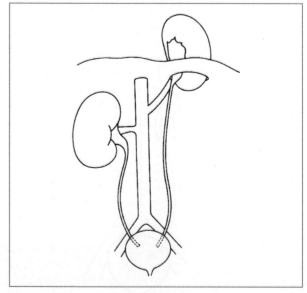

Figura 34.8 – Rim ectópico torácico à esquerda.

Fusão renal

Esta anomalia caracteriza-se pela fusão de ambos os rins. Existem várias formas conhecidas de fusão: ectopia cruzada com fusão, rins pélvicos com fusão, rim em forma de sigmóide ou de S, onde o lobo inferior de um rim se funde com o lobo superior do outro etc.

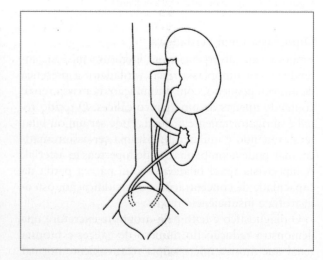

Figura 34.9 – Rim ectópico cruzado.

A forma mais habitual de fusão renal é o rim "em ferradura", onde os rins se unem pelos pólos inferiores (mais comum) ou superiores. Comumente, é assintomática, podendo complicar-se com hidronefrose, infecção ou calculose (Figs. 34.10 e 34.11).

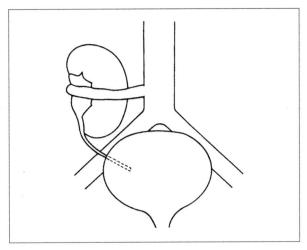

Figura 34.12 – Rim pélvico à direita. Rotação lateral excessiva.

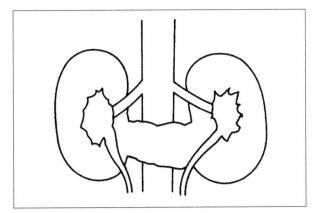

Figura 34.10 – Rim "em ferradura".

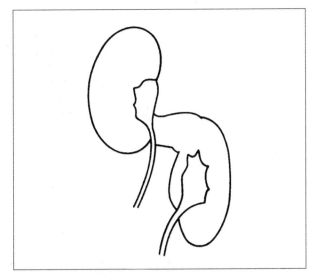

Figura 34.11 – Rim sigmóide.

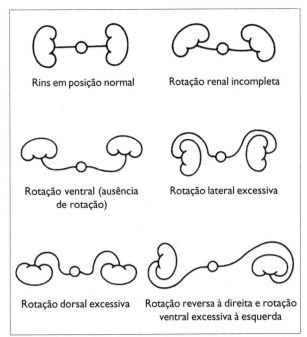

Figura 34.13 – Anomalias de rotação.

Anomalia de rotação

Semelhantemente ao rim ectópico, as anomalias de rotação renal são também um defeito na embriogênese. Os rins nascem na pelve, com o hilo ventralmente voltado. Na vida adulta, sobem e rodam conforme os ponteiros do relógio à esquerda e opostamente à direita, de forma que seus hilos terminam voltados medialmente, em direção à aorta.

Os vícios de rotação são vários. A rotação pode ser incompleta, excessiva e reversa ou ao contrário. Quando excessiva, o hilo pode terminar rodado para o dorso, para os lados ou para a frente. Na rotação reversa, habitualmente, os rins terminam com os hilos para fora ou para os lados (Figs. 34.12 e 34.13).

As anomalias de rotação podem ser uni ou bilaterais são mais comuns nos homens e na metade dos casos acompanham-se de ectopia. São assintomáticas, mas podem complicar-se com infecção e hidronefrose por obstrução da pelve ou do ureter.

O diagnóstico é fácil pela urografia excretora.

Lobulação fetal

Normalmente, a lobulação fetal desaparece aos 4 ou 5 anos de idade, mas em raros casos pode persistir permanentemente. A lobulação fetal em geral é um achado assintomático a palpação, urografia excretora, ultra-sonografia, tomografia computadorizada ou necropsia (Fig. 34.14).

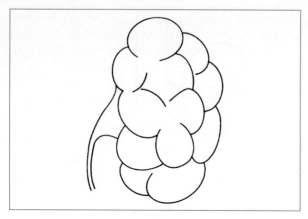

Figura 34.14 – Lobulação fetal persistente.

ANOMALIAS DE DIFERENCIAÇÃO – DOENÇAS RENAIS CÍSTICAS

Várias doenças têm em comum deformidades císticas dos rins, embora, em geral, não tenham relação entre si. A maior parte desses cistos é assintomática, sendo descoberta acidentalmente, porém pode crescer, sangrar, calcificar, doer, queimar ou ficar quiescente. Crescendo, pode levar à hipertensão arterial, infecção do trato urinário, uremia crônica e óbito. Também pode ser congênita ou adquirida, simples ou múltipla e ocorrer na infância ou na idade avançada.

CONCEITO

Não existe definição oficial de cisto renal, havendo confusão na literatura médica a respeito: o mesmo nome pode ser dado a duas ou mais doenças e a mesma doença é conhecida por diferentes nomes.

Podemos definir cistos renais como um grupo heterogêneo compreendendo alterações císticas renais hereditárias, adquiridas ou de desenvolvimento, caracterizado pela presença nos rins de cavidades recobertas por epitélio e cheias de líquido ou fragmentos semi-sólidos.

As doenças renais císticas estão entre as poucas enfermidades renais capazes de aumentar o tamanho dos rins.

CLASSIFICAÇÃO

Há cinco grandes tipos de doença renal cística:

1. rim multicístico, rins não-reniformes. Congênito e em geral unilateral;
2. doença renal policística, formas adulta e infantil, rins reniformes. Transmitida geneticamente, bilateral;
3. cistos simples;
4. doenças císticas da medula renal, de início em idade adulta, não calcificadas e transmitidas geneticamente;
5. rim medular em esponja, provavelmente congênito, suscetível de nefrocalcinose, com rins de tamanho normal.

Segundo dados da *National Dialysis and Transplantatio Registry*, as doenças císticas dos rins são responsáveis por 5 a 10% dos pacientes que vão à diálise ou transplante por doença renal terminal.

Sendo uma doença hereditária e por vezes fatal, descrevem-se desde casos de pseudodoenças decorrentes da ansiedade em parentes sadios de doentes, até suicídios em familiares afetados ou não. O geneticista é importante ao ajudar a estabelecer o papel dos fatores genéticos. Às vezes, há necessidade também de auxílio psiquiátrico ou de psicólogo e freqüentemente o radiologista, o residente, o pediatra ou o cirurgião têm precisão de fazer vários exames para descobrir: cisto ou tumor? Benigno ou maligno?

Vários autores tentaram classificar os cistos renais, sendo bastante conhecida a classificação da Dra. Potter. Mais recente e completa é a classificação de Bernstein em 1976, baseada em correlação patológica, clínica, genética e radiológica. Como sua classificação é muito ampla, resolvemos diminuí-la para melhor compreensão (Quadro 34.1), descrevendo os tipos mais comuns.

Displasia renal

Conceito – dizemos que um rim é displástico quando o tecido que forma seu parênquima é anormal ou anormalmente diferenciado. Muitas vezes, os rins displásticos são císticos e muitos rins císticos da infância são displásticos; além disso, a displasia renal está freqüentemente associada a obstruções do ureter e do trato urinário inferior.

Rim multicístico

Dos rins císticos displásticos, o mais comum é o rim multicístico ou displasia multicística. Ele pode ser uni ou bilateral, mas a primeira forma é mais comum. Os cistos podem distribuir-se difusamente ou de forma segmentar e focal e, nos dois casos, com ou sem associação à obstrução do trato urinário inferior. A displasia multicística bilateral é talvez a forma mais comum de doença renal cística no recém-nascido. Os cistos localizam-se na periferia do córtex e podem ser vistos à radiografia. Não há história familiar, a ultra-sonografia apresenta-se negativa em outros familiares. Há predominância do sexo masculino, os rins têm habitualmente tamanho normal, os cistos são pequenos, atingem no máximo 2cm de diâmetro. Os cistos não apresentam sangue no seu interior, não há associação com cistos hepáticos nem com aneurisma cerebral. A coexistência com hipertensão arterial é rara.

Displasia cística familial

Embora o rim multicístico não seja hereditário, existem três formas heredofamiliares associadas à displasia bilateral (síndromes de Meckel, de Jeune e de Zellweger) e quatro à malformação cerebral (síndromes de Meckel, de Simopoulos, de Goldston e de Miranda).

Doença renal policística

Conceito – as doenças renais policísticas podem ser definidas como distúrbios familiares nos quais partes significativas de rins normalmente diferenciados são substituídas por cistos. Existem duas formas: infantil e adulta.

Doença renal policística infantil

Também conhecida como doença renal policística autossômica recessiva ou tipo 1 de Potter. A forma infantil é bem mais rara que a adulta, sendo descoberta, por acaso, no feto, por ultra-sonografia, nos recém-nascidos ou na infância, em exame médico, por palpação, ou pela mãe ao banhar ou vestir a fralda. Ela está intimamente relacionada com a fibrose hepática congênita.

Patologia – à macroscopia, apresenta-se com rins grandes que chegam a pesar 100g cada, em recém-nascido, reniformes, sem bosseladuras. Não foram descritas malformações associadas no sistema coletor geniturinário.

À microscopia óptica, apresenta-se com ductos coletores expandidos que terminam sob a cápsula renal, e entre estes túbulos dilatados interpõem-se cunhas de tecido renal normalmente diferenciado. Se a criança permanece viva, esses ductos coletores assumem uma configuração esférica, cística, com a idade, seguida de fibrose intersticial, atrofia tubular, insuficiência renal, hipertensão arterial e arteriolosclerose.

Não se acompanha de cálculos renais. O diagnóstico é feito pela tumoração abdominal, insuficiência renal progressiva, urografia excretora e ultra-sonografia.

A fibrose hepática congênita é de início precoce, transmitida hereditariamente como um traço autossômico recessivo, englobando provavelmente pelo menos quatro síndromes diferentes geneticamente determinadas, cada qual com graus diferentes de disfunção hepática e renal. Evolui com função hepática normal, hepatoesplenomegalia, desconforto abdominal, hipertensão portal, hiperesplenismo e suas conseqüências hematológicas, nas quais a pancitopenia é rara, sangramento gastrintestinal, anomalias dos ductos biliares maiores e, por vezes, aumento da fosfatase alcalina. Foi descrita dilatação da vesícula biliar com e sem cálculos, cistos do colédoco e comumente dilatação dos ductos biliares maiores intra-hepáticos, quando foi denominada doença de Caroli. Havendo associação com lesão renal, esta se traduz funcionalmente por perda da capacidade de concentração, parcial ou não, e aminoacidúria. Foram descritos vários casos de associação com colangite bacteriana, infecção por *Salmonella*, sepse, sendo rara a incidência de carcinoma colangiolar e hipertensão arterial renina-dependente. A variabilidade das lesões hepáticas depende do tempo de evolução e talvez do genótipo. Com o moderno tratamento da insuficiência renal, incluindo manobras dialíticas e transplante renal, aumentando-se consideravelmente a sobrevida dos portadores de doença policística infantil, aumentou a gravidade das lesões hepáticas, tempo-dependentes, com maior gravidade da hipertensão portal e suas complicações, como o hiperesplenismo. Porém, o parênquima hepático não mostra alterações proliferativas suficientes para justificar o diagnóstico de cirrose.

Em alguns pacientes foram descritas lesões pulmonares capazes de produzir hipertensão na pequena circulação.

Acredita-se que praticamente todos os portadores da forma infantil da doença renal policística evoluem com fibrose hepática congênita ou hipertensão portal, desde que tenham longa sobrevida, mas apenas metade dos portadores de fibrose hepática congênita apresenta lesão renal cística, a outra metade, rins normais.

Etiologia – é causada por uma mutação no cromossomo 6p21.

Quadro clínico – manifesta-se com dor no flanco, nas costas ou no abdômen e hematúria, que é encontrada em 30% dos casos, micro ou macroscópica, cefaléia, mal-estar gastrintestinal, noctúria, polaciúria e poliúria. Alguns apresentam infecção do trato urinário, calculose e sangramento retroperitoneal.

Tratamento – não há tratamento específico da doença. O transplante duplo, rim e fígado, pode ser cogitado. Apenas metade das crianças atinge a idade adulta. Havendo insuficiência renal crônica, o tratamento é igual ao relatado no capítulo 19.

Doença renal policística adulta

É uma doença renal policística autossômica dominante ou tipo 3 de Potter. Esta forma de doença renal cística desenvolve-se sintomaticamente na idade adulta, evoluindo em geral para insuficiência renal, após a terceira década, podendo aparecer porém, à radiografia, desde a infância. Atinge cerca de 4 a 5% da população americana em diálise crônica. A doença é transmitida por um gene autossômico dominante com alta penetrância. Quase um terço dos pacientes que morrem de rim policístico, forma adulta, tem história familiar de doença renal cística, insuficiência renal, cardiopatia, hipertensão ou acidente vascular cerebral. Acredita-se que a doença possa manifestar-se em todos os descendentes que atinjam 90 anos de idade ou mais, pois a penetrância é de quase 100%. Como ela se inicia, em geral, após o nascimento da prole, sua prevalência tem aumentado na população geral.

Patologia – os rins estão muito aumentados à macroscopia, podendo pesar até 6.000g cada, sendo descritas séries com peso médio de 500 a 2.600g, bem como um caso com apenas 180g. A doença é bilateral, podendo, porém, o crescimento ser assimétrico, embora conservando a configuração reniforme. Os rins grandes são facilmente palpados, por isso o diagnóstico pode ser sugerido pela palpação abdominal profunda, sem necessidade de manobras especiais para pesquisá-los. Às vezes, o próprio paciente descobre suas tumorações. Os cistos são distribuídos no córtex e na medula. Entre os cistos há parênquima renal normalmente diferenciado, às vezes com evidência de doença renal adquirida, nefrosclerose ou pielonefrite (Fig. 34.15).

Microscopicamente, os cistos são de tamanho variado e revestidos por um epitélio de células cuboidais baixas, diferentes de outros segmentos do néfron (Fig. 34.16). Alguns cistos são revestidos por células eosinofílicas poliédricas e raramente um tufo glomerular pode ser identificado projetando-se dentro da cavidade cística.

Os cistos contêm líquido com leve cor de palha, raramente sangue, ou um material que lembra massa de vidraceiro. No interior dos cistos, pode-se encontrar também desde um coágulo eosinofílico até um agregado com grânulos grosseiros de material rico em lípides, que pode conter cristais de colesterol.

Os cistos revestidos de epitélio podem aparecer também em outros órgãos. Em metade (40 a 60%) dos casos aparecem cistos hepáticos, que são os mais comuns e que estão presentes em apenas 0,16% dos casos de necropsia de rotina. Mais raramente, foram encontrados cistos no pâncreas, baço, pulmão, ovário, cérebro, hipófise, mama, peritônio, tireóides, paratireóides, epidídimo e glândula pineal.

Os cistos hepáticos aparecem em qualquer idade, sendo mais comuns na quarta ou quinta década, quase quatro vezes mais comuns em mulheres e usualmente assintomáticos. Podem causar desde tumoração abdominal (sensação vaga de opressão, dor surda) até compressão da árvore biliar extra-hepática e cólica biliar ou compressão de outras vísceras. Foram descritos cistos hepáticos em feto como causa de distocia materna. Os testes de função hepática são usualmente normais. O diagnóstico pode ser feito pelo exame físico, exploração radioisotópica do fígado e ultra-sonografia, diferenciando tumor de cisto. A angiografia é menos precisa. As complicações são raras, incluindo hemorragia nos cistos, infecção secundária, torção de cistos pedunculados e ruptura ou compressão da árvore biliar extra-hepática, conduzindo a icterícia e colangite. A transformação maligna é muito rara. Hipertensão portal e insuficiência hepática são excepcionais e mais freqüentes em pacientes mantidos vivos por diálise ou transplante renal. Os cistos hepáticos usualmente não necessitam de medicação.

Foram descritos alguns casos de malformações urogenitais, concomitantes, como aplasia uterovaginal, obstrução pieloureteral bilateral, rim "em ferradura" etc.

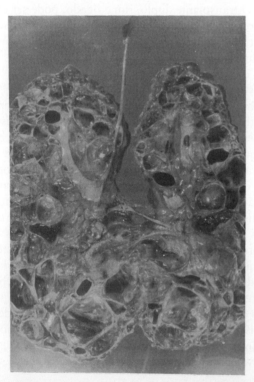

Figura 34.15 – Rins volumosos constituídos por múltiplas cavidades de diâmetros variáveis, preenchidas por líquido amarelo-citrino. Vias urinárias sem alterações.

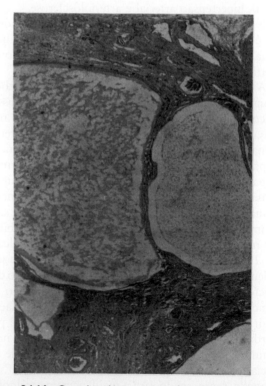

Figura 34.16 – Corte histológico mostrando parênquima renal em grande parte substituído por cavidades de diâmetros variáveis, revestidas por epitélio cúbico baixo e circundadas por tecido conjuntivo denso contendo raros glomérulos (HE 64x).

Mais importantes são as malformações cardiovasculares, aneurisma das artérias renal e esplênica, aneurisma da aorta torácica, coartação da aorta, fibroelastose endocárdica, fístula arteriovenosa e aneurisma de artérias cerebrais. Cerca de 15% dos portadores de rim policístico, forma adulta, morrem de hemorragia subaracnóidea por ruptura de aneurismas de artérias cerebrais. O inverso, 3% de todas as hemorragias subaracnóideas fatais por ruptura de aneurismas de artérias cerebrais ocorrem em pacientes com rim policístico forma adulta. Aneurismas intracranianos, "em framboesa", na região do círculo de Willis foram encontrados à necropsia de portadores de doença renal policística de 5 a 20%, bem mais comum que em outras formas de hipertensão, incluindo coartação de aorta. Há dúvidas na literatura médica da necessidade de realização sistemática de carotidoangiografia em portadores de doença renal policística, bem como de cirurgia profilática nos portadores de aneurisma intracraniano.

Foram descritas outras malformações: mão "em garra de lagosta", polipose intestinal de Peutz-Jeghers, anormalidades cromossômicas em judeus iraquianos, distrofia miotônica, neurinomas de acústico, carcinomas de células transicionais, obstrução ureteropélvica bilateral, rim medular "em esponja" e rins displásticos. Nos casos de longa duração da enfermidade, encontram-se, habitualmente, arteriolonefrosclerose e pielonefrite crônica.

O estudo do líquido encontrado nos cistos sugere que devam ser derivados de túbulos proximais ou distais, ou ambos. Foi demonstrado também que eles podem secretar a uréia e depurar a glicose.

Etiologia – a doença renal policística adulta é causada por mutação em pelo menos três genes diferentes. A mutação mais comum (85 a 95%), que conduz ao genótipo PKD1, é encontrada em um segmento do cromossomo 16q13.3, que codifica um aminoácido 4303 integrante da membrana glicoprotéica da membrana, a policistina-1. A segunda mutação, por ordem de freqüência (5 a 15%), conduz ao genótipo PKD2, encontrado no cromossomo 4q21-23, que codifica o aminoácido 968 que integra a membrana protéica, a policistina-2. A terceira mutação, muito rara, ainda não foi mapeada geneticamente.

Quadro clínico – os principais sintomas são: hipertensão arterial (50%), dor lombar ou abdominal (28%), massas palpáveis (20%), cistite (17%), hematúria indolor (17%) e hematúria dolorosa (10%). Metade dos casos evolui para insuficiência renal crônica. Favorecem essa evolução: genótipo PKD1, sexo masculino, hipertensão arterial, hematúria, proteinúria, múltiplas gestações e aparecimento precoce dos sintomas. A elevação da creatinina para 1,5mg/dL sugere o início da uremia irreversível.

Carcinomas renais associados aos cistos são raros e de diagnóstico difícil.

Laboratorialmente, são encontradas albuminúria, hematúria, piúria, insuficiência renal, acidose hiperclorêmica, bicarbonatúria, tendência à perda de sal pela urina, hiponatremia maior que em outras doenças renais e paradoxalmente ausência de anemia em presença de certo grau de insuficiência renal. Provavelmente, o rim cístico produz eritropoetina, podendo-se encontrar eritrocitose e aumento da taxa desde hemoglobina até quadro sugestivo de policitemia nos pacientes sem insuficiência renal. Foram descritos também maior incidência de calculose renal, hipernefroma e divertículos gastrintestinais.

Tratamento – antes do aparecimento da insuficiência renal, controla-se apenas a pressão arterial e virtuais crises de pielonefrite aguda, bem como eventuais hematúrias, com repouso no leito e, raramente, transfusão de sangue. Acredita-se que o controle rígido da pressão arterial diminui a velocidade de cronificação. A acetazolamida, 500mg por dia, pode reduzir o crescimento dos cistos e a dor, quando houver. Punção dos cistos é uma medida apenas paliativa. Os cistos são muitos e logo voltam a encher de líquido, podendo infectar-se. Essa forma de infecção pode ocorrer também em cistos que não foram puncionados, tratável com antibióticos.

Com o aparecimento da insuficiência renal, os pacientes devem ser inscritos em programas futuros de hemodiálises e transplante renal. Esses pacientes são bons candidatos ao transplante renal, pois a doença não é de origem imunológica, não comportando recidivas da doença no rim transplantado. Os rins primitivos devem ser retirados devido ao seu tamanho excessivo. É importante o estudo da família, não se esquecendo que um doador familiar pode ser também portador da doença ainda inaparente. O diagnóstico feito no paciente e seus familiares traz responsabilidades quanto a casamento, gravidez e escolha do emprego ou ocupação.

Cistos renais em síndromes hereditárias

Várias síndromes hereditárias acompanham-se de cistos renais. Esses cistos são microcistos localizados no córtex, sob a cápsula ou ao longo das colunas de Bertin, ou nos glomérulos, ou nos túbulos contorneados e coletores. Por serem microcistos, não são visíveis habitualmente à radiografia e têm pouca importância clínica.

Síndrome cérebro-hepatorrenal de Zellweger (Smith-Opitz-Inhom) – é uma displasia cística familial. Caracteriza-se por hipotonia, testa alta, calcificação anormal das cartilagens, aumento dos rins, mau desenvolvimento cerebral com paqui e micropoligiria, leucodistrofia sudanofílica, anormalidades oculares, deficiência tímica com maior suscetibilidade às infecções, hipospadia e criptorquidia.

Há lesão hepática, não-cística, podendo ter ou não estase biliar e/ou hemossiderose. A sobrevida é curta, geralmente inferior a seis meses.

Síndrome de Jeune – distrofia torácica asfixiante ou distrofia toracopelvicofalangiana, caracteriza-se por baixa estatura, osteocondrodistrofia, tórax pequeno e dificuldade respiratória. Há cistos nos rins, fígado, pâncreas e epidídimo. Morte na infância por asfixia ou por insuficiência renal. O diagnóstico é feito pelos exames físico e radiológico.

Síndrome da trissomia D e E – pequenos cistos corticais são encontrados em um terço das crianças com trissomia D e em 10% dos casos de trissomia E.

Síndrome de Meckel – acompanha-se de rins e fígado policísticos. Apresenta microcefalia, encefalocele posterior ou anencefalia. Encontram-se polidactilia, palato e lábio fendidos, anormalidades oculares e genitais, incluindo atresia ureteral e nefro-hepatomegalia. Mortalidade precoce no período neonatal.

Síndrome de Goldston – consiste na associação de displasia renal cística com malformação de Dandy-Walker, ou presença de cisto no quarto ventrículo. Para alguns, seria uma variante da síndrome de Meckel.

Síndrome de Simopoulos – associação de microcistos renais corticais com hidrocefalia, polidactilia e disgenesia hepática.

Síndrome de Miranda ou de Bourneville – um dos mais comuns do grupo. Os cistos renais raramente evoluem para insuficiência renal. Não há cistos hepáticos. Pode haver retardo mental, morte súbita na infância por arritmia, hipertensão arterial, rins grandes e freqüentemente angiomiolipoma renal (hamartoma renal).

Síndrome de von Hippel-Lindau – com cistos nos rins e pâncreas que se desenvolvem a partir da segunda década. Caracteriza-se por angiomas localizados na retina, cerebelo, espinha e mais raramente no fígado, pulmões e outros órgãos. Pode acompanhar-se de policitemia, tumores semelhantes ao hipernefroma e feocromocitoma. É uma doença hereditária, autossômica dominante, que pode evoluir para insuficiência renal crônica.

Síndrome de Ehlers-Danlos – é uma doença hereditária autossômica que pode evoluir para insuficiência renal crônica, com cistos renais. Apresenta quadro clínico variado, decorrente de defeito no colágeno das matrizes extracelulares, caracterizada por frouxidão das articulações, hipermobilidade, contorsionismo, equimoses freqüentes, fragilidades do tecido conjuntivo e dos vasos. Também podem ser encontrados rupturas vasculares espontâneas, fragilidade cutânea, es-

coliose, subluxações freqüentes, hérnias de hiato, diverticulose intestinal, descolamento da retina, pneumotórax espontâneo etc.

Várias outras síndromes foram descritas e podem ser encontradas por meio da bibliografia citada no fim do capítulo.

Cistos renais corticais

Neste grupo foram incluídos os cistos simples, a forma mais comum de cisto renal.

Cistos simples, solitários ou múltiplos – esta forma de cisto renal é verificada em cerca de 50% das necropsias de indivíduos com 50 anos de idade ou mais. Embora designados corticais, estes cistos podem ser encontrados tanto no córtex como na medula renal; embora chamados de serosos, seu conteúdo não é seroso; embora conhecidos como solitário, a forma múltipla é a mais comumente encontrada e, embora tidos como simples, sua patogênese está muito longe de ser simples.

Os cistos simples são raros nas crianças (0,1 a 4%) e freqüentes na terceira idade. São esféricos, tensos, de parede fina e lisa e cheios de um líquido cor de palha, semelhante ao ultrafiltrado do plasma, diferenciando-se de cistos tumorais que apresentam parede irregular, líquido turvo ou avermelhado, rico em lípides e colesterol e com células atípicas na citologia de seu sedimento.

O tamanho varia, tendo sido descrito um caso com 23 litros de líquido em seu interior.

Quadro clínico – os cistos simples são oligossintomáticos, alguns podem apresentar hematúria micro ou macroscópica e/ou dor no flanco. Em 16% dos cistos simples, especialmente quando associados à dor e à insuficiência renal, desenvolvem-se carcinomas ou já eram carcinomas desde o início.

Diagnóstico – a ultra-sonografia é um exame fácil e útil para o diagnóstico diferencial com cistos tumorais. O estudo químico e citológico do líquido retirado do interior do cisto por punção dá certeza do diagnóstico em 96% dos casos.

Tratamento – normalmente não há necessidade de tratamento. O tratamento da hematúria macroscópica é feito pelo repouso. O transplante renal com retirada dos rins originais pode prevenir o desenvolvimento de neoplasia em casos suspeitos.

Cistos simples adquiridos – ultimamente está sendo descrita uma forma de cisto simples adquirido quase exclusivamente em pacientes renais crônicos submetidos a tratamento dialítico crônico. Em geral, são cistos múltiplos que aparecem em 40% dos dialisados, sem história familiar de doença cística. Os rins são pequenos. Podem acompanhar-se de hematúria e quando esta é grosseira e incontrolável pode ser tratada com embolização. Quase 16% desenvolvem tumores renais. O diagnóstico de escolha é feito pela tomografia computadorizada, útil para se afastar a hipótese de tumor, mas pode ser feito também pela ultra-sonografia, ressonância magnética e angiografia renal.

As manifestações clínicas e complicações estão resumidas no quadro 34.2.

Quadro 34.2 – Manifestações clínicas e complicações dos cistos renais adquiridos.

Assintomáticos
Massa abdominal palpável
Dor abdominal ou no flanco
Cólica renal
Hematúria maciça
Hemorragia retroperitoneal
Choque e hipotensão
Queda súbita do hematócrito
Infecções e formação de abscessos nos cistos
Nefrolitíase
Policitemia
Carcinoma de células renais, com ou sem metástases

Anomalias císticas renomedulares

Das anomalias císticas renomedulares duas são mais comuns:

Rim medular em esponja

Trata-se de uma entidade predominantemente urológica, em que os cistos se localizam nas extremidades de uma, várias ou todas as papilas renais, sendo bilateral em um pouco mais de dois terços dos casos. Incide em 1 para cada 5.000-20.000 habitantes. Geralmente é descoberta por acaso, durante pesquisa sobre causas de litíase renal.

Forma de herança e patogênese – desconhecidas.

Patologia – trata-se de uma dilatação dos ductos coletores medulares, com alterações parenquimatosas secundárias a obstruções intra-renais. As cicatrizes ou contrações encontradas no córtex renal são dependentes de papilas obstruídas. Microscopicamente, os cistos são revestidos por epitélio cuboidal simples, podendo conter cálculos no seu interior e calcificações das áreas císticas. As lesões corticais dependem da atrofia tubular atribuída à obstrução estéril ou não.

Quadro clínico – esses cistos também são em geral oligossintomáticos, podendo acompanhar-se de hematúria, infecção do trato urinário ou calculose renal.

Diagnóstico – feito comumente ao acaso, em pesquisas sobre a causa de uma litíase renal, uma infecção urinária ou uma hematúria, mesmo microscópica, de repetição. À urografia excretora, os rins aparecem de tamanho normal, com ectasia dos ductos coletores medulares, assumindo a forma de um buquê de flores ou brocha de pintor, com calcificações nas áreas císticas ou pequenos cálculos. O diagnóstico diferencial é feito com outras causas de calculose renal. Pode haver associação com hiperparatireoidismo em até 20% dos casos, sugerido pela hipercalciúria e hipercalcemia.

Aos exames de laboratório, encontramos diminuição da capacidade de concentração e acidificação, acidose renal tubular incompleta e dificuldade do rim em excretar potássio após sobrecarga desse íon. Apesar disso, a calemia costuma ser normal.

Tratamento – não há tratamento para essa forma de doença renal, tratando-se apenas suas complicações como eventuais infecções do trato urinário e calculose renal.

Doença medular cística

Há uma discussão muito grande na forma de se dividir as doenças medulares císticas, que englobam um grupo heterogêneo com algumas características clínicas e morfológicas comuns:

1. Doença medular cística: costuma iniciar na idade adulta, com herança dominante ou esporádica.
2. Nefronoftise familial juvenil: caracterizada por síndrome de Fanconi, iniciando na infância, com herança autossômica recessiva.
3. Displasia renal-retiniana: também um grupo heterogêneo, incluindo retinite pigmentosa, cegueira congênita por atrofia e aplasia de retina, síndrome de Laurence-Moon-Bardet-Biedl (retardo mental, hipogonadismo, obesidade, retinite pigmentosa e doença medular cística à radiografia).
4. Síndrome de Alströn: inclui surdez, *diabetes mellitus*, obesidade e retinite pigmentosa.

Os quatro grupos têm em comum uma desproporção de lesão tubular grave com glomérulos mais conservados, atrofia tubular com espessamento na membrana basal, fibrose periglomerular e, no interstício cortical, infiltrado celular inespecífico e hialinização glomerular focal. Como a lesão inicia-se nos túbulos, nos quais é mais intensa, há perda precoce das funções tubulares, começando por perda da capacidade de concentração. São quadros clínicos raros, em geral hereditários, incidindo especialmente em jovens e adolescentes.

Etiologia – doença hereditária com formas de transmissão dominante ou recessiva, todas devido a uma mutação no cromossomo 2q13.

Patologia – macroscopicamente, os rins são moderadamente reduzidos de tamanho, quer no córtex, quer na medula, com diminuição da demarcação corticomedular. A superfície renal é irregularmente granular. Os cistos são pequenos, no máximo 1cm de diâmetro, acompanhados de microcistos corticais e corticomedulares, semelhantes aos cistos de retenção de qualquer nefropatia crônica. Microscopicamente, as lesões são inespecíficas. Há esclerose intersticial de intensidade variável, fortemente PAS positiva, amiloidose negativa e infiltrado intersticial mononudear esparso. Na forma extra-renal, pode-se encontrar lesão hepática idêntica à fibrose hepática congênita.

O quadro clínico da nefronoftise familial juvenil inclui poliúria, polidipsia, nictúria, enurese, anemia, atraso de crescimento e sintomas neuromusculares. A doença é inicialmente assintomática, desde o nascimento até os primeiros anos de vida. O diagnóstico é feito, em geral, dos 5 aos 35 anos de vida, evoluindo para insuficiência renal após alguns anos, poucos pacientes atingem a idade avançada. Há isostenúria (densidade urinária próxima à do plasma, ou 1,010) e proteinúria de até 2g por dia. Foram descritas também aminoacidúria, glicosúria, acidose hiperclorêmica com acidose tubular distal, síndrome da perda de sal e falta de ativação da vitamina D (transformação de $25(OH)$-D_3 em $1,25(OH)_2$-D_3).

Raros pacientes atingem a idade avançada, 70 anos ou mais.

Não há tratamento específico.

Cistos parenquimatosos renais variados

A inflamação ou necrose do tecido medular renal, como pode ocorrer na papilite necrotizante, na calculose, na tuberculose ou na equinococose, pode levar a cavitações nas pirâmides medulares e radiologicamente ser confundida com cistos medulares.

Os carcinomas podem sofrer degenerações císticas, confundindo-se com cistos simples, displasia multicística ou cistos multiloculares. À ultra-sonografia, constata-se que os cistos tumorais têm parede espessa e/ou irregular, com fragmentos em seu interior e o líquido obtido por punção revela-se turvo ou avermelhado, rico em lípides e colesterol e com células atípicas em seu sedimento. Cistos dermóides e adenomas benignos também podem ter aparência cística. Teratomas retroperitoneais também podem invadir o rim e, embora habitualmente sólidos, conter lóculos de aparência cística.

Foram descritos vários casos de endometriose intra-renal que sofrem transformação cística central cíclica, decorrente de menstruação e hemorragia.

Hematomas intra-renais traumáticos também podem sofrer degeneração cística.

Cistos renais extraparenquimatosos

Três tipos foram descritos:

1. Cisto pielogênico, cisto peripélvico ou divertículo do cálice; como o último nome indica, é um divertículo, geralmente adquirido, do cálice, facilmente evidenciado à urografia excretora.
2. Cisto parapélvico, cisto linfático parapélvico ou linfangiectasia parapélvica pode ser confundido com cisto simples e é decorrente de lesões dos linfáticos adjacentes à pelve renal. Pode crescer muito, pressionar o tecido renal, produzir insuficiência renal e dor intensa, obrigando à realização de esvaziamento e cirurgia plástica para evitar recidiva.
3. Cisto perinefrético, higroma perirrenal, efusão perirrenal, hidrocele renal ou pseudocisto pararrenal, é uma coleção de líquidos ao redor dos rins, maior na infância, decorrente de efusões subcapsulares secundárias a obstruções do trato urinário. Este líquido pode também se localizar entre a cápsula e o córtex renal, ou entre a cápsula e a gordura perinefrética.

BIBLIOGRAFIA

BOISSONNAT P: What to call hypoplastic kidney? *Arch Dis Child* 37:142-148, 1962.

BRENNER BM (ed): *Brenner & Rector's The Kidney* (6th ed), Philadelphia, WB Saunders Co, 2000, 2 vols.

GARDNER Jr KD (ed): *Cystic Diseases of the Kidney*, New York, John Wiley & Sons, 1976.

GOLDMAN L, BENNETT JC (ed): *Cecil Textbook of Medicine* (21th ed), Philadelphia, WB Saunders Co, 2000, 2 vols.

JENNETTE JC, OLSON JL, SCHWARTZ MM, SILVA FG (eds): *Heptinstall's Pathology of the Kidney* (5th ed), Philadelphia, Lippincott-Raven Publishers, 1998, 2 vols.

NETTER FH (ed): *Kidney, Ureters, and Urinary Bladder*, New York, Ciba Collection, 1973, vol 6.

TISHER CC, BRENNER BM (eds): *Renal Pathology with Clinical and Functional Correlations* (2nd ed), Philadelphia, JB Lippincott Co, 1994, 2 vols.

WILSON PD, SCHRIER RW, BRECKON RD, GABOW PA: A new method for studying human polycystic kidney disease epithelia in culture. *Kidney Int* 30:371-378, 1986.

ZAWADA Jr ET, SICA DA: Differential diagnosis of medullary sponge kidney. *South Med J* 77: 686-689, 1984.

35 Tumores Renais em Adultos

Antonio Marmo Lucon
Renato Falci Júnior

Neste capítulo serão revistas as neoplasias do parênquima renal. Não serão consideradas outras lesões expansivas como cistos renais simples ou neoplasias uroteliais. Há 10 ou 20 anos, os tumores renais eram diagnosticados a partir da tríade tardia demais (*too late triad*) que incluía dor, hematúria e massa palpável, com muitos pacientes em mau estado geral, com sobrevida de cinco anos de 20 a 65%, conforme o estágio da doença. Atualmente, a grande maioria dos tumores é diagnosticada em achados incidentais de ultra-sonografia (US), tomografia computadorizada (TC) ou ressonância magnética (RM), portanto sem sintomas ou sinais específicos. Esses tumores em média são menores, o estágio é menos avançado, podem ser tratados com cirurgias conservadoras do parênquima renal e a sobrevida em cinco anos é de 32 a 91%, conforme o estágio clínico.

CLASSIFICAÇÃO

O tipo mais freqüente e importante é o carcinoma de células renais que compreende 90% do total e sempre maligno. Os outros tipos são os que se originam de cápsula renal e que incluem fibromas, lipomas, leiomiomas que são benignos e suas formas sarcomatosas que são malignas, os que têm forte componente vascular como o angiomiolipoma, os oncocitomas e outros de importância muito menor e com características controversas como adenomas corticais e adenomas metanéfricos. Bastante raro, mas de interesse especial para os nefrologistas, é o tumor de células glomerulares, que é sempre benigno, produz renina e, portanto, hipertensão arterial renino-dependente.

CARCINOMA DE CÉLULAS RENAIS

É o tipo histológico mais freqüente e provém de células dos túbulos dos condutos proximais e eventualmente dos túbulos distais dos néfrons.

DADOS EPIDEMIOLÓGICOS
A incidência é de 8,9 casos por 100.000 habitantes por ano nos Estados Unidos. Compreende 3% de todos os tumores malignos do adulto e 40% dos pacientes morrem da doença. Nos últimos 50 anos, a incidência aumentou 126%, enquanto a mortalidade anual aumentou 36,5%. A idade média de incidência é de 66 anos, e de óbito, 70 anos. Incide em todas as idades, mas é raro em crianças e nesta faixa etária representa apenas 2,3 a 6,6% dos tumores renais.

TIPOS HISTOLÓGICOS
O conhecimento dos tipos histológicos dos tumores renais é de grande importância porque as alterações genéticas encontradas e o comportamento clínico são diferentes, existindo evidências emergentes de poder tratar-se de doenças diferentes.

As classificações têm mudado com o tempo. A mais recente inclui os carcinomas de células claras, os cromófilos, os cromófobos, os dos ductos coletores, o carcinoma medular renal e as variantes sarcomatosas. Os carcinomas de células claras são os mais freqüentes: 70 a 80%. As células são redondas ou poligonais com citoplasma abundante que contém glicogênio, colesterol e fosfolípides e por isso tem aparência de células da camada cortical da supra-renal, com as quais foi confundido no passado dando origem ao termo hipernefroma, que não deve mais ser usado (Fig. 35.1). Os carcinomas cromófilos, também chamados papilares, representam 10 a 15% dos tumores de células renais e são os mais encontrados em pacientes com cistos renais complexos e nos com insuficiência renal (Fig. 35.2). Tem maior tendência à multicentricidade, que é encontrada em 40% dos casos. Os carcinomas cromófobos representam 4 a 5% e parecem ser derivados dos tubos coletores corticais. Os carcinomas de ductos coletores ou ductos de Bellini são raros, apenas 1% dos casos (Fig. 35.3). A maioria é de alto grau de malignidade, estágio avançado e de mau prognóstico. Carcinoma medular renal é associado ao estigma de anemia falciforme. É raro, responde mal ao tratamento e também é de mau prognóstico. Variantes sarcomatosas são encontradas em associação com outros tumores e parecem representar regiões indiferenciadas. Ocorre em 1 a 5% das séries, tem caráter infiltrativo, agressivo, alto potencial de metastização e mau prognóstico.

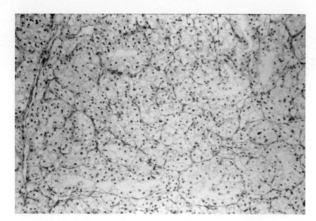

Figura 35.1 – Microscopia óptica corada pela hematoxilina e eosina demonstrando o carcinoma de células renais do tipo células claras.

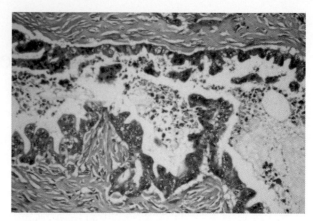

Figura 35.3 – Microscopia óptica corada pela hematoxilina e eosina demonstrando o carcinoma de ductos coletores (tumor de Bellini).

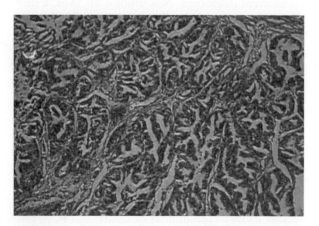

Figura 35.2 – Microscopia óptica corada pela hematoxilina e eosina demonstrando o carcinoma de células renais cromófilo.

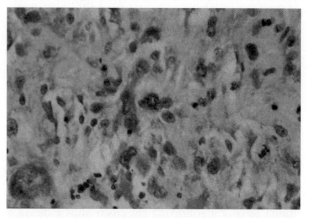

Figura 35.4 – Microscopia óptica corada pela hematoxilina e eosina demonstrando o carcinoma de células renais grau IV, indiferenciado.

As células tumorais dos vários tipos histológicos apresentam diferentes graus de malignidade que têm grande importância no prognóstico: os de graus I e II são pouco agressivos, e os III e IV, muito agressivos. A classificação de Fuhrman é mais usada: grau I núcleo de 10μ, redondo e uniforme, sem nucléolo; grau II núcleo de 15μ, irregular com nucléolos pequenos; grau III núcleo de 20μ, irregular com nucléolos proeminentes; grau IV com núcleo ≥ 20μ multilobulado e nucléolos proeminentes com muita cromatina (Fig. 35.4).

ETIOLOGIA

O único fator ambiental reconhecido é o uso do tabaco que aumenta o risco de 1,4 a 2,3 vezes em relação aos controles. Carcinoma de células claras em pacientes com síndrome de von Hippel-Lindau ou nas formas familiares é associado à inativação do gene supressor de tumor no cromossomo 3p25-26. Existe um tipo de tumor papilar de células renais que é familiar e hereditário e está associado a trissomia dos cromossomos 7 e 17, anomalias dos cromossomos 1, 16 e Y e alterações de um gene do cromossomo 7q31.1-34.

Alterações do cromossomo 3 e mutação ou inativação do gene de von Hippel-Lindau são encontradas em 75% dos pacientes com tumores renais esporádicos de células claras.

QUADRO CLÍNICO

É decorrente do crescimento local do tumor, das síndromes paraneoplásicas ou das metástases, dependendo do tipo de tumor e do momento em que o diagnóstico for feito. Nos achados incidentais, não há sintomas ou sinais, portanto, nem quadro clínico. O crescimento local leva a dor, massa palpável e hematúria se houver invasão de algum cálice ou do bacinete renal. A hematúria costuma ser intermitente, total (durante toda a micção), sem coágulos ou com poucos coágulos vermiformes. O tumor cresce, há necrose da parte periférica, descamação, sangramento e o processo se interrompe. Novo crescimento, nova necrose e o processo se repete. A dor é vista em tumores de grande tamanho por compressão de vísceras ou ramos nervosos adjacentes. Invasão de cápsula renal ou via excretora ocorre em 20% dos casos. Massa palpável é mais comum em indivíduos magros e com pouca massa muscular.

De grande importância para o médico generalista é o conhecimento de que a síndrome paraneoplásica é encontrada em 20% dos pacientes com carcinoma de células renais e pode ser o sintoma inicial que leva ao diagnóstico. O rim normal produz 1-25-diidroxicolecalciferol, renina, eritropoetina, várias prostaglandinas, peptídeos semelhantes ao paratormônio, gonadotrofinas, insulina, citocinas e mediadores inflamatórios. O tumor renal que produz uma ou mais dessas substâncias em excesso se manifesta por meio de aumento da velocidade de hemossedimentação em 55% dos casos, hipertensão arterial em 37%, anemia em 36%, caquexia e perda de peso em 34%, febre em 17%, alteração de função hepática em 14%, hipercalcemia em 4,9%, policitemia em 3,5%, neuropatia em 3,2% e amiloidose em 2%. Estas alterações normalizam-se após a nefrectomia. A única alteração que tem tratamento prévio e merece ser tratada é a hipercalcemia. O tratamento é feito por meio de hidratação com grandes volumes e furosemida que podem ser associados a corticosteróides, calcitonina e indometacina.

O diagnóstico a partir dos sintomas das metástases pode advir de queixas pulmonares, dores ósseas ou fraturas espontâneas e sintomas neurológicos quando há acometimento do sistema nervoso central. Atualmente, e com tendência a crescer, mais de 50% dos tumores renais são achados incidentais de US, TC e RM sem sintomas e sinais e, portanto, sem quadro clínico.

DIAGNÓSTICO

O diagnóstico dos tumores renais é feito por meio de TC ou RM que tem praticamente 100% de sensibilidade quando conduzidos de forma adequada e com contraste intravenoso. A US é extremamente útil por ser de baixo custo, disponível e não utilizar contraste, e tem um índice de sensibilidade muito grande e por isso deve ser sempre empregada na avaliação inicial. Pode não detectar pequenos tumores adjacentes ao hilo renal e, portanto, não é um bom exame para acompanhamento de casos já tratados com a finalidade de diagnosticar precocemente recidiva e novos tumores.

A TC e a RM têm a mesma sensibilidade para a avaliação do acometimento renal dos tumores. A RM apresenta melhor sensibilidade para diagnóstico e quantificação da invasão tumoral das veias renal e cava inferior que ocorre em 10% dos casos. Como não emprega contrastes iodados nem radiografia, pode ser utilizada em pacientes com alergia ao iodo e em grávidas, sem as limitações de TC. Por outro lado, há pacientes com claustrofobia que só se submetem à RM com anestesia geral.

ESTADIAMENTO

Os tumores renais são classificados pelo sistema TNM (*tumor, nodes, metastasis*):

T_{1a} – tumores de até 4cm confinados à cápsula renal.
T_{1b} – tumores entre 4 e 7cm confinados à cápsula.
T_2 – tumores maiores que 7cm confinados à cápsula.
T_{3a} – extensão tumoral até a gordura perirrenal ou até a adrenal.
T_{3b} – envolvimento da veia renal ou veia cava inferior abaixo do diafragma.
T_{3c} – envolvimento da veia cava inferior acima do diafragma.
T_4 – extensão além da fáscia de Gerota.
N_0 – sem comprometimento de linfonodos.
N_1 – comprometimento de um linfonodo.
N_2 – comprometimento de mais de um linfonodo.
N_x – linfonodos não avaliados.
M_0 – sem metástases.
M_1 – com metástases a distância.
M_x – metástases não avaliadas.

Os órgãos mais acometidos por metástases são os pulmões em mais de 50% dos casos, os ossos em 33% seguidos de linfonodos regionais, fígado, adrenais e cérebro (Fig. 35.5). Em 10 a 15%, os tumores renais são bilaterais por ocasião do diagnóstico ou durante o acompanhamento de casos tratados. A multicentricidade é a causa mais provável, não havendo como afastar a hipótese até há pouco tempo, bem mais aceita de metástase contralateral.

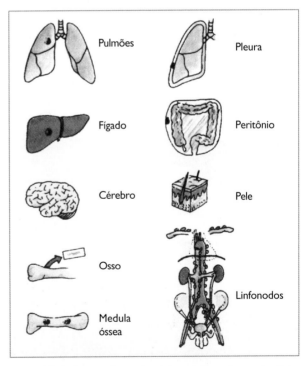

Figura 35.5 – Possíveis locais de metástases do carcinoma de células renais.

Em passado recente, 25% dos novos casos de tumor renal já eram diagnosticados na presença de metástases. Felizmente, esse número deve cair com o aumento do diagnóstico de tumores pequenos e incidentais.

TRATAMENTO

O tratamento dos carcinomas de células renais varia em função do estágio clínico: nefrectomia parcial para tumores de até 4cm restritos ao rim (T_{1a}, N_x, M_0), nefrectomia radical para tumores maiores que 4cm (T_{1b}, T_2, T_{3a}, T_4, N_x, N_1, M_0) e nefrectomia radical seguida de imunoterapia para certos tipos de tumores metastáticos (M_1). A nefrectomia parcial é a melhor forma de tratamento para tumores de até 4cm, mesmo que o rim contralateral seja normal (Figs. 35.6 e 35.7). Nessas circunstâncias, o índice de recidiva local devido à multicentricidade do tumor inaparente durante o ato cirúrgico é de 1 a 2%, menor que a incidência de tumor seqüencial no rim remanescente, que é de 3% durante os casos de seguimento. Além disso, a evolução para insuficiência renal crônica é menor nos pacientes que foram tratados com nefrectomia parcial que nos que foram tratados com nefrectomia radical e seguidos a longo prazo. Para os pacientes com tumores T_{1a}, N_0, M_0, a sobrevida livre de doença é de 90 a 100% em 5 anos, independentemente da forma de nefrectomia, se parcial ou radical. Oferecendo os mesmos índices de cura, a nefrectomia parcial preserva o parênquima renal, que pode ser muito importante, se no seguimento houver aparecimento de tumor renal no rim contralateral. Os tumores diagnosticados em rim único anatômica ou funcionalmente devem ser tratados com nefrectomia parcial sempre que ela puder ser feita, mesmo que sejam maiores que 4cm. Os pacientes que permanecem com um pouco de parênquima renal funcionante evoluem melhor que os que ficam anéfricos e são tratados com diálise e transplante. Nesses casos (tumores maiores de 4cm) o risco de recidiva local é bem maior e o seguimento deve ser feito em intervalos mais curtos.

A nefrectomia radical consiste na retirada do rim e da metade proximal do ureter, envolvidos pela gordura perirrenal com dissecação por fora da fáscia de Gerota e ligadura prévia da artéria e da veia renais. A adrenalectomia concomitante é recomendada nos tumores grandes e nos do pólo superior, sendo opcional nos outros casos (Figs. 35.8 e 35.9). A linfadenectomia homolateral e do espaço interaortocava é

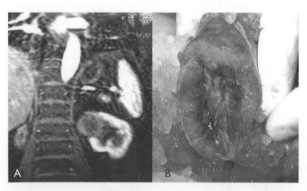

Figura 35.6 – **A)** Tomografia computadorizada demonstrando nódulo sólido no parênquima renal e o correspondente tratamento cirúrgico. **B)** Nefrectomia parcial.

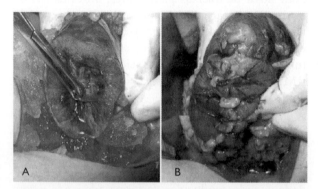

Figura 35.7 – **A)** Nefrectomia parcial demonstrando a reconstrução da via excretora. **B)** Ráfia do parênquima renal.

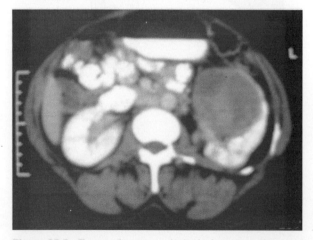

Figura 35.8 – Tomografia computadorizada demonstrando tumor renal maior que 4cm.

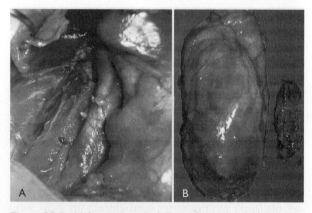

Figura 35.9 – Nefrectomia radical. O rim é retirado em bloco juntamente com a gordura perirrenal e gânglios. **A)** Aspecto da loja renal no final da cirurgia. **B)** Peça cirúrgica composta pelo rim, gordura perirrenal, ureter proximal e gânglios.

mandatória quando os linfonodos estão aumentados, apesar de, nessas situações, apenas 50% dos linfonodos estarem comprometidos por neoplasia e os outros 50% serem aumentados por processos inflamatórios. Se os linfonodos não estiverem aumentados, sua remoção não é mandatória, embora haja estudo que mostra que 8% dos pacientes que tenham estágios menores que T_{1b} e T_2 apresentam micrometástases linfonodais e, portanto, seriam beneficiados com a linfadenectomia desde o diafragma até a bifurcação dos grandes vasos. A sobrevida após 5 anos para pacientes com T_{1b} e T_2 é menor que 75%.

Crioterapia e ablação com radiofreqüência têm sido usadas em caráter experimental com resultados que até agora não recomendam seu emprego como primeira escolha no tratamento.

Não existe tratamento curativo para doença metastática. Metástases únicas devem ser ressecadas, mesmo as iterativas. Há evidências clínicas derivadas de estudos não-aleatórios que pacientes com metástases vivem um pouco mais e com melhor qualidade de vida se forem tratados com nefrectomia radical que se receberem imunoterapia com interferon e/ou com interleucina-2. A sobrevida é ainda um pouco maior se forem tratados com nefrectomia radical + interferon + interleucina-2. O prognóstico não é o mesmo para todos os pacientes. Evoluem melhor os que estiverem em melhor estado geral, sem anemia, com intervalo maior entre o aparecimento do tumor primário e o das metástases, com menor número de órgãos comprometidos e com menor número de metástases. Os que apresentam apenas metástases pulmonares são os que evoluem melhor.

A indicação de nefrectomia radical em pacientes com metástases é mandatória quando há dor ou sangramento, para alívio dos sintomas. Somente não devem ser operados os pacientes que não quiserem ou não tiverem condições clínicas para suportar a cirurgia proposta.

ONCOCITOMAS

São tumores benignos derivados dos túbulos contorneados distais dos néfrons e representam 3 a 10% dos nódulos sólidos dos rins (Fig. 35.10).

Não é possível fazer distinção entre oncocitoma e carcinoma de células renais pelo quadro clínico e pelos exames de imagem. Raramente a aparência em roda radiada vista à TC pode sugerir oncocitoma. O tratamento é o mesmo já descrito: nefrectomia parcial para tumores menores que 4cm e radical para os maiores. Entretanto, se houver suspeita pelos exames de imagem, os tumores maiores devem ser biopsiados no intra-operatório e, confirmado o diagnóstico, deve-se fazer nefrectomia parcial mesmo se o tumor for maior que 4cm por se tratar de tumores benignos.

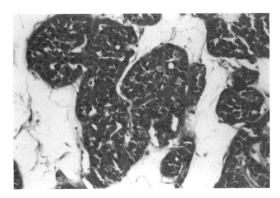

Figura 35.10 – Microscopia óptica corada pela hematoxilina e eosina demonstrando o oncocitoma, tumor renal benigno.

ANGIOMIOLIPOMAS

Angiomiolipomas são tumores benignos que contêm vasos, músculo liso e gordura em proporções variadas. Derivam de células epiteliais perivasculares. Aparecem em 0,13% de ultra-sonografias renais feitas em rastreamento. Cerca de 20% dos pacientes têm esclerose tuberosa com retardo mental, epilepsia e adenomas sebáceos. O diagnóstico é sugerido com grande possibilidade de acerto por US, TC e RM porque os conteúdos vascular e de gordura apresentam expressões definidas por exames de imagens (Figs. 35.11 e 35.12). Por serem benignos, se forem peque-

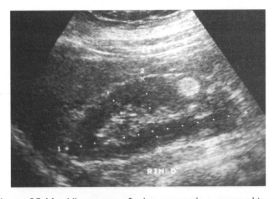

Figura 35.11 – Ultra-sonografia demonstrando o aspecto hiperecogênico do angiomiolipoma.

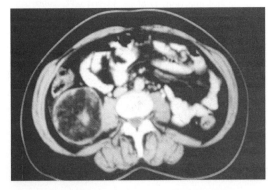

Figura 35.12 – Tomografia computadorizada destacando o aspecto hipoatenuante da gordura, presente no angiomiolipoma.

nos não há necessidade de ser removidos, devendo apenas ser acompanhados. Se forem grandes, há riscos de hemorragia por roturas e por isso devem ser removidos sempre por meio de nefrectomia parcial ou enucleação. Não há consenso sobre tamanho grande ou pequeno para determinar a conduta expectante ou cirúrgica. Em nossa opinião, tumores maiores que 4 ou 5cm, tumores múltiplos ou bilaterais devem ser retirados. Se não o forem, existe sempre a possibilidade de que cresçam e sangrem, acarretem dor e, nesses casos, pelo tamanho a cirurgia conservadora será mais difícil e com menor possibilidade de êxito. Recentemente, têm sido reconhecidos angiomiolipomas de comportamento maligno por serem multicêntricos, acometendo outros órgãos e linfonodos como se fossem metástases.

SARCOMAS

Originam-se de elementos mesenquimais e por isso se disseminam localmente com mais facilidade infiltrando as estruturas adjacentes. Representam 1 a 2% dos tumores malignos do rim e a variedade mais freqüente é o leiomiossarcoma. Os exames de imagem não permitem diferenciação segura dos carcinomas de células renais. Apresentam grande tendência de recidiva local e o prognóstico é pior que o de carcinoma de células renais.

BIBLIOGRAFIA

BOSNIAK MA: Diagnosis and management of patients with complicated cystic lesions of the kidney. *J Urol* 159:1401-1402, 1998.

BOSNIAK MA, MEGIBOW AJ, HULNICK DH, et al: CT diagnosis of renal angiomyolipoma: the importance of detecting small amounts of fat. *Am J Roentgenol* 151:497-501, 1988.

BOSNIAK MA: The current radiological approach to renal cysts. *Radiology* 158:1-10, 1986.

FERGANY AF, HAFEZ KS, NOVICK AC: Long-term results of nephron sparing surgery for localized renal cell carcinoma: 10-year follow-up. *J Urol* 163:442-445, 2000.

FONTANA D, PORPIGLIA F, MORRA I, DESTEFANIS P: Treatment of simple renal cysts by percutaneous drainage with three repeated alcohol injection. *Urology* 53:904-907, 1999.

GOLD PS, FEFER A, THOMPSON JA: Paraneoplasic manifestation of renal cell carcinoma. *Semin Urol Oncol* 14:216-222, 1996.

GUILIANI L, GIBRTI G, MANTORANA G, ROVIDE S: Radical extensive surgery for renal cell carcinoma: long-term results and prognostic factors. *J Urol* 143:468-474, 1990.

LIATSIKOS EN, SIABLIS D, KARNABATIDIS D, et al: Percutaneous treatment of large symptomatic renal cysts. *J Endourol* 14:257-261, 2000.

NOVICK AC, CAMPBELL SC: Renal tumors, in *Campbell's Urology* (8th ed), edited by Walsh PC, Retil AB, Vaughan Jr ED, Wein AJ, Philadelphia, WB Saunders Co, 2002, vol 4, pp 2672-2722.

OESTERLING JE, FISHMAN EK, GOLDMAN SM, et al: The management of renal angiomyolipoma. *J Urol* 135:1221-1224, 1986.

PAANANEN I, HELLSTRÖM P, LEINONEN S, et al: Treatment of renal cysts with single-session percutaneous drainage and ethanol sclerotherapy: long-term outcome. *Urology* 57:30-33, 2001.

PANTUCK AJ, ZISMAN A, BELLDEGRUN AS: The changing of natural history of renal cell carcinoma. *J Urol* 166:1611-1623, 2001.

PHELAN M, ZAJKO A, HREBINKO RL: Preliminary results of percutaneous treatment of renal cysts with povidone-iodine sclerosis. *Urology* 53:816-817, 1999.

RASKIN MM, POOLE DO, ROEN SA, VIAMONTE Jr M: Percutaneous management of renal cysts: results of a four-year study. *Radiology* 115:551-553, 1975.

REISSWEILER JJ, ABBOU C, JANETSCHEK G: Laparoscopic partial nephrectomy. *Urol Clin North Am* 27:721-736, 2000.

SANZ CHINESTA S, BORONAT TORMO F, MARTINEZ JABALOYAS JM, JIMENEZ CRUZ JF: Percutaneous treatment of renal cysts with iodinated povidone injection. Long-term clinical course. *Actas Urol Esp* 21:662-667, 1997.

SPOUGE AR, WILSON SR, WOOLEY B: Abdominal sonography in asymptomatic executives: prevalence of pathologic findings, potencial benefects and problems. *J Ultrasound Med* 15:763-767, 1996.

TAYSON M, SAUDERS H: Increased of serendipitously discovered renal cell carcinoma. *Urology* 51:203-205, 1994.

TSUI KH, SCHVARTS O, SMITH RB, et al: Renal cell carcinoma: prognosis significance of incidentally detected tumors. *J Urol* 163:426-430, 2000.

WOLF Jr JS: Evaluation and management of solid and cystic renal masses. *J Urol* 159:1120-1133, 1998.

ZISMAN A, PANTUCK AJ, CHAO D, et al: Reevaluation of the 1997 TNM classification for renal cell carcinoma. T1 and T2 cut off point at 4.5 rather than 7cm better correlates with clinical outcome. *J Urol* 166:54-58, 2001.

36 Urologia Básica

Frederico Arnaldo de Queiroz e Silva

INTRODUÇÃO

Por conceito, a Urologia é o segmento da Clínica Cirúrgica que se propõe a estudar e tratar as afecções do trato urogenital masculino e urinário feminino. Aquelas dos néfrons e dos genitais femininos são estudadas pela nefrologia e ginecologia, respectivamente.

Este texto tem por objetivo abordar aspectos fundamentalmente propedêuticos da urologia básica. Foram inseridos comentários, clínico-cirúrgicos de caráter pessoal, na expectativa de aumentar o nível de interesse do público a que se destina. A maior parte dos problemas urológicos apresenta-se ao médico por um conjunto de queixas, sob a forma de sinais ou sintomas.

GRANDES SÍNDROMES UROLÓGICAS

De forma simplificada, podem ser classificadas em: 1. distúrbios miccionais; 2. alterações das características da urina; 3. febre; 4. dor; 5. tumor; 6. genitopatias; 7. traumatismo; 8. hipertensão arterial.

DISTÚRBIOS MICCIONAIS

São vários e precisam ser bem caracterizados, porque muitos deles possuem terminologia e significado clínico específico.

Polaciúria – é o aumento da freqüência das micções; equivale dizer, com intervalos menores que o habitual. Está mais freqüentemente associada à emissão de volumes urinários pequenos, podendo, no entanto, ser devida ao aumento da diurese. A polaciúria geralmente é secundária a processos inflamatórios e/ou infecciosos do trato urinário, particularmente da uretra e bexiga.

Poliúria – é o aumento do volume urinário, ou seja, da diurese. Pode ser devida à mobilização de edemas, da diurese osmótica do *diabetes mellitus*, diminuição ou ausência do hormônio antidiurético como no caso do *diabetes insipidus*, nas fases iniciais da insuficiência renal, ou mesmo a poliúria pode seguir-se à desobstrução aguda das vias excretoras. Dependendo do volume da diurese, a poliúria pode coexistir com a polaciúria, ou seja, diminuição do intervalo entre as micções.

Noctúria – conhecida também como nictúria, é a micção durante a noite. Há quem pretenda distingui-las, mas os urologistas usam estes termos indistintamente e refletem a existência de processo inflamatório ou infeccioso, aumento do volume urinário noturno ou diminuição anatômica e/ou funcional da capacidade vesical, ou seja, a noctúria está sempre relacionada com encurtamento do intervalo entre as micções durante o período noturno. Os exemplos clássicos dessa condição são aqueles da mobilização de edemas dos cardiopatas e aqueles devidos à instabilidade vesical e/ou resíduo urinário pós-micional dos pacientes prostáticos.

Oligúria – é a diminuição da diurese que pode ser secundária à falta de ingestão de líquidos, estados hipovolêmicos, intoxicações endógenas ou exógenas, formação de edemas ou nefropatias, como na glomerulonefrite difusa aguda.

Anúria – consiste na inexistência de filtrado urinário, no entanto, o conceito de anúria é diferente para nefrologistas e urologistas. O nefrológico é semanticamente correto e pressupõe padecimento pré-renal ou renal para explicar a inexistência de urina. O urológico é impróprio e caracteriza a impossibilidade de a urina formada atingir a bexiga, ou seja, admite um padecimento pós-renal. Para os urologistas causam anúria a litíase obstrutiva em rim único, litíase obstrutiva bilateral simultânea, compressões ureterais extrínsecas como nos tumores pélvicos ou na fibrose retroperitoneal. Em resumo, dentro do conceito urológico são sempre de natureza pós-renal, razão pela qual obstrutivas são ditas anúrias obstrutivas, as quais exigem remoção da causa ou derivação da urina a montante do nível da obstrução. Em condições críticas, alguns desses pacientes podem necessitar de terapêutica dialítica prévia antes que se proponha o tratamento específico.

Imperiosidade – referida pelo leigo como "urina solta", deve ser entendida como o desejo irrefreável de urinar. Conhecida, também, como **urgência,** está freqüentemente associada a problemas emocionais ou processos inflamatórios e/ou infecciosos do complexo vesicouretral.

Disúria – consiste na emissão da urina com algum grau de desconforto, porém esta terminologia é tão vaga quanto dispnéia, dispepsia, dispareunia etc. Pode apresentar-se sob a forma de dor espasmódica na região hipogástrica ou que se acentua no final da micção, condições em que são conhecidas como tenesmo vesical e estrangúria, respectivamente. A polaciúria, a imperiosidade, a disúria e o tenesmo vesical são manifestações comuns a várias doenças inflamatórias e/ou infecciosas. Podem manifestar-se isoladamente, porém mais freqüentemente coexistem, e são queixas habituais nas doenças vesicouretrais masculinas ou femininas, e não têm valor propedêutico específico.

Esforço miccional – é a condição em que o paciente faz força para urinar, e para tal utiliza recursos auxiliares para realizar o esvaziamento vesical, geralmente os músculos da parede abdominal. Em condições normais, a micção inicia-se pela participação da vontade, é um ato confortável realizado sem o uso da prensa abdominal, sem apnéia inspiratória ou estase jugular. O somatório desses eventos reflete sempre uma dificuldade de esvaziamento vesical, seja de natureza inflamatória, seja infecciosa, obstrutiva, ou mesmo neurogênica.

Incontinência – é a perda involuntária de urina, que pode ser contínua ou intermitente, com ou sem micções conservadas. Por conceito, a incontinência urinária está sempre fora do domínio da vontade e são exemplos clássicos na mulher as perdas que se seguem aos esforços de tossir ou espirrar, as perdas secundárias a fístulas uretero ou vesicovaginais, pós-cirúrgicas, puerperais, tumorais ou actínicas. Nos adultos masculinos, as incontinências geralmente sucedem a procedimentos cirúrgicos no colo vesical, na uretra prostática ou no esfíncter uretral externo. Há uma variedade dita incontinência paradoxal, que consiste na perda contínua de urina que se segue ao transbordamento por superdistensão vesical. Essa situação pode induzir o médico a pensar que o paciente está urinando, quando na realidade está em retenção.

Nos recém-nascidos de qualquer sexo, a perda de urina pela região umbilical, de forma contínua ou intermitente, faz o diagnóstico de fístula uracal. Nas meninas, incontinência com micções conservadas impõe o diagnóstico de ectopia ureteral, seja uretral, seja extravesical. As incontinências urinárias podem ser secundárias a problemas neurológicos, mielomeningocele por exemplo, e estas bexigas são conhecidas como neurogênicas as quais, se não assistidas de forma conveniente, terminam por comprometer todo o trato urinário.

Pneumatúria – é a emissão de gases pela uretra, acompanhados ou não de urina. Pode ser devida a distúrbios de natureza infecciosa e, por isso, mais freqüente nos diabéticos. No entanto, a pneumatúria pode ser devida a comunicações anormais entre os tratos digestório e urinário, como, por exemplo, nas fístulas secundárias a neoplasias ou processos inflamatórios dos intestinos, tais como a ileíte regional ou moléstia diverticular do cólon.

Retenção – é a incapacidade de esvaziar a urina vesical e pode ser devida a causas obstrutivas, inflamatórias ou infecciosas, traumáticas, neurogênicas ou medicamentosas. A idade e a forma de instalação da retenção urinária são muito importantes para se suspeitar ou estabelecer um diagnóstico etiológico. Quando se instala na infância, é imperioso suspeitar de ureteroceles nas meninas, válvulas de uretra posterior nos meninos, problemas neurogênicos em ambos os sexos e uretroprostáticos nos adultos masculinos. Nunca deixar de questionar sobre o uso de drogas vasoativas, principalmente aquelas com efeitos efedrínicos, presentes nos descongestionantes nasais, antigripais ou mesmo colírios.

A retenção urinária apresenta-se, habitualmente, com grande desconforto para o paciente, globo vesical visível/palpável nas pessoas magras e, provavelmente, palpável/percutível no hipogástrio das outras. Essa condição exige alívio imediato, seja por cateterismo uretral de alívio, seja por aspiração suprapúbica, e se tiver caráter recidivante, sonda vesical de demora ou cistostomia por punção.

Paraurese – é a incapacidade de urinar diante de pessoas ou ambientes estranhos, reflete alguma forma de instabilidade emocional, mas não causa maiores repercussões sobre o trato urinário.

Enurese – é a micção que ocorre durante o sono, ou seja, pressupõe falta de controle esfincteriano nesses períodos de inconsciência diurna ou noturna. Por conceito, a enurese pressupõe inexistência de uropatias, é considerada fisiológica até os 3-4 anos e passa a ser considerada patológica a partir dos 5. Pode ser primária ou secundária, quando o paciente nunca teve controle sobre as micções enquanto dormia, ou já o tinha e o perdeu, respectivamente. A secundária geralmente tem fundo emocional e está muito relacionada com alterações no ambiente doméstico, tais como nascimento de um irmão, desarmonia conjugal, mudança de casa e outras. A enurese tem caráter hereditário e freqüentemente apresenta incidência familiar. Historicamente atribuída ao atraso no processo de mielinização das fibras nervosas envolvidas no arco reflexo da micção, mais recentemente tem sido relacionada com a atuação do hormônio antidiurético e/ou de neurotransmissores. Faz parte da propedêutica dos enuréticos excluir infecção por meio do exame da urina e de uropatias, inicialmente pela ultra-sonografia ou, mesmo, pela urografia excretora e uretrocistografia. O exame urodinâmico, que deve ser considerado como relativamente invasivo, tem indicação muito limitada e sua utilidade está para ser comprovada. Desconhecendo-se a real causa da enurese, o tratamento é relativamente empírico e multifocal, portanto, controverso. Tem sido dirigido para medidas de ordem geral, restrição de líquidos no mínimo 2 horas antes do horário de deitar, esvaziar a bexiga antes de dormir, estimular a retenção de urina nos períodos de vigília e parece ser útil urinar a intervalos regulares, mesmo que seja necessário acordar o paciente para fazê-lo. Diante de progressos no controle das micções, recomenda-se estimular as crianças fazendo elogios, estabelecendo prêmios, ou mesmo darlhes suporte psicoterápico. Com relação ao uso de drogas, são usadas as anticolinérgicas, imipramina, oxibutinina, as que atuam sobre o hormônio antidiurético, desmopressina, que visam diminuir a hiperatividade vesical ou a formação de urina, respectivamente. Os resultados com o tratamento medicamentoso não correspondem à expectativa e são da ordem de 30%. As enureses, conquanto representem uma agressão psicológica relevante, têm evolução favorável, pois são raros os casos de adultos enuréticos.

ALTERAÇÕES DAS CARACTERÍSTICAS DA URINA

O filtrado urinário recém-emitido é límpido, transparente, sem nenhum elemento em suspensão, cor amarelo-citrina e odor característico *sui generis*, mas as condições ambientais podem modificar suas propriedades organolépticas.

Turbidez – com o passar do tempo e sob condições ambientais normais, a urina límpida tende a tornar-se turva, o que se deve à ação de microrganismos desdobradores de uréia que a alcalinizam e provocam a precipitação de cristais de fosfato amoníaco-magnesiano. Por essa razão, toda urina deve ser examinada logo após a emissão ou colocada sob refrigeração logo após a coleta. É muito comum a referência de que a urina recolhida durante a noite na manhã seguinte apresentar-se turva e com odor fortemente amoniacal, o que se deve àquela alcalinização. Salvo algum erro de interpretação, é devida aos cristais de fosfato amoníaco-magnesiano na urina (fosfatúria), os quais se dissolvem abaixando o pH mediante adição de ácido acético. Esse teste, pela extrema facilidade, deve ser efetuado já no consultório do médico atendente, pois é altamente informativo e pode afastar a hipótese de turbidez por leucocitúria, além de exercer grande efeito psicológico no paciente. A fosfatúria é muito freqüente nos indivíduos que ingerem grandes quantidades de frutas ácidas e seus sucos, antiácidos, café, leite e derivados. Quando muito intensa, pode acompanhar-se de grande desconforto no hipogástrio e pro-

vocar desconforto ao urinar (disúria), e a fosfatúria pode ser evitada mediante adequação dietética, uso de acidificantes urinários, tais como o cloreto de amônio ou o mandelato de metenamina. A urina turva que não se clareia com a adição de ácido acético, freqüentemente, contém leucócitos em suspensão. A leucocitúria quando muito intensa e de origem pielouretéral pode exibir cilindros grosseiros de aspecto cordoniforme. Em geral, toda urina turva deve ser levada a exame microscópico na tentativa de se estabelecer a natureza dos elementos em suspensão, mesmo as que se clareiam com adição de ácido acético, pois a coexistência da fosfatúria e leucocitúria não é rara.

Urina densa com aspecto leitoso deve levar à suspeita da presença de linfa, quilúria, e a microscopia deste sedimento revela gotículas de gordura em suspensão. Rara na infância, pode ser de origem parasitária como por exemplo na filariose, tumoral, como no linfangioma, ou, mais freqüentemente, devido à fístula entre o sistema linfático e o urinário, sendo sempre um desafio urológico localizá-la. Quando muito intensas, pelo fato de serem ricas em proteínas, as quilúrias podem assumir características espoliantes.

Coloração – em condições normais, a urina tem cor amarelo-citrina, mas quando muito concentrada, seja por deficiência de ingestão, seja por excesso de transpiração, como, por exemplo, nos quadros febris, pode apresentar-se com coloração acastanhada. Tal fato pode induzir a erros de interpretação, particularmente com relação à presença de pigmentos biliares (colúria), que tornam a urina mais densa e coloração castanho-esverdeada. Tanto a concentrada quanto a colúrica são freqüentemente referidas pelo paciente como urina escura e cabe ao médico distingui-las. Alimentos, beterraba, corantes, anilinas e rodaminas, vitamina B_{12}, antibióticos, ampicilina e rifampicina, anti-sépticos urinários, fenazopiridina e laxantes que contenham fenolftaleína podem conferir à urina uma coloração que tende para o vermelho, o que pode sugerir a presença de sangue (hematúria). Mas invariavelmente e diferente desta, a urina com aqueles pigmentos permanece límpida (transparente). A presença de hemoglobina livre na urina (hemoglobinúria) confere à urina uma cor vinhosa e geralmente é devida a um processo hemolítico pré-renal. Uma prática de consultório muito útil para o diagnóstico de hematúria e hemoglobinúria consiste na adição de água oxigenada à urina, teste que faz aparecer microbolhas em suspensão e/ou nas paredes do recipiente. As hematúrias podem ser micro ou macroscópicas e conferir à urina um aspecto apenas turvo, avermelhado ou vermelho-vivo, variações que dependem da doença de base, do local e da intensidade do sangramento. Hematúrias de fraca intensidade, geralmente nefrológicas, conferem à urina uma coloração que os pacientes, freqüentemente, comparam com a "cor de Coca-Cola". Aquelas de maior intensidade, geralmente urológicas e originárias da bexiga, conferem uma coloração mais vermelha e os pacientes reconhecem a presença de sangue na urina. As hematúrias deveriam ser classificadas como iniciais, finais ou totais, conforme se apresentem no início, no fim ou durante toda a micção, porque estas características já fazem pensar na origem do sangramento. As iniciais e finais geralmente indicam padecimento trigonouretral, enquanto as totais refletem comprometimento supravesical. A hematúria quando intensa predispõe à formação de coágulos e a forma destes pode sugerir a origem do sangramento. Coágulos filiformes levam à suspeita que tenham sido moldados nos ureteres, enquanto os grosseiros e amorfos sem dor lombar fazem pensar em origem vesical. As hematúrias nefrológicas predominam na infância, as "glomerulonefrites agudas", enquanto as urológicas, os cálculos e os tumores são mais freqüentes nos adultos. Do conhecimento de que as nefrológicas tendem a ser bilaterais e as urológicas unilaterais, para se conhecer a uni ou lateralidade do sangramento sugere-se o exame endoscópico na vigência do sangramento. Um grande número de hematúrias, geralmente as microscópicas, não têm sua etiologia estabelecida e são ditas essenciais, mas o número destas tende a diminuir à medida que são usados recursos propedêuticos mais sofisticados e/ou mais invasivos, tomografia helicoidal para pequenos cálculos, ressonância magnética para tumores parenquimatosos, ureteropieloscopia para tumores das vias excretoras e eventualmente biópsia renal para as nefropatias.

Causa freqüente de hematúria, micro ou macroscópica, é a espongiose medular, conhecida também como moléstia de Cacci-Ricci. Pelo fato de ser raramente reconhecida pelos radiologistas e pouco conhecida pelos clínicos, estes, por vezes, solicitam exames de alta morbidade, como por exemplo arteriografia ou mesmo biópsia renal, para explicar uma hematúria secundária ao rim esponjoso. Muitos daqueles exames podem ser considerados desnecessários ou supérfluos, pois a urografia excretora com tempos precoces e sem compressão é suficiente para diagnosticar a espongiose renal. Na presença de hematúria, é habitual pensar-se em tuberculose, mas cabe lembrar que, sendo este um tipo de pielonefrite, geralmente se acompanha de pus na urina (piúria), que habitualmente é ácida. Apenas na fase congestiva do processo e também muito raramente, o primeiro sintoma da infecção tuberculosa é um sangramento urinário intenso, pelo que foi chamado de hemoptise renal. Por ser a tuberculose do trato urogenital sempre secundária à pulmonar, deve-se ter muito cuidado ao se formular este diagnóstico na infância, pois é rara. Não confun-

dir a hematúria, ou seja, sangue diluído na urina, com a perda fora das micções (uretrorragia), que caracteriza sempre doença uretral infra-esfincteriana.

Espuma – a urina normal quando agitada produz bolhas delicadas, transparentes e amareladas, pois quando mais densas e amarelo-esverdeadas sugerem a presença de pigmentos biliares (colúria). Em geral, a presença de proteínas (proteinúria) acentua a capacidade de a urina formar espuma.

Odor – habitualmente definido com *sui generis*, o odor da urina muda em função de vários fatores, fisiológicos ou patológicos. Quando muito concentrada ou tenha ficado muito exposta ao meio ambiente, exala um odor amoniacal. A presença de corpos cetônicos (cetonúria) confere à urina um aroma adocicado; as infecções com pus (piúria) ou fezes (fecalúria), um odor pútrido e fecalóide, respectivamente. Excluindo os fatores concentração e decomposição, urina com mal cheiro deve levantar a suspeita de estar infectada. Sempre que as condições o permitirem, e quase o permitem, no sexo masculino e a partir de uma certa idade, deve-se observar o paciente urinar. A micção assistida permite confirmar queixas referidas na anamnese e informa muito sobre as características da urina, cuja análise macroscópica feita por um clínico interessado pode ser mais informativa que a microscópica feita por um técnico desinteressado.

FEBRE

É referência muito freqüente na prática urológica, particularmente na infância, e quase sempre indica a participação do trato urinário superior no processo infeccioso. As febres são habitualmente de aparecimento súbito, são altas, costumam acompanhar-se de calafrios e tremores, razões pelas quais a pielonefrite aguda já foi conhecida como "malária renal".

São infecções graves e devem merecer sempre a maior atenção, seja pelas conseqüências imediatas, bacteriemias e choques, seja pelas tardias, cicatrizes pielonefríticas e atrofia renal. Essas infecções podem ou não alterar o hábito miccional e quando o alteram, sob a forma de polaciúria, imperiosidade, disúria, indicam participação, primária ou secundária, da bexiga e/ou uretra e/ou glândulas anexas no processo infeccioso. Pela grande facilidade de obtenção de material e de realização, diante de qualquer processo infeccioso de natureza a esclarecer recomenda-se, particularmente na infância, recolher urina com cuidados de assepsia e encaminhá-la para exame. E mais, por mais grave que seja o quadro clínico, provavelmente sempre haverá tempo para, antes de iniciar o tratamento, sedimentoscopia e bacterioscopia urinárias. Estas são úteis para orientação diagnóstica e eventualmente terapêutica, pois a urocultura com antibiograma demanda tempo de espera para saber o resultado.

DOR

É uma queixa muito freqüente e sempre que possível a manifestação dolorosa deverá ser caracterizada quanto a tempo de aparecimento, intensidade, caráter contínuo ou em cólica, localização, duração, irradiação, fatores de melhora ou piora. Na prática pediátrica, estas informações são difíceis de ser obtidas e mais freqüentemente sugerem localização abdominal, fazem-se acompanhar de choro, inquietação, irritabilidade, inapetência e, em geral, querer caracterizar a dor nos pacientes infantis é difícil e tem valor propedêutico relativo.

As dores de origem renopieloureteral, excluindo aquelas das pielonefrites que podem ser bilaterais, freqüentemente se localizam em um dos lados, habitualmente não sofrem influência dos movimentos da coluna e tendem a tornar os pacientes agitados e não imóveis, ou seja, eles não encontram postura ou decúbito preferencial que os alivie. A dor da migração de cálculo urinário geralmente é de aparecimento súbito, tem caráter espasmódico, ou seja, em cólica. Habitualmente, é de forte intensidade, provoca náuseas e/ou vômitos e grande agitação no portador, acompanha-se de sudorese, palidez cutânea e taquisfigmia por liberação de adrenalina, somatório de eventos que desperta grande preocupação nos acompanhantes. Em outras palavras, a dor da cólica nefrética pode e costuma ser alarmante, mas freqüentemente não é preocupante, exceto se vier seguida de febre e bacteriemia. Os adultos leigos geralmente se referem às dores lombares de origem osteoneuromuscular como sendo "dor nos rins", mas, diferentemente destas, pioram com os movimentos da coluna, razão pela qual os pacientes tendem a ficar imóveis em uma posição que lhes seja mais confortável.

Às vezes, sensação de desconforto hipogástrico na área de projeção da bexiga pode ser devida à fosfatúria ou às doenças do intestino grosso, principalmente as inflamatórias, tais como o cólon irritável e a moléstia diverticular. Um tipo de queixa muito freqüente na prática urológica do adulto masculino é a sensação dolorosa na região perineal. Habitualmente, muito mal caracterizada, tanto clínica quanto etiopatogenicamente, costuma ser atribuída às prostatopatias, processos infecciosos crônicos das glândulas anexas tais como vesiculites, bulbouretrites, ou mesmo acompanhar processos de somatização. As dores referidas na projeção dos anéis inguinais podem ser secundárias a hérnias, que doem mais na fase de instalação que de sua progressão.

Dor testicular de início súbito, de forte intensidade, contínua e acompanhada de aumento de volume da bolsa, nos meninos ou adultos jovens, pode ser devida a torção do testículo e/ou de hidátide. Aquela de aparecimento mais insidioso e menos intensa costuma ser conseqüente a processos infecciosos, as orquites transou pós-infecciosas. O diagnóstico diferencial entre torção e orquite é imperativo e requer urgência, mas às vezes é difícil de ser feito pela ausência de secreção uretral, urina macroscopicamente normal e principalmente em razão da dor que a palpação desperta. A dificuldade diagnóstica aumenta com o passar do tempo entre o início da queixa e o atendimento médico e, persistindo a dúvida, torção x infecção, urge distingui-las. Havendo disponibilidade de tempo e de tecnologia, deve-se recorrer a exames complementares que informem sobre a irrigação sangüínea do testículo, ou seja, o mapeamento testicular radioisotópico. Nos casos de torção, a perfusão estará comprometida, enquanto nos processos infecciosos estará aumentada. Cumpre enfatizar que há limitação de tempo, ao redor de 6 horas, para se atuar sobre uma torção de testículo e resgatá-lo sem que se incorra no risco de inviabilidade do órgão. Diante da dificuldade de selar um diagnóstico, a conduta mais conservadora pode ser a exploração cirúrgica, pois aceita-se que é de menor risco operar uma orquiepididimite que deixar de operar uma torção e, diante da confirmação, recomenada-se a orquiopexia preventiva do testículo contralateral.

TUMOR

A referência quanto à presença de massa tumoral é relativamente rara, mas, em razão da gravidade do que pode representar, tem sempre grande importância clínica. Cumpre questionar sobre sua localização, tempo de aparecimento, velocidade de crescimento, sensibilidade, presença ou ausência de sinais flogísticos, concomitância de dor, febre, alteração das características da urina ou das micções.

Na infância, os tumores abdominais de interesse urológico, em ordem decrescente de freqüência, são devidos a cistos renais ou rins multicísticos, hidronefroses, tumores de Wilms e neuroblastomas. Em razão da gravidade da maioria destas doenças, todo tumor abdominal na infância deve ser considerado maligno até prova em contrário e exige esclarecimento diagnóstico tão imediato quanto possível. Alguns desses tumores são transilumináveis, sejam abdominais, sejam da bolsa testicular, tais como as grandes hidronefroses ou hidroceles, respectivamente. A transiluminação pode ser feita com a "luz fria" do instrumental endoscópico, no entanto, o exame mais indicado, pela simplicidade, custo e disponibilidade, é o ultra-sonográfico, que praticamente prescinde de preparo. O resultado é quase que imediato e tem boa margem de segurança desde que realizado por pessoa qualificada. Retenção urinária, com globo vesical palpável em recém-nascidos sem problemas neurológicos evidentes, levanta a hipótese diagnóstica de ureterocele em ambos os sexos e de válvula de uretra posterior em meninos. Nas meninas, a ureterocele pode insinuar-se no colo vesical, prolapsar pela uretra e apresentar-se como massa tumoral genital de aspecto bizarro, a qual sugere tratar-se mais de uma genitopatia que uropatia. As prolapsadas ou "paridas" deverão ser prontamente reduzidas pelo risco da retenção, uretero-hidronefrose bilateral e infecção urinária. Nos meninos, a ureterocele pode insinuar-se no colo vesical, mas em razão do comprimento da uretra não se exterioriza pelo meato, mas provoca retenção urinária aguda de natureza grave. Tumoração hipogástrica em crianças é uma das formas de apresentação do sarcoma botrióide e, diferentemente das retenções urinárias, o globo vesical não se esvazia com o cateterismo uretral de alívio, condição que exige cistoscopia e não cistostomia. Aumento de volume de bolsa testicular em meninos pode ser secundário a hérnia inguinoescrotal, hidrocele, cisto de cordão, varicocele e mais raramente tumor testicular ou paratesticular.

Nos adultos, os tumores abdominais mais freqüentes são os cistos, os adenocarcinomas renais ou hipernefromas e as hidronefroses. Além da palpação superficial e profunda habituais, tem particular interesse a combinada, que pode ser bimanual, digitomanual ou digital. A primeira é utilizada para o exame da loja renal, e as outras duas, para avaliar a extensão dos tumores vesicais e genitais em ambos os sexos. A palpação digitomanual é mais informativa quando o indivíduo é magro, se realizada sob narcose e é feita colocando-se o dedo de uma das mãos no reto ou vagina e a outra mão no hipogástrio. A palpação digital em urologia, que chegà a caracterizar quem a pratica, é feita por meio do dedo indicador no reto, recurso de extrema importância na propedêutica da glândula prostática. Por meio do toque retal avaliam-se as doenças orificiais, plicomas, hemorróidas externas, estenose ou espasticidade esfincterianas, e da ampola, tumores, prostatopatias. Das características da próstata devem ser avaliadas: tamanho, forma, consistência, superfície, limite, mobilidade, sensibilidade, crescimentos localizados ou nódulos. Costuma-se dizer que "o dedo indicador bem adestrado enxerga a próstata", razão pela qual se aceita que, apesar dos avanços propedêuticos laboratoriais clínicos e na área da imagem, o toque retal é ainda indispensável na propedêutica prostática. Apesar de muito importante, fundamental mesmo, não tem valor absoluto, porque, na melhor das hipóteses, permite palpar os dois terços posteriores da circunferência prostática. Equivale dizer que o terço anterior, ou retropúbico, da glândula não é acessível pelo toque retal, o qual também não permite avaliar o crescimento do chamado lobo médio, que, apesar de pequeno, pode ser muito obstrutivo e, conseqüentemente, muito sintomático. Outra limitação do exame são as prostatopatias intraparenquimatosas, como por exemplo infartos, tumores e/ou

calcificações, razão pela qual a palpação digital da próstata deva ser complementada por algum exame de imagem, seja a ultra-sonografia transretal com medida do resíduo pós-miccional, seja a tomografia com *coil* endoanal.

O aumento de volume da bolsa testicular em adultos pode ser secundário a hidroceles, varicoceles, orquiepidimites, tumores testiculares mais freqüentemente que paratesticulares. Nos adultos, as epididimites são mais freqüentes que as orquites transinfecciosas da infância e geralmente são devidas a infecções venéreas e/ou urinárias. Em geral, os tumores testiculares têm evolução mais insidiosa que as epididimites, são relativamente indolores, poupam o epidídimo no processo de crescimento e raramente se acompanham de febre, exceto quando há áreas de necrose.

As informações recolhidas pela anamnese e pelo exame físico dos tumores devem ser confirmadas pelos laboratórios de imagem. O progresso nessa área da propedêutica não-invasiva foi tão fantástico que se pode dizer que eles fizeram com que o corpo humano se tornasse transparente. Por essa razão, todo paciente com tumor, urológico ou não, deve submeter-se a uma exploração imagenológica complementar imediata para se tentar esclarecer sua natureza e extensão. Tendo em vista simplicidade, praticidade e custo, sugere-se que esta avaliação seja feita nesta seqüência: ultra-sonografia, tomografia computadorizada, ressonância magnética e, eventualmente, urografia excretora, principalmente se a suspeita for tumor de via excretora. É prudente lembrar que estes exames, com freqüência, complementam-se e, até por razões de ordem econômica, devem ser feitos de forma seqüencial, raramente simultânea. É absolutamente necessário reafirmar e ter presente que essa avaliação imagenológica deve ser feita por médico qualificado.

GENITOPATIAS

Um número considerável de responsáveis pelas crianças procura atendimento urológico em razão de anomalias genitais, e de adultos por doenças sexualmente transmissíveis, disfunções eréteis e esterilidade conjugal. Isso se deve ao fato de muitos destes padecimentos serem acessíveis à inspeção, em uma área que é sempre alvo de atenção e/ou preocupação. Conquanto sejam feitas referências às anomalias genitais, os leigos, com freqüência, não sabem caracterizá-las e caberá ao médico fazê-lo com propriedade. Nos adultos com queixas de doenças venéreas, é imperioso questionar exaustivamente sobre hábitos, contatos suspeitos, tempo decorrido, forma de aparecimento e evolução das queixas e/ou lesões. Tanto as disfunções eréteis quanto a esterilidade conjugal estão na área de competência de uma subespecialidade da Urologia, a Andrologia. O maior interesse desta tem sido o estudo dos espermatozóides para o aprimoramento das técnicas de fertilização *in vitro*, de procedimentos cirúrgicos envolvidos com a fertilidade, mas interessa-se também pelo tratamento das disfunções eréteis.

TRAUMATISMO

Se por um lado não há nenhuma dificuldade diagnóstica de traumatisno, porque geralmente o paciente se refere ele, por outro, geram dificuldades em relação à avaliação da sua extensão e conduta. Excluindo-se os de natureza iatrogênica, raramente não são provocados por contusões ou ferimentos, os quais podem localizar-se em qualquer parte do organismo com lesão dos órgãos adjacentes. Os rins com seus pedículos e a bexiga estão sujeitos a traumatimos provocados por contusões e ferimentos, enquanto os ureteres praticamente só pelos últimos. As contusões lombares provocam rupturas renais, de extensão e gravidade variáveis, que devem ser avaliadas pelas repercussões circulatórias e exames de imagem, ultra-sonografia ou tomografia. Os ferimentos ureterais são raros, razão pela qual podem passar despercebidos durante uma cirurgia, mas as coleções urinárias manifestar-se-ão menos ou mais precocemente. O tratamento é em função da gravidade da lesão, geralmente uma sutura ureteroureteral elíptica com tecido bem vitalizado. Os traumatismos vesicais podem ser intra ou experitoneais, os quais podem ser caracterizados pela ultra-sonografia e uretrocistografia retrógrada. Nas intratraperitoneais, a ultra-sonografia identificará líquido na cavidade abdominal, e a uretrocistografia, extravasamento de contraste e identificação de contornos de alças intestinais. As fraturas de bacia, com muita freqüência, fazem-se acompanhar de ruptura completa da uretra membranosa, lesão que terá conseqüências muito importantes. A primeira e mais precoce é a retenção urinária, que exige resolução imediata por meio de uma cistostomia. Tardiamente, deverá sobrevir estenose de uretra, que deverá ser tratada pelas uretroplastias pela via perineal e, talvez, uretrotomia endoscópica complementar. Outra complicação tardia temida é a disfunção erétil de gravidade variável e que pode levar à impotência total, condição que o paciente pode atribuir à cirurgia e não à lesão. Diante dessa possibilidade, imputar essa disfunção ao cirurgião, recomenda-se que só se intervenha sobre a estenose depois que o paciente referir a impossibilidade de ter ereção. A uretra bulbar está muito sujeita a traumatismos, principalmente pela "queda à cavaleiro" sobre aquele segmento da uretra masculina. Como conseqüência dessa lesão, instala-se grande hematoma perineal, uretrorragia, retenção urinária e a solução cirúrgica de urgência consiste na uretroplastia término-terminal.

A avulsão da bolsa é uma lesão que expõe os testículos, os quais deverão ser alojados no subcutâneo das regiões adjacentes. Em virtude de sua grande mobilidade, os traumatismos penianos e testiculares são relativamente raros, exceto aqueles ferimentos provocados por arma branca ou de fogo.

HIPERTENSÃO ARTERIAL

Um pequeno contingente de pacientes chega ao urologista referindo serem hipertensos. Desses, alguns, e sempre depois da falência do tratamento medicamentoso, eram candidatos ao tratamento cirúrgico, que tanto podia ser uma nefrectomia quanto uma arterioplastia. Os classificados como "renovasculares" submetiam-se a uma propedêutica não-invasiva que consistia em urografia excretora com tempos precoces, de 1, 2 e 3 minutos, por isso dita minutada, com prova de *wash-out*. O rim isquêmico tinha atraso de função e de eliminação do contraste quando submetido ao teste de clareamento com furosemida. Posteriormente, os pacientes eram estudados pela arteriografia renal mediante punção da aorta lombar ou da artéria femoral, exame invasivo e contra-indicado nas crianças pelo grande risco de trombose. No passado, já se praticou também o "teste da lateralização da renina", que consistia na sua dosagem mediante cateterismo de cada uma das veias renais. Naquela época, havia a esperança de se encontrar uma relação, ou uma diferença, entre os valores desta enzima no rim normal e no isquêmico que pudesse auxiliar na indicação de tratamento cirúrgico. Atualmente, os pacientes submetem-se a uma avaliação imagenológica não-invasiva que se inicia pela ultra-sonografia convencional complementada ou não pelo eco-Doppler, pela arteriografia digital, cintilografia renal com captopril, ou mesmo pela angiorressonância e, muito mais raramente que antigamente, pela arteriografia renal convencional. Os avanços dos exames de imagem, da radiologia intervencionista efetuando dilatações intraluminares e a melhora dos resultados dos autotransplantes fazem com que o tratamento cirúrgico desses pacientes esteja sendo cada vez mais antecipado e mais indicado.

EXAME FÍSICO

Sempre que possível, as informações colhidas na anamnese devem ser confirmadas e complementadas durante a avaliação do paciente. É da maior importância para o urologista a avaliação do psiquismo do paciente, particularmente nas queixas da esfera genital. Impõe-se a medida da pressão arterial, temperatura, grau de hidratação, aspecto das mucosas e conjuntivas. Não serão detalhados todos os tempos do exame físico, mas somente aqueles com particularidades urológicas. Dos quatro fundamentais, ou seja, inspeção, palpação, percussão e ausculta, os três primeiros são básicos no exercício da urologia. A ausculta praticamente se limita à medida da pressão arterial, avaliação sumária do aparelho cardiocirculatório, ritmo cardíaco e presença de sopros, cardíacos e abdominais. Com relação aos distúrbios miccionais referidos durante a anamnese, alguns deles podem ser confirmados durante a entrevista, outros, da observação da micção e da análise ambulatorial da urina. Prática recomendada mas praticamente inexeqüível no sexo feminino, são mandatórias a "micção assistida" e a avaliação da urina recém-emitida nos pacientes masculinos com controle miccional, mesmo naqueles que padecem de paraurese. Durante a entrevista e na miccção assistida, é possível avaliar a imperiosidade, a polaciúria, a hesitação inicial, o esforço miccional e as características do jato urinário. No que se refere às características da urina, há condições de avaliar sua coloração, turbidez, odor e ocasionalmente a natureza de elementos em suspensão. No caso da turbidez esbranquiçada, recordar a utilidade do teste de acidificação para o diagnóstico das fosfatúrias e, no caso das hematúrias, distingui-la de uma uretrorragia, quantificar sua intensidade, o caráter inicial, total ou terminal, e recordar a utilidade do teste da água oxigenada para comprovação. Se houver coágulos, caracterizá-los quanto ao aspecto, sabendo que os filiformes sugerem origem ureteral, e os grosseiros sem dor lombar, origem vesical.

As referências feitas pelo paciente quanto à presença de tumor devem ser obrigatoriamente complementadas durante o exame físico, devendo-se tentar localizá-los precisamente, estimar sua sensibilidade, mobilidade, superfície, consistência, relação com órgãos anexos. Com exceção do globo vesical da retenção urinária, os tumores do abdômen são mais difíceis de caracterizar que os genitais, mas, se o paciente for obeso, mesmo "o bexigoma" pode ser dificilmente palpável ou percutível. Com freqüência, os tumores abdominais necessitam de uma avaliação imagenológica complementar, seja ultra-sonográfica, radiográfica, tomográfica, pela ressonância magnética, ou mesmo usando elementos radioativos tais como ácido dimercaptossuccínico (DTPA), dietilenotriamina pentacético (DMSA) ou mercaptocetilglicina (MAG3).

No que se refere aos órgãos genitais, as secreções uretrais e úlceras devem receber do médico uma atenção particular, porque os exames laboratoriais, com muita freqüência, são apenas complementares. As uretrites não-gonocócicas por *Chlamydia*, *Mycoplasma*, *Ureaplasma* representam alto contingente, são rebeldes ao tratamento e tendem a recidivar. As balanopostites são particularmente freqüentes nos diabéticos, mas podem ser secundárias a processos irritativos, fermentativos, alérgicos, fungos e às vezes só melhoram após postectomia. Um tipo particular de postite é aquela que tende a estenosar o orifício prepucial, por isso dita "xerótica obliterante", e impedir a exteriorização da glande, ou seja, provoca fimose. As úlceras e as lesões genitais mais freqüentes são devidas a bactérias, tais como o *Haemophilus ducreyi* do cancro mole, o *Treponema pallidum* do cancro duro ou sifilítico e vírus. Destes, têm grande importância o do herpes genital e do HPV (*human papiloma virus*), pela epidemiologia e provável relação com os casos de câncer do colo do útero, respectivamente. No que se refere aos tumores testiculares não-venéreos, ou seja, os propriamente ditos, surpreende o número desses que são tratados como orquiepididimites. As neoplasias geralmente têm início insidioso, não se acompanham de febre, são praticamente indolores e poupam o epidídimo, fato que permite que se identifique o sulco epidídimo-testicular. Há casos que despertam dúvida quanto à etiologia do processo, mas, como norma de conduta, toda orquiepididimite que não responde satisfatoriamente a uma terapêutica antimicrobiana adequada merece exploração imagenológica e talvez cirúrgica. Esta recomendação ganha importância diante do fato de que as neoplasias testiculares apresentam hoje um alto índice de cura, que, no entanto, está diretamente relacionada com a precocidade do diagnóstico.

No que se refere à propedêutica pela percussão, a bidigital abdominal convencional é hoje pouco utilizada, mas a manobra de Giordano, ou seja, a punhopercussão dos ângulos costovertebrais, tem grande valor propedêutico. Sua fisiopatologia baseia-se no princípio da incompressibilidade dos líquidos, ou seja, uma coluna de urina a montante da obstrução sob compressão súbita procura espaço para expandir-se, fato que distende agudamente as vias excretoras, o que provoca dor intensa. A punho-percussão desperta dor intensa na vigência de obstrução completa das vias excretoras, como por exemplo na litíase ureteral, ou nos processos infecciosos agudos, renais ou perinefréticos, tais como pielonefrites e abscessos perirrenais. Deve ser iniciada de forma cuidadosa porque a dor despertada pode ser muito intensa, embora seja menos exuberante nas obstruções parciais ou infecções crônicas.

ANOMALIAS GENITAIS
O diagnóstico dessas malformações depende quase que exclusivamente de um exame físico apurado, razão pela qual serão apresentadas neste segmento da propedêutica e de forma individualizada, ou seja, de cada estrutura em particular.

Prepuciais
Durante as fases iniciais do desenvolvimento genital, a lâmina prepucial está intimamente aderida à glande, configurando as aderências balanoprepuciais. São fisiológicas nos recém-nascidos e podem persistir, mas

tendem a se desfazer com o crescimento ou durante as automanipulações. Ocasionalmente, o prepúcio forma um anel que dificulta ou impede a exteriorização da glande caracterizando uma fimose, a qual torna a higiene precária ou impraticável. Não raramente, as secreções balanoprepuciais, conhecidas como esmegma, podem acumular-se na bolsa prepucial e infectar-se, condições que prejudicam a avaliação de exames de urina. Para excluir essa causa de erro de interpretação e quando absolutamente necessário, existe a alternativa da coleta pela via suprapúbica ou mesmo indicar postectomia, ou seja, circuncisão. Constitui erro de conceito confundir fimose com prepúcio redundante complacente, ou seja, aquele que não dificulta nem impede a exposição da glande. Excluindo outras causas, a razão de ordem higiênica faz com que a fimose seja condição indesejável, devendo sempre ser tratada. Dependendo do grau, pode ser tentada aplicação de creme de corticóide ou exercícios delicados de exteriorização da glande. Estes implicam algum risco, pois podem provocar fissuras que, ao cicatrizarem, tendem a diminuir o diâmetro do anel prepucial, ou seja, piorar o quadro. Quando a glande é dificilmente exteriorizável, pode ocorrer que, uma vez exteriorizada, não mais se consiga recolocá-la na bolsa prepucial. Este quadro caracteriza a parafimose e exige solução imediata, ainda que para tal seja necessário usar anestesia, pois, em geral, este quadro piora com o passar do tempo, podendo evoluir para necrose dos tecidos envolvidos no processo. Os cistos prepuciais e o prepúcio fenestrado merecem apenas registro e, assim como a fimose, são doenças de solução cirúrgica eletiva relativamente simples.

Penianas

São devidas a agenesia ou erros no desenvolvimento do tubérculo genital, e sua ausência total resulta em agenesia de pênis. É uma malformação muito rara e importante porque há que se avaliar e decidir precocemente o sexo civil e social desses pacientes. Nos dias atuais, construir uma haste peniana que, apesar de não-erétil, seja passível de receber uma prótese no futuro com uretra é uma proposta ousada, talvez fantasiosa, razão pela qual se discute se a feminização desses pacientes não é uma proposta mais realista. Se, no entanto, a decisão for pela manutenção do sexo masculino e reparo genital na idade adulta, há que se ter como certo que haverá repercussões psicológicas perversas provavelmente irreversíveis. A agenesia do pênis é malformação rara e grave que pode coexistir com rins, ureteres e bexiga normais; uretra continente, drenando no períneo ou na ampola retal, com bolsa testicular e gônadas normais.

Apesar de presente, o tubérculo genital pode ter pouco desenvolvimento, o que pode ser devido a problema intrínseco ou conseqüente a um defeito de síntese hormonal. Em qualquer dos casos, resultará um pênis pequeno, conhecido também como micropênis, malformação que pode ou não responder a estímulo androgênico. Quando a haste peniana é refratária ao tratamento endócrino, entra em discussão a mudança de sexo desses meninos, porque, na idade adulta, terão um desempenho sexual precário frustrante. Na prática urológica, tanto de crianças quanto de adultos, é comum a consulta por pênis pequeno, condição que é mais devido a excesso de panículo adiposo no monte de Vênus que no tamanho da haste peniana propriamente dita. Esses pacientes eram rotulados como portadores de síndrome adiposogenital, ou de Fröelich, não mais aceita atualmente. Se não for detectada uma endocrinopatia de base, o tratamento consiste em emagrecimento, seja dietético, seja por lipoaspiração do monte de Vênus.

O pênis duplo, difalia, é devido à duplicidade de tubérculo genital ou a sua bifidez, condição em que o menos desenvolvido é considerado acessório. Cada haste peniana pode ter uretra completa ou incompleta, a qual pode ser continente ou incontinente, e o tratamento consiste na amputação da unidade menos qualificada. Quando no processo de desenvolvimento, o tubérculo genital alonga-se, mas faz um movimento helicoidal, menor ou maior, e resulta a rotação axial do pênis. Quando isso ocorre e considerando que o meato uretral tem uma configuração elíptica, seu eixo maior tende a ficar em direção oblíqua em relação à rafe mediana da bolsa testicular. A rotação é habitualmente anti-horária, tem grau variável e quando muito acentuada necessita de correção cirúrgica, pois, durante a micção, o jato urinário dirige-se para o lado, condição que pode causar constrangimento para seus portadores. Em condições normais, os corpos cavernosos do tubérculo genital têm desenvolvimento e comprimento equivalentes, ou seja, são estruturas simétricas. Quando um se desenvolve mais que o outro, resulta em pênis com assimetria de corpos cavernosos, condição que provoca desvio lateral da haste peniana. Dependendo do grau de lateralização, há necessidade de correção cirúrgica (corporoplastia), que consiste no encurtamento mediante pregueamento da unidade mais longa. Há situações em que, embora o meato uretral esteja posicionado no vértice do cone glandar, quando em estado de ereção a haste peniana apresenta uma curvatura ventral importante, caracterizando o pênis curvo congênito sem hipospadia. Dependendo da intensidade da ventroflexão, está indicada retificação (ortofaloplastia), mediante pregueamento da face dorsal dos corpos cavernosos.

Uretrais

São conseqüentes a defeitos na organogênese da uretra primitiva e/ou das lâminas uretrais na face ventral do tubérculo genital. A uretra normal é uma estrutura única, de conformação grosseiramente cilíndrica, que se estende desde o colo vesical até o meato uretral externo. Nos meninos, é situada no vértice do cone da glande, e nas meninas, na fúrcula superior do vestíbulo vaginal; geralmente tem um calibre adequado para a idade. Às vezes, o meato uretral externo pode ter uma estenose, que pode ser congênita ou adquirida, esta mais encontrada em meninos que se submeteram à circuncisão em tenra idade e ficaram com este local em contato direto com as fraldas.

Além do calibre, é da maior importância definir a localização do meato uretral externo. Se ele ficar em qualquer posição que não seja apical da glande nos meninos e vestibular nas meninas existe uma ectopia uretral. Elas podem ser ventrais (hipospadias), ou dorsais (epispadias) e impõe-se concluir que essas ectopias existam em ambos os sexos e podem ter graus variáveis. No sexo masculino, as hipospadias podem ser anteriores, médias e posteriores, localizações que têm grande importância clínica, pois, apesar de nunca interferirem com a continência urinária, dependendo do grau, podem dificultar a ereção, a micção e a ejaculação. As hipospadias masculinas freqüentemente estão acompanhadas de outras malformações, ditas associadas. Destas, as mais freqüentes são: ausência de prepúcio na face ventral do pênis e excesso na dorsal; corda fibrosa ventral que confere ventroflexão ao pênis quando em ereção, escroto bífido, sínfise ou transposição penoescrotal (rotação axial). De grande importância é o grau de curvatura ventral imposto pelo *chordee* e a posição do meato uretral externo, os quais podem dificultar ou incapacitar para o ato sexual e a fecundação, respectivamente, condições absolutamente indesejáveis e que precisam ser corrigidas. A retificação peniana é conseguida pela ortofaloplastia e o reposicionamento do meato pela neourretroplastia, correções que podem ser feitas em um, dois ou três tempos cirúrgicos. As técnicas de cada proposta são várias e não cabe aqui discuti-las, mas advertir que são procedimentos ricos em detalhes e seus resultados dependem mais do técnico que da técnica.

Por conceito, as hipospadias masculinas são consideradas um indício de feminização, equivale dizer, de masculinização incompleta. Quanto maior o grau da malformação tanto menos masculinizado é o paciente, ou seja, nas hipospadias perineais é freqüente a presença de resíduos müllerianos, os quais, idealmente, devem ser removidos no curso da programação cirúrgica. O nível de atenção com esses casos deve ser alto, e a avaliação, muito criteriosa, pois pode-se estar diante de indivíduos que além da malformação genital, podem apresentar outros erros no desenvolvimento da esfera sexual.

Menos freqüentes e menos importantes que no sexo masculino, no feminino as hipospadias podem, também, ser de diferentes graus: subvestibular, retro-himenal ou mesmo retropúbica. Assim como nas hipospadias masculinas de qualquer grau, a uretra também será mais curta que o normal e, diferentemente daquelas, as hipospadias femininas podem comprometer a continência urinária, condição em que precisam ser corrigidas. Por outro lado, o meato quando retro-himenal faz com que a urina se dirija para a vagina, fato que predispõe a perdas urinárias pósmiccionais, principalmente quando a paciente assume a posição ortostática. As hipospadias posteriores fazem com que a urina dessas pacientes seja contaminada por secreções vaginais, ou seja, imprópria para análise, razão pela qual e desde que viável deve ser coletada mediante cateterismo vesical ou, se a sondagem for difícil, por punção suprapúbica. Diante da dificuldade de passar a sonda, pode-se recorrer a uma manobra de exceção que consiste em toque vaginal ou retal, e tentar dirigir o cateter para a uretra mesmo sem visualizar o meato. No sexo feminino, pode ocorrer que a hipospadia seja de tal maneira que o meato uretral externo se confunde com o interno, caracterizando a agenesia de uretra, condição que gera incontinência urinária total e que, necessariamente, precisa ser corrigida.

As ectopias uretrais dorsais são mais conhecidas como epispadias e também existem em ambos os sexos e são de graus variáveis. Fazem parte de um conjunto de malformações ditas anomalias extróficas, sempre coexistem com algum grau de diástase pubiana e, dependendo da gravidade da malformação, podem ser continentes ou incontinentes. No que se refere à posição do meato, as epispadias masculinas podem ser classificadas em anteriores, mediopenianas e posteriores. As primeiras podem ser balânicas e penianas distais e, da mesma forma que as do terço médio do pênis, não geram incontinência, mas devem ser corrigidas. As penopubianas e cervicais geralmente se fazem acompanhar de incontinência e serão abordadas no segmento das malformações complexas.

Em condições normais, a uretra masculina está alojada no sulco intercavernoso inferior e é envolvida por tecido esponjoso, que pode ser frágil ou inexistir. Nessas condições, a uretra perde seu suporte e dilata-se em toda sua extensão, dando origem à megalouretra, malformação grave e que pode associar-se a outras, levando a óbito prematuro. Quando associada apenas à hipoplasia dos corpos cavernosos, o aspecto bizarro dos genitais externos pode ser melhorado por uretroplastia redutiva.

Bolsa testicular e cordão espermático

Nas fases mais precoces do desenvolvimento genital, a serosa peritoneal reveste a face interna do que será a bolsa testicular do embrião masculino ou os grandes lábios do feminino. Essa comunicação abdmino-genital é conhecida como conduto peritoneovaginal e, em condições normais, no sexo feminino, oblitera-se por completo, deixando apenas vestígios da sua existência. No masculino, oblitera-se apenas na porção proximal porque a distal revestirá os testículos se no processo de descida estiverem posicionados na bolsa testicular. Com o fechamento do conduto peritoneovaginal acima dessas gônadas, ao nível delas persistirá um espaço entre aqueles folhetos serosos, o qual é dito virtual pelo fato de não conter nenmhuma estrutura. A presença de líquido seroso nessa cavidade caracteriza a hidrocele, quando a coleção é de sangue, hematocele; de pus, piocele; e se for de esperma, espermatocele. O aumento de volume da bolsa testicular pode gerar dúvidas quanto ao diagnóstico, pois aquelas coleções quando tensas podem sugerir tumor testicular, porque qualquer delas, diferentemente das hérnias inguinoescrotais não encarceradas, não se reduz com manobras digitais. A dúvida diagnóstica pode ser parcialmente esclarecida já no ambulatório mediante a transiluminação da bolsa testicular com luz fria; as hidroceles são transilumináveis, enquanto os tumores e algumas daquelas coleções, não. As hidroceles podem ser congênitas e adquiridas e, em geral, as primeiras devem ser observadas porque podem ser reabsorvidas, porém, se não apresentarem caráter regressivo em período de observação, ao redor de seis meses, tendem a se perpetuar e devem merecer atenção cirúrgica. Uma variação destas é a hidrocele comunicante, conseqüência da persistência muito estreita do conduto peritoneovaginal, que permite apenas fluxo e refluxo de líquido. Equivale dizer que esse conduto é tão estreito que não é franqueável para alça intestinal, o que, a rigor, caracteriza mais um processo herniário que hidrocele, porque esta, por conceito, é irredutível.

Defeitos na organogênese das eminências labioescrotais geram anomalias da bolsa testicular nos homens e dos grandes lábios nas mulheres. A rafe escrotal é um vestígio da fusão das duas eminências na linha média, as quais, quando não se fundem, dão origem ao escroto bífido, que lembra os grandes lábios da vulva. A bifidez escrotal geralmente coexiste com as hipospadias posteriores, mas, se estiver associada também a um vício de migração testicular bilateral, esses genitais se assemelham aos femininos, razão pela qual são ditos ambíguos.

Habitualmente, a bolsa testicular está posicionada na face ventral do pênis e apresenta com esse uma relação de proximidade e não de organogênese. Com relativa freqüência, a bolsa testicular insere-se em toda a circunferência da base da haste peniana, configurando a transposição penoescrotal, dita também escroto pré-peniano ou à cavaleiro, mas pode ocorrer aderência da bolsa testicular com as faces inferior e laterais do pênis, menos ou mais extensas (sínfises penoescrotais).

O cordão espermático é um elemento no qual se encontram o conduto peritoneovaginal obliterado, os canais deferentes e as estruturas vasculonervosas, ou seja, artérias, veias, linfáticos e nervos. Das anomalias vasculares do cordão espermático, a mais importante é a varicocele, atribuída ao refluxo do sangue da veia renal pela espermática até o plexo pampiniforme dos testículos. A varicocele, muito mais freqüente à esquerda, pode ser bilateral ou mesmo unilateral à direita, condição relativamente rara e que impõe excluir processo compressivo da veia cava. Quando as veias são muito dilatadas, podem despertar desconforto ou mesmo dor, e a estase, por sua vez, provoca hipertermia testicular, hipóxia tecidual relativa, fatores até aqui considerados mórbidos no processo de espermatogênese. Por essas razões, a correção está indicada toda vez que houver evidências de atrofia testicular, mesmo antes da puberdade, ou quando for comprovada a participação do homem na esterilidade conjugal. Em razão desses riscos, há aqueles que se antecipam e a tratam, de forma profilática, na fase pré-puberal. A varicocele pode ser corrigida mediante trombose da veia espermática por método minimamente invasivo, ou pela cirurgia convencional, que deve ser realizada de forma extremamente delicada, pois, a atrofia testicular secundária à lesão da artéria espermática está ao redor de 15%. Com o objetivo de superar essa complicação, existe uma proposta de operá-la com técnica microcirúrgica, ou seja, com auxílio de instrumentos ópticos de aumento e que possibilitem a identificação daquela artéria. O aumento da fertilidade masculina após a correção da varicocele é mais de caráter qualitativo que quantitativo, ou seja, melhora a qualidade dos espermatozóides. Embora aumente pouco seu número, pelo fato de ser uma variável dominada cirurgicamente, tem sido muito indicada. Quando o conduto peritoneovaginal se oblitera de forma irregular, pode ocorrer acúmulo de líquido seroso nos segmentos em que não houve acolamento dos folhetos serosos, dando origem aos cistos do cordão espermático. Esses, dependendo da localização, podem ser confundidos com hidrocele septada e, em função do tamanho, ser de tratamento cirúrgico. A punção aspirativa, tanto das hidroceles quanto dos cistos de cordão, costumava ser solução paliativa e fator predisponente para infecção. Atualmente, no entanto, faz-se injeção de agentes esclerosantes nessas cavidades, às vezes de forma iterativa, com resultados bons ao final do tratamento

Gonadais e vias espermáticas

Os testículos têm origem na região central, medular, dos epitélios germinativos de Waldeyer, mais conhecidos como cristas genitais e localizados em cada uma das regiões lombares do embrião primitivo. Diferentemente daqueles, as vias espermáticas originam-se de estruturas que coletaram urina no embrião primitivo, os ductos de Wolff, relação organogênica que explica por que malformações do trato urinário e genital podem coexistir. Os segmentos superiores daqueles ductos formarão os epidídimos, que estão posicionados na altura das cristas genitais. Em resumo, os testículos e as vias espermáticas apresentam organogênese completamente diferente, razão pela qual a conexão testículo-epididimária deve ser considerada como habitual, porém, não obrigatória. A anomalia conhecida como deferente em fundo cego, achado relativamente freqüente nas orquiopexias, dá suporte a essas afirmações. Por sua vez, as glândulas supra-renais também se desenvolvem ao lado das cristas genitais, razão pela qual, às vezes, nos cordões espermáticos se encontra tecido amarelo-ouro que a histologia identificará como de supra-renal.

Os testículos, habitualmente em número de dois, localizam-se no retroperitônio e completam o processo de descida da região lombar primitiva para a bolsa testicular no final da gestação. Várias teorias têm sido invocadas para explicar a migração dessa migração descendente: ação hormonal, pressão intra-abdominal, retração do gubernáculo e outras. Individualmente, porém, nenhuma delas satisfaz plenamente e é possível que desçam como conseqüência de efeito somatório de alguns fatores conhecidos, mas também de outros ainda desconhecidos. Os testículos irão repousar sobre a face posterior da serosa que reveste o segmento distal do conduto peritoneovaginal, que os revestirá de forma semelhante àquela dos pulmões e alças intestinais, ou seja, um folheto visceral e outro parietal, e entre eles um espaço virtual, mas que, em condições patológicas, poderá tornar-se real. Os testículos podem não atingir a bolsa uni ou bilateralmente e o conceito para caracterizar esses vícios de migração é muito variável, fazendo com que a terminologia também o seja. Essas anomalias são conhecidas como distopias testiculares, testículos não descidos, mal descidos, ectópicos ou criptorquídicos. A conceituação anatômica estabelece que todo órgão que está fora de lugar é ectópico (*ec* = fora; *topos* = lugar, *apud* Testut). Para os anatomistas, qualquer testículo que não está na bolsa é ectópico, esteja onde estiver, seja no abdômen, seja no anel inguinal interno ou externo, no subcutâneo, na raiz da bolsa testicular, na região pubiana, perineal ou mesmo crural. Diferentemente daqueles, os urologistas conceituam que o testículo que não está na bolsa, mas está num ponto qualquer do seu trajeto habitual de descida, é dito criptorquídico (*criptos* = oculto), ou não descido, embora possa ser palpado, ou seja, não-oculto. Embora possa ser considerado semanticamente impróprio, o conceito urológico é o mais difundido e será adotado neste capítulo. O diagnóstico de testículo fora da bolsa geralmente é fácil de ser feito, mas localizá-lo com precisão não, porque, com freqüência e principalmente nos meninos de tenra idade, o exame físico desperta grande reação do paciente. Os criptorquídicos podem ser abdominais, canaliculares e escrotais altos, enquanto os testículos ectópicos são mais freqüentemente encontrados no subcutâneo das regiões inguinais, razão pela qual a ectopia é conhecida como inguinal superficial. Sempre que não se palpa testículo na bolsa ou na sua vizinhança é imperioso tentar localizá-lo nas zonas de ectopia, ou seja, no períneo, face medial da coxa ou até no anel inguinal do lado oposto, caracterizando a ectopia testicular cruzada. Existe uma condição em que o testículo habita a bolsa de forma intermitente, testículo retrátil ou migratório, o qual habitualmente desce até a bolsa por ocasião da puberdade e não deve ser confundido com o criptorquídico ou ectópico verdadeiros. O estresse provocado pelo exame associado a um reflexo cremastérico exaltado são fatores de erro de interpretação no que se refere à localização desses testículos. A condição de migratório e de estar sempre fora da bolsa quando examinados desperta muita ansiedade nos familiares, que questionam o médico sobre os riscos imediatos e tardios dessa condição. Em razão de serem mais sujeitos à torção e não se poder dar segurança absoluta sobre o potencial de fertilidade de qualquer criança, pode estar indicada a fixação profilática.

Nos vícios de migração unilateral, fica difícil justificar o tratamento clínico porque é mais fácil supor que tenha havido algum impedimento de ordem mecânica, mais que hormonal, que tenha impedido a descida de um testículo apenas. Apesar dessas evidências, pode-se usar a estimulação com gonadotrofina coriônica nas criptorquidias unilaterais, tratamento clínico que, obedecendo os limites de dose e pelo que se conhece até o momento, é praticamente inócuo. Há quem o realize sempre antes da alternativa cirúrgica, pois às vezes a resposta surpreende, razão pela qual o tratamento cirúrgico estaria reservado apenas para os casos que não responderam à tentativa clínica. A cirurgia tem sido cada vez mais antecipada, antes do primeiro ano, mas os benefícios dessa antecipação estão para ser reconhecidos, mas não se discute sobre as vantagens de posicioná-los na bolsa, ou seja, torná-los visíveis, palpáveis e mais acessíveis à propedêutica de imagem não-invasiva. Quando intra-abdominais, são dificilmente demonstráveis pela ultra-sonografia, tomografia, ressonância magnética ou radioisótopos. Em razão de muitos desses testículos não serem identificados porque nunca existiram (agenesia) ou se existiram atrofiaram (*vanishing testis*) e por ser um método menos invasivo que a cirurgia convencional, a videolaparoscopia vem ganhando adeptos como método propedêutico-terapêutico. A fixação à bolsa (orquiopexia) por qualquer das técnicas é sempre uma cirurgia delicada, tanto pela idade dos pacientes quanto pela delicadeza das estruturas envolvidas, e, diferentemente do que se pensa, requer experiência para executá-la. O fator mais limitante para trazer testículos à bolsa é o comprimento da artéria espermática, razão pela qual aqueles com boa mobilidade no subcutâneo a atingem com relativa facilidade, enquanto os não-palpados, quando a atingem, o fazem com alguma dificuldade. Nunca forçar a descida e lembrar da alternativa cirúrgica de fazê-lo em dois tempos, pois não há testículo que não atinja a bolsa quando manipulado e tracionado de forma imprudente, mas no acompanhamento ambulatorial não é raro surpreendê-lo atrofiado. O testículo com vício de migração e que não desce à cirurgia pode ser removido se o contralateral for normal, porém, se a criptorquidia for bilateral, não deve ser removido, mas colocado em posição que permita palpação e avaliação ultra-sonográfica, pois degenera com maior freqüência que o tópico. O prognóstico da fertilidade desses pacientes é assunto em discussão, pois a criptorquidia, ainda que unilateral, com freqüência condiciona oligozoospermia, e quando bilateral, o prognóstico agrava-se. A orquiopexia realizada em época oportuna e com técnica adequada não será condição suficiente para prevenir a degeneração maligna e garantir a fertilidade, pois muitos desses testículos são disgenéticos. Quando essas gônadas não se desenvolvem bilateralmente, está configurada a anorquia, situação em que a estimulação com gonadotrofina não faz aumentar os níveis de testosterona sérica, e o tratamento consiste na administração de testosterona a intervalos regulares. O testículo pode ser único (monorquia), condição que pode ser difícil de ser caracterizada clinicamente, pois o teste de estimulação com gonadotrofina não é conclusivo pelo fato de o testículo presente responder positivamente ao estímulo, ou seja, este fato compromete a interpretação. Nesses casos, as informações fornecidas pela ultra-sonografia, tomografia, ressonância magnética e angiografias não são confiáveis, razão pela qual é necessária a exploração cirúrgica (convencional ou videolaparoscópica) para afastar ou confirmar a suspeita clínica. A poliorquia é caracterizada pela presença de parênquima testicular supranumerário individualizado de forma a sugerir um órgão normal, anomalia que é atribuída à fragmentação da crista genital. Geralmente separados entre si, os testículos podem fundir-se dando origem às sinorquias, que muito excepcionalmente podem exigir tratamento cirúrgico.

Anomalias complexas
É clássico conceituar-se como malformações geniturinárias complexas algumas endocrinopatias, a *prune belly syndrome* e as anomalias extróficas.

Há extensa gama de anomalias genitais conseqüentes a erros de metabolismo, deficiências enzimáticas, ausência ou excesso de hormônios que provocam malformações gonadais dos órgãos genitais, as quais podem ser complexas em virtude dos componentes cromossômicos e endócrinos. Das endocrinopatias, a mais freqüente é a hiperplasia adrenal congênita, que provoca virilização das estruturas genitais externas femininas, razão pela qual a genitália dessas pacientes exibe um aspecto ambíguo, ou mesmo francamente masculino, e precisa ser feminilizada. Além do aspecto genital da hiperplasia adrenal congênita, existe outro da maior gravidade, a forma perdedora de sal, que provoca desidratação gravíssima do recém-nascido, podendo levá-lo a óbito já nos primeiros dias de vida se não for prontamente reconhecida e tratada.

A síndrome do *prune belly* caracteriza-se por três aspectos fundamentais: a) fraqueza da musculatura da parede abdominal; b) alterações do trato urinário; e c) vícios da migração testicular. Por estas razões, é conhecida em nosso meio como "síndrome tríplice", terminologia imprópria porque, embora com menor freqüência, acomete também pacientes do sexo feminino. É doença de origem mesenquimal, de largo espectro, em que o grau de comprometimento dos diversos aparelhos (urogenital, digestório, vascular, osteomuscular) é muito variável. O diagnóstico pode ser feito já no período antenatal, e ao nascimento é facilmente estabelecido pelo aspecto inconfundível do abdômen; apresenta-se excessivamente flácido e superfície que lembra ameixa seca, daí *prune belly*. A flacidez permite palpar com facilidade órgãos abdominais ou mesmo observar movimentos peristálticos intestinais. As alterações do trato urinário caracterizam-se por graus variáveis de displasia renal, dilatação das vias excretoras superiores, megabexiga e uretra posterior dilatada em razão de a próstata não lhe dar suporte por ser também displástica. O refluxo vesicoureteral ocorre em 75% dos casos, condição que, associada à estase, predispõe esses pacientes à infecção com quadro clínico de gravidade variável. Em razão dessas dilatações não serem necessariamente de caráter obstrutivo, muitos pacientes podem apresentar estabilização ou mesmo melhora no aspecto morfológico e funcional do trato urinário. Por esse fato, o tratamento clínico é muitas vezes defendido, evitando-se intervenções cirúrgicas que poderiam agravar o quadro. Com relação à musculatura da parede abdominal, pode-se, também, observar, melhora espontânea, por vezes supreendente. Por outro lado, muitos desses pacientes evoluem para insuficiência renal progressiva, razão pela qual existe uma proposta cirúrgica agressiva, as pieloureterovesicoplastias redutivas, que visa diminuir a estase e, conseqüentemente, o risco de infecção. No mesmo ato, realiza-se a orquidopexia bilateral, que pode ser surpreendentemente fácil, bem como a abdominoplastia para reduzir a flacidez da parede, devendo-se lembrar que essas crianças

Nefrologia

apresentam limitações na capacidade ventilatória, o que representa um risco adicional dessas cirurgias. Considere-se que essa é uma proposta ousada e que envolve muitos cuidados no intra e pós-operatório imediato. De indicação relativamente recente, os resultados dessa abordagem parecem ser bons, mas ainda não são definitivos por falta de seguimento a longo prazo, razão pela qual deve-se ter prudência com a proposta. A evolução tardia das crianças portadoras dessa síndrome é bastante variável, depende basicamente da reserva funcional do rim e o transplante é o tratamento para os casos que evoluem para insuficiência renal crônica.

As anomalias extróficas complexas englobam as epispadias incontinentes e as extrofias, de bexiga ou cloaca, todas atribuídas à falta de penetração de mesênquima entre os folhetos ecto e endotérmico da membrana cloacal, do tubérculo genital e da parede inferior do abdômen. Aceita-se que essas anomalias tenham em comum um certo grau de disjunção da sínfise púbica, tanto maior quanto mais grave a malformação. A extrofia de cloaca é malformação conseqüente à ruptura da membrana cloacal na fase em que não se completou a septação da cloaca pelo septo urorretal, ou seja, em uma fase em que os tratos urinário e digestório drenam para uma câmara de reserva comum, a cloaca. A extrofia de cloaca e a vesical têm implicações semelhantes, pois ambas geram incontinência de urina e fezes ou só urina, respectivamente. A continência, seja fecal, seja urinária, é muito difícil de ser conseguida e o tratamento consiste em derivações urinária e intestinal, seguidas de remoção da placa extrófica e de uma genitoplastia. Os portadores de extrofia vesical apresentam-se com falha no fechamento da parede ântero-inferior do abdômen e da região pubiana, ou seja, na área de projeção da bexiga e dos genitais. Equivale dizer que a bexiga deixará à mostra sua parede posterior, assim como o trígono e os meatos ureterais. Essa anomalia é acompanhada de outras de natureza musculoesquelética, tais como disjunção da sínfise púbica e rotação externa das articulações coxofemorais com repercussões perversas sobre a marcha e sobre o posicionamento do ânus, que fica anteriorizado. No que se refere ao aspecto dos genitais, a disjunção da sínfise púbica provoca afastamento das inserções e de toda a extensão dos corpos cavernosos e compromete menos ou mais o comprimento do pênis ou do seu correspondente feminino, o clitóris. A haste peniana apresentar-se-á fendida dorsalmente com goteira uretral exposta, e nas meninas, clitóris bipartido com pequenos lábios mais separados entre si que o normal. Estas fendas genitais continuam-se pela parede ântero-inferior do abdômen, colo vesical e parede anterior da bexiga, caracterizando a extrofia vesical. Como conseqüência daquele afastamento, a sínfise púbica alarga-se e o espaço assim criado é preenchido por um tecido fibroso que confere dorsoflexão ao pênis em estado de ereção. O diagnóstico das extrofias, quer sejam cloacais, quer vesicais, não oferecem nenhuma dificuldade, mas haverá que se fazer uma avaliação clínica e laboratorial para se estabelecer um plano, o qual visa corrigir o aspecto plástico e funcional das estruturas envolvidas. As propostas cirúrgicas são várias, desde uma derivação urinária definitiva (ureterossigmoidostomia, ureteroileostomia continente ou incontinente com remoção da bexiga), até tentativas mais elaboradas objetivando a reconstrução do trato urogenital. A tendência atual é o tratamento logo após o nascimento, quando se efetua o fechamento da bexiga, da parede abdominal mediante rotação de retalhos e o alongamento peniano. Este procedimento protege a placa vesical extrófica, solicita a bexiga no aspecto capacidade, retifica e alonga o pênis, ao mesmo tempo que consegue uma melhora sensível no aspecto cosmético. No que se refere à continência, é atendida posteriormente por meio da avaliação da capacidade vesical; se for satisfatória, faz-se uma tubulização da região trigonal, podendo-se criar mais espaço para fazê-lo mediante reimplantação dos ureteres mais superiormente, procedimento que pretende criar uma resistência maior à perda de urina. Quando a bexiga é pequena, pode-se aumentar sua capacidade fazendo-se ampliações com alças intestinais e, nessa programação cirúrgica, pode haver necessidade de procedimentos intermediários, principalmente no que diz respeito à correção do refluxo vesicoureteral e remoção de cálculos vesicais, complicações relativamente freqüentes depois de se aumentar a resistência trigonal. A última etapa dessa proposta consiste na correção da ectopia dorsal do meato uretral mediante neouretroplastia. Nessa maratona cirúrgica, o resultado cosmético é altamente gratificante, a continência é obtida em cerca de metade dos casos e naqueles malsucedidos recorre-se à implantação dos ureteres no sigmóide, ou às ureterostomias cutâneas transentéricas, incontinentes ou continentes.

As epispadias incontinentes foram incluídas dentro das malformações complexas porque, além do aspecto cosmético da malformação, apresentam incontinência, cuja correção obedece princípios semelhantes àqueles da extrofia vesical. A fissura na face dorsal do pênis geralmente se acompanha de dorsoflexão quando a haste peniana entra em ereção, razão pela qual requer retificação, ortofaloplastia, antes ou ao tempo da construção da uretra, e neouretroplastia.

EXAMES COMPLEMENTARES

As informações podem ser obtidas por meios ditos clínicos, ou seja, mediante exames feitos na urina, sangue, esperma, ou por métodos conhecidos como de imagens obtidas pela rdiografia convencional, ultra-sonografia, tomografia computadorizada, ressonância magnética ou mesmo radioisótopos.

URINA

Em qualquer circunstância, a coleta do material tem de ser adequada e, desde que possível, a análise da urina deve ser feita já durante a consulta, quando podem ser avaliadas algumas característica, tais como coloração, concentração, turbidez, odor. No laboratório, devem ser apreciadas suas propriedades físico-químicas: densidade, pH, aspecto, coloração, pigmentos biliares, glicose, corpos cetônicos; identificação de elementos em suspensão: células de descamação, filamentos, eritrócitos, leucócitos, cilindros, cristais, bactérias; exame bacteriológico: bacterioscopia e teste de sensibilidade aos antibióticos.

Diante da suspeita de infecção urinária, não é recomendável medicar antes da coleta da urina para exame, pois, por mais grave que seja o quadro, provavelmente, sempre haverá tempo para se colher o material, seja por cateterismo uretral seja por vias de exceção (sondagem uretral ou punção vesical). Particularmente na infância, em razão das dificuldades de coleta adequada, com freqüência ocorrem dúvidas na interpretação dos exames. Às vezes, há que se colher a urina por meio da punção suprapúbica, pois não é raro que meninos portadores de fimose ou de meninas com vulvovaginites sejam tratados de infecção quando na realidade está ocorrendo contaminação. No entanto, se a urina tiver sido colhida com técnica relativamente asséptica e a leucocitúria, a bacteriologia e a urocultura forem significativas para a infecção, deverá ser tratada tendo como referencial o antibiograma. A intensidade e a duração do tratamento são condicionadas ao quadro clínico, e, se a infecção tiver caráter recidivante, impõe-se submeter o paciente à exploração ultra-sonográfica e/ou radiográfica. Na área de interesse da urooncologia, cabe lembrar a citologia oncótica (Papanicolaou), na tentativa de identificação de processos neoplásicos, particularmente aqueles das vias excretoras e bexiga. Os processos inflamatórios podem ser causa de exame falso-positivo, razão pela qual ele deve ser feito por patologista experiente. Dosagens urinárias de íons, Cl, Na, K, Ca, Mg, em condições de dieta normal e de sobrecarga, enzimas, fosfatases e metabólitos, ácido úrico, citrato, cistina, são de indicação relativamente rara na prática urológica, excetuando-se os casos de litíase urinária recidivante e derivações uroentéricas.

SANGUE

São inúmeros os exames que podem ser feitos neste material e estão relacionados com as áreas de atuação da Urologia. No que se refere à avaliação da função renal, merecem destaque os *clearances*, a dosagem da uréia, a creatinina, e no caso particular da litíase recidivante, ionograma, gasometria venosa e dosagem do hormônio da paratireóide. Na área da urooncologia, tem importância diagnóstica e de acompanhamento a dosagem de marcadores tumorais. Destes, está consagrada a dosagem da fração beta da gonadotrofina coriônica nos casos de neoplasias de testículo e do antígeno prostático específico nos tumores da próstata. Na andrologia e uroendocrinologia são importantes as dosagens de hormônios testiculares, hipofisários ou da supra-renal, dos precursores da testosterona e das enzimas de conversão. Em relação aos transplantes: os testes de histocompatibilidade com o doador, *cross match* e dosagens de imunossupressores.

ESPERMA

Durante muito tempo, a análise desse material esteve limitada a espermograma, espermocultura, dosagem do zinco, frutose, ou seja, casos relacionados com infertilidade conjugal e doenças venéreas. Com o fantástico progresso da Andrologia, particularmente no que se refere à micromanipulação dos gametas e da fertilização *in vitro*, o testículo e o esperma têm sido alvo de estudos cada vez mais complexos e abrangentes.

EXAMES DE IMAGEM

Informações sobre a morfologia do trato urinário é de importância fundamental na prática urológica e os avanços nesse segmento da propedêutica têm sido surpreendentes. Imagens cada vez mais nítidas, obtidas com fontes cada vez menos ionizantes e que podem ser transmitidas praticamente em tempo real, são alguns desses prodígios. No entanto, alguns exames precisam ser citados, seja pelo que representaram na evolução da especialidade, ou seja, seu valor histórico, seja pelo fato de que ainda terem utilidade.

UROGRAFIA EXCRETORA

Conhecida também como intravenosa (UIV), é feita com o auxílio do aparelho de raios X convencional e contraste iodado radiopaco e foi a grande responsável pelo progresso da Urologia. É um exame não só morfológico, mas também funcional, razão pela qual não tem indicação em casos de deficiência funcional bilateral, ou seja, insuficiência renal, ainda que incipiente. Além de fornecer informações sobre aspectos estruturais dos parênquimas renais e de praticamente toda extensão das vias urinárias, com exceção da uretra, mostra aspectos funcionais dos rins. Em outras palavras, a UIV fornece informações sobre forma e função em separado do trato urinário, desde os cálices até a uretra. Na fase final de qualquer urografia excretora, se a bexiga estiver com concentração suficiente, deve-se tentar obter uma cistouretrografia, que dará informações sobre a morfologia da uretra e do resíduo pós-miccional. A imaturidade do parênquima renal e a presença de gases intestinais fazem com que a urografia em recém-nascidos não seja de boa qualidade. Os urologistas consideram a urografia excretora um exame com baixa nefrotoxicidade, mas os nefrologistas mantêm um nível de atenção muito alto nessa possibilidade. A UIV possui variações, usadas de acordo com as necessidades de cada caso, como, por exemplo, nos casos de obstrução na junção ureteropiélica e ureterovesical (estenose de JUP e JUV, respectivamente). Pode ser feita com intensificação da dose de contraste e tomadas tardias, razão pela qual é chamada UIV com retardo. Ainda, por exemplo, no estudo da hipertensão arterial pode-se fazê-la com tomadas precoces aos 1, 2, 3 minutos, por isso dita UIV minutada. Com base no tempo de aparecimento do contraste e do clareamento deste pelo rim, pode-se estimar a qualidade da perfusão do parênquima, avaliação que pode ser acelerada pelo uso de diurético (*wash-out*). A assimetria no tempo de aparecimento e da lavagem do contraste sugere hipertensão de origem renovascular, ou seja, o rim isquêmico demora mais para se impregnar e eliminar o contraste. A urografia minutada caiu em desuso depois que a função renal passou a ser individualizada e quantificada pelo renograma radioisotópico.

O temor das radiações ionizantes, das reações alérgicas ao iodo, do efeito nefrotóxico do contraste nos pacientes com função renal instável e do aparecimento de métodos de imagem mais abrangentes e mais nítidos fez com que a urografia excretora convencional caísse em desuso. Embora reações alérgicas e níveis elevados de creatinina limitem seu uso, é consenso que ainda é o melhor exame para se estudar as doenças das vias excretoras do trato urinário, como os tumores, por exemplo.

URETROCISTOGRAFIA
O exame consta de uma fase de injeção de contraste pela uretra, uretrocistografia retrógrada (UCR), até o completo enchimento da bexiga, seguida de micção e cistouretrografia miccional (CUM). A UCR avalia a morfologia da uretra e bexiga, e a CUM, além desses aspectos morfológicos, informa sobre a qualidade do esvaziamento vesical, a presença ou ausência das válvulas de uretra posterior (VUP) nos meninos e o refluxo vesicoureteral (RVU) em ambos os sexos. A uretrocistografia é um exame mais invasivo que a urografia e deve ser realizado na ausência de infecção, nas incidências ântero-posterior e oblíquas, direita e esquerda. A urografia e a uretrocistografia, retrógrada e miccional, constituem exames básicos do exercício uropediátrico; suas informações somam-se, a realização de um não dispensa a do outro. Se forem programadas para o mesmo dia, a a UCR e CUM devem ser feitas sempre antes da UIV, isto para excluir erro de

interpretação com relação à presença de RVU. Se esta ordem for invertida, ou seja, UIV antes da CUM, e aparecer ureter contrastado, este fato pode gerar dúvida se é residual da urografia ou é devido à presença de refluxo. A uretrocistografia também tem suas variações, como, por exemplo, a policistografia, na qual o enchimento vesical é feito de forma progressiva, tomadas intermediárias sempre sobre o mesmo filme a cada volume injetado. Esta variante teve sua importância na época que era valorizado o fato de o refluxo aparecer com enchimento vesical pequeno ou grande, ou seja, a baixa e alta pressão, respectivamente. Partia-se da premissa que sua morbidade dependia da pressão da urina na bexiga, hipótese que ainda não de todo descartada, mas a policistografia caiu em desuso depois do aparecimento da classificação do refluxo de acordo com os graus, I a V. Na cinecistouretrografia, era feito o acompanhamento contínuo da micção por meio de filmagem, variante que foi substituída com vantagem pela videourodinâmica.

URETEROPIELOGRAFIA
Consiste no cateterismo ureteral pela via transvesical, por essa razão dita ureteropielografia ascendente ou retrógrada, ou pela punção do bacinete, conhecida como ureteropielografia percutânea ou anterógrada. São considerados procedimentos invasivos e indicados apenas para os casos em que não se consegue, ou se consegue mal, visualizar as vias excretoras, uni ou bilateralmente, seja por insuficiência renal, seja por exclusão funcional de natureza a esclarecer. A variante percutânea pode ser feita sem ou com anestesia local, enquanto a retrógrada no adulto pode ser feita com anestesia tópica, porém é mais confortável, para o paciente e para o examinador, realizá-la sob sedação nos homens. Nos meninos, o calibre uretral era o grande fator limitante para execução da ureteropielografia retrógrada, mas com o advento de instrumentos de fibra óptica com calibre adequado sua indicação tem sido mais liberal. Desde que possa haver colaboração do paciente, a ureteropielografia, seja anterógrada, seja retrógrada, pode ser complementada com a prova de esvaziamento pieloureterovesical (prova de Braasch).

ANGIOGRAFIAS
Os sistemas vascular, arterial, venoso ou linfático podem ser avaliados por métodos de imagem ionizantes, radiografia convencional, pouco ionizantes, tomografia computadorizada e não-ionizantes, ultrasonografia e ressonância magnética.

Arteriografia
De aplicação muito limitada em uropediatria, a arteriografia renal é indicada nos traumatismos renais, diante da suspeita de hipertensão pararrenovascular

ou quando se faz necessário conhecer a anatomia arterial do rim para cirurgia percutânea ou ressecção parcial de tumores. A arteriografia convencional é feita por meio de cateterismo femoral, pelo que foi por muito tempo recebida com reservas pelos riscos de trombose e sofrimento de membros inferiores. De aparecimento recente, uma variante daquela, a arteriografia digital, não apresenta os riscos do cateterismo femoral, pois é executada mediante punção de veia periférica, mas tem como limitação não oferecer os mesmos detalhes da arteriografia renal seletiva convencional. A ultra-sonografia na sua variante eco-Doppler tem grande utilidade na avaliação da permeabilidade do sistema arterial, mas é substituída com vantagem pela angiorressonância, método não-ionizante que tem limitação no aspecto disponibilidade e custo.

Venografia

De indicação muito limitada, teve sua utilidade na propedêutica dos tumores com suspeita de invasão da veia cava. É feita mediante punção da veia femoral, deve ser realizada em incidências ântero-posterior e oblíquas, mas o somatório das informações obtidas pela ultra-sonografia, tomografia e ressonância colocaram-na em desuso.

Linfografia

De interesse histórico, teve sua indicação principal na pesquisa de linfonodos tumorais, foi substituída com vantagem pela ultra-sonografia, tomografia e ressonância.

CAVERNOSOGRAFIA

Consiste na injeção de meio de contraste na intimidade dos corpos cavernosos e a avaliação de sua morfologia, assim como a drenagem venosa. É exame realizado no pré-operatório pelos que se dispõem a corrigir cirurgicamente as "fugas venosas", as quais já foram mais valorizadas no diagnóstico das disfunções eréteis; atualmente, sua utilidade, assim como aquela da cavernosometria, é relativa. Em virtude do tratamento daquelas disfunções com drogas vasoativas (sildenafil, vardenafil, tadalafil, apomorfina e outras), essa propedêutica parece que não resistiu ao "teste do tempo".

ULTRA-SONOGRAFIA

Pelo fato de ser não-ionizante, simples, disponível, custo acessível, dispensar o uso de contraste, é exame da maior utilidade na prática urológica, com a tendência a fazer parte do armamentário ambulatorial do urologista. Traz informações imediatas com grande precisão, desde que realizada por médico qualificado e com aparelhagem adequada, sendo prudente advertir "que ultra-sonografia é como a bíblia, cada um que a lê a interpreta de um jeito. Diferentemente

da urografia excretora, a ultra-sonografia não informa sobre a função renal, ou seja, é um exame mais morfológico que funcional, mas mesmo com essa limitação invadiu muito do espaço daquela. O emprego quase que sistemático do vídeo-som em obstetrícia tem modificado muitos aspectos da prática uropediátrica, pois, a partir da 20ª semana, o trato urinário do feto é bem visível ao exame com ultra-sonografia. Há, no entanto, causas de erro de interpretação desse exame neste período, como por exemplo a estenose hipertrófica do piloro e da assim chamada dilatação fisiológica do trato urinário do feto. A maioria das uropatias obstrutivas (hidronefroses, uretero-hidronefroses, válvulas de uretra posterior nos meninos) e algumas anomalias da parede abdominal (síndrome do *prune belly* e anomalias extrófica) têm sido diagnosticadas no período antenatal. As obstruções que repercutem bilateralmente, portanto, graves, podm ser suspeitadas devido a oligoidrâmnio, diminuição da cortical do parênquima renal, dilatações das vias excretoras ou mesmo aumento da espessura da parede da bexiga, como, por exemplo, nas válvulas de uretra posterior. O diagnóstico antenatal tem estimulado a antecipação de partos e a realização de cirurgias intraútero, as quais deixam de ser ficção, mas não estão consagradas, e só têm sido praticadas em alguns centros de referência. No entanto, os uropediatras têm de se adequar ao tratamento de um contingente cada vez maior de recém-nascidos, pois as cirurgias deverão mais e mais ser efetuadas em regime de berçário, mas sem a mesma urgência que já foi preconizada em passado recente. Diante da suspeita pré-natal de uropatia, deve-se confirmá-la no período neonatal e instituir o tratamento adequado para se minimizar os efeitos mórbidos da doença. A radiologia intervencionista, exercitada com procedimentos minimamente invasivos no sistema vascular, central ou periférico, dos adultos deve sua implantação e desenvolvimento ao aprimoramento das técnicas de ultra-sonografia. Por outro lado, a disponibilidade de transdutores especiais permitem a realização de exames de cavidades com maior resolução das imagens, como por exemplo o transretal para estudo da próstata ou transvaginal para avaliação de genitopatias internas.

TOMOGRAFIA COMPUTADORIZADA

Exame pouco ou nada ionizante, de aquisição relativamente recente, trouxe um grande avanço no que se refere à qualidade da imagem. Mais nítida, obtida em seqüência e em maior número, ocupou muito do espaço reservado para a urografia excretora e condenou ao desuso total outro exame que merece aqui apenas um registro histórico, o enfisema retroperitoneal. A tomografia exige imobilização, ou mesmo sedação, tem custo elevado, mas progressivamente decrescente, e está indicada nos casos em que há necessidade de

Nefrologia

distinguir a natureza de processos expansivos, suas relações com órgãos adjacentes, detecção de adenomegalias, invasões vasculares. A variante helicoidal é exame definitivo para detectar cálculos urinários menores que 0,5cm, tanto radiopacos quanto radiotransparentes, e o acoplamento do *coil* endorretal ou endovaginal ao tomógrafo permite melhor avaliação da extensão do câncer da próstata ou do útero, respectivamente. A tomografia *multi-slice* vem com a proposta de identificar processos expansivos com 0,5cm e, talvez, sua natureza.

RESSONÂNCIA MAGNÉTICA
De uso relativamente recente, é um método propedêutico não-ionizante que disputa espaço com a tomografia computadorizada. Podem ser consideradas métodos complementares, não estando perfeitamente definidas, exceto em circunstâncias muito particulares, as vantagens de uma sobre a outra. Diante de um processo obstrutivo urinário com exclusão funcional do rim, podem-se estudar as vias excretoras altas mediante o uso da urorressonância, mais fácil de interpretar que a ultra-sonografia. A variante com espectroscopia é um avanço muito recente e precisa ser avaliada por mais tempo.

RENOGRAMA
O uso de radioisótopos em medicina é antigo, mas sua evolução é devida ao aparecimento de novos fármacos e de novas técnicas de quantificação. O renograma é um exame muito sensível e muitos são os fatores que interferem na sua perfeita interpretação. Citam-se nível de função renal, grau de dilatação das vias excretoras, estado de hidratação do paciente, escolha judiciosa do radiofármaco, da sua dose e momento da sua injeção, eventual imobilização, posicionamento dos colimadores. A manipulação desas variáveis faz com que o renograma radioisotópico tenha de ser adequado para cada paciente, ou seja, individualizado. Por outro lado, nas crianças de tenra idade a necessidade de imobilização exige sedação, o que até certo ponto limita sua indicação nesses pacientes.

Tem efeitos ionizantes bem menores que os exames radiográficos e são vários os radiofármacos utilizados: hipuran, ácido dimercaptossuccínico (DMSA), ácido dietilenotriamina pentacético (DTPA), mercaptoacetilglicina (MAG3), cada um com objetivo específico. Todos avaliam a função renal em separado, o DMSA, porém, é mais usado para avaliação da morfologia renal e cicatrizes renai, e o DTPA , para estudar a qualidade do esvaziamento pieloureteral. Em razão dessas especificidades, quando se faz o pedido deste exame é aconselhável que se explicite ao laboratório seus objetivos. Depois de obter as imagens e calcular a função renal em separado, registra-se em uma curva o tempo necessário para que o radioisótopo atinja sua concentração máxima (T-máx = T máximo), que varia de caso para caso. Nesse momento, injeta-se o diurético em dose adequada e começa a medida do tempo necessário para que aquela concentração se reduza à metade (T-meio). Aceita-se como esvaziamento normal quando este é menor que 15 minutos, duvidoso entre 15 e 20 e obstrutivo quando maior que 20.

Pelo exposto, os avanços na área da imagenologia são de tal ordem que qualquer texto que se proponha estar atualizado em relação a eles provavelmente estará superado na data de sua publicação.

Histopatologia
Com muita freqüência, o urologista necessita do exame histopatológico para auxiliá-lo no estabelecimento de um diagnóstico preciso e orientá-lo para a terapêutica mais indicada. Seja mediante uma biópsia convencional, seja aspirativa ou análise da peça cirúrgica, aquela ditas "de congelação" são de extrema importância e precisam ser sempre avaliadas por patologista experiente, diagnósticos que deverão ser confirmados pela amostra fixada em parafina. A técnica de colheita do material para análise definitiva é uma variável muito importante, particularmente as biópsias renais que necessitam de microscopia eletrônica, as testiculares para análise de espermatogênese ou aquelas amostras que necessitam ser analisadas pela imunoperoxidase. Os exames histopatológicos são os que mais se aproximam do diagnóstico de certeza ou definitivo da doença de base, pois, "erra e errará sempre todo aquele que pretender diagnosticar macroscopicamente tudo aquilo que microscopicamente diagnosticável for". Conquanto quase sempre verdadeiro, o aforismo não deve ser levado ao exagero; deve-se, sempre, fazer uma correlação anatomoclínica. No caso de dúvida, ou da necessidade de confirmação de um diagnóstico importante, não hesitar em ouvir uma segunda opinião, porque esta com freqüência diverge da primeira, pois os parâmetros são elásticos e sofrem atualizações.

PROPEDÊUTICA INSTRUMENTAL
Endoscopia
Com o advento dos instrumentos ópticos flexíveis e de calibre cada vez menor, toda extensão do trato urinário, ou seja, cálices, bacinete, ureter, bexiga e uretra, são estruturas acessíveis à inspeção indireta, ou seja, instrumental. Em geral, os aparelhos são introduzidos por via uretral com as limitações e riscos inerentes a esse tipo de procedimento, dos quais os mais importantes são as estenoses e a infecção urinária, respectivamente. Equivale dizer que não se deve forçar a passagem de qualquer instrumento, a técnica tem de ser asséptica e o exame indicado na ausência de processo infeccioso. Já faz parte do cotidiano do

498

urologista a ureteroscopia, que permite a fragmentação-extração de cálculos ureterais com fontes de energia pneumática, ultra-sônica e a laser. Está em curso, em caráter quase que experimental, o tratamento de tumores das vias excretoras altas pela via endoscópica. Nestas propostas de vanguarda não constituem raridade as endoiatrogenias, geralmente devidas à inexperiência ou precipitação na indicação deste método propedêutico-terapêutico. Há mais liberdade para os exames endoscópicos em pacientes adultos (sexos masculino e feminino), mas sempre respeitando a advertência de nunca forçar a introdução de nenhum aparelho e na vigência de infecção, independente do sexo ou idade. Por mais delicado que seja o instrumental disponível, os uretroscópios parecem ainda impróprios para uso em recém-nascidos do sexo masculino e diante de uma urgência devem ser manipulados com extrema prudência. No caso das válvulas de uretra posterior e da indisponibilidade de instrumental infantil, como alternativa pode-se cauterizá-las pela via suprapúbica com uretroscópio de adulto.

Urodinâmica

A dinâmica de esvaziamento pieloureteral pode ser avaliada mediante colocação de cateter no bacinete, injeção de soro ou contraste e medidas de pressão nesse, pielometria, exame conhecido como teste de Whitaker. Exige cateterismo vesical para zerar a resistência ao fluxo ureterovesical, é considerado invasivo e não tem fidelidade absoluta, ou seja, muitos de seus valores se situam em uma área cinza. Por essa razão, suas informações devem ser cotejadas com aquelas fornecidas pelo renograma, pela urografia excretora ou mesmo a ureteropielografia com prova de Braasch. Todos esses métodos visam estudar a dinâmica pieloureterovesical para distinguir as dilatações obstrutivas das não-obstrutivas, um desafio ainda não superado de forma absoluta pelos urologistas.

A avaliação urodinâmica propriamente dita foi idealizada para melhor compreender a dinâmica do esvaziamento vesical nas bexigas neurogênicas. A cistometria consistia na injeção de líquido e medida da pressão intravesical ao esforço de micção. Em razão da disponibilidade de um instrumental que permite medir o fluxo de enchimento e de transdutores que simultaneamente medem as pressões abdominal, retal e uretrovesical, a antiga cistometria sofisticou-se e passou a ser conhecida como urodinâmica. Com esses avanços, ganhou escala e tem sido solicitada no estudo das incontinências de qualquer natureza em ambos os sexos, das ampliações e substituições vesicais por segmentos de alças intestinais. Por exigir muita paciência do examinador e colaboração do examinado, tem indicação mais limitada em crianças que em adultos, e nas primeiras, as informações são recebidas com reservas, particularmente quando há refluxo vesicoureteral maciço. É importante, então, que as informações sejam interpretadas por médico que esteja familiarizado com o exame e conheça o caso clínico. O exame urodinâmico pode ser complementado pela videourodinâmica, que mostra o esvaziamento vesical com muito mais detalhes que a ultrapassada cinecistouretrografia.

DIAGNÓSTICO E TRATAMENTO DAS ANOMALIAS CONGÊNITAS NÃO DIAGNOSTICADAS PELO EXAME FÍSICO

Serão apresentadas aqui aquelas cujo diagnóstico precisa ser confirmado por exames complementares de imagem, radioisotópicos ou mesmo instrumentais.

Renais

Em condições normais, os rins definitivos resultam da diferenciação de dois blastemas metanefrogênicos independentes, inicialmente posicionados na região pélvica de cada lado da câmara alantoidecloacal, com hilos anteriorizados. Até que se convertam nos parênquimas renais definitivos, a diferenciação dos blastemas é induzida pelo broto ureteral respectivo. Durante esse processo de maturação, os futuros rins começam a ascender separadamente para as regiões lombares, fazendo um movimento de rotação interna de tal forma que, ao final desses movimentos, o bacinete e os vasos hilares fiquem definitivamente posicionados de cada lado da coluna, medialmente aos rins. Exceto quando apresentam complicações, as anomalias renais geralmente são diagnosticadas por acaso pela ultra-sonografia, urografia excretora ou cistoscopia com ureteropielografia.

De número

Se não houver broto ureteral que induza a diferenciação do blastema respectivo não haverá rim ipsilateral, o que configura a agenesia renal, que pode ser uni ou bilateral. A primeira, conhecida também como rim único congênito, é compatível com vida normal, enquanto a segunda ainda não o é. Condição mais rara, mas que pode ocorrer, o broto ureteral é normal mas não promove a indução e diferenciação do blastema adjacente. Nessa condição, forma-se o ureter, mas não há parênquima renal correspondente, caracterizando a agenesia renal com ureter em fundo cego. Em razão do que foi dito, é lícito concluir que pode haver ureter sem rim, mas não haverá rim sem ureter.

De migração

O processo de migração ipsilateral ascendente dos futuros rins definitivos pode ser interrompido, uni ou bilateralmente, em qualquer ponto desse trajeto habitual, resultando as ectopias renais, que podem ser pélvicas, ilíacas ou lombares baixas. No entanto, a migração dos blastemas metanefrogênicos pode orientar-se, uni ou bilateralmente, para o lado oposto, caracterizando a ectopia renal cruzada. Imperioso não confundir a ectopia lombar baixa com o rim móvel (nefroptose), que se distinguem pelo fato de que na primeira o ureter é curto, e na segunda, redundante.

De fusão

Em condições normais, cada blastema independe do outro, guardam uma distância entre si e estão posicionados de cada lado da câmara alantoidecloacal na região pélvica do embrião. Se houver aproximação e fusão dos blastemas próximo da linha média, resultará o rim em bolo ou *cake kidney*; se o processo ocorrer apenas nos pólos inferiores, tem origem o rim em ferradura; e na hipótese pouco provável de a fusão ocorrer entre os dois pólos (superiores e inferiores) resultará o rim anular. Estas anomalias fazem com que a massa renal resultante ocupe sempre posição mais inferior que a lombar porque a artéria mesentérica superior constitui um obstáculo para sua migração ascendente. Independente da forma que adquirem, os rins com anomalias de fusão são sempre ectópicos, ou seja, estão fora de lugar, e possuem vascularização arterial múltipla, que pode originar-se da aorta terminal e/ou das artérias ilíacas. Aconselha-se muita prudência na indicação de nefrectomias de rins pélvicos porque podem ser únicos, ou seja, fundidos.

De rotação

No embrião, os bacinetes estão posicionados anteriormente aos blastemas metanefrogênicos, mas, ao final do processo de migração ascendente ipsilateral e rotação interna, os bacinetes ficam medialmente aos rins definitivos. Nesse movimento praticamente helicoidal, a rotação poderá não se completar, exceder-se (super-rotação) ou fazer-se em sentido inverso (rotação reversa). Tanto em uma quanto na outra, o bacinete posiciona-se lateralmente ao parênquima correspondente. Os desvios do movimento helicoidal são conhecidos genericamente como vícios de rotação e podem ser uni ou bilaterais. Os bacinetes encontram-se fora de sua posição habitual, e entre aqueles extremos, a super-rotação e a reversa, estão contidos todos os vícios de rotação dos blastemas metanefrogênicos, ou seja, dos futuros rins definitivos.

Os vícios de migração, fusão e rotação podem associar-se de forma aleatória e dar origem a malformações renais complexas, das quais a ectopia renal cruzada com fusão é um exemplo. No entanto, para se ter certeza de que há fusão, além da urografia excretora pode haver necessidade de se recorrer a ultra-sonografia, tomografia ou ressonância magnética para caracterizar bem a malformação.

As anomalias congênitas renais podem ser assintomáticas e constituir um achado ocasional ou ser acompanhadas de manifestações dolorosas e/ou infecciosas, ou seja, o quadro clínico é variável e o tratamento deve ser individualizado.

Estruturais

Além das alterações de natureza anatômica, os blastemas podem apresentar alterações de natureza estrutural, do que resultam as disgenesias que têm sido classificadas em aplástica, hipoplástica, displástica e cística. Sabendo que o parênquima renal definitivo se origina da diferenciação do blastema metanefrogênico, e os elementos coletocondutores, do broto ureteral, impõe-se concluir que os rins têm organogênese completamente diversa das vias urinárias. A conexão entre as estruturas que elaboram a urina (os néfrons) e aquelas que a coletam e conduzem (os ductos coletores) se por um lado é habitual, por outro, não é obrigatória. Equivale dizer que, quando os néfrons não se harmonizam com os ductos respectivos, temos a formação dos cistos renais, que podem ser únicos ou múltiplos. Em conclusão, a conexão blastema-broto resulta em uma região de acoplamento de estruturas com organogênese diversa, do que pode resultar disgenesias, algumas delas de conseqüências mórbidas fatais.

O diagnóstico diferencial entre elas é baseado na histopatologia e os critérios para caracterizá-las são relativamente elásticos, examinador-dependentes e mutáveis. Merecem especial referência as císticas, que são classificadas em transmissíveis e não-transmissíveis, sendo que as primeiras podem ser classificadas em dominantes e recessivas. Dentre as transmissíveis dominantes destacam-se doença policística do adulto, doença cística medular, doença glomerulocística familiar, e dentre as transmissíveis recessivas, a doença policística da criança, a *nephronophtisis juvenil* e a nefrose congênita. Dentre as não-transmissíveis, doença multicística, cisto simples, cisto multilocular, espongiose medular, doença glomerulocística esporádica, doença cística adquirida, divertículo pielocalicinal, cisto parapiélico. O rim esponjoso (espongiose medular renal ou moléstia de Cacci-Ricci) é causa relativamente freqüente de hematúria essencial, micro ou macroscópica, dificilmente diagnosticável por outro método que não seja a urografia excretora com tomadas em tempos precoces e sem compressão abdominal.

Ureterais

As vias urinárias, desde os ductos coletores intra-renais de menor calibre até os meatos ureterais, resultam do desenvolvimento do broto ureteral, o qual tem forma de dedo de luva e que, passando por um processo de alongamento e de dicotomização progressiva, insinua-se na intimidade do blastema, de forma a servir todo o universo do futuro rim.

De número

Em condições normais, cada ducto de Wolff dá origem a um único broto ureteral. Se der origem a dois, ou mesmo três, haverá dois ou três ureteres, caracterizando a duplicidade ou triplicidade ureteral, que pode ser uni ou bilateral. O rim definitivo quando servido por dois sistemas coletores completos, uni ou bilateralmente, origina o chamado rim duplo fundido. Quando isso ocorre, o ureter que drena a unidade renal superior se implanta inferiormente ao ureter que drena a unidade renal inferior e, nessas condições, o ureter mais inferior costuma estenosar, e o superior, possuir refluxo vesicoureteral. É importante não confundir a duplicidade com a bifidez ureteral, condição esta em que um único broto ureteral sofre dicotomização precoce, originando dois ureteres incompletos ou bífidos; se a dicotomização ocorrer na pelve tem origem a bifidez piélica. Quando a dicotomização do broto ureteral é precoce, isto é, próxima da sua emergência no ducto de Wolff, cria-se dificuldade para o diagnóstico diferencial entre uma duplicidade completa e bifidez justavesical. O exame decisivo para distinguir uma condição da outra é a cistoscopia, pois na duplicidade haverá dois meatos ureterais e no caso da bifidez, apenas um. Em situações muito raras, pode ser que um dos ureteres não induza o blastema metanefrogênico correspondente, resultando no divertículo ureteral, malformação também conhecida como "ureter em fundo cego". As malformações descritas podem ser assintomáticas ou sintomáticas, como por exemplo a uretero-hidronefrose ou o refluxo vesicoureteral do rim com duplicidade da via excretora.

De implantação

São conseqüentes a um vício de origem do broto ureteral no ducto mesonéfrico, ou de Wolff, e caracterizam as ectopias ureterais. O grau destas é muito variável e pode ocorrer com ureteres simples, duplos, triplos (uni ou bilateralmente). Quando a implantação é extravesical e os ureteres simples bilateralmente, resulta um quadro clínico muito grave porque a bexiga não se desenvolve ("bexiga anã"). Em razão de ter ficado desfuncionalizada desde o período embrionário, é muito difícil recuperá-la, mesmo com a tentativa de reimplantação imediata. Por outro lado, sendo ectópicos, esses ureteres geralmente não drenam bem e instala-se a uretero-hidronefrose bilateral, que acaba por comprometer a função renal global. As ectopias ureterais são muito mais freqüentes com ureteres duplos e, geralmente, o ureter da unidade renal inferior drena na bexiga, o qual a funcionaliza. Por essa razão, ainda que o vício de implantação possa ser bilateral, o quadro clinico é muito menos grave que o anteriormente descrito, pois a bexiga está freqüentemente funcionalizada pela urina que drena do(s) ureter(es) tópico(s). Em geral, quando há duplicidade,

o meato ureteral que drena a unidade renal superior está inferiormente localizado com relação ao meato do ureter que drena a unidade renal inferior (lei de Weighert-Meyer). Na bexiga, o meato que drena a unidade renal superior é quase sempre ectópico em relação ao meato da superior. O grau de ectopia pode variar desde uma posição muito próximo ao outro, até uma implantação mais distante, como colo vesical, uretra ou mesmo posição extravesical. A implantação ectópica está sempre dentro dos limites do trígono vesical embriológico, cujo vértice no homem se posiciona no utrículo prostático, e na mulher, no colo uterino. Nos meninos, o ureter ectópico pode implantar-se nas vias espermáticas, e nas meninas, nos ductos de Malpighi-Gartner, resíduos embrionários que partem do colo uterino e percorrem as paredes laterais da vagina. Nos pacientes do sexo masculino, a ectopia ureteral não se manifesta sob a forma de incontinência porque o meato ectópico está implantado sempre acima do esfíncter uretral externo, quer drene no trato urinário quer no genital. Nas meninas, no entanto, se houver ectopia ureteral extravesical com outro ureter tópico, instala-se a incontinência, que, caracteristicamente, apresentar-se-á clinicamente com perda urinária contínua e com micções conservadas. As ectopias ureterais extravesicais devem ser corrigidas, e a correção depende da avaliação da reserva anatômica e funcional do parênquima renal correspondente, que pode ser feita pela ultra-sonografia, urografia e renograma radioisotópico. Se for anatomicamente pequena, e de pouco valor funcional, procede-se à nefrectomia polar e ureterectomia até próximo à bexiga, tomando-se o cuidado de não lesar a vascularização e a implantação do ureter ipsilateral. Se o parênquima renal que drena no ureter com implantação ectópica tiver reserva funcional que justifique sua preservação, há várias alternativas cirúrgicas como, por exemplo, a anastomose entre as vias excretoras adjacentes (pielopiélica, ureteropiélica, ureteroureteral) ou então a simples reimplantação daquele ureter na bexiga. Nas ectopias intravesicais (cervicais ou uretrais), pelo fato de o ureter estar implantado mais baixo, seu trajeto submucoso é mais longo. Se a essa condição se associar uma estenose do meato correspondente (funcional ou orgânica), instala-se a uretero-hidronefrose, cujo ureter dilatado é identificado já dentro da bexiga. A dilatação ureteral submucosa intravesical caracteriza a ureterocele, que ocorre mais na presença das duplicidades completas e, nestas, no ureter da unidade superior. A ureterocele é, portanto, uma condição particular da uretero-hidronefrose, que pode causar danos funcionais para a unidade renal correspondente, mas pode, também, dificultar a drenagem da unidade contrateral. O quadro clínico das duplicidades é muito variável e depende fundamentalmente do grau de ectopia e da obstrução, bem como da presença ou não de infecção das unidades envolvidas. O diagnóstico pode ser ocasional ou precedido de queixas miccionais, dor abdominal ou lombar, febre, infecção urinária ou mesmo sepse. Desde que seja uma condição rara, pode insinuar-se no colo vesical e uretra, sendo que nas meninas pode exteriorizar-se pelo meato uretral (ureterocele prolapsada ou parida), sugerindo mais genitopatia que uropatia. Nos meninos, em razão do comprimento da uretra, o prolapso não ocorre, mas as repercussões obstrutivas podem levar ao óbito por obstrução de todo o sistema. O diagnóstico de ureterocele geralmente é feito pela ultra-sonografia, pela urografia ou tomografia, que podem evidenciar duplicidade pieloureteral e uma dilatação cística ocupando a região do trígono vesical. A uretrocistografia é de pouco valor porque, geralmente, a densidade do contraste é inadequada e pode mascará-la, mas deve ser realizada para pesquisa de refluxo vesicoureteral. A uretrocistoscopia, por sua vez, é enganosa porque a pressão do líquido de infusão pode provocar colapso da ureterocele, dificultando o diagnóstico. Diante de duplicidade ureteral com ureterocele, em razão do grande número de variáveis envolvidas e de alternativas terapêuticas, o tratamento geralmente é polêmico, ou seja, raramente consensual. Deve-se levar em consideração o sexo da criança, a idade, o estado geral e a reserva funcional da unidade renal correspondente. Há tratamentos mais simples, geralmente reservados aos casos graves e que necessitam de drenagem imediata, como, por exemplo, incisão endoscópica da ureterocele ou mesmo ureterostomia cutânea. Ambas são manobras de alívio temporário, mas a primeira pode trocar a obstrução pelo refluxo vesicoureteral, condição que é, em princípio, menos mórbida que um processo obstrutivo com infecção. O tratamento definitivo exige cirurgias mais complexas e, dentre estas, citam-se a heminefrectomia complementada por aspiração da ureterocele (heminefroureterocelectomia) com ressecção da ureterocele e reimplantação do(s) ureter(es). Como foi dito, nas duplicidades ureterais completas, o ureter que drena a unidade renal inferior está posicionado lateral e superiormente em relação àquele que drena a unidade renal superior. Se este geralmente é ectópico e está mais sujeito à obstrução, aquele, pelo fato de estar mais lateralizado na bexiga, tem um trajeto submucoso mais curto e está mais predisposto ao refluxo vesicoureteral, condição que tem de ser levada em consideração na proposição cirúrgica.

De trajeto

Os ureteres são sempre retroperitoneais, correm adjacentes a veia cava e aorta, à direita e à esquerda, respectivamente. Cruzam os vasos ilíacos pela sua face anterior e, descrevendo uma curvatura concordante com a do assoalho pélvico, atingem a bexiga pela sua face póstero-lateral. Em condições patológicas, esse percurso pode ser alterado e teremos as anomalias de trajeto.

O ureter retrocava, conhecido também como circuncava, é uma anomalia que resulta de um erro na organogênese do sistema vascular venoso e não do aparelho urinário, como pode parecer. Nessa malformação, o ureter cursa ântero-lateralmente à veia cava apenas abaixo da junção pieloureteral, pois já no terço proximal costuma passar atrás daquele vaso e depois reassumir seu trajeto habitual em direção à bexiga. Habitualmente, há dilatação das vias excretoras a montante do segmento retrocava, ou seja, que se estende desde cálices até aquele trajeto anômalo, que pode ser assintomática ou provocar sintomas dolorosos que lembram obstrução ureteral. O diagnóstico pode ser suspeitado pela ultra-sonografia, urografia excretora ou tomografia, ou excepcionalmente pela cavografia. O tratamento, se necessário, é sempre cirúrgico e consiste na secção do bacinete, transposição do ureter e sutura pielopiélica.

No retroilíaco, o ureter em vez de cruzar os vasos ilíacos pela sua face anterior, o faz pela posterior, ou seja, passa por trás deles. Pode ocorrer uni ou bilateralmente, o quadro clínico é semelhante ao do ureter retrocava e o tratamento, se necessário, segue os mesmos princípios, ou seja, a transposição do ureter para a face anterior daqueles vasos.

Obstrutivas

Mais freqüentemente, as malformações obstrutivas estão localizadas na transição pieloureteral, no ureter e na junção ureterovesical.

Estenose da junção pieloureteral

Em condições normais, o bacinete continua-se com o ureter de forma gradual e imperceptível, mas há situações em que aquela transição pode ser perfeitamente identificada, caracterizando a estenose da junção pieloureteral (JUP), sendo o local mais freqüente das obstruções do trato urinário superior. Como conseqüência, há dificuldade de esvaziamento naquele nível, levando inicialmente à hidronefrose e posteriormente à atrofia do parênquima, com sério prejuízo para a função renal. A hidronefrose pode ser devida à inserção alta do ureter no bacinete, à hipertrofia da camada de fibras musculares circulares, à presença de segmento ureteral displástico, "ureter fetal", dobras mucosas, ou secundária a vasos anômalos, compressões extrínsecas, aderências peripiélicas.

A sintomatologia da estenose da JUP tem espectro amplo, de acordo com a gravidade da obstrução, idade do paciente e também em razão da ausência ou presença de infecção. Em recém-nascidos, não raramente, a primeira manifestação é a presença de massa abdominal assintomática, mas podem-se observar inapetência, crises de choro que sugerem dor de origem intestinal e, quando sobrevém infecção, febre de natureza a esclarecer. No caso de obstrução grave bilateral, pode ocorrer comprometimento da função renal, com as conseqüentes alterações metabólicas. Em crianças maiores o quadro clínico também pode ser inespecífico, com atraso de desenvolvimento, crises dolorosas abdominais, acompanhadas ou não de náuseas ou vômitos, que sugerem ser de origem gastrintestinal. No entanto, na presença de infecção aparecem febre e dor, que a tende localizar-se no(s) flanco(s) com manobra da punho-percussão de Giordano francamente positiva.

O emprego da ultra-sonografia antenatal tem permitido diagnósticos mais precoces e que justificam, em alguns casos, até a antecipação do parto ou, quando a obstrução é bilateral, cirurgias logo após o nascimento. O diagnóstico antenatal deve obrigatoriamente ser confirmado após o nascimento, pois há causas de erro de interpretação, ou mesmo resolução espontânea da hidronefrose. Nessa faixa etária, um diagnóstico diferencial importante a ser lembrado é o rim multicístico, que se apresenta excluso na urografia e com características sugestivas de hidronefrose pelo exame ultra-sonográfico.

O emprego liberal da ultra-sonografia tem possibilitado o diagnóstico mais precoce da estenose da JUP, sendo prudente confirmar o achado com a urografia excretora, que fornece informações complementares sobre todo o trato urinário. Cabe lembrar, no entanto, que a imaturidade do parênquima renal dos recém-nascidos é fator limitante para a interpretação adequada das imagens radiográficas. Por outro lado, a prudência recomenda que deva ser excluída a possibilidade de coexistência de estenose da junção pieloureteral com a obstrução da junção ureterovesical (JUV), ocorrência que pode ser estudada pela ultra-sonografia e urorressonância, pois a urografia excretora com rim muito obstruído, ou até funcionalmente excluso, mesmo que realizada com intensificação da dose e atraso, não contrasta o ureter distal. Diante de grandes dilatações com função renal prejudicada, o renograma não deverá ser útil na identificação do processo obstrutivo. Excepcionalmente, então, impõe-se a realização da ureteropielografia por via transvesical ou a pieloureterografia percutânea, a primeira, mais difícil de ser realizada em crianças do sexo masculino, e a segunda, realizável em pacientes de qualquer idade e em ambos os sexos. Na hipótese de se utilizar a via percutânea, uma vez posicionado o cateter no bacinete, pode-se fazer a pielometria para avaliar a drenagem pieloureteral de acordo com a proposta de Whitaker. É aconselhável complementar essa propedêutica de imagem com uretrocistografia, retrógrada e miccional, para se excluir a concomitância de refluxo vesicoureteral.

Com relação ao tipo de tratamento, é necessário julgar as condições clínicas do paciente, sua idade e gravidade da doença, ou seja, seu grau, uni ou bilateralidade da afecção, ausência ou presença de infecção. Atualmente, a idade não tem sido fator limitante para a cirurgia precoce, mas cabe lembrar que as cirurgias neonatais são cada vez menos indicadas. A derivação temporária (nefrostomia ou pielostomia) pode ser medida prudente nos pacientes em mau estado geral, doença bilateral, infecção urinária ativa, insuficiência renal, pois são procedimentos pouco invasivos e permitem uma avaliação da recuperação funcional da unidade envolvida. A correção definitiva da estenose de JUP é feita pelas ureteropieloplastias e visam facilitar a drenagem pielouretral. São várias as técnicas descritas, algumas de aplicação mais universal como a término-terminal à Anderson-Heynes, outras de aplicação mais restrita, como a látero-lateral à Albarran ou a entubada de Davis, esta reservada para os casos de displasia ureteral extensa. São cirurgias ricas em detalhes e que exigem dissecção e manipulação mínimas, suturas com fios delicados, anastomose sem tensão (permeável e continente), drenagem eficiente e reconstituição da gordura perirrenal na área operada. São cirurgias que obrigam a um seguimento atento, pois podem evoluir de forma silenciosa para exclusão funcional irreversível. Discute-se a preservação de rins muito hidronefróticos, ou seja, parênquima muito afilado à avaliação ultra-sonográfica, exclusão funcional à urográfica e função menor que 15% à radioisotópica. No entanto, particularmente nas crianças de tenra idade, é sempre bem recebida a proposta de preservação do rim, pois, após a desobstrução, há casos de recuperação funcional surpreendentes. Condições sociais adversas e dificuldade de seguimento adequado limitam essa conduta, pois demandam sempre um período de observação que pode ser longo e terminar em nefrectomia.

Imaginando que as hidronefroses pudessem ser quantificadas em cinco graus e indicar o tipo de tratamento para cada um deles, pode-se dizer que as de graus I e II não devem ser operadas, as de grau III devem ser acompanhadas e as de graus IV e V devem ser submetidas a pieloureteroplastias.

Válvulas ureterais
De ocorrência muito rara, são dobras da mucosa que atuam como obstáculos à drenagem de urina em direção à bexiga. O quadro clínico é semelhante ao das estenoses da JUP e JUV, sendo que a propedêutica por imagem identifica a obstrução, mas raramente sua natureza, ou seja, os métodos têm sensibilidade para localizá-la, mas não têm sensibilidade para identificá-la. Em função do quadro clínico e das repercussões sobre a drenagem urinária, indica-se a exploração cirúrgica e a ressecção das válvulas, talvez até pela via endoscópica.

Estenose de junção ureterovesical

Quando localizado neste nível, o processo obstrutivo provoca dilatação de todo sistema a montante, ou seja, uretero-hidronefrose, diferente da estenose de JUP, que provoca hidronefrose. Existe uma condição em que o ureter é mais dilatado que o bacinete e os respectivos cálices, o megaureter, que pode ser classificado como primário e secundário. No primário, o ureter está dilatado na ausência de doenças associadas, e no secundário, coexiste com refluxo vésico-ureteral ou disfunção vesicoesfincteriana. A rigor, portanto, o megaureter primário pressupõe a inexistência dessas doenças que devem ser excluídas pela uretrocistografia e avaliação urodinâmica, respectivamente. A característica anatomofuncional do megaureter primário consiste no fato de que o segmento justavesical, distalmente ao ureter dilatado, portanto, é nitidamente hipoplástico ou aperistáltico. Pode ocorrer, no entanto, que a dilatação se localize apenas no terço distal do ureter, razão pela qual é conhecido como megaureter segmentar pélvico. Quando, além de dilatado, apresentar-se muito redundante, é conhecido como dolicomegaureter congênito, apresentação habitual na síndrome do *prune belly*.

A sintomatologia é variável, dependendo do grau de obstrução, desde casos assintomáticos diagnosticados ao acaso, até aqueles com infecção grave e comprometimento da função renal. O diagnóstico é suspeitado pela ultra-sonografia e confirmado pela urografia excretora com atraso, tomografia ou urorressonância. Em alguns casos, faz-se necessário avaliação dinâmica do esvaziamento pieloureteral, ou ureterovesical, o que pode ser avaliado pelo renograma radioisotópico com DTPA com a medida da função renal em separado. Eventualmente, utiliza-se um teste de esvaziamento ureterovesical mediante colocação de cateter no bacinete e estudo da pressão numa simulação do teste de Whitaker ou mesmo prova de Braasch. Muita usada no passado, consiste na injeção de contraste e medida do tempo necessário para o esvaziamento pieloureteral ou ureterovesical colocando o paciente em posição ortostática. Pelas informações recolhidas, pode-se ter uma idéia do grau de obstrução, pois muitas dessas dilatações não são necessariamente obstrutivas, ou seja, são mais devidas à hipotonia que à hipertensão. Dependendo dos quadros clínico, laboratorial, radiográfico e urodinâmico, indica-se a correção cirúrgica, a qual, independentemente da técnica, visa facilitar a drenagem ureterovesical. O intento pode ser conseguido mediante ressecção do segmento hipoplástico e implante do ureter na bexiga com técnica anti-refluxo, precedida ou não de redução do calibre (modelagem ou *tailoring*) do segmento dilatado. Comparando os resultados cirúrgicos, são melhores com os megaureteres primários que com os secundários, ou seja, com aqueles com patologias associadas, seja *prune belly*, seja refluxo vesicoureteral ou disfunção vesicoesfincteriana. Uma situação relativamente freqüente e que precisa ser reconhecida no pós-operatório dessas cirurgias é a persistência de megaureter residual, dilatação que pode ser não-hipertensiva.

Ureterovesicais

Em condições normais, a junção ureterovesical permite o fluxo da urina para a bexiga e impede seu refluxo da bexiga para os ureteres. Há condições em que essa junção é incompetente por fraqueza congênita do complexo ureterotrigonovesical, a qual predispõe ao refluxo vesicoureteral primário. Conceitua-se como tal aquele refluxo que existe sem nenhuma outra co-morbidade diagnosticável, como, por exemplo, estenose de uretra, válvula de uretra posterior ou mesmo disfunção de origem neurogênica.

Sua presença pode ser suspeitada já à ultra-sonografia antenatal, sendo mais freqüente nas meninas, na razão de 3:1. O quadro clínico habitual é o de infecções urinárias recidivantes e a comprovação de sua existência é feita pela uretrocistografia retrógrada e miccional (UCR e CUM). Conquanto exame ionizante, tem a vantagem de identificar o refluxo e quantificá-lo em graus, o que tem sido valorizado para indicação de cirurgia. Pelo menor efeito ionizante, há quem indique a cistouretrografia radioisotópica, mas é consenso que seu valor propedêutico ainda é incomparavelmente menor que a uretrocistografia convencional.

O refluxo vesicoureteral (RVU) primário pode ser classificado conforme vários critérios: quanto ao grau, I a V; ao lado, uni ou bilateral, infectado ou não; passivo ou ativo, quando diagnosticado pela UCR ou CUM, respectivamente. De maneira geral, o refluxo é tanto mais mórbido quanto mais precoces forem suas manifestações clínicas, ou seja, quanto mais imaturos os parênquimas renais. O refluxo cria uma via expressa de acesso das bactérias até a intimidade do parênquima renal, razão pela qual mesmo refluxos de pequena intensidade podem representar alto risco. A forma como as cicatrizes pielonefríticas se instalam é muito controversa, e há várias teorias para explicá-las. É das doenças urológicas sobre as quais mais se escreveu nas últimas décadas e há estudiosos que admitem que o primeiro surto infeccioso já é suficiente para gerar grande número de cicatrizes renais (teoria do *big-bang*), e outros que defendem a hipótese de que a cada surto sucedem-se novas seqüelas cicatriciais. Por estas razões, justifica-se o tratamento profilático supressivo nas crianças, principalmente naquelas de tenra idade.

Em razão de ter sido considerada como doença de tratamento essencialmente cirúrgico, para curá-lo foi desenvolvido um grande número de técnicas, que pretendem corrigir a junção ureterovesical com mecanismo esfincteriano incompetente, e que permite refluxo por um mecanismo valvular competente que o impeça. A maioria das técnicas atinge esse objetivo, aumentando o trajeto submucoso do ureter, de forma que a urina provoque compressão daquele segmento contra a parede muscular da bexiga, impedindo seu fluxo retrógrado. Mais recententemente surgiu uma proposta de tratamento endoscópico, que consiste na injeção de diferentes produtos (teflon, gordura) na submucosa da hemicircunferência inferior do meato ureteral. Pela benignidade do procedimento e facilidade de execução, mesmo diante de eventual reinjeção, essa proposta tem tido aceitação crescente e sido indicada para refluxos considerados de tratamento clínico, ou seja, graus I e II.

Na fase de avaliação dos resultados houve surpresas, pois na maioria dos casos havia cura do RVU, mas o número de episódios de pielonefrite não desaparecia, apenas decrescia. E mais, as cicatrizes pielonefríticas continuavam a progredir de forma muito semelhante aos casos não operados, ou seja, o sucesso da cirurgia não dispensava quimioterapia pós-operatória de longa duração. Com base nessas constatações, constituíram-se grupos de tratamento clínico à base de quimioterapia supressiva e foi confirmada uma observação anterior de que o refluxo tende a desaparecer com o crescimento da criança, na razão de 20% a cada dois anos. Diante dessas evidências, surgiu a dúvida da vantagem da cirurgia sobre o tratamento quimioterápico, questionamento que persiste por haver argumentos sólidos tanto em uma direção quanto em outra. É opinião dominante que os refluxos menores, graus I e II, de pequena morbidade devam ser tratados clinicamente, enquanto aqueles de maior intensidade, graus IV e V, devem ser operados. Com relação aos de grau intermediário, III, e desde que não representem risco de infecção recidivante e/ou dificilmente controlável, podem ser observados sob regime de quimioterapia supressiva. No entanto, se houver recidivas laboratoriais ou clínicas, a proposta inicial de tratamento clínico pode ser reconsiderada. Durante esses estudos surgiu um quadro histopatológico conhecido como nefropatia do refluxo, que parecia ser específica deste, mas que o tempo comprovou que não era, razão pela qual essa terminologia está caindo em desuso.

Vesicais

As anomalias vesicais exclusivas são muito raras, ou seja, com freqüência se acompanham de malformações da parede abdominal e dos genitais. A agenesia propriamente dita é muito difícil de ser distinguida da bexiga congenitamente desfuncionalizada, como, por exemplo, nos casos de ectopia ureteral simples bilateral. Ocasionalmente, identifica-se uma membrana,

incompleta ou completa, no interior da bexiga, cuja origem é atribuída à falha no desenvolvimento do septo urorretal no processo de septação da câmara alantoidecloacal. Em função do quadro clínico e da avaliação urodinâmica do reservatório vesical, é instituído o tratamento, que deve ser cirúrgico e individualizado.

De parede

Excluídas as anomalias extróficas (malformações parietais congênitas da bexiga), os divertículos são relativamente raros e refletem zonas de fraqueza da musculatura vesical. Essas formações geralmente não se esvaziam bem, são predispostas à infecção e, dependendo da localização, podem provocar retenção urinária ou abrigar tumores. Na cúpula vesical (domo) existe uma estrutura embrionária obliterada, o úraco, que sob determinadas condições pode não se obliterar, dilatar-se e dar origem ao divertículo uracal. Na hipótese de essa formação diverticular ser pérvia, podem ocorrer perdas urinárias pela cicatriz umbilical, caracterizando as fístulas uracais. Em geral, se o divertículo estiver fora do trígono vesical, for pequeno, ou mesmo que grande tiver colo largo, pode ser observado. Mais conhecido como sácula paraureteral, ou de Hutch, é a formação diverticular que se forma na região em que o ureter transfixa a parede vesical, enfraquece essa região e pode provocar a extravesicalização do ureter. Equivale dizer que encurta seu segmento submucoso e predispõe ao refluxo vesicoureteral, o qual costuma não desaparecer com tratamento clínico. A identificação dos divertículos faz-se pela ultra-sonografia, pela uretrocistografia realizada em várias incidências ou mesmo pelo exame endoscópico, e sua remoção cirúrgica depende das repercussões clínicas.

Disfunção vesical de origem neurogênica

Excluindo-se aquelas secundárias a traumatismos raquimedulares, estas disfunções são conseqüência de uma lesão que se apresenta sob a forma de herniação do sistema nervoso central, a mielomeningocele. Mais freqüentemente localizada no segmento lombossacral da coluna vertebral, pode localizar-se nos segmentos cervical, torácico ou lombar. A presença da mielomeningocele tem repercussões mórbidas no desenvolvimento do aparelho locomotor, na marcha e na dinâmica do esvaziamento vesical, configurando as chamadas bexigas neurogênicas, com um largo espectro de apresentação clínica. Os portadores dessa malformação geralmente urinam com uma pressão vesical muito alta que tanto pode predispor ao refluxo quanto à uretero-hidronefrose, ambos os fatores predisponentes para a instalação de hipertensão nas vias excretoras, processos infecciosos ou litiásicos, somatório de eventos mórbidos que culmina na perda da função renal. Os portadores de mielomeningoceles devem ser mantidos sob vigilância precoce e permanente para que se tomem as devidas providências e no tempo devido. A pressão de micção deverá ser mantida baixa, seja por meio de cateterismo vesical intermitente, seja por cistostomia temporária, ampliação vesical com cateterismo transuretral ou percutâneo abdominal. As informações clínicas, de imagem e urodinâmicas desses pacientes orientam para se definir por uma das condutas.

Vesicouretrais

Estão incluídas aqui as chamadas anomalias extróficas, ou seja, as extrofias, vesicais e cloacais e as epispadias continentes e incontinentes.

O tratamento da extrofia cloacal é o mais complexo dentre as malformações que afetam os tratos digestório e urogenital. É quase utopia pretender-se conseguir continência fecal e urinária nesses pacientes, razão pela qual há autores que indicam derivação intestinal e urinária definitivas no abdômen, amputação da placa cloacal e genitoplastia. O tratamento conservador atual da extrofia vesical consiste no fechamento da parede abdominal (abdominoplastia) até 48 horas após o nascimento, o qual visa converter a extrofia em epispadia incontinente e com isto preservar a placa extrofiada da exposição ao ar e contato com as vestes. Posteriormente, será feita a tentativa de obtenção de continência urinária e adequação dos genitais (genitoplastia), mas são procedimentos de alta complexidade cujos resultados evoluíram muito, particularmente no que se refere ao aspecto plástico da parede abdominal e dos genitais. No entanto, a obtenção de continência urinária ainda é um desafio que persiste, seja no tratamento das extrofias vesicais, seja das epispadias incontinentes. A complexidade do tratamento das extrofias é de tal ordem e tantos problemas que advirão que, diante de um diagnóstico antenatal dessas malformações, há muitos médicos que recomendam discutir com os familiares a oportunidade de interrupção da gestação.

A correção das epispadias continentes visa adequar os aspectos plástico e funcional dos genitais externos, capacitando-os para micção, ereção e ejaculação fisiológicas. Nas epispadias, inversamente do que ocorre nas hipospadias, o prepúcio redundante é ventral, o meato uretral e a corda venérea, dorsais, condição esta que provoca dorsoflexão da haste quando o pênis entra em ereção. Em razão da diástase pubiana, denominador comum das anomalias ditas extróficas, ocorre afastamento das inserções dos corpos cavernosos no respectivo ísquio, o qual provoca encurtamento da haste peniana. Consegue-se uma retificação peniana apenas satisfatória mediante ortofaloplastia (construção da uretra por meio de neouretroplastia), e o resultado da correção das epispadias continentes pode ser tão gratificante quanto aquele das hipospadias.

Uretrais

Estas malformações são devidas a defeitos da organogênese da uretra primitiva, do tubérculo genital ou das pregas uretrais, estruturas que formarão toda a extensão da uretra definitiva, masculina ou feminina. Em condições normais, a uretra pode ser considerada uma estrutura grosseiramente cilíndrica, que se estende desde o colo vesical até o meato uretral externo, situado no vértice do cone glandar dos meninos e na fúrcula superior do vestíbulo vaginal das meninas.

De número

Habitualmente única, a uretra pode ser dupla e neste caso a duplicidade pode ser incompleta, quando um dos condutos é hipoplástico, constituindo-se num simples acessório da face dorsal da uretra principal, geralmente terminando em fundo cego. Mais raramente são identificadas uretras acessórias completas que se originam no colo vesical, dirigem-se para a ampola retal ou região perineal e podem ser funcionantes, ou seja, ter boa permeabilidade. Em outra variação da duplicidade uretral completa, os dois condutos são funcionalmente quase que equivalentes e cada um pode servir a uma bexiga, ou seja, a forma completa pode coexistir com a duplicidade vesical. A sintomatologia das duplicidades uretrais depende das variáveis continência, permeabilidade e local de implantação da uretra acessória. O tratamento, se necessário, é feito com base em avaliações clínica, imagenológica, urodinâmica, eventualmente endoscópica e consiste na exérese da unidade indesejada.

De parede

Em condições normais, a uretra masculina é protegida pelo corpo esponjoso, alojado no sulco intercavemoso inferior. Habitualmente regular e lisa, a parede uretral pode apresentar zonas de fraqueza em conseqüência das quais se instalam dilatações sacciformes, os divertículos uretrais congênitos. Quando situados na uretra pendular ou peniana, podem ser confundidos com válvulas, razão pela qual são impropriamente denominados válvulas de uretra anterior. Podem infectar-se, abrigar cálculos, ocasionando quadros clínicos variáveis que, no entanto, convergem para uma dificuldade miccional progressiva, chegando inclusive à retenção urinária. Em função da sintomatologia, localização e tamanho, está indicado o tratamento cirúrgico, que pode ser endoscópico ou aberto. Quando não se forma o corpo esponjoso, a uretra perde o revestimento que a contém e dilata-se em toda sua extensão, configurando a megalouretra, que pode acompanhar-se de hipoplasia ou agenesia de corpos cavernosos, condição em que o pênis exibe um aspecto bizarro. Quando os comemorativos funcionais ou cosméticos o exigirem, o tratamento é cirúrgico e consiste em uretroplastia redutiva. No entanto, pelo fato de esta anomalia acompanhar-se de outras, como, por exemplo, a síndrome tríplice, o tratamento da megalouretra deve ser considerado em contexto global.

Obstrutivas

Em repouso funcional, a uretra tem forma grosseiramente cilíndrica e calibre regular em ambos os sexos. Na fase miccional, porém, assume configuração fusiforme no sexo feminino e no masculino, mas com zonas de menor calibre consideradas normais. Quando além dessas se instalam outras, estão configuradas as estenoses congênitas da uretra, quase que exclusivas do sexo masculino. A estenose pode localizar-se em qualquer segmento do cilindro uretral ou em toda sua extensão, ser anular ou segmentar, e causar dificuldade ao esvaziamento vesical, que pode comprometer a função renal. Em geral, as anulares são mais facilmente tratadas que as segmentares, mas qualquer delas precisa ser tratada, seja mediante dilatações uretrais, uretrotomias, uretrostomias ou uretroplastias.

As válvulas de uretra posterior são pregas mucosas que se localizam no utrículo prostático, são, portanto, específicas do sexo masculino e só provocam obstrução no sentido vesicouretral, razão pela qual, à semelhança das cardíacas, são ditas válvulas. Como conseqüência da dificuldade de esvaziamento vesicouretral, ocorre dilatação característica da uretra prostática, espessamento e trabeculação da parede vesical e aumento da pressão de micção. Esta, por sua vez, pode levar ao refluxo vesicoureteral ou à uretero-hidronefrose, ou seja, repercussões perversas sobre todo o trato urinário. O somatório destas termina por comprometer a função renal global, processo que pode ser agravado e acelerado pela superveniência de infecção. Pelo fato de a diurese se iniciar no período antenatal, o diagnóstico de válvula de uretra posterior pode ser suspeitado ao exame ultrasonográfico durante a gestação. Diante de oligoâmnio, uretero-hidronefrose bilateral e bexiga persistentemente cheia, impõe-se a suspeita dessa malformação. Em casos muito selecionados de diagnóstico antenatal, tem sido tentado o tratamento intra-útero mediante a colocação de cateteres que drenam a bexiga para a cavidade amniótica. Em razão da grande sensibilidade do parênquima renal fetal a obstruções graves, desde que os pulmões permitam, justifica-se a antecipação do parto. Muitas vezes, os recém-nascidos apresentam-se em franca descompensação metabólica ou sepse, devendo-se, nesse caso, realizar drenagem emergencial, como, por exemplo, sondagem vesical, vesicostomia, nefrostomia percutânea, pielo ou ureterostomia. As duas primeiras alternativas têm a vantagem de, teoricamente, drenar ambos

os rins, mas pode ocorrer que a hipertrofia da musculatura vesical encarcere as junções ureterovesicais e impeça a drenagem ureterovesical. Nessa situação, deve-se fazer drenagem supravesical, como, por exemplo, ureterostomia cutânea bilateral. Na presença de refluxo vesicoureteral bilateral maciço, a ureterostomia cutânea de um lado, aquele do refluxo mais intenso, provavelmente drenará satisfatoriamente ambos os lados.

O diagnóstico de válvula de uretra posterior deve ser considerado em crianças maiores, com micções aparentemente normais, mas que se apresentam com massas renais anormalmente grandes e globo vesical persistentemente palpável. Geralmente, os sintomas estão relacionados com as micções e apresentam-se sob a forma de esforço miccional, jato fraco, descontínuo, ocasionalmente associado a perdas diurnas e noturnas. Este último grupo corresponde àquelas crianças cujo processo obstrutivo é discreto e que permite evolução clínica razoável sem deterioração apreciável do trato urinário. A suspeita clínica em qualquer grupo etário deve ser sempre confirmada pela cistouretrografia e não pela uretrocistografia, pois as válvulas da uretra posterior são obstrutivas apenas ao fluxo vesicouretral, dito anterógrado ou miccional, razão pela qual o exame retrógrado pode não diagnosticá-las. No que se refere ao tratamento, há que se distinguir o da válvula em si e aquele com repercussões sobre a bexiga e todo o trato urinário supravesical. O primeiro consiste na cauterização ou ressecção endoscópica das pregas mucosas, mas o calibre uretral é um fator limitante para esse procedimento, particularmente em pacientes com idade inferior a 1 ano. Nestes, pode estar indicado o acesso por via transvesical, uma alternativa de pouco risco para os urologistas que não possuem instrumental endoscópico infantil. Com estes procedimentos relativamente simples consegue-se desobstruir definitivamente a uretra, mas as derivações urinárias previamente executadas devem ser entendidas como procedimentos temporários e que deverão ser revertidos. Pelo fato de o refluxo e de a uretero-hidronefrose serem secundários à presença das válvulas, podem melhorar após o tratamento. Por essa razão, após fechamento das derivações, tanto uma quanto a outra têm de ser longamente observadas e as crianças submetidas a quimioprofilaxia. Se o refluxo vesicouretral persistir após a remoção da válvula e de um período relativamente longo de quimioprofilaxia, pode ser corrigido, mas cabe advertir que essas bexigas têm paredes espessas e fibrosas, tornando as cirurgias difíceis e de resultados muitas vezes decepcionantes. Há que se ter muita prudência na sua indicação, e a via endoscópica pode ser alternativa mais adequada que a aberta convencional. A uretero-hidronefrose que persiste após a remoção da válvula também poderá ser tratada pela reimplantação ureteral, mas os resultados são também muito precários. A observação é atitude prudente porque pode ocorrer que a uretero-hidronefrose decorra de hipotonia pieloureteral associada à poliúria observada em alguns desses pacientes, isto é, não há processo obstrutivo propriamente dito. Nos casos duvidosos, o renograma radioisotópico com estímulo diurético, ou teste de Whitaker, poderá ajudar na caracterização da obstrução.

O prognóstico dos portadores de válvulas de uretra posterior depende muito da precocidade do diagnóstico e da eficiência do tratamento, mas é muito difícil prever o potencial de recuperação desses rins após a desobstrução. Muitas dessas crianças permanecem com seqüelas irreversíveis na função renal, na dinâmica de esvaziamento ureterovesical e vesicouretral e caminham para a insuficiência renal.

BIBLIOGRAFIA

KELALIS PP, KJNG LR, BELMAN AB (eds): *Clinical Pediatric Urology* (2nd ed), Philadelphia, WB Saunders Co, 1985, 2 vols.

QUEIROZ e SILVA FA (eds): *Embriologia Urogenital: Organogênese Normal e Patológica*, Sarvier, São Paulo, 1997.

WALSH PC, GITTES RF, PERLMUTTER AD, STAMEY TA (eds): *Campbell's Urology* (5th ed), Philadelphia, WB Saunders Co, 1986, 3 vols.

WILLIAMS DI, JOHNSTON JH (eds): *Paediatric Urology* (2nd ed), London, Butterworth Scientific, 1982.

37 Hipertensão Arterial Essencial

Jenner Cruz

DEFINIÇÕES

Sabemos diagnosticar, prevenir e tratar hipertensão arterial, mas ainda não sabemos defini-la com precisão.

HIPERTENSÃO ARTERIAL

Ela deve ser definida como uma condição na qual a resistência periférica ao fluxo de sangue circulante está cronicamente aumentada, a ponto de a pressão arterial diastólica se elevar a 90mmHg ou mais. Quando isso ocorre, a pressão arterial sistólica é usualmente de 140mmHg.

A hipertensão arterial já foi considerada apenas um achado de exame físico como febre, hiperglicemia ou hiperuricemia, pois sua constatação depende de um grande número de doenças subjacentes.

A manutenção da pressão em níveis elevados pode lesar vasos, levando à doença vascular hipertensiva, caracterizada por lesões nas paredes arteriolares, que podem ser visíveis microscopicamente. Nesses casos, a persistência da pressão arterial elevada deixa de ser uma manifessação passando a ser uma doença. O limite de 90mmHg porém é arbitrário e provavelmente pressão arterial diastólica de 85mmHg também possa produzir doença vascular hipertensiva.

Doença cardiovascular hipertensiva é aquela que compromete o coração juntamente com os vasos.

O limite de 140/90mmHg foi proposto na década de 1920 e consolidado na década de 1930. Em 1939, Robinson e Brucer, após estudarem 11.383 indivíduos, acharam que a pressão arterial normal deveria ser inferior a 120/80mmHg e que elevações transitórias não deveriam ser ignoradas, pois poderiam conduzir à sua elevação permanente.

Esse ensinamento foi esquecido pelos futuros pesquisadores e apenas em maio de 2003 que *The Seventh Report Joint National Committee of Prevention, Detection, Evaluation, and Treatment of High Blood Pressure* voltou a considerar a pressão arterial inferior a 120/80mmHg como pressão arterial normal e os valores de 120-139/80/89mmHg como estágio pré-hipertensivo, contra a opinião das IV Diretrizes Brasileiras de Hipertensão Arterial.

HIPERTENSÃO ARTERIAL ESSENCIAL, PRIMÁRIA OU IDIOPÁTICA

Compreende 90 a 95% das hipertensões. É definida como uma síndrome complexa que associa fatores hereditários e ambientais e se acompanha, além de elevação dos níveis pressóricos, de uma série de anomalias metabólicas e hemodinâmicas ainda não complertamente elucidadas.

HIPERTENSÃO SECUNDÁRIA

Hipertensão de causa conhecida, complicando uma doença sistêmica.

PRESSÃO CAUSAL

É aquela obtida ao acaso, em diferentes horas do dia, como em um consultório médico, sendo variável conforme a atividade simpática (estresse), a postura, a hidratação e o tônus muscular.

HIPERTENSÃO DO AVENTAL BRANCO

Caracterizada por pressão arterial acima dos limites da normalidade quando avaliada pelo médico, ou na sua presença, e normal quando medida por outro profissional da saúde, pelo paciente ou pelo MAPA (monitorização ambulatorial da pressão arterial). Essa variação pode ocorrer em qualquer tipo de hipertensão, essencial ou secundária, e é devido ao estresse e muitas vezes é mais baixa quando avaliada pelo médico.

Quando ocorre hipertensão do avental branco, significa, em geral, que o paciente está começando a ficar hipertenso, o que já foi denominado estágio pré-hipertensivo (pressão arterial diastólica assintomática superior a 85mmHg sob estresse). Essa forma de hipertensão pode acompanhar-se de lesão vascular.

PRESSÃO BASAL

Termo criado por Addis, em 1922, atualmente em desuso. Obtida de manhã, com o paciente sonolento ou medicado com sonífero, estando o médico só com o paciente, sem conversar. O paciente deve essar sem vontade de evacuar ou urinar ou já deve ter ido ao

Nefrologia

banheiro. O aparelho deve ser manuseado monotonamente, com intervalos de meio a um minuto, durante 15 minutos. A pressão basal é a média dessas medidas.

PRESSÃO SUPLEMENTAR
Termo em desuso para a diferença entre as pressões casual e basal.

PRESSÃO MÉDIA
Costuma ser obtida pela soma da hipertensão diastólica mais um terço da diferença entre as pressões sistólica e diastólica.

HIPERTENSÃO LÁBIL OU LIMITE
Tem vários conceitos, para uns seria sinônimo de estágio pré-hipertensivo, para outros de coração hipercinético ou também de hipertensão intermitente ou oscilante. Como as hipertensões costumam oscilar no decorrer do dia, deixou-se de chamar a hipertensão intermitente de lábil.

VARIAÇÃO DIURNA DA HIPERTENSÃO
Normalmente, a hipertensão costuma variar durante o dia, principalmente em certas situações, como esforço, alimentação, estresse, coito etc., diminuir durante as horas noturnas e elevar-se cerca de 1 hora antes do despertar. Essas variações são menores no normotenso.

HIPERTENSÃO COMPENSADA
É a que mantém uma diferença razoável entre as pressões sistólica (HS) e diastólica (HD), exemplo: 120/70mmHg, baseada na fórmula:

$$HD = \frac{HS}{2} + 10 \text{ ou } 70 = \frac{120}{2} + 10mmHg$$

HIPERTENSÃO DESCOMPENSADA
É a que mantém uma diferença anômala entre as pressões sistólica e diastólica, podendo ser menor ou achatada, por exemplo 210/180mmHg (comum na hipertensão essencial maligna), ou maior, por exemplo 210/70mmHg (hipertensão sistólica pura) ou 210/110mmHg (hipertensão sistólica dominante).

HIPERTENSÃO COMPLICADA
De qualquer etiologia, acompanha-se de alterações vasculares (arteriolosclerose, arteriosclerose ou aterosclerose) e suas repercussões para o coração (coronariopatia, insuficiência cardíaca congestiva ou falência do ventrículo esquerdo), para o cérebro (trombose, infarto ou hemorragia cerebral), para a retina (retinopatia hipertensiva benigna ou maligna) e para os rins (nefrosclerose benigna ou maligna, trombose, infarto).

HIPOTENSÃO POSTURAL
É a síndrome na qual a compensação necessária para assumir a posição ereta é inadequada, de modo que a pressão arterial cai subitamente ao ficarmos em pé, produzindo vertigem ou síncope. Normalmente, essa compensação é feita por meio de um arco reflexo originado no seio carotídeo, pelos sistemas renina-angiotensina-aldosterona e nervoso simpático, gerando vasoconstrição. Ao ficarmos em pé, em virtude de um exagero dessa resposta, a pressão arterial fica levemente maior (50% dos casos) ou praticamente não varia (40%). Nos 10% restantes, ela diminui, em geral, sem produzir sintomas.

HIPOTENSÃO ESSENCIAL
É uma forma de pressão arterial assintomática, hereditária, cujos níveis pressóricos estão constantemente iguais ou inferiores a 100/60mmHg. Não é uma doença, pois os portadores de hipotensão arterial não costumam apresentar as lesões cardiovasculares características da hipertensão arterial e longa vida. Os centenários são, em geral, hipotensos essenciais.

PREVALÊNCIA

Nas grandes cidades são hipertensos 18% dos homens adultos jovens e 16% das mulheres; 50% dos brancos e 60% dos negros com mais de 65 anos de idade e 7% dos jovens de 6 a 18 anos, de ambos os sexos.

FATORES QUE INFLUEM NA REGULARIZAÇÃO DA PRESSÃO ARTERIAL

VISCOSIDADE SANGÜÍNEA
A pressão arterial eleva-se com o aumento da viscosidade sangüínea.

CONSTITUIÇÃO
Não está provado que a pressão arterial é diferente nos braquitipos em relação aos longitipos.

SEXO E IDADE
Na infância, a pressão arterial é igual em ambos os sexos. Com o crescimento ela tende a ficar mais elevada no sexo feminino, cuja puberdade é anterior à do sexo masculino. A partir da puberdade masculina, passa a ser superior nesse sexo, permanecendo assim até a terceira idade, quando, ao redor dos 50 anos, volta a ser mais elevada no sexo feminino.

Essatisticamente, a pressão arterial tende a aumentar com a idade, o que não ocorre nas comunidades que não têm o hábito de ingerir sal.

Embora a pressão arterial tenda a aumentar com a idade, esse aumento não deve ser considerado normal, pois essa elevação, em qualquer idade, diminui o tempo de expectativa de vida.

510

RAÇA

Nos países civilizados do Ocidente, a pressão arterial é maior na raça negra, seguida da raça amarela e finalmente da raça branca. Os maiores motivos dessa distribuição devem ser a hereditariedade, quantidade de sal ingerida e meio ambiente adverso.

ALTITUDE

A pressão arterial aumenta com a altitude, sendo menor à beira-mar.

LATITUDE E LONGITUDE

Não influenciam no comportamento da pressão arterial, a não ser através do desenvolvimento da região. A pressão arterial é maior nas grandes cidades, sendo a hipertensão considerada uma doença da civilização.

MEDIDA DA PRESSÃO ARTERIAL

A pressão arterial deve ser medida cuidadosamente. Os aparelhos mais usados são o esfigmomanômetro aneróide e o de coluna de mercúrio. Ambos têm sua limitação, mas o segundo é usualmente o mais preciso. O manguito de borracha desse aparelho, para um adulto, tem freqüentemente 13cm de largura, como o original criado por von Recklinghausen, em 1901, mas existem vários, desde 2 até 18cm, para uso em crianças e obesos. As leituras devem ser feitas com os pacientes colocados confortavelmente sentados ou reclinados, com o manguito colocado no braço, à altura do coração, e a leitura feita pelo método auscultatório, verificado pela palpação do pulso, que dá uma leitura 5 a 10mmHg abaixo daquela obtida pela ausculta.

Embora nos dois tipos de aparelho a pressão possa ser medida de 2 em 2mmHg, costuma-se anotar a pressão de 5 em 5mmHg. Exemplo: 145/85 e não 144/82mmHg, sem grande diferença semiológica, pois a pressão arterial costuma variar continuadamente.

Pelo método auscultatório, após a colocação do manguito no braço e o essetoscópio sobre a artéria braquial, ao nível da curva do cotovelo, insuflá-lo bem acima do desaparecimento do pulso, ao nível do punho. O aparelho é desinsuflado devagar, mas não muito lentamente, até que uma série de sons rítmicos seja ouvida. Esses ruídos, conhecidos como sons de Korotkoff, indicam os níveis da pressão arterial máxima ou sistólica, que é o primeiro de uma série de sons rítmicos e da pressão mínima ou diastólica, que corresponde, no indivíduo adulto, ao desaparecimento de todos os sons.

Hiato auscultatório – é um fenômeno acústico, que pode levar a um erro na medida da pressão sistólica, pelo método já descrito, ocorrendo em até 5% das tomadas, onde, entre o primeiro som audível e a série de sons rítmicos, haveria um período silencioso, um hiato. Caso o aparelho não seja inflado até o primeiro som audível, o observador pode ser induzido a um erro e o resultado subestimado. Isso não ocorreria se ele tivesse tomado o pulso antes de desinsuflar o esfigmomanômetro. A razão desse hiato não é clara, talvez seja relacionada à congestão venosa distal ao manguito, não ocorrendo quando o braço está levantado e as veias vazias, nem quando a insuflação é feita rapidamente, para evitar a congestão. Não esquecer que a deflação deve ser feita com o braço abaixado e o manguito ao nível do coração.

Comparando-se a pressão obtida com os aparelhos e aquela obtida intra-arterialmente, observa-se que a diferença entre ambas é mínima e variável segundo o observador.

Na primeira consulta, a pressão arterial deve ser medida nos quatro membros e nas posições em pé, sentada e deitada, o que permite o diagnóstico de coartação da aorta, hipotensão postural e essenose das artérias subclávias, femorais e equivalentes.

Às vezes, não temos manguito especial para obter a pressão arterial de um obeso e o nosso manguito não fecha, o mesmo acontecendo ao se medir a pressão na coxa. Nesses casos, pode-se colocar o manguito no antebraço ou na perna, pois, mesmo que o resultado obtido não seja exato, pode indicar uma boa noção da pressão real. Em geral, a pressão é maior nas coxas porque o manguito não é adequado para elas. Um manguito adequado deve preencher dois terços do comprimento do braço. Quando o manguito é menor, a pressão obtida é superestimada e quando maior é subestimada, como acontece quando se mede a pressão de uma criança com manguito de adulto. Existem tabelas para corrigir o resultado obtido em relação à circunferência do braço.

Hoje existem aparelhos modernos, uns automáticos, outros que medem a pressão em um dedo da mão etc., que são muito úteis, embora, em geral, menos precisos.

AVALIAÇÃO CLÍNICO-LABORATORIAL DO PACIENTE HIPERTENSO

ANAMNESE

A hipertensão arterial, geralmente, é assintomática, o principal motivo para a maior parte dos hipertensos ignorarem sê-lo, até medirem a pressão pela primeira vez.

Os sintomas mais descritos são: cefaléia, falta de ar, vertigem, tontura, tremores, epistaxes, nictúria e visão turva.

A relação entre cefaléia e hipertensão tem causado muita discussão. Habitualmente, não há equivalência entre o grau de hipertensão arterial e a intensidade da cefaléia, nem entre a porcentagem de hipertensos e normotensos com cefaléia. Provavelmente, o mesmo estresse que provoca a elevação da pressão arterial desencadeia cefaléia em pessoas sensíveis. Porém, na encefalopatia hipertensiva, na hipertensão maligna e nas hipertensões graves, em jovens, costuma ocorrer dor de cabeça, matutina, predominantemente nucal.

A sensação de dispnéia é mais rara, salvo em grandes hipertensos ou como prenúncio de cardiopatia hipertensiva.

Com a epistaxe, todavia, está bem claro que a hipertensão arterial não causa sangramento nasal, que aliás é mais comum em crianças, mas essa pode ser agravada por sua intensidade. Havendo epistaxe, o hipertenso deve ser encaminhado a um otorrinolaringologista, de preferência na fase aguda, para diagnóstico da causa e cauterização do local do sangramento.

Os hipertensos crônicos graves costumam apresentar nictúria, por diminuição da capacidade de concentração urinária.

A visão turva, quando dependente da hipertensão, pode significar alterações hipertensivas da retina: hemorragias, exsudatos e edema de papila, típicos da hipertensão maligna ou acelerada. Em hipertensos diabéticos pode significar retinopatia diabética.

Finalmente, os tremores muitas vezes dependem de parkinsonismo senil e as sensações de vertigens ou **tontura** ocorrem também em normotensos idosos e comumente são sinal de labirintite.

EXAME FÍSICO
O exame físico do hipertenso costuma ser pobre e o sinal mais comum é a própria elevação da cifra tensional. O segundo sinal é a obesidade, mais de três quartos dos hipertensos são obesos. O exame físico deve ser dirigido especialmente para o aparelho cardiovascular e o cérebro. O pulso é cheio e firme. Havendo aumento cardíaco, o choque da ponta está desviado para fora e para baixo e é comum a hiperfonese da segunda bulha nos focos aórtico e aórtico acessório. Havendo falência ventricular esquerda, podem-se encontrar estertores crepitantes nas bases dos pulmões, terceira bulha cardíaca, pulso alternante e, em estágios mais avançados, insuficiência cardíaca congestiva, estase jugular e edema periférico.

As artérias devem ser cuidadosamente pesquisadas e eventuais sopros procurados. Um sopro abdominal (periumbilical) pode ser ouvido na hipertensão renovascular e no dorso, ou na frente na coartação da aorta.

O hipertenso, que teve acidente vascular cerebral, está sujeito a ficar hemiplégico, com suas seqüelas, incluindo a necessidade do uso de cadeira de rodas ou a marcha típica, ceifante de Todd.

A obesidade central, o hirsutismo, os víbices e o aspecto geral do paciente sugerem o diagnóstico da síndrome de Cushing.

A acromegalia também pode ser diagnósticada pelo fenótipo.

O exame externo dos olhos pode sugerir o diagnóstico de anemia ou de exoftalmia, sugerindo insuficiência renal ou tireotoxicose, respectivamente. O exame da pele pode reforçar o diagnóstico de insuficiência renal, pelo encontro de pele pálida, cor de palha, com escoriações e sufusões, diminuição do panículo adiposo e queixa de prurido.

EXAME DE FUNDO DE OLHO
O estudo dos olhos completa-se pelo exame de fundo de olho, que deve ser feito em todo hipertenso, de preferência pelo próprio clínico, após dilatação da pupila, sempre que possível, pois é muito importante para determinar o nível de gravidade da hipertensão arterial.

No exame, é importante descrever as alterações encontradas. Para simplificar esses achados e facilitar a comparação entre os diferentes pacientes, são usadas duas classificações:

Classificação de Keith e Wagener
Apresentada pela primeira vez em 1937, é baseada em achados clínicos e oftalmológicos, sendo importante como elemento de diagnóstico e prognóstico, sendo aceita praticamente em todo o mundo. Sua principal falha é ser incompleta, não conseguindo definir todas as lesões oftalmológicas encontradas, além de depender de interpretações pessoais. Por esse motivo usam-se, atualmente, apenas os dados oftalmológicos da classificação.

Ela compreende quatro graus, descritos em 1937-1939, antes do tratamento atual, que alterou o quadro clínico:

Grau I (precoce ou moderado) – os pacientes não apresentam queixas, ou apenas cefaléia e vertigens; pressão sistólica entre 150 e 200mmHg e diastólica entre 100 e 120mmHg, podendo ser normal em repouso, alterações cardíacas mínimas ou nulas, urina e funcionamento renal bons, pequena diminuição do *clearance* de creatinina. Sem fenômenos cerebrais. O *fundus* apresenta-se normal ou com ligeiro estreitamento das arteríolas.

Grau II (moderado) – a queixa do paciente é idêntica. A pressão sistólica oscila entre 170 e 250mmHg, e a diastólica, entre 100 e 130mmHg, baixando, mas sem se normalizar em repouso. O aumento do coração é pequeno, com preponderância esquerda. A urina pode ser normal ou revelar leve proteinúria e/ou cilindrúria. O *clearance* de creatinina apresenta-se rebaixado. O exame oftalmoscópico revela compressão arteriolovenosa, sinais de esclerose moderada das arteríolas, estreitamento irregular da luz vascular, reflexo luminoso aumentado, com algumas arteríolas esboçando o aspecto de fio de cobre e discreta tortuosidade.

Grau III (benigna tardia) – os pacientes queixam-se de cefaléia, nervosismo, vertigens, nictúria e dispnéia. Pressão arterial sempre superior a 170/110mmHg. Aumento do coração com insuficiência cardíaca atual ou iminente. Proteinúria, hematúria e aumento da creatinina devido à grande redução do *clearance* de creatinina. Não são raros os acidentes cerebrais.

O exame oftalmoscópio revela: angioespasmo (arteríolas uniformemente estreitadas, parecendo interrompidas em alguns pontos), esclerose arteriolar, além das características anteriores, aspecto em fio de prata, estrias brancas margeando as paredes arteriolares, nas quais assume o aspecto de saca-rolhas, hemorragias e exsudatos retinianos em flocos de algodão ou com contornos mais ou menos nítidos, conforme o grau de reabsorção.

Grau IV (maligno) – os pacientes queixam-se de nervosismo, distúrbios visuais e cefaléia intensa, pressão diastólica entre 120 e 140mmHg, insuficiência cardíaca, proteinúria e hematúria semelhantes ao grau III, mas insuficiência renal mais acentuada. Há acidentes vasculares cerebrais. O quadro oftalmológico é semelhante ao anterior, acrescentando-se o edema de papila.

Classificação de Gans

Descrita por Jerome Gans, em 1944, puramente oftalmológica, sendo, dessa forma, mais completa que a anterior. Define com duas letras e quatro números, incluindo o zero, todas as alterações encontradas. Ainda é a mais usada no Brasil. As lesões anatômicas dos vasos da retina, irreversíveis, constituem o chamado fator A, e as lesões angioespásticas, hipertensivas, o fator H, reversível. Quando o fundo de olho é normal, diz-se A0H0. O grau de anormalidade crescente é definido pelos números 1 a 3. Todas combinações são possíveis: A0H3, A2H1, A1H0 etc.

Os diferentes graus são definidos da seguinte forma:

A1 = esclerose moderada.
A2 = esclerose acentuada.
A3 = esclerose acentuada mais lesões vasculares: obstrução e trombose.
H1 = vasoconstrição arteriolar, com ou sem edema de retina.
H2 = vasoconstrição, exsudatos, hemorragias e edema de retina.
H3 = o mesmo que o anterior mais edema de papila.

A esclerose moderada costuma ser caracterizada por aumento do reflexo dorsal da arteríola, que está estreitada, denominando-se em fio de cobre.

A esclerose acentuada, por reflexo e estreitamento maiores da arteríola, denominando-se em fio de prata. A isso soma-se o cruzamento patológico, ou sinal de Gunn (Fig. 37.1), que define o grau A2, no qual a veia ao cruzar com a arteríola parece comprimida por essa e, em sua evolução, vai lentamente desaparecendo.

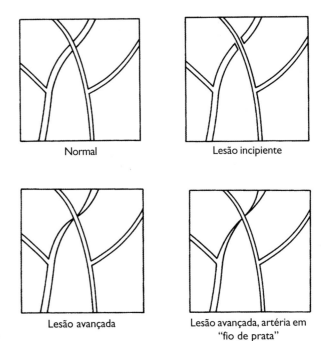

Figura 37.1 – Cruzamento arteriovenoso na hipertensão arterial. Grau A2 da classificação de Gans.

As lesões vasculares de A3, mais comuns, são a trombose da artéria central da retina que, quando completa, traduz-se por amaurose, reversível apenas se medicada nas primeiras horas após o evento. Em nossa experiência, é mais comum em pacientes sem hipertensão ou sem relação com esta.

EXAMES COMPLEMENTARES

Os mais importantes são: eletrocardiograma, ecocardiograma, radiografia de tórax ou de coração, ultra-sonografia do abdômen, urografia excretora, MAPA (monitorização ambulatorial da pressão arterial), tesses de função renal (dosagem sérica de creatinina e seu *clearance*). Devem-se solicitar também exames que avaliem o risco coronariano (colesterol total e frações, triglicérides, ácido úrico e glicemia) e que permitam outros diagnósticos (exame de urina tipo 1, K sérico e ácido vanilmandélico – VMA – na urina de 24 horas).

Os achados mais comuns ao eletrocardiograma são: aumento da voltagem, desvio do eixo para a esquerda e onda T achatada ou invertida em D1, aVL e de V4 a V6. O ritmo em geral é sinusal. As alterações do ritmo sugerem coronariopatia e/ou idade avançada.

O ecocardiograma mostra a área cardíaca, a espessura das paredes ventriculares, a fração de ejeção e é importante para acompanhar a evolução do paciente em diferentes tipos de tratamento.

A radiografia de tórax ou de coração confirma o aumento do ventrículo esquerdo e mostra as alterações da aorta (dilatação e tortuosidade), podendo evidenciar outras alterações não relacionadas com a hipertensão arterial sistêmica. Consideramos o ecocardiograma o exame mais precoce, seguido ora do eletrocardiograma, ora da radiografia de tórax ou de coração, para evidenciar o aumento do ventrículo esquerdo.

A MAPA incorporou-se definitivamente à prática clínica, ajudando entender as variações experimentadas pela pressão em 24 horas, fazendo seu registro por meio de múltiplas medidas, por diferentes tipos de equipamentos e métodos. Suas principais indicações são hipertensões de consultório (avental branco), limítrofe, noturna, na gravidez, no idoso e episódica e avaliação do efeito anti-hipertensivo quando existirem dúvidas do controle da pressão arterial em 24 horas.

A ultra-sonografia do abdômen e a urografia excretora são importantes para o diagnóstico diferencial das hipertensões secundárias de origem renal, bem como para o estudo das alterações renais decorrentes da hipertensão.

As hipertensões leve e moderada não afetam, usualmente, a função renal, o contrário do que pode acontecer com a forma grave, que reduz lenta e parcialmente a função renal. Com o tratamento atual, é muito raro a hipertensão reduzir o *clearance* de creatinina de modo a elevar a creatinina sérica acima de 2 a 3mg/dL ou de tornar a densidade ou a osmolalidade urinárias isosmóticas. Os hipertensos idosos podem associar lesões atero e arterioscleróticas da idade com as lesões arteriolares da hipertensão arterial, mas quando bem tratados, desde os primeiros sinais de hipertensão, não costumam necessitar de tratamento dialítico. Quando isso ocorre, afastar *diabetes mellitus*, hiperlipidemia, obesidade e gota.

As alterações urinárias, proteinúria e aumento de hemácias, leucócitos e cilindros, no sedimento urinário, sugerem doença renal parenquimatosa. Acreditamos que a presença de proteinúria em hipertensão discreta, sem outros sinais de lesão vascular (fundo de olho e eletrocardiograma), sugere o diagnóstico de insuficiência renal crônica idiopática, sem relação com a elevação da pressão arterial.

A avaliação do risco coronariano é feita também pela anamnese, presença de história familiar de hipertensão complicada ou de diabetes, obesidade e outros vícios alimentares, fumo, álcool, perfil lipídico e gota.

CLASSIFICAÇÃO DA HIPERTENSÃO ARTERIAL

A hipertensão arterial pode ser classificada conforme a gravidade, o tipo e a causa.

CONFORME A GRAVIDADE
Toda hipertensão arterial pode evoluir com graus diferentes de intensidade, por motivos desconhecidos.

Pressão arterial diastólica constantemente acima de 85mmHg deve predispor ao aparecimento de hipertensão. Níveis entre 85 e 89 devem constituir o denominado estágio pré-hipertensivo ou pressão limítrofe da IV Diretrizes Brasileiras de Hipertensão Arterial, de 2002 (Tabela 37.1).

Tabela 37.1 – Classificação da pressão arterial (acima de 18 anos).

Classificação	Pressão sistólica (mmHg)	Pressão diastólica (mmHg)
Ótima	< 120	< 80
Normal	< 130	< 85
Limítrofe	130-139	85-89

De 90mmHg para cima, o paciente deve ser considerado hipertenso e sua pressão arterial classificada em benigna ou vermelha e maligna ou pálida.

Hipertensão benigna
A hipertensão arterial crônica pode lesar os vasos de maneira lenta ou rápida. Quando ela se faz lentamente, é denominada benigna ou vermelha, em virtude da vasodilatação cutânea, que freqüentemente acompanha esse quadro. O termo benigna, introduzido na Alemanha há quase 90 anos, é mal aplicado para uma doença que pode evoluir para acidente vascular cerebral, coronariopatia, insuficiência renal e óbito.

A hipertensão benigna foi dividida, desde Schroeder, em leve, moderada e grave. Anexamos a divisão proposta em 2002, pela IV Diretrizes Brasileiras de Hipertensão Arterial (Tabela 37.2).

Tabela 37.2 – Classificação da hipertensão arterial benigna (acima de 18 anos).

Classificação	Pressão sistólica (mmHg)	Pressão diastólica (mmHg)
Estágio 1 (leve)	140-159	90-99
Estágio 2 (moderada)	160-179	100-109
Estágio 3 (grave)	≥ 180	≥ 110
Sistólica isolada	≥ 140	< 90

Hipertensão benigna leve – é um quadro relativamente assintomático, acompanhado de poucas alterações patológicas, cuja pressão diastólica varia de 90 a 99mmHg e que costuma normalizar com o repouso. Compreende 70% dos hipertensos.

Hipertensão benigna moderada – caracteriza-se pela presença do início das alterações patológicas e por pressão diastólica variando entre 100 e 109mmHg, que pode normalizar com sedativos. Compreende 25% dos hipertensos.

Hipertensão benigna grave – como o próprio nome indica, é um estágio grave da hipertensão, pois acompanha-se de alterações patológicas no coração, vasos cerebrais e rins, proporcionais ao nível e à duração da pressão, facilmente detectáveis por exames (físico, fundo de olho, ecocardiograma, eletrocardiograma, radiografia, exame de urina, provas de função renal, biópsia de rim etc.). A pressão diastólica está sempre igual ou superior a 110mmHg e não costuma ceder nem com o repouso nem com a anessesia. Compreende 5% dos hipertensos. Hipertensos não tratados, após certo tempo, costumam evoluir do estágio 1 para o 2 e do 2 para o 3.

A lesão renal é a última a aparecer, especialmente se o paciente é mantido normotenso por meio de medicação intensa. Como iremos explicar em seguida, muitos casos de hipertensão benigna, com lesão renal precoce, são na realidade de hipertensão maligna abortada pelo tratamento ou de agressão renal prévia, de causa desconhecida.

Contra essa opinião e também contra as diretrizes de 2003 da Sociedade Européia de Hipertensão e da Sociedade Européia de Cardiologia, *The Seventh Report of the Joint National Committee on Prevention, Detection, Evaluation, and Treatment of High Blood Pressure*, em maio de 2003, finalmente considerou pressão arterial normal aquela inferior a 120/80mmHg, e estágio pré-hipertensivo, aquele compreendido entre 120-139 e 80-89mmHg. Ele dividiu a pressão arterial em apenas dois estágios, 1 e 2, sem separar as grandes e graves hipertensões em um terceiro estágio. Ficamos satisfeitos com essa atitude, pois há cerca de 10 anos estamos ensinando que o principal objetivo do tratamento hipotensor é manter a pressão arterial abaixo de 120/80mmHg (Tabela 37.3).

Hipertensão sistólica

A pressão sistólica tende a aumentar progressivamente com a idade, em virtude de aterosclerose da aorta e dos grandes vasos, potencializada pelo grau de ingestão de sal e por certas enfermidades como o *diabetes mellitus*, a hipertensão arterial diastólica, a dislipidemia, a insuficiência renal crônica, a gota etc.

A normalização da pressão arterial do hipertenso, por meio de medidas farmacológicas e não-farmacológicas (com normalização da glicemia, lipidemia, uricemia etc.), não só atrasa o aparecimento da hipertensão sistólica, como também diminui muito sua gravidade.

A pressão sistólica também pode elevar-se por aumento do débito cardíaco (insuficiência aórtica, persistência do *ductus arteriosus*, comunicação interauricular, comunicação interventricular, fístulas arteriovenosas, tireotoxicose, doença óssea de Paget, beribéri, circulação hipercinética etc.).

Hipertensão maligna

A hipertensão maligna é uma síndrome clínica que pode complicar qualquer forma de hipertensão arterial, inclusive incidir em pacientes até então normotensos, caracterizada por pressão diastólica, em geral muito elevada, e lesão renal acelerada e progressiva, usualmente, mas não necessariamente, acompanhada de hemorragias retinianas e exsudatos e muitas vezes por edema de papila, conduzindo à morte precoce por uremia, a menos que o curso seja interrompido, na sua evolução, por complicações cerebrais ou lesões cardíacas, ou seja, tratado precoce e eficientemente.

Essa definição é uma modificação feita por nós daquela proposta por Goldblatt em 1957. Ela procura coincidir o quadro clínico hipertensão maligna com o quadro anatomopatológico nefrosclerose maligna. Para isso, o importante é a presença de insuficiência renal acelerada e progressiva, conduzindo à morte precoce por uremia, uma vez que vários pacientes, nos quais o diagnóstico anatomopatológico era de nefrosclerose maligna, não apresentavam edema de papila, nem hemorragias ou exsudatos ao exame de fundo de olho.

O termo "maligna" foi, muitas vezes, contestado, pois para um leigo ele poderia ter alguma correlação com carcinomas. Em virtude da velocidade do aparecimento da lesão renal, foram propostos os termos acelerada e necrotizante como sinônimos de hipertensão maligna.

Porém, querendo simplificar, há cerca de 30 anos alguns autores americanos passaram a denominar hipertensão acelerada a presença de hipertensão arterial diastólica usualmente superior a 140mmHg, associada ao encontro de hemorragias e exsudatos retinianos, e hipertensão maligna quando a esse quadro se adicionava edema de papila. Essa simplificação

Tabela 37.3 – Classificação da pressão arterial em adultos.

Classificação da PA	Pressão sistólica (mmHg)	Pressão diastólica (mmHg)	Modificação do estilo de vida
Normal	< 120	< 80	Encorajar
Estágio pré-hipertensivo	120-139	80-89	Sim
Estágio 1 da HA	140-159	90-99	Sim
Estágio 2 da HA	≥ 160	≥ 100	Sim

PA = pressão arterial; HA = hipertensão arterial.

porém, além de impossibilitar a interação clínico-patológica, não se correlaciona com o prognóstico. Há poucos anos, a Sociedade Americana de Oftalmologia informou que a presença ou não de edema de papila, associada a hemorragias e exsudatos, dependeria de fatores locais e não da gravidade do caso clínico. Por esse motivo, a Organização Mundial da Saúde recomendou que os termos "maligna" e "acelerada" voltassem a ser considerados sinônimos.

Incidência – a incidência de hipertensão maligna vem caindo desde 1950, provavelmente pelo controle cada vez maior da hipertensão arterial, graças a hipotensores mais potentes e mais bem tolerados.

A proporção de pacientes que passam da forma benigna para a maligna é, atualmente, inferior a 0,5%. A hipertensão maligna é mais comum dos 30 aos 50 anos de idade, em homens e em negros.

Quadro clínico – caracteriza-se por pressão arterial usualmente, mas não sempre, superior a 180/130mmHg. Essa costuma ser achatada ou não compensada, isto é, a diferença entre as pressões sistólica e diastólica é menor que a ideal, por provável menor força sistólica do ventrículo esquerdo.

O paciente pode estar oligossintomático. As queixas mais freqüentes são cefaléia nucal matutina e visão turva, decorrentes do edema de papila. Podem aparecer complicações: ataques isquêmicos transitórios, encefalopatia hipertensiva, insuficiência cardíaca congestiva esquerda, dispnéia, taquicardia, acidente vascular cerebral hemorrágico e insuficiência renal progressiva. Há palidez cutânea acentuada, tanto assim que essa hipertensão já foi denominada de "pálida", anorexia, náuseas, vômitos, oligúria, tonturas, hematúria microscópica "sempre" presente e às vezes macroscópica, o mesmo ocorrendo com protenúria, que pode ser nefrótica, superior a 5g/dL, mas oscilante, e retenção de uréia e de creatinina no sangue ou no plasma.

Cerca da metade dos casos acompanha-se de anemia hemolítica, com as hemácias assumindo formas bizarras, teste de Coombs negativo, e trombocitopenia, caracterizando a anemia hemolítica microangiopática.

Porém, o uso de drogas hipotensoras potentes e ativas no sistema renina-angiotensina-aldosterona vem mascarando o quadro clínico, impedindo o aparecimento de alterações oculares e lesões anatomopatológicas, dificultando o diagnóstico, tornando-o muitas vezes impossível. Muitas hipertensões benignas graves, com insuficiência renal precoce, de origem vascular, devem ser casos de hipertensão maligna abortada pelo tratamento medicamentoso.

Patologia – a lesão mais importante e precoce é a necrose fibrinóide, das arteríolas esplâncnicas, especialmente nos rins, nos quais a parede dos vasos sangüíneos é substituída por material eosinofílico granular. Essa lesão deve depender do grau da hipertensão

e produzir uremia por insuficiência renal aguda hemodinâmica, reversível integralmente com a normalização da pressão arterial, por diferentes mecanismos: dieta de arroz, simpatectomia, nefrectomia e hipotensores. Os pequenos vasos (artérias e arteríolas) apresentam-se necrosados, origem de outro sinônimo: hipertensão necrotizante.

A segunda lesão, mais tardia e irreversível, atinge vasos maiores, como as artérias interlobulares, denominada endarterite obliterante, na qual há considerável redução do lúmen vascular, por espessamento da íntima, causada por camadas finas, concêntricas, de colágeno, imitando o aspecto de uma cebola cortada.

Mecanismos – a etiopatogenia da hipertensão maligna é desconhecida e as causas devem ser múltiplas. Um fator importante é o círculo vicioso da hipertensão, criado por Volhard em 1931, tanto assim que hipertensões benignas levam em média 7 a 8 anos para se tornar malignas, provavelmente pela lesão vascular, com liberação de citocinas, prostaglandinas, renina, angiotensina II, catecolaminas, vasopressina, endotelinas, radicais livres etc. No endotélio vascular lesado haveria depósito de plaquetas, ativação de fatores mitogênicos, proliferação miointimal e maior lesão vascular. Paralelamente, haveria natriurese, hipovolemia e secundariamente maior liberação de substâncias vasopressoras.

Qual seria a causa do círculo vicioso da hipertensão?

Provavelmente, seria a falência do sistema estabilizador da pressão arterial exercido pelo endotélio dos vasos, que deve ser considerado o verdadeiro controlador da pressão arterial do organismo. A hipertensão, à medida que vai desarranjando esse sistema, vai provocando um aumento progressivo da pressão arterial, enquanto o tratamento adequado possibilita sua regeneração, com recuperação de suas funções, tornando os níveis pressóricos, de novo, facilmente controláveis, com doses menores de hipotensores.

Outro fator seria o estresse. Existem casos nos quais essa forma de hipertensão se inicia abruptamente, após um violento estímulo externo, evidenciando que, de alguma forma, o cérebro pode intervir no desencadeamento da síndrome.

Em metade dos casos há anemia hemolítica microangiopática, mostrando que o depósito de plaquetas nos vasos, a ponto de se acompanhar de plaquetopenia, em geral parcial, não está presente em todos os casos.

Fatores genéticos, raciais, hormônios masculinos e hábito de fumar também contribuem para o quadro clínico.

Prognóstico – sem tratamento, 80 a 90% dos pacientes morrem no primeiro ano e 99% em 5 anos, mas, com tratamento, estes números devem cair para 25 e 50%, respectivamente.

Tratamento – baseia-se em medidas para normalizar o mais rápido possível a pressão arterial, antes que se instalem alterações vasculares irreversíveis e o paciente evolua, inexoravelmente, para insuficiência renal terminal. Os primeiros bons resultados foram obtidos com a dieta de arroz de Kempner, e a simpatectomia ampla, pela técnica de Smithwick. Após, vieram os medicamentos, os hexa e pentametônio, abandonados em virtude de reações adversas, e o nitroprussiato de sódio, introduzido por Page em 1955, utilizado até hoje, com sucesso.

Normalizando-se a pressão arterial, com o medicamento administrado por via intravenosa, por um ou dois dias, a pressão torna-se suscetível de se manter normal com medicamentos menos potentes. Ocorrendo insuficiência renal, o paciente pode ser tratado com manobras dialíticas, transplante renal bem- sucedido e nefrectomia bilateral.

CONFORME O TIPO

Em 1971, completando os estudos clínicos e experimentais de Goldbatt, foram criados os modelos dois rins-uma pinça e um rim-uma pinça, que possibilitariam a divisão da hipertensão arterial em dois tipos: hipertensão por vasoconstrição ou renina-dependente (modelo dois rins-uma pinça) e hipertensão mediada pelo volume ou volume-dependente (modelo um rim-uma pinça).

Hipertensão renina-dependente

É aquela em que o fator predominante é a vasoconstrição arteriolar. Em humanos ocorre em hipertensões maligna, renovascular e arterial com renina alta, parecendo ter conseqüências mais devastadoras que as outras, dependentes de volume, caracterizando-se por ter angiotensina II, aldosterona, hematócrito e viscosidade sangüínea altos, e volemia, débito cardíaco e perfusão tecidual baixos. Nela predominariam as seqüelas vasculares: acidente vascular cerebral, ataque cardíaco, lesão renal, retinopatia e encefalopatia. Para esses pacientes, os inibidores da enzima conversora da angiotensina e os antagonistas do receptor AT_1 da angiotensina II seriam a medicação ideal.

Hipertensão volume-dependente

Nela, a hipertensão parece ser mantida inteiramente por excesso de água e sal. Clinicamente, ocorre com aumento de substâncias mineralocorticóides, hipertensão arterial com renina baixa e dificuldade renal em excretar água e sal, como existe na insuficiência renal aguda e crônica, na glomerulonefrite difusa aguda, no homem nefrectomizado ou nas fases iniciais da hipertensão sal-sensível. As seqüelas vasculares desse tipo de hipertensão são menos importantes, mas não

ausentes, como queriam alguns autores, caracterizando-se por aumento do débito cardíaco, da volemia e da perfusão tecidual, com diminuição da atividade de renina plasmática e da angiotensina II (que podem estar normais), do hematócrito e da viscosidade sangüínea. Para esses pacientes os diuréticos seriam a medicação ideal.

CONFORME A CAUSA

No quadro 37.1 estão relacionadas as causas mais comumente associadas à hipertensão arterial. A hipertensão arterial secundária será estudada no capítulo 38.

Quadro 37.1 – Classificação da hipertensão arterial conforme as causas.

Hipertensão sistólica
1. Por aumento do débito cardíaco

   Insuficiência aórtica, persistência do *ductus arteriosus*, comunicação interauricular, comunicação interventricular, fístulas arteriovenosas, tireotoxicose, doença óssea de Paget, beribéri, circulação hipercinética
2. Por rigidez da aorta e dos grandes vasos

Hipertensão sístolo-diastólica
1. Hipertensão primária, essencial ou idiopática
2. Hipertensão secundária
   - De origem renal
     a) Parenquimatosa – por perda de substâncias vasodilatadoras: prostaglandinas, medulipina e/ou sistema calicreína-cinina; hipertensão renopriva; hipertensão durante a diálise crônica; hipertensão pós-transplante renal; insuficiência renal aguda; insuficiência renal crônica; glomerulonefrite difusa aguda; outras (pielonefrite crônica, rim policístico forma adulta, tumores renais, doença renal droga-dependente, rim contraído unilateral, hipertensão em rim único, hidronefrose)
     b) Hipertensão renovascular
   - De origem das supra-renais
   - Feocromocitoma, hiperaldosteronismo primário, síndrome de Cushing, hiperplasia congênita das supra-renais (deficiência de 11-β-hidroxilase, deficiência de 17-α-hidroxilase)
   - Por coartação da aorta
   - Por hipotireoidismo
   - Por hiperparatireoidismo
   - Por gravidez
   - Por uso da pílula anticoncepcional
   - Por lesões do sistema nervoso central
   - Por *diabetes mellitus*
   - Por alcoolismo crônico
   - Outras

ETIOLOGIA DA HIPERTENSÃO ARTERIAL ESSENCIAL BENIGNA

Devem existir muitos fatores envolvidos na etiologia e no controle da pressão arterial que interagem entre si, dos quais vamos resumir os mais importantes.

PAPEL DA HEREDITARIEDADE

Hoje temos a certeza de que a hipertensão essencial é transmitida hereditariamente, por vários genes, de maneira dominante, mas ainda há dúvidas sobre o mecanismo íntimo dessa transmissão. O paciente pode herdar um rim sensível ao sal, incapaz de eliminá-lo corretamente, provavelmente através de diminuição da superfície de filtração; uma resposta anômala aos estímulos do meio ambiente; uma tendência à obesidade; hiperinsulinemia e *diabetes mellitus* ou uma membrana celular alterada, colaborando com o aumento da resistência vascular periférica.

Quando um gêmeo monozigoto é hipertenso, seu irmão tem grande risco de ser também hipertenso ou portador de hipertensão limítrofe.

PAPEL DO SAL

Provavelmente, o sal é o principal culpado pela hipertensão arterial humana. Há alguns anos, de Wardener et al. desenvolveram uma teoria muito interessante sobre o papel do sal, descrita a seguir.

Os hipertensos essenciais herdariam rins que teriam dificuldade em excretar o sal. Esses indivíduos, ingerindo mais sal do que sua capacidade renal de eliminação, teriam tendência inicial de aumentar o sal e a água internos, gerando hipertensão volume-dependente com hiporreninemia. Essa elevação de volume extracelular iria aumentar a liberação do fator natriurético central ou hormônio natriurético, que já foi conhecido como terceiro fator. Esse hormônio tem várias funções, como inibição da bomba Na^+-K^+-ATPase, responsável pela eliminação renal de sódio, e vasoconstrição. Ao inibir a bomba, que existe em todas as células do organismo, o sódio teria tendência de entrar nas células, saindo o potássio. Normalmente, o sódio é o principal íon extracelular, e o potássio, o principal intracelular. Caso entre sódio demais nas células, estas tenderiam a inchar, pois a água entraria junto, prejudicando seu funcionamento normal. Para evitar a entrada do sódio, este seria trocado pelo cálcio. Este íon, entrando nas células musculares lisas dos vasos, provocaria vasoconstrição, aumento da resistência vascular periférica e hipertensão.

Esta teoria, embora não aceita por muitos, é passível de demonstração em todas as suas etapas, além de explicar vários fenômenos até então inexplicáveis:

- Por que um hipertenso, ao receber uma sobrecarga intravenosa de sódio, o excreta por via renal mais rápido que um normotenso?
  Porque ele já possui o hormônio natriurético em circulação.
- Por que a hipertensão essencial dos jovens é muitas vezes hiporreninêmica?
  Porque ela é volume-dependente, por retenção de água e sal.

Juntamente com a retenção de sódio, há estímulo do sistema nervoso simpático, com diminuição do parassimpático, taquicardia, aumento do débito cardíaco e venoconstrição. A atividade simpática conduz a um aumento da liberação de renina e de norepinefrina. A concentração de norepinefrina apresenta-se alta no líquido cerebrospinhal, provavelmente ajudando a aumentar a resposta pressora ao estresse.

PAPEL DO ESTRESSE

Em grande parte dos hipertensos essenciais, é evidente a relação do aumento da pressão arterial com o estresse. Certos pacientes, por hereditariedade, responderiam ao estímulo do meio ambiente, à ansiedade, às preocupações, com aumento da pressão arterial através do sistema nervoso simpático e liberação de catecolaminas, com tendência à taquicardia.

Não está aceita ainda, universalmente, a relação entre a retenção de sal e água e o estresse.

PAPEL DOS BARORRECEPTORES

Estes são sensores localizados no seio carotídeo, na aorta e na parede do ventrículo esquerdo, que enviam seus impulsos sensórios para o tronco cerebral, no núcleo do trato solitário. Os impulsos aferentes atingem o coração e os vasos sangüíneos através de nervos simpáticos adrenérgicos e vagais colinérgicos. Quando a pressão se eleva, esses impulsos bloqueiam a via simpática e estimulam o nervo vago, diminuindo a constrição arteriolar e venosa, bem como a freqüência e a força cardíacas, respectivamente, baixando a pressão arterial. A hipertensão gerada em animais, por desnervação do seio carotídeo, foi denominada hipertensão neurogênica.

Resposta inversa acontece nas quedas súbitas de pressão. Após uma hemorragia existe intensa descarga simpática e taquicardia. Esse mecanismo também é responsável pelo aumento da pressão que ocorre no medo, ansiedade, dor, atividade mental e outros. Porém, se a pressão permanecer alta por outro mecanismo, por um ou dois dias, os barorreceptores passam a manter essa nova pressão estável, como se ela fosse a normal. Esse mecanismo ajudaria a existência do círculo vicioso da hipertensão.

PAPEL DOS QUIMIORRECEPTORES

Mecanismo semelhante ao anterior é desencadeado pelos quimiorreceptores. Neste caso, o aumento da pressão arterial, por meio dos corpos carotídeo e aórtico, estimularia os receptores de oxigênio e bloquearia os receptores de dióxido de carbono, dificultando estímulos quimiorreceptores, inibindo o simpático e aumentando estímulos vagais, diminuindo a vasoconstrição arteriolar e venosa, a freqüência e a força cardíacas.

CONTROLE HUMORAL

Papel do sistema renina-angiotensina

A renina é uma enzima proteolítica sintetizada, armazenada e secretada, principalmente nos rins, pelas células justaglomerulares das arteríolas aferentes, por diferentes estímulos, sendo o mais ativo a diminuição da pressão dessas arteríolas. Essas células liberam renina ativa e pró-renina, seu precursor molecular. A renina não é produzida apenas nos rins. São fontes conhecidas de renina extra-renal: paredes dos vasos sangüíneos, coração, cérebro, hipófise, supra-renais, ovários, testículo, útero, placenta, jejuno, glândulas salivares e outras.

A renina age catalisando a liberação hidrolítica do decapeptídeo angiotensina I, a partir do angiotensinogênio, uma alfa-2-globulina do plasma, produzida no fígado. Uma outra enzima conversora da angiotensina (ECA), presente nas células endoteliais, remove dois aminoácidos, histidil e leucina, da angiotensina I, transformando-a em um octapeptídeo, a angiotensina II. Esta conversão ocorre através do corpo, mormente nos pulmões. A tonina, enzima proteolítica purificada de glândulas submaxilares, assim como outras enzimas também seriam capazes de formar angiotensina II diretamente, sem passar pela angiotensina I.

A angiotensina II age, por meio de receptores, no sistema nervoso central, em terminações nervosas adrenérgicas e na medular da supra-renal, produzindo vasoconstrição, por contração direta da musculatura vascular lisa, estímulo do centro vasomotor do sistema nervoso central, aumento da secreção de catecolaminas e expansão de volume, estimulando a secreção de aldosterona da medular das supra-renais e provocando sede, por meio do sistema nervoso simpático.

Em virtude dessas intercorrências a hipertensão essencial pode acompanhar-se de renina normal (57%), alta (16%) ou baixa (27%).

Papel do sistema calicreína-cinina

Trata-se de um sistema semelhante, mas oposto. A enzima calicreína, de origem do córtex renal, a partir do cininogênio, uma alfa-2-globulina do plasma, produzida no fígado, libera calidina (ou lisilbradicinina) e bradicinina, com 10 e 9 peptídeos, respectivamente. As cininas são vasodilatadoras e diuréticos potentes, rapidamente inativadas na circulação, sugerindo que sua ação deve ser intra-renal, mantendo o fluxo sangüíneo e influenciando na eliminação do sódio. Uma das enzimas inativadoras da bradicinina, a cininase II, é a própria enzima conversora da angiotensina. Assim, essa enzima, ao gerar um estímulo vasoconstritor, está destruindo uma substância, de natureza peptídica, vasodilatadora. As cininas são formadas no túbulo distal, após o aparelho justaglomerular, onde estão as células da mácula densa, no qual inibem o transporte de sódio, eliminando-o, causando vasodilatação renal e alterando o gradiente osmótico da medula renal.

A calicreína também estimula a liberação de renina e ativa a pró-renina, bem como estimula a síntese de prostaglandinas vasodilatadoras, por ativação da fosfolipase A e liberação de ácido araquidônico. É provável que parte da ação vasodilatadora das bradicininas seja devida às prostaglandinas.

A liberação de calicreína, por sua vez, é estimulada pela angiotensina, pelas prostaglandinas e pela arginina-vasopressina.

Já foram sintetizados antagonistas da bradicinina, mas ainda estão em fase experimental.

Não se sabe qual é a relação entre esse sistema e a hipertensão arterial, sendo que a calicreína, como a renina, pode estar normal, alta ou baixa na urina de hipertensos essenciais.

Papel das prostaglandinas

A síntese de prostaglandinas é estimulada pela bradicinina, pela angiotensina II, pelo hormônio antidiurético e pelas catecolaminas. Por outro lado, ela estimula a secreção efetiva de renina e de calicreína.

As prostaglandinas são sintetizadas em diferentes partes dos rins, a partir do ácido araquidônico, graças às enzimas cicloxigenases. As prostaglandinas renais são 4: duas vasodilatadoras (PGI_2 ou prostaciclina e PGE_2) que agem diminuindo a liberação de norepinefrina pelo sistema nervoso simpático e reduzindo seu efeito vasoconstritor, e duas vasoconstritoras ($PGF_2\alpha$ e tromboxano). Os efeitos vasodilatadores são dominantes, pois infusão intravenosa de ácido araquidônico produz hipotensão, e a administração por via oral de indometacina, inibidor da síntese de prostaglandinas, aumenta a pressão arterial.

A PGE_2 apresenta-se usualmente baixa na hipertensão essencial, sem se saber qual é seu significado em sua gênese, uma vez que ela costuma estar alta nas hipertensões secundárias.

Papel da arginina-vasopressina

O hormônio antidiurético ou arginina-vasopressina pode aumentar a pressão arterial por ação direta na musculatura lisa vascular ou indiretamente por meio do cérebro, readaptando os barorreceptores. Este hormônio está aumentado na urina e no plasma dos portadores de hipertensão renovascular e em alguns casos de hipertensão essencial.

Papel do fator natriurético atrial

Trata-se de um peptídeo sintetizado, armazenado e liberado de células de átrio de mamíferos, com propriedades diuréticas, natriuréticas e vasorrelaxantes. Ele reduz a síntese de aldosterona e inibe a ação de vasoconstritores endógenos, estando seis a oito vezes maior em hipertensos essenciais.

PAPEL DO MEIO AMBIENTE

Os hábitos alimentares, dietas ricas em precursores do ácido úrico, abuso do álcool, hábito de fumar, mau ambiente em casa ou no emprego, por meio dos fatores já citados, contribuem para o desenvolvimento da hipertensão arterial.

PAPEL DA RESISTÊNCIA À INSULINA

Hipertensos não tratados, especialmente obesos, apresentam freqüentemente hiperinsulinemia e hipertrigliceridemia, por serem resistentes à insulina. Certas dietas e alguns hipotensores podem exacerbar essas anomalias metabólicas e aumentar o risco de coronariopatias. É possível que essas alterações no metabolismo dos carboidratos e das lipoproteínas tenham um papel importante na etiologia e no curso clínico da hipertensão.

Está sendo questionada a existência de um grupo especial de hipertensos, provavelmente desencadeado pela resistência à insulina e conseqüente hiperinsulinemia, portadores da síndrome X, diagnosticável pela presença dos seguintes elementos clínicos: hipertensão arterial, obesidade tipo andróide (ventre volumoso, pernas finas), intolerância à insulina e aos distúrbios do metabolismo lipídico, conhecidos como o quarteto fatal. A causa desencadeante seria a hiperinsulinemia ou o fator X.

TRATAMENTO DA HIPERTENSÃO ARTERIAL SISTÊMICA

O tratamento farmacológico da hipertensão arterial sistêmica iniciou-se, oficialmente, com Edward D. Freis, em 1947, quando constatou, juntamente com Wilkins, que a pentaquina, droga usada contra a malária, também era capaz de reduzir a pressão arterial em hipertensos. Por essa sua brilhante e engenhosa contribuição e posterior ensaio com todos hipotensores até então descobertos, o Dr. Freis receberia, 25 anos após, o título de "pai do moderno tratamento hipotensor" e o "1971 Albert Lasker Basic Medical Research Award".

Na realidade, uma planta, a *Rauwolfia serpentina*, já era utilizada há muitas décadas, na Índia, como hipotensora.

Porém, até essa época, não existia no Ocidente nenhum medicamento hipotensor ativo, e o tratamento da hipertensão era empírico, sendo a retirada do sal da dieta a medida mais eficaz, eficiente, inclusive em hipertensos mais graves, quando drástica, como a dieta de arroz de Kempner.

A partir da idéia de que um medicamento poderia normalizar a pressão arterial, instalou-se uma das maiores revoluções terapêuticas do século XX. Hoje, pode-se dizer que um hipertenso, convenientemente tratado, tem uma sobrevida semelhante à de um nor-

motenso. Consideramos um hipertenso convenientemente tratado quando sua pressão é reduzida para baixo de 120/80mmHg, sem se acompanhar de nenhum mal-estar, mas, ao contrário, com ele sentindo-se melhor.

O tratamento é dividido em farmacológico e não-farmacológico. Este último inclui medidas que condicionam diminuição da pressão arterial, junto com outras que reduzem seus efeitos colaterais, especialmente o risco cardiovascular. Porém, modificações na dieta ou no estilo de vida, embora muito importantes, são muito mais difíceis de ser conseguidas que a simples administração de medicamentos.

Portanto, advogamos o uso de medicamentos desde as primeiras elevações da pressão arterial, quando muitos especialistas não o fazem, juntamente com medidas não-farmacológicas, tendo a certeza que, em geral, a maior parte dessas medidas demorarão, ou mesmo nunca serão seguidas integralmente pelos pacientes. Ficamos contentes em saber que *The Seventh Report of the Joint National Committee on Prevention, Detection, Evaluation, and Treatment of High Blood Pressure*, em maio de 2003, passou a indicar medicamentos, principalmente diuréticos tipo tiazídicos, isolados ou associados a outros hipotensores para todos os portadores de pressão arterial superior a 140/90mmHg, sendo que portadores de diabetes ou de insuficiência renal devem iniciar esse tratamento a partir de 130/80mmHg.

TRATAMENTO NÃO-FARMACOLÓGICO

Deve ser considerado um coadjuvante importante no tratamento do hipertenso, devendo ser lenta e persuasivamente introduzido, mas só deve ser o único tratamento quando for capaz de normalizar corretamente a pressão arterial, pois, como já foi demonstrado pelas companhias de seguro americanas, de 1935 a 1954, elevações mesmo discretas da pressão arterial diminuem o tempo de expectativa de vida, sendo uma temeridade manter-se um paciente com a sua pressão elevada, esperando o aparecimento de lesões em órgãos-alvo para se intervir. A demora em normalizar a pressão arterial aumenta a aterosclerose dos grandes vasos e a incidência de hipertensão sistólica.

Restrição da ingestão de sal

Provavelmente, o fato de ingerirmos sal em nossa dieta é a maior causa de hipertensão arterial. Os povos que não ingerem sal não apresentam nenhum caso de hipertensão arterial em seu meio, bem como não têm sua elevação com a idade, e a restrição exagerada de sal, como a da dieta de arroz de Kempner, foi capaz de controlar, adequadamente, vários casos de hipertensão maligna quando utilizada algumas décadas atrás.

Quem descobriu que a diminuição do sódio na dieta diminuía a pressão arterial foi Ambard em 1906, confirmado por Allen em 1920. Com a descoberta dos tiazídicos, no fim da década de 1950, observou-se que esses diuréticos podiam substituir as dietas pobres em sódio.

Embora o cloreto do sal de cozinha não seja importante para aumentar a pressão arterial, outros sais de sódio, como o bicarbonato, têm pouco efeito hipertensor.

A retirada discreta de sal necessita de tempo, em geral meses, para reduzir a pressão arterial. Alguns autores demonstram que em alguns pacientes essa diminuição é mais rápida e mais intensa, seriam os pacientes sensíveis ao sal. Em outros, o dobro dos primeiros, determinados geneticamente, essa diminuição não ocorreria, denominados resistentes ao sal. Na realidade, não existe paciente que não responde à dieta pobre de sal, é tudo questão de tempo e de intensidade da restrição salina.

Muitos pacientes que afirmam estar ingerindo dieta sem sal, na realidade não o fazem. Basta dosar a quantidade de sal na urina de 24 horas para comprovar. Na maior parte dos hipertensos, o uso de doses baixas de diuréticos, associadas ou não a outros hipotensores, é suficiente para controlar a pressão arterial, sem a necessidade de se impor uma dieta desagradável, que poucos obedecem.

A retenção de sódio também é a principal causa de hipertensão em portadores de insuficiência renal crônica, em tratamento dialítico.

Costumamos diminuir ou retirar o sal apenas em pacientes internados, edemaciados, em tratamento dialítico, com hipertensão de difícil controle e/ou cardíacos.

Diminuição do peso
A medida da pressão arterial em hipertensos obesos, com os manguitos usuais, superestima a verdadeira pressão desses pacientes. Manguitos maiores, que possibilitassem leituras mais adequadas, não são encontrados freqüentemente em nosso meio. Mesmo assim, independentemente de falsas aferições, os obesos tendem a ser mais hipertensos que os magros e os normais.

A redução do peso, principalmente em grandes obesos, acompanha-se de diminuição dos níveis pressóricos. O emagrecimento acompanha-se de redução da insulina necessária para controlar um diabetes insulino-dependente, de aumento de seus receptores, de redução da atividade do sistema nervoso simpático e de alterações do metabolismo do sódio.

Porém, se é importante reduzir o peso de um paciente obeso, independente do grau de sua pressão arterial, até o presente momento é uma tarefa difícil de ser realizada e mais difícil ainda de ser mantida.

Comumente, vários obesos conseguem emagrecer para, pouco tempo após, recuperar os quilos perdidos, acrescentando outros.

Diminuição da colesterolemia
Muitos hipertensos são obesos, possuem índice de massa corpórea (IMC) superior a $30kg/m^2$, especialmente as mulheres, por isso tendem a ter hipercolesterolemia, teste de tolerância à glicose prejudicado e hipertrofia ventricular esquerda.

O IMC ou índice de Quetelet é calculado pela fórmula: $IMC = peso/(altura)^2$.

Em estudo anterior, demonstramos que a idade e a hipertensão arterial aumentam a prevalência de dislipidemias, enquanto o tratamento hipotensor, em geral, reduz, apesar de alguns hipotensores apresentarem efeito oposto. As dislipidemias mais encontradas foram o aumento da fração LDL-colesterol, com ou sem hipertrigliceridemia, em mulheres, e diminuição da fração HDL-colesterol, em homens, fatores de reconhecido risco coronariano.

Porém, se é difícil emagrecer um obeso, principalmente por não termos ainda um remédio eficaz e bem tolerado, é mais fácil convencê-lo a reduzir a quantidade de gordura da dieta, especialmente de origem animal, e a tomar um medicamento capaz de normalizar sua dislipidemia.

Suplementação de cálcio
O papel da suplementação de cálcio na dieta de hipertensos essenciais ainda permanece controverso. Por um lado, a elevação do cálcio ionizável nas células musculares lisas vasculares é causa importante de hipertensão primária, havendo correlação positiva entre concentração de cálcio ionizável do soro e hipertensão arterial, por outro, as suplementações dietéticas de cálcio, sugeridas desde 1924, são capazes de abaixar a pressão arterial em alguns hipertensos, talvez por promoverem natriurese.

Trabalhos realizados após 1995 demonstraram que a suplementação de cálcio, durante a gravidez, diminui e incidência de pré-eclâmpsia e que a adição de cálcio na dieta, 1g/dia, reduz um pouco a pressão sistólica, mas não tem efeito na pressão diastólica de hipertensos essenciais. A suplementação de cálcio também pode levar à calculose renal e à infecção do trato urinário.

Não administro cálcio aos meus hipertensos, com a finalidade de tratar sua hipertensão, exceto se houver outros motivos para fazê-lo.

Suplementação de potássio
Há vários estudos sugerindo que a suplementação oral de potássio pode prevenir o desenvolvimento de hipertensão arterial sistêmica ou baixar a pressão arterial em pacientes com hipertensão já estabelecida.

Depleção de potássio, por pequeno espaço de tempo, exacerba a pressão arterial e, em negros, aumenta a resposta pressora ao estresse. Há cerca de 20 anos demonstrou-se que a maior ingestão de potássio reduz, em 40%, a mortalidade por acidente vascular cerebral em idosos.

O uso de diuréticos tiazídicos, de alça ou indapamida, mesmo em dose baixa, pode acompanhar-se de hipocalemia, em geral discreta, instável e assintomática, a menos que o paciente seja cardiopata, além de hipertenso. Nesses casos, o uso de dietas ricas em potássio ou o consumo de frutas, de legumes e de feijão, em grande quantidade, são indicados.

Suplementação de magnésio

Os efeitos benéficos do magnésio por via intravenosa na toxemia da gravidez são conhecidos desde o século XVIII, sendo também um coadjuvante útil no controle da hipertensão maligna e outras hipertensões hipereninêmicas.

O efeito anti-hipertensivo da suplementação do magnésio por via oral foi menos estudado que os efeitos do cálcio ou do potássio. A conclusão final é que o magnésio deve ser administrado apenas quando houver hipomagnesemia, pois não apresenta nenhuma ação importante sobre a hipertensão arterial.

Abuso do café e da cafeína

A cafeína é consumida por cerca de 80% dos adultos sob a forma de café, chá, bebidas com cola, cacau, sendo capaz de elevar agudamente a pressão arterial de até 5 a 15mmHg, por várias horas. Essa elevação é maior com o café que com o chá e outras bebidas que contêm cafeína, é proporcional à dose e está presente inclusive no café descafeinado.

Embora alguns autores acreditem que o uso e o abuso do café sejam capazes de aumentar o risco de coronariopatia, outros demonstram que o efeito hipertensor é efêmero, diminui com o tempo e é variável de um indivíduo para outro.

Abolição do fumo

Alguns autores não citam a abolição do fumo como parte do tratamento não-farmacológico, por entenderem que o hábito de fumar se acompanha, muitas vezes, de redução da pressão arterial e sua supressão leva a ganho de peso e aumento da pressão arterial.

Porém, está provado que hipertensos fumantes têm o dobro de mortalidade cardiovascular quando comparados com hipertensos não-fumantes, em condições idênticas. O índice de mortalidade eleva-se se forem acrescentados outros agravantes como a hipercolesterolemia. Agudamente, o fumo também é capaz de elevar a pressão arterial além de ser danoso à saúde, ao pulmão, ao cérebro, ao coração e aos vasos e constituir-se em um fator importante na gênese de carcinomas de vários órgãos: boca, faringe, laringe, brônquios, pulmões, estômago, intestino, pâncreas, bexiga etc.

Diminuição do uso do álcool

O álcool destilado (uísque, vodca, rum, gim, conhaque, pinga etc.), em pequenas doses, 10 a 30mL/dia, bem como o vinho e a cerveja, ingeridos moderadamente, parecem proteger o coração do desenvolvimento de doença coronariana, diminuir os lípides e reduzir a sensibilidade à insulina, o contrário do que ocorre com a ingestão crônica de mais de 3 a 6 drinques por dia. Há uma relação direta entre a quantidade de álcool ingerida e a prevalência de hipertensão arterial.

O alcoolismo crônico aumenta a pressão arterial e a incidência de coronariopatias. Portanto, devemos combater o alcoolismo crônico, mas até encorajar o uso moderado do álcool, em hipertensos com mais de 40 anos de idade, que não sejam suscetíveis de se tornarem alcoólatras.

Atividade física

Há uma boa evidência, de estudos bem controlados, que o exercício isotônico freqüente, ou o treinamento adequado, persistente, pode reduzir a pressão arterial a longo prazo, especialmente em hipertensos.

Porém, agudamente, ao contrário do que ocorre cronicamente, o exercício isotônico ou estático, ou isométrico de forma dinâmica, costuma acompanhar-se de elevação da pressão arterial.

O paciente hipertenso deve ser encorajado a fazer exercícios, nem que seja apenas caminhadas diárias, pois o trabalho, a atividade física e intelectual e o exercício diário, como caminhar, nadar ou andar de bicicleta, atividades predominantemente isotônicas, melhoram sua qualidade de vida e são importantes para a prevenção primária ou secundária de doenças cardiovasculares, embora não haja provas suficientes que elas aumentem o tempo de duração de vida. Na realidade, a maioria dos macróbios foram pouco ou nada atléticos em sua existência e alguns foram sempre sedentários. Exercícios vigorosos, que tendem a aumentar a massa muscular não são recomendados.

Diminuição do estresse

Técnicas de relaxamento e outros métodos têm sido tentados no tratamento da hipertensão arterial, baseados na premissa de que a atividade mental excessiva pode aumentar a pressão arterial por meio da ativação do sistema nervoso simpático. Foram descritos casos de tratamentos eficazes com ioga, psicoterapia, mudança de emprego, férias etc., mas os resultados são discretos e/ou personalizados. Muitas técnicas de relaxamento requerem tempo, dinheiro e vontade do paciente, limitando sua aplicação.

Atividade psíquica

Tão importante como a atividade física ou talvez mais é a manutenção da atividade psíquica. Não há necessidade de grandes elucubrações mentais, mas é necessário manter o cérebro sempre em funcionamento, de preferência com pensamentos otimistas.

Uso da pílula anticoncepcional

Todas as pacientes que ficam hipertensas devido ao uso da pílula anticoncepcional devem interromper imediatamente essa droga e usar outra forma para evitar a concepção.

Conclusão

O tratamento não-farmacológico da hipertensão arterial, ou seja, modificações da dieta e dos hábitos de vida, deve ser considerado como medida auxiliar do tratamento farmacológico. Sua introdução deve ser tentada em todos os hipertensos, por ser de baixo custo, poder melhorar sua qualidade de vida, reduzir seu risco coronariano e diminuir a dosagem dos medicamentos necessários para o controle perfeito da pressão arterial. Sendo uma medida auxiliar, não deve ser instituído em vez dos medicamentos, mas pode, em alguns casos de hipertensão leve ou moderada, vir a substituí-los, desde que seja capaz de manter a pressão arterial normal, inferior a 120/80mmHg, sob vigilância médica intermitente, para evitar o reaparecimento da hipertensão algum tempo após.

TRATAMENTO FARMACOLÓGICO

Pode ser dividido em dois grupos: inespecífico e específico. O primeiro compreende drogas auxiliares, sem função hipotensora, e o segundo, drogas hipotensoras (Quadro 37.2).

Quadro 37.2 – Tratamento farmacológico.

Tratamento inespecífico da hipertensão
Obesidade
Diabetes mellitus
Hiperuricemia
Estresse e insônia
Dislipidemias
Hipertrofia ventricular esquerda
Tratamento específico da hipertensão
Diuréticos
Agentes alfa-adrenérgicos com ação central
Betabloqueadores
Bloqueadores dos canais de cálcio
Inibidores da enzima conversora da angiotensina
Antagonistas do receptor AT_1 da angiotensina II
Vasodilatadores orais diretos
Vasodilatadores injetáveis
Alfa-bloqueadores

Tratamento inespecífico da hipertensão

Tratamento da obesidade – a diminuição de peso em obesos acompanha-se de melhor controle do diabetes e da hipertensão arterial, além de melhor qualidade de vida decorrente de diminuição do tecido adiposo.

O tratamento dietético é o ideal, o paciente tem que aprender a controlar seu apetite, o que nem sempre consegue. Já o tratamento medicamentoso é falho. O medicamento ideal ainda não foi descoberto. Os moderadores do apetite, além de poderem desenvolver dependência, são eficazes apenas por algumas semanas, não sendo de utilidade a longo prazo. Os hormônios da tireóide só são eficazes em doses tóxicas e também não devem ser prescritos.

Outros medicamentos recentes ainda não confirmaram sua eficácia.

Tratamento do *diabetes mellitus* – há maior incidência de hipertensão arterial em portadores de diabetes, tipos I e II, ainda mal esclarecida. Os dois tipos aceleram a arteriosclerose coronariana e generalizada, aumentam a aterosclerose da aorta e conseqüentemente a incidência de hipertensão sistólica, mesmo na ausência de hipertensão diastólica. Aparentemente, o controle perfeito da glicemia diminui ou atrasa o aparecimento desses riscos.

Os hipertensos, obesos ou não, tendem a ter altos níveis de insulina circulante, o que caracteriza a resistência à insulina, uma incapacidade relativa de os tecidos periféricos utilizarem a glicose sob efeito da insulina. Essa hiperinsulinemia comporta-se como hipertensor, causando retenção de sódio, elevação das catecolaminas e hipertrofia das células musculares lisas vasculares, além de provocar dislipidemias por mecanismo não bem claro, sendo um importante fator de risco cardiovascular.

O controle perfeito da glicemia pode ser obtido com comprimidos (biguanida, clorpropamida, fenformina, glibenclamida, glipizida etc.) ou com insulina subcutânea, cujo detalhamento não cabe neste capítulo.

Tratamento da hiperuricemia – a coronariopatia e o infarto do miocárdio são complicações freqüentes nos portadores de gota, embora a hiperuricemia não seja considerada universalmente uma causa de risco para doenças cardiovasculares. Os diuréticos costumam aumentar a uricemia, a longo prazo, por diminuição de sua depuração renal. Quando a hiperuricemia está acima de 11mg/dL, ela deve ser tratada com um inibidor da síntese do ácido úrico (alopurinol 100 a 400mg/dia). As uricemias entre 7 e 11mg/dL costumam ser medicadas com um uricosúrico (benziodarona ou benzobromarona, 100 a 300mg/dia), medida desaconselhável a longo prazo, pelo risco de provocar calculose renal e/ou depósito de uratos no rim, com diminuição da função renal. Como o alopurinol não é um medicamento isento de riscos e o risco das uricemias abaixo de 11mg/dL não é grande, seu uso nesses casos é problemático.

Tratamento do estresse e da insônia – cerca de metade dos hipertensos sofre de insônia rebelde, que contribui enormemente para manter o essado hipertensivo. Para esses pacientes, procuramos indicar um comprimido para dormir, quando necessário. Os soníferos (essazolam, 2mg; flunitrazepam, 1mg; flurazepam, 30mg; midazolam, 15mg; nitrazepam, 5mg; triazolam, 0,125 e 0,25mg; zaleplom, 1, 3, 5 e 10mg; zolpidem, 10mg; zoplicona, 7,5mg) são preferidos por terem duração de ação menor, apenas durante as horas noturnas, enquanto os ansiolíticos (alprazolam, 0,25, 0,5, 1 e 2mg; bromazepam, 3 e 6mg; buspirona, 5 e 10mg; clobazam, 10 e 20mg; clorazepato, 5, 10 e 15mg; clordiazepóxido, 10 e 25mg; cloxazolam, 1, 2 e 4mg; diazepam, 5 a 10 mg; lorazepam, 1 e 2mg), por apresentarem ação mais prolongada, também durante o dia, devem ser reservados para aqueles que também estão tensos, por diferentes motivos.

As principais contra-indicações desses medicamentos são a depressão e a possibilidade de produção de hábito, que é bastante rara e mais comum com os ansiolíticos.

Tratamento das dislipidemias – deve iniciar-se com medidas higienodietéticas, difíceis de serem seguidas por envolver mudança de hábitos, dietas hipocolesterolemiantes, pobres em carnes gordas, toucinho, frios, salsicha, presunto, salame, copa, mortadela, miúdos e vísceras, camarão, lagosta, frutos do mar, gema de ovo, gordura de coco, chocolate, leite e derivados; redução do peso corpóreo ao ideal e, além das medidas já ventiladas, controle adequado de insuficiência renal, síndrome nefrótica e hipotireoidismo, se houver.

O tratamento medicamentoso com drogas hipotrigliceridemiantes deve ser pensado quando os níveis séricos de triglicérides estiverem acima de 200mg/dL e deve ser obrigatório quando acima de 400.

As drogas hipocolesterolemiantes devem ser pensadas quando o colesterol sérico permanecer acima de 200mg/dL, apesar de aderência às medidas higienodietéticas. Mais importante que o nível do colesterol total é manter a fração LDL-colesterol abaixo de 130mg/dL, a fração HDL-colesterol acima de 35mg/dL e a relação LDL/HDL-colesterol inferior a 3,7. Em diabéticos, esses limites devem ser modificados: colesterol total abaixo de 180mg/dL, fração LDL-colesterol inferior a 100mg/dL, fração HDL-colesterol acima de 40mg/dL, relação LDL/HDL-colesterol inferior a 3,4.

A lovastatina e as drogas do seu gênero (atorvastatina, fluvastatina, pravastatina, sinvastatina) são os medicamentos mais potentes para o tratamento da hipercolesterolemia, e os fibratos (bezafibrato, ciprofibrato, etofibrato, fenofibrato, genfibrozil), para o tratamento da hipertrigliceridemia.

As dislipidemias discretas podem ser combatidas com o ácido nicotínico, puro ou associado à papaverina, em baixas doses, sem efeitos colaterais apreciáveis.

Tratamento da hipertrofia ventricular esquerda – a hipertrofia ventricular esquerda depende de hipertensão arterial, obesidade, sistema nervoso simpático, sistema renina-angiotensina-aldosterona e viscosidade sangüínea, podendo acarretar coronariopatia (60%), especialmente em idosos, aumento da atividade inotrópica, arritmias, insuficiência cardíaca congestiva e aumento da morbidade e mortalidade cardiovascular. O emagrecimento e todos os hipotensores podem provocar regressão da hipertrofia ventricular esquerda, exceto os vasodilatadores. São mais eficientes nesse mister a metildopa, os bloqueadores dos canais de cálcio, os inibidores da enzima conversora da angiotensina I e os antagonistas AT_1 da angiotensina II. Preferimos utilizar os dois últimos, quando necessário.

Tratamento específico da hipertensão arterial

Ainda não foi descoberto o hipotensor ideal, mas existe um número suficientemente grande de drogas hipotensoras no mercado que permite o controle farmacológico adequado de qualquer tipo de hipertensão arterial.

Diuréticos – são usados há mais de 40 anos, pela maior parte dos facultativos, como monoterapia ou como a droga inicial no tratamento por etapas, por serem ótimos hipotensores, muito bem tolerados, apesar de seus efeitos metabólicos colaterais. Podem ser divididos em 3 grupos:

1. Diuréticos de alça – agem na porção espessa da alça ascendente de Henle, com duração de ação de 4 a 6 horas, sendo os diuréticos e natriuréticos mais potentes, além de espoliadores de K, Ca e H. Exemplos: bumetanida (1mg), piretamida (6mg) e furosemida (40 e 60mg por via oral e 20mg por via intravenosa ou intramuscular).
2. Benzotiadiazinas e seus derivados – agem na porção inicial do túbulo distal, com duração de ação variável, 12 a 24 horas para os benzotiadiazínicos e 36 a 48 horas para a clortalidona, menos potentes que os primeiros e também retentores de cálcio. Exemplos: clortalidona (12,5, 25 e 50mg), diidroclorotiazida (50mg) e indapamida (1,5 e 2,5mg).
3. Retentores de potássio – agem inibindo a aldosterona (espironolactona, 25 e 100mg) ou diretamente nos túbulos distais (amilorida 5 e 10mg, e triantereno 50mg). Apresentam ação diurética fraca, sendo usados quase sempre em associação com um dos diuréticos citados anteriormente, para impedir a perda de potássio. A espironolactona pode ser usada de forma isolada e ultimamente tem sido utilizada em dose baixa (25mg/dia), que inibiria ape-

nas pequena parcela da aldosterona, como coadjuvante no tratamento de cardiopatias, com ou sem hipertensão arterial.

Mecanismo de ação – no início do tratamento, a ação hipotensora deve ser dependente da redução do volume plasmático, do líquido extracelular e do débito cardíaco pela perda de água e sódio. Após uma a duas semanas, o balanço de sódio se estabiliza e as alterações hemodinâmicas lentamente voltam ao normal, permanecendo um pouco deprimidas. Porém, a pressão arterial que havia diminuído permanece baixa, não mais à custa do débito cardíaco e sim por diminuição da resistência vascular periférica, talvez por diminuição de água e sódio da parede dos vasos, que ficam menos sensíveis a estímulos adrenérgicos e também por outras vias. Geralmente, o sistema renina-angiotensina-aldosterona está ligeiramente estimulado.

Indicação – os diuréticos podem e devem ser indicados em qualquer tipo de hipertensão e em qualquer idade. Em adultos, reduzem a mortalidade total em 17%, a por acidente vascular cerebral em 45% e a por cardiopatia isquêmica em 20% (*Hypertension Detection and Follow-up Program Study*), e em idosos a mortalidade por cardiopatias em 27% e as doenças cardíacas em 38% (*European Working Party Trial on Hypertension in the Elderly*).

Dosagem – a dose diária dos diuréticos vem diminuindo. Uns preferem começar com doses baixas, indicamos 25mg de diidroclorotiazida, uma vez por dia, pela manhã, ou 25mg de clortalidona em dias alternados, pela manhã, diminuindo para a metade após algum tempo, semanas ou meses, de resposta pressora estável.

Os diuréticos costumam ser muito bem tolerados e de baixo custo, proporcionando, portanto, excelente adesão ao tratamento.

Efeitos colaterais – fadiga, perda da libido e impotência parcial, rara em nossa experiência, exacerbação de gota e hiperuricemia, câimbra nas pernas, hipocalemia e hiperglicemia tempo-dependente. Podem aumentar o colesterol por um certo tempo, retornando ao normal meses mais tarde, mesmo sem mudar a dosagem do diurético. A sensação de fadiga é intermitente, diminuindo ou desaparecendo com a redução da dose, o mesmo ocorrendo com as câimbras. A hipocalemia costuma ser discreta, na ausência de tubulopatias, como ocorre nas hipertensões essenciais, acima de 3mEq/L, inocente e assintomática, na grande maioria dos casos. Quando é sintomática, inferior a 3mEq/L repetidamente, ou quando o paciente está tomando também digitálicos e/ou corticóides, deve ser tratada. Preferimos não usar sais de potássio para corrigi-la, nem aldactona em homens, pelos efeitos colaterais, e sim a associação amilorida-diidroclorotiazida/

clortalidona ou furosemida. A hiperuricemia é controlável com uricosúricos ou alopurinol, e a hiperglicemia, com clorpropamida ou outro hipoglicemiante oral, em dose baixa.

Agentes alfa-adrenérgicos com ação central – são medicamentos muito úteis para controlar a hipertensão arterial benigna, sendo pouco ativos na hipertensão maligna e nas hipertensões renina-dependentes graves, devendo continuar a ser usados, apesar de novas classes de agentes hipotensores também importantes.

1. Clonidina – droga de grande aceitação nos Estados Unidos e menor no Brasil. Comprimidos de 0,10 e 0,15mg.

   Mecanismo de ação – agonista dos alfa-receptores localizados no tronco cerebral inferior, no núcleo do trato solitário da medula oblonga, cuja ativação diminui o fluxo simpático para o sistema cardiovascular, produzindo diminuição da pressão arterial e da freqüência cardíaca. Deve restaurar a sensibilidade aos mecanismos barorreceptores e inibir em parte, provavelmente por via sistema nervoso simpático, o sistema renina-angiotensina-aldosterona. O efeito hipotensor é potencializado pelos diuréticos.

   Dosagem – a ideal é de 0,075 a 0,20mg/dia.

   Efeitos colaterais – boca seca, sonolência, cefaléia e disfunção sexual são os mais comuns. Pode ocorrer hipotensão de rebote quando a droga é interrompida abruptamente, provavelmente quando usada em doses acima de um comprimido por dia. Foram descritos também insuficiência cardíaca congestiva, síndrome de Raynaud, alterações do ritmo cardíaco ao eletrocardiograma, retenção urinária, anorexia, náuseas, vômitos, insônia etc.

2. Guanabenzo – pouco usado, de mecanismo hipotensor, em parte semelhante à clonidina. Comprimidos de 4mg. Dosagem ideal de 2 a 12mg/dia.

3. Metildopa – um dos hipotensores mais usados no Brasil. Comprimidos de 250 e 500mg.

   Mecanismo de ação – semelhante ao da clonidina, com a ressalva de que sua ação central se faz por meio de um metabólito, a alfa-metilnorepinefrina. Aparentemente ela possui também outros mecanismos de ação. Age diminuindo o sistema renina-angiotensina-aldosterona e aumentando o volume plasmático e o fluxo sangüíneo renal. É um ótimo medicamento para os portadores de insuficiência renal, para as grávidas, para os ansiosos do sexo feminino e para os idosos em geral.

   Dosagem – sua dose ótima deve variar de 250 a 750mg/dia. Doses superiores a 750mg podem ocasionar teste de Coombs direto positivo (25%), anemia hemolítica auto-imune (1%) e hepatite semelhante à hepatite viral (2%), dose e tempo-dependente, ou no início do tratamento, por hipersensibilidade à droga. Doses altas, que devem ser contra-indicadas, significam que o paciente não é sensível ao medicamento. Os diuréticos, bem como a reserpina e os betabloqueadores, potencializam sua ação.

Efeitos colaterais – além dos efeitos indesejáveis já descritos e quase exclusivos de doses altas, encontram-se sonolência, cefaléia, impotência (a qual dificulta sua aceitação por homens jovens), retenção aquosa, ganho de peso, hipotensão postural e boca seca. Foram descritos também xerostomia, náuseas, vômitos, pesadelos, obstrução nasal, fator antinúcleo positivo no sangue, anemia hemolítica auto-imune em doses altas, artralgias, mialgias, reações dermatológicas eczematóides etc.

4. Reserpina – uma droga de baixo custo, que deve ser usada em doses baixas e associada a diuréticos e apresolina. É um alcalóide da *Rauwolfia serpentina*, planta usada na Índia, como hipotensora, há alguns séculos. Comprimidos de 0,10 e 0,25mg.

Mecanismo de ação – age diferentemente das três anteriores, depletando as reservas de norepinefrina e serotonina no cérebro e nas terminações adrenérgicas periféricas.

Dosagem – como monoterapia não deve ser usada em doses superiores a 0,25mg/dia. Seu uso no Brasil e no mundo está quase abandonado.

Efeitos colaterais – nessa dosagem, o efeito desagradável mais freqüente é a obstrução nasal. Em doses maiores, produz depressão mental, boca seca, sonolência, pesadelos, disfunção sexual, cefaléia, bradicardia, aumento da secreção gástrica de ácidos etc. O efeito bradicárdico é mais intenso que o da metildopa e menos intenso que o dos betabloqueadores, tornando a droga muito útil para os portadores de insuficiência cardíaca ou taquicardia.

5. Monoxidina rilmenidina – menos conhecida, de ação discreta como monoterapia e, ao contrário das outras, age no sistema nervoso central diminuindo o tônus simpático. Pode ser útil em associação medicamentosa. Comprimidos de 1mg. As reações adversas são semelhantes a das outras drogas desse grupo, mas mais raras e transitórias.

Betabloqueadores – usados muitas vezes como monoterapia, em vez dos diuréticos, em hipertensões leves e moderadas. São úteis também na angina de peito, na redução da morbidade e da mortalidade cardiovasculares, nas arritmias, no hipertireoidismo, na estenose subaórtica, na enxaqueca etc.

Divisão – os betabloqueadores são divididos em dois grandes grupos, beta-1 (cardiosseletivos) e beta-2, e ambos subdivididos, por sua vez, com ou sem atividade simpaticomimética intrínseca, conforme a sua capacidade de produzir bradicardia (Quadro 37.3).

Quadro 37.3 – Hipotensores betabloqueadores.

> **Seletivos ou beta-1**
> Com atividade simpaticomimética intrínseca
> Acebutalol
> Celiprolol
> Sem atividade simpaticomimética intrínseca
> Betaxolol
> Bevantolol
> Bisoprolol
> Esmolol
> Metoprolol
>
> **Não-seletivos ou beta-2**
> Com atividade simpaticomimética intrínseca
> Alprenolol
> Carteolol
> Dilevalol
> Oxprenolol
> Pentobutolol
> Pindolol
> Sem atividade simpaticomimética intrínseca
> Nadolol
> Propranolol
> Sotalol
> Tertalolol
> Timolol
>
> **Com atividade alfa-bloqueadora**
> Bucindolol
> Carvedilol
> Labetalol

Mecanismo de ação – ainda controverso. Tenta-se explicá-lo por diminuição da liberação de catecolaminas nas sinapses nervosas, menor liberação de renina, modulação da regulação da pressão arterial pelo pelo sistema nervoso central, readaptação dos barorreceptores e diminuição inicial do débito cardíaco.

Dosagem – varia conforme o betabloqueador empregado.

Efeitos colaterais – os betabloqueadores, mesmo os beta-1 (cardiosseletivos), podem produzir broncoespasmo, crises asmatiforrnes e tosse; bradicardia intensa, especialmente com aqueles sem atividade simpaticomimética intrínseca, contra-indicando-se a medicação em bradicárdicos e em portadores de bloqueio cardíaco; distúrbios da condução atrioventricular; cansaço e diminuição da atividade física, especialmente no início do tratamento e com o propranolol; extremidades frias, vasoconstrição periférica, fenômeno de Raynaud; insuficiência cardíaca; disfunção sexual intensa; parestesias; insônia; sonhos vívidos; alucinações; náuseas; diarréia etc. Podem acarretar também intolerância à glicose, hipertrigliceridemia e redução da fração HDL-colesterol.

Bloqueadores dos canais de cálcio – descobertos há mais de 35 anos, são drogas muito difundidas para o tratamento da hipertensão arterial, por sua ação na angina de peito e por combaterem a arteriosclerose experimentalmente em animais. São capazes de reduzir a morbidade e a mortalidade cardiovasculares em idosos.

Mecanismo de ação – eles interferem com o transporte de cálcio pelos canais lentos, nas células musculares cardíacas e lisas, produzindo vasodilatação arteriolar. Em doses usuais, não há redução da função da bomba cardíaca. Duas dessas drogas, verapamil e diltiazem, podem agir depressivamente nos nódulos sinusal e atrioventricular, diminuindo moderadamente a função cardíaca e aumentando o tempo de condução atrioventricular. Não há diminuição da tolerância ao exercício, como ocorre com os betabloqueadores. Devido à acentuada vasodilatação das arteríolas e vasos pré-capilares, também podem produzir edema. O efeito hipotensor é potencializado pelos diuréticos.

Dividem-se em três subgrupos com características farmacológicas e clínicas diferentes (Quadro 37.4).

Quadro 37.4 – Bloqueadores dos canais de cálcio.

| Fenilalquilaminas |
| Verapamil |
| Benzodiazepinas |
| Diltiazem |
| Diidropiridinas |
| Anlodipino |
| Felodipino |
| Isradipino |
| Lacidipina |
| Lercanidipino |
| Manidipino |
| Nifedipino |
| Nisoldipino |
| Nitrendipino |

1. Verapamil – comprimidos de 40, 80, 120 e 240mg. Dose ótima de 40 a 240mg/dia. Deve-se iniciar com doses baixas, aumentando-se progressivamente para elevar o número de adeptos à droga. Os principais efeitos colaterais são: constipação, náuseas, elevação rara das enzimas hepáticas, hipotensão, edema, bloqueio atrioventricular, bradicardia, cefaléia, tonturas, insônia, parestesias etc.
2. Diltiazem – comprimidos de 60, 90 e 120mg. Dose ótima de 30 a 180mg/dia. Efeitos colaterais semelhantes ao verapamil.
3. Nifedipino – comprimidos de 10, 20, 30 e 60mg. Dose ótima de 10 a 60mg/dia. Efeitos colaterais: calor no rosto, rubor facial, cefaléia, edema de membros inferiores, taquicardia, hipotensão postural, tonturas, nervosismo, câimbras, dermatite, urticária, febre, hiperplasia gengival etc.

O nifedipino de ação rápida (comprimidos de 10mg) pode provocar estimulação simpática reflexa importante, com alguns casos de morte súbita. A droga não é absorvida na boca, não devendo ser usada por via sublingual. Deve-se usá-la sempre em sua forma de liberação lenta e ação prolongada. As demais diidropiridinas têm efeitos colaterais semelhantes, mas geralmente menos intensos.

Inibidores da enzima conversora da angiotensina (ECA) – a enzima conversora da angiotensina, que age enzimaticamente sobre a angiotensina I (decapeptídeo), convertendo-a na angiotensina II (octapeptídeo), é também a cininase II, uma das enzimas que degradam a bradicinina. Sua inibição, ao mesmo tempo que impede a formação de angiotensina II (vasoconstritora), não acarreta a degradação da bradicinina (vasodilatadora), permitindo que seja ativa não só nas hipertensões renino-dependentes, como também em diferentes formas de hipertensão essencial, com renina alta, normal ou mesmo baixa.

Mecanismo de ação – agem, por via oral, em 1 a 3 horas, quer em repouso quer em exercício, por meio da redução da constrição vascular periférica total, sem diminuir o débito e a freqüência cardíacos e sem produzir taquicardia reflexa. O efeito é potencializado por dietas hipossódicas ou diuréticos. Estudos multicêntricos concluíram que os inibidores da enzima conversora da angiotensina podem ser usados como monoterapia em hipertensões leves ou moderadas, com a mesma eficácia dos diuréticos. Por meio desses estudos também se concluíram que os betabloqueadores e os inibidores da enzima conversora da angiotensina são mais ativos em brancos, enquanto os diuréticos seriam mais ativos em negros. Esta última assertiva não é aceita universalmente. São muito úteis, pois devem contribuir para a regeneração do endotélio vascular. Reduzem a morbidade e a mortalidade cardiovasculares, agem na insuficiência cardíaca congestiva, no infarto agudo do miocárdio, na aterosclerose, na regressão ou estabilização da insuficiência renal crônica e na prevenção e regeneração dos acidentes vasculares cerebrais.

Benazepril – comprimidos de 5 e 10mg.
Captopril – comprimidos de 12,5, 25 e 50mg.
Cilazapril – comprimidos de 2,5 e 5mg.
Delapril – compromidos de 15 e 30mg.
Enalapril – comprimidos de 5, 10 e 20mg.
Fosinopril – comprimidos de 10 e 20mg.
Lisinopril – comprimidos de 5, 10 e 20mg.
Perindopril – comprimidos de 4mg.
Quinapril – comprimidos de 10 e 20mg.
Ramipril – comprimidos de 2,5 e 5mg.
Trandolapril – comprimidos de 0,5 e 2mg.

Efeitos colaterais – tosse seca, erupção cutânea maculopapular com prurido, febre e fator antinúcleo positivo (10% com captopril), perda do gosto, disgeusia ou ageusia (5% com captopril), hipotensão, hipercalemia, neutropenia, insuficiência renal reversível, especialmente em obstrução bilateral das artérias renais, maior mortalidade fetal, proteinúria superior a 1g/L (1% com captopril), náuseas, anorexia, cefaléia etc.

Seu uso é proibido em grávidas e durante a amamentação e contra-indicado em crianças, em adolescentes e em mulheres em idade fértil.

Antagonistas do receptor AT$_1$ da angiotensina II – a angiotensina II é um hormônio multifatorial que influencia a função de células cardiovasculares por meio de séries complexas de eventos intracelulares iniciadas com sua interação com os receptores AT$_1$ e AT$_2$. A ativação do receptor AT$_1$ conduz ao crescimento de células, contração vascular, respostas inflamatórias e retenção de água e sal, enquanto a do receptor AT$_2$ induz apoptose, vasodilatação e natriurese. O grupo de receptores AT$_1$ da angiotensina II constitui um dos melhores grupos de hipotensores: losartano, o primeiro da série, comprimidos de 12,5 e 50mg; candesartano, comprimidos de 8 e 16mg; irbesartano, comprimidos de 150 e 300mg; telmisartano, comprimidos de 40 e 80mg; valsartano, comprimidos de 80 e 150mg. São úteis no tratamento da insuficiência cardíaca congestiva e excelentes nefro, vaso e cardioprotetores. São ativos em todas formas de insuficiência renal crônica, inclusive diabética tipos I e II. Eles diminuem a morbidade e a mortalidade cardiovasculares de modo mais intenso àquele observado com o betabloqueador atenolol; reduzem a hipertrofia ventricular esquerda e a incidência de acidente vascular cerebral. O losartano, ao contrário dos outros, é importante uricosúrico.

Mecanismo de ação – antagonizam a ação da angiotensina II sem promoverem aumento da bradicinina.

Efeitos colaterais – em geral são bem tolerados. A dose deve ser reduzida em casos de cirrose ou disfunção hepática e depleção de volume intravascular. Não devem ser usados em grávidas, nem durante a amamentação e em crianças.

Podem, como os inibidores da enzima conversora da angiotensina, reduzir a função renal, elevando a creatininemia, em casos de essenose da artéria renal uni ou bilateral. O efeito hipotensor é potencializado pelos diuréticos e pelos inibidores da enzima conversora da angiotensina.

Vasodilatadores orais diretos – desde o início do moderno tratamento hipotensor, há pouco mais de 50 anos, os vasodilatadores foram procurados como hipotensores ideais. Se a via final comum de todos os tipos de hipertensão arterial é o aumento da resistência periférica por vasoconstrição, o melhor medicamento seria aquele que abrisse os vasos. Assim, um dos primeiros foi a hidralazina, em 1949, mas só com a descoberta do minoxidil, bem mais recentemente, o mais potente vasodilatador por via oral, pôde-se entender melhor os fenômenos envolvidos em sua ação terapêutica e porque a hidralazina necessitava ser associada à reserpina e à diidroclorotiazida para atingir seu efeito máximo.

Mecanismo de ação – os vasodilatadores abrem os vasos do organismo, havendo necessidade de o espaço intravascular ser preenchido com sangue. Inicialmente, o baço contrai e coloca em circulação o sangue aí represado, juntamente com o coração, que entra em taquicardia, aumentando o débito cardíaco e o fluxo sangüíneo, por meio da ativação do sistema nervoso simpático. Este sistema também libera renina, ativando o sistema renina-angiotensina-aldosterona, retendo água e sódio e, num efeito colateral indesejável, produzindo edema. Para aumentar a ação hipotensora e diminuir esses efeitos, associa-se um bloqueador do simpático, inibidor da renina e bradicardizante mais potente que a reserpina (um betabloqueador) e um diurético, também mais ativo (a furosemida). Como o minoxidil é muito ativo, as doses destes últimos medicamentos precisam ser aumentadas quase diariamente nos casos graves. Chega-se a usar mais de 300mg de propranolol e de furosemida. Achamos que essas disputa entre forças hemodinâmicas opostas não são saudáveis, porém, como esse medicamento, bem manipulado, pode normalizar qualquer hipertensão, inclusive as refratárias e malignas, pode ser usado como terceira escolha e por pouco tempo, enquanto se controla uma hipertensão refratária ou se transforma uma hipertensão maligna em benigna.

Efeitos colaterais – os vasodilatadores podem aumentar a área cardíaca, sendo os únicos hipotensores que o fazem, mesmo quando normalizam a pressão arterial. A hidrazinoftalazina ou hidralazina, comprimidos de 25 e 50mg, deve ser usada de 10 a 200mg/dia, podendo produzir congestão nasal, taquicardia, palpitações, *angina pectoris*, anorexia, náuseas, cefaléia, ansiedade, retenção hídrica, erupções cutâneas e uma síndrome semelhante ao lúpus, com dose alta, habitualmente acima de 200mg/dia e tempo-dependente, geralmente reversível com a parada da droga. O minoxidil, comprimidos de 10mg, dose de 2,5 a 8mg/dia, pode produzir taquicardia, piora de *angina pectoris*, grandes edemas, ganho de peso, crescimento de pêlos da face e do peito, trombocitopenia, leucopenia, cefaléia, tontura etc.

Vasodilatadores injetáveis – muito úteis para uso a curto prazo, para controlar as fases iniciais agudas da hipertensão maligna.

Nitroprussiato de sódio – é o mais antigo, foi introduzido por Page em 1955. Pode ser preparado em farmácia, onde 1g é diluído em 200mL de água destilada, filtrada e ampolada, 10mL/ampola, guardada em geladeira, ao abrigo da luz, por até dois meses, ou obtida no comércio, em forma liofilizada. Usa-se uma ampola dissolvida em 1 litro de soro glicosado a 5%, recoberto com papel escuro para resguardar da luz, contendo 50mg/mL. Usa-se 0,5 a 1mL/min, por via intravenosa, aumentando-se lentamente até o máximo de 6mL/min. Com essa medicação, obtém-se rapidamente a normalização de uma hipertensão maligna aguda. Pode-se usar apenas por um a dois dias, após esse prazo aparecem sintomas de intoxicação pelo tiocianato: náuseas, vômitos, dermatite, confusão mental, sudorese e dores de cabeça, musculares, abdominais e precordiais. Após obter-se o controle da pressão, nivelada em geral a 120/80mmHg, por um a dois dias, inicia-se a medicação por via oral.

Diazóxido – ampolas de 20mL com 300mg (15mg/mL). Deve ser administrados em bolo, em menos de 30 segundos, por via intravenosa, quando costuma produzir resposta semelhante à do nitroprussiato de sódio, 5 a 10 minutos após, com alguns casos resistentes mesmo a uma segunda dose, ministrada algumas horas após. Efeitos colaterais: taquicardia, arritmia, angina de peito, isquemia cerebral, exantema cutâneo, tosse, náuseas, vômitos, hiperglicemia, aumento dos níveis plasmáticos de creatinina e de uréia etc.

Alfa-1-bloqueadores – temos em uso a fentolamina (por via intravenosa), a prazosina e a indoramina (por via oral), que agem diminuindo o efeito alfa-adrenérgico.

Fentolamina – era usada por via intravenosa, em casos de feocromocitoma, para o diagnóstico ou controle de crises hipertensivas durante a cirurgia de extração do tumor, ou não. Por via oral, comprimidos de 40mg, são usados apenas para tratamento de disfunção erétil.

Prazosina – comprimidos de 1, 2 e 4mg, dose ótima de 1 a 6mg/dia, é um vasodilatador por bloqueio alfa-1, pós-sináptico, específico, muito útil em alguns casos de hipertensão grave, por ajudar a normalizá-los, sem alterar o potássio, o ácido úrico, a glicemia e o colesserol. Seu principal problema é a síncope da primeira dose, obrigando-se a iniciar o tratamento com meio miligrama ao deitar, levantando-se, com cuidado, na manhã seguinte. Pode produzir também vômitos, náuseas, taquicardia, dispnéia, impotência, congestão nasal, visão turva etc.

Indoramina – comprimidos de 25 e 50mg, não existe mais no Brasil.

Esquemas de tratamento

Para aqueles com pouca prática em Nefrologia, o melhor método de tratamento é por etapas, em que se inicia com um medicamento e pouco a pouco vai-se adicionando outros, de modo a se conseguir a normalização da pressão arterial, com um mínimo de riscos, baixo custo, em qualquer posição do corpo e sem grandes repercussões hemodinâmicas.

Em geral, a hipertensão benigna leve necessita apenas de um medicamento; a moderada, dois; e a grave, três ou mais para ser normalizada.

O hipotensor inicial mais usado ainda é diurético, que pode ser o único em hipertensão leve. Nos cardíacos ou idosos, pode ser um bloqueador dos canais lentos de cálcio, um inibidor da enzima conversora da angiotensina ou um antagonista do receptor AT_1 da angiotensina II. Nas mulheres e nas grávidas, a alfa-metildopa é útil e bem aceita. Como pode produzir sono, é mais utilizada à noite, antes de dormir, com um diurético administrado pela manhã.

Muitos preferem iniciar com um inibidor da enzima conversora da angiotensina. Os antagonistas do receptor AT_1 da angiotensina II são mais caros e não doados pelo governo. Os betabloqueadores são indicados para os pacientes com tendência à taquicardia e ao estado circulatório hiperdinâmico indicativo de aumento da atividade simpática.

Quando o diurético ou outra droga não conseguiu controlar adequadamente a pressão arterial, ou o paciente não tolerou a primeira droga, outra deve ser adicionada. Usam-se duas drogas, uma, em geral, é um diurético e a outra uma das já citadas. As associações de um diurético com outros hipotensores podem ser encontradas nas farmácias, com bom resultado e diminuição do custo. Os portadores de hipertensão grave necessitam de mais de duas drogas. Associar várias drogas sinérgicas é muito superior ao se elevar sobremaneira a dosagem de uma única, o que aumenta seus efeitos contrários, nem sempre ampliando sua ação na mesma proporção. Para uso temporário, no máximo alguns meses, podemos usar a associação obtida comercialmente: diidroclorotiazida + reserpina + hidralazina, na dose de 1 a 6 comprimidos por dia.

HIPERTENSÃO SISTÓLICA PURA

A hipertensão sistólica pura e a dominante dos idosos, por aterosclerose da aorta e dos grandes vasos da base, necessitam de tratamento. O importante é que a maioria das drogas descritas neste capítulo é ativa, diminuindo a resistência periférica e, portanto, a pressão arterial diastólica. Caso a sistólica não acompanhe essa queda, haverá piora evidente de suas condições hemodinâmicas, com risco de irrigação deficiente de órgãos vitais.

Caso se use um hipotensor, sua dose inicial deve ser reduzida pela metade ou menos. Doses baixas de um diurético, duas a cinco vezes por semana, podem ser suficientes, bem como a metildopa ou os bloqueadores dos canais lentos de cálcio.

CURVA J E ALGUMAS CONSIDERAÇÕES SOBRE O TRATAMENTO HIPOTENSOR

Alguns autores acham que a diminuição medicamentosa da pressão arterial acarreta redução da incidência de coronariopatias, somente até a pressão diastólica atingir 85mmHg. Caindo para níveis mais baixos, 80mmHg ou menos, essa incidência se elevaria progressivamente, descrevendo um J, mesmo quando o tratamento se iniciar em jovens ou no início do aparecimento da hipertensão.

Conforme nossa experiência, a normalização da pressão arterial para níveis próximos a 120/80mmHg, ou menos, diminui a ocorrência de lesões vasculares hipertensivas gerais, inclusive no cérebro, coração ou rins, principalmente se utilizarmos também um inibidor da enzima conversora da angiotensina ou um antagonista do receptor AT_1 da angiotensina II.

Logicamente, se um paciente iniciar tardiamente o tratamento, quando os vasos já apresentarem lesões átero, artério e/ou arterioloscleróticas graves, pode ocorrer diminuição da irrigação de órgãos importantes: acidente vascular cerebral, elevação da uréia e da creatinina nos rins e angina ou infarto do miocárdio no coração.

Há atualmente uma pressão internacional para se abandonar o uso do diurético como medicamento inicial no tratamento hipotensor, o tratamento por etapas e instituir-se a monoterapia. Inicialmente, tentou-se monoterapia com os betabloqueadores e hoje tenta-se com os inibidores da enzima conversora da angiotensina. Essa tendência não deve ser seguida. Os diuréticos ainda são os melhores, seguidos dos antagonistas do receptor AT_1 da angiotensina II e dos inibidores da enzima conversora da angiotensina.

Ora, quando se usa um betabloqueador para inibir a renina, essa inibição é apenas parcial. Um paciente tomando esse tipo de medicamento, mesmo em dose alta, exibe elevação da atividade de renina plasmática quando assume a posição em pé, imóvel. O mesmo ocorre quando se usa um bloqueador dos canais lentos de cálcio. Como o medicamento age apenas em um ou dois dos quatro canais, somente modula sua entrada, pois nenhuma célula pode ficar isenta de cálcio. Já aqueles que agem no sistema renina-angiotensina-aldosterona (os inibidores da enzima conversora da angiotensina e os antagonistas do receptor AT1 da angiotensina II) são muito úteis, pois inibindo a angiotensina II restauram o endotélio vascular. Embora seja importante diminuir a ação da angiotensina II, ela nunca deverá ser totalmente anulada, sendo indispensável no desenvolvimento do feto, da criança e em ação local em muitos órgãos e sistemas. Assim, preferimos continuar iniciando o tratamento hipotensor com um diurético, utilizar o tratamento por etapas e nunca prescrever uma droga em doses altas.

Temos pacientes tomando diuréticos há mais de 30 anos, com sua pressão arterial perfeitamente controlada, vivendo como se fossem normotensos, com doses cada vez menores desse hipotensor, o mínimo capaz para se obter o efeito desejado.

ALGUNS MITOS SOBRE A HIPERTENSÃO ARTERIAL EM IDOSOS

1. O paciente idoso apresenta três tipos de hipertensão: leve, sistólica pura e sistólica dominante – falso.
O paciente idoso pode apresentar todos os tipos de hipertensão, sendo porém muito raro que a hipertensão maligna inicie após os 65 anos de idade. A hipertensão renovascular, por ateroma da artéria renal, de evolução benigna grave, costuma iniciar após essa idade.
2. A prevalência da hipertensão arterial aumenta com a idade e portanto ela não tem o mesmo mau prognóstico dos mais jovens – falso.
O risco de mortalidade cardiovascular aumenta com a elevação da pressão arterial em qualquer idade.
3. A hipertensão arterial dos idosos não deve ser tratada, pois ela é um mecanismo compensatório para aumentar a perfusão de órgãos vitais irrigados por artérias esclerosadas – falso.
O tratamento correto prolonga a vida dos idosos e a sua qualidade de vida.
4. Não há evidência de que o tratamento hipotensor reduza os riscos cardiovasculares em idosos – falso.
Um estudo sueco (*The Swedish Trial in Old Patients with Hypertension*) veio confirmar um estudo nosso anterior prospectivo, de que o tratamento anti-hipertensivo, em homens e mulheres de 70 a 84 anos de idade, reduz a morbidade e a mortalidade cardiovasculares, bem como a mortalidade total. Em qualquer idade, um hipertenso bem tratado comporta-se como um normotenso.
5. Mais da metade das hipertensões dos idosos são falsas, decorrentes de esclerose da artéria braquial ou da esclerose de Monckeberg, que aumentam os resultados obtidos pelo esfigmomanômetro – falso em parte.
A medida da pressão arterial em idosos pelo esfigmomanômetro pode indicar resultados falsamente altos, conforme nossa experiência, em pequeno número de casos, pois, em geral, o aumento não é significativo e eles toleram e necessitam de hipotensores para normalizar a pressão. Porém, por esse motivo, a introdução de medicamentos pela primeira vez em idosos deve ser mais cautelosa do que com os mais jovens. Existe um meio prático para se detectar falsa hipertensão em um idoso, trata-se da constatação da persistência do pulso, com o manguito inflado, acima do início da pressão sistólica (sinal de Osler positivo), além de constata-

ção da artéria radial endurecida e resistente à pressão manual.

6. Os idosos toleram mal hipotensores, especialmente diuréticos – falso em parte.

Muitas vezes, em idosos, a dose necessária para baixar uma determinada pressão arterial é menor, especialmente tratando-se de diuréticos. Segundo alguns estudos, também, os diuréticos podem provocar maior incidência de diminuição de tolerância à glicose em idade avançada.

7. Os idosos não tomam corretamente os medicamentos prescritos por diferentes motivos: tristeza, abandono, depressão etc. – falso.

A grande maioria dos idosos não se enquadra nessa descrição, sendo, ao contrário, mais interessados em sua saúde que os mais jovens, por terem mais tempo e talvez mais medo da morte.

8. O risco de hipertensão sistólica pura não depende da pressão em si, mas da doença vascular que gerou a hipertensão.

Realmente, trata-se de uma proposição não bem esclarecida, mas talvez verdadeira. Sabe-se porém que o tratamento precoce e eficaz da hipertensão diastólica atrasa em muitos anos ou impede o aparecimento da hipertensão sistólica, enquanto a insuficiência renal crônica, as dislipidemias e o *diabetes mellitus*, tipos I e II, especialmente quando mal controlados, aceleram.

CRISE HIPERTENSIVA

Crise hipertensiva é um termo vago que engloba uma série de situações nas quais a vida pode estar ameaçada por um aumento agudo da pressão arterial. Costuma ser dividida em emergências e urgências hipertensivas. Vamos conceituá-las conforme os principais autores americanos, embora, na língua portuguesa, seja difícil diferenciar emergência de urgência, ou qual dessas situações necessita de maior rapidez para atender.

Na emergência hipertensiva há necessidade de a pressão ser diminuída tão rapidamente quanto possível, em minutos, por meio de medicação parenteral, enquanto na urgência hipertensiva a pressão arterial pode ser reduzida em horas, usualmente por agentes orais (Quadro 37.5).

De todas as doenças relacionadas no quadro 37.5, vamos detalhar apenas a situação mais comum, quando um paciente procura um pronto-socorro por aumento súbito da pressão arterial, em geral sintomático: cefaléia, falta de ar, dor precordial, dispnéia, nervosismo, perda da fala, depressão mental, distúrbios visuais etc.; porém sem um sinal ou sintoma grave evidente. Há necessidade de medicá-lo e realizar uma série de exames, para afastar lesão cerebral, coronariopatia, insuficiência renal, *diabetes mellitus* descompensado etc.

Quadro 37.5 – Crise hipertensiva.

Emergências hipertensivas
- Encefalopatia hipertensiva
- Hemorragia intracraniana
- Hemorragia subaracnóidea
- Dissecção aguda da aorta
- Insuficiência ventricular esquerda aguda
- Infarto agudo do miocárdio
- Crise de feocromocitoma
- Eclâmpsia

Urgências hipertensivas
- Hipertensão maligna ou acelerada
- Hipertensão rebote após parada de tratamento hipotensor
- Pré-eclâmpsia
- Hipertensão pós-operatória
- Infarto aterotrombótico cerebral com hipertensão grave
- Queimadura extensa e grave

Costumamos dividir esse quadro em duas formas principais:

CRISE HIPERTENSIVA FALSA

Mais comum em mulheres, após a menopausa, geralmente obesas, deprimidas, em "crise de desamor". Com ou sem maiores razões, a paciente sente-se desprezada, abandonada e não mais querida. O fator desencadeante pode ser banal (a filha atrasou-se ao voltar para casa), ou mais grave (o marido alcoólatra chegou embriagado e agressivo). A pressão arterial pode ser muito alta, acima de 300/160mmHg, mas em geral é compensada, não há achatamento entre as pressões sistólica e diastólica. Muitas vezes, a pressão arterial anterior era apenas leve. Um eletrocardiograma poderia afastar infarto de miocárdio e exames de sangue e de urina poderiam afastar outras enfermidades. Nesses casos, um hipotensor violento ou em altas doses pode provocar queda brusca da pressão arterial, com possibilidade de acarretar acidente vascular cardíaco ou cerebral isquêmico. O tratamento ideal é acalmar a paciente, com tratamento gentil e delicado e administração de benzodiazepínico, se necessário. Tratar eventual cefaléia com analgésico. O hipotensor pode ser um diurético, por via oral, intravenosa ou intramuscular, enquanto se aguarda o resultado dos exames solicitados para afastar um quadro mais grave. Na maioria dos casos, a pressão diminui em uma ou mais horas apenas com sedação e um diurético. Se ainda permanecer elevada, embora bem menos, um segundo hipotensor pode ser adicionado.

CRISE HIPERTENSIVA VERDADEIRA

Mais comum em homens, entre 30 e 50 anos de idade, geralmente magros ou perdendo peso e, em geral, sem estresse desencadeante. Enquanto a falsa crise desencadeia-se freqüentemente à noite, esta pode ocorrer a qualquer hora do dia. A pressão arterial costuma estar achatada, sem o intervalo habitual entre as pressões. Exemplo: 210/170mmHg, por falência do ventrículo esquerdo incapaz de acompanhar o aumento da pressão diastólica. Uma queixa freqüente é visão turva constante.

A anamnese e a última receita médica vão orientar como a hipertensão se comportava antes da atual crise. Na falsa crise, os exames revelarão ausência de hemorragias, exsudatos e edema de papila ao exame de fundo de olho, proteinúria negativa e uréia e creatinina normais no soro. No segundo caso, encontraremos hemorragias, exsudatos e/ou edema de papila, proteinúria, hematúria e elevação dos níveis séricos de uréia e creatinina.

Enquanto o paciente é examinado e aguardam-se os resultados do laboratório, ele deve ser acalmado, podendo receber uma ampola por via intramuscular de 10mg de diazepam e/ou 20mg de furosemida, injetáveis, conforme esseja ou não excitado. Devem-se medicar os pacientes com queixas de cefaléia, dor precordial, taquicardia etc., o que ajuda a combater o estresse. Após 1 ou 2 horas, vemos que a pressão da primeira hipótese começa a ceder, às vezes violentamente, enquanto na crise verdadeira ela pouco ou nada diminui. Desde que o exame de fundo de olho mostre pouca ou nenhuma alteração anatômica das arteríolas, mas intensa alteração hipertensiva, com hemorragias, exsudatos e/ou edema de papila, e o eletrocardiograma, apenas hipertrofia do ventrículo esquerdo ou menos, estamos autorizados a fazer o diagnóstico de hipertensão maligna ou acelerada, no segundo caso, e normalizar sua pressão com nitroprussiato de sódio por via intravenosa, uma ampola de 50mg dissolvida em 1 litro de soro glicosado a 5%, 0,5 a 6mL por minuto. O paciente deve permanecer internado.

No primeiro caso, de crise hipertensiva falsa, o paciente deve ficar em observação por umas 12 horas e, se a pressão arterial não ficar normal apenas com o repouso, diurético e sonolência, induzida ou não pelo diazepam, após 3 ou mais horas de internação, ele deve receber um hipotensor por via oral: inibidor da enzima conversora da aldosterona, bloqueador dos canais de cálcio ou betabloqueador.

HIPERTENSÃO RESISTENTE

The Seventh Report of the Joint National Committee of High Blood Pressure on Prevention, Detection, Evaluation, and Treatment of High Blood Pressure, de maio de 2003, definiu hipertensão resistente como a impossibilidade em se conseguir uma pressão arterial ótima em paciente aderente a um tratamento apropriado, com o uso de três drogas, em doses altas, sendo uma delas um diurético.

A hipertensão sistólica isolada seria resistente quando não pudesse ser reduzida abaixo de 160mmHg, em condições idênticas.

A prevalência da hipertensão resistente é difícil de ser determinada, sendo de 3 a 29% em diferentes estudos e mais comum quando se considera apenas a hipertensão sistólica. Hipertensão sistólica isolada, igual ou superior a 160mmHg, de difícil tratamento, em idosos com aterosclerose da aorta é bastante freqüente.

As principais causas de hipertensão resistente estão citadas no quadro 37.6.

Quadro 37.6 – Causas de hipertensão resistente.

Relacionada a drogas
- Dose de hipotensores inadequada
- Associações medicamentosas inadequadas
- Diurético mal administrado: diurético de alça com rim normal
  diurético tiazídico com insuficiência renal
- Excesso de água e sal
- Lesão renal pregressa
- Intolerância medicamentosa
- Interação de drogas: antiinflamatórios não-esteróides
  contraceptivos orais
  antidepressivos
  descongestionantes nasais
  cocaína
  ciclosporina
  eritropoetina

Condições associadas
- Obesidade/hiperinsulinemia
- Abuso de álcool
- Apnéia do sono

Falta de adesão à terapia
- Custo dos medicamentos
- Nível de alfabetização
- Complexidade do regime
- Dosagem inconveniente
- Educação inadequada do paciente
- Deficiência de memória, demência
- Intolerância subjetiva à droga

Hipertensão secundária
- Doença renal parenquimatosa
- Essenose da artéria renal
- Hiperaldosteronismo primário
- Doenças da tireóide
- Feocromocitoma

BIBLIOGRAFIA

Cooperative Research Group. Prevention of stroke by antihypertensive drug treatment in older persons with isolated systolic hypertension. Final results of Systolic Hypertension in Elderly Program (SHEP). *JAMA* 32:55-64, 1991.

FRANCO RJS: Crise hipertensiva: definição, epidemiologia e abordagem diagnóstica. *Rev Bras Hipertens* 9:340-345, 2002.

IV Diretrizes Brasileiras de Hipertensão Arterial. *Arq Bras Cardiol*, 2002.

KAPLAN NM, LIEBERMAN E (ed): *Clinical Hypertension* (7th ed), Baltimore, Williams & Wilkins, 1998.

LARAGH JH, BRENNER BM (ed): *Hypertension: Pathophysiology, Diagnosis, and Management*, New York, Raven Press, 1995.

1999 World Health Organization-International Society of Hypertension Guidelines for the Management of Hypertension Guidelines Subcommittee. *J Hypertens* 17:151-183, 1998.

OPARIL S: Arterial hypertension, in *Cecil Textbook of Medicine* (21th ed), edited by Goldman L, Bennet JC, Philadelphia, WB Saunders Company, 2000.

OPARIL S, WEBER MA (ed): *Hypertension: a Companion to Brenner and Rector's The Kidney*, Philadelphia, WB Saunders Co, 2000.

The Seventh Report of the Joint National Committee on Prevention, Detection, Evaluation, and Treatment of High Blood Pressure, Bethesda, U.S. Department of Health and Human Services, 2003.

The Sixth Report of the Joint National Committee on Prevention, Detection, Evaluation, and Treatment of High Blood Pressure (JNC VI). *Arch Intern Med* 157:2413-2446, 1997.

TOUYZ RM, BERRY C: Recent advances in angiotensin II signaling. *Braz J Med Biol Res* 35:1001-1015, 2002.

38 Hipertensão Secundária

José Nery Praxedes
José Luiz Santello
Marcelo Maciel da Silva

INTRODUÇÃO

Conceitualmente, hipertensão secundária é uma condição clínica em que o estado hipertensivo crônico e suas conseqüências, diferentemente da forma primária ou essencial, é determinado por uma causa específica bem definida, capaz de superar os mecanismos reguladores da pressão arterial, direta ou indiretamente. Na maioria das vezes esta causa é inaparente, embora possa ser identificada e freqüentemente corrigida, resultando em melhora e até mesmo na cura do quadro hipertensivo. Além disso, sabe-se hoje que algumas formas de hipertensão secundária, em decorrência de mecanismos peculiares, agregam maior risco cardiovascular que se superpõe ao risco inerente à própria hipertensão arterial. Embora menos prevalente, em relação à hipertensão essencial, sua detecção, diagnóstico e tratamento resultam em benefícios individuais e populacionais indiscutíveis, de tal forma que detectar ou descartar hipertensão secundária constitui um dos objetivos principais na abordagem do paciente hipertenso, ao lado da avaliação do risco cardiovascular e das lesões em órgãos-alvo e das estratégias para controle dos níveis tensionais.

Na população adulta de hipertensos, a hipertensão secundária tem sido relatada como pouco prevalente com níveis da ordem de 5 a 10%. Porém, em alguns grupos específicos, algumas formas vêm sendo detectadas com maior prevalência, como, por exemplo, a doença renovascular por aterosclerose, em pacientes mais idosos, e o hiperaldosteronismo primário, em hipertensos refratários, quando rastreados com dosagens hormonais em estudos recentes. Estes dados sugerem que possivelmente a hipertensão secundária, no seu conjunto, seja efetivamente uma condição clínica subdiagnosticada e sua prevalência seja, de fato, muito mais elevada. De qualquer maneira, mesmo em percentuais mais reduzidos, considerando-se a elevada prevalência de hipertensão arterial na população geral, em termos globais trata-se de uma cifra considerável de 2 a 3 milhões de indivíduos que podem beneficiar-se de uma abordagem específica com resultados diferenciados.

No plano individual, detectar e tratar hipertensão secundária representa livrar o paciente da perspectiva de uma vida de permanente controle farmacológico e não-farmacológico, com todos os seus efeitos colaterais e da convivência com os riscos e as conseqüências mórbidas da hipertensão arterial. Em termos populacionais, significa um contingente expressivo de pacientes que podem ser resgatados das filas de atendimento dos sistemas de saúde público e privado, aliviando centros de atenção primária e de referência secundária e terciária, além de desonerar a sociedade do custo médico e financeiro das complicações e dos efeitos incapacitantes da hipertensão sistêmica.

Detectar e tratar hipertensão secundária é uma tarefa médica que requer entrosamento e colaboração entre diferentes disciplinas e serviços de uma instituição ou de profissionais médicos de diferentes áreas de atuação. É, portanto, uma tarefa multidisciplinar, que requer a participação de clínicos gerais, de profissionais de atendimento primário, especialistas clínicos, especialistas em métodos diagnósticos, intervencionistas e cirurgiões. A detecção precoce é primordial para otimizar o resultado do tratamento e exige de todo médico que lida com pacientes hipertensos buscar permanentemente indícios de hipertensão secundária: ter sempre em mente, indagar e esmiuçar, examinar e detalhar, destacar e investigar, em cada paciente, as evidências que possam indicar um possível portador.

Diagnosticar hipertensão secundária não é tão difícil. Uma vez detectado um possível portador, há métodos para confirmar ou descartar o possível diagnóstico com razoável probabilidade de acerto. Difícil é detectar, ou seja encontrar, a parcela de hipertensos secundários camuflados entre os hipertensos essenciais dos quais não se distinguem facilmente. Trata-se de uma análise de decisão em que o rastreamento deve ser conduzido para minimizar trabalho e custos e maximizar a eficiência da detecção iniciando-se com uma anamnese e exame físico direcionados e minuciosos, seguidos de uma avaliação diagnóstica mínima, de baixo custo, mas que possa incorporar e ampliar a investigação dos indícios clínicos. Dessa forma, seleciona-se para investigação específica, dirigida e ampliada para aqueles com maior probabilidade, aplicando-se, então, testes disponíveis com maior sensibilidade e especificidade para cada situação, com maior probabilidade de acerto, que indiquem o diagnóstico correto e o tratamento adequado.

Do ponto de vista de estratégias de saúde, é importante lembrar que esta busca direcionada aos hipertensos secundários deve estar inserida em uma estratégia maior, que é a detecção e o diagnóstico da hipertensão arterial, de forma global e genérica, de tal forma que, quanto mais pacientes hipertensos se detectem, maiores as chances de detectarmos os portadores das formas secundárias.

HIPERTENSÃO RENOVASCULAR

CONCEITO

Considera-se que uma doença renovascular que determine estenose hemodinamicamente significante de uma ou ambas as artérias renais afetando a pressão de perfusão, o fluxo sangüíneo renal e a filtração glomerular possa determinar um quadro da hipertensão arterial sistêmica e, eventualmente, insuficiência renal. Em geral, trata-se de estenose produzida por doença intrínseca da artéria (aterosclerose, fibrodisplasia muscular, ou arterite) ou lesões que determinem alterações hemodinâmicas no fluxo sangüíneo renal (fístula arteriovenosa ou aneurismas). Mais raramente, pode tratar-se de compressão extrínseca por tumores, hematomas, fibrose etc.

O achado de uma destas condições em um paciente hipertenso, eventualmente com disfunção renal, leva a se suspeitar de uma relação de causa e efeito entre a doença renovascular e conseqüências clínicas específicas: hipertensão renovascular e nefropatia isquêmica, também chamada azotemia renovascular ou insuficiência renovascular. Em certas situações, como em pacientes idosos, com doença renovascular de natureza aterosclerótica, é comum o achado de estenose de artéria renal em um paciente previamente hipertenso, de causa essencial, muitas vezes já com disfunção renal decorrente de nefrosclerose hipertensiva ou outras causas preexistentes. Nesses casos, pelo menos em parte, pode não haver associação entre a doença renovascular e as alterações clínicas, hipertensão e disfunção renal, que eventualmente estejam presentes.

Evidentemente, essa relação de causa e efeito pode determinar o resultado clínico de possível intervenção para a correção da doença renovascular.

Portanto, na abordagem de pacientes com essas características clínicas, a avaliação deve rastrear e diagnosticar não apenas a existência da estenose, mas também a sua relação com as manifestações clínicas citadas.

FISIOPATOLOGIA

Na hipertensão renovascular, a fisiopatologia resume-se à ativação do sistema renina-angiotensina, à retenção de sódio e volume à interação desses dois mecanismos com outros sistemas pressores. Sabe-se que na estenose unilateral, em fases iniciais, a hipertensão é deflagrada e mantida pela ativação do sistema renina-angiotensina pelo rim isquêmico que também excreta menos sódio devido à baixa pressão de perfusão. Porém, a volemia é mantida pelo rim contralateral que aumenta a sua excreção de sódio e volume devido ao quadro hipertensivo sistêmico, apesar do hiperaldosteronismo secundário vigente nesta situação. Já na estenose bilateral ou de rim único, havendo isquemia de toda a massa renal, não ocorre natriurese pressórica compensatória, portanto, embora deflagrado pelo sistema renina-angiotensina, a longo prazo o quadro hipertensivo tem também um componente de hipervolemia que interage, modulando os níveis de atividade da renina plasmática em função de maior ou menor ingestão de sódio. Outros fatores moduladores, pró e anti-hipertensivos, podem ser envolvidos, como o simpático renal e sistêmico, bradicinina, prostaglandinas e lípides neutros da medula renal, endotelina e óxido nítrico. Estes fatores podem também interagir determinando um quadro hipertensivo que pode apresentar-se como grave, refratário ou mesmo maligno ou, menos freqüentemente, quadros mais brandos de hipertensão leve, moderada ou até limítrofe. Em fases avançadas de estenose de artéria renal, entretanto, podem ocorrer alterações vasculares no rim contralateral e na circulação sistêmica que determinam alterações na excreção de sódio e na resistência vascular periférica e que reduzem ainda mais a participação e a interdependência do sistema renina-angiotensina com o quadro hipertensivo sistêmico.

PREVALÊNCIA

Hipertensão renovascular ainda é considerada uma das causas mais freqüentes de hipertensão secundária precedida apenas pelas doenças renais. Sua prevalência é estimada entre 1 e 5% da população geral de hipertensos. Em populações especiais como diabéticos idosos, hipertensos graves, acelerados ou refratários estes números podem chegar a valores da ordem de 15 a 45%.

Avaliação baseada em estudos de necropsia e achados de estudos simultâneos das artérias renais em angiografias periféricas e coronarianas demonstram que a doença renovascular é encontrada em percentuais bem mais elevados quando se considera o perfil clínico dos pacientes. Estes estudos indicam freqüências de 25 a 30% de estenose de artéria renal em portadores de doença coronariana e doença vascular periférica, freqüentemente não diagnosticada em bases clínicas. Quando se consideram pacientes em idade superior a 70 anos falecidos de causas cardiovasculares, dados de necropsia apontam para valores da ordem de 62%.

A natureza da lesão mais comum, na estenose de artéria renal, provocada por doença intrínseca da artéria, já há muito tempo tem sido a doença ateromatosa, porém, os percentuais de incidência deste tipo de lesão vem crescendo ultimamente pelo envelhecimento da população e pelo aumento da sobrevida, chegando a valores da ordem de 90%, seguida pela displasia fibromuscular. Em nossos pacientes observamos uma freqüência considerável de casos de arterite, principalmente arterite de Takayasu, variando entre 10 e 15% dos casos.

Além de causar hipertensão arterial a estenose de artéria renal aparece também como causa comum de insuficiência renal, chamada de nefropatia isquêmica, azotemia renovascular ou insuficiência renovascular, que vem sendo diagnosticada com freqüência cada vez maior em pacientes em fases crônicas de insuficiência renal, principalmente em ateroscleróticos, porém ocorrendo também em pacientes mais jovens portadores de arterite.

Estudos em pacientes com doença coronariana aterosclerótica assim como miocardiopatia dilatada indicam também que a presença concomitante de estenose de artéria renal constitui fator independente de risco cardiovascular. Assim, a sobrevida em quatro anos, nesses pacientes, é influenciada inversamente pela gravidade da estenose e pela presença de estenose bilateral, mesmo nos pacientes tratados com angioplastia e *stents* coronarianos.

DIAGNÓSTICO

Dada sua prevalência relativamente baixa, o rastreamento e o diagnóstico de doença renovascular e de hipertensão renovascular devem ser conduzidos para otimizar a relação custo-benefício. Dados obtidos na anamnese e no exame físico, associados a exames laboratoriais, em conjunto, podem estabelecer índices de probabilidade de possíveis portadores, podendo orientar o rastreamento dos casos suspeitos. Métodos indiretos de rastreamento, baseados em características específicas e com bom desempenho diagnóstico, podem então ser utilizados. Entretanto, convém lembrar que o diagnóstico de doença renovascular somente é dado pela demonstração da estenose da artéria renal pela arteriografia intra-arterial, enquanto os de hipertensão renovascular ou nefropatia isquêmica são dados de forma definitiva apenas pelo resultado de um procedimento bem-sucedido de revascularização renal na pressão arterial e na função renal.

Este rastreamento, baseado em dados clínicos ou em métodos complementares indiretos, deve direcionar a investigação para a detecção da doença renovascular e também para estabelecer, se possível, sua relação com a hipertensão arterial e a insuficiência renal. Por exemplo, dados clínicos, como presença de sopros, assimetria de pulsos, presença de aterosclerose etc., indicam a possibilidade de estenose de artéria renal mas não sua relação causal com o quadro hipertensivo e a disfunção renal. Já o aparecimento tardio do quadro hipertensivo, a ausência de história familiar de hipertensão, a refratariedade, a hipocalemia, a resposta hipotensora acentuada ou a piora da função renal com inibidores da ECA (enzima conversora da angiotensina) etc. sugerem efetivamente um quadro hipertensivo causado por isquemia renal.

Uma abordagem clínica diferenciada encontra-se no quadro 38.1, considerando-se que a arteriografia renal intra-arterial, método diagnóstico de referência, ainda é considerada um exame que envolve riscos por ser invasiva e por utilizar radiocontrastes nefrotóxi-

Quadro 38.1 – Hipertensão e doença renovascular. Sugestão de rastreamento de prováveis portadores.

Indicadores clínicos	Recomendação	
Baixa probabilidade (0,2%)	Acompanhamento clínico	
Hipertensão limítrofe, leve ou moderada não complicada	Tratar fatores de risco	
Média probabilidade (5 a 15%)	Ultra-sonografia com Doppler de artérias renais	↑ Não sugestivos de estenose de artéria renal
Hipertensão grave ou refratária		
Hipertensão recente abaixo dos 30 ou acima dos 50 anos		
Hipertensão de início súbito		
Presença de sopros abdominais ou lombares	*Cintilografia renal com captopril*	
Assimetria de pulsos		Estenose de artéria renal evidente ou sugestiva ↓
Tabagistas, diabetes ou doença ateromatosa evidente (coronária, carótida etc.)	Angiografia por ressonância magnética	
Deficiência de função renal não definida por outras causas	Angiotomografia	
Disfunção cardíaca congestiva inexplicada		
Resposta pressórica exagerada aos IECA		
Hipocalemia		
Alta probabilidade (25%)	Arteriografia com ou sem intervenção	
Hipertensão grave ou refratária com insuficiência renal progressiva		
Hipertensão acelerada/maligna		
Hipercreatininemia induzida por IECA		
Assimetria de tamanho ou função renal		

Obs.: Os itens em itálico relacionam a presença da estenose com o quadro clínico (hipertensão e disfunção renal).

cos. Portanto, na maioria dos casos a decisão de realizar a arteriografia deve ser orientada por métodos não-invasivos de triagem que orientam na detecção dos possíveis portadores. São métodos baseados na identificação da estenose de artéria renal ou nos seus efeitos hemodinâmicos ou funcionais. A tabela 38.1 mostra as características diagnosticadas desses métodos por meio de suas sensibilidades e especificidades.

Tabela 38.1 – Métodos de rastreamento para hipertensão e doença renovascular.

Métodos	Sensibilidade (%)	Especificidade (%)
Funcionais		
Renina periférica estimulada com captopril	73-100	72-100
Renograma com captopril	92-94	95-97
Renina de veias renais	62-80	60-100
Hemodinâmicos ou morfológicos		
Ultra-sonografia com Doppler	90	95-97
Angiorressonância magnética	88	90
Tomografia helicoidal	88-99	93-98

Alguns desses métodos, com sugestões práticas de realização e interpretação, são descritos a seguir.

Atividade da renina periférica estimulada – o estímulo é realizado com a utilização de um inibidor da ECA de ação rápida – o captopril – que, bloqueando a geração de angiotensina II, provoca elevação acentuada da atividade da renina plasmática nos portadores de hipertensão renovascular de forma diferenciada dos hipertensos essenciais, aumentando de maneira considerável o valor diagnóstico da renina periférica, tanto em sensibilidade quanto em especificidade. Na prática, usa-se 25 ou 50mg de captopril por via oral com controles da pressão arterial antes e a cada 15 minutos durante 2 horas colhendo-se amostras de sangue, antes e 1 hora após a ingestão do captopril, obedecendo às técnicas de coleta de renina (tubos com anticoagulante e refrigerados, centrífuga refrigerada etc.). Os valores da renina, após a administração do captopril, apresentam sensibilidade e especificidade (Tabela 38.1) quando seguidos os seguintes critérios:

1. Valor absoluto atingido pela atividade da renina após o captopril ≥ 12ng/mL/h.
2. Incremento ≥ 10ng/mL/h após a administração do captopril a partir dos valores basais (pré-captopril).

3. Aumento percentual após o captopril de pelo menos 150% se renina basal > 3ng/mL/h, ou de pelo menos 400% se renina basal ≤ 3ng/mL/h.

Não sendo possível a retirada de toda a medicação anti-hipertensiva, previamente, o teste pode ser feito na vigência de bloqueadores dos canais do cálcio ou simpatolíticos, com dieta hipossódica, porém nunca na vigência de antagonistas de receptor de angiotensina, inibidores da ECA ou diuréticos.

Estudo dinâmico renal (renograma) com captopril – o renograma radioisotópico, convencional, pode detectar assimetrias renais morfológica e funcional, observadas como diferenças nos valores dos picos de captação ou como alterações nos tempos máximo e médio (Tmáx e T1/2) da curva de captação da radiação do marcador ou ainda no percentual da função separada de cada rim, indicando dificuldade na oferta, na captação e na eliminação do marcador, relacionada com alterações no fluxo sangüíneo, na filtração glomerular e na secreção tubular renal. Estas alterações podem ser decorrentes de estenose da artéria renal, mas podem também ocorrer com doenças parenquimatosas ou obstrução urinária, e o renograma, isoladamente, possui baixa especificidade para diferenciar. A inibição da angiotensina II com o captopril, entretanto, confere ao método uma considerável eficiência diagnóstica, para rastreamento de hipertensão renovascular devido sua disponibilidade, sensibilidade e especificidade diagnósticas, e principalmente por ser um método preditivo de resultado terapêutico, com pouca dependência de operador.

Estas características específicas dependem, fundamentalmente, da participação da angiotensina II na auto-regulação renal e, portanto, na preservação da filtração glomerular em condições de hipofluxo, como na estenose da artéria renal. Com a vasoconstrição eferente produzida pela angiotensina II, ocorre uma recuperação mesmo que parcial na pressão hidrostática do capilar glomerular, reduzida pela estenose, que repercute, mesmo que parcialmente, na filtração glomerular. Inibindo-se a angiotensina II com o captopril, reduz-se, acentuadamente, a vasoconstrição eferente, a pressão hidrostática de ultrafiltração diminui e, conseqüentemente, a filtração glomerular também. Ao renograma, essas alterações resultam em graus variáveis de diminuição na captação e eliminação renal do marcador. Observa-se, então, achatamento da curva ou alongamentos nos tempos máximo e médio ou diminuição no percentual de função separada, no lado da estenose, enquanto pouca ou nenhuma redução ocorre no rim normal. Na estenose bilateral, ou de rim único, as alterações aparecem em ambos os rins ou no rim único quando comparados os exames sem e com captopril.

Na prática, deve-se suspender a medicação por pelo menos uma semana (principalmente os inibidores da ECA, os antagonistas de receptor de angiotensina e os diuréticos), submetendo-se o paciente a um renograma convencional, e após 48 a 72 horas realiza-se um segundo exame, com o mesmo marcador, 1 hora após a ingestão por via oral de 25 a 50mg de captopril. Deve-se medir a pressão arterial antes da administração do captopril e a cada 15 minutos até o final do exame. Em geral, usa-se como marcador o DTPA (ácido dietilenotriaminopentacético) marcado com o isótopo tecnécio-99, pelo fato de que sua eliminação renal se dá, predominantemente, por filtração glomerular. Em pacientes com comprometimento da função renal, o uso do ortoiodo-hipurato marcado com iodo-131, de eliminação renal mista (secreção tubular e filtração glomerular), fornece melhores resultados por apresentar fração de extração (60%) superior ao DTPA (20%).

Como opção ao ortoiodo-hipurato, existe a mercaptoacetilglicina (MAG3), marcada com tecnécio-99, que proporciona melhores imagens cintilográficas com menor radiação para o rim, mas com custo mais elevado e menor disponibilidade. Outra opção, recentemente, tem sido a etilenocisteína com características semelhantes à MAG3 e de menor custo, porém ainda pouco disponível.

Alguns dos critérios de interpretação do renograma estimulado com captopril são:

1. Redução da função global ≥ 20% após captopril (filtração glomerular com DTPA ou fluxo plasmático renal efetivo com ortoiodo-hipurato).
2. Aumento do tempo máximo (Tmáx) de 6 a 10 minutos e prolongamento ou abolição da fase excretora no lado da lesão ou bilateralmente em relação ao basal nas estenoses bilaterais.

Quanto à função relativa, deve ocorrer queda no percentual de função do rim comprometido e aumento da relação rim normal/rim isquêmico acima de 1,5.

Alterações qualitativas, ou semiquantitativas, no perfil da curva do renograma têm sido recomendadas, como, por exemplo, acentuação no atraso do Tmáx, achatamento do pico e da curva global de captação do marcador, principalmente se o exame basal já apresentar alterações.

Ultra-sonografia com Doppler (Dúplex *scan*) – este método combina a ultra-sonografia bidimensional com o Doppler pulsado colorido, permitindo visualizar os vasos renais e ao mesmo tempo determinar o espectro de velocidades do fluxo sangüíneo na artéria renal e, dessa forma, analisar indiretamente alterações hemodinâmicas produzidas por estenoses hemodinamicamente significantes. Sua aplicação no estudo das artérias renais tem como obstáculos a obesidade e o excesso de gases intestinais, considerando-se a localização retroperitoneal do rim e a abordagem do exame pela face anterior do abdômen, que freqüentemente dificultam a identificação e o estudo das artérias renais em toda sua extensão.

Os principais critérios para o diagnóstico de estenose da artéria renal, estudando-se o espectro de velocidades do fluxo no tronco da artéria, são:

1. Pico sistólico de velocidade do fluxo renal ≥ 150cm/s.
2. Relação dos picos sistólicos de velocidade na artéria renal e na aorta (relação AR/Ao) ≥ 3.

Utilizando-se estes critérios, é possível identificar uma estenose igual ou superior a 60% com sensibilidade de 88% e especificidade de 95%. A ultra-sonografia, por outro lado, fornece informações quanto a dimensões, estrutura, ecogenicidade e alterações do parênquima, hidronefrose, assimetrias renais etc.

Dificuldades para identificar o ponto da estenose na artéria renal e avaliar as alterações da velocidade do fluxo renal têm sido responsáveis por resultados falso-negativos que reduzem a sensibilidade do método, tornando-o excessivamente operador-dependente.

O Doppler colorido fornece imagens em "mosaico" (mistura de diferentes tonalidades de azul e vermelho) indicativas de fluxo turbulento pós-estenótico, denominado por alguns como "sopro visível", identificando indiretamente uma possível estenose. Permite também identificar vasos pós-hilares, como artérias segmentares ou interlobares, comprovando alterações no padrão de fluxo destes vasos a montante de prováveis estenoses, melhorando a sensibilidade do método. Essa avaliação intra-renal pode ser feita com uma abordagem póstero-lateral, evitando a interferência do tecido adiposo e do excesso de gases intestinais. Os critérios para estenose são:

1. Tempo de aceleração aumentado (atraso para atingir o pico sistólico de velocidade – fluxo *parvus tardus*).
2. Índice de aceleração diminuído (pico de aceleração inferior a 3m/s²).
3. Relação renal segmentar (entre os picos sistólicos de velocidade na artéria renal e na artéria segmentar) superior a 5.

Associando-se os critérios de avaliação direta pelo abdômen (pico sistólico de velocidade e relação renal/aorta) com os critérios de avaliação indireta, intra-renais, pelo dorso (índice de aceleração, relação renal/segmentar), os níveis de sensibilidade e de especificidade do método aumentaram consideravelmente, porém tornando o exame mais demorado e mais ainda dependente de operador.

A utilização de contrastes de bolha vem sendo testada a fim de melhorar a eficiência e encurtar a duração do exame tornando-o menos dependente de operador, porém ainda sem resultados definitivos.

Levando em conta o caráter não-invasivo do método, a não-utilização de radiocontraste e de radiação, possibilidade de ser realizado na vigência de qualquer tratamento, alta disponibilidade e custo relativamente baixo, a ultra-sonografia com Doppler realizada por mãos experientes coloca-se como um dos mais convenientes métodos de rastreamento de hipertensão e doença renovascular.

Recentemente, Radarmacher, em estudo prospectivo, utilizou o Doppler como método preditivo de resultado de revascularização renal baseado no índice de resistividade intra-renal. Observou que índices elevados (≥ 80) constituíram um marcador sensível de mau resultado, sugerindo a utilização deste índice como critério para indicar ou contra-indicar uma intervenção de revascularização renal em casos duvidosos.

Angiografia por ressonância magnética – a angiografia obtida por ressonância magnética é um método eficiente e seguro, pois, sem ser invasivo, pode gerar imagens vasculares planares ou tridimensionais a partir da análise do campo magnético dos prótons móveis presentes no fluxo sangüíneo, sem o uso de contraste iodado ou radiação. Apesar do grande e rápido desenvolvimento técnico observado principalmente com o uso de contraste paramagnético, o gadolíneo, ainda pode apresentar resultados falso-positivos ou, mais raramente, falso-negativos. Há ainda certa dificuldade na identificação de artérias acessórias, polares e segmentares (Fig. 38.1).

prática, temos utilizado a angiografia por ressonância para um diagnóstico preliminar não-invasivo reservando a angiografia intra-arterial como padrão-ouro para a confirmação diagnóstica, já em condições de realizar o tratamento endovascular no mesmo procedimento, ou optando por um tratamento conservador, diante de alto risco de procedimento invasivo.

Angiografia por tomografia (angiotomografia) – é um método moderno, não-invasivo, mas que utiliza contraste iodado e radiação (raios X). Produz imagens das artérias renais e de alguns ramos segmentares com boa definição mas não dos ramos menores e do parênquima renal.

Com a utilização de equipamentos *multi-detector* ou *multi-slices*, foi possível a redução do tempo de aquisição do exame, a diminuição da quantidade de radiocontraste e a obtenção de um número bem maior de imagens, permitindo maior definição da artéria renal principal, assim como de artérias acessórias e segmentares, aumentando bastante a eficiência do método no rastreamento de estenose de artéria renal (Fig. 38.2).

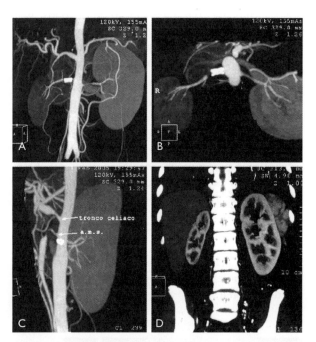

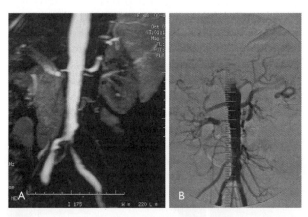

Figura 38.1 – Angiorressonância. **A)** Estenose de artéria renal bilateral em paciente com doença renovascular aterosclerótica. **B)** Arteriografia digital confirmando os achados.

Figura 38.2 – Angiotomografia. **A** e **B)** estenose de artéria renal bilateral com *stent* à direita ocluído e enchimento distal por colaterais. **C)** Estenose de tronco celíaco e mesentérica inferior. Dilatação da aorta infra-renal. **D)** Rim diminuído à direita e vicariante à esquerda. Paciente portadora de arterite de Takayasu. R = *right* (lado direito); F = *feet* (pés).

Sem dúvida, é um método com enorme potencial que vem evoluindo a cada dia, embora ainda com custo elevado para um método de rastreamento. Tem ainda a vantagem de produzir imagens da aorta e das artérias ilíacas com boa definição e baixo risco, pelo fato de ser não-invasiva, identificando placas de ateromas, obstruções, aneurismas etc., sendo útil na avaliação prévia dos riscos e dificuldades da realização de um procedimento endovascular ou cirúrgico. Na

Um estudo comparativo do desempenho diagnóstico desses vários métodos de rastreamento de estenose de artéria renal utilizou metanálise comparando alguns dos mais utilizados, especificamente renina estimulada com captopril, renograma com captopril, ultra-sonografia com Doppler, angiografia com ressonância magnética e angiotomografia.

Utilizando análise com curvas ROC (*receiver-operating-characteristic*), computando as áreas sob as curvas de cada método e realizando análise multivariada, os autores identificaram os métodos morfológicos (angiotomografia e angiorressonância magnética) como os de melhor desempenho para identificar estenose de artéria renal, seguidos pelo Doppler, vindo depois os métodos funcionais que analisam a participação do sistema renina-angiotensina, ou seja, renograma com captopril e por último a renina estimulada com captopril.

Contudo, deve ser considerada a eficiência dos métodos funcionais, principalmente o renograma com captopril, em identificar uma relação de causa e efeito da estenose de artéria renal com o quadro hipertensivo e a disfunção renal, podendo predizer, em certos casos, o resultado de um procedimento de revascularização renal.

Na prática, deve-se considerar o custo de cada procedimento, a disponibilidade em cada centro, a experiência da equipe ou do profissional com os diferentes meios diagnósticos, lembrando que a capacidade diagnóstica aumenta com a associação de métodos, mas também o custo, e que às vezes, dependendo dos indicadores clínicos e do risco, ganha-se tempo e poupa-se recurso utilizando diretamente a arteriografia intra-arterial.

Arteriografia renal intra-arterial – é o exame considerado padrão-ouro por ser o mais eficiente, no momento, para demonstrar uma estenose de artéria renal diretamente ou por sinais indiretos como dilatação pós-estenótica e presença de circulação colateral. Esses sinais podem estabelecer a diferença entre uma estenose real e um artefato, como, por exemplo, espasmo induzido pela cateterização seletiva da artéria renal.

A avaliação do grau de estenose pela angiografia, baseada na redução do calibre da artéria, pode ser prejudicada pela posição excêntrica de algumas lesões na circunferência do vaso, principalmente as placas de ateroma.

A angiografia auxilia na decisão entre intervenção e tratamento conservador e permite a indicação e até a realização simultânea de um procedimento endovascular. Ou ainda permite a visualização de outros troncos arteriais, auxiliando a decisão sobre a técnica a ser usada quando a opção for por intervenção cirúrgica (Fig. 38.3).

Entretanto, convém frisar que trata-se de um método invasivo que envolve riscos e que utiliza contraste nefrotóxico. Ao longo do tempo, os contrastes foram aperfeiçoados para reduzir a nefrotoxicidade, surgindo os contrastes não-iônicos, de baixa osmolidade ou isosmóticos. Contrastes alternativos como o dióxido de carbono (CO_2) e, mais recentemente, o gadolíneo têm sido utilizados em pacientes com disfunção renal, assim como métodos de proteção renal como hidratação e expansão com solução salina, bicarbonato de sódio ou soluções hemidiluídas ou administração de substâncias como a n-acetilcisteína e a teofilina, que podem reduzir os efeitos nefrotóxicos.

FEOCROMOCITOMA

DEFINIÇÃO

Os feocromocitomas são tumores secretores de catecolaminas, principalmente norepinefrina que, devido às ações hemodinâmicas e sistêmicas desses hormônios, podem ter uma apresentação clínica típica ou manifestam-se de forma muito variada, fazendo com que muitas vezes o diagnóstico seja retardado. Suas manifestações clínicas podem simular, entre outras situações, hipertensão essencial, infarto do miocárdio, hipertireoidismo, síndrome do pânico, distúrbios psiquiátricos, uso de drogas ilícitas etc. Em alguns pacientes, o feocromocitoma pode estar associado com outros tumores ou outras síndromes neuroendócrinas, como na neoplasia endócrina múltipla (MEN tipo II), na neurofibromatose e na doença de von Hippel-Lindau. Em cerca de 90% são benignos, de crescimento lento, e sua malignidade decorre principalmente das

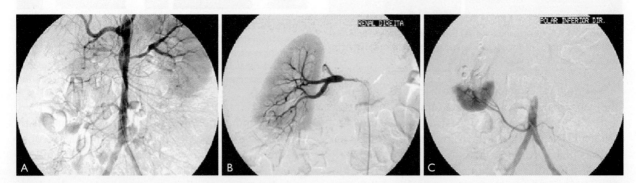

Figura 38.3 – Arteriografia renal digital padrão-ouro. **A)** Aortografia mostrando estenose renal à esquerda e provável oclusão à direita. **B)** Exame seletivo da artéria renal direita mostrando suboclusão e área não perfundida em pólo inferior. **C)** Artéria renal acessória polar inferior originando-se próximo à bifurcação.

manifestações clínicas e dos intensos efeitos dos níveis elevados das catecolaminas séricas. Porém, em aproximadamente 10% dos casos assumem características malignas, com recidivas e metástases às vezes de forma rápida e agressiva.

Embora habitualmente associado a quadros de hipertensão arterial lábil ou paroxística, estudos revelam que cerca de metade dos portadores de feocromocitoma apresentam quadros de hipertensão sustentada, freqüentemente refratária à medicação anti-hipertensiva usual, muitas vezes superposta com episódios paroxísticos clássicos e, às vezes, exibindo até uma resposta paradoxal a alguns anti-hipertensivos.

DIAGNÓSTICO

Sua apresentação clínica clássica é característica, principalmente quando se manifesta em crises ou paroxismos. Entretanto, é exatamente este fato que o confunde com outras condições de hiperatividade do sistema nervoso simpático, tornando necessário o diagnóstico diferencial. A tríade constituída por cefaléia, taquicardia e sudorese em pacientes hipertensos tem sido relatada como de sensibilidade diagnóstica superior a 90%. Mesmo assim, há uma grande superposição do quadro clínico de casos verdadeiros com os de pseudofeocromocitoma, de maneira que se suspeita com uma freqüência muito maior do que efetivamente se detecta e, por outro lado, pacientes realmente portadores podem permanecer durante muito tempo não detectados, principalmente quando se apresentam com hipertensão sustentada.

Entretanto, o rastreamento laboratorial é sempre indicado a partir de uma suspeita clínica ou do achado acidental de imagem de supra-renal sugestiva em paciente hipertenso, analisando-se a relação custo/benefício e considerando-se a eficiência diagnóstica dos testes de triagem (Tabela 38.2).

Tabela 38.2 – Características dos métodos de rastreamento de feocromocitomas.

Tipo de teste	Sensibilidade (%)	Especificidade (%)
Metanefrina plasmática*	99	89
Metanefrina urinária	83	95
Excreção urinária de VMA	81	95
Catecolaminas urinárias	82	95
Catecolaminas plasmáticas	82	95
MIBG	90	96
RM	92	80

VMA = ácido vanilmandélico; MIBG = metaiodobenzilguanidina; RM = ressonância magnética.
* Ainda não disponível em nosso meio.

Na investigação diagnóstica do feocromocitoma, a etapa inicial é a demonstração da sua existência pela determinação das catecolaminas plasmáticas ou da excreção urinária de catecolaminas livres e/ou de seus metabólitos. Devem ser considerados o custo e a disponibilidade, além da eficiência dos métodos. Em nossos pacientes, iniciamos pela dosagem dos metabólitos urinários, de preferência a metanefrina (ou, se não for disponível, o VMA), que são mais disponíveis e menos onerosos e apresentam boa sensibilidade diagnóstica, principalmente quando dosados por cromatografia líquida de alto desempenho (HPLC).

Se houver disponibilidade, na dúvida, podem ser dosadas também as catecolaminas livres na urina de 24 horas, que, no feocromocitoma, apresentam valores superiores ao dobro do limite máximo da normalidade. Pseudoportadores de feocromocitoma, entretanto, podem apresentar valores elevados devido à hiperatividade simpática. A dosagem das catecolaminas plasmáticas pode ser usada para triagem inicial e, principalmente, para confirmar o diagnóstico ou determinar o curso posterior da investigação. Valores superiores a 2.000pg/mL (epinefrina mais norepinefrina) praticamente confirmam o diagnóstico. Valores intermediários, entre 1.000 e 2.000pg/mL são altamente sugestivos, e inferiores a 500pg/mL praticamente descartam feocromocitoma. Quando os níveis se encontram na faixa intermediária, entre 500 e 2.000pg/mL, para se distinguir entre um feocromocitoma hipossecretor e um pseudofeocromocitoma, deve-se proceder a um teste de supressão com clonidina. Para esse teste, após a suspensão por uma semana de drogas simpatolíticas e antidepressivas, é administrado em dose única 0,3mg de clonidina, com dosagem de catecolaminas plasmáticas antes e 3 horas após a tomada. Se os níveis plasmáticos das catecolaminas caírem abaixo de 500pg/mL, após a administração da clonidina, a hipótese de feocromocitoma é bastante improvável. Se não houver queda ou se ela for menor, o feocromocitoma está confirmado. Um método para a dosagem de metanefrina *plasmática* foi desenvolvido recentemente e, embora ainda pouco disponível, tem apresentado elevada sensibilidade e especificidade no diagnóstico de feocromocitoma, pelo fato de a metanefrina encontrar-se livre no plasma, e não conjugada como na urina. Trata-se de um método com potencial para, isoladamente, confirmar ou descartar o diagnóstico. Informações sobre o método podem ser obtidas no *site* http:/www.catecholamine.org/labprocedures. Testes provocativos (histamina, glucagon etc.) estão praticamente abandonados, entretanto, em casos duvidosos, o uso da metoclopramida tem sido sugerido.

Detectada a existência do feocromocitoma, o objetivo seguinte é encontrar ou confirmar sua localização. Sabe-se que aproximadamente 97% dos feocromocitomas localizam-se no abdômen, devendo o rastreamento concentrar-se nessa região, sendo que de 10 a 15% estão fora das supra-renais.

A tomografia computadorizada (TC) tem boa definição diagnóstica, mesmo para tumores pequenos, o que não ocorre com a ultra-sonografia. Já a ressonância magnética (RM), embora com menor definição que a TC, tem a propriedade de produzir imagens dos feocromocitomas com intensidade de sinal diferenciada, ou seja, quando adquiridas em peso T_1, são imagens de pouca intensidade (isossinal em relação ao fígado), mas quando adquiridas em peso T_2, apresentam-se como imagens muito intensas e brilhantes (hipersinal), que se destacam em relação ao fígado e outros órgãos abdominais, ajudando na localização de tumores extra-adrenais (Fig. 38.4). Um método de imagem funcional de grande utilidade para a localização dos feocromocitomas, baseado em afinidade, é a cintilografia com a metaiodobenzilguanidina (MIBG), um análogo da norepinefrina. A benzilguanidina, marcada com iodo radioativo (I^{131} ou menos freqüentemente I^{123}), tem grande afinidade com as catecolaminas, fixando-se em seus depósitos. Permite realizar mapeamentos de corpo inteiro, localizando não apenas os tumores solitários, mas também os bilaterais ou múltiplos e também possíveis metástases, facilitando a retirada cirúrgica e o controle de recidivas (Fig. 38.5). Imagens semelhantes podem ser obtidas usando-se o octreótidio, um análogo da somatostatina.

Imagens funcionais obtidas pela técnica de emissão de pósitrones (PET-*scan*) têm sido utilizadas por produzirem imagens quase imediatas dos tumores. Mais recentemente, o uso da fluordopamina como marcador acrescentou maior sensibilidade ao PET-*scan*, tornando-o superior à MIBG, embora seja um método ainda pouco disponível (Fig. 38.6).

Os feocromocitomas malignos ocorrem em cerca de 10% dos tumores, mais freqüentemente nos extra-adrenais, múltiplos, familiares ou associados à síndrome da neoplasia endócrina múltipla (MEN II). O diagnóstico de malignidade é feito apenas pela demonstração de metástases, ou seja, presença de tumor

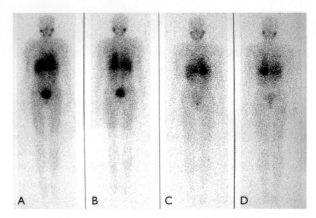

Figura 38.5 – Imagem funcional (cintilografia com MIBG – metaiodobenzilguanidina). **A, B, C** e **D**) Feocromocitoma de adrenal esquerda mais evidente em **C** e **D**.

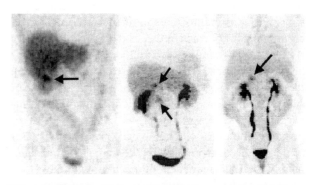

Figura 6 – Imagens funcionais. **B** e **C**) PET-*scan* com fluordopamina. Maior eficiência em relação à cintilografia com MIBG (**A**). As setas mostram o tumor.

em órgãos que não sejam de origem do tecido cromafínico. Essas metástases podem estar presentes por ocasião do diagnóstico ou aparecer tempos depois da retirada do tumor principal.

Por ocasião do diagnóstico e da ressecção cirúrgica do tumor, na ausência de metástases, o comportamento do tumor quanto à malignidade é difícil de ser previsto. O caráter invasivo ou infiltrativo de veia renal ou da cava inferior pode ser compatível com comportamento totalmente benigno.

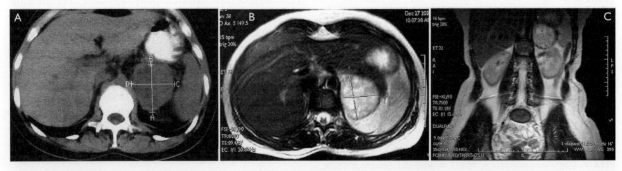

Figura 38.4 – Feocromocitoma de adrenal esquerda. **A**) Tomografia. **B**) Ressonância magnética mostrando hiperintensidade do sinal em relação ao fígado em T_2. **C**) Imagem longitudinal.

Marcadores tumorais, como avaliações por citometria de fluxo de índice de ploidia do DNA, não têm-se mostrado de grande sensibilidade ou especificidade para indicar ou descartar malignidade. O estudo imunoistoquímico de substâncias presentes nos feocromocitomas, como a cromogranina A e a enolase, também não define com precisão o comportamento tumoral. Por isso, todo paciente operado de feocromocitoma deve ser seguido com dosagens de catecolaminas e seus metabólitos ou com cintilografia com MIBG a cada ano durante pelo menos cinco anos, e em menos de um ano nos pacientes de maior probabilidade de recidiva (extra-adrenais, múltiplos etc.).

TRATAMENTO

O tratamento do feocromocitoma é a ressecção cirúrgica de toda a massa tumoral identificada. O procedimento só deve ser realizado após, pelo menos, duas semanas de bloqueio farmacológico de receptores adrenérgicos. Inicia-se sempre pelo bloqueio alfa-periférico com prazosina na dose 4 a 8mg/dia em doses fracionadas, iniciando-se com 1mg/dia à noite. Se houver disponibilidade, pode-se usar um inibidor alfa-inespecífico (dibenzilina) ou um inibidor de síntese de catecolaminas (alfa-metilparatirosina – Demser®), não existentes em nosso meio. Após 3 a 5 dias do início do alfa-bloqueio, inicia-se o bloqueio beta com o propranolol na dose de 40 a 160mg/dia fracionados. O bloqueio alfa e beta-adrenérgico deve ser sempre parcial para permitir abordagem terapêutica em casos de hipotensão no pós-operatório imediato. Este tratamento pode ser complementado com bloqueadores dos canais de cálcio e/ou IECA e mantido cronicamente se o tratamento cirúrgico for inviável.

HIPERALDOSTERONISMO PRIMÁRIO

CONCEITO

O hiperaldosteronismo primário é determinado pela produção excessiva, inadequada e autônoma do mais potente mineralocorticóide, a aldosterona, produzida na zona glomerulosa do córtex adrenal a partir da ação da enzima aldossintase ligada ao gene CYP11B2 do cromossomo 8. A produção e liberação da aldosterona são reguladas primariamente por receptores de angiotensina II e pelos níveis do potássio sérico e secundariamente pelo hormônio adrenocorticotrófico (ACTH) e pela concentração plasmática do sódio. A principal causa do hiperaldosteronismo primário é o adenoma da adrenal e menos freqüentemente a hiperplasia adrenal uni ou bilateral. Uma forma rara do hiperaldosteronismo primário pode decorrer de causa genética como forma monogênica, decorrente da fusão de partes dos genes CYP11B1 e CYP11B2, resultando em um gene anômalo, híbrido, que determina a produção de aldosterona, em vez de cortisol, na zona fasci-

culada, sob estímulo do ACTH, cujos níveis se tornam elevados devido ao nível baixo de cortisol, sendo por isso suprimível e tratável com dexametasona. Excepcionalmente, carcinomas de adrenal, secretores, podem determinar quadros de hiperaldosteronismo primário.

FISIOPATOLOGIA

A fisiopatologia da hipertensão no hiperaldosteronismo primário é semelhante à de outros modelos de hipertensão por mineralocorticóide, caracterizada pela retenção salina com excreção simultânea de potássio determinada pelo excesso de um esteróide, no caso a aldosterona. É, portanto, um quadro hipertensivo que cursa freqüentemente com hipocalemia. A retenção salina causada pela ação da aldosterona em receptores mineralocorticóides que atuam em canais de sódio de células epiteliais do túbulo distal determina um estado de hipervolemia, clinicamente imperceptível. Este estado hipervolêmico, entretanto, é suficiente para desencadear um aumento compensatório da resistência periférica, por vasoconstrição, decorrente de ajustes ao hiperfluxo tecidual e da ação de fatores natriuréticos vasoconstritores, inibidores da sódio/potássio ATPase, como a digoxina-símile, deflagrados pelo próprio estado de expansão. Devido à ação desses fatores natriuréticos, o quadro de hipervolemia á autolimitado, e o paciente, normalmente, não desenvolve edemas.

PREVALÊNCIA

O hiperaldosteronismo primário tradicionalmente é considerado uma forma rara de hipertensão secundária, com taxas de prevalência da ordem de 1% da população geral de hipertensos, quando rastreados e identificados em portadores de hipertensão arterial associada à hipocalemia espontânea.

Entretanto, a partir da observação de que percentuais da ordem de 20 a 30% de portadores de hiperaldosteronismo são normocalêmicos, estudos recentes têm rastreado hipertensos refratários sem história familiar de hipertensão, hipertensos com renina suprimida ou ainda hipertensos com imagem adrenal sugestiva detectada casualmente como prováveis portadores e identificando os casos suspeitos a partir da relação da concentração da aldosterona pela atividade da renina no plasma (relação AP/ARP), independentemente dos níveis séricos de potássio. Níveis elevados dessa relação, indicando pacientes com aldosterona elevada na vigência de renina suprimida, apontam os prováveis portadores. Dessa forma, percentuais elevados de casos suspeitos e de portadores confirmados têm sido detectados, chegando a valores expressivos da ordem de 5 a 10%. A repercussão desses trabalhos, indicando incidência bem mais elevada de hiperaldosteronismo primário nesse perfil de pacientes, já cria discussões por considerar o hiperaldosteronismo primário como a causa mais freqüente de hipertensão secundária.

DIAGNÓSTICO

Os critérios clínicos de rastreamento e diagnóstico passam então a ser baseados na presença de hipertensão refratária, ausência de história familiar e, eventualmente, na presença de hipocalemia, se houver, não apenas espontânea, mas também induzida.

Os valores diagnósticos da relação AP/ARP (aldosterona plasmática expressa em ng/dL e renina plasmática em ng/mL/h) ainda não estão bem determinados. Sugere-se como suspeitos pacientes com valores iguais ou superiores a 20 como prováveis pacientes com valores da ordem de 30 e altamente prováveis se os valores alcançam 50ng/dL:ng/mL/h ou mais.

Existem controvérsias de que valores da relação AP/ARP, da ordem de 20, podem ser encontrados também em portadores de hipertensão essencial com renina baixa, nos quais são encontrados valores de aldosterona plasmática inadequadamente normais ou elevados para aquele nível, deprimindo de renina, e que não são necessariamente portadores de hiperaldosteronismo primário. Esse perfil de paciente encontra-se, por exemplo, em pessoas idosas ou de raça negra ou outros portadores de hipertensão essencial sal-sensível. Portanto, quanto mais elevada a relação AP/ARP, mais específico o resultado e mais provável o diagnóstico de hiperaldosteronismo primário.

A relação AP/ARP pode ser potencializada com captopril na dose de 50mg administrados 1 hora antes da coleta, a fim de melhorar a sensibilidade do método. A inibição da enzima conversora com o captopril que normalmente reduz a aldosterona e eleva a renina tende a inverter a ordem de grandeza da relação AP/ARP, reduzindo, portanto, os seus valores. A persistência de níveis elevados após o captopril seria então um indício ainda mais forte de hiperaldosteronismo.

Os casos suspeitos, ou prováveis a partir de uma relação AP/ARP elevada, com ou sem potencialização devem ser sempre submetidos a confirmação do diagnóstico de hiperaldosteronismo primário por meio de testes de supressão utilizando expansão volêmica.

A expansão volêmica pode ser aguda com soro fisiológico 2.000mL infundidos em 4 horas, avaliando-se previamente a função miocárdica. Descarta-se hiperaldosteronismo se os níveis séricos de aldosterona caírem a níveis inferiores a 10ng/dL, no caso de suspeita de adenoma, e 5ng/dL, no de suspeita de hiperplasia. Opcionalmente, pode-se realizar a sobrecarga oral de sal com 12g ao dia, durante três dias, dosando-se no quarto dia a excreção urinária de sódio e aldosterona. A medida de excreção urinária de sódio serve para monitorizar se a ingestão de sal foi adequada. Nessas condições, se a excreção urinária de aldosterona permanecer elevada (acima de 12 a 14mcg por 24 horas), o diagnóstico de hiperaldosteronismo primário está confirmado. A sobrecarga oral poderá ser potencializada com o mineralocorticóide acetato de fludrocortisona (Florinef®) 0,1mg de 6/6 horas, mediante controle rigoroso dos níveis tensionais.

Confirmado o diagnóstico de hiperaldosteronismo primário, como as formas produzidas por adenoma predominam sobre as produzidas por hiperplasia, a etapa seguinte é a localização e o diagnóstico por imagem (Fig. 38.7). Usa-se, em geral, a tomografia ou a ressonância magnética que podem identificar adenomas, geralmente tumores pequenos, hipodensos, de crescimento lento. Podem ainda identificar aumento homogêneo de uma ou ambas as adrenais ou espessamento de seus ramos, compatíveis com hiperplasia. Entretanto, tumores pequenos, com 1cm ou menos, podem não produzir imagem, enquanto hiperplasias nodulares podem gerar imagens que confundem com adenoma. Em casos de nódulos maiores, de 2 a 3cm, em geral não há muita dúvida. Contudo, nos nódulos menores ou na ausência de imagem, a dúvida permanece, sendo necessária então a diferenciação segura entre adenoma, hiperplasia unilateral e hiperplasia bilateral, pois disto depende a decisão entre a adrenalectomia unilateral videolaparoscópica ou o tratamento farmacológico.

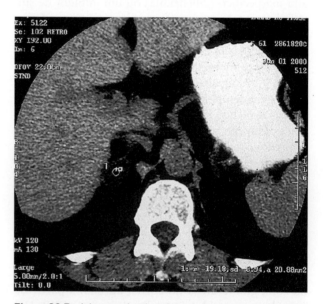

Figura 38.7 – Adenoma de adrenal direita produtora de aldosterona. Tomografia mostrando nódulo hipodenso.

A diferenciação entre os pacientes com hiperaldosteronismo primário que apresentam adenoma daqueles portadores de hiperplasia bilateral pode ser feita com o teste postural, ou de deambulação. Após coleta basal de cortisol e aldosterona pela manhã, na posição supina, o paciente deve permanecer em pé, deambulando de 2 a 4 horas, e então novas coletas são feitas. Como o teste é realizado no início da manhã, a aldosterona sérica será modulada por dois mecanismos opostos: a estimulação do sistema renina-angiotensina pela postura e deambulação e a inibição do ACTH pela elevação circadiana do cortisol no período da manhã. Os portadores de adenomas produtores de aldosterona são, em geral, autônomos em relação à angiotensina, mas são modulados pelo ACTH, observando-se então queda ou estabilidade nos níveis de aldosterona plasmática mesmo em posição ortostática, enquanto os portadores de hiperplasia respondem com elevação, pois são sensíveis à angiotensina II. A potencialização do teste pode ser feita com a administração oral de furosemida 40g na noite anterior à sua realização.

Níveis plasmáticos basais de precursores de aldosterona como a 18-hidroxicorticosterona (18-OH-B) encontram-se elevados no hiperaldosteronismo, principalmente nos adenomas, sendo úteis não apenas para confirmar o diagnóstico de hiperaldosteronismo, mas também para diferenciar as duas formas principais. Níveis iguais ou superiores a 100 ou até mesmo a 65ng/dL indicam adenoma, e níveis inferiores sugerem hiperplasia, com elevado índice de discriminação.

Imagens, ditas funcionais, obtidas pela cintilografia da adrenal, com base na sua afinidade com o colesterol, marcado com iodo ou selênio radioativos (I^{131} ou Se^{75}), podem ser usadas. Particularmente a cintilografia com o iodo-colesterol (NP59) pode ser útil na detecção dos adenomas, podendo diferenciá-los das hiperplasias nodulares em até 90% dos casos, desde que realizada após a supressão com dexametasona (4mg/dia) por uma semana.

A tabela 38.3 resume as características operativas (sensibilidade e especificidade) desses métodos.

TRATAMENTO

Quando a opção for por adrenalectomia, para maior precisão no diagnóstico, pode haver necessidade da cateterização seletiva das adrenais para a coleta de amostras de sangue e dosagem de aldosterona e cortisol, procedimento que recentemente vem sendo recomendado até mesmo em fases precoces da investigação. A lateralização dos níveis de aldosterona ou da relação aldosterona/cortisol indica fortemente adenoma ou hiperplasia unilateral, passíveis de indicação cirúrgica. Contudo, insucessos ocorrem com freqüência por dificuldades técnicas de cateterização ou por *contaminação* com sangue de outras veias tributárias,

principalmente a veia hepática à direita. A dosagem simultânea do cortisol confirma ser a cateterização efetivamente das adrenais e também identifica e corrige eventual diluição por veias tributárias, quando se analisa a relação aldosterona/cortisol.

Se a indicação for pelo tratamento farmacológico, a preferência é por inibidores de receptor mineralocorticóide, como a espironolactona, acompanhados ou não de reposição de potássio. Em geral, inicia-se com uma dose de 100mg/dia, podendo chegar até a 400mg/dia. Um novo inibidor com menos efeitos antiandrogênicos, a eplerenona, tem sido relatado na literatura mundial, com resultados promissores. Nos casos de hiperaldosteronismo suprimível por glicorticóides, o tratamento é feito com dexametasona 2 a 4mg/dia.

O controle adequado dos níveis tensionais pode requerer a associação de outros anti-hipertensivos, como os bloqueadores dos canais de cálcio, os simpatolíticos ou mesmo os diuréticos tiazídicos.

A figura 38.7 mostra um fluxograma de abordagem para rastreamento de hiperaldosteronismo primário modificado das IV Diretrizes Brasileiras de Hipertensão.

Um aspecto importante do hiperaldosteronismo é a repercussão no sistema cardiovascular e renal da ação da aldosterona graças a seus efeitos pró-fibróticos no miocárdio e a uma participação semelhante na progressão das doenças renais. Alguns estudos mostram elevada prevalência de quadros de hipertrofia miocárdica em portadores de hiperaldosteronismo primário que regridem principalmente com a ressecção cirúrgica. Estudos em miocardiopatia dilatada mostram o papel pró-fibrótico da aldosterona e o efeito protetor com o uso de inibidores como a espironolactona. Estudos semelhantes mostram efeito parecido em portadores de doenças renais, em que o efeito protetor na evolução da função renal foi obtido com espironolactona e eplerenona. Em nossos pacientes, uma análise retrospectiva de 13 portadores de hiperaldosteronismo primário (12 com adenoma e um com hiperplasia) mostrou percentuais elevados de disfunção renal (38,4%) e proteinúria (30,7%), além de níveis de aldosterona significantemente maiores no grupo com função renal mais comprometida (Tabela 38.4).

Tabela 38.3 – Características dos testes para diagnóstico de hiperaldosteronismo primário.

Tipo de teste	Sensibilidade (%)	Especificidade (%)
Potássio sérico < 3,5mEq/L (sem uso de diurético)	87	95
Baixa atividade da renina plasmática (com dieta geral)	95	75
Tomografia computadorizada de adrenal	75	90
Relação aldo/renina estimulada com captopril	100	80
Cintilografia com iodo-colesterol	Indeterminada	Indeterminada
Aldosterona plasmática ou urinária	Não pode ser interpretada sem dosagem concomitante de renina	
Dosagem de aldosterona das veias supra-renais	100	Indeterminada

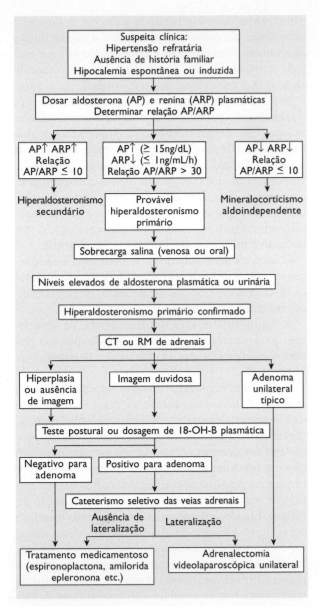

Figura 38.7 – Sugestão para a abordagem do hiperaldosteronismo primário.

HIPERTENSÃO E DOENÇAS RENAIS

CONCEITO

A pressão arterial e a função renal estão de tal forma inter-relacionadas que costuma-se dizer que "mais de uma delas significa sempre menos da outra e vice-versa", podendo a hipertensão arterial ser tanto a causa como a conseqüência de uma doença renal. Hipertensão arterial, nas formas maligna ou acelerada, sabidamente pode determinar um quadro grave de lesão renal, de natureza microvascular, caracterizada por proliferação miointimal ou necrose fibrinóide, a *nefrosclerose maligna,* que pode levar, com grande freqüência, em pouco tempo se não tratada a um quadro de insuficiência renal crônica terminal (IRCT). A hipertensão arterial crônica, não-maligna, também pode determinar um quadro de lesão renal, também de natureza microvascular, caracterizado por arteriosclerose hialina, porém de evolução lenta e menos agressiva, conhecida como *nefrosclerose benigna,* mas que também pode levar à insuficiência renal crônica terminal. Estas formas maligna e benigna de nefrosclerose, em conjunto denominadas *nefrosclerose hipertensiva,* embora ocorrendo em percentuais relativamente baixos, em virtude da alta prevalência de hipertensão arterial na população geral, determinam, em números absolutos, um importante contingente de portadores de disfunção renal, sendo, segundo dados do Ministério da Saúde (DATASUS), em nosso meio, a segunda causa, após a nefropatia diabética, de pacientes iniciando hemodiálise anualmente.

Por outro lado, as doenças parenquimatosas renais primárias são consideradas a primeira causa de hipertensão secundária, sendo responsável por cerca de 3 a 4% dos casos em adultos. Elas incluem glomerulopatias primárias e secundárias, doença renal policística, nefropatia do refluxo, nefropatias tubulointersticiais etc.

Tabela 38.4 – Características clínicas de pacientes com hiperaldosteronismo primário conforme o ritmo de filtração glomerular.

	RFG > 60mL/min (n = 8)	RFG < 60mL/min (n = 5)	p
Sexo (masculino/feminino)	3/5	3/2	0,59
Idade (anos)	45,2 ± 11,5	47,6 ± 17,6	0,40
Pressão arterial sistólica (mmHg)	151,2 ± 13,56	176,0 ± 20,7	0,02*
Pressão arterial diastólica (mmHg)	97,5 ± 12,58	100,8 ± 12,3	0,32
Tempo de hipertensão (anos)	8,6 ± 6,9	9,6 ± 10,3	0,42
Creatinina sérica (mg/dL)	0,86 ± 0,11	2,06 ± 1,07	0,03*
Ritmo filtração glomerular (mg/min)	95,7 ± 19,3	42,2 ± 13,5	< 0,0001*
Potássio sérico (mEq/L)	3,0 ± 0,3	2,6 ± 0,4	0,09
Proteinúria (g/24h)	0,16 ± 0,16	1,01 ± 1,16	0,08
Atividade plasmática da renina (ng/h/mL)	0,31 ± 0,25	0,54 ± 0,38	0,13
Aldosterona sérica (ng/mL)	50,25 ± 30,67	132,6 ± 87,3	0,04*

* $p < 0,05$

PREVALÊNCIA

A hipertensão arterial está presente na maioria das doenças renais, entretanto sua prevalência é variável entre as diferentes formas de doença renal, conforme mostra a tabela 38.5. Sabe-se que essa prevalência de hipertensão, determinada por ocasião da detecção da doença renal, aumenta progressivamente à medida que a função renal vai deteriorando, de tal forma que na fase terminal ou dialítica de insuficiência renal crônica a quase totalidade dos nefropatas são hipertensos. Em algumas formas de doenças renais, como nas glomerulopatias, a hipertensão arterial, além de um dado clínico de suspeita diagnóstica, é também um marcador de atividade e evolução, tendo, portanto, caráter prognóstico.

Tabela 38.5 – Prevalência de hipertensão arterial nas nefropatias crônicas.

Doença	Hipertensão (%)
Glomerulopatias	
Glomeruloesclerose segmentar e focal	75-80
Glomerulonefrite membranoproliferativa	65-70
Nefropatia diabética	65-70
Glomerulonefrite membranosa	40-50
Glomerulonefrite proliferativa mesangial	35-40
Nefropatia por IgA	30
Lesões mínimas	20-30
Doença renal policística	**60**
Nefrite intersticial crônica	**35**

FISIOPATOLOGIA

O principal mecanismo da hipertensão nas doenças renais está relacionado com a perda progressiva da capacidade renal de excretar sódio, sendo, portanto, volume-dependente. Entretanto, vários outros mecanismos podem estar envolvidos. A síntese renal de substâncias vasoativas estaria desequilibrada pela maior produção de vasoconstritores, como renina-angiotensina, e diminuição de vasodilatadores, como prostaglandinas, badicinina e lípides neutros da medula renal etc. A elevada sensibilidade a sal e o aumento da resistência periférica podem estar relacionados a níveis aumentados do fator digoxina-símile endógeno, inibidor da sódio/potássio-ATPase, desencadeados pela retenção volêmica. Alterações na função endotelial envolvendo a síntese do óxido nítrico (NO), que se encontra prejudicada pelo acúmulo de inibidores naturais da NO sintase, derivados metilados da L-arginina (dimetil e monometilarginina assimétrica – ADMA e AMMA), normalmente eliminados pelos rins, podem ser encontradas. Embora controversas, existem evidências de que a endotelina possa também ter participação na hipertensão secundária às nefropatias. Agentes terapêuticos específicos como os corticosteróides e alguns imunossupressores podem estar envolvidos.

DIAGNÓSTICO

A investigação diagnóstica, além da anamnese e do exame físico dirigido, deve ser direcionada para indicadores renais e sistêmicos. Exame de urina (bioquímica e sedimento), proteinúria quantitativa, avaliação da função renal (creatinina sérica ou depuração medida – *clearance* – da creatinina endógena ou calculada por meio de fórmulas), glicemia, proteinúria etc. e imagens renais (ultra-sonografia, urografia excretora ou cintilografia renal) podem determinar a natureza da doença e o grau de comprometimento da função renal. Eventualmente, métodos adicionais, como microalbuminúria, uretrocistografia miccional, tomografia, ressonância magnética ou biópsia renal, podem ser necessários.

A combinação desses exames é importante, tendo como base a proteinúria ou alterações do sedimento no exame de urina e a redução da função renal do hipertenso provável nefropata.

A ultra-sonografia com os avanços técnicos adquiridos mostra-se superior à urografia excretora, pois, por meio dela, mesmo em estágios avançados de insuficiência renal, têm-se condições de fazer avaliações estruturais, como dimensões do rim e espessura do córtex, sua definição e ecogenicidade, sem a utilização de contrastes nefrotóxicos. Também, por meio dela, pode-se avaliar o potencial de recuperação da doença renal e detectar cistos, tumores, cálculos, hidronefrose e assimetrias com melhor eficiência. A uretrocistografia miccional pode diagnosticar um refluxo vesicoureteral.

Alguns exames sorológicos específicos, como a pesquisa de auto-anticorpos, sorologia para certos agentes infecciosos e virais, hemoglobina glicada, eletroforese de proteínas séricas ou imunoeletroforese, permitem avançar na etiologia ou identificar doenças sistêmicas com comprometimento renal, como diabetes, lúpus eritematoso sistêmico, mieloma, doenças de cadeias leves, hepatites por vírus B e C, AIDS etc. A pesquisa de anticorpos citoplasmáticos antineutrófilos (ANCA) é de grande sensibilidade no diagnóstico das vasculites necrotizantes pauciimunes, como a granulomatose de Wegener, a doença de Churg-Strauss e a forma microscópica da poliarterite nodosa. Nos diabéticos, principalmente no tipo I, a dosagem da microalbuminúria é excelente marcador do aparecimento da nefropatia que, com grande freqüência, acompanha-se de hipertensão arterial. A biópsia renal é fundamental em muitos casos para definir o diagnóstico e orientar o tratamento.

A detecção precoce da lesão renal é muito importante, já que pequenas elevações da creatinina sérica podem significar perda significativa da função renal, e o tratamento pode estabilizar ou atrasar a evolução da maioria das doenças renais. Nesse aspecto, a determinação do *clearance* de creatinina, ou sua estimativa por meio de fórmulas, é mais precisa que a simples dosagem da creatinina sérica.

DOENÇA RENAL CRÔNICA: DEFINIÇÃO E CLASSIFICAÇÃO

Doença renal crônica (DRC) é definida pela presença de lesão renal, por período igual ou superior a três meses, caracterizada por modificações estruturais ou funcionais dos rins com ou sem redução do ritmo de filtração glomerular (RFG) manifestadas por alterações anatomopatológicas ou indícios de lesão renal em exames de sangue, de urina ou de imagens.

Insuficiência renal crônica (IRC) é definida pela redução do RFG a partir de valores inferiores a 60mL/min/1,73m^2, por três meses ou mais.

Independentemente da causa, a IRC é classificada em estágios com base no nível do RFG (Tabela 38.6).

Tabela 38.6 – Classificação da IRC em estágios de função renal.

Estágio	RFG (mL/min/1,73m^2)	Classificação
1	≥ 90	Lesão renal com RFG normal ou aumentado
2	60-89	Lesão renal com redução leve do RFG
3	30-59	Redução moderada do RFG – IRC laboratorial
4	15-29	Redução grave do RFG – IRC clínica
5	< 15 ou diálise	Falência renal – IRC terminal

TRATAMENTO

Evidências clínicas e experimentais indicam que a hipertensão é o principal fator para a progressão da doença renal e para o agravamento progressivo da insuficiência renal crônica, independentemente de ser causa ou conseqüência da insuficiência renal. Sabe-se, por ouro lado, que a insuficiência renal crônica é um fator independente de risco cardiovascular que cresce progressivamente com a perda da função renal, sendo, portanto, a mortalidade de pacientes em hemodiálise crônica, relacionada a causas cardiovasculares, em cerca de 60%. Nefropatas em estágios ainda precoces de IRC têm risco aumentado, pois associam os riscos *tradicionais* (hipertensão, diabetes, dislipidemias etc.) com os *não-tradicionais*, independentes e específicos, como proteinúria e redução do RFG. Por este motivo, a principal ação, conduzida com o objetivo de reduzir o ritmo de progressão da insuficiência renal, é a diminuição da pressão arterial. Para tanto, todas as diferentes classes de anti-hipertensivos são efetivas, sendo muitas vezes neces-

sária a associação de vários anti-hipertensivos. No entanto, tem sido demonstrado que as drogas inibidoras do sistema renina-angiotensina, como os inibidores da enzima conversora da angiotensina (IECA) e os bloqueadores de receptores da angiotensina (BRA), são mais eficazes que as outras classes de anti-hipertensivos, principalmente em diabéticos, mas também em não-diabéticos. O efeito renoprotetor dos IECA pode ser devido a sua ação hemodinâmica glomerular de causar vasodilatação da arteríola eferente, com conseqüente queda da pressão intraglomerular, mas também envolvendo mecanismos inflamatórios e proliferativos relacionados à angiotensina II, principais determinantes da esclerose glomerular e da proteinúria.

Algumas orientações para a abordagem da hipertensão arterial e uso de anti-hipertensivos na DRC das Diretrizes Brasileiras de Doença Renal Crônica são mostradas a seguir.

Tratamento anti-hipertensivo na IRC – tem como objetivos reduzir a pressão arterial, o risco cardiovascular em pacientes com DRC e hipertensão e o ritmo de progressão da doença renal em pacientes com hipertensão e sem hipertensão (diabéticos). O tratamento anti-hipertensivo deverá ser coordenado com outras medidas terapêuticas para reduzir o risco de doenças cardiovasculares. Combinações de agentes anti-hipertensivos fixos ou isolados podem ser usados para a manutenção ou no início do tratamento se PAS > 20mmHg acima da meta.

Medidas dietéticas e outras mudanças de estilo de vida – recomendações para adultos adaptando os componentes da dieta DASH (*dietary approaches to stop hypertension*) para os diferentes estágios da DRC são sugeridas na tabela 38.7.

Tabela 38.7 – Recomendações dietéticas conforme os estágios da IRC.

Nutriente	Estágios 1-2	Qualquer estágio	Estágios 3-4
Proteínas (g/kg/dia, % de calorias)	1,4 (~18)		0,6-0,8 (~10)
Gorduras totais (% de calorias)		< 30	
Gorduras saturadas (% de calorias)		< 10	
Colesterol (mg/dia)		< 200	
Carboidratos (% de calorias)		50-60	
Fósforo (g/dia)	1,7		0,8-1,0
Potássio (g/dia)	> 4		2-4
Sódio (g/dia)		< 2,4	

Recomendações de mudança de estilo de vida para diminuir o risco cardiovascular: redução (IMC = 25kg/m^2) e manutenção (IMC < 25kg/m^2) do peso. Exercícios e atividade física (30 minutos por dia na maioria dos dias da semana), redução do consumo de álcool e abandono do fumo.

Tratamento farmacológico – uso de anti-hipertensivos na doença renal crônica (Quadro 38.2).

Uso de IECA e BRA na doença renal crônica – IECA e BRA devem ser usados em doses moderadas a elevadas como nos estudos controlados e tembém como alternativa um do outro.

Pacientes tratados com IECA ou BRA devem ser monitorizados para hipotensão, queda do RFG e hiperpotassemia. Na maioria dos pacientes, eles podem ser mantidos se a queda do RFG, em quatro meses, for < 30% do basal e K sérico até < 5,5mEq/L.

Os IECA e BRA não devem ser usados:

- No segundo e terceiro trimestres da gestação.
- Em pacientes com antecedente de angioedema.

Usar com cautela na estenose de artéria renal, evitando-o na estenose bilateral ou de rim único.

Uso de diuréticos na doença renal crônica – a maioria dos pacientes com doença renal crônica devem ser tratados com um diurético.

- Tiazídicos podem ser usados nos estágios 1 a 3.
- Diuréticos de alça podem ser usados em todos os estágios de DRC. Como são drogas de duração limitada, sugere-se ajustar a dose e o número de tomadas.
- Diuréticos poupadores de potássio devem ser evitados nos estágios 4 e 5 e em pacientes recebendo terapêutica concomitante com IECA ou BRA.

Pacientes em uso de diuréticos devem ser monitorizados para a depleção de volume, hipocalemia e outras alterações eletrolíticas, principalmente nos estágios 1 a 3.

Devem-se usar, sempre que possível, diuréticos de longa duração e associação de diuréticos com outros anti-hipertensivos para melhorar a eficácia e a adesão.

APNÉIA DO SONO

CONCEITO

Apnéia do sono pode determinar hipertensão arterial transitória e sustentada, induzida por episódios cíclicos e repetidos de interrupção completa (apnéia) ou incompleta (hipopnéia) do fluxo aéreo inspiratório para os pulmões durante o sono, com a manutenção do esforço inspiratório, provocando períodos transitórios e intermitentes de despertar durante o sono que restabelecem o fluxo respiratório. É definida pela ocorrência de pelo menos 5 episódios de apnéia/hipopnéia por hora, durando cada episódio 15 segundos ou mais, além de provocar sonolência diurna. É causada pelo colapso mecânico das vias aéreas superiores devido ao relaxamento da musculatura do palato e da laringe durante o sono, em indivíduos com hipertrofia da musculatura ou de adenóides, obesos com depósito de gordura, portadores de rinites crônicas etc.

EPIDEMIOLOGIA

Ocorre em cerca de 2% das mulheres e 4% dos homens nos Estados Unidos, afetando um contingente de cerca de 12 milhões de pessoas na população americana entre 30 e 60 anos e mais cerca de 7,5 milhões de indivíduos com mais de 65 anos, sendo que essa prevalência vem crescendo com o aumento da incidência da

Quadro 38.2 – Indicações e metas para o uso de anti-hipertensivos na doença renal crônica.

Tipo de doença renal	Meta de controle da PA (mmHg)*	Drogas preferidas para a proteção renal	Outras drogas para atingir a meta de controle da PA e reduzir fatores de risco CV**
Nefropatia diabética	< 130 × 80	IECA*** ou BRA	Diuréticos (preferência) A seguir BB ou BCC
Nefropatia não-diabética com relação proteína/creatinina na urina ≥ 200mg/g	< 130 × 80	IECA	Diuréticos (preferência) A seguir BB ou BCC
Nefropatia não-diabética com relação proteína/creatinina na urina < 200mg/g	< 130 × 80	Sem preferência	Diuréticos (preferência) A seguir IECA, BRA, BB ou BCC
Doença renal no transplantado renal****	<130 × 80	Sem preferência	BCC, diuréticos BB, IECA ou BRA

* Considerar pressão arterial sistêmica mais baixa se proteína/creatinina na urina > 1.000mg/g.
** Considerar terapêutica individualizada e específica para co-morbidades.
*** IECA, preferência para diabetes tipos I e II com microalbuminúria (30-300mg/g).
BRA, preferência para diabetes tipo II com proteinúria > 300mg/g.
**** BCC bloqueadores dos canais de cálcio não-diidropiridínico podem elevar níveis de ciclosporina e tacrolimus. IECA e BRA podem agravar a hipercalemia induzida por ciclosporina e tacrolimus.
BB = betabloqueadores; PA = pressão arterial; CV = cardiovascular; BCC = bloqueador dos canais de cálcio; IECA = inibidor da enzima conversora da angiotensina; BRA = bloqueador do receptor AT$_1$ da angiotensina II.

obesidade. Estudos de coortes e observacionais indicam prevalência e incidência elevadas de hipertensão arterial em indivíduos com apnéia do sono, diretamente relacionadas à gravidade da apnéia/hipopnéia, ou seja, proporcionais ao número de eventos apnéicos/hipopnéicos por hora e à queda na saturação de O_2. O simples fato de roncar durante o sono, ocasional ou regularmente, mesmo sem a caracterização de eventos apnéicos, por si só já está associado com incidência aumentada da hipertensão arterial, independentemente de idade, massa corpórea, circunferência abdominal e estilo de vida. O risco de hipertensão arterial em indivíduos com apnéia do sono é independente de outros fatores de risco relevantes e é maior em indivíduos mais jovens que naqueles com mais de 60 anos. Apnéia do sono é também mais prevalente em indivíduos com hipertensão de difícil controle e em hipertensos complicados com acidente vascular cerebral.

FISIOPATOLOGIA

De forma semelhante aos modelos experimentais de privação ou fragmentação do sono, o mecanismo básico da hipertensão arterial na apnéia do sono é o aumento da atividade simpática durante os episódios de apnéia e hipopnéia, deflagrados por hipoxemia, hipercapnia e acidose metabólica e pelo estresse do despertar intermitente. Estes episódios repetidos modificam a sensibilidade e a calibração dos barorreceptores e quimiorreceptores que passam a atuar também durante a vigília, determinando a manutenção da pressão arterial continuamente em patamares mais elevados. Alterações endoteliais evidenciadas por níveis elevados de endotelina e de moléculas de adesão, determinando aumento do tônus e da reatividade vascular com diminuição do relaxamento endotélio-dependente, também têm sido descritas.

DIAGNÓSTICO

O diagnóstico é feito por estudo domiciliar do sono ou, de forma mais apropriada, pela polissonografia noturna em laboratórios do sono, com o registro simultâneo e contínuo dos movimentos respiratórios, eletrocardiograma, movimentos oculares, eletroencefalograma e pressão arterial.

TRATAMENTO

Redução do peso nos obesos, exercícios físicos, diminuição no consumo de álcool e sedativos e dormir em decúbito lateral em vez da posição supina (prender uma bola de tênis no dorso) são medidas de mudança de estilo de vida que produzem melhora no quadro obstrutivo, embora muitas vezes temporária. Dispositivos para a abertura do espaço orofaríngeo, para serem usados durante o sono, podem ser úteis. O tratamento cirúrgico (uvulopalatofaringoplastia etc.) também

pode ter efeito transitório. Os melhores resultados são obtidos com dispositivos nasais de respiração com CPAP (*continuous positive airways pressure* = pressão positiva contínua nas vias aéreas), que, além de produzirem alívio dos sintomas, determinam melhora no quadro hipertensivo nos períodos noturno e diurno e resgatam o descenso do sono nos registros de MAPA.

Se for necessário o uso de anti-hipertensivos, estudo comparativo mostrou melhor eficácia com o atenolol 50g/dia comparado a anlodipino, enalapril, losartano e hidroclorotiazida.

HIPERTENSÃO ARTERIAL INDUZIDA POR DROGAS

Algumas substâncias químicas, agentes medicamentosos ou drogas ilícitas, algumas de fácil obtenção, podem desencadear hipertensão arterial, paroxística ou sustentada em pessoas predispostas ou agravar quadros hipertensivos preexistentes, determinando crises hipertensivas ou hipertensão grave, acelerada ou maligna. Entre as mais comuns, merecem destaque anticoncepcionais, antiinflamatórios não-hormonais, anoréticos, antidepressivos, psicotrópicos, imunossupressores e drogas ilícitas (Quadro 38.3).

Quadro 38.3 – Substâncias que podem induzir ou agravar hipertensão arterial.

Agentes químicos

Cloreto de sódio (excesso de sal), alcaçuz (*licorice*), chumbo, cádmio, lítio, cafeína

Agentes terapêuticos

Hormônios: contraceptivos, estrógenos, andrógenos e anabolizantes

Antiinflamatórios não-hormonais

Inibidores de COX2

Derivados do ergot: ergotamina, ergonovina

Anorexígenos: anfepramona, sibutramina etc.

Mineralocorticóides: fludrocortisona

Antidepressivos: inibidores da manoaminoxidase, agentes tricíclicos etc.

Simpatomiméticos: fenilefrina, pseudo-efedrina (descongestionantes nasais)

Imunossupressores: corticosteróides, ciclosporina, tacrolimus

Outras: eritropoetina, dissulfiram

Drogas ilícitas

Estimulantes (anfetamina), *crack*, cocaína, *ecstasy* etc.

Os mecanismos da elevação da pressão arterial são variados, existindo em comum entre eles o fato de que o estado hipertensivo é reversível com a suspensão do medicamento ou droga, podendo retornar se o uso for retomado. Algumas destas substâncias podem desencadear estados hipertensivos graves ou acelerados, às vezes com complicações graves em órgãos-alvo, podendo também persistir quadros residuais de hipertensão com sua retirada.

O diagnóstico depende de uma investigação cuidadosa e detalhada na anamnese, lembrando que um descongestionante nasal, ou uma simples pastilha de alcaçuz, em uso abusivo pode determinar um estado hipertensivo transitório ou sustentado, às vezes de graves conseqüências. Em algumas situações, o nível sérico de certas substâncias pode ser avaliado. Quando se trata de um medicamento de uso obrigatório, medidas adicionais de controle pressórico devem ser acrescentadas, e a atenção e o cuidado redobrados.

Algumas medidas específicas sugeridas pelas IV Diretrizes Brasileiras de Hipertensão encontram-se no quadro 38.4.

OUTRAS CAUSAS HORMONAIS DE HIPERTENSÃO SECUNDÁRIA

Outras causas de hipertensão secundária determinadas por alterações hormonais encontram-se no quadro 38.5.

Quadro 38.4 – Efeito pressor e medidas sugeridas na hipertensão droga-induzida.

Classe	Efeito pressor/freqüência	Ação sugerida
Imunossupressores Ciclosporina Tacrolimus Glicocorticóide	Intensos e freqüentes	Inibidor da ECA e antagonista do canal de cálcio (nifedipino/anlodipino). Ajustar nível sérico Reavaliar opções
Antiinflamatórios não-esteróides Inibidores da cicloxigenase-1 e cicloxigenase-2	Eventuais, muito relevantes com o uso contínuo	Observar função renal e informar efeitos adversos
Anorexígenos/sacietógenos Anfepramona e outros Sibutramina	Intensos e freqüentes Moderados, mas pouco relevantes	Suspensão ou redução de dose Avaliar a diminuição da pressão arterial obtida com a redução de peso
Vasoconstritores	Variáveis, mas transitórios	Usar por tempo determinado
Hormônios Eritropoetina Anticoncepcionais orais Terapia de reposição estrogênica Hormônio de crescimento (adultos)	Variáveis e freqüentes Variáveis, prevalência de hipertensão em até 5% dos casos Variáveis Variáveis uso cosmético	Avaliar hematócrito e dose Avaliar a substância do método com especialista Avaliar risco e custo/benefício Suspensão
Antidepressivos Inibidores da monoaminoxidase Tricíclicos	Intensos, freqüentes Variáveis e freqüentes	Abordar como crise adrenérgica Abordar como crise adrenérgica; vigiar interações medicamentosas
Drogas ilícitas e álcool Anfetaminas, cocaína e derivados Álcool	Importância contemporânea Efeito agudo, intenso; dose-dependente Variáveis e dose-dependente; muito prevalente	Solicitar especialista em fármaco-dependência Abordar como crise adrenérgica Ver tratamento não-farmacológico

Quadro 38.5 – Causas hormonais de hipertensão secundária.

Causas	Sinais clínicos	Métodos de rastreamento	Diagnóstico/localização
Síndrome de Cushing	Obesidade central, *moon face*, acne, estrias	Teste de supressão com dexametasona	Cortisol urinário (24h), ACTH plasmático CT abdome
Hiper ou hipotireoidismo	Hipertireoidismo: ansiedade, tremor, taquicardia, perda de peso, amenorréia, hipertensão sistólica Hipoireoidismo: letargia, depressão, intolerância ao frio, ganho de peso, lentidão, hipertensão diastólica	Hormônios tireoidianos Calcitonina sérica	Hipertireoidismo: TSH diminuído, tireóide aumentada Hipotireoidismo: TSH aumentado, tireóide diminuída
Hiperparatireoidismo	Calculose renal recidivante, perda de massa óssea, poliúria, gastrite	Cálcio, fósforo e paratormônio séricos	Hipercalcemia, hipofosfatemia, paratormônio aumentado
Acromegalia	Crescimento de extremidades Fácies característico Hipertensão em 50% dos casos	Hormônio de crescimento	Idem (somatomedina – IGF_1)

BIBLIOGRAFIA

BLOCH MJ, BASILE J: The diagnosis and management of renovascular disease: a primary care perspective. *J Clin Hypertens* 5:210-218 and 261-268, 2003.

BODEWIJNG VC, NELEMANS PJ, KESSELS AGH, et al: Diagnostic tests for renal artery stenosis in patients suspected of having renovascular hypertension: a meta-analysis. *Ann Intern Med* 135:401-411, 2001.

CAETANO ER, ZATZ R, SALDANHA LB, PRAXEDES JN: Hipertensive nephrosclerosis as a relevant cause of chronic renal failure. *Hypertension* 38:171-176, 2001.

CLYBURN EB, Di PEZZE DJ: Hypertension induced by drugs and other substances. *Semin Nephrol* 15:72-86, 1995.

FAILOR RA, CAPELL PT: Hyperaldosteronism and pheochromocytoma: new tricks and tests. *Prim Care Clin Office Pract* 30:801-820, 2003.

FREEL EM, CONNELL JMC: Mechanisms of hypertension: the expanding role of aldosterone. *J Am Soc Nephrol* 15:1993-2001, 2004.

ILIAS I, PACAK K: Current approaches and recommended algorith for the diagnostic localization of pheochromocytoma. *J Clin Endocrinol Metab* 89:479-491, 2004.

ONUSKO E: Diagnosing secondary hypertension. *Am Fam Physician* 67:67-74, 2003.

PRAXEDES JN: Diretrizes sobre hipertensão arterial e uso de anti-hipertensivos na doença renal crônica. *J Bras Nefrol* 26(3 Supl 1):44-46, 2004.

SAFIAN RD, TEXTOR SC: Renal-artery stenosis. *N Engl J Med* 344:431-442, 2001.

SILVA GV, OLIVEIRA CAF, PRAXEDES JN: Complicações renais do hiperaldosteronismo primário. *J Brás Nefrol* 25(Supl 1):44, 2003.

TEXTOR SC: Ischemic nephropathy: where are we now? *J Am Soc Nephrol* 15:1974-1982, 2004.

TYLICKI L, RUTKOWSKI B, HÖRL WH: Multifactorial determination of hypertensive nephroangiosclerosis. *Kidney Blood Press Res* 25:341-353, 2002.

39 Formas de Doenças Renais na AIDS e Abuso de Drogas

Jenner Cruz

FORMAS DE DOENÇAS RENAIS NA AIDS

A resposta imunológica humana a um antígeno, substância estranha ao organismo, como uma bactéria ou uma proteína de outra espécie animal, é feita por meio de dois mecanismos: um produzido por anticorpos humorais e outro mediado por células, por ação direta de linfócitos especificamente sensibilizados.

A resposta humoral é realizada por meio de anticorpos, proteínas séricas que se deslocam eletroforeticamente como gamaglobulinas e reagem diretamente com os antígenos. Os linfócitos precursores das células plasmáticas produtoras de anticorpos sofrem influência do tecido linfático intestinal no homem ou da bolsa de Fabricius nas aves, origem do nome linfócitos B.

A resposta celular, mais tardia, é feita pelos linfócitos T, cujos precursores sofreram influência do timo ao término da vida fetal ou no início da vida neonatal.

Os linfócitos B e T são encontrados no fígado durante a vida fetal e posteriormente se desenvolvem na medula óssea.

As células B são facilmente distinguíveis das células T pela presença de imunoglobulinas em sua superfície, agindo como receptores para antígenos. Elas se diferenciam em plasmócitos, produtores de anticorpos, estimuladas por antígenos e auxiliadas pelas células T auxiliares.

As células T têm várias funções: uma seria auxiliar a célula B, já descrita; outra seria oposta, suprimindo as atividades das células B, por meio das células T supressoras; uma terceira seria por meio das células T citotóxicas, que poderiam se ligar à célula-alvo, como uma célula cancerosa, e destruí-la. As células T também podem liberar mediadores como o fator de transferência, dialisável, que poderia transmitir hipersensibilidade atrasada de um indivíduo para outro que não a tenha. Outro fator seria o inibidor da migração, que, liberado em resposta a um antígeno, poderia inibir a migração de macrófagos etc. Um último grupo de células T denominado *natural killer* (NK) seria responsável pela vigilância imunológica contra células infectadas por vírus, células alogênicas e/ou células tumorais.

Denomina-se T4 às células T auxiliares e T8 às células T supressoras e citotóxicas, sendo a relação T4/T8 normal superior a 1.

A síndrome de imunodeficiência adquirida (AIDS), causada pelo vírus da imunodeficiência humana (HIV-1), foi considerada uma doença nova em homossexuais jovens do sexo masculino, em 1981, quando o primeiro grupo de casos foi reconhecido e relatado em Los Angeles, Califórnia.

Em breve, chegou-se à conclusão de que a infecção também poderia ser transmitida por contato heterossexual e por transfusão de sangue de indivíduos infectados para os sadios. Posteriormente, demonstrou-se a transmissão intra-uterina durante a gravidez e através do leite materno.

A doença foi associada a infecções oportunistas e desenvolvimento de certos tumores, como o sarcoma de Kaposi, por dano das células T e perda progressiva da imunidade.

HISTÓRICO

Os retrovírus foram descobertos em galinhas no início do século XX . Até 1970, foram descritas várias infecções em aves domésticas e em mamíferos, incluindo macacos, e só a partir de 1970 em humanos. De 1970 a 1980, esses vírus foram estudados em detalhes pela virologia molecular.

O principal alvo dos retrovírus, nos vertebrados, são as células hematopoéticas e as do sistema imunitário, produzindo várias doenças, incluindo certos tumores, principalmente leucemias e linfomas, bem como interferindo no crescimento de células, produzindo aplasias, como a anemia aplástica, ou alterando as funções celulares, ou destruindo células infectadas.

CLASSIFICAÇÃO

Os retrovírus humanos são divididos em dois grupos: vírus da leucemia e vírus relacionados à AIDS. Eles foram denominados vírus linfotrópicos das células T humanas (HTLV) por sua afinidade à célula T4.

Grupo A – vírus da leucemia: HTLV e HTLV-II.

Grupo B – vírus relacionado à AIDS: HTLV-III e HTLV-IV.

O HTLV-III foi denominado posteriormente de HIV-1, vírus da imunodeficiência humana ou LAV-1, vírus associado à linfoadenopatia.

O HTLV-IV foi, da mesma forma, denominado HIV-2 ou LAV-2, além de outras denominações menos usadas.

ETIOLOGIA

As análises filogenéticas dos genomas indicam que os vírus HIV-1 e HIV-2 são membros de um grupo muito maior de lentivírus que infestam diferentes tipos de macacos da selva africana. Os símios mais implicados foram o chimpanzé e um macaco selvagem da África Ocidental do gênero *Cercocebus*, mas é prematuro concluir que esses animais seriam as únicas espécies de primatas capazes de servir como reservatório natural do vírus.

O modo inicial de infecção também é desconhecido, mas talvez seja através de mordida, ingestão como alimento ou contato sexual, homem x animal, que a partir de 1960 ou 1970 tenha contaminado humanos e posteriormente se espalhado por meio de heterossexuais promíscuos nesse continente.

PREVALÊNCIA

Em pouco tempo, a infecção pelo HIV transformou-se em uma pandemia mundial. De acordo com o relatório da Organização Mundial da Saúde (OMS), do final de 2003, estima-se que existam 40 milhões de pessoas infectadas com o vírus HIV-1 no mundo, dos quais 37 milhões de adultos e 2,5 milhões de crianças com menos de 15 anos de idade. O local mais afetado é a região subsaariana na África Ocidental, onde a prevalência da infecção pode alcançar, em certos países, até 40% da população.

A história da epidemia no Brasil sofreu profunda transformação a partir de novembro de 1996, com a promulgação da lei que dispõe sobre a obrigatoriedade do acesso universal e gratuito aos medicamentos anti-retrovirais pelo Sistema Único de Saúde.

A infecção pelo HIV-2 é mais comum na Áfica Ocidental, mas é encontrado em outros países, inclusive no Brasil.

TRANSMISSÃO

Todos os retrovírus são transmitidos por contato íntimo; contaminação sangüínea, incluindo abuso de drogas intravenosas, transfusão sangüínea e de deriva-dos do sangue ou plasma; infecção intra-uterina ou através do leite materno. Transmissão por picadas de insetos ainda não foi confirmada. O vírus pode ser encontrado na lágrima, na urina e na saliva, havendo casos suspeitos de contaminação através de beijo, com contato lingual, nos Estados Unidos.

O tempo de incubação da doença é longo, cerca de quatro a dez anos, em média, podendo ser maior ou menor. No organismo, o vírus da AIDS agride vários tipos de células: linfócitos T4 (auxiliares), monócitos-macrófagos, algumas populações de células cerebrais e da medula espinhal (microglia) e as células epiteliais colorretais, importantes na transmissão homossexual. As células B também se apresentam anormais quantitativa e qualitativamente, e as células *natural killer*, fenotípica e numericamente normais na AIDS, embora funcionalmente defeituosas.

São consideradas pessoas de "alto risco" os homossexuais, os viciados em drogas intravenosas, os hemofílicos, os oriundos do Haiti e da Africa Central, os recém-nascidos de mães infectadas e os heterossexuais promíscuos.

Os principais meios de se prevenir a doença é a abstinência sexual, relação monogâmica com parceiro soronegativo confirmado e uso de camisinha de borracha. O uso de espermicida com alguma atividade antiviral aumenta a proteção.

DEFINIÇÃO

Com essas considerações, pode-se definir a AIDS (a síndrome de imunodeficiência adquirida) como uma infecção oportunista de alto risco ou como um sarcoma de Kaposi, ou ambos, desenvolvendo-se em um indivíduo, até então normal, com imunodeficiência celular, devido a um retrovírus (HIV-1 ou HIV-2).

PROGNÓSTICO

O prognóstico do indivíduo HIV-positivo, mas assintomático, é incerto. Após 5 anos da infecção inicial, 10 a 30% evoluem para a AIDS e óbito; 30 a 50%, para as outras formas clínicas da síndrome, e o restante continua assintomático.

QUADRO CLÍNICO

Os sintomas clínicos variam desde o portador assintomático, o portador de linfoadenopatia generalizada, com ou sem sintomas, até uma doença rapidamente progressiva, com alta mortalidade por infecção oportunista ou neoplásica.

A doença provocada pelo HIV pode ser dividida, empiricamente, a partir do grau de deficiência imunitária, em estágio precoce (contagem de células CD4+ > 500/µL), estágio intermediário (contagem de células CD4+ entre 200 e 500/µL) e estágio avançado (contagem de células CD4+ < 200/µL).

Podemos identificar os seguintes aspectos clínicos:

Síndrome aguda

Inicia-se três a seis semanas após a primeira infecção, em 50 a 70% dos casos, como uma doença febril, semelhante à gripe ou mononucleose infecciosa. Há febre, sudorese, mialgia, artralgia e mal-estar. Pode haver adenopatia, diarréia e outras manifestações. Dura de uma semana a três meses.

Infecção assintomática

O paciente permanece 10 anos ou mais sem sintomas, porém durante essa fase latente deve estar ocorrendo a replicação do vírus HIV.

Doença sintomática precoce

Inicia-se, em geral, quando a contagem de células CD4+ cai abaixo de 500/µL. Este estágio da infecção pelo HIV era conhecido como pré-AIDS ou ARC (complexo relacionado à AIDS).

O ARC ou doença sintomática precoce é um quadro clínico mal definido, diagnosticado quando em um indivíduo infectado pelo HIV persistem anormalidades clínicas que não permitem ainda o diagnóstico de AIDS: febre superior a 37,7°C, intermitente ou contínua, por três meses ou mais; perda de peso superior a 7,5kg ou de 10% do peso corpóreo; linfoadenopatia persistente por três meses ou mais, envolvendo duas ou mais áreas extra-inguinais; diarréia intermitente ou contínua, por três meses ou mais e sem causa definida; fadiga física ou mental; sudorese noturna intermitente ou contínua, por três meses ou mais, sem causa conhecida e as seguintes alterações laboratoriais: linfócitos T auxiliares diminuídos mais de 2 desvios-padrão, em relação à média; relação T4/T8 inferior a 1; aumento da globulinemia; diminuição da blastogênese; testes intradérmicos de hipersensibilidade tardia negativos e pelo menos um dos seguintes resultados: leucopenia, trombocitopenia, anemia ou linfocitopenia absoluta.

Linfoadenopatia generalizada persistente

Um sinal muito freqüente que costuma iniciar o quadro clínico da infecção pelo HIV. Trata-se de uma linfoadenopatia sem causa aparente, com aumento dos gânglios superior a 1cm, durando três meses ou mais e envolvendo dois ou mais focos extra-inguinais.

Lesões orais ou outras

"Sapinho" por *Candida*, leucoplaquia pilosa pelo vírus Epstein-Barr, indicando queda significativa no número de células T (CD4+) a menos de 300 células por microlitro.

Reativação de herpes zoster, trombocitopenia, lesões neurológicas (meningite, encefalite, neuropatia periférica, mielopatia), disfunções cognitivas (perda da memória e leve demência) ou dermatológicas (eritema maculopapular e ulcerações mucocutâneas) são comuns.

Infecções oportunistas

Por protozoários, fungos, bactérias e/ou vírus.

Associação com neoplasias

Sarcoma de Kaposi e linfoma não-Hodgkin. A doença de Hodgkin também está associada com vários casos de infecção pelo HIV em homossexuais, mas ainda não foi aceita como critério diagnóstico para AIDS.

Manifestações sistêmicas da AIDS

A infecção pelo HIV produz uma doença multissistêmica que compromete os pulmões, o trato gastrintestinal, os sistemas nervoso e hematopoético e aumenta a incidência de processos neoplásicos.

Os rins, o coração e os sistemas endócrino e reumatológico são agredidos mais insidiosamente.

Formas de doença renal na AIDS

Doença renal associada à infecção pelo HIV pode apresentar anormalidades no equilíbrio hidroeletrolítico, insuficiência renal aguda e algumas glomerulopatias conhecidas como nefropatias associadas ao HIV (HIVAN).

Anormalidades no equilíbrio hidroeletrolítico e acidobásico

A hiponatremia é encontrada em mais de 40% dos casos, associada a aumento de morbidade e mortalidade. Infecção por *Pneumocystis carinii*, neoplasias e doenças do sistema nervoso central podem acarretar síndrome de secreção inadequada de hormônio antidiurético e hiponatremia.

Hipovolemia está associada a perdas gastrintestinais de líquidos.

Insuficiência supra-renal ocorre em menos de 5% das necropsias de portadores de AIDS com hiponatremia, hipercalemia, hipovolemia, perda de sal, leve insuficiência renal e acidose metabólica, sem aumento dos ânions não medidos. Algumas drogas podem agravar esse quadro, e uma síndrome semelhante à de Fanconi, com hipofosfatemia e elevação da creatinina plasmática, pode ser encontrada com a administração de adefovir.

Insuficiência renal aguda reversível

A insuficiência renal aguda (IRA) ocorre em 3%, devido a lesões nefrotóxicas, isquêmicas ou ambas. Os aidéticos costumam estar expostos a várias drogas nefrotóxicas como pentamidina, antibióticos aminoglicosídeos, trimetoprima-sulfametoxazol, agentes antiinflamatórios não-esteróides e meios de contraste radiológico; e sintomas como febre, desidratação, sepse, hipotensão e insuficiência respiratória, que induzem ou contribuem para aumentar o risco de IRA.

Nefropatias associadas ao HIV (HIVAN)

O HIV pode provocar lesão glomerular por vários mecanismos, desde efeito citopático direto e depósito de complexos imunes, até desencadeamento de mecanismos auto-imunes.

A proteinúria é o achado clínico mais freqüente. Costuma ocorrer em metade dos aidéticos, muitas vezes em nível nefrótico, com evolução rápida para insuficiência renal e óbito precoce, em geral antes de seis meses de nefropatia e antes de terem tempo de desenvolver insuficiência renal terminal.

Nem sempre as lesões encontradas são decorrentes unicamente do HIV. A síndrome nefrótica tem sido associada também a infecções com o vírus Epstein-Barr.

Biópsias renais de pacientes com anormalidades urinárias incluem um ou mais dos seguintes diagnósticos: glomerulosclerose focal e segmentar, glomerulonefrite mediada por imunocomplexos, glomerulonefrite com nefrite tubulointersticial, proliferação mesangial com depósito de IgM, necrose tubular aguda, doença glomerular por alterações mínimas e síndrome hemolítico-urêmica. Outros vírus podem estar implicados com essas glomerulopatias: herpes zoster, caxumba, adenovírus, ecovírus, Coxsackie vírus e influenzas A e B.

O HIV parece ser capaz de infectar *in vitro* as células endoteliais e em menor grau as células mesangiais dos glomérulos, mas não as células do epitélio visceral.

A forma mais comum de nefropatia associada ao HIV é a glomerulosclerose focal e segmentar (GEFS), que compreende 65 a 75% das nefropatias associadas à AIDS. Nos Estados Unidos incide mais em negros. Sua origem é desconhecida, talvez devida ao próprio vírus. Clinicamente, caracteriza por proteinúria, síndrome nefrótica e uremia irreversível rapidamente progressiva. A associação do uso intravenoso de drogas narcóticas acelera a evolução fatal para três meses no máximo.

As biópsias renais revelam glomerulosclerose focal e segmentar colapsante. As paredes dos capilares de segmentos de alguns glomérulos ficam retraídas, com oclusão do lúmen. Com a evolução da doença, há aumento da matriz e hialinólise. As células epiteliais viscerais se hipertrofiam e hiperplasiam. Em alguns locais, os pedicelos dos podócitos sofrem um apagamento. Esse quadro pode ocorrer também na forma idiopática da glomerulosclerose focal e segmentar e na nefropatia por heroína. A doença tubulointersticial que costuma acompanhar a lesão glomerular é mais grave na nefropatia por HIV, com alterações tubulares degenerativas com traços de regeneração, edema intersticial, fibrose e inflamação. Depósitos de IgM e C3

são vistos à imunofluorescência, mas depósitos imunes não são detectados pela microscopia eletrônica.

Outros quadros anatômicos podem ser encontrados em infecções pelo HIV: glomerulonefrite membrano-proliferativa (10%), doença glomerular por alterações mínimas (6%), amiloidose (3%), nefrite semelhante ao lúpus (3%), glomerulonefrite aguda pós-infecciosa (2%), glomerulonefrite membranosa (2%), glomerulosclerose focal e segmentar não-colapsante (1%), microangiopatia trombótica (1%), nefropatia por IgA (1%) e nefropatia imunotactóide (1%).

O tratamento é feito com terapia antiviral, corticosteróide (60mg de prednisona/dia, por 2 a 6 semanas) e inibidores da enzima conversora da angiotensina, especialmente captopril ou fosinopril.

A diálise peritoneal ambulatorial contínua e a hemodiálise de manutenção prolongam a vida. O transplante renal não deve ser considerado em virtude do regime imunossupressor utilizado no pós-operatório.

DIAGNÓSTICO

O diagnóstico depende da demonstração da existência de anticorpos contra o HIV, que aparecem na circulação sangüínea 4 a 8 semanas após a infecção. No Brasil, são usados dois testes para o diagnóstico de AIDS: o ELISA (*enzyme-linked immunosorbent assay*) e o *Western blot*.

O ELISA é de baixo custo, simples e pode ser feito em larga escala. Sua sensibilidade e especificidade são da ordem de 95 a 99%. O teste torna-se positivo até 8 a 12 semanas após o contágio. Seu uso é limitado pela alta freqüência de reações falso-positivas. Todos os soros ELISA positivos devem ser avaliados pelo *Western blot* a seguir. O indivíduo só deve ser considerado soropositivo quando ambos os testes confirmarem este resultado. Nunca esquecer que após o contágio há um intervalo importantemente longo antes de os testes se positivarem.

O teste ELISA foi reprogramado pela engenharia genética, e sua variedade, conhecida como de segunda geração, apresenta maior grau de precisão.

A reação de polimerase em cadeia é outro excelente teste, bem mais caro que os anteriores.

A relação CD4+/CD8+ < 1 ou a simples dosagem das células CD4+ são importantes na evolução. Pacientes com CD4+ < 200/μL apresentam alto risco para adquirir infecções por *Pneumocystis carinii*, e com CD4+ < 100μL, infecções por citomegalovírus e por *Mycobacterium avium-intracellulare*.

TRATAMENTO

Ainda não existe uma forma de tratamento capaz de curar a AIDS, nem vacina eficiente para preveni-la. As medidas utilizadas visam inibir, o máximo possível, a replicação do HIV, o que permitiria alguma reconstrução do sistema imune.

As drogas usadas são divididas em três grupos:

1. Nucleosídeos inibidores da transcriptase reversa (abacavir, didanosina, lamivudina, stavudina, zalcitabina, zidovudina).
2. Medicamentos não-nucleosídeos inibidores da transcriptase reversa (delavirdina, efavirena, nevirapina).
3. Drogas inibidoras da protease (indinavir, nelfinavir, ritonavir, saquinavir).

Todos elas são tóxicas, nem sempre bem toleradas e apresentam também importantes interações farmacocinéticas. Elas inibem as etapas iniciais da infecção pelo HIV, mas não previnem a produção de *virions* infecciosos por células já infectadas. Os nucleosídeos inibidores da transcriptase reversa foram os primeiros a ser desenvolvidos. Os compostos não-nucleosídeos, inibidores da transcriptase reversa do HIV, desenvolvidos após 1990, têm atividade específica contra o HIV-1 e não contra o HIV-2.

Os inibidores da protease transformam os *virions* produzidos em não-infecciosos.

O tratamento atual é feito pela combinação dessas drogas visando suprimir a replicação do HIV a níveis indetectáveis. Dessa forma, o vírus está controlado, mas o paciente não está curado. No Brasil dispomos de 17 medicamentos anti-retrovirais aprovados e disponíveis por meio do Programa Nacional de DST/AIDS.

O tratamento é caro, financiado pelo Governo, mas muitos pacientes não o seguem com a determinação que deveriam fazê-lo, cooperando para sua falência.

A falha terapêutica pode ser virológica, imunológica ou clínica.

A falha virológica consiste na elevação da carga viral de pelo menos $0,5 \log^{10}$ ou de três vezes o valor inicial da carga viral. A resposta virológica incompleta é a não-obtenção de cargas virais abaixo de 400 cópias/mm^3 após 24 semanas de tratamento.

A falha imunológica consiste numa queda de 25% no valor absoluto ou de 3% no valor percentual de CD4+.

A falha clínica consiste na deterioração das condições clínicas ou aparecimento de doenças oportunistas.

As complicações são tratadas conforme os sinais e os sintomas vão aparecendo, aliados ao controle, nem sempre possível, das infecções oportunistas e das neoplasias.

FORMAS DE DOENÇAS RENAIS POR ABUSO DE DROGAS

Acredita-se que o abuso das drogas inicia-se especialmente na adolescência. O adolescente experimenta a droga por diferentes motivos: para atingir a maturidade, rejeitar valores paternos, facilitar sua aceitação entre "amigos" e colegas, reduzir o estresse ou para explorar os limites de novas habilidades cognitivas através de seus efeitos alucinógenos.

Acredita-se que 90% dos adolescentes americanos experimentaram, ao menos uma vez, drogas nos bancos escolares, desde a maconha, o álcool, até as mais perigosas. No Brasil, infelizmente, esse quadro está se repetindo cada vez mais, atingindo crianças de menor idade. Entre as drogas que podem causar dano renal escolhemos cinco: álcool, cocaína, anfetaminas, heroína e maconha.

ÁLCOOL

O abuso de álcool, alcoolismo ou etilismo, é o vício mais comum.

A grande maioria da população americana bebe apenas socialmente, sendo que menos de um décimo ingere álcool de maneira intensa ou pesada. Acredita-se que algumas pessoas têm grande facilidade em se tornarem dependentes do álcool, que essa tendência é hereditária e que há povos mais resistentes e outros mais sensíveis.

Pode-se distinguir quatro síndromes entre os que abusam do álcool: 1. intoxicação alcoólica aguda; 2. alcoolismo crônico ou dependência ao álcool; 3. síndrome de abstinência alcoólica aguda; 4. complicações clínicas.

1. **Intoxicação alcoólica aguda ou bebedeira** – é decorrente do abuso do álcool em curto espaço de tempo. Ocorre freqüentemente com os grandes bebedores e raramente com os bebedores sociais. Incide em 25% dos americanos.
2. **Alcoolismo crônico ou síndrome da dependência ao álcool** – depende do uso prolongado e excessivo do etanol e de outros fatores: genético, psicológico e social. Há alta incidência de psicose entre os alcoolistas, pois estes costumam utilizar o álcool como automedicação, para diminuir os sintomas de sua psicose, além de o uso crônico do álcool também condicionar psicopatias (alteração da personalidade, esquizofrenia, depressão, ansiedade, necessidade de procurar por drogas mais fortes). O alcoolismo crônico afeta 7,2% dos americanos e 20% dos pacientes em tratamento ambulatorial ou hospitalar.

   Na seqüência do ciclo aditivo do álcool, o futuro alcoólatra passa por quatro fases: dependência psicológica, maior tolerância ao etanol, dependência física e dependência psicológica secundária, que se traduzem por perda do autocontrole e incapacidade de se abster.
3. **Síndrome de abstinência alcoólica** – inclui vários quadros clínicos: o *delirium tremens* é o mais grave, com 15% de mortalidade, que se acompanha de desorientação, agitação, alucinações, tremores generalizados, sudorese, taquicardia, taquipnéia, febre, polineuropatia e alterações da pressão arterial, quer para mais, quer para menos, e que se inicia agudamente quando um bebedor pesado pára subitamente de beber; as convulsões generalizadas,

que podem ser de curta duração ou assumir o caráter de estado de mal epiléptico; o *delirium tremens* iminente, cujos sintomas estão associados a descargas cerebrais, com agitação moderada, alterações vasomotoras, insônia e tremores; e a alucinose alcoólica aguda, na qual as alucinações auditivas dominam o quadro clínico em oposição às alucinações visuais do *delirium tremens*.

4. **Complicações clínicas** – são comumente observadas em dependentes do álcool: deficiências nutricionais (de proteína, de vitaminas e de minerais), hipoglicemia, cetoacidose, hiperlipidemia, hiperuricemia, hipomagnesemia, hipofosforemia; doença hepática, compreendendo degeneração gordurosa, hepatite alcoólica e cirrose de Laënnec, esofagite, gastrite, pancreatite, síndrome de má absorção; arritmia, miocardiopatia hipertensiva; anemia, macrocitose, leucopenia, trombocitopenia; atrofia testicular, amenorréia, síndrome pseudo-Cushing; neoplasias; ferimentos decorrentes de traumatismos. Bastante sérios são os distúrbios neurológicos, compreendendo desde a neuropatia periférica até a encefalopatia de Wernicke e a psicose de Korsakoff, com distúrbios da memória e do pensamento, demência, degeneração cerebelar, mielinose centropontina, doença de Marchiafava-Bignami.

5. **Complicações renais decorrentes do alcoolismo crônico:**
   a) Diminuição da resistência imunológica – com maior sensibilidade e maior incidência de infecções bacterianas do trato urinário e rins e outras.
   b) Nefropatia da cirrose de Laënnec – o álcool pode produzir no fígado degeneração gordurosa, hepatite aguda e cirrose de Laënnec. A cirrose alcoólica é encontrada em 1,6 a 9,9% das necropsias realizadas nos Estados Unidos. A cirrose alcoólica, como outras, pode acompanhar-se de síndrome hepatorrenal, uma insuficiência renal funcional mais freqüente quando a doença hepática se associa à icterícia. Na cirrose com ascite, costuma haver maior produção de prostaglandinas vasodilatadoras. Na síndrome hepatorrenal, haveria diminuição da síntese da prostaglandina E_2 (PGE_2), vasodilatadora, e aumento da excreção de tromboxano (TxA_2), uma prostaglandina vasoconstritora que poderia explicar a vasoconstrição renal intensa e progressiva que caracteriza a síndrome, com diminuição da filtração glomerular e insuficiência renal funcional.
   c) Nefropatia hiperuricêmica – o álcool aumenta a lipemia e a uricemia, exacerba as crises de gota e indiretamente pode aumentar a calculose úrica.
   d) Necrose tubular aguda – o alcoolismo, por meio de crises de vômitos, gastrite, hemorragias gastrintestinais, infecções diversas, pneumonias etc., pode ser causa de necrose tubular aguda.
   e) Hipertensão arterial – há relação direta entre tempo e intensidade de alcoolismo agudo e crônico com hipertensão arterial. Este dado não é confirmado por todos os autores, principalmente pelo fato de que doses pequenas de álcool podem diminuir a pressão arterial, mas a prevalência de hipertensão arterial é muito maior nos alcoolistas dependentes intensos do que na população geral.

COCAÍNA E ANFETAMINAS

A cocaína e as anfetaminas são estimulantes do sistema nervoso central que habitualmente causam dependência. Provavelmente, essa dependência é geneticamente condicionada. Os que não a têm são de tratamento mais fácil.

A cocaína é extraída das folhas da planta *Erythroxylon coca*, bem como de outras espécies, originárias do Peru e da Bolívia, onde é usada há séculos pelos índios para aumentar a disposição e o bem-estar.

A cocaína é encontrada sob a forma de hidrocloreto, como um pó de cor branca, comercializada através de traficantes e de outros meios ilícitos. Muitas vezes o produto é adulterado. Talco, farinha de trigo e outras substâncias são adicionados para aumentar o volume e o lucro, sem as medidas usuais de higiene. O pó deveria ser usado apenas para inalação ou aplicações sobre as mucosas nasais, porém ele também é usado dissolvido em água de torneira, por via intravenosa, em grupo, quando a mesma seringa e agulha passam de mão em mão, transmitindo AIDS, hepatite B ou C e outras infecções, e as impurezas do pó caem na corrente sangüínea, são retiradas no filtro renal e outros, podendo gerar nefropatias.

Há 20 anos, o hidrocloreto de cocaína passou a sofrer outras modificações químicas, por alcalinização, extração com éter e outros solventes orgânicos, transformado-o em uma massa sólida, denominada internacionalmente como *crack*, de custo mais baixo que o pó puro.

A cocaína é a substância que mais vicia no momento. A dependência faz-se em dias ou no máximo em poucas semanas. Os viciados costumam drogar-se continuadamente, por vários dias, o que chamam de "viagem". Nas viagens podem morrer de excesso de dose (*overdose*).

Os cocainômanos consideram que o ápice da sensação da cocaína é superior à do orgasmo. Nessas ocasiões, sentem-se "altos". No início, os viciados experimentam bem-estar, melhor disposição e bom humor, mas com o tempo tornam-se irritáveis e desconfiados, sofrem de alucinações persecutórias e de pequenas alterações da personalidade, só evidenciáveis aos amigos e familiares mais íntimos. Após a "viagem", costumam apresentar depressão, pânico, apatia, fadiga e sonolência. Por sentirem-se ansiosos e irritáveis, passam a abusar do álcool, sedativos, maconha e opiáceos.

Os efeitos das anfetaminas, usados como anoréxicos, são semelhantes e de maior duração. As anfetaminas, largamente usadas para perder peso, na realidade pouco contribuem para tal, uma vez que com a interrupção da droga, e mesmo na sua vigência, os pacientes voltam a engordar.

Os que se viciam com anfetamina tendem a aumentar continuamente a dose para obter o mesmo efeito, desenvolvendo rápida tolerância à sua ação estimulante. Os viciados passam a apresentar um quadro que simula a esquizofrenia paranóide, tornando-se deprimidos, desconfiados e com alucinações maiores que com a cocaína. A interrupção, quer da cocaína quer das anfetaminas, acompanha-se de intensa crise depressiva por meses.

As anfetaminas, além desses efeitos semelhantes aos produzidos pela cocaína, quando utilizadas em altas doses, podem produzir um quadro clínico semelhante à poliarterite, com febre, mal-estar, perda de peso, erupção cutânea, artrite e edema pulmonar. Este quadro raro, do ponto de vista renal, pode produzir proteinúria, hematúria, hipertensão e diminuição da velocidade de filtração glomerular. Patologicamente, há necrose fibrinóide de artérias médias e pequenas, com infiltrado inflamatório e eosinófilos, que se revelam à angiografia com múltiplas dilatações aneurismáticas, características de angeiite necrotizante. O tratamento consiste na interrupção da droga e alívio dos sintomas. A administração de esteróides, aparentemente, é pouco eficaz.

HEROÍNA

A morfina foi isolada do ópio em 1806 e recebeu esse nome em homenagem ao deus grego dos sonhos: *Morpheus*. A heroína, derivada da morfina, foi obtida, pela Bayer, em 1896, como um antitussígeno, sendo em seguida utilizada como substituto em terapia de viciados em morfina.

Em 1971, 42% dos soldados americanos da guerra do Vietnã usaram opióides. Em 1982, 1,2% dos adultos jovens americanos, de 18 a 25 anos, tinham experimentado heroína pelo menos por uma vez e a incidência de seu uso, que estava em declínio, voltou a subir, nos Estados Unidos, a partir de 1990. O consumo também é alto entre médicos e paramédicos. Em Londres, onde o abuso de heroína é menor, morrem por ano 2 a 6% dos viciados neste opiáceo.

A heroína reduz a dor, a agressão e a libido e assim não deveria induzir ao crime, porém os viciados cometem o crime antes de usar a droga, muitas vezes para conseguir recursos para obtê-la. O número de crimes costuma elevar-se na medida em que aumentam os adictos. Ela é usada por via intravenosa, subcutânea, inalação, ingestão ou em cigarros. Sua ação é mais rápida e mais intensa por via intravenosa ou inalação.

Os dependentes da heroína, 90% homens com menos de 30 anos de idade, costumam ser divididos em quatro categorias: **os estáveis**, que têm um meio legítimo de ganhar a vida, que usam a droga sós e não a adquirem ilegalmente; **os rebotalhos**, que são, em todos os aspectos, opostos aos estáveis; **os isolados**, que não se associam a outros dependentes, nem ao crime, mas não trabalham e vivem à custa de outros ou do Estado; e **os que vivem em dois mundos**, trabalham, mas se entregam ao crime, ao tráfico e associam-se a outros viciados.

Os adictos desenvolvem, em geral, rápida tolerância à droga, necessitando aumentar constantemente a dose, o que custa mais, levando ao crime, à prostituição, às doenças venéreas e também ao suicídio.

As complicações médicas do abuso da heroína incluem mal-estar, perda de peso, dores, dispnéia, febre, infecções, endocardite, sepses, hepatite, tétano, abscessos subcutâneos, pulmonares ou cerebrais, embolias por corpos estranhos, granulomas e várias lesões neurológicas e musculares, pela falta de higiene e por reação de hipersensibilidade.

O uso prolongado da heroína pode afetar os rins. A nefropatia associada à heroína (HAN) caracteriza-se por síndrome nefrótica e insuficiência renal crônica progressiva, ocasionadas, anatomopatologicamente, principalmente por glomerulosclerose focal e segmentar (parecida com aquela ocasionada pelo HIV), amiloidose e glomerulonefrite membranoproliferativa. À imunofluorescência encontramos, freqüentemente, nas áreas esclerosadas, depósitos de padrão granular, de IgM e C3.

A glomerulosclerose focal e segmentar, especialmente na forma colapsante, é muito grave e termina em insuficiência renal terminal, quatro anos após o início da proteinúria.

Não há tratamento eficaz, mesmo com a suspensão da droga. Alguns pacientes apresentam hipocomplementemia, especialmente diminuição de Clq e C3, fator nefritogênico e imunocomplexos circulantes.

A patogênese da lesão renal é desconhecida, para uns não dependeria da heroína e sim de resposta imunológica a substâncias contaminantes na preparação clandestina da droga. Experimentalmente, em culturas de células, demonstra-se que a morfina pode estimular as células mesangiais e os fibroblastos, levando-os à esclerose.

Alguns dependentes da heroína desenvolvem também amiloidose, provavelmente decorrente das infecções secundárias já descritas.

MACONHA

É derivada da planta *Cannabis sativa*, que pode ser fumada (hábito mais comum), ingerida, administrada por via intravenosa, utilizada como alimento ou sob a forma de chá.

Trata-se da droga ilícita de maior consumo mundial: 250.000.000 de usuários.

Três minutos após o paciente começar a fumá-la acontecem várias alterações agudas, com pico em 20 a 30 minutos. Se for ingerida e não fumada, as reações são mais tardias, mas mais demoradas: congestão conjuntival, euforia leve, diminuição da memória, boca seca, incoordenação motora, alterações visuais e auditivas, sonolência, risada espontânea, maior apetite e por vezes náuseas, cefaléia, tremores, diminuição da força muscular e aumento da ansiedade. O viciado em maconha, muitas vezes, sente-se atraído para experimentar outras drogas mais ativas.

Quando inalada, pode acarretar nos rins aumento da incidência de carcinomas de células transicionais, diminuição da defesa contra infecções e infarto renal. Porém, se administrada por via intravenosa, pode produzir uma síndrome grave com gastroenterite fulminante, distúrbios eletrolíticos, hipotensão, rabdomiólise, insuficiência renal aguda, hepatite tóxica, tromboembolias, anemia e leucocitose.

BIBLIOGRAFIA

APPEL GB, RADHAKRISHNAN J, D'AGATI VD: Secondary glomerular disease, in *Brenner & Rector's The Kidney* (7th ed), edited by Brenner BM, Philadelphia, Saunders Co, 2004, vol 1, pp 1381-1481.

DIAMOND I, JAY CA: Alcoholism and alcohol abuse, in *Cecil Textbook of Nephrology* (21th ed), edited by Goldman L, Bennett JC, Philadelphia, WB Saunders Co, 2000, vol 1, pp 49-54.

FAUCI AS, LANE HC: Human immunodeficiency virus (HIV) disease: AIDS and related disorders, in *Harrison's Principles of Internal Medicine* (14th ed), edited by Fauci AS, Braunwald E, Isselbacher KJ, Wilson JD, Martin JB, Kasper DL, Itauser SL. Longo DL, New York, McGraw-Hill, 1998, vol 2, pp 1791-1856.

GUTIERREZ EB: Impasses na assistência ao paciente com HIV/aids. *Diag Tratamento* 9:113-119, 2004.

MANDEL GL, WALKER BD, SHAW GM, et al: HIV and the acquired immunodeficiency syndrome, in *Cecil Textbook of Nephrology* (21th ed), edited by Goldman L, Bennett JC, Philadelphia, WB Saunders Co, 2000, vol 2, pp 1889-1945.

SAMET JH: Drug abuse and dependence, in *Cecil Textbook of Nephrology* (21th ed), edited by Goldman L, Bennett JC, Philadelphia, WB Saunders Co, 2000, vol 1, pp 54-59.

SANTOS OR, LOPES GS, FERNANDES MMR: Insuficiência renal aguda na infecção pelo vírus da imunodeficiência humana, em *Atualidades em Nefrologia* 6, editado por Cruz J, Barros RT, Cruz HMM, São Paulo, Sarvier, 2000, pp 230-245.

Índice Remissivo

A

Abscesso renal, 350
Abscesso perinefrético, 351-352
Abuso de drogas nas doenças renais, 557-560
Acesso vascular, 274, 285-289
  conduta atual, 287-288
  técnica cirúrgica, 288-289
Aciclovir, 354, 358
Acidemia metabólica, 27-29
Acidente vascular cerebral, 512
Ácido
  dietilenodiamino-tetracético
  (EDTA^{51}Cr), 102, 104
  dietilenotriamino-pentacético
  (DTPA^{99m}Tc, 102, 104, 108
  dimercaptossuccínico-^{99m}Tc
  (DMSA^{99m}Tc), 102, 108
Acidose tubular renal, 402-416
  tipo I ou distal, 405-414
    causas, 406
      primárias, 406
      secundárias, 406
    diagnóstico, 411-413
    fisiologia da acidificação
urinária distal, 406-408
    fisiopatologia, 408-411
    tratamento, 414
  tipo II ou proximal, 402-405
    causas, 402-403
      primárias, 402-403
      secundárias, 403
    diagnóstico, 405
    fisiopatologia, 404-405
    tratamento, 405
  tipo IV, 414-416
    causas, 414-415
    diagnóstico, 416
    fisiopatologia, 415
    tratamento, 416
Acinetobacter species, 342, 357
Acromegalia, 512, 551
ACTH, 448

Adenovírus, 323
Adequação de diálise, 276
Adequação de diálise peritoneal, 282-284
Afecções renais não-infecciosas, 345
AGE (produtos finais de glicação avançada), 135-136, 211
Agenesia
  de pênis, 489
  de uretra, 490
  renal bilateral, 464-465
  renal unilateral, 465
  testicular, 492
Agentes bacterianos e via de entrada dos microrganismos, 342
Agressão ao glomérulo, 118-124
  auto-imune, 118
  isquemia crônica, 135
  mecânica, 133-134
  mediada por células, 119
  não-mecânica, 135
  por imunocomplexo, 118-119
Água, excreção de, 51-55
AIDS (síndrome da deficiência imunitária adquirida), 73, 182, 201-202, 239, 342, 553-557
  definição, 554
Alça de Henle, 9, 10-12, 43-46
Alcalemia metabólica, 29-30
Alcaptonúria, 79
Álcool (alcoolismo), 557-558
Alergia de hipersensibilidade, 119
Alfa-1-antitripsina, 180, 194, 208, 435
Alfa-SMA (*smooth muscle actin*), 330
Alopurinol, 353, 367, 368, 370
Alorreconhecimento, 330-331
Alteração do equilíbrio acidobásico e eletrolítico, 243-244
Alterações bioquímicas sangüíneas, 82-83
Alterações fisiopatológicas na insuficiência renal crônica, 254-257
Alumínio, 267-272

Amicacina, 354
Amiloidose, 205-206
  hereditária, 223-225
    febre familial do Mediterrâneo, 223
    formas neuropáticas, 224
      tipo finlandês, 224
      tipo português, 224
      variedade Iowa, 224
      variedade sueca, 224
    hemorragia cerebral hereditária tipo holandês, 224
    nefropatia amilóide tipo Ostertag, 223
    nefropatia com osteólise, 224
    síndrome de Muck-Jewells, 223
  primária, 205-206
  renal, 222
  renal hereditária, 206
  secundária, 206
Aminoácidos, reabsorção de, 42
Aminoglicosídeos, 353-355
Análogos da vitamina D, 271
Anamnese do paciente nefropata, 76-78
ANCA (auto-anticorpo anticitoplasma de neutrófilo), 158, 173, 194-196, 198
Anemia falciforme, 120-121, 230-231, 371
Anfetamina, abuso de, 557-559
Anfotericina B, 353, 355, 358, 363
Angiite cutânea leucocitoclástica, 194
Angiomiolipomas, 479-480
Angioqueratoma universal difuso do corpo, 228-229
Angiotomografia computadorizada, 96-97
Anion gap, 27, 28, 243
Anomalias
  complexas, 493-494
  de rotação, 467
  extróficas, 506
  genitais, 488-494

Nefrologia

congênitas, diagnóstico e
tratamento, 499-500
Anormalidades urinárias
assintomáticas, 87
Anticorpo
antiDNA, 189
antiestreptolisina O (ASLO), 144
antifosfolípide, 302
antimembrana basal do
glomérulo, 193, 195, 199
Antígeno
autólogo, 146
catiônico, 146
de Goodpasture, 161, 225
específico da próstata (PSA), 495
Antiinflamatório não-esteróide, 123,
353, 355, 360-363, 367, 368
Anti-regulação, 275-276
Antitrombina III, 435
Anúria, 76, 481
Aparelho de Golgi, 10, 335
Aparelho justaglomerular, 10
APC (célula apresentadora de
antígeno), 330-332, 335
Apnéia do sono, 549-550
Apoptose, 126, 334
AP-1 (ativador de proteína 1), 332
Aquaporina, 62-63
Arteriolosclerose renal, 458-462
Arterite de Takayasu, 164, 194
Arterite temporal, 194
Arthur Ellis, classificação, 139
ASLO (anticorpo antiestreptolisina
O), 144
Aterosclerose das artérias renais,
456-458
Atriopeptinogênio, 64
Atrofia testicular, 491
Auto-anticorpo anticitoplasma de
neutrófilo (ANCA), 148, 158
Avaliação clínico-laboratorial do
paciente hipertenso, 511-512
exame de fundo de olho, 512-513
Avaliação clínico-laboratorial do
paciente nefropata, 76-88
Avaliação da capacidade funcional
renal, 83
função glomerular, 83-85
função tubular distal e coletor, 85-86
função tubular proximal, 85
Avaliação
da diurese na insuficiência renal
aguda, 244
da função glomerular na
insuficiência renal aguda, 242-243
da função renal na insuficiência
renal crônica, 259
radiológica na insuficiência renal
aguda, 244-245
Azatioprina, 197
Azul-de-toluidina, 336

B

Banff, classificação de, 324, 337
β2-microglobulina, 206, 330
Bexiga anã, 501
Bexiga neurogênica, 440
Bioética, 1-7
e diálise, 2-4
e transplante renal, 4-5
introdução à, 1-2
Biópsia renal, 110-115
complicações, 114-115
contra-indicações, 111
cuidados pós-biópsia, 114
indicações, 110-111
insuficiência renal aguda, 244-245
outras modalidades, 115
procedimento, 112-113
processamento do material, 113
transjugular, 115
Bitúria ou *beeturia*, 79
Bolsa de Fabricius, 553
Bolsa testicular, 490
Bomba Na^+-K^+-ATPase, 518
Bothrops, 365, 366
Braach, prova de, 496, 499, 504
Brucelose, 120
Bucilamina, 123

C

CADI (*chronic allograft damage
index*), 339
Calcidiol, 267
Calcimiméticos, 271
Cálcio, reabsorção de, 42
Calcitonina, 64
Calcitriol (1,25(OH)$_2$-D$_3$), 267, 271
Canabis sativa, 558
Canais de cloro, 44
Candida albicans, 342
Candida tropicalis, 342
Cápsula de Bowman, 9, 132, 134,
142
Captopril, 123
Carcinoma de células renais, 475
diagnóstico, 477
estadiamento, 477
quadro clínico, 476-477
tipos histológicos, 475-476
tratamento, 478-479
Cardiopatia e transplante renal,
303-306
Catecolamina, 65
Catepsina, 194
Cateter crônico, colocação, 281
Cateter temporário, colocação, 280-
281
Cavernosografia, 497
Caxumba, 556
CD4, 200

CD8, 201
Cephalosporium acremonium, 356
Células
LE, 188
lacys, 10
natural killer, 117, 126, 128
Cetonúria, 484
Chlamydia neoformans, 342, 488
Chlormerodrin, 102
Chumbo, 123, 370
Ciclofosfamida, 196, 198, 200
Cicloxigenase (COX), 128, 130,
137, 138, 193
Cinética dos traçadores, 103-104
Círculo de Willis, 471
Círculo vicioso da hipertensão, 458,
516
Cirrose de Laënnec, 558
Cirrose hepática, 208
Cistatina C, 205
Cistinose, 400
Cistinúria, 389-390
Cisto
hidático, 122
parapélvico, 474
perinefrético, 474
pielogênico, 474
simples, 472-473
Cistos
corticais, 472-473
doenças renais císticas, 468-474
extraparenquimatosos, 474
parenquimatosos, 474
renais, 111
renomedulares, 472-474
Cistometria, 499
Cistouretrografia miccional, 93
Citocromo, P450 70
Citomegalovírus, 203, 320, 342, 446
Citrobacter, 383
Classificação
da hipertensão arterial, 514-517
conforme a causa, 517
conforme a gravidade, 514-517
conforme o tipo, 517
de Gans 460, 513
de Keith e Wagener, 460, 512-513
de retrovírus, 554
Clearance, 37-38, 83-85
de água livre, 44
de creatinina, 84-85
de inulina, 83-85
de uréia, 84, 85
Cloaca, 494
Cloreto de lantâneo, 271
Cloreto, transporte de, 43
Clorexidina, 112
Clostridium perfringens, 427
Coagulopatias e transplante renal,
302-303
Cocaína, abuso de, 557-559

Índice Remissivo

Cockcroft-Gault, fórmula de, 85, 242-243, 250, 457
Coeficiente
  de filtração glomerular por néfron, 9
  de ultrafiltração (Kf), 241
  de ultrafiltração da membrana (K_{UF}), 273
Colágeno IV, 203
Cólica renal, 387, 389
Colunas de Bertin, 8
Colúria, 483, 484
Complemento C1q, 169, 190
  C3, 118, 145, 148, 149, 169, 188, 191, 200-202, 204, 206-208, 558
  C4, 148, 190, 200, 207
  C5b-C9, 189, 190
  CH50, 191, 200
Complexo maior de histocompatibilidade, 117, 127
Constante de Plank, 104
Contraste iodado produz insuficiência renal aguda, 215
Contraste radiológico, 353, 355, 359-360
Coração hipercinético, 510
Corynebacterium urealyticum, 342
Corticóides, 65-66, 182-183, 196
  glicocorticóide, 65-66
  mineralocorticóide, 66
Counaham-Barrat, fórmula de, 250
COX (cicloxigenase), 128, 130, 131
Coxsackie vírus, 556
CPP32 (caspase 3), 334
Crioglobulina, 193, 195, 196, 198, 200, 205, 207
Criptorquidias, 492
Cryptococcus neoformans, 319, 342
Criptosporidíase, 323
Crise hipertensiva, 531-532, 450
Crise nefrótica, 165
Crotalus, 365
CTL (linfócito T citotóxico), 333
CTLA-4 (antígeno do linfócito T citotóxico), 331
Curva J, 530

D

DAG (diacilglicerol), 332
Dandy-Walker, malformação de, 472
Defeitos tubulares renais, 87-88
Deficiência de alfa-1-antitripsina, 237
Deficiência familial de lecitina-colesterol-aciltransferase, 229-230
Delirium tremens, 558
Depósito de C3 em arteríola aferente, 187
Desferal®, 269, 272
Desferoxamina (Desferal®), 269, 272
Desnutrição no renal crônico, 261

Diabetes insipidus, 63, 357, 370, 444
  nefrogênico familial, 400-401
Diabetes mellitus 14, 169, 175, 188, 199, 210-218, 242, 253, 254, 294-295, 305, 319, 323, 342, 429
Dialisato 275
Diálise
  adequação, 276
  peritoneal, 279-284
    adequação, 282-284
    complicações 284
    em crianças 442
  prescrição, 277-278
Dieta hipoprotéica, 261
Disfunção
  aguda do enxerto, 339-341
  crônica do enxerto, 312-315
  vesical, 215
  vesical de origem neurogênica, 505-506
Dislipidemia, 257, 263
Dismorfismo eritrocitário, 144, 198
Displasia e hipoplasia renal, 253, 344, 468
Displasia renal-retiniana, 473
Distrofia torácica asfixiante, 238
Distúrbios referentes ao equilíbrio acidobásico, 25-30
  acidemia metabólica, 27-29
  alcalemia metabólica, 29-30
Distúrbios referentes ao potássio, 19-24
  hipercalemia, 23-24
  hipocalemia, 20-23
    pressão arterial elevada, 22
    pressão arterial normal, 21-22
Distúrbios referentes ao sódio, 14-19
  hipernatremia, 18-19
  hiponatremia, 14-18
    dilucional, 16-18
    verdadeira, 15-16
Disúria, 481
DMSA^{99m}Tc (dimercaptossuccínico), 102, 108, 379, 488
Doador vivo, 308-309
Doadores cadavéricos, marginais e idosos 309, 310-312
  recomendações 309-310
Doença
  adinâmica, 266-270
  aterosclerótica das artérias renais, 456-458
  cardiovascular hipertensiva, 509
  da membrana basal fina, 110
  de Alport, 133
  de Alzheimer, 225
  de Barraquer-Simons, 230
  de Berger, 110, 140, 150-156, 197, 201
  de Caroli, 469
  de Dent, 396

  de depósito de cadeias leves, 203-204, 221-222
  de depósito de cadeias pesadas, 221
  de Fabry, 121, 133, 228-229
  de Fordyce, 229
  de Goodpasture, 132
  de Günther, 232
  de Hartnup, 390
  de Hodgkin, 123, 207, 303, 555
  de Kawasaki, 194
  de Lowe, 396
  de Marchiafava-Bignami, 558
  de McArdle, 359
  de Paget, 392
  de von Gierke, 235, 359-400
  de Wilson, 406
  do olho de peixe, 229-230
  falciforme, 230-231
  glomerular membranosa idiopática, 177
  glomerular por alterações mínimas, 111, 171-172, 556
  medular cística, 473-474
  óssea adinâmica, 256
  vascular hipertensiva, 509
  renal no feto, 429
  renal crônica, 548
  renal microcística, 231-232
  renal policística, 253, 469-471
    adulta, 469-477
    infantil, 469
Doenças
  infecciosas, 200-203
  renais císticas, 468-474
  renais na AIDS, 553-566
    quadro clínico, 554-556
    tratamento, 556, 557
  renais na gravidez, 417-430
    bacteriúria e infecção do trato urinário, 427
    hipertensão arterial na gravidez, 420-427
    insuficiência renal aguda, 427-428
    insuficiência renal aguda pós-parto, 428
    proteinúria e hematúria, 427
    uropatia obstrutiva, 428
  tubulares renais hereditárias, 388-401
    distúrbios que comprometem as funções dos ductos coletores, 400-401
    distúrbios que comprometem as funções tubulares da porção espessa da alça ascendente de Henle, 397
    distúrbios que comprometem as funções tubulares distais, 398-399
    distúrbios que comprometem as funções tubulares proximais, 388-396

distúrbios que comprometem as funções tubulares proximais e distais, 399-400

Doppler, 99

DTPA^{99m}Tc, 102, 104, 108, 488, 504, 538

Ducto de Wolff, 501

Ductos coletores de Bellini, 8-11, 47-49

Ductos de Malpighi-Gartner, 501

E

Ecovírus, 556

Ectopia uretral, 490

EGF (fator de crescimento do endotélio), 137

EDTA^{51}Cr (ácido dietilenodiamino-tetracético), 102, 104, 370

Efetores de rejeição, 332

Elastase, 194

Eletrocardiograma no hipertenso, 513

Encefalopatia de Wernicke, 558

Endocitose, 445

Endotelina, 72, 420-422

Enterobacter aerogenes, 342

Enterococcus sp., 342

Enurese, 77, 482-483

Epispadias, 490

Epstein-Barr, 123, 301, 322, 446, 556

Equilíbrio acidobásico, 25-30, 57, 239, 243-244
  distúrbios, 25-30

Equilíbrio eletrolítico, 243-244

Eritropoetina, 198-201

ERK (*extracellular signal receptor regulated kinase*), 332

Erythroxylon coca, 558

Escherichia coli, 342, 427

Esferocitose hereditária, 238

Esforço miccional, 482

Esmegma, 489

Espaço de Bowman, 204

Espongiose medular renal, 484, 500

Esquistossomose, 122

Estágio pré-hipertensivo, 509, 510

Estenose
  da artéria renal na gravidez, 426
  da junção ureteropiélica ou pieloureteral (JUP), 440, 496, 502-503
  da junção ureterovesical, 504

Estrangúria, 77

Estreptococo β-hemolítico, 143

Estreptococo nefritogênico, 143

Estrongiloidíase, 323

EUCLID, 217

Exame
  de fundo de olho, 78, 512-513, 515
  de laboratório, 78-83
  de urina, 78-82
  físico, 78

Excreção de água, 51-55

Exoftalmia, 512

F

FACET, 217

Fácies de Potter, 433, 464

FAN (fator antinúcleo), 148

Fator antinúcleo, 148
  ativador de plaquetas, 376
  de crescimento, 74
    de fibroblasto, 137, 336
    derivado de plaquetas, 134, 137, 155, 336
    do endotélio, 137
    insulina *símile*, 268
    neuronal, 334
    transformador-beta, 116, 134, 137, 155, 157, 211, 335-377
  de necrose tumoral-alfa, 157, 194, 330, 332-334, 343, 376, 377
  Hageman, 166
  natriurético atrial, 519
  natriurético central, 518
  nuclear-kappa B, 332

Febre familial do Mediterrâneo, 205

Fecalúria, 484

Feocromocitoma, 426, 540-543
  diagnóstico, 541-543

Ferritina, 268

Ferro, 268

FGF (fator de crescimento de fibroblasto), 137, 336

Fibrin cap lesion, 216

Fibronectina, 211

Filaria, 203

Filariose, 122, 203

Filtração glomerular, 31-36, 102, 104, 214
  regulação, 34-36
  medida da, 36

Finger print, 190

Fisiologia renal, 31-61

Fisiopatologia da insuficiência renal aguda, 241-242

Fístula
  arteriovenosa, 114
  uracal, 482

Fluido de reposição, 275

Fluxo
  plasmático renal, 36-37, 102, 104
  sangüíneo renal, 31-36, 102, 104

FNT-α (fator de necrose tumoral-alfa), 157, 945, 952, 954, 956, 978, 1080-1082

Forças de *Starling*, 40

Fórmula de Cockcroft e Gault, 85

Fórmula de Schwartz, 432

Fosfato inorgânico, reabsorção de, 42-43

Fosfatúria, 483

Fosfolipases, 354

Frans Volhard, 139

Friedrich Müller, 163

Função renal, avaliação da, 36-38

Função tubular renal, avaliação da, 37-38

Furosemida, 147

G

Gamopatia monoclonal, 219, 220-221

Ganciclovir, 303

Glicação não-enzimática, 135-136

Gans, classificação de, 460, 513

Glicoesfingolipidose, 228-229

Glicogenólise, 359-406

Glicose, reabsorção de, 41

Glicosúria renal, 391-392

Glomérulo de Malpighi, 9

Glomérulo, 9-10

Glomerulonefrite
  aguda pós-infecciosa, 143-147, 435-436
  antimembrana basal do glomérulo, 199
  crescêntica, 132, 181, 194
  crescêntica pauciimune, 194
  crônica, 140, 142, 184
  endocardite infecciosa, 147-149, 200-201
  esclerosante, 189-190
  fibrilar ou imunotactóide, 140, 180-181, 206-207, 556
  focal, 186
    e segmentar colapsante, 556
    não-colapsante, 556
  membranoproliferativa, 131-132, 177-180, 203, 207, 556
    tipo I, 177-178
    tipo II, 178-179
    tipo III, 179
  membranosa, 131, 189-192, 208, 556
  mesangial, 189, 192, 202
  por abscesso visceral, 149
  por anticorpo antimembrana basal do glomérulo, 132, 160-163
  por endocardite bacteriana, 200
  por IgA, 132, 137
  pós-infecciosa, 130-131
  por infecções virais, 149-150
  por pneumonia pneumocócica, 150
  por *shunt*, 149
  proliferativa crescêntica, 181
  proliferativa mesangial, 172-173
  rapidamente progressiva, 140, 142, 156-163, 198

Glomerulopatias, 142-209
  classificação, 139-141
  de refluxo, 345
  doença hepática, 207-209
    cirrose hepática, 208-209

infecção por vírus B, 208
infecção por vírus C, 207-208
imunológica, 126-132
membranosa, 111
não-imunológica, 132-133
por lesões mínimas, 111, 171-172
secundárias, 188-209
Glomerulosclerose
diabética, 133
segmentar e focal, 111, 133, 173-174, 189, 190, 214, 202
colapsante, 201-202, 556
Gluco-heptonato^{99m}Tc, 102
Granulomatose de Wegener, 140, 143, 194, 195, 199, 227
Granzima B, 334
Gravidez em mulher com doença renal prévia, 429
diabetes mellitus, 429
lúpus eritematoso, 429
rim policístico, 429
Gravidez normal, 417-420
alterações na estrutura e na função do trato urinário, 417-420
alterações anatômicas renais, 417
fisiologia cardiovascular e renal, 419-420
função tubular renal, 417-419
hemodinâmica renal, 417
regulação da volemia, 419

H

Haemophilus ducreyi, 488
Hairpin, 11
Hamartoma renal, 472
HAN (nefropatia associada à heroína), 559
HBV – vírus da hepatite B, 123
HCV – vírus da hepatite C, 123
HAD (hormônio antidiurético), 370-372
Hemácias dismórficas, 81, 144, 203
Hematúria
causas, 81, 170, 185-187
dos corredores da maratona, 187
glomerular isolada, 278
na criança, 433-434
recorrente benigna, 185-187, 226-227
Hematúrias essenciais, 484
Hemodiálise, 273-279
Hemoglobinúria, 483
Hepatite
B, 73, 123, 203, 207-208, 305-308, 321-322, 446, 558
C, 73, 123, 203, 207, 305-308, 321-322, 446, 558
viral e alcoolismo, 305-308
Heroína, 123, 557, 559
Herpes simples, 321, 342

Herpes zoster, 556
Hiato auscultatório, 511
Hidratação, 444-445
Hidrocele, 491
Hidronefrose, 111, 374
Hidroxiapatita, 267
Hiperaldosteronismo primário, 543-546
diagnóstico, 544-545
na gravidez, 426
Hipercalciúria, 434
familial benigna, 393
familial hipocalciúrica, 393
idiopática familial, 392
Hipercalemia, 23-24
Hipernatremia, 18-19
crônica, 19
Hiperoxalatúria, 434
Hiperparatireoidismo, 551
secundário, 266-272
Hiperplasia justaglomerular com hiperaldosteronismo, 397-398
Hipertensão arterial, 87, 111, 344, 353, 362, 369, 487
classificação, 514-517
essencial, 509-532
acelerada, 515
avaliação clínico-laboratorial, 511-514
basal, 509
benigna, 515
causal, 509
classificação, 514-517
compensada, 510
complicada, 510
definições, 509-510
descompensada, 510
do avental Branco, 509
doenças renais, 546-549
etiologia, 517-520
fatores que influenciam sua regularização, 510-511
idiopática, 509
induzida por drogas, 550-551
intermitente, 510
lábil ou limítrofe, 510
maligna, 515
maligna por radiação, 455
média, 510
medida da pressão, 511
neurogênica, 518
no idoso, 530-531
postural, 510
prevalência, 510
primária, 509
renovascular, 535-540
diagnóstico, 536-540
resistente, 532
secundária, 509, 534-560
sistólica, 515, 530
tratamento, 520-530

suplementar, 510
tratamento farmacológico, 523-530
específico, 524-530
inespecífico, 523-524
tratamento não-farmacológico, 520-523
na criança, 448-452
na gravidez, 420-427
hipertensão essencial crônica, 426
hipertensão gestacional, 427
pré-eclâmpsia ou toxemia, 420-426
pré-eclâmpsia superimposta à hipertensão crônica, 426
Hipertireoidismo, 551
Hipertrofia renal compensatória, 465
Hiperuricosúria, 434
Hipoaldosteronismo hiporreninêmico, 214-215, 458
Hipocalcemia, 266
Hipocalemia, 20-23, 444
pressão arterial elevada, 22
pressão arterial normal, 21-22
Hipocitratúria, 383, 434
Hipofosfatemia familial, 398-399
Hiponatremia, 14-18
crônica, 18
dilucional, 16-18
verdadeira, 15-16
Hipoplasia renal, 253, 344, 468
verdadeira, 465
Hipospadias, 490
Hipótese da forma L, 346-347
Hipotireoidismo, 551
Hipouricemia renal, 394
Histonas, 189
HIV – vírus da imunodeficiência adquirida, 123
HIVAN (nefropatia associada ao HIV), 555, 556
HLA (antígeno leucocitário humano), 330, 333, 339
Hormônio antidiurético, 17, 51, 62-63
Hormônio natriurético, 518
Hormônios renais, 62-75
antidiurético ou vasopressina, 62-63
calcitonina, 64
catecolaminas, 65
citocromo P-450, 70
corticóides, 65-66
endotelina, 72
eritropoetina, 72-73
fator de crescimento, 74
leucotrienos, 70
lípide renomedular neutro anti-hipertensivo, 70-72
medulipina, 70-72
natriurético, 64-65
atrial, 64-65
central, 64

Nefrologia

paratormônio ou hormônio da
paratireóide, 63-64
prostaglandinas, 69-70
sistema calicreína-cinina, 68-69
sistema renina-angiotensina-
aldosterona, 66-68
vitamina D, 73
HOT (*hypertension optimal
treatment*), 218
HPLG, 541
HPV (*human papiloma virus*), 488
HSA (*heat-stable antigen*), 331
Humps, 118, 146, 201

I

ICAM-1 (moléculas de adesão da
célula vascular-1), 331, 376
Icodextrina, 273, 282
IECA (inibidor da enzima conversora
da angiotensina), 137-138
IFN-λ (interferon-gama), 332, 333
IgA, 110, 140, 150-156, 166, 190,
196-198, 201, 202, 208, 219
IgD, 219
IGF-1, 268
IgG, 145, 148, 149, 188, 190, 199,
200, 205-208, 219
IgE, 219
IgM, 148, 149, 190, 196, 200, 201,
202, 204, 205, 207, 208, 219, 345,
558
IL-1 (interleucina-1), 137, 334
IL-2 (interleucina-2), 137, 330, 332,
333
IL-6 (interleucina-6), 343, 376
IL-8 (interleucina-8), 343
Ilhota de Langerhans, 205
Iminoglicinúria, 391
Imperiosidade, 481
Imunidade adquirida, 127-128
Imunidade inata, 126-127
Imunocomplexos formados *in situ*,
119
Imunoistoquímica, 313
Imunologia do transplante, 329-340
aloenxerto, 329-330
componente celular, 335-336
efetores da rejeição, 332
mecanismo de rejeição ao
mediadores citotóxicos, 333
mediadores inflamatórios, 332-333
molécula HLA, 330
perforina e granzima B, 333-334
rejeição ao aloenxerto, 336-339
rejeição aguda, 336-338
rejeição crônica, 338-339
rejeição humoral ou hiperaguda,
336
sinais co-estimulatórios, 331
transmissão de sinal, 331-332
Inabilidade

de concentrar a urina, 400-401
de reabsorver aminoácido
monoaminomonocarboxílico, 390
de reabsorver cálcio, 392
de reabsorver cistina, 389-390
de reabsorver fosfato, 398-399
de reabsorver glicose, 391-392
de reabsorver magnésio, 394
de reabsorver sódio, 397-398
de reabsorver uratos, 394-395
de reabsorver xantina, 390
Incontinência, 482
Índice urinário, 244
Indinavir, 353, 358, 375
Índios Pima, 212
Inervação renal, 13
Infecção do trato urinário, 87, 341-352
agentes bacterianos, 342
afecções renais não-infecciosas, 345
bacteriúria assintomática, 349
definições e terminologia, 341-342
diagnóstico, 347-348
do idoso, 349
durante a gravidez, 349
fatores que influenciam a infecção,
342-345
fungos, 342
história natural, 347
na criança, 349-350, 438-440
na lesão da medula espinhal, 349
no paciente cateterizado, 349
no sexo masculino, 349
patologia, 346-347
pielonefrite aguda, 346
pielonefrite crônica, 346
prostatite, 349
reações imunológicas, 345-346
recorrentes, 349
refluxo vesicoureteral, 343-345
tratamento, 348
Infecção urinária e malformações
das vias urinárias, 438-441
Infecções virais em transplante, 320-
323
Influenza A e B, 556
Inibidores da enzima conversora da
angiotensina, 260
Inibidores da litogênese, 383
Insuficiência renal aguda, 87, 111,
239-247, 427-428, 441-445
avaliação da diurese, 244
avaliação da função glomerular,
242, 243
avaliação radiológica, 244-245
diagnóstico, 242
fisiopatologia, 241-242
obstrutiva, 374-381
pós-parto, 428
pós-renal, 240-241
pré-renal, 239-246
tratamento, 245-247

renal, 240
Insuficiência renal crônica, 87, 248-
267, 437-438
alterações fisiopatológicas, 254-
257
avaliação da função renal, 259
derrame pericárdico, 254
estadiamento, 250-251
etiologia, 251-253
fatores de risco, 248-249
grau de disfunção renal, 249-250
osteodistrofia renal, 255-256, 263
pericardite, 254
prevenção e complicações, 261-264
quadro clínico, 254-256
transplante, 264-265
tratamento, 258-261, 263-265
Insuficiência renal na criança, 434
Interleucina, 137, 155, 330, 332,
333
Interstício renal, 11-12
Intoxicação por alumínio, 268
tratamento, 272
Isótopos e fármacos utilizados em
nefrourologia, 102

J

Jacob Churg, 140
JNK (*c-jun N-terminal kinase*), 332
Jogger, hematúria de, 511
John Steward Cameron, 140

K

Kappa, 154, 116, 204, 206
Keith, classificação de, 460, 512-513
Kf, 241
Klebsiella pneumoniae, 203, 342, 383
Korsakoff, psicose de, 558
Kt/V, 265, 276-277
K_{UF} (coeficiente de ultrafiltração da
membrana), 273

L

Lachesis, 366
Lambda, 116, 203, 205
Lâmina
densa, 9
rara externa, 9
rara interna, 9
Laminina, 9, 189, 211
Lei de Weighert-Meyer, 501
Leishmaniose, 122
Lepra, 122
Leptospirose, 122
Leucotrienos, 70
LFA-1 (função associada de
linfócito), 331
Linfáticos renais, 12-13
Linfócito B, 116-117, 189
Linfócito T, 117, 127, 136, 189
Linfoma não-Hodgkin, 555

566

Lípide renomedular neutro anti-hipertensivo, 70-72
Lipodistrofia parcial ou total, 230
Lisinúria, 391
Litíase renal, 382-387
  avaliação clínica, 383-384
  epidemiologia, 382
  exames de imagem, 385
  exames laboratoriais, 384-385
  fatores de risco, 382
  patogênese, 383
  tratamento, 385-387
Lítio, 123, 370
Livedo reticularis, 244
Löhlein, 163
Longcope, 139
Looser, zonas de, 270
Lúpus eritematoso atípico, 237
Lúpus eritematoso sistêmico, 111, 140, 143, 164, 188-193, 195, 199

M

Má absorção intestinal de vitamina B_{12} juvenil, 238
Macroglobulinemia de Waldeström, 205, 221
MAG, 488, 538
Magnésio, reabsorção de, 42-43
Malacoplaquia, 351
Malária, 122
Malária renal, 484
Malformação de Dandy-Walker, 472
Malformações congênitas, 464-474
  classificação, 464
  doenças renais císticas, 468-474
    cistos renais corticais, 472-473
    cistos renomedulares, 473, 474
    classificação, 468
    displasia renal, 468
    doença renal policística, 469-477
Mão em "garra de lagosta", 471
MAP (proteína ativada por mitógeno), 332
MAPA (monitorização ambulatorial da pressão arterial), 451, 509, 514
Mapeamento testicular, 485
Marcha ceifante de Todd, 512
MCP-1 (peptídeo quimioatrativo de monócitos-1), 376
Mecanismo
  contracorrente, 52-53
  de ação da vasopressina, 51
  de agressão glomerular, 116-124
    imunológicos, 116-119
    não-imunológicos, 119-124
  de progressão das nefropatias progressivas, 129-138
Medulipina, 70-72
Megaureter, 504
Mercúrio, 124
Mesonéfron, 8, 431, 501

Metanéfron, 8, 431
Metilprednisolona, 196, 200
Método auscultatório, 511
MHC (complexo maior de histocompatibilidade), 330, 331, 333
mIBG[123]I, 102, 541, 542
Microalbuminúria, 212-213
Micofenolato mofetil, 197, 303
Microangiopatia trombótica, 191, 556
Microsporidiose, 324
Micrurus, 366
Mielinólise pontina, 17
Mieloma múltiplo, 204-205, 219-220, 372
Mieloperoxidase, 194, 195
Moléstia de Cacci-Ricci, 484, 500
Monorquia, 493
Morfologia renal, noção de, 8-13
Mucormicose, 272
Munk, 163
Mycobacterium avium-intracellulare, 556
Mycobacterium leprae, 203
Mycobacterium tuberculosis, 129
Mycoplasma hominis, 122, 342, 488

N

Necrose
  fibrinóide, 196
  papilar, 215
  tubular aguda, 240, 244, 355, 356, 366, 368
Nefrite
  aguda, 87
  intersticial, 342
  intersticial aguda, 356, 357, 360, 361, 366-368
  por *shunt*, 122, 200
  por radiação, 120, 373
Nefrolitíase, 88
Nefrologia pediátrica, 431-453
  desenvolvimento renal pós-natal, 431-432
  glomerulonefrite aguda pós-infecciosa, 435-436
  hematúria, 433-434
  hidratação, 444-445
  hipertensão arterial, 448-452
  infecção urinária e malformações das vias urinárias, 438-440
  insuficiência renal aguda, 441-445
  insuficiência renal crônica, 437-438
  proteinúria e síndrome nefrótica, 445-447
  rim fetal, 431
  sinais e sintomas de acometimento renal congênito, 432-433
Néfron, 8, 13
Nefronoftise familial juvenil, 473, 500

Nefropatia
  associada ao HIV, 555, 556
  associada à heroína, 559
  ateroembólica, 195
  da membrana basal, 225
  diabética, 210-218, 233-234
  diagnóstico, 214
  do C1q, 174
  hiperuricêmica, 235-237
  imunotactóide, 556
  lúpica, classificação, 189, 190-191
  mediada por anticorpos, 135
  nefrotóxica auto-imune de Masugi, 199
  obstrutiva, 374-381
  pelo vírus da imunodeficiência humana, 201-202
  por analgésicos, 369
  por esquistossomose, 202-203
  por IgA, 110, 140, 150-156, 181, 197, 201, 226, 556
  progressiva, patogênese da, 125-138
  semelhante ao lúpus, 556
Nefropatias
  crônicas hereditárias, 223-238
  tóxicas, 353-366
    diagnóstico, 354
    nefrotoxicidade de agentes cancerígenos, 364-365
    nefrotoxicidade de agentes infecciosos, 354-359
    nefrotoxicidade de venenos animais, 365-366
    nefrotoxicidade do meio de contraste radiológico, 359-360
    nefrotoxicidade dos antiinflamatórios não-hormonais, 360-362
    nefrotoxicidade por agentes imunossupressores e imunomoduladores, 362-364
  tóxicas e tubulointersticiais, 353-373
  tubulointersticiais, 366-373
    mecanismo de lesão tubulointersticial, 367
    nefrite intersticial aguda, 367-368
    nefrite tubulointersticial crônica, 368-373
      causas, 369-373
      patologia, 368
      quadro clínico e laboratorial, 368-369
Nefroptose, 500
Nefrosclerose
  benigna, 133, 458-459
  maligna, 133, 459-462, 515
  senil, 456-458
Neoplasias, 207
Neurocinina, B 420
NFAT (fator nuclear ativador de células T), 332

NF-κB (fator nuclear-kappa B), 332, 376, 377
NGF (fator de crescimento neuronal), 334
N⁺-K⁺-ATPase, 10, 44, 52, 64, 124
Nocardiose, 122
Noções de morfologia renal, 8-13
Noctúria, 481

O

Obesidade, 111
Obstrução do trato urinário, 87, 374-381
  alterações renais após a desobstrução, 378
  classificação, 375
  diagnóstico, 378-379
  epidemiologia, 374
  etiologia, 375
  fisiopatologia, 375-377
  manifestações clínicas e laboratoriais, 377-378
  mortalidade, 381
  recuperação funcional, 380-381
  tratamento, 379-380
Oligoidrâmnio, 433
Oligúria, 76, 481
Omeprazol, 353, 367
Oncocitomas, 458
Orquiopexia, 492
Ortoiodo-hipurato ¹²³I, 102, 104
Osteodistrofia renal, 266-272
  diagnóstico, 268-270
  exames complementares, 269-270
  histologia óssea, 270
  prevenção e tratamento, 270-272
  quadro clínico, 268-269
  quadro laboratorial, 269
Osteomalacia, 266, 267, 269, 270
Osteonicodisplasia hereditária, 121, 227-228
Ouro, 123
Overdose, 558

P

PAF (fator ativador de plaquetas), 376
Papanicolaou, 495
Papilite necrosante, 350
Papilomavírus, 323
Papovavírus, 323, 342
Paraproteína M, 219
Paraproteinemias e disproteinemias, 203-205
Paratireoidectomia, 271-272
Paratormônio (PTH), 46, 63, 266-272
Paraurese, 482
Parvovírus, 194, 323
Parvus tardus, 538
PCR (proteína C reativa), 343

PDGF (fator de crescimento derivado de plaquetas), 134, 137, 155, 336
Penicilamina, 123
Pentazocina, 123
Peptídeo natriurético atrial, 376
Perforina, 333
Permcath, 274, 289
Pertecnetato (⁹⁹ᵐTcO₄⁻), 102
PGE₂, 375, 417, 558, 432
Pielografia, 94
  anterógrada, 94
  retrógrada, 94
Pielonefrite, 215
  enfisematosa, 350
  xantogranulomatosa, 350
Pirâmides medulares, 8
Piridoxina, 390
PIT (pressão intratubular), 375
PI3K (phosphatidyl inositol 3 hydroxy kinase), 332
Piúria, 484
Plasmaférese, 163
Plasmodium malariae, 203
Pneumatúria, 482
Pneumocystis carinii, 319, 357, 555, 556
Pneumococcus, 203
Podócitos, 9, 134, 135
Poikissen, 10
Polaciúria, 209, 481
Poliangiite microscópica, 193-195
Poliarterite nodosa, 140, 143
Poliidrâmnio, 433
Poliomavírus, 323
Poliúria, 481
Porfirias, 232-233
Potássio
  distúrbio, 19-24
  e secreção de íon hidrogênio, 61
  transporte de, 43
Povidine, 111
Prednisona, 198, 200
Pré-eclâmpsia-eclâmpsia, 121, 420-426
  etiologia e patogênese, 421-422
  patologia, 422-423
  quadro clínico, 420-421
  tratamento, 424-426
Pressão intratubular, 375
Pronéfron, 8, 431
Prostaglandinas, 69
Prostatite, 349
Proteína
  C reativa, 192, 197, 343
  de Bence Jones, 204, 205, 372
  de Tamm-Horsfall, 80, 167, 185, 345, 371
  ligada ao retinol (RBP), 213
  Scrapie, 205
Proteinase 3, 194, 195

Proteinúria
  assintomática, 185
  e/ou hematúria assintomática, 185-187
  de Bence Jones, 86, 220
  e síndrome nefrótica na criança, 434, 445-447
  isolada não-nefrótica, 110
Proteus mirabilis, 342, 346, 383
Prova
  cruzada, 297-299
  de acidificação urinária, 86
  de Braach, 496, 499, 504
  de concentração urinária, 85-86
  de diluição urinária, 86
Providencia rettgeri, 342
Providencia stuartii, 342
Prune belly, 493, 504
PSA, 495
Pseudo-hiperaldosteronismo primário, 398
Pseudo-hiper-hipoparatireoidismo, 394
Pseudo-hipoparatireoidismo, 393-394
Pseudomonas aeruginosa, 342, 383
Psicose de Korsakoff, 558
PTH (paratormônio), 63-64
Pulsoterapia, 437
Púrpura de Henoch-Schönlein, 140, 143, 197-199, 221
Púrpura trombocitogênica trombótica, 191

Q

Quando transplantar?, 293-294
Quelantes de fósforo, 270-271
Quinolonas, 353, 367

R

Rabdomiólise, 241
Radiação, efeito sobre o rim, 455
Radiografia simples do abdômem, 90
Radioisótopos em nefrourologia, 102-109
Radiologia, 89-101
  convencional, 90-94
  tomografia computadorizada, 95-98
  vascular intervencionista, 45
Radiologia vascular intervencionista, 95
Raquitismo
  dependente de vitamina D tipo I, 395
  familial hipofosfatêmico, 398-399
  hipofosfatêmico recessivo, 396
  por pseudodeficiência de vitamina D, 395
  resistente à vitamina D, 398-399
RBP (proteína ligada ao retinol), 213
RCA (rejeição celular aguda), 336-338
Reabsorção excessiva
  de cálcio, 393

de fosfato, 393-394
de sódio, 392
de sódio pelo túbulo distal, 398
Receptor de células T, 117
Reflexo intra-renal, 345
Refluxo vesicoureteral, 343-345, 440
Rejeição celular aguda, 324
Relaxina, 420
Renée Habib, 140
Renograma com captopril, 537
Ressonância magnética, 100
Retenção, 482
de fósforo, 266
Retrovírus, classificação de, 554
Richard Bright, 140, 143, 163
Rim
da gota, 234-237
de Ask-Upmark, 344, 465
do idoso 457-458
do mieloma, 219-220
ectópico, 466
em "ferradura", 92, 96, 466, 467, 470
fetal, 431, 468
medular em esponja, 471, 473
multicístico, 468
pélvico, 467
sigmóide, 466-467
supranumerário, 466
transplantado, 111
único, 111
Risco coronariano, 514
RNA mensageiro, 266, 377

S

Salmonella typhi, 342
Salmonelose, 122
Sarampo, 203
Sarcoma de Kaposi, 553, 555
Sarcomas renais, 480
Schistosoma haematobium, 202, 342
Schistosoma japonicum, 202
Schistosoma mansoni, 202, 342, 446
Schwartz, fórmula de, 432
Serratia marcescens, 342
Set point, 260
Sevelamer (Renagel®), 271
Sífilis, 122
Sinal
de Chevostek, 272
de Giordano, 76, 78, 503
de Gunn, 513
de Trousseau, 272
Síndrome
adiposogenital, 489
da dor lombar-hematúria, 186-187
da imunodeficiência adquirida (AIDS), 200-202
da nefropatia congênita familial, tipo finlandês, 231-232

da secreção inadequada do hormônio antidiurético, 17
de abstinência alcoólica, 557
de Alport, 110, 121, 140, 143, 342, 225-226, 403
de Alströn, 473
de Bartter, 397-398
de Bourneville, 472
de Churg-Strauss, 194, 195
de Cushing, 392, 512
de De Toni-Debré-Fanconi, 396
de Ehlers-Danlos, 406, 472
de Fabry, 164
de Fanconi, 175, 219, 370, 372, 391, 396, 403, 473
de Fröelich, 489
de Gitelman, 398
de Goldston, 468, 472
de Goodpasture, 132, 140, 143, 199-200, 226, 372
de Gordon, 392, 414
de Imerslund, 238
de Jeune, 238, 468, 472
de Kimmestiel-Wilson, 222
de Laurence-Moon-Biedl-Bardet, 238, 473
de Lesch-Nyham, 235
de Liddle, 396
de Meckel, 468, 472
de Miranda, 468, 472
de Muckle-Wells, 205
de Simopoulos, 468, 472
de Sjögren, 372
de Smith-Opitz-Inhom, 477
de von Hippel-Lindau, 472, 476
de Zellweger, 468, 472
do túnel do carpo, 225
HELLP, 421, 425, 427
nefrítica, 87, 111, 142-156
nefrótica, 87, 111, 140, 142, 163-184, 341, 445-447
nail-patella, 226-228
prune belly, 493, 504
renina-angiotensina-aldosterona, 56-57
trissomia D e E, 472
unha-patela, 227-228, 342
Síndromes nefrológicas, 86-88
anormalidades urinárias assintomáticas, 87
defeitos tubulares renais, 87
hipertensão arterial, 87
infecção do trato urinário, 87
insuficiência renal aguda, 87
insuficiência renal crônica, 87
nefrite aguda, 87
nefrolitíase, 88
obstrução do trato urinário, 87
Sistema
calicreína-cinina, 189-190, 519
complemento, 117-118, 126

dos tampões, 25-27
HLA, 188
imune, 116-119
renina-angiotensina-aldosterona, 56-57, 66-68, 519, 528
intra-renal, 68
na gravidez, 420
sódio, distúrbios do, 14-19
SNGFR – coeficiente de filtração glomerular por néfron, 9
Soluções de diálise peritoneal, 281-284
Solvente orgânico, 124
Sons de Korotkoff, 448, 511
Soro nefrotóxico de Masugi, 160, 199
Staphylococcus, 203
aureus, 148, 200, 342
epidermidis, 148, 200
saprophyticus, 342
viridans, 200
hemolyticcus, 148
viridans, 147
Substância P, 420
Sulfametoxazol-trimetoprima, 357

T

Tacrolimus, 303
Tamm-Horsfall, 80, 167, 185, 204, 345, 371, 372
Tenesmo vesical, 482
Teoria *big-bang*, 504
Terceiro fator, 518
Teste de acidificação, 411-412
Teste
de compatibilidade, 297
de mudança de posição, 422
de Whitaker, 499, 504, 508
Testículos vanescentes, 493
Tetraciclina, 270
TGF-β (fator de crescimento transformador), 116, 134, 136, 137, 155, 157, 173, 211, 335, 376, 377
Theodor Fahr, 139
Tight junction, 39
TIMP (*tissue inhibitor of metalloproteinase*), 335
Tioflavina-T, 206
Tiopronim, 123
Tipagem HLA, 299-300
Tipo de membrana, 274
Tirosinemia tipo I, 392
T_{mg}, 391
TNF (fator de necrose tumoral), 330, 332-334, 343, 376, 377
TNFR (receptor de fator de necrose tumoral), 334
Tomografia computadorizada, 95-98, 497-498
angiotomografia, 96-97
convencional, 96
helicoidal, 96
"multislice", 96

Toxoplasmose, 122, 203, 323
TNF-α (fator de necrose tumoral), 194
Transplante isolado de pâncreas, 295
Transplante renal, 198, 291-327
  aspectos legais, 291-293
  avaliação e seleção de receptores e doadores, 297-301
  cardiopatias, 305-306
  coagulopatias, 302-303
  combinado com fígado e/ou coração, 295-297
  prova cruzada, 297-299
  quando transplantar?, 293-294
  rejeição celular aguda, 324
  simultâneo de rim e pâncreas, 294-295
  teste de compatibilidade, 297
  tipagem HLA, 299-300
Transporte em túbulos renais, 38-49
  alça de Henle e ramo espesso, 43-46
  ducto coletor, 47-99
  túbulo distal convoluto, 46
  túbulo proximal, 39-43
Transporte tubular máximo, 38
Treponema pallidum, 488
Tripanossomíase, 122, 323
Tripelenamina, 123
Triquinose, 122
Tromboembolismo, 455-456
Trombose da veia renal, 121, 462-463
Trombose e esclerose da artéria e veias renais, 121, 454-463
  arteriolosclerose renal, 458-462
  doença aterosclerótica das artérias renais, 456-458
  rim do idoso, 457-458
  tromboembolismo, 455-456
  trombose da artéria renal, 454-462
Tromboxano, 558
Tuberculose, 122, 319-320
Tuberculose geniturinária, 351
Túbulo distal, 11, 46
Túbulo proximal, 10, 39-43
Tumor de Wilms, 164
Tumores renais em adultos, 475-480
  angiomiolipomas, 479-480
  carcinoma de células renais, 475-479
  classificação, 475

oncocitomas, 458
sarcomas, 480
Tumores urológicos, 485-486

U

Ultrafiltração, 9
Ultra-sonografia renal, 98-100, 110, 112, 497, 514
Unidade de terapia intensiva, 2, 5
Uréia
  transporte da, 43-44
  manuseio renal da, 54
Ureaplasma urealyticum, 342, 383, 488
Ureterocele, 501, 502
  parida, 502
Ureteropielografia, 496
Uretrocistografia miccional, 93-94
Uretrocistografia retrógrada, 94
Uretrorragia, 484
Urografia excretora, 91-93, 495, 496, 514
  com retardo, 496
  minutada, 496
Urologia básica, 481-508
  diagnóstico e tratamento das anomalias congênitas, 499-508
    renais, 499-500
    ureterais, 500-504
    ureterovesicais, 504-505
    uretrais, 506-508
    vesicais, 506-508
  distúrbios miccionais, 481-487
  exame físico, 487-494
  exames complementares, 494-495
  exames de imagem, 495-498
    angiografia, 496-497
    histopatologia, 498
    renograma, 498
    tomografia computadorizada, 497-498
    ultra-sonografia, 497
    ureteropielografia, 496
    urografia excretora, 495-496
  grandes síndromes urológicas, 481
  propedêutica instrumental, 498-499
    endoscópica, 498-499
    urodinâmica, 499
Uropatia obstrutiva na gravidez, 428

V

Vacina, 323
Válvula da uretra posterior, 440
Variação diurna da hipertensão arterial, 510
Varicela, 203
Varicela-zoster, 322
Varicocele, 491
Vascularização renal, 12
Vasculite sistêmica necrotizante, 193-197
Vasopressina, 17, 51, 57, 62-63
  mecanismo de ação da, 51
VCAM-1 (molécula de adesão de célula vascular-1), 376
VDRL falso-positivo, 188
Vermelho-congo, 205, 206
Vírions, 557
Vírus
  Epstein-Barr, 123, 301, 322, 446, 556
  da hepatite B, 123, 194, 195, 208
  da hepatite C, 123, 205, 207-208
  da imunodeficiência adquirida, 123, 190
Vitamina D, 73, 166, 271
Volume extracelular e capacitância vascular, regulação do, 55-57

W

Wagener, classificação de, 460, 512-513
Waldenström, 205, 221
Weighert-Meyer, lei de, 501
Wernicke, encefalopatia de, 558
Western blot, 556
Whitaker, teste de, 499, 504, 508
Wilms, tumor de, 164

X

Xantinúria, 390

Y

Yersinia enterocolitica, 272

Z

Zimogênio, 146
Zonas de Looser, 270